7th edition

방사선치료학

Radiation Therapeutics

방사선치료기술연구회

청구문화사

머 리 말

지난 1세기동안 눈부신 발전을 거듭해온 과학문명의 발달은 인류의 의식주를 해결함과 동시에 삶의 질과 평균수명의 연장이라는 금자탑을 이룩하게 되었다. 그러나 예기치 못했던 갑작스런 고령화에 따른 여러 가지 부작용들은 이제부터 풀어야 할 과제로 남게 되었다.

21세기에 들어서면서 우리나라도 급격한 고령화 사회로 치닫게 됨에 따라 각종 암환자가 매년 지속적으로 증가하고 있으며, 이에 방사선을 이용한 암환자 치료의 중요성이 나날이 부각되고 있는 실정이다.

컴퓨터공학을 비롯한 과학발전과 더불어서 방사선치료기술 및 장치들도 눈부신 발전을 거듭해 왔으며, 이는 국내의 암환자 생존율을 70% 수준으로 끌어 올리는데 커다란 공헌을 하게 되었다. 따라서 암환자 치료에 절대적 역할을 하는 방사선치료과학은 앞으로 더욱 더 중요한 학문분야가 될 것이라는 것은 너무나도 잘 알려진 주지의 사실이다.

이에 의료방사선 전문가를 양성하기 위하여 학생들을 교육하는 교재에 급속한 발전을 보이는 방사선치료기술 분야의 학문을 반영하기 위하여 그간 대학에서 강의를 담당하시는 교수들과 임상에서 방사선치료를 담당하시는 실무자들이 함께하여 현장과 일치하도록 최신의 내용으로 개정을 거듭하였고 교육의 방향에 맞추어 개정판을 출판하게 되었다.

교재내용 전반에 걸쳐서 내용의 수정과 보완을 하였으며 특히 최신치료 및 특수치료에 대한 장치와 치료기술 이론에 관한 내용을 최대한으로 보완한 것이 특징이라 할 수 있겠다. 3차원입체조형방사선치료, 세기조절(강도변조)방사선치료, 영상유도방사선치료, 정위적방사선치료, 양성자선 및 중하전입자선 방사선치료, 표면유도 방사선치료 등의 특수 치료에 대한 기본적인 개념과 원리 등이 자세하고 올바르게 기술되도록 노력하였다.

최선을 다하였으나 아직 여러모로 부족한 부분이 있으리라 생각한다. 앞으로도 지속적인 교재개발과 개정작업을 통하여 저자들이 약속한 “훗날 국내에서 인정하는 대표적인 방사선치료과학 교재를 만들어보자”는 작은 소망이 이루어지도록 최선을 다할 것을 다짐한다.

부디 여러 선배제현들의 각별한 지도편달과 애정을 고대하며, 이 작은 책자가 이 분야를 공부하는 학생들과 방사선치료분야에 종사하시는 분들에게 유익한 지침서가 되었으면 하는 바램을 가져본다.

끝으로 본 교재의 출판을 맡아 수고하신 청구문화사 이상태 사장님이하 임직원 여러분께 진심으로 감사의 말씀을 전한다.

2024년 8월

저자 일동

목 차

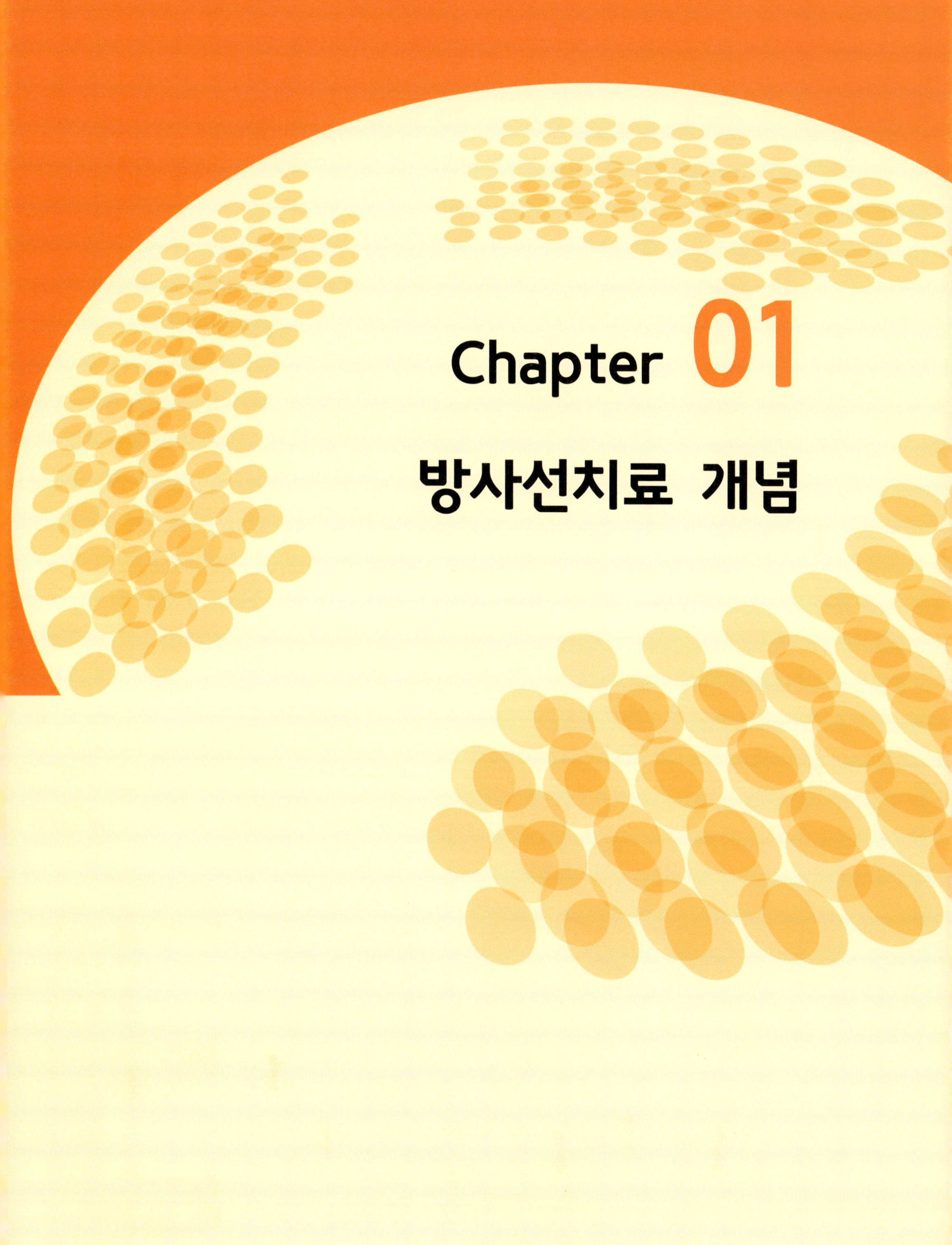

Chapter 01

방사선치료 개념

CHAPTER 01
방사선치료 개념

1 방사선치료의 역사

1895년 W.C. Roentgen이 엑스선을 발견하였고, 이듬해 1896년 A. Voight은 비인두암 환자에게 엑스선을 조사하여 통증을 완화시켰다는 연구결과를 발표하였으며, 그 후 1896년 G. T. Lyon은 결핵에 대한 방사선치료의 유용성을 발표하였다. 1898년 피에르 큐리(Peirre Currie)는 폴로늄(Polonium)과 라듐(Radium)을 발견하였으며, 라듐을 운반하던 과정에서 라듐이 인체의 피부에 반응을 일으킨다는 사실을 실험을 통하여 알게 되었다.

1902년 Frieben은 방사선이 암을 유발할 수 있다는 발암이 보고를 하였으며, 1905년 Bergonie-Tribondeau는 전리방사선을 설치동물에 조사한 결과를 기초로 전리방사선이 인체의 세포에 미치는 감수성을 나타내는 결과를 발표하였다.

1905년 R. Abbe는 라듐을 이용한 조직 내 조사의 기초를 마련하였으며, 1908년 Dessauer은 고관전압을 이용하여 심부종양 치료방법을 여러 방향으로 조사하였다. 1913년에는 Coolidge tube에서 발생하는 엑스선을 이용하여 심부종양 치료를 시도하였으며, 1937년에는 400 kV의 전압을 이용한 Coolidge tube를 사용하였다. 1939년 Paterson-Parker는 라듐을 이용한 기관 내 조사를 시도하였으며, 그 후 중성자선을 이용한 치료가 행해졌고 베타트론이 개발되었다.

1941년 라듐을 이용한 Quimby법이 개발되었고, 1951년에는 ^{60}Co을 이용한 원격외조사가 시행되었다. 1952년 선형가속기가 개발되었고 1956년에는 6 MV의 고에너지 선형가속기(Linac)가 개발되어 치료에 이용되었다.

1980년대부터 임상진단에 새로운 첨단 진단장치인 전산화단층촬영장치(CT), 초음파장치(Sonography), 자기공명영상장치(MRI), 양전자방출단층촬영장치(PET), 종양표지자 검사 등의 이용이 보편화되면서 암 병소의 크기, 위치, 침윤범위 등 암의 형태학적 파악이 정확하게 되었다. 또한 컴퓨터를 이용한 3차원적 방사선치료계획 시스템(RTP)과 각종 선량측정기가 개발되어 방사선치료 시 표적용적(Target Volume) 오차의 범위를 2~3 mm로 유지하는 첨단치료장치인 정위적 방사선치료(SRS, FSRT), 입체적 방사선치료(3D-CRT), 강도변조 방사선치료(IMRT), 체부정위적방사선치료(SBRT) 등의 임상응용과, 정확한 부위의 치료를 위해 치료 전에 종양의 위치를 파악하는 영상유도 방사선치료(IGRT), 호흡 주기에 따라 움직이는 종양을 추적하여 치료하는 4차원 호흡동조 방사선치료(4D-RGRT)의 개발 및 적용은 보편화 되어있다.

방사선치료법의 개발과 발전은 현재에도 끊임없이 이루어지고 있으며 이러한 자구의 노력으로 인해 치료효과는 급속하게 향상되었고 치료로 인한 부작용은 최소화되었다. 방사선치료분야에 대한 지속적인 연구와 임상적용은 암환자와 인류의 삶의 질 향상에 기여할 것이다.

2 우리나라 방사선치료의 최근 동향

우리나라의 방사선치료는 1930년대 라듐에 의한 자궁암치료가 처음 시행되었으며, 그 후 1949년까지 250 kVp의 심부암 치료장치가 도입되어 체외조사 치료를 처음으로 시행하였으나, 주로 표재성 암의 대증적치료에 국한되었다. 고에너지 치료장치는 1926년 ^{137}Cs 치료장치, 1963년 ^{60}Co 원격치료장치, 1972년 고에너지 선형 가속기가 설치됨으로써 1970년대 이후 현재의 고에너지 방사선치료장치에 의한 방사선치료가 시작되었다.

암 발생은 전 세계적으로 매년 증가되어 현재 3명 중 1명은 평생에 한번 암에 걸릴 확률로 추정되고, 향후 4가족 중 3가족은 항상 암 환자가 발생될 것으로 추정되고 있다. 암의 완치율은 매년 0.5% 정도씩 향상되어 약 50~55% 이상으로 보고되어 있으나, 고형암의 완치율은 정체된 상태지만 조기 진단율의 향상, 치료 부작용 감소나 치료 보조제 등의 개발 때문에 상대적으로 완치율이 향상되는 듯이 보고 되고 있다.

아직도 암은 진단 당시 70%는 국소병기로, 30%는 원격전이로 발견되며, 이중 국소병기로 발견된 암의 70%, 원격전이로 발견된 암의 5%가 완치되어, 발병된 전체 암 환자의 50~55%가 완치된다. 이중 치료 방법에 따른 기여도는 수술이 50%, 방사선치료가 40%, 항암화학요법은 10%이다. 또한 전이된 암 환자의 대부분은 증세호전을 위하여 방사선치료를 받고 있으며, 70~80%는 방사선치료로 각종 증세가 호전된다. 따라서 전체 암 환자의 50~60%가 치료 과정 중 근치 또는 고식목적으로 방사선치료를 받고 있다.

향후 우리나라 방사선종양학의 발전을 위하여 우선적으로 치료장치, 치료방법과 각종 임상연구의 정도관리가 이루어져야 한다. 또한 각종 암의 분할치료방법과 방사선치료의 항암화학요법과의 병용에 관한 전향적 연구가 활성화되어야 할 것이며, 3차원적 방사선치료와 정위적 방사선치료, 강도변조 방사선치료는 물론이고, 영상유도 방사선치료와 호흡동조 방사선치료에 적합한 환자적용을 위한 노력을 경주하여야 한다. 더욱이 양성자치료와 중입자선치료인 입자파 방사선치료가 임상에서 암 치료의 무한한 가능성을 내포하고 있기에 산학의 전향적, 후향적 연구의 필요성은 더할 나위 없이 명백할 것이다.

3 종양학의 기초

1) 암 (Cancer)이란?

정상적인 세포는 세포내 조절기능에 의해 분열과 성장을 하고 소멸되기도 하며 세포수를 균형 있게 유지한다. 그러나 어떠한 원인으로 인하여 증식과 억제가 조절되지 않는 비정상적인 세포들이 통제되지 못하고 불규칙적인 증식을 하며 주위 조직을 침범하는 악성종양(malignant tumour)이라는 병변을 암(cancer)이라 한다.

2) 암의 발생기전

암의 발생 원인들은 정확하게 밝혀져 있지 않으며 여러 가지가 추정된다. 세포는 성장, 분화, 사멸의 과정을 통해서 유지되고 있으며, 이 과정은 엄격한 규칙에 따라 진행된다. 그러나 암세포의 경우 세포의 유전자 중 일부의 이상이 발생하여 유전자를 구성하고 있는 단백질의 특성이 바뀌게 되고 그 결과로 세포 생장조절에 이상을 초래한다.

이와 같은 발암기전은 3단계로 설명할 수 있다.

- **제1단계 (암 유발 개시)**: 발암원이 DNA를 공격하여 돌연변이를 유발하는 단계로 거꾸로 돌이킬 수 없는 반응의 단계다.
- **제2단계 (암 유발 촉진단계)**: 암 유발 개시단계만으로 암이 발생하지 않으며 암 발생을 촉진하고 유지하는 단계다.
- **제3단계 (암 진행단계)**: 양성종양에서 악성종양으로 전환하여 악성종양의 특징을 갖게 되는 단계로서 억제유전자의 돌연변이가 점차 증가하여 염색체의 이상이 분명하게 나타나는 단계다.

암의 발암기전은 크게 두 가지 측면에서 연구되고 있다.

(1) 정상적인 세포의 변화

정상조직의 세포가 유전자변이를 일으키는 위험 요인에 의해서 암세포로 변하게 된다고 보고 있다. 암 발생의 요인인 방사선, 자외선, 화학물질, 흡연 등에 노출되면 유전자변이를 일으키게 된다. 이들 물질이 세포핵을 구성하고 있는 DNA구조를 변화시켜 암세포가 되면 세포는 분열하여도 계속 변형된 DNA를 갖게 되어 결국 암세포 덩어리가 되는 것이다.

지금까지 사람의 정상세포 100개 이상에서 암유전자가 발견되었는데 이것이 암세포로 변화하는 것은 수 년~10년 이상 오랜 시간을 걸쳐 여러 종류의 암으로 발생된다.

(2) 암 억제 유전자의 면역계 이상

인체 내에서는 노화를 비롯한 여러 가지 원인으로 계속적으로 암세포가 생성되고 있다. 정상적인 면역기능이 유지되고 있을 때는 인체 내에서 생성되는 암세포가 암 억제 유전자에 의해 악성종양으로 되는 것을 막고 있는데, 면역기능이 파괴되면 암 억제 유전자가 기능을 다하지 못하여 암이 발생하게 된다.

암 억제 유전자는 하나의 세포 안에 두 개씩 존재하고 있는데 이들의 유전자에 화학물질, 발암성식품, 방사선, 자외선 등에 의해서 모두 파괴되면 암이 촉진된다.

3) 양성종양과 악성종양

(1) 양성종양 (benign tumour)

양성종양은 신체 여러 부위에 정상속도로 성장하고 확산, 전이하지 않으며, 제거하면 치유될 수 있는 종양을 의미한다. 양성종양은 특별한 경우를 제외하고 생명에 위협을 가져오지 않는다. 일반적으로 양성종양은 조직이나 세포이름 뒤에 "종"이라는 접미어를 붙인다. 지방종, 섬유종, 근육종 등은 대부분 우리 몸에 큰 해를 입히지 않는 양성종양인 경우가 많다.

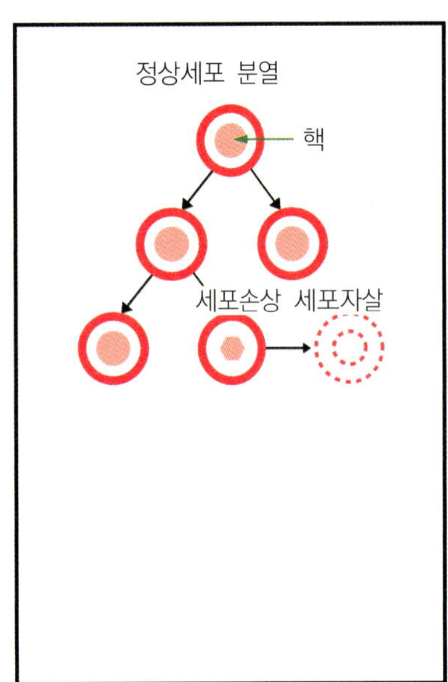

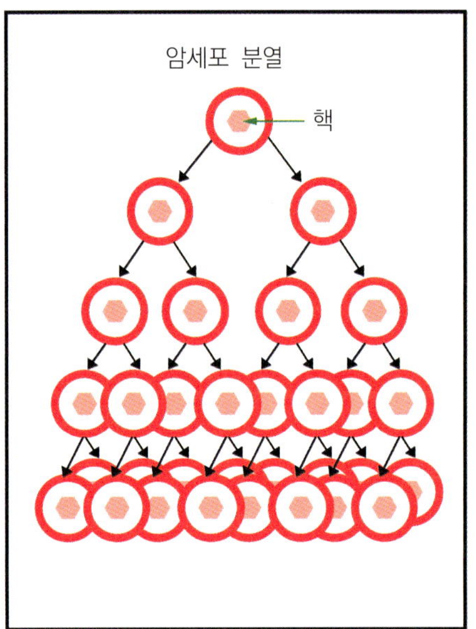

그림 1-1 정상세포와 암세포의 분열 형태

표 1-1 양성종양과 악성종양의 특성 비교

특 징	양성종양	악성종양
성장속도	서서히 성장	빠르게 성장
성장형태	팽창성 발육	침윤성 발육
세포 피막	피막형성	피막을 형성하지 않음
세포의 특성	정상세포와 동일하게 성장	미분화, 미성숙
재발	없음	가능
전이	없음	림프, 혈액성 전이
통증	없음	고통수반
종양의 영향	주요기관 압박, 폐쇄	정상조직 파괴, 사망
예후	좋음	전이와 분화정도에 따라 나쁨

(2) 악성종양 (malignant tumour)

악성종양은 양성종양과 다르게 빠른 성장과 주위 조직에 파고들거나 퍼져나가는 침윤적 성향이 있고, 체내 각 부위의 다른 조직이나 장기에 확산, 전이를 하여 생명을 위협하는 종양을 말한다. 일반적으로 말하는 암은 바로 악성종양이라고 보면 될 것이다. 악성종양이 양성종양에 비하여 가장 큰 차이점은 우리 인체 내의 각 부위로 확산되고 빠르게 전이되어 생명을 위태롭게 한다는 것이다.

4) 암의 예방

세계보건기구(WHO)에서는 의학적 관점에서 암 발생의 대부분이 잘못된 식습관, 흡연, 음주, 운동부족이나 간염 예방접종을 받지 않을 경우 발생한다고 보고 있다. 암은 조기에 정기적인 검진을 통하여 2/3정도 예방 및 완치가 가능하다. 암은 초기에는 증상이 나타나지 않고 상당히 진행된 이후에 발견되는 경우가 많기 때문에 예방이 중요하다.

대한 암 협회가 권고하는 암 예방에 관한 권고사항은 다음과 같다.

- 하루 소금권장량을 지킨다. 짜거나 자극성 음식은 피한다.
- 소시지, 햄과 같은 가공육류나 훈제고기나 탄 고기는 위암의 원인이 될 수 있다.
- 정제되지 않은 곡류와 과일, 채소의 섭취가 암 예방에 효과가 있다.
- 과도한 음주는 간암과 구강암, 식도암의 원인이 될 수 있다.
- 금연한다. 흡연자는 과일, 채소를 섭취해도 폐암 발생률 예방에 효과가 없다.
  흡연은 농약이나 공해보다 몇 십 배, 몇 백배 해로운 각종 발암원인 1순위다.
  국제암연구소에서는 간접흡연도 발암원인으로 확인된 A군으로 분류했다.
- 동물성지방이나 포화지방산을 많이 섭취할 경우 유방암의 원인이 될 수 있다.
- 체중조절과 중등도 이상 강도로 하루 평균 30분 이상 꾸준히 운동한다.
  비만은 식도암, 콩팥암, 이자암, 자궁내막암의 발생률을 높인다.
- 붉은 육류를 많이 먹으면 대장직장암 발생률이 높아진다(하루 150 g 이하 유지).
- 저지방 우유와 유산균 음료 등을 섭취한다.
- 익힌 토마토, 된장, 두부, 콩 종류 등이 전립선암의 위험도를 낮춘다.
  반면 유제품 및 칼슘보충제를 많이 섭취하면 전립선암의 위험도가 높아질 수 있다.
- 아플라톡신이라는 독성물질을 갖고 있는 곰팡이는 간암의 원인이 된다.
- 예방접종을 반드시 한다. 인유두종바이러스(HPV)는 자궁경부암을, A형간염바이러스나 B형간염바이러스는 간암의 원인이 된다.
- 자외선에 과다하게 노출되면 피부암의 원인이 된다.
- 과로와 스트레스를 피해 면역력을 높여 항암효과를 유지한다.

5) 환자 통계

세계보건기구 산하 국제 암 연구소에 의하면 2019년 전 세계적으로 매년 1,000만 명이 암으로 사망하고 2,300만 명이 새롭게 암에 걸린다고 한다. 2030년까지 매년 1,300만 명이 암으로 사망할 것이며, 노인인구 증가와 잘못된 생활습관 및 흡연율로 인하여 매년 증가하는 추세이다. 우리나라 암 사망자 수는 총 사망자 304,948명 중 26.6%인 81,203명으로 사망원인 1위로 10만명 당 약 160.1명이 암으로 사망한다(2020년 기준). 우리나라는 심장질환에 의한 사망은 40여 년 동안 26% 정도 증가한 반면 암으로 인한 사망은 120%의 증가세를 보이고 있다.

표 1-2 우리나라 암 발생현황(2021년 보건복지부 중앙 암등록 본부)

순 위	남 자	여 자
1	폐암	유방암
2	위암	갑상샘암
3	대장암	대장암
4	전립샘암	폐암
5	간암	위암
6	갑상샘암	이자암
7	콩팥암	간암
8	이자암	자궁경부암
9	방광암	담낭 및 기타 담도암
10	담낭 및 기타 담도암	난소암

우리나라의 2021년 암 사망률을 성별에 따라 분류해 보면 남자의 경우 폐암(14.7%), 위암(13.6%), 대장암(13.3%), 전립샘암(13.0%), 간암(7.8%) 순이었으며, 여자의 경우 유방암(21.5%), 갑상샘암(19.8%), 대장암(10.2%), 폐암(7.8%), 위암(7.3%)의 순이었다. 2021년도의 암발생자 수는 277,523명으로 2000년 101,772명과 비교해 볼 때 272.7% 증가하였으며 남자는 2000년과 2021년이 각각 58,016명, 143,723명 이었고, 여성인 경우 2000년 43,756명, 2021년 133,800명으로 점차적으로 증가하는 경향을 보였다.

우리나라에서 발생하는 암종별로는 갑상샘암, 대장암, 폐암, 위암, 유방암, 전립샘암, 간암 순으로 발생한다. 남자에서 주로 발생하는 암은 폐암, 위암, 대장암, 전립샘암, 간암 순으로 상위 5대암이 전체 암발생의 62.4%를 차지하며, 여자의 경우는 유방암, 갑상샘암, 대장암, 폐암, 위암 순으로 상위 5대암이 전체 암 발생의 66.6%를 차지하고 있다.

6) 암의 진단법

암의 진단은 검사목적에 따라 암의 확진과 진행상태의 결정 등 여러 가지 검사법이 있다. 의사의 진찰, 조직검사, 세포검사, 내시경검사, 암표지자 검사, 영상진단검사, 핵의학검사 등이 있다. 한 가지 검사만으로 암이 확진되고 병기를 결정할 수 있는 방법은 아직 없기 때문에 여러 가지 검사를 복합적으로 실시하여 종합적으로 판단해야 한다.

암의 검사법을 분류하면 다음과 같다.

- 내시경검사 : 위내시경, 대장내시경, 방광경, 복강경
- 영상진단검사 : 단순방사선영상, 투시검사, 전산화단층촬영검사(CT), 초음파검사, 자기공명검사(MRI)
- 핵의학검사 : 양전자방출 전산화단층촬영술(PET-CT), 골스캔, 갑상샘 스캔
- 종양표지자검사
- 조직, 세포병리검사

7) 암의 치료방법

(1) 국소요법

① 수술요법

수술은 목적에 따라 네 종류로 나눌 수 있다.

- 진단적 수술 : 진단적 수술을 통해 종양의 유형을 분류할 수 있고 정확한 진단을 내릴 수 있으며 조직검사를 할 수 있다.
- 근치적 수술 : 초기 단계의 암을 완치하는데 유용한 방법이다. 종양 주위의 관련된 소속림프절과 원발병소를 모두 제거함으로써 종양을 근치할 수 있다. 수술범위에 포함된 주위 장기에 국한된 작은 초기 암의 경우 선택적으로 정상 조직의 일부만을 제거하거나 보존수술을 할 수 있다.
- 예방적 수술 : 전암성 병변으로 알려진 폴립 등을 치료하지 않은 경우 시간이 진행되어 암으로 진전되는 것을 볼 수 있다. 이런 경우에 전암 상태의 병변을 제거하는 것이 암 예방에 도움을 준다.
- 고식(대증)적 수술 : 수술을 통하여 종양의 크기를 감소시켜 종양의 성장을 지연시키고 증상을 완화하고 생명을 연장하여 삶의 질을 높이는데 목적이 있다.

② 방사선치료

방사선치료는 엑스선, 전자선, 양성자선, 중입자선 등을 이용하여 암세포를 사멸시키는 것으로 다른 치료법과 병용한다든가 단독치료 방법으로 행해지고 있다. 단순 분할 150~350 cGy의 선량을 장기간 분할 조사하여 정상조직의 방사선장해는 최소화하면서 종양조직에 적합한 선량을 부여하여 치료효과를 높이는 방법이다.

- 근치적 방사선치료 : 종양이 비교적 국소적인 상태거나 조기암에 머물러 있으며 전이가 이루어지지 않았을 경우에 완치를 목적으로 치료한다.
- 고식적 방사선치료 : 종양이 비교적 진행되었거나 원격전이를 가지고 있는 경우 환자의 고통과 증상완화를 목적으로 치료한다.

---

③ 온열요법

일반적으로 산성도(pH)의 감소는 온열요법에 대한 민감도를 증가시키는 것으로 알려져 있다. 정상세포의 pH는 6.8 정도인데 암세포는 pH 4.5를 가지고 있으므로 온열요법이 효과가 있을 것으로 알려지고 있다. 이 때 필요한 pH의 감소는 약 1.5 ~ 2.3 pH 정도이며 오랜 시간 저산성도에 노출되었던 세포에도 적용된다. 산성화를 시키는데 가장 널리 쓰인 방법은 고혈당의 유도이다. 이러한 방법은 과도한 포도당 부하가 종양에서의 해당작용과 젖산의 생산을 유도한다는 원리로 적용된다. 고혈당의 유도는 혈관 내부의 산도를 낮추어서 혈액점성을 증가시키며 결국 혈류의 속도를 낮추게 된다. 고혈당은 경구를 통하거나 또는 정맥 내 투여를 통해 공급된다. 평균적으로 신체에 발생한 종양에서 적합한 pH는 0.2에 근접한 0.17이었으나 환자들 간에는 상당한 수준의 편차가 존재한다. 유연한 조직육종을 가지고 있는 개의 경우에, 정맥 내 투여를 통한 고혈당의 유도는 세포 내부나 세포 외부 중 어떤 부분에 있어서도 눈에 띄는 차이점을 보이지 않았다. pH의 감소가 인간 종양에서의 온열 방사선치료에 대한 반응증가가 알려진 바 없으나 설치류에서는 온열 방사선치료에 대한 반응증가가 관찰되었다.

더 낮은 pH로 세포독성을 증가하는 것에 대한 주 이유는 세포내부의 산도의 감소이지 세포외부에서의 것이 아니다. 이러한 이유로 연구자들은 세포로부터 수소이온의 침투를 막는 약리적 물질의 사용에 초점을 두어 왔다. 세포외부의 산성화와 함께 이러한 물질의 사용은 시험관 내에서 뿐만 아니라 생체 내에서도 증가된 온열요법의 세포파괴로 이어진다.

(2) 전신요법

① 항암화학요법

일반적으로 항암제라는 화학약품을 정맥 주사하여 전신에 퍼져 있는 암세포를 파괴하는 것이다. 항암요법은 암의 성장을 억제시키거나 증상을 호전시키는데 사용한다. 최근에는 수술이나 방사선치료 시행 후 남아 있는 암세포를 완전히 제거하기 위한 보조요법이나, 수술이나 치료를 쉽게 하기 위한 선행요법으로 수술 전에 방사선치료와 병행하는 방법으로 이용하는 추세이다.

② 면역치료법

면역치료법의 목표는 인체의 자가 항-질병 체계(self disease-fighting system)를 강화하여 암을 파괴하는 것이다. 면역계의 최전선에는 B세포와 T세포 그리고 천부적 킬러세포인 림프구가 있다. B세포는 단백질 분자 또는 항체를 생산하여 인체에 순환시킴으로써 암과 같은 외부물질을 공격하고 파괴한다. T세포는 외부물질의 표면에 있는 항원과의 접촉에 반응하여 킬러세포로 바뀌어 외부물질을 직접 공격하고 파괴한다. 천부적 킬러세포들은 자발적으로 외부물질을 공격하고 파괴한다.

면역치료법은 이러한 정보를 이용하여 인체의 방어기전을 활성화한다. 예를 들어, 단일 세포에서 유래하는 항체는 특정한 항원에 대항하기 위하여 만들어 진다. 환자에게 생성된 단일세포성 항체를 제공하면 그 항체는 종양세포의 표면에서 발견되는 특정한 항체를 공격하고 파괴한다. 세포독성 약품을 항체에 부착하여 항체가 항원을 공격할 때 부가적으로 세포를 죽일 수 있는 연구도 진행되고 있다.

이와 유사하게 백신을 특정한 종양에 사용하여 특정한 종양 항체에 대항하는 인체자가면역반응을 활성화 할 수 있다. 인터페론은 자연적으로 인체의 단백질이 암세포를 죽이고 암세포의 성장을 억제할 수 있도록 하고 있다. 환자에게 인터페론을 제공함으로써 면역계의 세포독성 작용을 강화하고 종양세포 항체가 면역계에 의해 더욱 쉽게 확인되도록 한다. 인터루킨 2는 림프구, 특히 킬러세포 수의 증가를 자극하는 성장인자이다.

이와 같은 세 가지 형태의 면역치료법이 사용되고 연구되는 동안에 기타 많은 영역들에서의 연구도 이루어지고 있다. 최근 표적면역요법 약제가 활발하게 개발 연구 중에 있어서 암치료에 많은 도움이 될 것이다.

③ 유전자 치료법

치료유전자를 체내의 원하는 장기로 전달하여 세포 내에서 새로운 단백질이 발현되도록 하여 질병을 치료하는 것을 유전자 치료법이라고 한다. 유전자 치료법은 일반적인 약물에 의한 치료에 비해서 우수한 선택성을 가질 수 있고 다른 치료법으로는 조절하기 힘든 질병의 치료율 및 치료 속도를 개선하여 오랜 기간 동안 적용할 수 있다. 유전자 치료는 질병의 증상을 치료하는 것이 아니고 질병의 원인을 치료하고 제거하는 방식이다.

4 방사선치료의 원리와 목적

1) 방사선치료의 원리

방사선을 인체에 조사하면 인체 내에서 물리, 화학, 생물학적 작용이 일어나 물질의 조성에 변화가 생겨 세포는 기능장해, 증식 저지, 사멸 등이 일어나며 나아가 암조직이 파괴된다. 치료에 이용되는 방사선은 크게 **전자기파 방사선**과 **입자 방사선**으로 나누어진다.

간접전리방사선은 전자기파 방사선인 엑스선과 감마선 등과 입자선인 중성자선(간접전리방사선)이 있으며 직접전리방사선으로 입자 방사선인 양성자선, 중입자선, 중간자선(π^-), 중하전입자선 등이 있다.

(1) 직접전리 방사선

고 LET 방사선인 중입자선, 양성자선, π^- 중간자선과 저LET 방사선인 중하전입자선 등이 이에 속한다. 방사선이 인체에 조사되면 직접전리가 일어나고 이때 발생한 2차 전자는 DNA에 직접 작용한다.

$$\text{DNA} \xrightarrow[\text{방사선조사}]{} [\text{DNA}^+ + e^-] \rightarrow \text{DNA}$$

방사선조사 (ion pair) (DNA free radical)

(2) 간접전리 방사선

저 LET 방사선인 엑스선, 감마선과 고 LET 방사선인 중성자가 이에 속한다. 방사선이 인체에 조사되어 발생한 2차 전자와 인체 내 물분자와 상호작용해서 유리기(free radical)를 생성한 후 그 유리기가 DNA에 간접 작용한다.

$$H_2O \xrightarrow[\text{방사선조사}]{} [H_2O^+ + e^-] \rightarrow OH + DNA \rightarrow DNA + H_2O$$

방사선조사 (ion pair) (free radical) (DNA free radical)

이 방사선들은 세포내에서 간접 또는 직접 작용에 의해 세포의 기능장해, 증식저지, 사멸 등의 효과가 발생되는 원리를 응용하고 있다(그림 1-2).

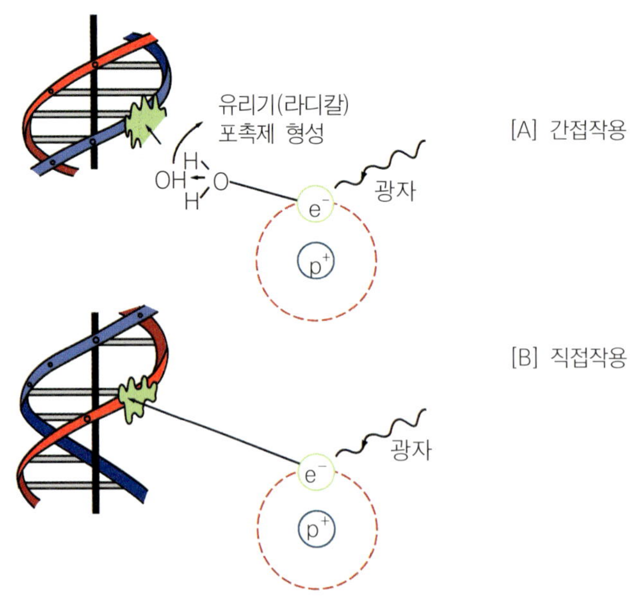

그림 1-2 방사선의 조사 후 인체 내에서 직접작용과 간접작용 효과

2) 방사선치료 목적

암조직과 정상조직과의 방사선 효과비를 최대한으로 함으로써 암을 사멸시켜 환자의 생명을 연장하고 삶의 질을 높이는 것이다. 방사선치료 목적을 달성하기 위한 고려사항으로는 다음 몇 가지를 들 수 있다.

- 방사선 종류와 에너지
- 조사선량과 조사면 크기
- 체내에서 최적의 방사선치료 방법(공간적 선량분포)
- 치료기간에 이루어지는 분할선량과 시간(시간적 선량분포)
- 방사선 화학요법 병용
- 온열요법 병용
- 수술, 화학, 면역, 유전자 요법의 병용
- 방사선장해 증상 및 환자영양 관리

3) 방사선치료방법의 분류

① 외조사 치료

주로 선형가속기를 이용하여 만든 고에너지 엑스선이나 전자선을 인체 외부에서 조사하여 종양에 조사해 사멸시키는 방법이다. 아래와 같은 종류가 대표적인 방법이다.

가. 3차원 입체조형 방사선치료

전산화단층촬영이나 자기공명영상과 같은 첨단영상과 컴퓨터를 활용하여 종양의 위치나 크기 및 모양을 입체적으로 재구성하여 정상조직은 장해를 적게 받도록 하고, 종양조직은 집중적으로 대선량을 조사하면서 치료하는 방법이다.

나. 정위적 방사선수술

최첨단 선형가속기를 이용하여 두개강 내 및 두경부 내의 병소치료 시 머리뼈를 잘라내지 않고 정확하게 정위적으로 종양조직을 파괴시키는 안전하고 비침습적인 치료방법이다.

다. 강도변조 방사선치료

비정상조직인 암 조직에 특이적으로 방사선량을 많이 조사할 수 있는 방법으로 치료계획이 복잡하고 치료가 정밀하게 이루어지지만, 시간이 오래 걸리고 경제적인 비용부담이 크다. 기존 방법의 부작용을 최소화하면서 모든 종양에 치료할 수 있는 가장 이상적인 치료방법이다.

② 근접치료

방사선 동위원소를 인체의 조직 내 또는 기관 내에 관을 통해 직접 삽입하여 자궁, 방광, 직장, 기관지, 식도 등을 치료하는 방법이다.

5 방사선치료의 적응

방사선치료에 관계되고 있는 여러 가지 사항들은 악성종양과 그 주변 정상조직의 방사선 감수성과 종양의 진전정도 및 속도, 환자의 영양 상태와 종양의 악성도 등에 따라 방사선 종양과 의사와 소속해당과 의사와 공동으로 협력하여 집합적 요법으로 치료를 수행하는 것이 바람직하다.

1) 방사선 치료성적 좌우인자

방사선치료를 수행할 경우 종양의 방사선 감수성, 종양의 크기, 종양의 전이 상태와 전이부위, 진전도에 따라 종양의 치료성적에 영향을 받는다. 또한 환자의 연령, 영양 상태와 빈혈, 합병증 유무에 따라 치료에 영향을 준다.

2) 방사선 치료용적

방사선치료 시 암세포의 부위는 집중적으로 모여 있고, 그 크기가 커짐에 따라 암세포의 농도가 낮게 된다. 암세포 1 g에 약 10^9개 정도의 세포가 존재하고 있다. 이러한 암세포를 모두 사멸시키는데 필요한 선량은 세포에 따라 다르지만 편평상피암의 경우 70 Gy의 선량이 필요하다. 그림 1-3에 나타난 것처럼 방사선치료 시 치료용적을 어느 정도 범위까지 정해야 하는지는 대단히 중요한 사항이다.

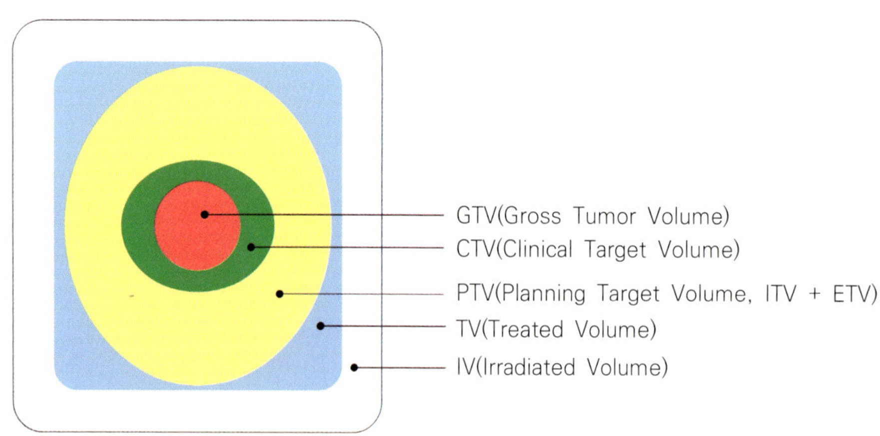

그림 1-3 **방사선 치료용적 모식도**

(1) 육안적 용적 (Gross Tumor Volume; GTV)

암세포가 활발하게 성장하는 공간에 해당하는 부위로 촉진이나 시진, 획득된 영상에 잘 관찰되는 부분으로 원발병소와 전이된 림프절로 구성된다. GTV는 여러 가지 진단방식에 의해서 결정된다.

(2) 임상적 용적 (Clinical Target Volume; CTV)

GTV 주위세포와 현미경적으로 종양세포의 농도가 낮은 부위로 근치목적조사와 완화적조사의 치료목적 달성을 위한 치료선량이 조사되는 용적이다.

(3) 치료계획용적 (Planning Target Volume; PTV)

기하학적 개념의 치료선량계획용적을 뜻하며 선량을 설명하기 위해 사용되고 있으며 모든 조직을 치료선량이 조사되도록 PTV는 CTV보다 기하학적으로 조금 더 큰 용적이 되도록 하고 있다. PTV의 용적은 일반적으로 호흡이나 장기의 움직임에 따른 종양용적의 변화와 환자의 치료자세 설정 (Set up)시 오차를 포함하게 된다.

① 내부표적용적 (Internal Target Volume; ITV)

내부표적용적으로 치료계획용적 중 호흡이나 장기의 움직임에 따라 종양의 변화정도를 포함하는 체적으로 CTV + 전이 margin으로 구성된다.

② 외부표적용적 (External Target Volume; ETV, Set up Margin (SM))

외부표적용적으로 치료계획용적 중 환자 위치잡이오차 (Set-up)를 포함하는 용적을 나타낸다.

(4) 치료용적 (Treated Volume; TV)

PTV에 균일한 선량을 주기위한 과정에서 정상조직에 조사되는 용적으로 치료목적을 달성하기 위해 95% 등선량곡선을 포함한 용적이다. 이는 치유목적조사와 완화적조사에 필요한 치료선량을 조사하는 용적이다.

(5) 조사용적 (Irradiated Volume; IV)

처방된 등선량분포의 표면에 둘러싸인 범위를 뜻하며 정상조직의 내용선량을 고려한 20% 등선량곡선을 포함한 용적이다.

3) 치료목적에 따른 분류

(1) 근치적 방사선치료(curative irradiation)

완치목적으로 시행되는 방사선치료를 말하며 장기간의 치료기간이 소요된다. 근치적 방사선치료가 완치를 위해 단독 또는 주된 치료방법으로 역할을 하는 경우는 종양이 비교적 국소에 머물러 있으며 전이가 없거나, 전이가 있어도 원발병소에 인접해 있을 때이다.

표 1-3 근치조사와 고식조사 비교

	근치조사	고식조사
병기	비교적 조기	진행성
목적	종양의 완치	증상개선, 생명의 일시적 연장, 종양크기 축소
선량	대선량 60 Gy 전후	소선량 30~40 Gy
조사기술	복잡, 고도기술 필요	비교적 단순
부작용	정상조직의 회복이 가능하다면 허용	허용하지 않음
조사면	고식조사 보다 작음	중 또는 대
감수성	비교적 큼	비교적 낮음
적용	후두암, 피부암, 자궁경부암 등	syndrome, 뼈전이암 등

해부학적 위치나 기타의 이유로 수술요법으로 종양의 완전 절제가 불가능하거나 전이가 의심스러울 때는 수술 후에 방사선치료를 하기도 한다. 또한 다른 암 치료방법(수술, 항암화학요법 등)이 시행되기 전 또는 후에 보조적 치료로 사용되기도 한다.

(2) 고식(완화)적 방사선치료(palliative irradiation)

암이 발견된 당시 상당히 진행되었거나 원격전이를 동반하여 완치의 가능성이 없는 경우가 있다. 이런 환자의 경우 병리적 골절, 뇌, 척추, 상대정맥 등의 주요기관의 압박, 혈관폐쇄 등의 증상을 완화시키기 위한 목적으로 방사선치료를 할 수 있다.

4) 치료방법에 따른 분류

(1) 2차원 방사선치료(Two-Dimension Radiation Therapy; 2DRT)

2차원 방사선치료는 전통적인 방사선치료의 방식으로 CT모의치료장치가 도입되기 전에 방사선치료를 시행한 치료법을 말한다. 환자의 신체윤곽을 납줄이나 석고붕대 등을 이용하여 직접 얻고 고식적(2D) 모의치료장치를 통하여 치료계획을 세운 후 치료선량 계산도 컴퓨터를 사용하지 않고 직접 계산하여 적용하기도 한다.

이 치료법은 단순하고 명료하기 때문에 현재에도 응급 방사선치료가 필요한 경우 제한적으로 사용하고 있다.

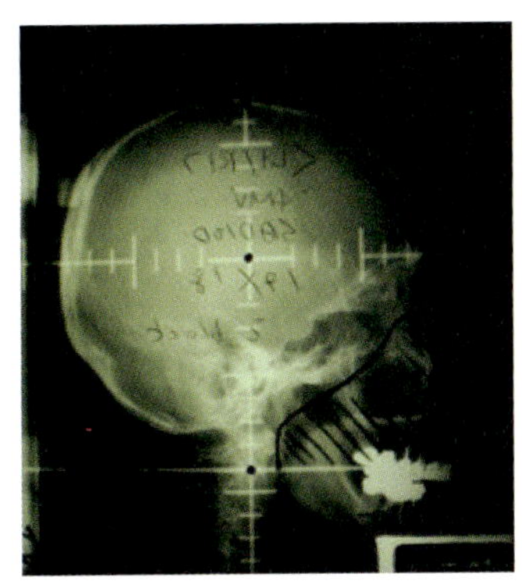
(가) 2차원 방사선치료

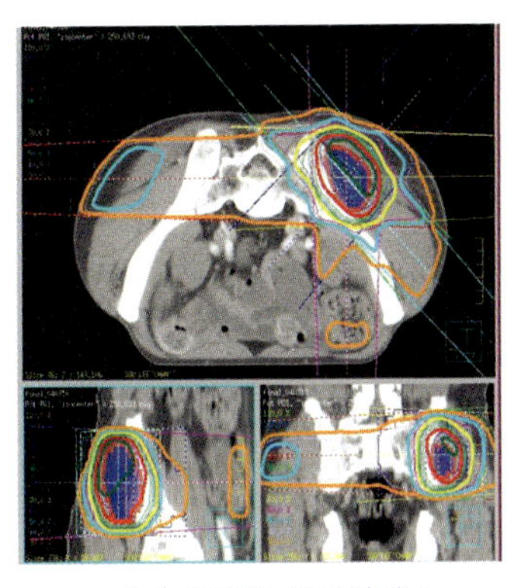
(나) 3차원 방사선치료

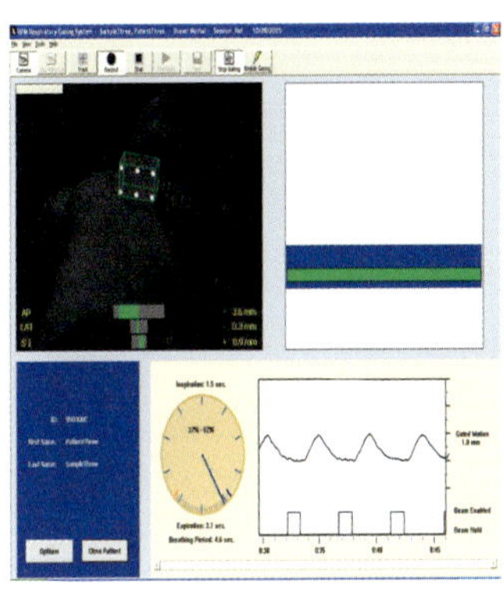
(다) 4차원 방사선치료

그림 1-4 치료방법에 따른 분류

(2) 3차원 방사선치료 (Three-Dimension Radiation Therapy; 3DRT)

3차원 방사선치료는 2차원 방사선치료보다 한 단계 더 진보된 방사선치료의 방법으로 CT모의치료장치의 방사선종양학과의 적용에 의해 발전하게 되었다. CT의 적용으로 인하여 영상의 전자밀도를 이용하여 불균질 부위의 보정을 실시 할 수 있었으며 영상재구성기법을 이용하여 2차원 방사선치료에서는 시행하기 어려웠던 비동일면(Non-coplanar)방향으로 빔을 조사할 수 있다.

(3) 4차원 방사선치료 (Four-Dimension Radiation Therapy; 4DRT)

기존 치료방법으로 폐암이나 간암 등을 치료할 경우 환자의 호흡주기에 따라 종양의 위치가 함께 움직여 종양을 포함하는 조사면의 크기가 커져 종양과 근접하는 정상조직에 조사되는 선량을 최소화 할 수가 없었던 단점을 보완하는 치료기술이 4차원 방사선치료이다.

5) 치료기술에 따른 분류

(1) 입체조형 방사선치료 (Conformal Radiation Therapy; CRT)

CT를 이용하여 치료계획을 수립한 후에 3차원 방사선치료를 실시하는 치료기술을 입체조형 방사선치료라고 한다. 비동일면 조사법을 이용하여 빔조사방향의 제한점을 극복한 이 치료법은 종양의 형태에 근접한 방사선치료를 할 수 있으며 치료평가를 컴퓨터 프로그램을 통하여 할 수 있게 되었다. 대표적인 치료평가의 방법으로 선량용적히스토그램(Dose Volume Histogram; DVH)을 통해 종양억제율(Tumor Control Probability; TCP)과 정상조직 합병증율(Normal Tissue Complication Probability; NTCP)을 예측하는 것이며 이를 통하여 종양 및 정상조직의 국소 제어율을 올림으로써 완치율을 높일 수 있다.

대표적인 예로 전립선암, 두경부암, 수술 불가능한 조기 폐암환자에서 총 방사선량을 올려 치료한 결과 생존율 향상과 함께 방사선에 의한 부작용도 감소한다고 보고되었다.

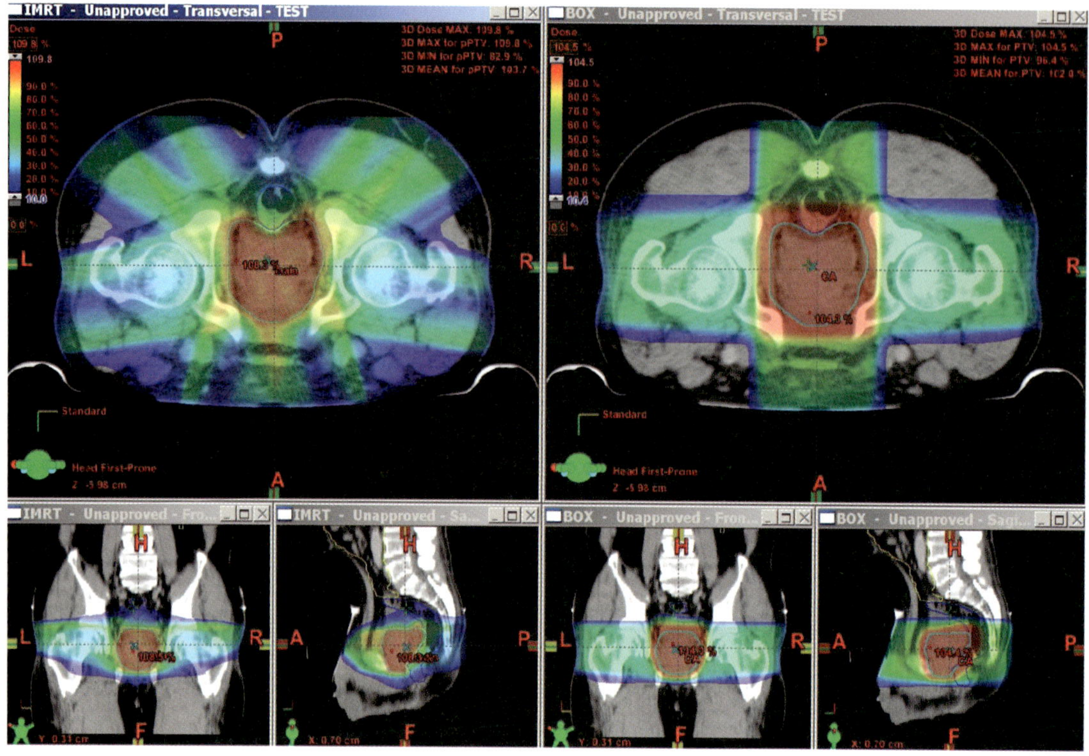

(가) 강도변조 조사법　　(나) 입체조형 조사법

그림 1-5　강도변조 조사법과 입체조형 조사법의 비교

(2) 강도변조 방사선치료(Intensity Modulated Radiation Therapy; IMRT)

기존 3차원 입체조형치료는 방사선 조사면에서의 선량전달이 균등하여 정밀한 치료에 대한 제한점이 있었다. 하지만 강도변조 방사선치료는 이러한 제한점을 극복하였으며 조사면 내의 선량분포를 불균등하게 하여 3차원 입체조형치료가 어려웠던 정상조직 부근의 종양을 정교하게 치료할 수 있는 혁신적인 방사선치료 기술이다.

강도변조 방사선치료와 기존 치료의 차이점은 처방선량과 정상조직에 대한 제한선량을 정하면 치료계획시스템이 그에 맞춰서 근접한 선량계획을 계산해주는 역치료계획(Inverse Treatment Planning)을 시행한다는 것이다. 이 치료법을 적용하기 적합한 부위는 여러 가지 장기들이 인접한 두경부와 전립선 부분으로 많은 선량분포의 연구를 통하여 그 우월성이 입증되었고 생존율이 증가하였다는 보고가 있다.

(3) 영상유도 방사선치료 (Image Guided Radiation Therapy; IGRT)

기존 방사선치료에서는 치료부위의 정확성을 확인하기 위해 필름(L-gram)이나 전자영상전송장치(Electronic Portal Imaging Devices; EPID)로 평면(2차원)상의 영상을 확인하는 방법을 이용하였다. 하지만 방사선치료의 장비 및 기술이 급속도로 발전되어 감에 따라 치료실 내에서 kV 혹은 MV에너지를 가진 엑스선으로 콘빔CT영상(Cone Beam CT)을 획득할 수 있었으며 이러한 영상을 바탕으로 종양 및 정상조직의 3차원적 위치 정확도를 얻을 수 있었다.

이는 치료계획 당시의 영상과 비교하여 실시간으로 교정할 수 있어서 기존 장치에 비해 매우 정확한 치료를 적용하는 장점을 가지고 있다. 하지만 영상유도를 하기위해 촬영하는 확인영상의 획득과정에서 환자는 추가적으로 방사선에 노출되므로 사전에 이러한 선량에 대한 대비를 강구하여야 할 것이다.

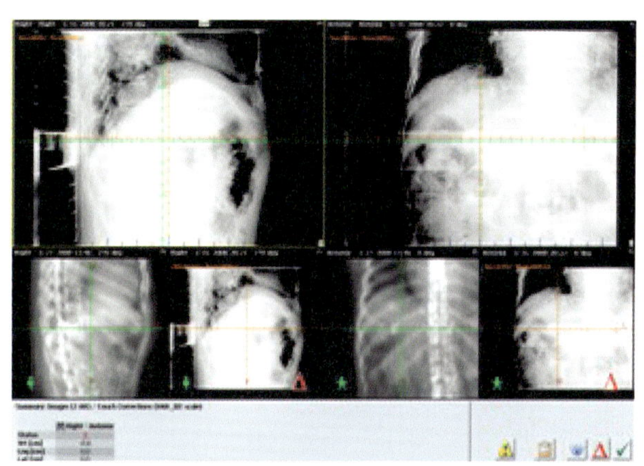
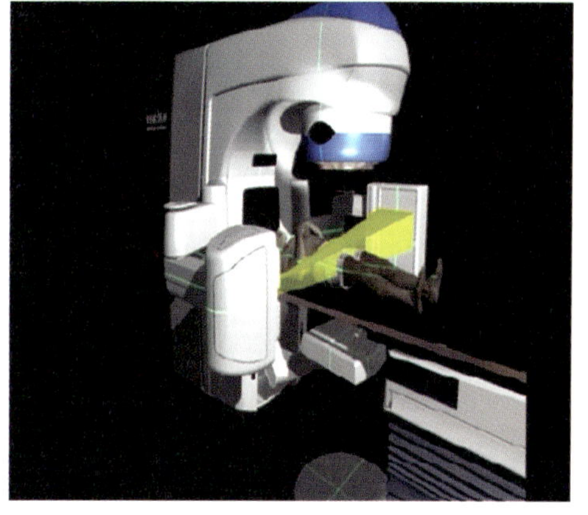
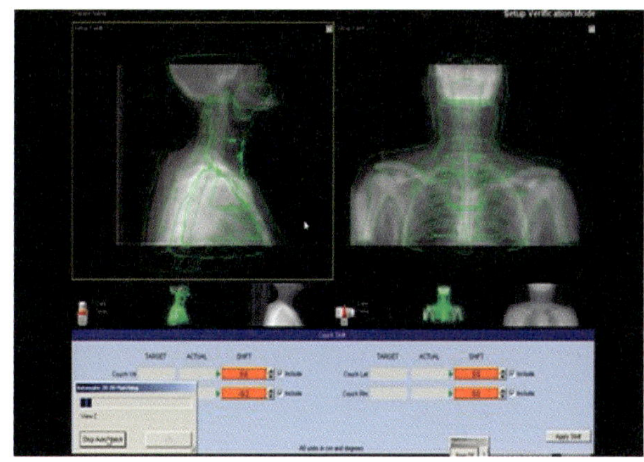
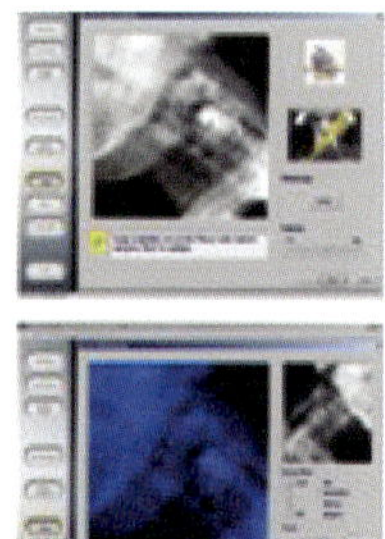
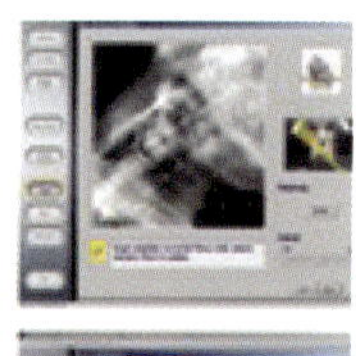
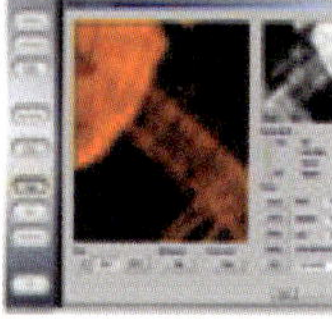

그림 1-6 영상유도 방사선치료

(4) 호흡동조 방사선치료(Respiratory Gated Radiation Therapy; RGRT)

호흡동조 방사선치료는 호흡에 의한 종양의 움직임을 확인하여 종양을 추적하여 4차원 방사선치료를 하는 방법 또는 특정한 호흡주기에 있을 경우에만 방사선이 조사함으로써 정상조직에 조사되는 방사선량을 최소화하여 부작용 발생을 최대한 감소시킬 수 있는 치료기술이다. 치료계획을 위한 컴퓨터단층모의치료촬영에서 자동호흡동조시스템, 즉 실시간 환자 호흡추적장치(Real-time position management; RPM), 인공호흡동조시스템(Active breathing control; ABC), Body-Fix, 운동추적시스템(Motion tracking system; MTF) 등을 이용하여 호흡 주기별로 촬영을 하여 종양 및 정상장기의 움직임을 확인한다.

촬영한 CT영상을 이용하여 최적의 전산화치료계획을 수립하고, 방사선치료 시에도 치료실 내에 설치되어 있는 장치를 CT모의치료촬영과 동일하게 적용하여 측정한 호흡주기에 방사선을 조사한다. 하지만 환자의 호흡이 매우 불규칙적이거나 치료자의 지시에 제대로 순응하지 못하는 환자의 경우 적용하기 어렵다는 문제가 있다.

(5) 진자 및 회전조사 방사선치료 (Arc Radiation Therapy or Rotational Radiation Therapy)

진자 및 회전조사 치료법은 대표적인 최신 방사선치료법으로 치료장비는 단층 방사선치료, Rapid Arc, Novalis 등이 대표적이다. 이 치료는 기본적으로 강도변조 방사선치료를 시행하는데 환자를 중심으로 진자 혹은 회전하며 다엽콜리메이터(Multi Leaf Collimator; MLC)의 변화와 선량률(dose rate)의 변화가 종양조직에 적합한 선량을 부여한다.

기존 강도변조 방사선치료는 7개 ~ 9개의 방향(beam let)에서 120여개의 빔을 조사하여 치료시간이 30분 내외였지만 진자 및 회전방사선치료의 치료시간은 3분 내외로 매우 짧으며 선량분포양상 또한 이상적인 분포를 제공한다.

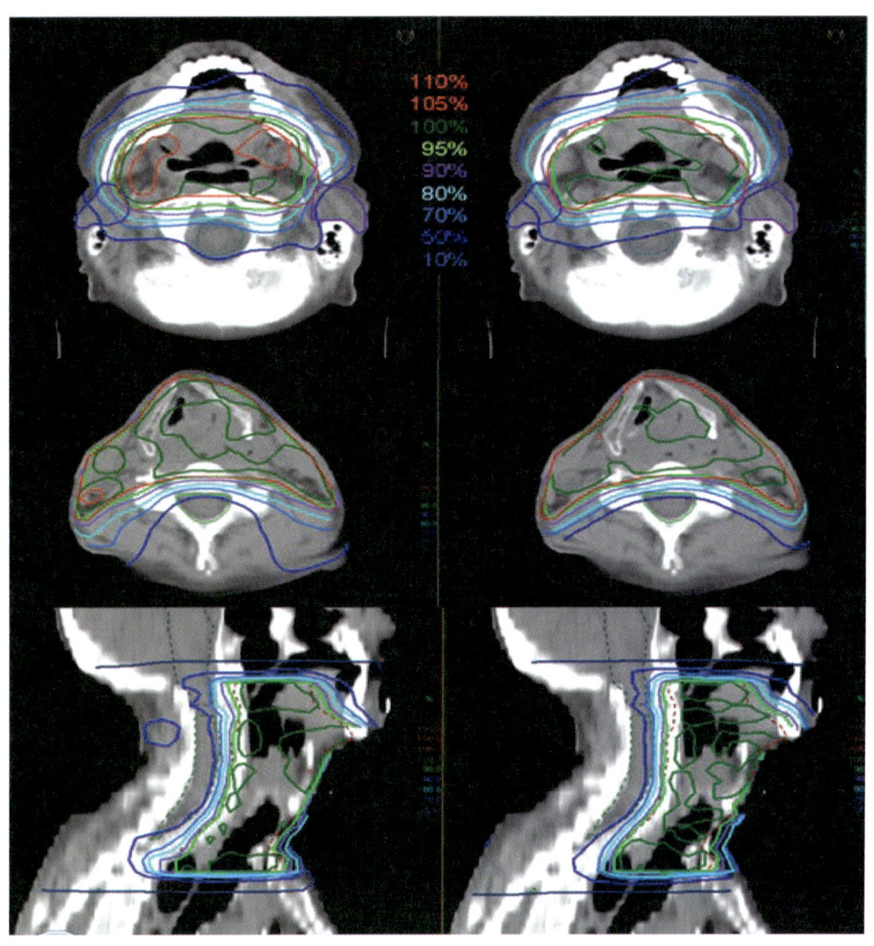

[A] 강도변조 방사선치료 [B] 진자 및 회전 방사선치료법

그림 1-7 강도변조 방사선치료와 진자, 회전 방사선치료법의 비교

(6) 정위적 방사선 수술 및 치료 (Stereotactic Radio-Surgery; SRS & Stereotactic (Fractionated) Body Radiation Therapy; SBRT)

정위적 방사선치료는 뇌동정맥기형, 뇌종양 등을 치료하기 위하여 다량의 방사선을 집중시켜 1회에 수술(SRS) 하거나 분할치료(SBRT) 하는 방법이다. 기존 외과적인 수술 시 필연적으로 따르던 위험요소나 합병증을 최소화시키고 수술과 동등한 치료효과를 얻을 수 있는 장점이 있으며 정위적으로 정확하게 종양을 파괴시키는 안전하고 비침습적인 치료방법이다. 최근에 정위적 체부 방사선치료가 시행되면서 두경부와 전신에 적용하고 있다.

정위적 방사선수술을 적용하기 가능한 치료장치로는 감마나이프(Gamma Knife)를 들 수 있으며 선형가속기, 사이버나이프 등으로 정위적 방사선치료가 가능하다. 또한 단층방사선치료와 Novalis 치료장치에서도 정위적 방사선치료가 가능하다.

6 종양의 진전도 분류와 임상병기 분류

1) TNM분류 시스템

종양의 악성도나 종양의 진전도를 분류하는 것은 임상이나 연구를 위한 가이드적인 역할을 수행한다고 볼 수 있다.

상피조직과 비상피조직에서 각각 기원하여 발전된 암종과 육종을 조직병리학적으로 종양의 등급과 단계로 분류하는데 이는 기준으로서 역할을 하고 따라서 임상의 중요성을 내포하게 된다.

현재 쓰이는 방법은 병기의 정도를 1에서 3까지의 숫자로 나타내고 있다. 낮은 등급의 종양은 전이성이 낮아 제어하기 쉬우며 반대로 3의 높은 등급의 종양은 식별이 어려우며 전이가 진행되어있고 제어하기 어려운 성향을 띈다. 종양의 단계는 진단을 받는 시기의 종양 범위를 말하며, 임상적이나 병리학적 또는 두 가지 조합의 의학적 검사에 의해 결정된다.

의학적 검사에 중점적으로 관찰하는 것은 '종양크기와 침윤성', 그리고 '국소' 또는 '원격전이'를 기반으로 한다. 암의 임상적 단계는 검증되어 질 수 있고 따라서 하나 이상의 부위로 부터의 현미경적으로 적절한 조직에서의 연구를 위해서 회복을 통해 병리학적 단계로 변환되어질 수 있다.

현재 암의 병기구분은 크게 두 개의 단계를 가지고 있다. 미국 암 연합위원회(American Joint Committee on Cancer; AJCC)체계와 국제 암 연맹(International Union Against Cancer; UICC)체계로 국제단체의 성과물로 TNM 단계의 기본 요소에 대한 내용을 채택했다. TNM 체계는 세 가지의 범주를 고려하여 암에 대한 단계나 범위에 대해 자세히 설명한다.

종양 병기결정은 진단 시점에서 종양의 크기와 확장을 결정하는 수단이며 여러 가지 이유에서 중요하다. 치료하기 전에 임상분류는 TNM으로 하는데 이 규칙은

① 치료를 시행하기 전에 결정하고,
② 임상소견, 내시경소견, 영상학적 소견을 기초로 하며,
③ 외과적인 수술소견을 적용하지 않는다.
④ TNM 분류를 결정하기가 어려울 때는 보다 낮은 숫자의 진전도를 취한다.

또한 종양의 병기결정은

① 종양에 대한 의사소통의 수단을 제공하며,
② 최상의 효율적인 치료를 결정하는데 도움을 주고,
③ 예후를 예측할 수 있을 뿐만 아니라,
④ 지속적인 연구의 방법을 제시한다.

병기결정체계는 기술발달, 지식증가와 함께 변해왔으며 앞으로도 더 많은 정보가 제공됨에 따라 계속적으로 진보할 것이다. TNM 체계가 널리 통용되기는 하나 예후에 치료에 관련된 세밀한 종양의 특성을 더욱 정확히 제공하는 수많은 병기결정 체계가 존재한다.

2) TNM분류 방법

종양의 진전도를 분류하는 방법은 TNM, UICC, AJCC 분류법이 있다. 그 중에서 TNM분류가 임상에서는 기본지표로 널리 이용되고 있다.

- T는 원발병소(primary tumor)의 크기를 나타내고, T_0 - T_4로 분류되며,
- N은 소속림프절(regional node)의 전이 유무를 나타내며 N_0 - N_3로 분류되고,
- M은 원격전이(distant metastasis)의 유무를 나타내며 M_0, M_1으로 분류된다.

TNM의 조합을 통해서 악성종양의 병기분류(stage grouping)가 4단계로 자세하게 분류되어 종양의 치료계획을 세우는데 중요한 지침이 된다.

3) TNM분류의 목적

TNM분류는 의사의 '치료계획 작성에 도움'을 주고 치료 후 '예후에 대해 시사' 해 주며 '치료결과를 공동으로 평가'할 수 있다. 또한 '치료시설의 정보교환'이나 '종양 치료에 대한 장래연구'에 도움을 준다.

7 치료가능비

방사선으로 종양을 치료하는 경우 최적의 선량으로 종양세포를 파괴시켜 완치를 이루는 것이 가장 중요하고, 동시에 주위의 정상조직이 충분히 회복될 수 있어야 한다. 이러한 조건을 충족시켜 치료성적을 향상시키기 위해서는 종양에 많은 선량을 조사하여 악성종양세포를 전부 사멸시키는 동시에 주위의 건강한 정상조직에는 가능한 장해가 없도록 조사해야 한다. 이를 수식으로 검토하는 것을 치료가능비(therapeutic ratio; TR)라고 한다.

$$\text{치료가능비 (TR)} = \frac{\text{정상조직의 내용선량 (tissue tolerance dose; TTD)}}{\text{악성종양의 치사선량 (tumor lethal dose; TLD)}} \qquad (1.1)$$

치료가능비는 크면 클수록 치료효과가 증가된다는 의미로 반드시 치료가능비는 '1' 이상이 되어야 한다. 또한 치료계획을 세울 때 치료가능비가 1 이상이 되도록 해야 하고 1 이하가 되는 치료계획은 치료를 행할 수가 없다. 그러므로 치료가능비를 가능한 크게 하는 방법을 연구해야 된다. 치료가능비를 크게 하는 방법은 환자 측 인자와 종양 측 인자로 두 가지 요인으로 나눌 수 있다. 환자 측 인자로는 정상조직의 내용선량을 증가시키는 방법으로 적절한 방사선치료 기술의 선택, 선량분할과 시간(시간적 선량분포), 종양 측 인자로는 국소장해나 전신장해에 대한 처리, 환자의 영양관리를 말할 수 있다.

악성종양의 치사선량을 감소시키는 방법으로 종양의 감수성을 증가시키는 증감제 병용과 산소효과의 이용, 중입자선의 활용을 들 수 있다.

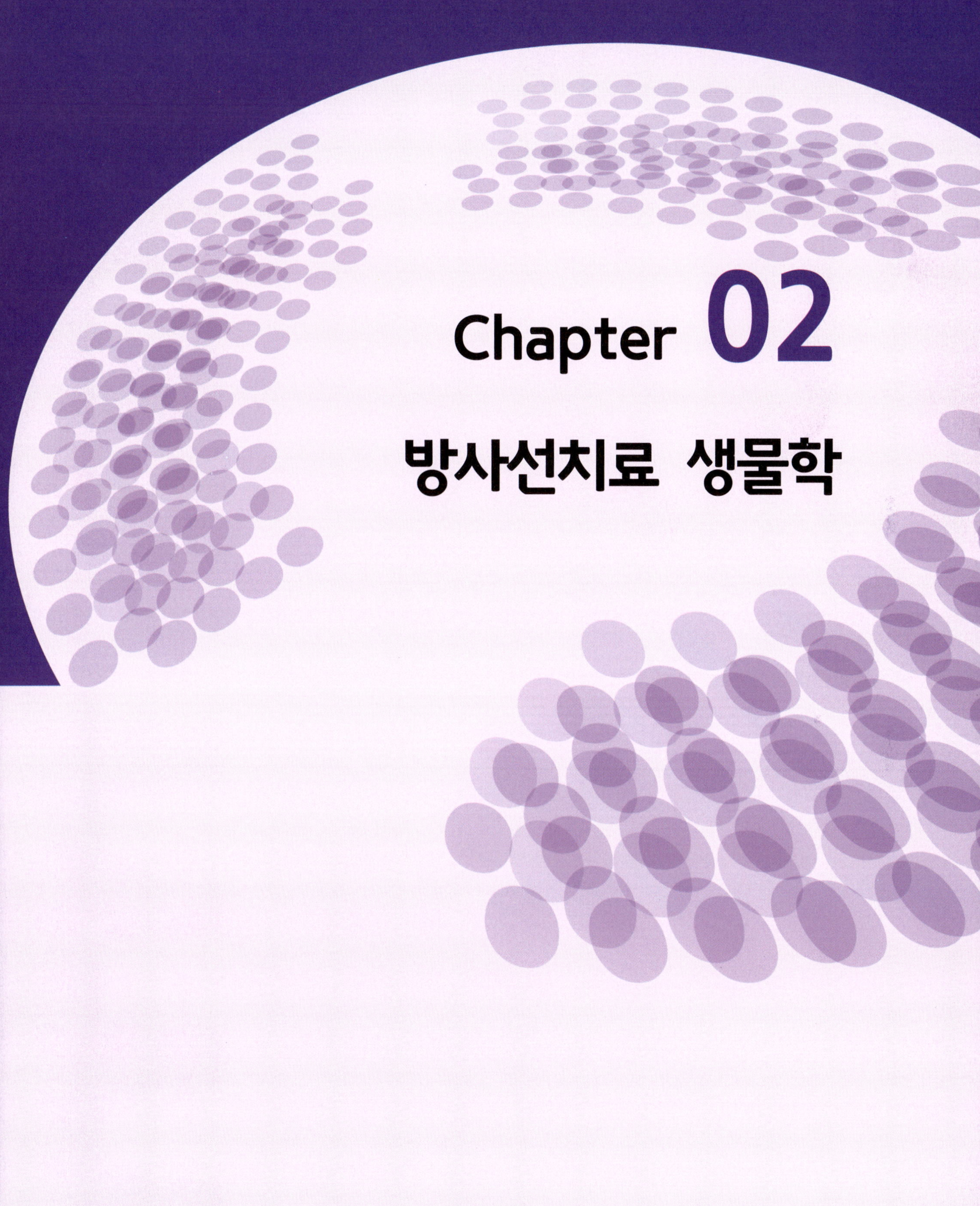

Chapter 02

방사선치료 생물학

CHAPTER 02
방사선치료 생물학

1 물질과 방사선의 상호작용

1895년 뢴트겐의 엑스선 발견 이후로 과학자들과 임상의학자들은 이온화 방사선과 생물학적 다양한 타깃과의 상호작용에 대한 연구를 해왔다. 방사선 생물학은 이온화 방사선 에너지의 흡수에 따른 현상에 대한 학문으로 정의 될 수 있다. 방사선치료를 하기 위해 살아있는 세포에 대한 이온화 방사선의 반응을 평가할 때 다음의 사항이 고려되어야만 한다.

- 방사선은 세포와 상호작용을 할 수도, 하지 않을 수도 있다.
- 만약 상호작용이 일어나더라도 세포에 대한 장해가 일어날 수도, 일어나지 않을 수도 있다.
- 초기 에너지 작용은 세포에서 대단히 빨리 일어나고 비 선택적 또는 무작위로 일어난다.
- 방사선 조사 후에 생물학적인 변화는 약간의 시간이 경과한 뒤에 일어난다.

1) 상호작용의 유형

방사선이 세포와 상호작용을 할 때, 이온화 작용은 직접작용과 간접작용으로 나누어진다. 하전입자(알파입자, 양성자)선이 살아 있는 세포에 입사될 때 타깃(DNA)에 많은 이온화를 일으켜 직접작용을 일으킬 가능성이 상대적으로 높다. 하전입자가 직접적으로 목표 타깃을 이온화시켰을 때 일으키는 장해 형태는 물리적, 화학적, 생물학적 요소들에 의해 변화되지 않는다. 이온화 현상의 다른 형태는 목표 타깃에 대한 특정 2차 입자의 영향에 의한 간접작용이다. 이 현상은 입자선이 엑스선, 감마선, 중성자선에서 주로 일어난다. 이러한 간접적인 이온화 방사선은 목표 타깃에 직, 간접적으로 이온화를 시키는 2차 하전입자를 가속시킨다. 유리기(free radical)는 또한 이전의 이온쌍의 형태로 재결합하여 정상적인 물분자가 된다.

$$H^{+} + OH = H_2O \tag{2.1}$$

유리기는 또 다른 유리기와 결합을 하여 세포에 장해를 주는 과산화수소를 형성한다.

$$OH + OH = H_2O_2 \tag{2.2}$$

유리기는 몇 몇의 DNA와 같은 세포의 구성요소가 포함된 다른 반응에도 관여한다. 그 이유는 세포의 80% 이상이 물로 구성되어 있고, 간접작용에 의한 장해의 가능성은 간접적으로 이온화시키는 방사선의 사용으로 인한 직접작용보다 크기 때문이다. 세포의 70% 정도는 OH기에 의해 간접작용이 일어난다고 할 수 있다.

2) 세포에 대한 방사선의 작용형태

(1) 간기사 (inter-phase death)

세포분열과 세포분열 사이의 시기를 휴지기라 하며 이 시기에는 심한 신진대사가 이루어지고 있다. 그러나 이 시기에 방사선을 조사하여 세포를 그대로 사멸시키려면 상당히 많은 선량을 조사하여야 한다.

(2) 분열사 (mitotic death)

방사선 조사에 의해 심한 염색체 이상이 일어나면 세포분열에 이상이 생기거나 염색체의 결함이 생겨 사멸되기도 한다. 그러나 세포분열이 일어나지 않는다 해도 즉시 사멸되는 것은 아니고 기형적인 거대세포가 되기도 한다.

(3) 거대세포 형성 (giant cell formation)

방사선 조사를 받은 후 한번 또는 여러 번째 분열한 다음 분열능력이 없어진다. 그러나 핵산이나 단백질의 합성은 그다지 저하되지 않기 때문에 세포는 차차 커지게 된다. 이것을 거대세포라 한다.

(4) 분열지연 (division delay)

방사선 조사를 받은 얼마 후에 분열세포는 감소한다. 이것은 분열과정에 들어가는 것이 방사선에 의해 저지되는 것으로 분석된다. 저 선량일 경우에는 세포가 회복되어 많은 세포가 균등하게 분열되지만 고 선량일 경우에는 분열정지가 그대로 계속되어 가끔 거대세포를 형성하게 된다. 그림 2-1에서 나타난 파형처럼 분열변동이 일어나게 된다.

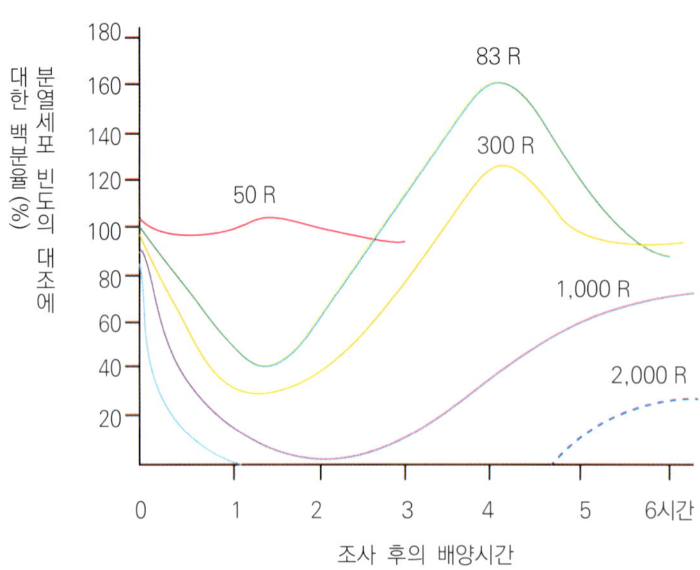

그림 2-1 조사 후 분열지수의 변화

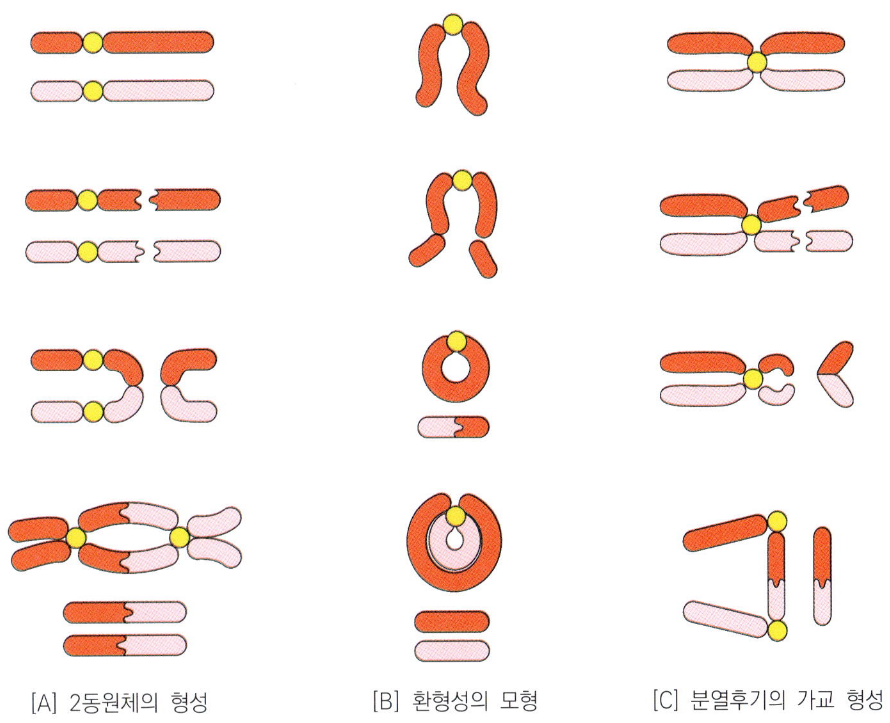

그림 2-2 방사선에 의한 유전자 장해 모형

(5) 염색체 이상

염색체가 보이지 않은 휴지기에 방사선 조사를 해도 이상을 나타내며 분열기에 조사하면 염색체의 형태에 여러 가지 이상이 나타난다. 염색체 이상은 그림 2-2에 모형으로 나타낸 바와 같이 방사선에 의한 절단으로 시작되고 여러 가지 형태로 유착이 나타난다.

(6) DNA합성에 미치는 영향

방사선이 세포대사에 미치는 영향으로 DNA합성에 대한 것이 많이 조사되어 있다. 그 이유는 심한 DNA합성 억제가 나타나는데 있으며, DNA합성이 어느 과정에서 가장 민감하게 장해를 받느냐에 대해서는 많은 논의가 있다. 그러나 기술한 바와 같이 분열지연의 영향이 중복되기 때문에 이상이 발생된 것으로 알려져 있다.

3) 염색체에 대한 방사선의 영향

방사선에 의해 DNA가 손상을 받는다는 것은 DNA의 복제나 유전정보의 발현에 이상이 생기기 때문에 RNA나 단백질 분자의 합성에 이상이 생기게 되고, 세포의 장해가 생기는 것이다. DNA의 2중 나선구조를 구성하는 염기서열이나 당 및 염기의 구조적변화는 DNA복제나 유전정보의 전사과정에서 영향을 미치게 된다. 방사선에 의한 DNA손상은 세포의 치사, 생식능력의 상실, 돌연변이 등을 유발한다. 방사선에 의한 DNA손상의 회복기전은 세포에 매우 중요한 기전이다. DNA는 염색체의 중요구성 물질이며, 염색체 이상은 방사선에 의한 생물학적 영향을 예측할 수 있는 좋은 지표가 된다.

DNA는 염기구성이 아데닌, 구아닌, 시토신, 티민으로 이루어져 있다. 당은 데옥시리보스 대신 리보스로 이루어져 있지만, RNA는 염기구성이 티민 대신에 우라실 그리고 당은 데옥시리보스 대신 리보스로 이루어져 있는 점이 다르다. DNA의 뉴클레오티드의 배열순서는 유전정보를 이루는 기본이 되며, 이는 단백질을 이루는 아미노산을 결정하게 된다.

방사선 조사에 의해 DNA에 나타나는 손상의 변화는 그림 2-3처럼 나타난다. 즉, 한 가닥의 절단(single strand break), 두 가닥의 절단(double strand break), 염기의 손상, 염기의 손실, 분자내 가교형성, DNA단백질의 가교형성 등이다.

한 가닥 절단은 넓은 범위의 방사선량(0.2~60,000 cGy) 범위에서 선량에 비례하여 나타나고 하나의 한 가닥 절단을 일으키는 데는 10~20 eV의 에너지가 필요하다. 그러나 동물세포의 두 가닥 절단은 염색체의 이상으로 나타나는 중요한 DNA 손상으로 믿고 있으며, 두 가닥 절단의 수는 세포의 치사와 관련되어 있다고 밝혀졌다. DNA의 방사선 감수성은 세포의 치사와 관련이 있다.

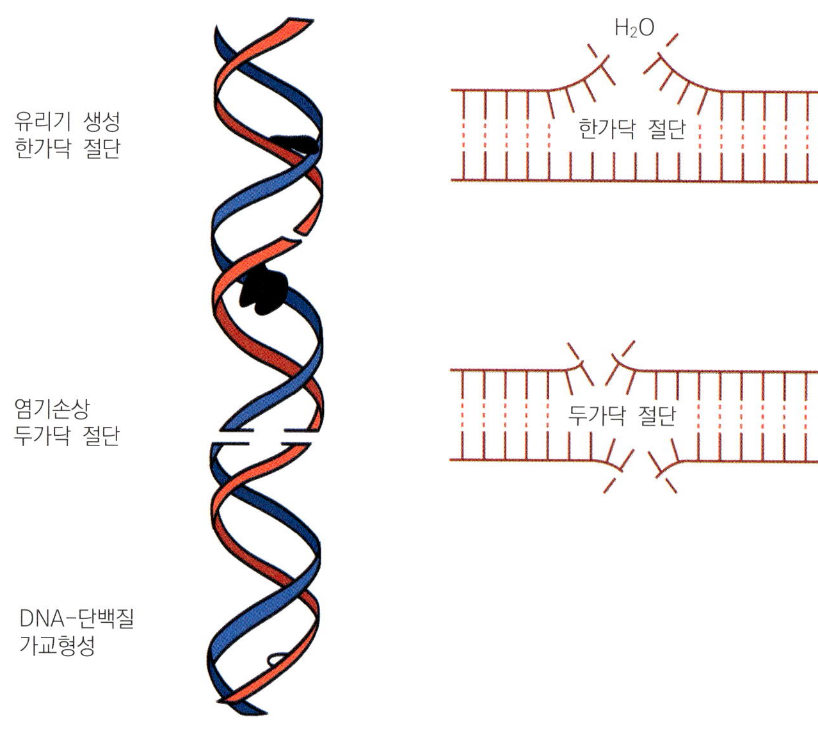

그림 2-3 방사선에 의한 DNA 손상

DNA의 방사선감수성을 결정하는 요인은 세포의 종류, DNA의 양 및 구조의 다양성, DNA회복기전이 얼마나 효과적인가에 따라 결정된다. 두 가닥 DNA로 이루어진 바이러스의 방사선에 대한 저항성은 한 가닥 DNA로 이루어진 바이러스 보다 10배나 더 크다. 낮은 LET 방사선에서는 주로 2적중에 의해 두 가닥 절단이 일어나는 것으로 생각할 수 있으나, 높은 LET 방사선에서는 비적에 따라 이온화가 많이 생성되므로 1적중에 의해서 두 가닥 절단이 일어나게 된다.

4) 방사선의 세포 치사작용

(1) 직접작용과 간접작용

방사선의 생물학적 작용은 방사선이 인체에 조사되어 반응하는 물리적 및 화학적 작용에 의해 일어나기 때문에 이를 이해하기 위해서는 분자 수준에서 이해 할 필요는 없다. 방사선이 생체에 흡수되었을 때 그 에너지가 세포 내의 분자, 원자를 전리, 여기시키게 되는데 그것이 타깃 그 자체에서 일어나는 경우를 직접작용(direct action), 물에서 발생한 경우를 간접작용(indirect action)이라고 한다. 간접작용은 물의 방사선 화학에 의한 것이며, 이온(H^+), 유리기(H), 여기분자(H^*) 등의 불안정 물질이 발생하여 타깃을 공격한다. 저 LET 방사선에서는 간접작용이 주로 일어나고 생물학적 작용의 70%는 간접작용에 의하며, 간접작용의 영향인자로 희석효과, 산소효과, 보호효과, 온도효과 등을 들 수 있다.

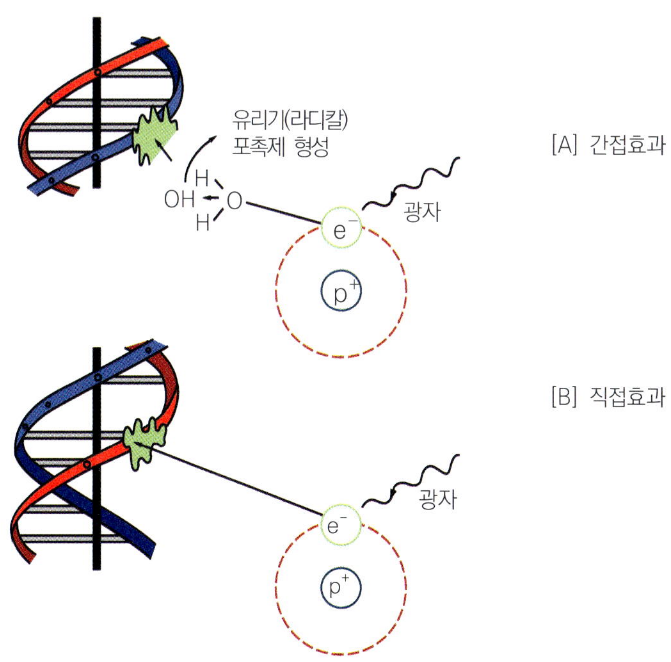

그림 2-4 방사선 생물학의 직접효과와 간접효과의 발생기전

(2) 세포의 생존곡선

세포부피의 크기가 v인 타깃이 n개 있을 때 그들이 각각 적중되지 않으면 생존한다고 본다. 각각의 타깃이 적중되지 않을 확률 e^{-vd}이므로 적중될 확률은 $1-e^{-vd}$가 된다. 따라서 n개의 타깃의 경우에는 $(1-e^{-vd})^n$이 된다. 그림 2-5의 저 LET 방사선의 생존곡선의 직선부분을 외삽한 점이 타깃수 n이 된다. 이 매개변수 n은 외삽수(extrapolation number)라고 불린다. 이것은 생존곡선의 직선부분을 외삽해서 생존율이 1인 선과 만나는 선량으로서 D_q(quasithreshold dose; 유역치선량)로 이를 방사선 장해에서의 회복능력을 나타낸다. 그림 2-5 생존곡선의 어깨부분에서 D_q는 n값 보다 중요한 의미를 나타낸다. 매개변수 n, D_o, D_q 사이에는 다음의 관계가 성립한다. 이것은 세포의 회복정도를 평가하는데 있어서 편리한 지표가 된다.

$$\log_e n = \frac{D_q}{D_o} \tag{2.3}$$

전리가 많이 일어나는 방사선으로 조사할 때, 어느 특정한 세포의 생존곡선은 하나의 인자, 즉 선량반응 곡선의 직선부분에서 생존하는 세포수를 37%로 감소시키는데 필요한 선량 경사 D_o의 곡선으로 나타낼 수 있다.

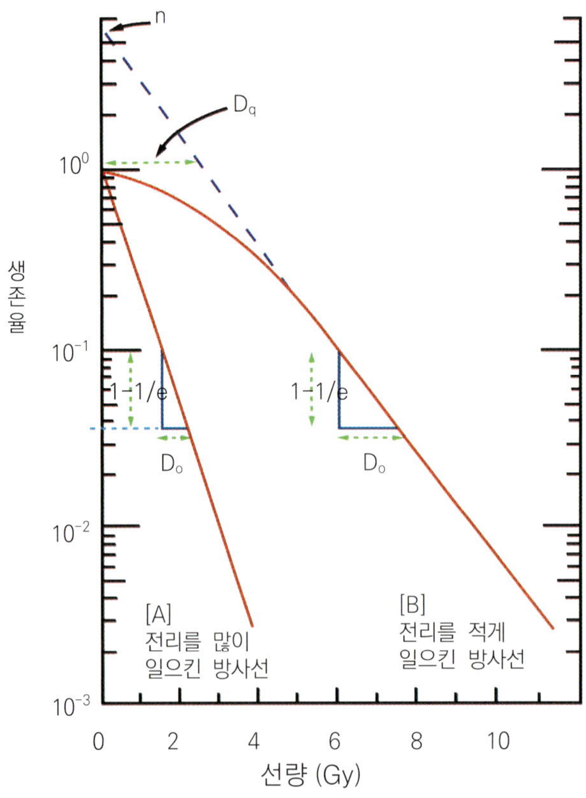

그림 2-5 포유류 세포의 선량 · 생존율곡선

또한 전리를 많이 일으키지 못하는 엑스선, 감마선일 경우 선량이 낮은 부분에 어깨가 있고, 완만한 형태의 곡선을 표현하려면 37% 선량경사 D_0와 외삽치 n 등의 요인이 2개가 결정되어야 한다. n치는 최초의 어깨크기를 나타내는데 의미가 있다. D_q가 작을 때는 외삽치가 작지만, D_q가 크면 외삽치가 10 ~ 20이 된다.

2 방사선장해

1) 치사 장해와 준치사 장해

Elkind와 Sutton은 방사선 조사에 의해 일어나는 장해의 본질을 보다 잘 특성화 하는 것과 세포가 어떻게 장해가 이루어지고 있는가를 관찰하여 DNA가 받은 장해에 관한 정보와 동시에 회복과정에 대한 내용을 보다 명백하게 밝혀냈다.

방사선 장해는 치사장해, 준(아)치사장해, 잠재적 치사장해로 분류한다.

첫째로 방사선 장해의 축적된 과정의 일부분인 세포치사는 조사 중에 일어나지는 않는다. 둘째로 준치사 장해(sublethal damage; SLD)는 추가적인 준치사 장해와 상호작용할 때 치사장해(lethal damage; LD)가 된다. 즉 조사된 총 선량이 세포사를 일으키기에 충분한 정도로 축적되었을 때 치사장해가 일어난다.

방사선 장해가 축적되는 과정을 방해하는 요인으로는 다음과 같은 예를 들 수 있다.

방사선량을 일정하게 나누어서 분할조사 하는 경우와 조사하는 시간을 불규칙적으로 하거나 일정한 간격을 두고 조사했을 때 어떤 결과가 나오는 가는 치료하는데 중요한 의미를 갖는다.

5 Gy의 선량을 시간간격을 일정하게 정해 놓은 후에 총 선량을 10 Gy 조사하고 방사선 조사를 받은 세포의 분열을 기록한 결과를 관찰했더니 분할조사 회복곡선은 2시간 후에 최대가 되었다. 즉, 10 Gy의 선량을 시간 간격을 주지 않고 1회 조사했을 때보다 시간 간격을 두고 2회 조사했을 때가 보다 많은 분열이 일어나고 있었다는 것을 알 수 있다.

Elkind는 초기 분할조사에서 생존한 세포들이 방사선 조사하지 않는 시간간격 동안 장해를 회복하였으며, 이 장해는 두 번째 조사에 의해 장해를 받은 2차 장해와 더 이상 상호작용을 하지 않는다는 것을 나타냄으로써 결과의 의미를 설명했다. 이 현상은 준치사 장해 회복으로 부르는 것이 바람직하나 방사선이 조사되지 않은 동안 온도에 따른 분할조사 회복곡선 형태에 대한 관찰이다(그림 2-6).

세포들이 분할조사 사이에 실내 온도에서 보관될 때 준치사 장해회복(SLDR)곡선은 거의 2시간 후에 최대로 올라간 후 평탄부가 된다. 그 시간 간격동안에 세포가 37 ℃의 인큐베이터로 옮겨졌을 때 다른 형태가 나타난다.

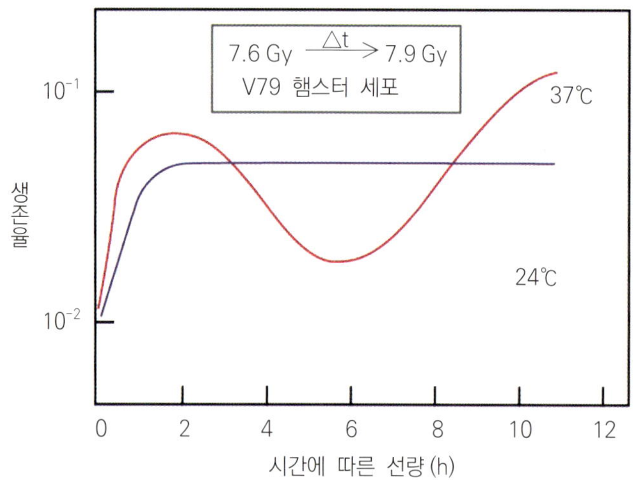

그림 2-6 생존하는 세포에서 방사선 장해의 회복과 온도의 상관관계

분할조사 또는 준치사 장해회복은 0인 점에서 처음 엑스선을 받은 배양된 햄스터 V79 세포에서 입증된다. 방사선이 조사되지 않은 시간 간격 후에 두 번째 조사를 한다. 그리고 방사선이 조사되지 않은 시간에는 24℃와 37℃에서 세포를 유지시켰다.

우선 분할조사 회복곡선은 2시간 후에 최대가 되며 약 4~5시간 후에 두 번째로 낮은 단계로 떨어지는 진도의 유형으로 나타난다. 그 후에 10시간이 지나고 또 1시간 이상의 분할조사의 시간 간격을 두었을 때 또 다시 더 높은 단계로 올라간다. 준치사장해의 회복곡선의 이러한 방법의 설명은 다른 방사선생물학 현상들의 세포회복과 동시에 이용된다는 것이다.

Elkind와 Sutton 기본 연구 이후에 준치사 장해회복의 움직임 형태는 생체 내에서의 대부분 정상조직과 종양조직과의 배양된 포유동물의 세포를 다양한 형태로 나타내고 있다.

첫째, 주어진 형태에서 회복될 수 있는 준치사 장해의 양은 방사선선질(LET)과 산소화 준위에 따라 결정된다.

둘째, 배양된 포유동물 세포의 준치사 장해회복(SLDR)의 반감기는 평균적으로 거의 1시간 정도 소요된다.

셋째, 분할조사 사이의 생존력의 증가는 방사선 생존곡선의 어깨부에서 재생이라고 불리는 현상이다. 준치사 장해회복의 적절한 시간간격과 초기 조사 후에 2차적인 고선량에서 생존하는 세포반응은 방사선노출이 없었던 세포반응과 거의 유사하다. 그러므로 생존곡선에서 어깨부의 폭은 준치사 장해로부터 회복을 위한 세포의 용적과 관련이 있다(그림 2-7).

넷째, 세포는 분명한 회복능력의 변화 없이도 장해의 반복된 주기와 회복을 할 수도 있다. 분할조사 과정 중에 선량당 같은 효과를 예상할 수도 있다. 이것은 다분할 조사 생존곡선이 SFn = SF1 이라는 공식을 이용하여 일어날 수도 있다는 것을 의미한다.

SF1 : 1회 선량 후의 세포 생존율

SFn : n회 분할조사후의 세포 생존율

따라서 다분할 조사 생존 곡선은 어깨부가 없고 지수함수로 나타낼 수 있다(그림 2-8).

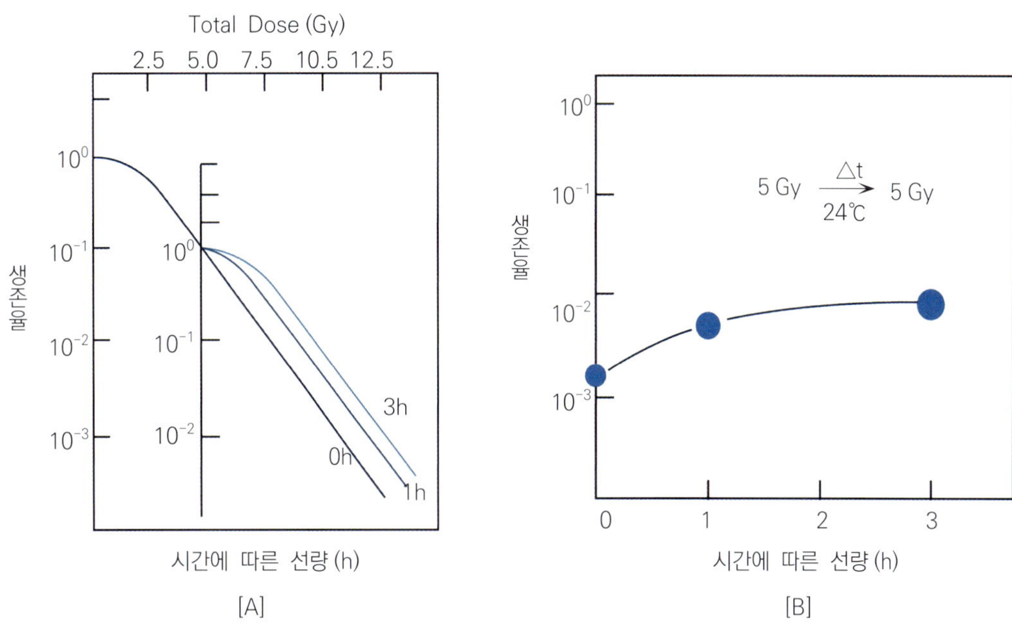

그림 2-7 조사시간 간격에 따른 준치사장해의 회복

준치사 장해회복을 시간간격을 두고 총 선량을 조사했을 때 생존곡선의 어깨부가 되돌아오는 것으로 알 수 있다[A]. 분할조사 시간 간격이 세포회복의 시간보다 짧다면 생존 곡선의 어깨부는 부분적으로 재생된다([A]에서 1시간과 3시간의 간격의 어깨부를 비교). 어깨부의 재생은 분할조사 실험에서 관찰된 생존력 증가를 설명한다[B].

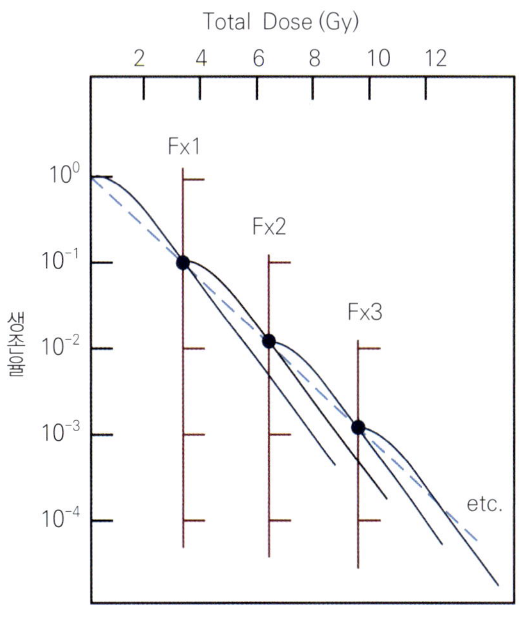

그림 2-8 다분할 조사 생존곡선

세포주기와 세포 재생효과를 무시한다는 조건하에 3.0 Gy 분할 선량으로 반복된 임의의 다분할 조사 생존곡선이다. 다분할 조사의 생존곡선은 이것에 상응하는 1회 조사 생존곡선보다 얇고 어깨부도 없다. 즉 세포생존율은 총 선량의 지수함수로 나타낼 수 있다.

다섯째, 준치사 장해의 저 LET 방사선에서의 선량율 효과와 관련이 있다. 분할당 선량은 감소되고 총 치료시간은 증가함으로써 총선량의 생물학적 효과비는 감소된다. 준치사 장해회복은 조사 동안에도 계속 일어난다.

2) 잠재적 치사 장해

방사선 조사 후의 세포성 회복의 두 번째 유형은 잠재적 치사장해(potentially lethal damage; PLD)이다. 그리고 1966년에 Pillips와 Tolmach에 의해 포유동물 세포에서 처음으로 알려지게 되었다. 잠재적 치사장해는 방사선 조사 후의 세포성 치사를 일으키는 방사선 장해의 스펙트럼으로 정의된다. 잠재적 치사장해 회복조건은 낮은 온도에서 방사선이 조사된 세포를 인큐베이터에서 배양하고 신진대사를 억제하며 또한 표준 배양액보다 낮은 염도를 적용시킨 조건에서 세포를 유지해야 한다.

이러한 조건들을 공통적으로 가지는 것은 연속적인 세포성장을 위한 최선은 아니다. 휴지하는 세포는 방사선 조사 후에 세포주기가 변하는 세포보다도 DNA 장해를 회복하는 기회가 더 많다. 잠재적 치사장해 회복은 급격한 선량 생존곡선의 D_0의 증가와 연관되어 있고 확장된 어깨부의 세포형태에도 연관이 있다. 비록 명백히 방사선 조사 후의 조건이 생체 내에서 발생하기 쉽지 않지만 일반적인 세포의 늦은 성장은 장해를 받지 않은 세포의 공통적인 특징이다.

설치류의 종양세포를 사용한 실험은 배양된 같은 평탄부상세포를 사용한 비슷한 실험 후에 표준이 되었다. 즉 "세포생존 지연분석"이라 불리는 실험이 실행되었다. 이 실험 안은 배양세포 또는 동물세포에 방사선을 조사한 후에 시간을 다르게 하고 그것들을 하나의 세포로 분리시키기 위해 과포화 상태의 배양세포나 동물의 손상되지 않은 종양세포에서 관심세포로 남기는 것을 제거한다. 그리고 저선량에서 클론성의 생존세포를 고정하기 위해 위의 사항을 포함한다. 비록 방사선량이 같다할지라도 방사선 조사와 클론성 실험 사이가 길면 길수록 개별세포의 생존분할 결과는 더 크다. 일반적으로 생존력은 4~6시간 이내에 최대로 올라가고 그 후에 떨어진다(그림 2-9).

SLD와 PLD의 운동학(kinetics)과 회복 정도는 DNA의 분자회복과 염색체 분리의 재결합과 관련이 깊다. 보여지는 것은 개별 DNA장해의 생화학적 회복 또는 염색체 이상의 형태가 세포성 회복의 한 가지 또는 다른 형태를 설명한다는 것이다. 그러므로 준치사장해와 잠재적장해가 독립적인 과정인지 아니면 같은 과정의 두 가지 표현인지는 결정하기 어렵다. 그러나 방사선치료를 위해서 이러한 점은 논의할 여지가 있다. 가장 중요하게 고려해야 할 점은 두 과정이 상당한 분할 조사 사이의 세포 생존분할을 증가시키는 과정을 가진다는 것이다. 이러한 생존력 증가는 정상조직의 내용 또는 감소된 종양을 조절하는 것으로서 명백히 드러날 것이다. 급성 1회 조사 후의 정상세포와 종양세포 사이의 30번 또는 그 이상의 분할 조사 후에 상당한 차이가 날 수 있는 회복능력의 차이를 이해하는 것이 중요하다.

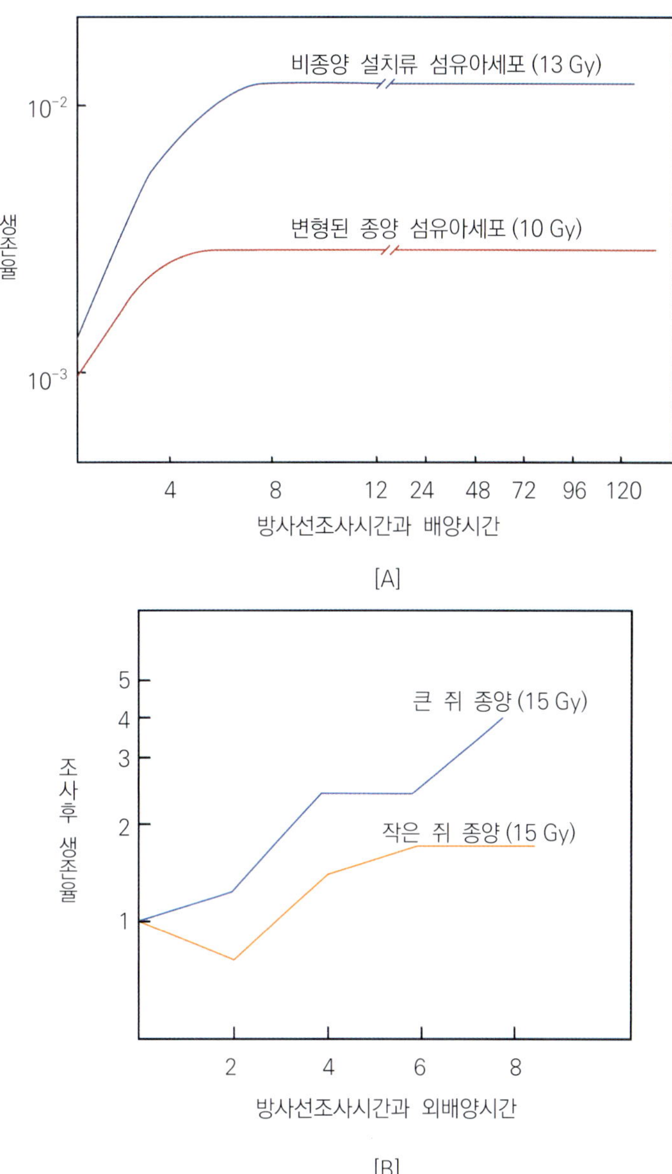

그림 2-9 방사선조사와 시간경과에 따른 잠재적 치사장해 생존율

PLDR은 많은 선량의 방사선 조사와 적은 선량의 조사 사이에 삽입된 다양한 지연 시간에서 "delayed plating assay" 실험을 이용하여 설명이 될 수 있다. 만약 세포가 지연기간에 과도한 포화상태 그리고 영양결핍 상태에서 유지될 때 생존부는 지연이 없을 때보다도 상대적으로 증가한다.
[A]는 생체 내의 PLDR (비종양 형성 설치류 섬유아세포와 이것의 변형된 종양 형성 섬유아세포)이다.
[B]는 생체 내에서 작은 쥐와 큰 쥐의 섬유성 육종의 PLDR그림이다.

3) 조직의 회복

정상조직과 종양 조직의 분할 선량의 "보호효과(sparing effect)"는 분할 사이의 SLDR에 의해 설명된다. 그러나 분할 당 극히 적은 선량에서 모든 방사선 생물학적 요소가 동일할 때 보호효과의 정도는 보호효과가 일어나지 않을 때만큼 저조하다. 연구자들은 PLDR의 관심사가 분할 조사 반응에 작용할 수 있다고 보았다. 이러한 경우들은 PLD회복을 하는 종양세포의 능력이 상대적으로 방사선에 저항을 유발하는 PLD회복에서 숙달된 세포를 지닌 종양세포를 포함할 때에는 방사선 반응에 상호관련이 있다고 한다. 이것은 치료가능비에 해가 될지도 모른다. 달리 말하면 증식하지 않은 정상 조직에 의한 PLDR은 우호적으로 치료가능비를 변경시킨다.

손상되지 않은 조직에서 회복현상을 고려할 때 급성 1회 선량이 조사된 생존곡선의 어깨부 형태와 관련 있는 회복의 정도와 세포 회복률은 방사선치료 중에 세포가 반응하는 지에 영향을 줄 수 있다는 점을 생각해야 한다. 예를 들어 정상 또는 종양의 각 조직은 각각의 분할조사에 의한 대부분의 장해를 회복할 수 있을 것이다. 그러나 2차 조사 전에 회복될 수 있는 모든 장해를 허락하지 않은 짧은 시간간격이 있을 때에는 정상조직의 내용선량(tolerance)은 예상과는 달리 떨어진다.

3 방사선 감수성

세포에 대한 방사선 감수성을 결정하는 것은 중요한 의미를 갖는다. 이온화 방사선이 세포에 조사되었을 때 나타나는 사실을 유사분열 활동과 분화단계의 관점에서 베르고니(Bergonie)와 트리본듀(Tribondeau)가 정의하였다. 방사선에 대한 세포의 감수성은 여러 가지 인자에 따라서 변경될 수 있다. 조건에 따른 방사선 감수성 변환 인자는 세포주기, 선 에너지부여(LET), 선량률, 산소효과, 온도효과, 방사선 증감제, 면역능에 따라서 감수성이 변화한다.

1) 세포주기(cell cycle)

세포분열은 세포의 생장과 유지 등에 필요하며, 세포가 분열하여 새로운 두 개의 세포를 만드는데 필요한 시간을 세포주기(cell cycle)라고 한다.

세포주기는 크게 간기(interphase)와 유사분열(mitosis)로 나누고, 간기는 딸세포가 분열하기 전까지의 기간으로 G_1기, S기, G_2기로 구분한다. G_1기는 세포생장에 필요한 효소와 구조단백질의 합성이 주로 일어나는 DNA합성 이전의 기간이다. S기는 핵 내에서 DNA가 두 배로 합성되는 복제시기이다. G_2기는 DNA 복제 후 유사분열을 준비하는 단계이다.

S기 때에 두 배로 합성된 DNA 는 유사분열 말기에 두 개의 딸세포에 같은 양으로 각각 나누어진다.

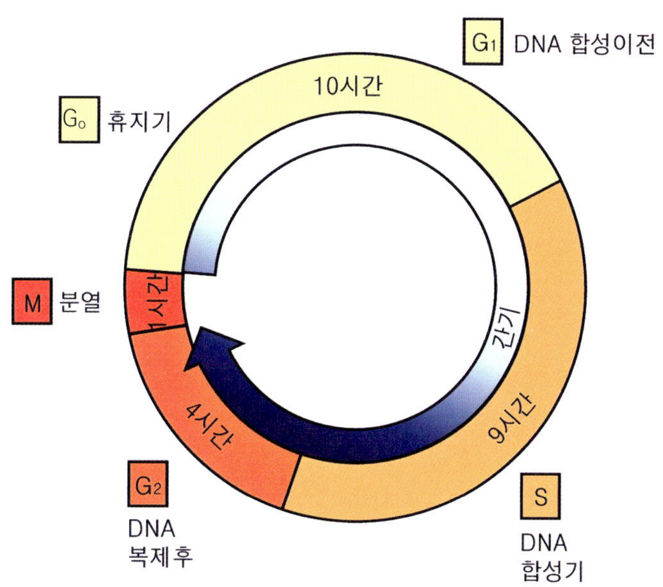

그림 2-10 성장기에 있는 포유동물의 세포 주기
(전체주기를 24시간으로 하고, 이에 대한 각기의 시간을 표기)

그림 2-10과 같이 세포주기에서는 $G_1 \rightarrow S \rightarrow G_2 \rightarrow M \rightarrow G_1$의 과정이 반복된다. 이중에서 G_1이 차지하는 시간이 대부분을 차지하고 있다. 방사선의 세포분열주기에 의해서 감수성이 다르게 나타나는데 이것을 주기의존성 이라고 부르며 세포의 종류에 따라 주기시간은 다르다. 세포주기에 따른 방사선감수성은 M기와 G_2기는 가장 감수성이 높은 시기이며, G_1 초기는 감수성이 낮으며, G_1 후기는 감수성이 비교적 높다. DNA합성기인 S기는 빠른 S기와 늦은 S기로 나눠지는데 빠른 S기보다 늦은 S기가 가장 방사선에 저항이 큰 시기다.

2) LET와 RBE

(1) 선에너지부여(LET)와 상대적 생물학적 효과비(RBE)

이온화 방사선은 물리적인 특성에 의하여 여러 가지로 분류되는데 방사선생물학적 효과라는 측면에서 가장 중요한 기준이 되는 것은 방사선의 선에너지부여(linear energy transfer; LET) 값이라고 할 수 있다. LET는 방사선 비적(track)의 단위 길이 당 매질에 부여된 에너지로 정의하며 일반적으로 물질 1 ㎛당 몇 keV인가로 나타낸다.

국제방사선단위측정위원회(International Commission on Radiation Units and Measurements; ICRU)는 LET를 "일정한 에너지를 가진 1개의 하전입자가 어떤 매질을 통과할 때 그 매질 내의 거리(dl)에 주는 에너지를 dE로 했을 때 dE/dl이다"라고 정의하고 있다.

$$LET = dE / dl \tag{2.4}$$

방사선의 종류에 따라 비적을 몇 개의 같은 길이로 나누고 각 길이의 에너지를 평균해서 구한 비적의 평균(track average) LET 값을 보면 ^{60}Co 감마선은 0.3 keV/㎛, 250 kVp 엑스선은 2 keV/㎛이다.

RBE는 흡수된 에너지는 같아도 방사선 종류가 다르면 생물학적 효과도 다르게 된다. 250 kVp 엑스선을 표준으로 해서 동일한 생물학적 변화를 일으키는데 필요한 어떤 방사선에 대한 생물학적 효과비(Relative Biological Effectiveness; RBE)를 말한다.

$$\text{RBE} = \frac{\text{어떤 효과가 일어나는데 필요한 표준방사선량}(D_{250})}{\text{동일한 효과가 일어나는데 필요한 어떤 방사선량}(D_r)} \qquad (2.5)$$

종양조직의 생물학적 효과비가 1보다 클 때 건강조직의 방사선장해는 적고 종양조직은 장해를 크게 받아 방사선치료 효과가 높아진다.

RBE는 중성자처럼 전리를 많이 일으키는 방사선에서는 적은 선량으로도 세포를 많이 사멸시킬 수 있는 장점이 있다. 예를 들어 50%를 치사시키는 선량을 반치사선량(mean lethal dose; LD_{50})이라 하는데 표준방사선 250 kVp 엑스선의 LD_{50}이 600 cGy, 중성자선에서 400 cGy이라면 엑스선과 중성자선의 RBE의 비는 600/400으로 1.5이다.

임상에서 방사선치료를 할 경우 종양이 치료가 되기 위해서는 정상조직의 RBE보다 종양조직의 RBE가 더 커야 치료가 가능해 진다. 즉 치료효과 개선비(therapeutic gain factor; TGF)가 1 이상이 되어야 치료가 가능하다.

$$\text{치료효과 개선비(TGF)} = \frac{\text{종양조직의 RBE}}{\text{정상조직의 RBE}} \qquad (2.6)$$

RBE에 영향을 미치는 인자

- 선질
- 선량
- 선량률
- 분할 선량횟수
- 생물계 또는 end point

(2) LET에 따른 RBE의 변화

방사선의 RBE는 그 방사선이 비적 내에서 잃게 되는 에너지손실률 즉, LET 영향을 크게 받는다. 일반적으로 LET가 큰 방사선일수록 RBE도 크다. 방사선이 물질을 통과할 때 물질을 들뜨게 하거나 이온화시키게 되는데, 이때 생성되는 이온의 공간적 분포는 방사선의 종류에 따라 다르다.

알파선, 중성자선, 양성자선과 같은 고 LET의 방사선은 비적에 따라 조밀한 이온화를 일으키지만 엑스선, 감마선 또는 고에너지의 전자선은 저 LET의 방사선이기 때문에 분산된 이온화를 일으킨다.

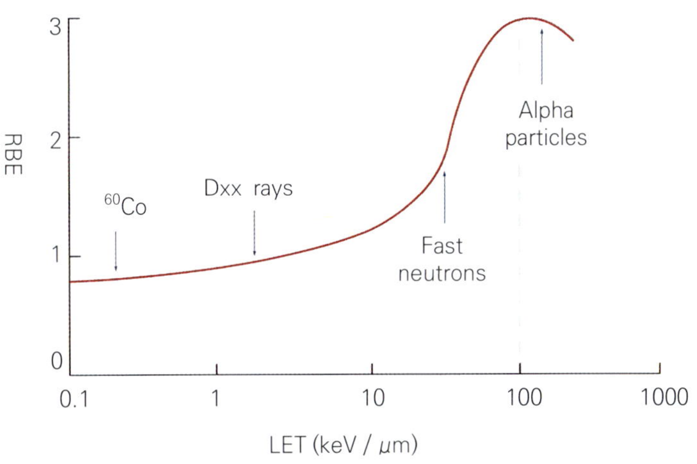

[A] LET에 따른 RBE의 관계

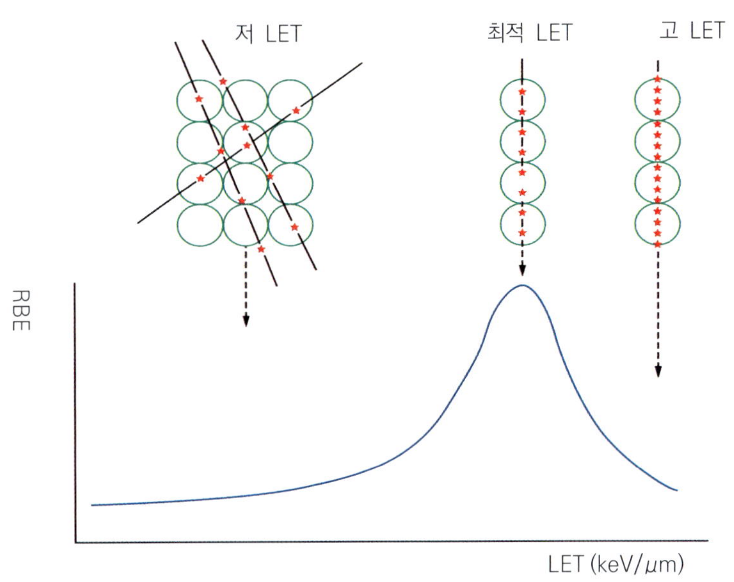

[B] LET에 따른 RBE의 변화에서 나타나는 과잉치사효과(overkill effect)의 모식도

그림 2-11 LET에 따른 RBE의 치사효과 변화

따라서 어떤 방사선과 다른 방사선이 동일한 수의 이온을 생성한다고 가정할 때 고 LET의 방사선은 1개의 타깃 내에 대부분 이온이 생성되어 처음의 1 ~ 2개의 타깃에 조밀하게 이온화를 일으키며, 저 LET 방사선은 여러 개의 타깃에 분산되게 이온화를 일으킨다.

세포를 효과적으로 치사시키는 이상적인 방사선은 세포 내의 타깃의 거리와 이온화 사이의 평균거리가 같은 것이다. 이러한 방사선은 낭비되지 않고 LET에 따라 RBE는 그림 2-11에서 최고점의 RBE에 해당되는 것이다.

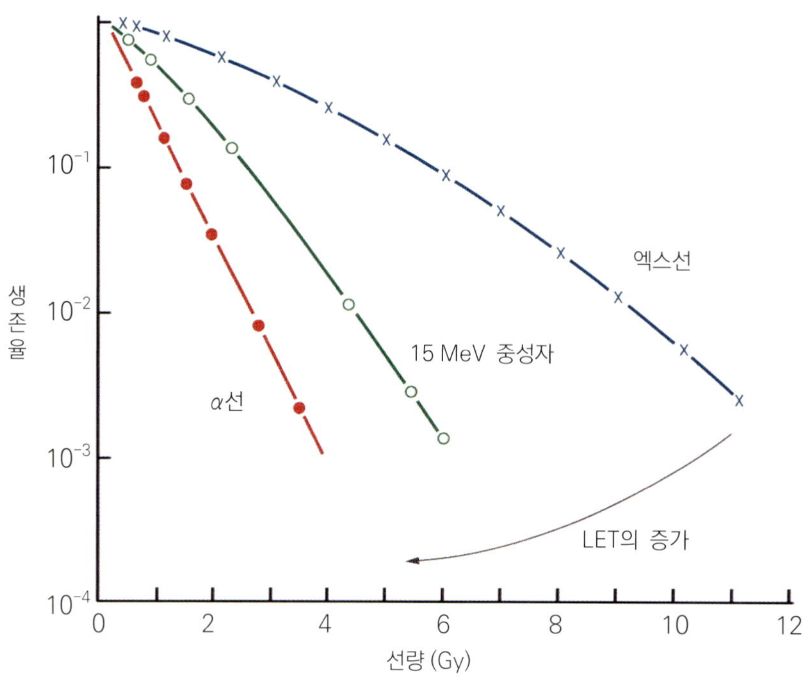

그림 2-12 250 kVp의 엑스선, 15 MeV의 중성자선, 4 MeV의 알파입자선을 조사한 배양세포의 생존곡선

그러나 그 이상으로 LET가 증가하면 이온화는 더욱 조밀하게 일어나게 되고, 이것이 타깃간의 거리보다 이온화간의 거리가 짧아지게 되면서 방사선 에너지가 낭비되어 RBE가 감소하게 되는데, 이를 과잉치사효과(over kill effect)라 한다.

엑스선, 15 MeV 중성자 및 알파선에 대한 생존곡선은 그림 2-12에서와 같이 LET가 증가함에 따라 생존곡선의 경사가 증가하고 어깨가 점차 감소되는 것으로 나타났다.

LET가 100 keV/μm일 때 RBE가 최고치를 나타내며 RBE는 손상의 정도에 따라서 다르게 나타나고 있다. 곡선 1은 세포 생존치가 0.8, 곡선 2는 세포 생존치가 0.1, 곡선 3은 세포 생존치가 0.01일 때 측정한 것이다.

LET가 증가함에 따라 RBE도 증가하나 증가의 폭이 처음에는 적다가 LET가 10 keV/μm 이상이 되면 RBE의 증가폭이 커진다. LET 10~100 keV/μm 범위에서 RBE가 크게 증가하며 100 keV/μm에서 최대치를 나타내다가 그 이상이 되면 감소된다. 이러한 현상은 세포 내의 적중을 요구하는 타깃의 수와 관련이 있는 것으로 보인다.

약 100 keV/μm의 LET값을 가진 방사선이 최대의 RBE값을 나타내는 것은 방사선질의 차이에 따른 생물학적 효과의 양적인 차이, 즉 표적설로 이해될 수 있다. 적중으로 충분한 현상에 대해서는 표적설의 크기에 비하여 적중의 밀도가 낮은 쪽이 낭비가 없으며, 적중의 밀도가 높으면 불필요한 적중이 생겨서 조사선량에 대한 효과가 낮아지게 된다.

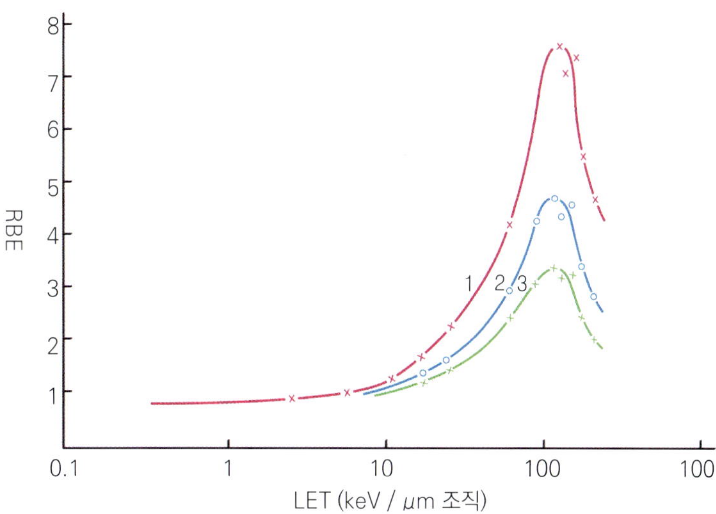

그림 2-13 인체의 신장세포에서 LET의 변화에 따른 RBE의 예

역으로 많은 수의 적중이 불필요한 현상에 대해서는 조밀한 적중을 생성시키는 방사선 쪽이 능률이 좋은 것이다. 그러나 필요한 적중수에는 한도가 있으므로 적당한 적중밀도에서는 최대의 피크가 있게 된다. 적중이라는 것은 이온화든가, 또는 이와 관련된 것으로서 적중밀도는 LET에 비례되는 것으로 생각할 수 있으므로 그림 2-13의 RBE와 LET의 관계가 이해될 것으로 본다.

3) 선량률

방사선 생물학적 효과에는 어느 정도 이상의 선량이 주어졌을 때 효과가 나타난다. 이와 같이 생물학적 효과를 나타나게 하는데 필요한 최소한의 선량을 한계선량 또는 역치(threshold value)라고 한다. 선량을 많이 주면 효과는 포화상태에 이르고, 선량을 낮게 주면 효과는 낮아진다.

선량과 효과의 관계는 그림 2-14[A]와 같이 된다. 이 곡선은 S상을 이루고 있으므로 sigmoid형 선량효과관계라고 한다. 대부분 방사선생물학적 효과는 sigmoid형 선량효과관계를 나타내고 있지만 반면에 극히 일부의 방사선생물학적 효과는 그림 2-14[B]와 같이 직선적 선량효과를 나타낸다. 일반적으로 흡수되는 선량값은 같아도 선량률(dose rate)이 작아지면 생물학적 효과는 저하한다. 즉 생물학적 반응은 방사선 선량률에 의해서 영향을 받으며 이는 아래와 같은 현상으로 설명된다.

- 조사 중에 준치사 방사선 장해의 회복이 이루어진다.
- 선량률이 극히 적을 경우, 조사 중에 세포분열이 일어나 재증식이 발생한다.

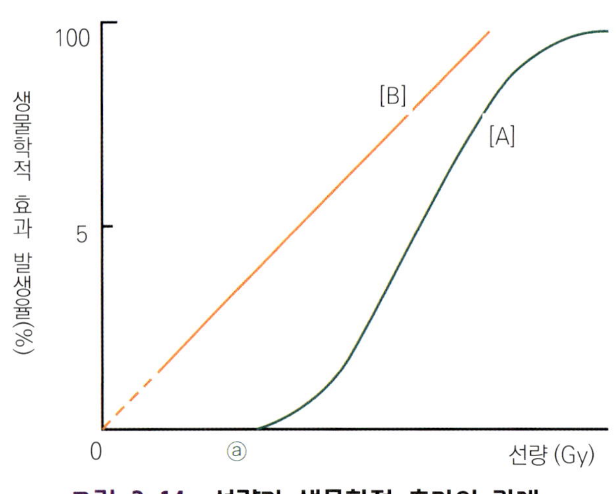

그림 2-14 선량과 생물학적 효과의 관계

[A] sigmoid형의 선량효과 관계 (확정적 장해)
[B] 직선형의 선량효과 관계 (확률적 장해)
ⓐ 역치선량 (threshold dose)

1회 조사 또는 분할조사에서 총 조사시간이 짧은 경우에는 단일조사(singled irradiation)라고 하며, 조사시간이 며칠(several days), 또는 몇 주가 걸릴 경우에는 분할조사(fractionated irradiation)라고 한다. 단일조사나 분할조사를 막론하고 장기간에 걸쳐 낮은 선량률로 오랜 시간 조사할 경우를 만성조사(chronic irradiation)라고 한다.

방사선치료는 인체 종양세포에 고 선량의 방사선을 조사해서 조직이 파괴되거나 세포가 죽는다. 방사선에 조사된 모든 세포는 모두 영향을 받지만 정상세포나 건강한 세포는 종양 세포보다 회복이 빠르다. 몇몇 종류의 암세포는 방사선에 매우 약하다. 방사선에 조사되는 세포들은 더 이상 분열할 수 없게 되고 세포 수는 감소하게 된다. 암세포보다는 정상세포가 방사선에 의한 회복능력이 좋기 때문에 일정한 기간에 걸쳐서 여러 번에 나누어 치료하는 것이 많은 양의 방사선을 한 번에 조사하는 것보다 정상세포에 대한 손상이 적다.

선량률효과는 방사선치료에서 특히 중요하며 이는 오랜 피폭기간 중에 준치사장해가 회복된다는 데 원인이 있다. 방사선치료에서 선량률에 대한 효과는 그 중요성이 상당히 높으며 그 이유로는 준치사장해(Sublethal damage)를 받은 세포들의 회복이 일어나기 때문이다. 이 원리는 그림 2-15에서 설명이 가능한데, 일정한 선량(D)을 1회가 아닌 반복적으로 조사한다고 가정하고 조사간 간격은 장해(준치사장해)의 회복이 가능할 수 있도록 분할 간격을 두면 전체의 생존률 곡선은 A, B, C, D로 어깨부위가 없는 실선(F)과 같은 생존곡선으로 바뀌게 된다.

이와 같은 이론을 토대로 그림 2-16을 예상할 수 있다. 즉 선량률이 작아지고 조사시간이 길어짐에 따라 준치사장해를 받은 세포의 회복이 증가되어 세포생존곡선의 그래프는 점차 완만해지며 외삽값도 1에 근접해진다.

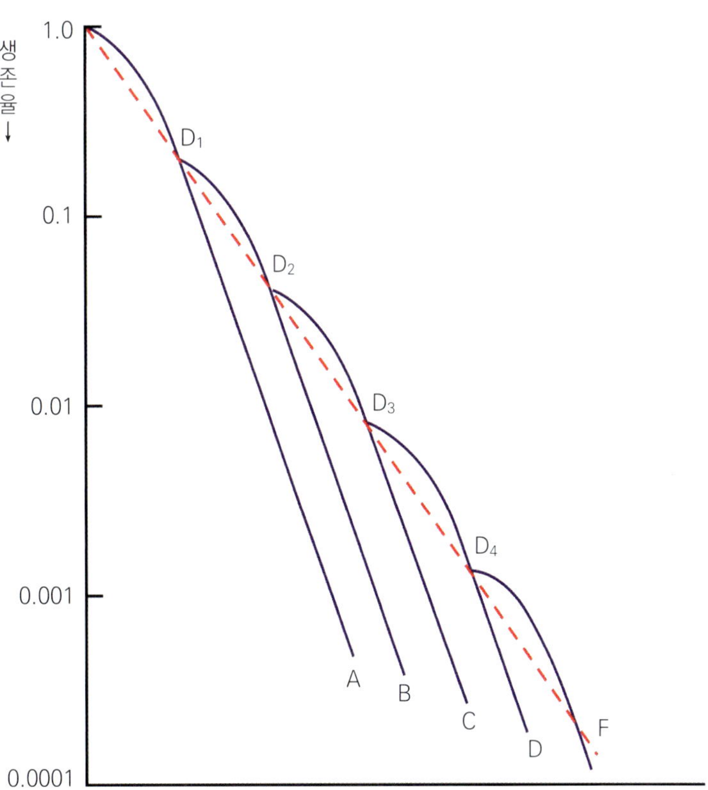

그림 2-15 단일 조사 그래프를 이용한 분할 조사 그래프의 유도

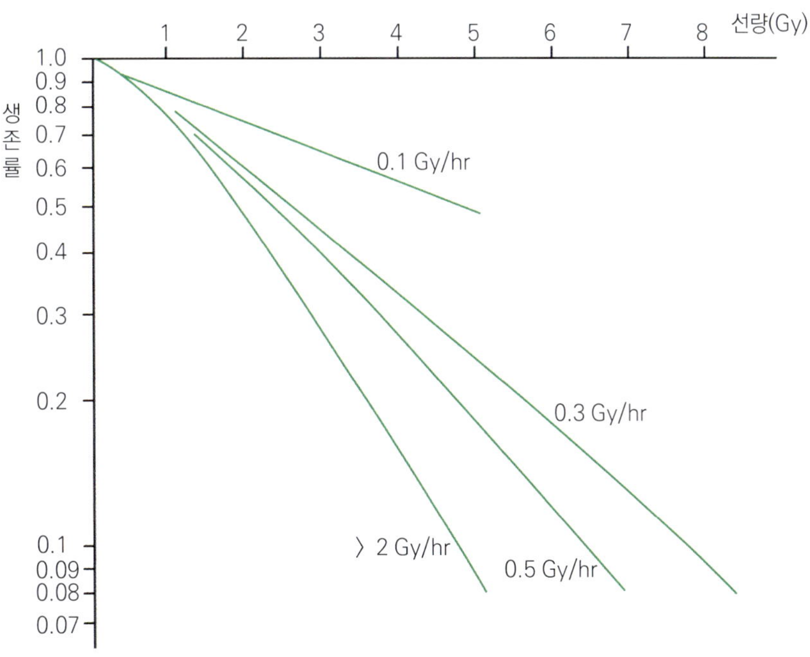

그림 2-16 선량률의 변화에 따른 세포생존 그래프

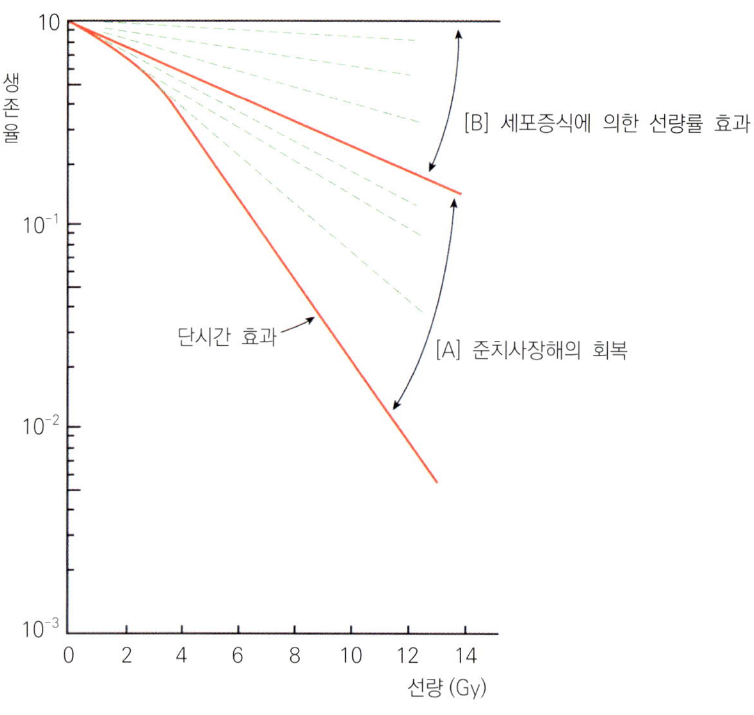

그림 2-17 선량률 효과곡선 그래프

[A] 준치사장해의 회복이 선량률에 미치는 영향
[B] 세포증식이 선량률에 미치는 영향

선량률이 낮아지고 조사기간이 길어지면 준치사장해의 회복(Recovery)으로 외삽값은 1에 접근하며 세포생존곡선 기울기는 완만해진다. 이때 선량률이 더욱 적어지면 세포의 치사 및 회복에 대한 균형이 유지되어 생물학적 효과, 즉 세포의 치사 및 장해가 일어나지 않게 된다. 특히 세포분열이 왕성한 생물계의 경우 세포분열주기가 조사기간을 역전하여 피폭 중에서도 세포의 재증식(Repopulation)이 나타나기 때문이다.

방사선치료의 기본적인 개념은 병변에 적당량 이상의 방사선을 조사하여 암세포를 죽이면서 주위 정상조직에는 방사선조사를 최소화하여 방사선에 의한 부작용을 막는 것이다. 방사선치료 시 적절한 방사선량을 결정함에 있어서 병변의 치유확률 곡선과 주위 정상조직의 장해확률 곡선과의 상호관계를 고려하는 것이 중요하다. 일반적으로 주위 정상조직의 장해가 생길 확률이 10% 정도까지 방사선량을 초과하게 되면 장해발생률이 급격히 증가하기 때문에 가능한 이를 초과하지 않도록 한다.

심각한 장해를 가능한 적게 하면서 최대의 치유율을 얻기 위한 최적의 치료선량은 그림 2-18의 점선의 정점에 해당하는 점이 될 것이다. 이 최적의 치료선량을 투여했을 때 병변이 어느 정도 치유될 것인가는 병변의 조직학적 소견과 진행정도 등에 따라 결정된다.

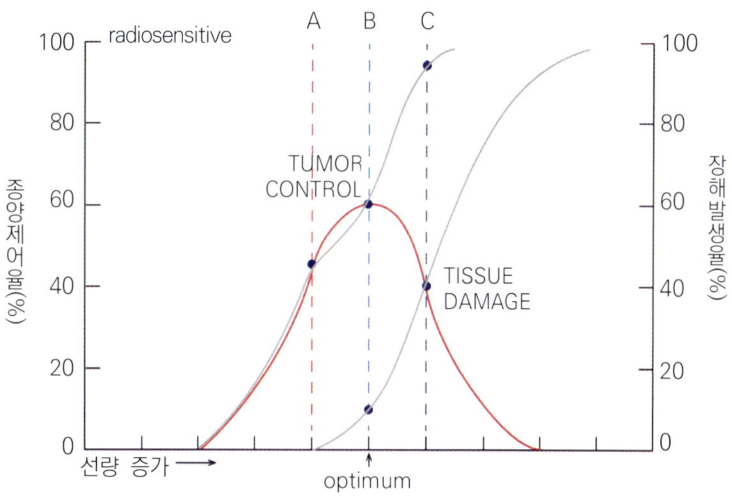

그림 2-18 방사선 감수성이 높은 종양의 선량 · 효과곡선의 예

- A점 선량은 종양 제거율이 45% 정도이고 정상조직의 장해 발생이 시작되는 선량이다. 이 선량은 B점의 선량보다 종양을 효과적으로 제어할 수 없는 선량이다.
- B점 선량은 정상조직의 장해 발생률은 10% 정도로 조금씩 증가하지만 종양제거율은 60%정도로 증가하기 때문에 치료효과비가 우수한 선량으로 세 지점의 선량을 비교해 본다면 가장 바람직한 치료선량이다
- C점 선량은 종양제거율은 95% 정도가 되고 정상조직의 장해 발생률은 40% 이상으로 정상조직의 장해가 심하여 적합한 치료선량이라도 할 수 없다.

그림 2-19는 0.1 Gy/시간에서 0.1 Gy/분의 선량률 범위 내에서 조사된 HeLa세포의 감수성에 관한 연구결과를 나타낸 것이다. 이 그림은 방사선 선량률과 총선량(D_0)값 그리고 외삽수와의 관계를 나타내고 있다. 일반적으로 D_0와 외삽수는 선량률에 의존하고 있다. 즉 선량률이 높으면 D_0 값이 저하되고, 곡선이 큰 어깨를 나타내는 세포는 선량률의 변화와 더불어 큰 변화를 나타낸다. 각종 생존곡선을 종합하여 얻은 결과로서 선량률이 증가할수록 D_0는 작아지며 외삽치는 커져서 2의 값에 접근하게 된다.

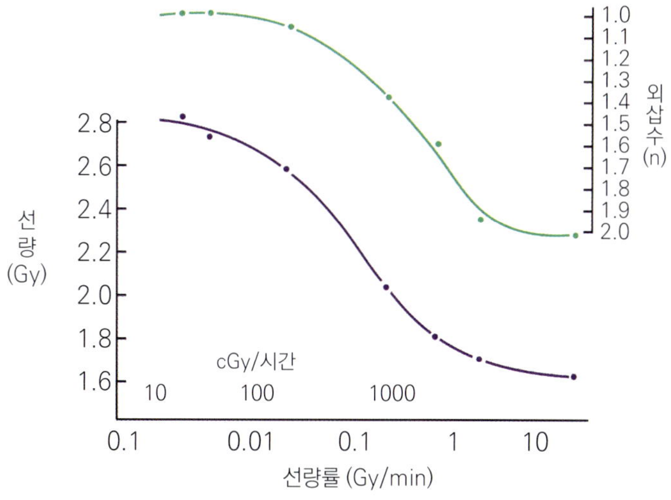

그림 2-19 선량률과 D_0 선량 및 외삽수와의 상호관계

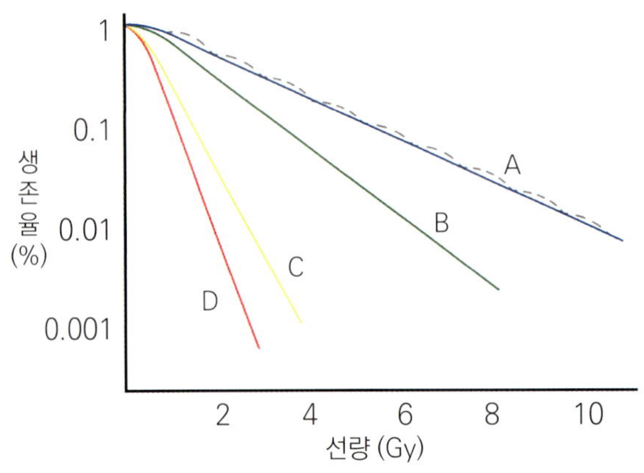

그림 2-20 엑스선과 중성자선을 급성선량과 만성선량으로 조사한 후 나타낸 세포의 생존율 곡선

곡선 A : 엑스선 0.01 Gy/min　　곡선 B : 엑스선 1.0 Gy/min
곡선 C : 중성자선 0.01 Gy/min　　곡선 D : 중성자선 1.0 Gy/min

그림 2-20은 저 LET의 엑스선과 고 LET의 중성자선 조사에 따른 세포생존율에 미치는 영향을 나타낸 것이다. 낮은 선량율에서는 회복능력에 있어서 높은 생존율을 나타내며, 한편 선량율 효과는 고 LET 방사선보다는 저 LET 방사선에서 뚜렷하다.

다시 말하면 저 LET 방사선에서 생존율 곡선의 큰 어깨는 준치사 장해에 대한 큰 회복능력을 나타내고 있다는 것이다. 마찬가지로 총 선량은 동일하다 할지라도 몇 번에 걸쳐 분할조사할 때 치사효과가 적어 생존율이 높다. 여기에서도 회복능력이 있음을 증명할 수 있다.

세포의 생존에서 선량율 효과는 세포가 저 LET 방사선에 조사되는 경우에 크지만 고 LET 방사선의 경우에는 뚜렷하지 않다. 이것은 고 LET 방사선에서는 회복이 일어나지 않으며 일반적으로 LET가 크게 되면 선량률 의존성의 정도는 적어진다고 할 수 있다.

선량률을 충분히 낮추어 조사하면 방사선 효과가 거의 나타나지 않는다. 그러나 세포나 조직의 종류에 따라 저선량률의 방사선에 대한 감수성은 차이가 있다.

선량률을 충분히 낮추어 조사하면 방사선에 피폭되지 않는 세포들보다는 정도가 낮기는 하나 세포들이 분열, 증식하게 된다. 이는 세포의 치사율이 증식률보다 작기 때문이다. 그러나 이러한 상태에서 선량률을 점차 증가시키면 유사분열 지연시간도 비례하여 길어진다. 그러다가 세포의 유사분열 지연 및 치사율과 분열 및 증식률이 같은 수준에 이르게 되면 세포집단의 크기는 변화가 없고 그 이상의 선량률이 되면 세포집단의 크기는 빠르게 감소하게 된다.

세포집단의 크기가 감소하기 시작하는 수준의 선량률을 임계선량률(critical dose rate)이라고 한다. 임계선량률은 세포주기의 길이에 따라 달라진다. HeLa 세포의 경우는 세포주기가 24시간인데 임계선량률은 0.3 Gy/시간이고 햄스터 세포는 세포주기가 11시간이고 임계선량률은 0.9 Gy/시간 범위에 있다.

4) 산소효과

방사선조사 시 산소의 존재여부에 따라 방사선효과가 크게 좌우된다. 즉 산소효과(oxygen effect)는 방사선 생물학에서 보편적인 현상이다. 이와 같은 산소효과는 치사, 성장억제, 염색체 이상, 생화학적 장해, 돌연변이 유발 등 전반적인 방사선 장해에서 관찰된다.

배양한 햄스터 세포에 산소가 불충분한 상태와 충분한 경우 엑스선 조사 후 생존곡선을 비교한 결과는 그림 2-21과 같다. 그림 2-21에서와 같이 산소가 충분히 존재하는 경우 D_0값이 1.5 Gy인데 반하여 저산소 상태에서는 D_0값이 4.5 Gy로 3배의 방사선 저항성을 나타낸다.

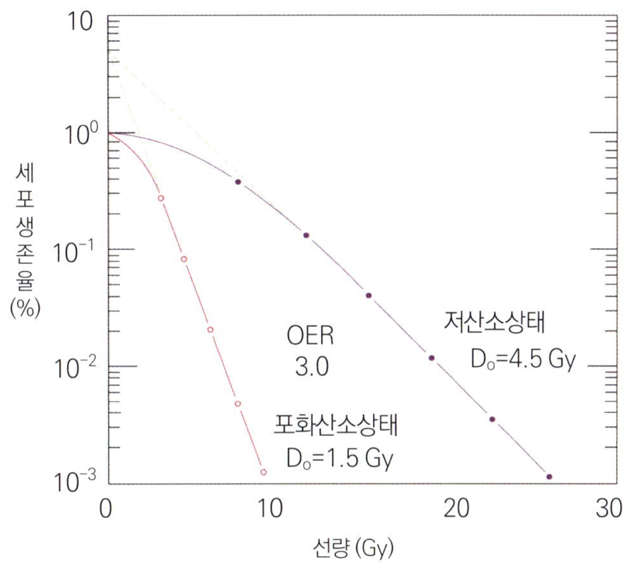

그림 2-21 산소가 포화되었을 때와 저산소 상태일 때 엑스선에 대한 산소효과 비교

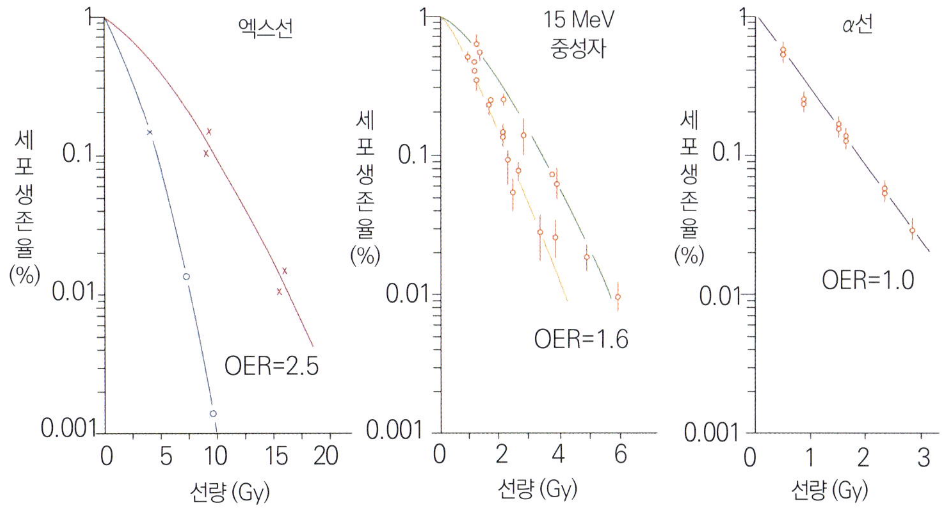

그림 2-22 엑스선, 15 MeV의 중성자선, α선의 산소증강비 비교

산소의 방사선효과를 수치적으로 비교하기 위하여 산소증강비(oxygen enhancement ratio; OER)를 사용하는데 이는 산소가 없을 때와 산소가 포화되어 있을 때 동일한 생물학적 효과를 얻는데 필요한 방사선의 선량비를 의미한다.

$$\mathrm{OER} = \frac{\text{산소가 없을 때 방사선 선량}}{\text{산소가 있을 때 방사선 선량}} \tag{2.7}$$

산소증강비는 방사선의 종류에 따라 다르며 같은 방사선에서는 조사선량이나 생존율에 관계없이 일정하다. 각종 방사선의 산소증강비는 그림 2-22에서와 같이 엑스선에서 2.5로 가장 크며 중성자선에서는 1.6, α선에서는 1로서 산소효과가 거의 나타나지 않는다.

엑스선이나 감마선과 같이 드물게 이온화를 일으키는 저 LET 방사선의 OER값은 2.5 ~ 3.0이다. 그러나 이온화를 조밀하게 일으키는 고 LET 방사선에서는 선량에 따른 생존곡선에서 직선으로 나타나고 어깨를 나타내지 않으며 OER은 1이다. 이 경우 세포의 생존수치는 항상 생존곡선과 같은 선상에 속하게 된다.

중간정도로 조밀하게 이온화를 일으키는 중성자와 같은 방사선 조사에서 생존곡선은 작은 어깨를 갖는다. 이 경우 산소효과는 분명히 나타나지만 엑스선에 비해서는 훨씬 작아 OER은 1.6 정도이다. 이상을 종합하여 보면 엑스선과 같이 이온화를 드물게 일으키는 방사선은 산소효과가 크고 α입자와 같이 조밀하게 이온화를 일으키는 방사선에서는 산소의 효과가 거의 없으며 15 MeV 중성자는 그 중간에 해당한다.

(1) 산소농도

일반적으로 방사선 감수성은 산소농도에 비례한다. 공기 중의 산소농도가 100%일 때의 방사선 감수성의 변화는 그림 2-23에서 보는 바와 같다.

생존곡선 B는 저산소상태(산소농도 10 ppm)에서의 생존곡선으로서 방사선 저항성을 나타내고 있지만, 산소농도를 증가시킴에 따라 감수성이 상승하여 산소농도 2,200 ppm(0.25%)에서는 상당한 방사선 감수성을 나타내고 있다. 또한 산소의 농도에 따라 생존곡선의 기울기가 크게 달라진다. 산소농도가 10 ppm의 저산소일 때와 2,200 ppm일 때를 보면 기울기에 커다란 차이가 있다. 산소농도가 2%에 도달하면 통상 공기 중의 산소농도와 같은 방사선 감수성을 나타내며, 공기 중의 산소농도가 100%에 이르기까지 생존곡선의 기울기는 영향을 받지 않는다. 그러므로 방사선장해를 수식하는 데는 적은 양의 산소가 요구됨을 의미한다.

정상조직에서의 산소농도는 정맥혈액이나 림프액에서 비슷한데 그 분압은 20 ~ 40 mmHg이다. 방사선 생물학적 입장에서 보면 몇 가지 예외적인 것을 제외한 대부분의 정상조직은 산소공급이 잘 이루어지는 것으로 간주한다. 이와 같은 일련의 실험결과로부터 산소농도와 방사선 감수성과의 상관관계를 정리하면 그림 2-24와 같다.

산소의 분압이 0에서 30 mmHg까지 증가함에 따라 방사선 감수성은 급격히 증가하나 그 이상 증가하면 산소효과는 거의 나타나지 않는다. 그러나 이러한 경향이 모든 세포에서 동일하게 나타나는 것은 아니다.

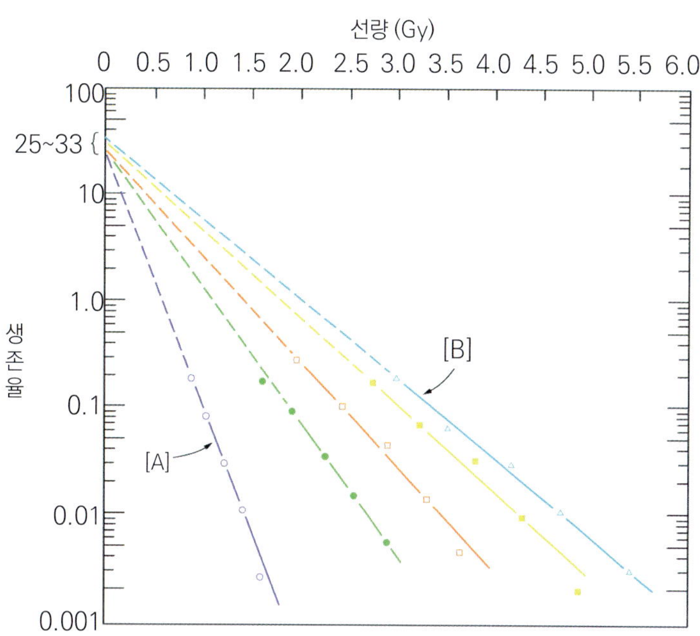

그림 2-23 다양한 산소 농도에서 엑스선에 대한 Chinese hamster 세포의 생존곡선

○ : 공기 존재하 [A];
● : 2200 ppm의 산소 또는 1.7 mmHg의 산소분압하
□ : 355 ppm의 산소 또는 0.25 mmHg의 산소분압하
■ : 100 ppm의 산소 또는 0.075 mmHg의 산소분압하
△ : 10 ppm의 산소 또는 0.0076 mmHg의 산소분압하 [B]

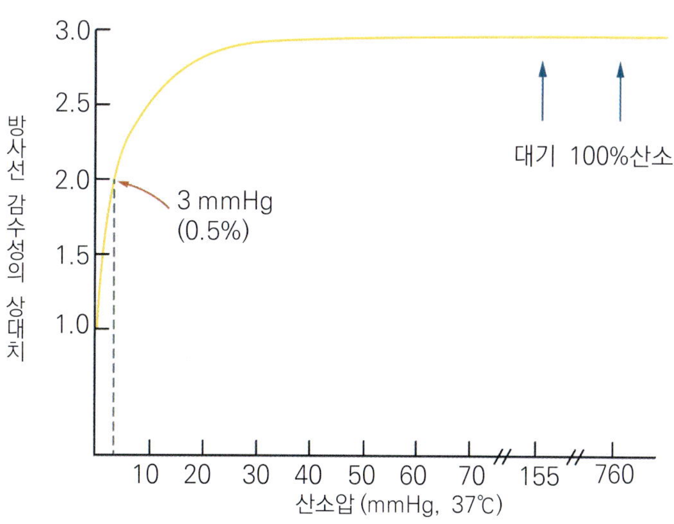

그림 2-24 산소압에 따른 방사선 감수성의 변화

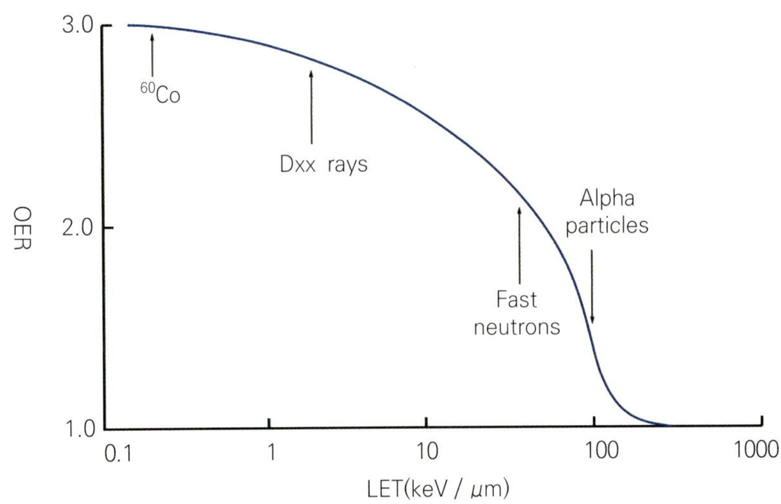

그림 2-25 LET에 따른 OER의 변화

(2) 산소의 작용시간과 산소효과의 기전

방사선의 세포치사 작용에서 산소가 증감효과를 나타내기 위해서는 실제적인 의미에서 "조사 중"에 산소가 존재하고 있지 않으면 안된다. 조사 중이란 조사 후 수 μs단위의 시간까지를 포함하고 있다.

(3) 산소효과, LET 및 RBE의 상호관계

일반적으로 LET가 증가함에 따라 OER은 감소한다(그림 2-25). 저 LET 방사선들의 OER은 2.5 ~ 3.0이고 LET가 증가함에 따라 OER은 처음에는 완만하게 감소하다가 LET가 60 keV/μm 이상이 되면 산소의 방사선 감수성 촉진효과는 없어지게 된다.

반면에 LET에 따른 RBE의 변화는 OER과 반대의 경향을 나타낸다. LET가 100 keV/μm일 때까지는 RBE가 완만하게 증가하다가 100 keV/μm를 넘어서면서부터 급격히 감소한다. 이때 OER은 같은 정도로 감소하는 경향을 보인다(그림 2-26).

그림 2-26은 사람의 T_1 콩팥세포에 대하여 얻은 자료로서 자연적으로 발생하는 α선, 사이크로트론에서 발생되는 중양자선 등의 방사선을 이용하였다. LET 100 keV/μm에서 RBE의 급격한 증가와 동시에 OER의 급격한 저하가 있음이 명확하게 나타난다.

(4) 방사선치료에서 산소효과의 중요성

암세포들은 정상적인 혈관에 의하여 산소나 양분을 공급받지 못하므로 암조직 내의 각 암세포들은 위치에 따라 산소와 영양의 조건이 달라지게 된다. 반면 산소는 방사선의 생물학적 장해를 수식하는 가장 중요한 요인 중의 하나이다. 따라서 암의 방사선치료에 있어서 이러한 요인들의 상호관계 때문에 치료효과가 영향을 받을 수 있다.

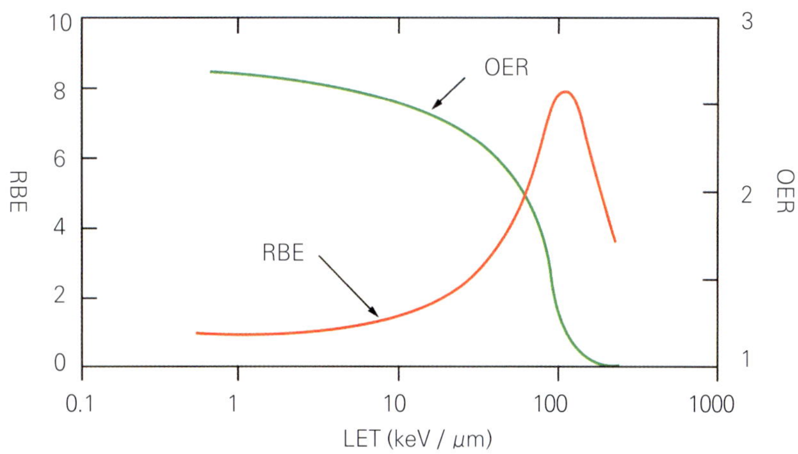

그림 2-26 LET에 따른 OER과 RBE의 변화

기관지암의 선표본에 대한 조직학적 연구를 보면 중층편평상피세포는 정상이든 악성이든 일반적으로 상호 밀접해 있으며 영양을 운반하는 모세혈관이 접하고는 있으나 그 자체는 세포 사이에 들어가 있지 않다. 이런 종류의 조직에서 발생한 종양은 막대기처럼 증식하기 때문에 조직표본을 보면 환상으로 증식하고 있는 종양세포가 간질에 감싸인 것처럼 보인다. 또한 커다란 환상에서는 중앙부가 괴사하고 그것이 싱싱한 종양세포에 의하여 둘러싸여 있는 것처럼 보인다. 그러므로 암세포들은 양분과 산소의 공급에서 상당한 제약을 받게 된다.

이를 횡단하여 보면 그림 2-27에서와 같이 중심부위에 괴사가 일어난 부위를 살아있는 암세포층이 환상으로 둘러싸고 있고 암세포층 위에 정상조직인 기질이 존재한다. 영양분과 산소를 공급받고 있는 암세포들은 활발하게 증식하나 암조직의 직경이 200 μm 이상이 되면 반드시 중심부에 괴사가 일어나고 계속하여 암이 성장하면 괴사되는 부위도 점점 커져 살아있는 암세포층의 두께는 100 ~ 180 μm를 넘지 못한다.

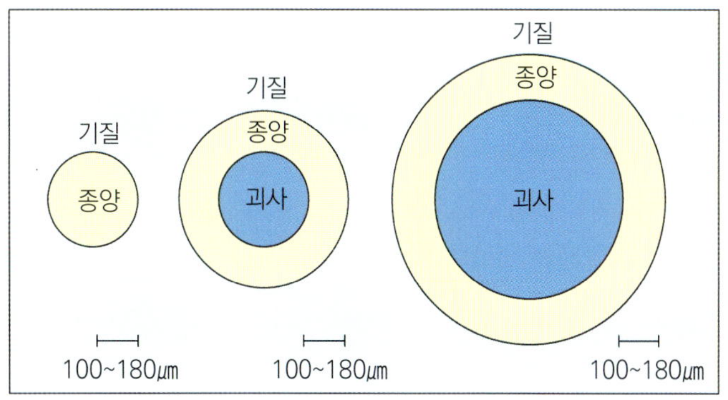

그림 2-27 인체 기관지 종양의 발달과정에 대한 조직학적 연구 모식도

이상의 결과로부터 호흡을 하는 조직에서 확산에 의하여 산소가 도달할 수 있는 거리를 계산하였는데 그 값은 150 ~ 200 μm이며 또한 산소가 풍부한 모세혈관으로부터 거리가 멀수록 조직 내의 산소농도는 급격히 감소하게 된다. 따라서 암세포들은 중심부위에 가까울수록 저산소 상태가 되고 그 한계를 넘게 되면 괴사하게 된다.

암조직에 방사선을 조사할 경우 저산소 상태의 암세포들은 방사선에 대한 저항성이 크므로 살아남아 다시 증식할 수 있게 된다. 암치료에서 이러한 문제들을 해결하기 위하여 많은 연구가 진행되어 왔는데, 고압산소 챔버 이용에 의한 산소공급, 중성자와 중하전 이온과 같은 산소의 영향을 받지 않는 입자방사선들의 이용 등이 제기되고 있다.

- 종양의 반경이 160 μm 이하일 때까지는 괴사가 일어나지 않으며
- 종양의 반경이 200 μm 이상이 되면 반드시 중심부에 괴사가 일어난다.
- 즉, 생존력이 있는 종양층의 두께는 항상 100 ~ 180 μm이다.

5) 온열요법

대부분 종양혈관계는 해부학적으로나 생리학적으로 비정상 상태에 있다. 종양조직의 혈류속도는 정상보다 늦으며 때로는 지속적인 혈류공급이 차단되는 경우도 있다. 이와 같은 이유로 종양환경은 만성적으로 산소분압이 낮고 혐기성 신진대사로 생성되는 혈중 젖산농도의 산성화가 발생되고 있다.

온열효과가 종양세포에 선택적으로 민감하게 반응하는 이유는 온도가 올라감에 따라 종양조직 내 순환계의 파괴로 인하여 종양조직의 산소결핍 상태는 가속화되며 산성화가 촉진되어 세포의 괴사가 더 잘 일어나기 때문이다. 또한 열은 세포막과 세포원형질의 lysosome을 파괴하며 고열에 의한 단백질 반응은 열내성과 관계있는 heat shock protein 생성에 큰 영향을 미친다. 여러 번 반복하여 열을 가하면 DNA합성을 저지하며 열내성에 민감하게 반응하는 것으로 추정하고 있다.

치료 시 가온의 출력을 일정하게 유지하면 종양 내 혈류속도가 늦고 대류에 의한 열이동이 적어 종양 내 온도는 지속적으로 상승하여 인접된 정상조직의 온도 보다 높아진다. 이와 같은 근거에 의해서 동물실험을 통해 종괴의 크기가 커서 종양의 치료가 힘들다고 생각되는 경우에도 단독온열치료로 종괴가 완전 소멸되는 성과를 얻은 보고도 있으나 실제로 임상에 적응할 때는 간장기능의 부작용이 심해 국소 온열치료만으로 암을 치료하기에 제한이 있다. 그러나 온열요법은 방사선요법과 병용하면 상가작용과 상승작용 등이 있으므로 온열에 의해 세포내 단백질 합성을 억제하고 세포의 기저막의 투과성의 변화로 인한 세포 혹은 세포주위 환경을 변화시킨 가운데 38 ℃에서 45 ℃로 급격히 변화시켜 암세포를 파괴하는 기전을 설명하고 있다.

6) 화학요법

화학요법은 세포내의 DNA에 직접 작용하여 DNA의 성장 및 분열을 방해하거나 차단하여 암세포를 죽이거나 암세포가 더 이상 자라지 않도록 하는 약물치료방법이다. 항암치료는 몸 전체에 영향을 미치는 약물치료방법으로 암세포만 공격하는 것이 아니라, 정상세포에도 영향을 주게 된다.

치료의 목표는 크게 다음의 세 가지로 나눠 볼 수 있다. 암을 완전히 없애는 것을 목표로 하는 완치치료방법이 있고, 암을 완전히 없애지는 못하지만 더 이상의 성장이나 전이가 되지 않도록 하는 것이 목표인 조절요법이 있으며, 암으로 인해 생긴 통증이나 전이된 암의 진행을 감소시키거나 지연시키는 것이 목표인 증상완화요법이 있다.

항암제를 사용할 때는 한 가지 약물만 사용할 수도 있고, 복합화학요법이라고 해서 두 가지 이상의 약물을 복합적으로 사용하여 서로의 항암효과를 증가시키는 방법도 있다. 또한 다른 치료방법인 수술과 방사선치료와 함께 사용할 수도 있는데, 수술이나 방사선치료 전에 사용하는 방법, 또는 치료 후에 사용하는 방법이 있다.

치료 전에는 항암화학요법으로 종양의 크기를 최대한 줄여 치료효과를 높이고, 치료 후에는 혹시 남아있을지도 모르는 암세포를 제거하고 재발을 방지하도록 하는 보조적 치료로 사용하게 된다.

약물 선택의 기준으로는 다음을 고려하여 약을 선택하게 된다.

- 암이 처음 시작된 부위가 어디인지, 어떤 종류인지
- 암의 진행 정도(전이유무, 종양의 크기, 성장속도 등)
- 치료받는 환자의 전체적인 상태
- 치료받는 환자의 다른 신체 장기의 상태가 항암약물에 견딜 수 있는지 등을 검토해야 한다.

7) 면역요법

면역부전상태에서는 종양을 파괴시키는 선량이 증가한다. 다시 말하면 면역력이 없어 환자의 감염에 확률이 높은 경우 암치료를 위해 종양을 파괴시키려면 보다 높은 방사선량이 필요하다는 것을 뜻한다.

면역요법(Immunotherapy)을 이용한 암치료는 암세포를 항원으로 하여 그에 대응하는 항체의 유도나 숙주의 면역응답, 즉 숙주의 암에 대한 면역학적 감시라고 할 수 있다. 이때 유도되는 항체는 NK세포나 대식세포 등이다,

면역요법의 종류는 암의 면역응답을 촉진하는 방법과 숙주의 면역응답력을 높이는 방법으로 분류된다.

8) 유전자요법

최근 의학 및 분자 생물학의 발전으로 암의 병태 생리에 대한 이해가 증진이 되었음에도 불구하고 암으로 인한 사망률이 전체사망률의 상당부분을 차지하여 기존 항암요법(수술요법, 방사선요법, 항암 화학요법, 면역요법)의 한계성이 대두되었다. 이에 따라 새로운 개념의 치료방법의 도입이 절실히 요구되었으며 새로운 치료법으로 '유전자 요법(Gene Therapy)'의 개념이 도입되어 제 5세대 치료법으로 각광을 받고 있다.

유전자 요법은 DNA재조합 방법(recombinant DNA technology)을 이용하여 새로운 유전자(functioning gene)를 환자의 세포 안으로 주입시켜 유전자 결함(genetic abnormality or birth defect)을 교정시키거나 세포에 새로운 기능을 추가시켜 인체세포의 유전적 변형(genetic modification)을 통해 암, 감염성 질병, 그리고 자가면역질환(auto-immune disease)과 같은 유전적 결함을 치료하거나 예방하는 방법을 말한다.

암의 유전자 치료법의 종류는 크게 다섯 가지로 대별될 수 있는데 자멸유전자법(suicide gene), 세포독성 바이러스법(cytotoxic virus targeted to p53 deficient cells), 암백신(cancer vaccine), 종양억제 유전자 치료법(tumor-suppressor gene therapy), 방사선 유발 유전자법(radiation-inducible gene linked to a cytotoxic agent)으로 분류되며 현재 활발히 연구 중이다.

인간 유전자 해석과 더불어 유전자 전달체계의 확립, 유전자 치료를 극대화할 수 있는 다른 병행치료가 성공적으로 이루어진다면, 향후 유전자요법은 암을 정복하는 획기적이고 보편적인 방법으로 이용될 것이다.

4 정상조직과 종양조직의 방사선 감수성 순위

종양의 치료에서 일반적인 단순분할로 평균 40 Gy 정도에서 종양치료가 이루어지는데 종양의 방사선 감수성은 표 2-1에서 나타나듯이 감수성에 따라 차이가 있다. 방사선 감수성은 정상조직이나 종양조직이나 장기의 종류와 조직소견에 따라 추정이 가능하고 치료의 예후를 짐작할 수 있다.

표 2-1 정상조직과 종양조직의 방사선 감수성

	정상조직 감수성	종양조직 감수성
고 ↑	림프구, 골수세포	림프육종, 세망육종
	생식샘	난소상피종
	뼈끝 (골단)	골수아세포종
	작은창자점막	융모막상피종
	수정체	Wilms종양
	소혈관	호지킨스병
	폐	흉샘종
	구강, 식도, 직장, 질	편평상피암
	피부	자궁경부, 자궁체부
	콩팥	유암
	간장, 이자	폐암
	갑상샘	갑상샘암
	근육조직	악성흑색종
	연골	선암, 전립샘암
	뇌하수체	직장암, 위암
↓ 저	신경세포, 신경섬유	근육종, 섬유육종

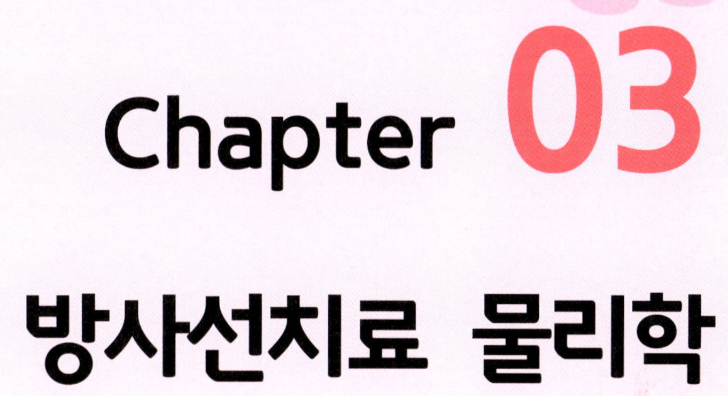

Chapter 03

방사선치료 물리학

CHAPTER 03
방사선치료 물리학

Ⅰ. 방사선량의 단위

방사선치료에서 환자에 대한 방사선량을 측정하는 것은 매우 중요함에도 불구하고 방사선 물리·화학·생물학적으로 정확한 선량을 측정하기란 아주 어렵다. 방사선의 척도로 사용되는 물리량들은 다음과 같이 크게 두 가지로 분류할 수 있다.

- **방사선 물리량(Radiometric quantity)**
  - ▹ 물리적으로 정의된 전리(이온화)의 수 또는 흡수된 에너지의 양에 근거한 양
  - ▹ 방사선 장(radiation field) 또는 방사선 세기(강도)를 정의하는 양
  - ▹ 플루언스(fluence), 조사선량(exposure dose), 커마(Kerma) 등 사용
- **방사선 측정량(Dosimetric quantity)**
  - ▹ 세포의 핵 또는 타깃분자(DNA)와 같은 생물학적 단위 체적 내에서 발생하는 사건의 통계학적 분포에 근거하여 방사선 피폭으로 인한 잠재적 위험을 평가
  - ▹ 방사선에 의해 흡수된 에너지의 크기를 표현하는 일반적인 용어로서 방사선 피폭으로 인한 위험 또는 생물학적 영향(손상)의 정도를 평가하기 위한 양(방사선 방호 입장)
  - ▹ 흡수선량, 등가선량(equivalent dose), 유효선량(effective dose), 예탁선량(committed dose) 등이 사용

방사선의 측정은 세기, 에너지, 선량의 측정을 의미하며 여기서 선량은 세기와 에너지의 개념이 포함된 측정량으로서 방사선으로 인한 물질의 영향을 평가하는데 있어서 중요한 물리량이다. 방사선량은 크게 조사선량, 흡수선량, 등가선량으로 나눌 수 있다. 조사선량은 공기 중 방사선의 세기를 나타내는 기본적 양으로서 방사선으로 인한 공기 속 발생된 이온의 수와 관계가 있다. 흡수선량은 물질의 단위질량 당 흡수된 에너지로 정의하며, 등가선량의 경우에 흡수선량으로부터 환산되는데 인체의 방사선피폭을 다루는 분야에서 중요하다. 무엇보다도 방사선치료에서 중요한 측정량은 흡수선량이다.

1 방사선량의 단위

1) 플루언스 (Fluence, Φ)

방사선치료 장치에서 방출되는 엑스선속은 일반적으로 다양한 에너지를 가지는 다량의 광자로 구성되며, 이러한 광자선속을 설명하기 위하여 도입된 양이 광자선속 밀도 또는 플루언스이다. 플루언스(Φ)는 단위 면적 당 입사하는 광자의 수로 정의되는 데 단면적(da)의 구(球)에 대하여 여러 방향에서 입사하는 광자의 수(dN)을 모두 측정하여 dN을 da로 나눈 값이다.

$$\Phi = \frac{dN}{da} \tag{3.1}$$

위 식에서 시간적 개념을 도입한 양으로 플루언스율(fluence rate, ϕ)을 사용하고 있다. 플루언스율은 단위 시간 당 광자선속 밀도로 정의되며 다음 식과 같이 나타낸다.

$$\phi = \frac{d\Phi}{dt} \tag{3.2}$$

방사선의 세기(강도)는 선량과 선질의 곱한 것이므로 만약 단일 에너지 광자선속이라 가정할 때 단면적 da의 구 속에 들어가는 모든 광자들 에너지의 총합(dE_{fl})은 광자 수 dN과 광자가 지닌 에너지 $h\nu$를 곱한 것과 같다. 따라서 에너지 플루언스(energy fluence, Ψ)는 dE_{fl}을 da로 나눈 값으로 정의되며, 다음 식과 같이 나타낸다.

$$\Psi = \frac{dE_{fl}}{da} \tag{3.3}$$

$$dE_{fl} = dN \times h\nu$$

: 단면적 da의 구 속에 들어가는 모든 광자들 에너지의 총합

위 식에서 시간적 개념을 도입한 양으로 에너지 플루언스율(energy fluence rate, $\dot{\psi}$)을 사용하고 있다. 에너지 플루언스율은 단위 시간 당 광자 에너지 속 밀도로 정의되며, 다음 식과 같이 나타낸다.

$$\dot{\psi} = \frac{d\Psi}{dt} \tag{3.4}$$

2) 조사선량 (Exposure, X)

조사선량은 광자와 공기 분자가 상호작용하여 공기 중에서 생성된 전하량을 측정한 값으로 1928년 국제방사선단위측정위원회(ICRU)에 의해 처음 채택되었다. ICRU는 조사선량을 질량이 dm인 공기의 체적 내에서 광자(X, γ)에 의해 생성된 이온 쌍(양 또는 음이온)이 완전히 정지할 때까지 생성된 전하의 한 쪽 부호의 합을 dQ라 할 때 dQ를 dm으로 나눈 값으로 정의하고 있다.

$$X = \frac{dQ}{dm} \tag{3.5}$$

국제 단위계(SI)의 조사선량 단위는 C/kg (Coulomb per kilogram)이나 특수단위로 뢴트겐(Roentgen, R)을 사용하고 있다. 뢴트겐은 표준상태(standard temperature pressure; STP, 0°C, 1기압)의 건조한 공기 1 cc ($1\ cm^3 = 0.001293\ g$)에 광자를 조사할 때 단위 체적 당 전리(이온화)에 의해 생성되는 양(+) 또는 음(-) 이온을 가진 전리 입자 중 한 쪽 부호의 총 전하량의 절대치가 정전단위(electrostatic unit, esu) 1 esu일 때의 선량으로 정의한다. 여기서 정전기에 관한 쿨롱의 법칙에 입각한 전기량으로 사용된 정전단위는 같은 전기량을 가진 2개의 작은 대전체가 진공 속에서 1 cm 떨어져 있을 때 그 사이에 작용하는 힘이 1 dyne (10^{-5} N)일 때를 의미한다. 따라서 뢴트겐을 풀이하면 다음과 같이 유도할 수 있다.

$$1\ esu = \frac{1}{2.98810 \times 10^{9}}\ C = 3.3466 \times 10^{-10}\ C \tag{3.6}$$

그러므로 1 R은

$$X(R) = \frac{dQ}{dm} = \frac{1\ esu}{1\ cm^3} = \frac{1\ esu}{0.001293\ g} = \frac{3.3466 \times 10^{-10}\ C}{1.293 \times 10^{-6}\ kg}$$

$$1\,R = 2.58 \times 10^{-4}\ C/kg$$

즉, 조사선량 1 R은 공기 1 kg 당 2.58×10^{-4} C의 전하량을 발생시키는 선량을 의미한다. 만약 공기 중 정의된 체적 내에서 광자에 의하여 발생된 전자가 체적 내에서 정지한다면 고전압 전극을 사용하여 전하를 수집할 수 있으며, 이로부터 조사선량을 측정할 수 있다. 그렇지만 체적은 유한하기 때문에 체적 내에서 발생한 어떤 전자는 그림 3-1과 같이 체적을 벗어날 수 있으며, 이로 인하여 수집전하의 손실이 발생할 수 있다.

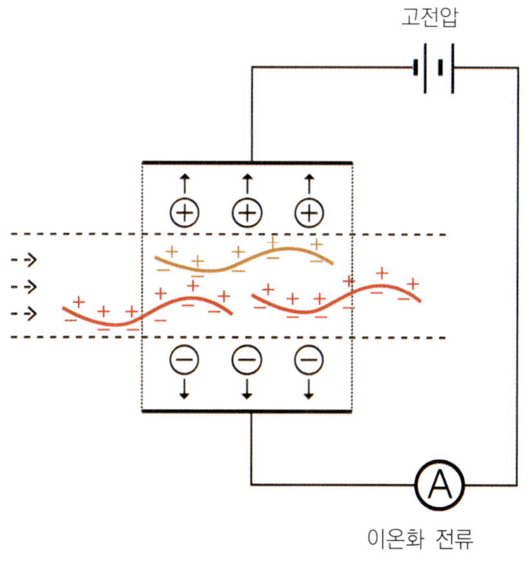

그림 3-1 전자평형의 원리와 이온화 전류의 측정

만약 검출기 체적 밖에서 생성되어 체적 속으로 유입되어 정지하는 전자에 의하여 이러한 전하의 손실이 보상된다면 수집된 전하는 모두 조사선량의 정의를 만족하는 것으로 간주할 수 있다. 이러한 조건을 전자평형(electron equilibrium) 조건이라고 한다. 따라서 전자평형 조건을 위해서 검출영역의 전후로 전자의 비정보다 두꺼운 영역이 존재해야 한다. 0.1 MeV 전자의 공기 중 비정은 약 13.4 cm (R/ρ= 0.0162 / 0.001205), 1 MeV 전자는 407.6 cm (R/ρ= 0.4912 / 0.001205)이다. 따라서 에너지가 높아질수록 전자의 비정이 매우 길어지므로 전자평형을 고려하기 위해서는 측정기 또는 측정공간의 크기가 매우 커야 한다. 이러한 측정에 제한으로 인하여 일반적으로 조사선량의 측정은 3 MeV 이하의 광자에 대해서만 적용된다.

조사선량에서 공기를 매질로 사용한 이유는 쉽게 구할 수 있고 지구상 어느 지역에서나 균일한 조성을 가지며 공기의 유효원자번호(Z_{eff} = 7.710)가 인체의 연부조직(Z_{eff} = 7.64)와 비슷하기 때문이다. 방사선 에너지의 흡수는 물질의 원자번호에 의존하므로 유효원자번호가 비슷하다는 것은 방사선과 물질과의 상호작용이 비슷하다는 것을 의미한다.

조사선량에서 시간적 개념이 포함된 것으로 조사선량률(exposure rate, $\dot{X}$)을 사용하고 있는데 이는 단위시간 당 조사선량을 말하며, 단위는 R/hr, C/kg · hr^{-1} 등을 사용하고 있다.

- **조사선량의 적용 조건**
  - ▹ 3 MeV 이하의 광자(X, γ)
  - ▹ 공기
- **1 R의 정의**
  - ▹ STP 상태(0 ℃, 1기압)에서
  - ▹ 공기 1 kg 당 2.58×10^{-4} C의 전하량을 발생시키는 선량
  - ▹ 1 C/kg ≒ 3,876 R

3) 조사선량율 상수(Exposure rate constant, Γ)

조사선량율 상수는 감마선을 방출하는 방사성원소의 점 선원으로부터 조사선량률을 쉽게 구할 수 있는 상수이며, 감마선을 방출하는 방사성원소 1 Ci의 점 선원으로부터 1 m 거리에서 조사선량률(R/hr)로 정의된 값이다. 비감마(선) 상수(specific gamma(ray) constant, specific dose rate constant)라고도 한다.

에너지 E MeV의 감마선을 매 붕괴마다 n개 방출하는 방사성원소 A Ci가 있을 때 거리 ℓ m 떨어진 곳에서의 조사선량률(R/h)은 다음과 같이 유도된다.

$$\dot{X} = \frac{1}{(\overline{W}/e)_{air}} \left(\frac{A \times 3.7 \times 10^{10} \times 3600}{4\pi\, l^2} \right) \sum_{i=1}^{N} f_i\, E_i \left(\frac{\mu_{en}}{\rho} \right)_{air,i} \qquad (3.7)$$

여기서 $(\overline{W}/e)_{air}$는 단위 이온쌍 생성에 소요되는 에너지로서 다음과 같다.

$$\begin{aligned}(\overline{W}/e)_{air} &= 33.97\ J/C \\ &= 33.97 \times 2.58 \times 10^{-4}\ \frac{J}{kg \cdot R} \\ &= 5.471 \times 10^{10}\ \frac{MeV}{kg \cdot R}\end{aligned} \tag{3.8}$$

(3.7)식에서 "$A \times 3.7 \times 10^{10} \times 3600$"은 방사능이 A Ci인 동위원소의 1시간 동안의 붕괴수와 같고, $4\pi l^2$은 반경 l m인 구의 표면적이다. 우변의 합에서 N은 붕괴당 방출되는 광자수이며, f_i, E_i, $(\mu_{en}/\rho)_{air,i}$는 각각 i 번째 광자의 방출확률, 에너지(MeV), 질량에너지흡수계수(m^2/kg)이다. 따라서 단위 시간당 조사선량률은 다음과 같다.

$$\dot{X} = 193.75(A/l^2)\sum_{i=1}^{N} f_i E_i \left(\frac{\mu_{en}}{\rho}\right)_{air,i}\ R/hr \tag{3.9}$$

조사선량률 상수(Γ)의 정의를 적용하면, 조사선량률은 $\dot{X} = \Gamma A(l_0/l)^2$와 같고 Γ는 기준거리를 l_0=1 m로 정하면 다음과 같다.

$$\Gamma = \frac{l^2}{A}\dot{X} = 193.75\sum_{i=1}^{N} f_i E_i \left(\frac{\mu_{en}}{\rho}\right)_{air,i}\ m^2 R/hCi \tag{3.10}$$

표 3-1에 여러 가지 방사성 동위원소에 대한 반감기와 광자에너지 및 Γ를 수록하였다. 조사선량률 상수는 방사성원소마다 고유한 값을 가지며, 조사선량률 상수를 알면 조사선량률은 다음과 같이 구할 수 있다.

$$\dot{X} = \Gamma\frac{A}{l^2}\ R/hr \tag{3.11}$$

l : 점 선원으로부터 떨어진 거리(m), A : 방사능(Ci)

표 3-1 치료용 방사성동위원소의 반감기, 감마선 에너지 및 Γ (조사선량율 상수)

원 소	반감기	광자 에너지 (MeV)	Γ(조사선량율 상수) ($Rcm^2/mCi \cdot h$)
^{226}Ra	1600 year	평균 0.83	8.25[a, b]
^{222}Rn	3.83 days	평균 0.83	10.15[a]
^{60}Co	5.27 year	평균 1.25(1.17, 1.33)	13.2
^{137}Cs	30.0 year	0.662	3.26
^{192}Ir	73.8 days	평균 0.38	4.69
^{198}Au	2.7 days	0.412	2.38
^{125}I	59.4 days	평균 0.028	1.46
^{103}Pd	17.0 days	평균 0.021	1.48

a : 딸핵과 방사평형 상태, b : 두께 0.5 mm 백금 필터를 사용한 값임

4) 커마 (Kinetic energy released per unit mass in the medium; Kerma)

커마는 dm의 질량을 가진 물질 내에서 간접 전리 방사선에 의해 방출된 이차전자의 초기 운동에너지의 총합 dE_{tr}을 dm으로 나눈 값으로 정의하며, 단위는 흡수선량과 동일한 J/kg 또는 특수단위로 Gy (Gray)을 사용한다.

$$K = \frac{dE_{tr}}{dm} \tag{3.12}$$

커마는 질량에너지전달계수 (μ_{tr}/ρ)를 표현하면 다음과 같다.

$$K = \Psi\left(\frac{\mu_{tr}}{\rho}\right) \tag{3.13}$$

Ψ : 에너지 플루언스

간접 전리 방사선은 물질을 구성하는 원자의 궤도전자와 상호작용하여 이차전자를 만들고, 이들 이차전자가 다시 물질 중의 다른 원자의 궤도전자와 상호작용하여 제동방사 등을 유발하여 간접 전리 방사선에 의해 부여된 에너지를 손실하게 된다. 이때 최초의 간접 전리 방사선과 물질과의 상호작용을 정의한 양을 커마라 하고, 이차전자의 상호작용까지 포함된 양을 흡수선량이라 한다. 즉 1차 광자선속이 물질과의 상호작용을 하여 이차전자를 생성하고, 이차전자가 운동에너지를 부여 받아 물질과의 다른 상호작용을 유발하기 전까지 이차전자의 초기 운동에너지의 총 합을 의미한다.

$$K_{air} = X\frac{(\overline{W}_{air}/e)}{(1-g_0)} \tag{3.14}$$

K_{air} : 공기중에서의 커마 (Gy)

X : 조사선량 (C/kg)

$\overline{W}_{air}$: 공기중에서 1 이온쌍을 만드는데 필요한 평균에너지

e : 전자의 전하량 (1.602×10^{-19} C)

$\overline{W}_{air}/e = 33.97(J/C)$

g_0 : 제동방사에 의해 잃은 에너지의 비율

운동에너지를 가진 전자들은 충돌과 복사를 통하여 물질과 상호작용하므로 커마는 충돌커마와 복사커마로 나눌 수 있고 이 두 가지의 합으로 나타낸다.

$$K = K^{col} + K^{rad} \tag{3.15}$$

충돌커마는 전자의 운동에너지에서 충돌을 통한 여기와 이온화로 소비되는 에너지만을 고려하는데, 이는 곧 전자의 진행 경로를 따라 단위질량당 물질에 전달되는 에너지와 같다. 복사커마는 전자의 제동복사로 인하여 관심점을 이탈한 광자들에 대한 것이므로 물질에 전달되는 에너지로 고려되지 않는다. 전자들의 총 운동에너지에 대하여 제동복사로 소비되는 비율을 g라고 하며, 충돌커마는 다음과 같다.

$$K^{col} = \Psi\left(\frac{\bar{\mu}_{tr}}{\rho}\right)(1-g) = \Psi\left(\frac{\bar{\mu}_{en}}{\rho}\right) \quad (3.16)$$

$(\bar{\mu}_{en}/\rho)$: 질량에너지흡수계수

물질에 전달된 에너지는 모두 물질에 흡수되지만 한 위치에서 커마와 흡수선량은 서로 같지 않고, 단지 전자평형이 성립하는 경우, 충돌커마와 흡수선량은 같다. 전자평형 조건이 성립하는 물질 속 깊이는 광자로부터 발생된 이차전자들의 최대 비정과 같다. 따라서 흡수선량은 물질의 표면으로부터 전자평형점까지 증가하며, 이 점에서 최대값을 가진다. 이 현상은 "빌드업(build-up)"이라고 한다. 커마는 표면에서 최대값을 가지므로 전자평형점까지는 흡수선량은 커마보다 낮다. 광자의 플루언스는 물질 속 깊이에 따라 지수함수적으로 감쇠하기 때문에 커마는 깊이에 따라 감소하는데 전자평형점 이후에서는 생성되는 전자들보다 이전 깊이에서 유입되는 전자들이 더 많아서 흡수선량이 커마보다 높다.

5) 흡수선량(Absorbed dose, D)

방사선의 영향의 정도를 평가하는데 가장 중요한 요소는 조직에 흡수된 에너지의 양이다. 흡수선량은 방사선이 조사되는 물질의 단위 질량당 흡수된 에너지로 정의한다.

$$D = \frac{d\bar{\epsilon}}{dm} \quad (3.17)$$

$d\bar{\epsilon}$: 질량 dm에 흡수된 모든 방사선 에너지의 평균

흡수선량의 단위는 J/kg이고, 특수 단위는 그레이(Gray, Gy)를 사용하며, 종전의 단위인 cgs 단위계는 erg/g과 rad(radiation absorbed dose)를 사용하였다. 흡수선량은 방사선의 종류 또는 물질의 종류에 관계없이 적용 가능한 양이며 흡수선량을 적용할 때는 개별 조직 또는 장기를 언급하는 것이 바람직하다. 여기서 1 Gy는 질량 1 kg에 1 J의 에너지가 흡수된 것을 의미한다. 보다 실용적인 단위인 센티그레이(cGy)는 Gy의 1/100을 의미하며 rad와 같다. 이때 1 rad는 1 g의 질량에 100 erg가 흡수된 것으로 정의한다. 따라서 이들의 관계를 정리하면 다음과 같다.

$$1\ \text{Gy} = 100\ \text{cGy} = 100\ \text{rad} = 100\ \text{erg/g} = 1\ \text{J/kg} \quad (3.18)$$
$$1\text{cGy} = 1\ \text{rad} = 0.01\ \text{Gy} = 0.01\ \text{J/kg} = 1\ \text{erg/g}$$

조사선량은 공기의 단위 질량 당(C/kg인 경우) 또는 단위 체적 당(R인 경우) 방사선에 의해 공기 중에 생성된 전하량으로 정의되는 반면에 흡수선량은 단위 질량 당 방사선에 의해 흡수된 에너지로 정의한 것이다. 방사선 에너지의 흡수 정도는 인체 조직의 구성 성분과 그 분포, 방사선의 종류와 그 에너지에 따라 좌우된다. 시간에 따른 흡수선량의 변화는 흡수선량률($\dot{D}$)을 말한다.

D (Gy)에 의한 질량 m (g)인 물의 에너지흡수는 $E = 10^{-3} m D$ 이므로, 이로 인한 온도 증가를 계산하면, $Q = mc\Delta T = 0.24E$로 부터 다음과 같다.

$$\Delta T = \frac{0.24E}{c \cdot m} = 2.4 \times 10^{-4} D \tag{3.19}$$

따라서 물 속 어떤 지점에 1 Gy가 전달될 경우에 수온은 0.00024 ℃ 상승할 것이다.

- **흡수선량의 적용 조건**
  - ▹ 전리 방사선 및 모든 에너지에 대하여 적용 가능
  - ▹ 흡수 물질과 관계없이 적용 가능한 양
  - ▹ 생물학적 효과와 관계를 위한 물리량

Ⅱ. 방사선량의 측정

전리방사선이 물질을 통과할 때 그 물질을 구성하는 원자와 상호작용이 발생하고, 그 결과 방사선 에너지가 물질로 전달된다. 입사된 방사선은 물질에 전달되는 에너지에 따라 최초의 진행 방향이 바뀌어 산란하거나 소멸된다. 또한 방사선 에너지를 흡수한 물질의 원자로부터 전자가 방출되고, 고속전자들은 그들의 경로를 따라 다른 원자들과 상호작용하여 여기 (excitation) 또는 전리 (ionization)를 반복하면서 에너지를 전달한다. 이러한 상호작용이 인체 조직에서 발생하면 충분한 방사선 에너지가 세포 내에 축적될 수 있기 때문에 생물학적 효과를 유발하여 세포의 기능 장해 및 증식 억제, 세포사를 유발한다. 이때 인체에 미치는 영향은 선량에 의해 결정된다.

방사선의 측정은 세기, 에너지, 선량의 측정을 의미하며 여기서 선량은 세기와 에너지의 개념이 포함된 측정량으로서 방사선으로 인한 물질의 영향을 평가하는데 있어서 중요한 물리량이다. 방사선량은 크게 조사선량, 흡수선량, 등가선량으로 나눌 수 있다. 조사선량은 공기 중 방사선의 세기를 나타내는 기본적 양으로서 방사선으로 인한 공기 속 발생된 이온의 수와 관계가 있다. 등가선량의 경우에 흡수선량으로부터 환산되는데 인체의 방사선피폭을 다루는 분야에서 중요하다. 무엇보다도 방사선치료에서 중요한 측정량은 흡수선량이다. 흡수선량을 측정하기 위해서는 인체를 대신할 팬텀, 방사선검출기 및 적절한 측정절차가 필요하다.

1 선량 측정용 팬텀

방사선치료에서 인체 내에서 선량을 측정할 수 있는 부위는 극히 한정되어 있기 때문에 방사선에 의한 흡수 및 산란 특성이 동일한 모형인 팬텀을 이용하여 선량을 측정하고 있다. 따라서 팬텀은 조직등가물질(tissue equivalent materials)로 구성되어야 하며, 방사선량을 측정하는 측정기의 모양 및 크기 등의 다양한 조건에 맞게 설계되어야 한다. 임상적으로 사용되고 있는 팬텀은 사용 목적과 재질에 따라 다음과 같이 구분할 수 있다.

- **사용 목적에 따른 팬텀의 구분**
  - 인체의 조직 특성(흡수 및 산란 특성이 동일한)만을 고려한 팬텀으로 구성은 인체 조직과 비슷하지만 해부학적인 면을 고려하지 않고 물 또는 정사각형 모형으로 구성
  - 인체의 조직 특성 뿐 만 아니라 해부학적 구조까지 표현한 팬텀
- **물리적 상태에 따른 팬텀의 구분**
  - 기체, 액체, 고체 팬텀

1) 물 팬텀(Water phantom)

물은 인체의 약 70%를 구성하고 있고, 유효원자번호(Z_{eff})가 7.51, 밀도가 1 g/cm^{3}으로 방사선의 흡수 및 산란 특성이 근육이나 연부조직과 유사하며, 그 원소의 구성이 일정하면서 방사선량의 재현성이 우수하고 쉽게 이용할 수 있기 때문에 방사선치료에서 선량 측정용으로 많이 사용하고 있다. 방사선치료에서 대부분 빔 데이터는 물 팬텀에서 측정하고 있으며, 물 팬텀은 전리함 또는 반도체 검출기가 물속에서 자유롭게 이동 가능하기 때문에 절대선량 및 선량분포 측정하는데 용이하다. 일반적으로 물 팬텀의 크기는 50 × 50 × 50 cm^3 이상을 사용하고 있는데 선형가속기의 최대 조사면 40 × 40 cm^{2}와 어느 깊이에서 선속 확산을 고려하고, PMMA (Poly Methyl MethAcrylate) 또는 아크릴로 구성된 물 팬텀의 벽면에서 발생하는 산란선을 제거하기 위하여 측정 범위에서 5 cm 이상의 여유를 두기 위함이다. 물은 주로 증류수를 이용하며, 선량 측정에 주로 사용되는 전리함과 반도체 검출기는 방수처리가 되어 있거나 물과 등가인 얇은 플라스틱 슬리브(sleeve)로 덮어 사용한다.

임상에서 사용되는 물 팬텀은 치료 계획용 빔데이터를 얻기 위한 대형 물 팬텀과 일상적 출력측정을 위한 소형 물 팬텀의 두 가지가 있다(그림 3-2). 대형 물 팬텀은 50 × 50 × 50 cm^3 이상이고, 내부에는 검출기를 구동하는 모터가 내장되어 있으며, 이 모터는 또한 컴퓨터를 통하여 3차원적으로 제어된다(그림 3-3). 이러한 이유로 이 팬텀을 3차원 물 팬텀이라고도 한다. 3차원 물 팬텀은 치료계획에 필요한 광범위한 자료의 측정이나 또는 치료장치의 정밀한 성능평

가에 사용된다. 한편, 소형 물 팬텀은 1차원 물 팬텀이라고 하는데, 빔축을 따라 특정 깊이의 흡수선량을 측정하도록 되어있어 일반적으로 30 × 30 × 30 cm^3 이상의 크기에 보통 전리 체적이 0.6 cm^3 정도인 파머형 전리함을 삽입할 수 있도록 방수 슬리브가 부착되어 있다. 소형 물 팬텀은 선량측정 프로토콜에 따라 기준 깊이의 흡수선량을 정확하게 측정하기 위하여 사용된다.

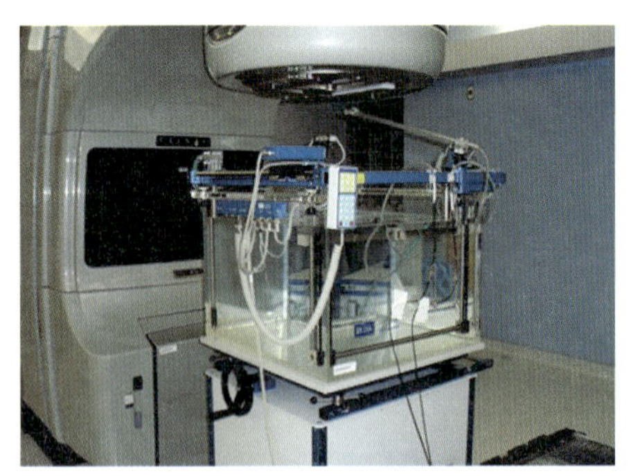

[A] 대형 물팬텀(3D)

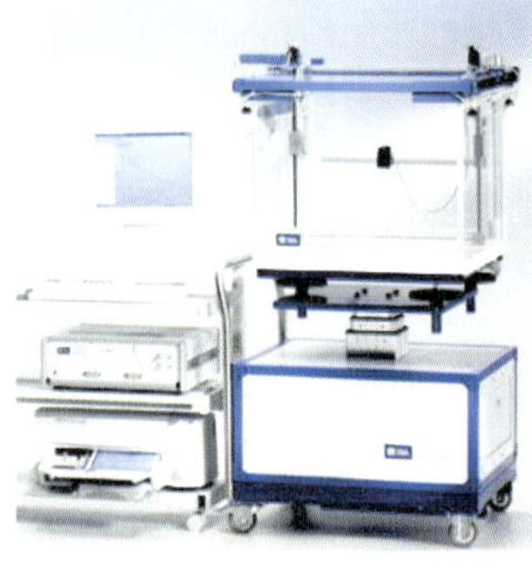

[B] 대형 물팬텀(3D)

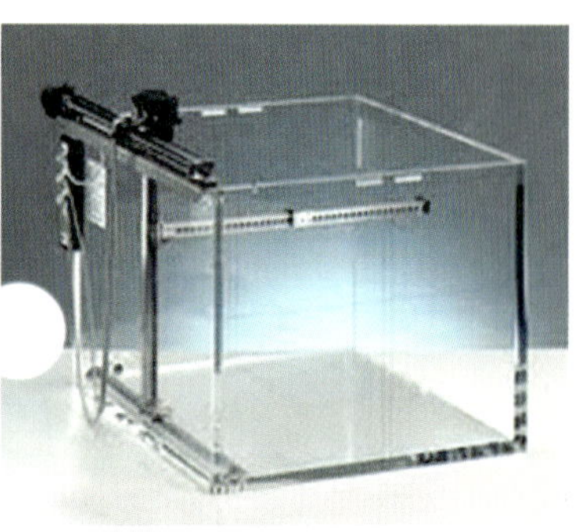

[C] 소형 물팬텀

그림 3-2 **선량 교정용 물팬텀**

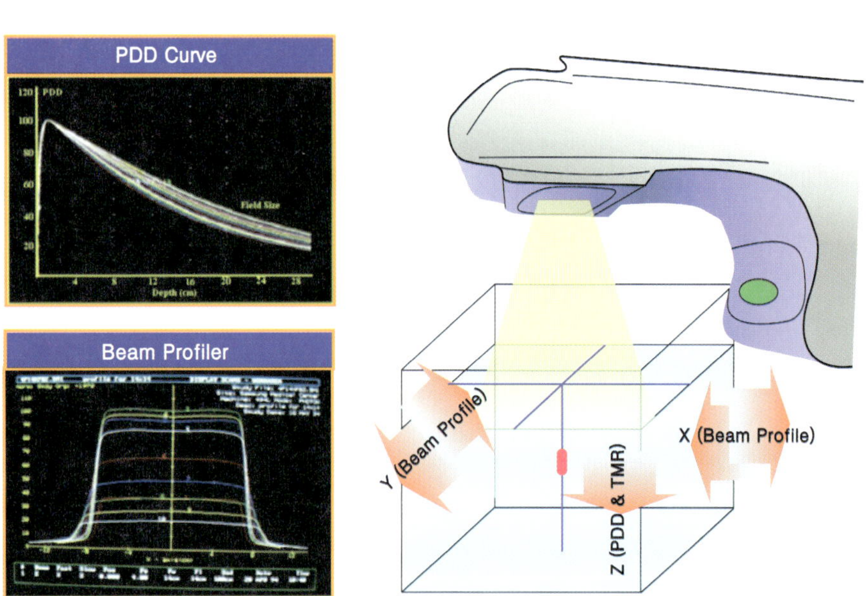

그림 3-3 **3D 물 팬텀에서 심부선량백분율(PDD)과 X축 및 Y축 방향의 빔 profile 측정**

2) 고체 팬텀(Solid phantom)

고체팬텀의 크기는 면적이 약 30 × 30 cm^2 정도로서 판형이며, 두께는 1 mm에서부터 수 cm까지 다양하다. 전리함용 고체팬텀은 특정한 전리함의 삽입을 위하여 가공된 팬텀으로서(그림 3-4) 일상적 출력선량(output beam data)의 측정에 사용된다. 고체팬텀은 물 팬텀에 비하여 사용이 편리하지만 물 흡수선량으로 환산하기 위해서는 엄격하게 평가된 보정인자를 적용해야 한다. 따라서 사용 시 팬텀의 밀도, 성분 등 물리적 특성을 사전에 파악하는 것이 중요하다.

고체 팬텀의 재질은 아크릴 수지($C_5H_8O_2$, 아크릴라이트, perspex, plexiglass, lucite), 스티롤 수지(C_8H_8, polystyrene), 파라핀(C_nH_{2n+2}), Mix D, Mix Dp 등이 사용되고 있으며, 고체 팬텀의 물리적 특성은 표 3-2과 같다.

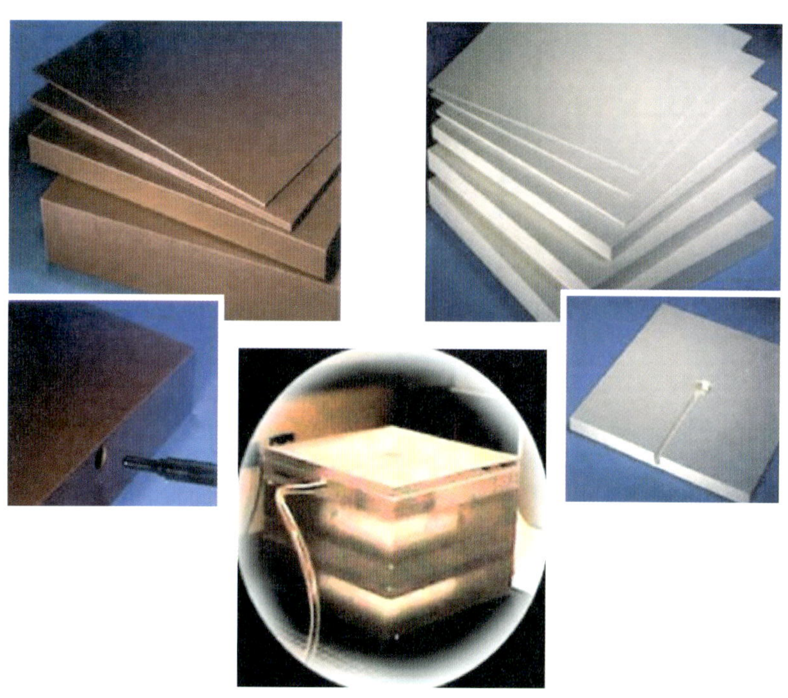

그림 3-4 **여러 가지 고체 팬텀의 형태**

3) 인체 팬텀 (Anthropomorphic phantom)

그림 3-5는 여러 종류의 인체 조직으로 구성된 연부 조직, 뼈, 폐, 공기, 공동 등을 구현하여 일정 두께의 층을 쌓아 인체의 형태 및 장기 구성이 유사하게 제작된 팬텀(Anthropomorphic phantom, Anderson Rando Phantom)으로 그 내부에 측정기를 삽입할 수 있도록

고안되어 있다. 인체는 여러 가지 복잡한 물질로 구성 되어 있고, 인체 내부 여러 장기에 따라 방사선의 흡수와 산란 특성이 변화하기 때문에 구분해서 적용해야 한다. 임상적으로 방사선치료계획의 정확한 선량 확인을 위하여 측정에 사용되고 있다.

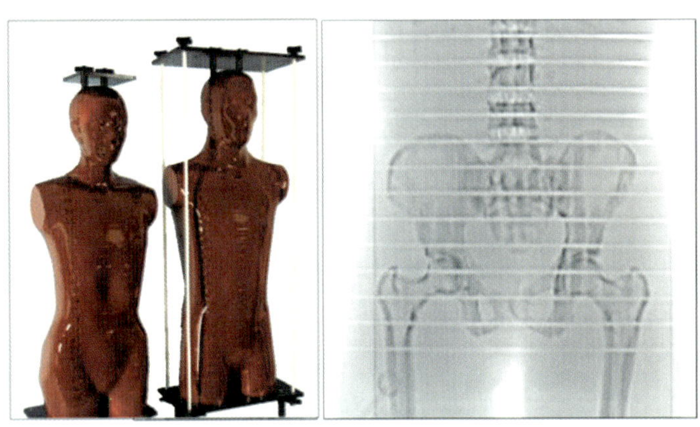

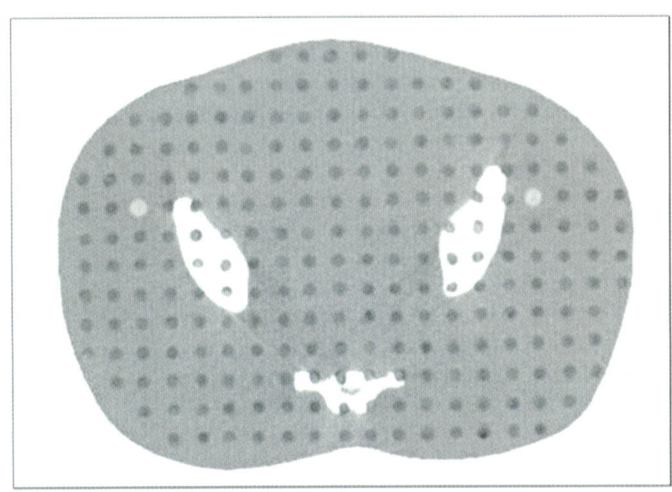

그림 3-5 **인체 팬텀의 형태**

4) 조직등가물질 (Tissue equivalent materials)

인체의 흡수선량을 평가하기 위해서 사용되는 다양한 고체팬텀은 방사선의 물질과 상호작용 특성이 물에 근접할수록 좋다. 고체팬텀의 밀도 (ρ), 유효원자번호 (Z_{eff}), 질량당 전자수 (ρ_m)가 물과 가까워야 함을 의미한다. 이때 ρ, ρ_m, ρ_e(단위 체적당 전자수)의 관계는 다음과 같다.

$$\rho_m = N_a \frac{Z}{A} \tag{3.20}$$

$$\rho_e = \rho\, \rho_m = \rho N_a \frac{Z}{A} \tag{3.21}$$

Z : 원자번호

N_a : 아보가드로 수(6.02×10^{23} 개/mole)

A : 원자량

팬텀은 여러가지 성분으로 구성되어 있는 경우가 많은데, 만약 N개의 원소로 구성되어있는 경우에 Z/A는 다음과 같이 구한다.

$$\frac{Z}{A} = \sum_i^N \alpha_i \left(\frac{Z_i}{A_i}\right) \tag{3.22}$$

a_i : 전체 중 i번째 원소의 무게 비율

N_a : 아보가드로 수 (6.02×10^{23} 개/mole)

A : 원자량

표 3-2에 다양한 고체물질에 대한 구성원소, ρ, ρ_m, ρ_e, Z_{eff}를 수록하였다.

표 3-2 고체형 팬텀의 물리적 특성

Material	Chemical Composition	Density (g/㎤)	Number of Electrons/g	Z_{eff} (Photoelectric)
Water	H_2O	1.00	3.34×10^{23}	7.42
Polystyrene	$(C_8H_8)_n$	1.03 ~ 1.05	3.24×10^{23}	5.69
Plexiglass	$(C_5O_2H_8)_n$	1.16 ~ 1.20	3.24×10^{23}	6.48
Polyethylene	$(CH_2)_n$	0.92	3.44×10^{23}	6.16
Paraffin	C_nH_{2n+2}	0.87 ~ 0.91	3.44×10^{23}	5.42
MixD	Paraffin: 60.8% Polyethylene: 30.4% MgO: 6.4% TiO_2: 2.4%	0.99	3.41×10^{23}	7.05
MixDp	Paraffin: 50% Polyethylene: 25% Pine Resin : 16.2% MgO: 6.4% TiO_2: 2.4%	1.00	3.38×10^{23}	7.02
M3	Paraffin: 70% MgO: 29.06% $CaCO_3$: 0.94%	1.06	3.34×10^{23}	7.35
Solid water	Expoxy resin-based mixture	1.00	3.34×10^{23}	7.40

2 방사선 측정 장비

방사선량의 측정에는 전리함, 열량계, 화학선량계, 열형광선량계, 필름 등이 사용된다. 이 중 전리함은 엄격한 측정 프로토콜이 마련되어 있어 일선 기관에서 치료장치의 출력 교정에 널리 사용되고 있다.

전리함을 이용한 흡수선량의 측정을 이해하기 위해서는 조사선량의 측정을 먼저 이해하는 것이 필요하다.

1) 골무형 전리함

조사선량의 측정에서는 전리체적 내에서 전자평형이 유지되는 것이 중요하다. 자유공기전리함은 실제 공기층에서 전자평형이 성립하도록 설계되어 있어 조사선량의 정의에 따라 정확한 측정을 할 수 있다(그림 3-6). 이러한 이유로 자유공기전리함은 표준 측정기로 사용되고 있다. 그러나 자유공기전리함은 큰 체적으로 인하여 실제 방사선 이용환경에서 사용이 어렵다. 실용적인 측면에서 방사선 측정기는 취급이 간편하고 조사면 속에 포함될 수 있는 작은 크기의 측정기가 필요하다.

실무적 방사선 측정에서 사용되는 측정기는 전자평형을 위한 두꺼운 공기층을 고체로 제작함으로써 소형화 한 것이다. 골무형 전리함은 소형 전리함의 한 형태로 기본 구조는 그림 3-7과 같다.

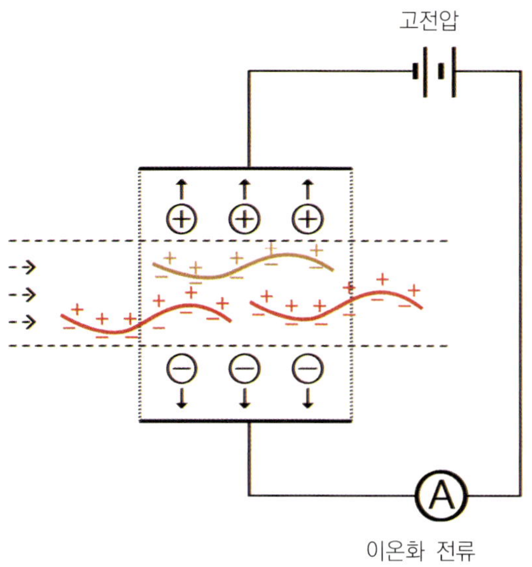

그림 3-6 전자평형의 원리와 이온전류의 측정

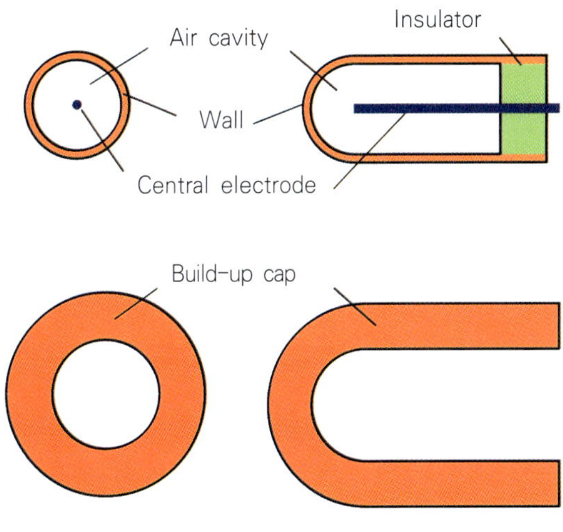

그림 3-7 골무형 전리함 및 빌드업 캡

전리함에서 전자평형 조건은 벽에 의하여 성립되며 광자선 에너지가 높으면 별도의 빌드업 캡을 장착하여 전자평형을 유도할 수 있다. 이때 벽 물질과 빌드업 캡이 공기와 광자 상호작용 특성이 유사한 고체, 소위 공기등가물질로 제작되어야 한다. 벽 물질의 공기 비등가성은 전리함의 에너지의존성을 증가시키는 원인이 된다. 그림 3-8에 골무형 전리함 및 빌드업 캡의 형태를 제시하였다.

공기등가물질은 유효원자번호($\overline{Z}_{eff}$)가 공기와 유사한 물질을 말한다. Mayneord에 의하면 벽 물질이 n개의 원소로 되어있을 때 광전효과가 지배적인 에너지 영역에서 $\overline{Z}_{eff}$는 다음과 같이 계산한다.

$$\overline{Z}_{eff} = (\alpha_1 Z_1^{2.94} + \alpha_2 Z_2^{2.94} + \alpha_3 Z_3^{2.94} + \cdots + \alpha_n Z_n^{2.94})^{1/2.94} \tag{3.23}$$

여기서 α_i는 원소 i의 단위질량당 전자수의 전체에 대한 비율과 같다. 이 식에 의하면 공기(질량 분율 : 산소 75.5%, 산소 23.2%, 아르곤 13%)에 대한 $\overline{Z}_{air} = 7.67$이다.

골무형 전리함으로 측정한 전하가 Q일 때 전리함 위치의 조사선량은, $X = Q/(\rho V)$ 이다. 이때 ρ는 공기의 밀도, V는 공동의 체적이다. 이 관계는 전자평형이 완벽하며 체적이 정확하게 정의된 경우이다. 더구나 체적이 일정할 때 전하가 $Q \propto \rho$, 공기의 밀도에 의존하므로 (4.4)식으로 결정하는 경우에 오차가 생긴다. 따라서 골무형 전리함은 표준선량계에 대하여 교정하여 사용하여야 한다.

전리함의 조사선량교정계수가 N_X일 때, 어떤 방사선 조사면으로부터 얻은 전하가 M이면, 이 선원의 전리함 위치에서 조사선량은 다음과 같다.

$$X = M C_{T,P} N_X \tag{3.24}$$

여기서 $C_{T,P}$는 대기보정계수로서 현재 대기상태와 N_X 결정시의 대기상태의 차이를 보정한다.

$$C_{T,P} = \frac{P_0}{P} \cdot \frac{273.2 + T}{273.2 + T_0} \tag{3.25}$$

대기보정계수는 자유공기전리함 뿐만 아니라 실무 측정용 전리함에도 적용된다. 이때 T_0와 P_0의 적용에 있어 유의할 점은 실무 전리함은 교정시의 기준 조건(예: T_0=22 ℃)에 대한 값이 적용된다.

골무형 전리함은 다양한 형태로 상용화되고 있는데, 그 중 파머형 전리함은 Farmer에 의하여 정밀하게 설계된 전리함으로서 현재 치료 영역의 선량측정에 널리 사용되고 있다. 파머형 전리함은 광자에너지의존성이 낮아서 넓은 선질 대역에 걸쳐 반응이 안정하며, 누설, 전기적 영향 및 편극에 있어서도 특성이 매우 양호한 것으로 알려져 있다. 그림 3-8은 파머형 전리함이다. 파머형 전리함은 일반적으로 체적이 0.6 cm^3 정도이며, 고에너지 엑스선 또는 전자선의 흡수선량 측정에 사용된다. 소조사면 측정으로 0.3 cm^3의 체적을 갖고 있는 것도 사용되고 있다.

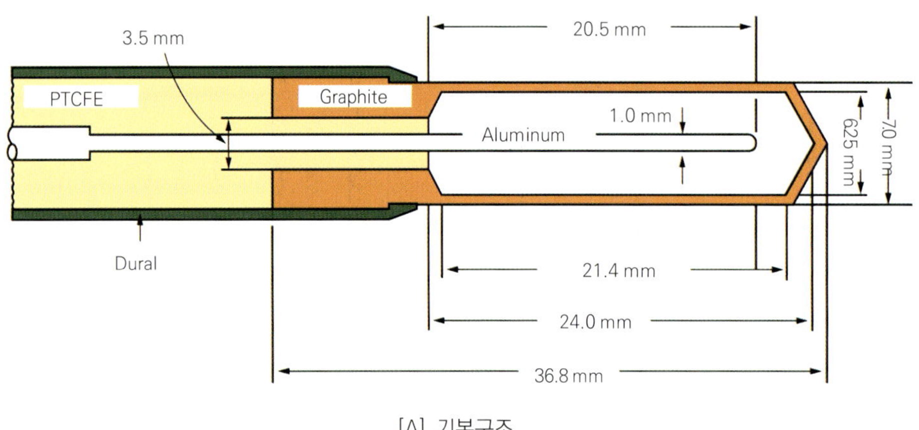

[A] 기본구조

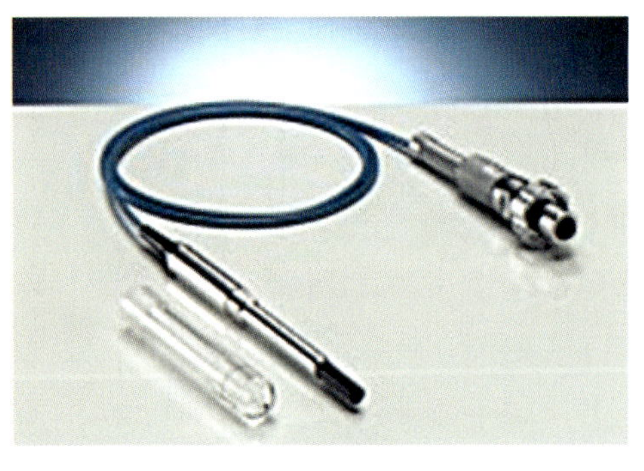
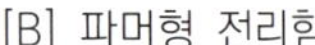

[B] 파머형 전리함

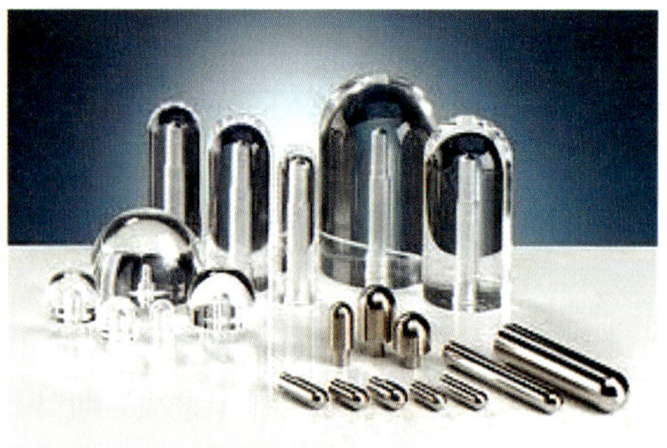

[C] 빌드업 캡

그림 3-8 파머형 전리함(Farmer type ion chamber)의 기본 구조

2) 평행평판형 전리함

저에너지 광자선 또는 전자선의 측정에는 얇은 창을 가진 평행평판형 전리함(plane-parallel chamber)이 사용된다. 그림 3-9는 평행평판형 전리함의 전형적 형태를 보여준다. 평행평판형 전리함은 전극 간격이 고정되어 있거나 2 mm 이내이다. 방사선 입사창은 0.01~0.03 mm 두께의 마일러, 폴리스틸렌으로 만들어져 있기 때문에 입사 방사선의 감쇠없이 표면선량을 측정할 수 있다. 또한 입사창 위에 팬텀 물체를 올려놓고, 얕은 곳에서의 깊이 선량측정을 할 수 있다. 특히 평판형 전리함은 공동에 의한 이차전자의 교란이 적어 전자선 측정에 많이 이용되는 선량계이기도 하다. 일반적으로 표면 평균 에너지가 10 MeV 이하인 전자선 측정을 할 경우에는 반드시 평판형 전리함을 사용해야 하며 원통형 전리함을 사용할 수도 있으나 불확도가 1~2% 증가한다.

한편 전리함으로 방사선량을 측정할 때 실제 측정기 내부에서의 깊이와 측정 유효지점이 깊이가 차이나므로 측정유효깊이에 대한 보정이 필요하다. TRS-398 등 각종 측정 프로토콜에서는 측정기의 종류에 따라 유효깊이 보정 방법을 제시하고 있다.

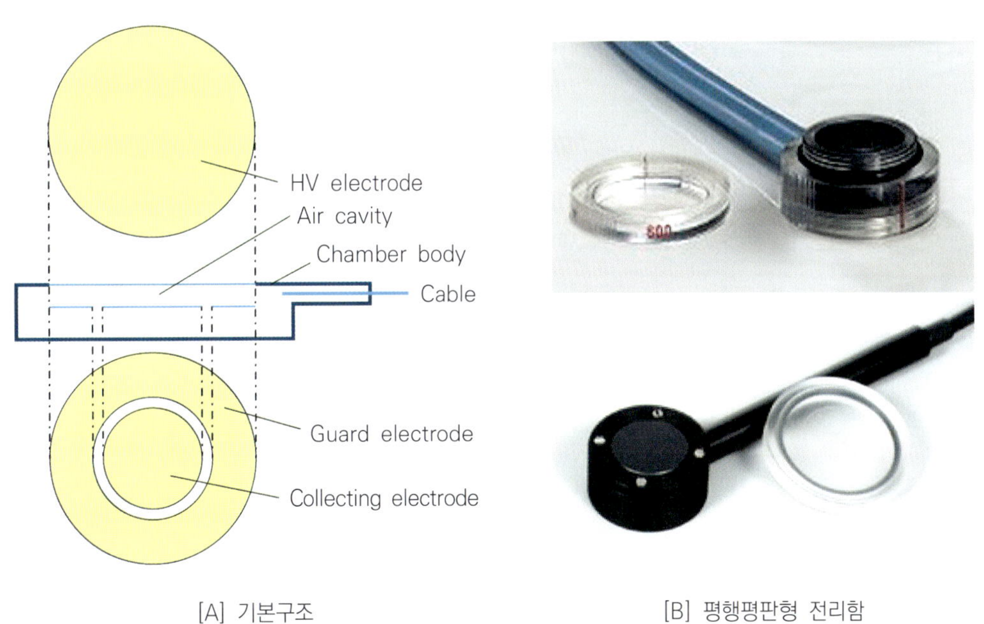

그림 3-9 평행평판형 전리함(plane-parallel ion chamber)의 전형적인 구조

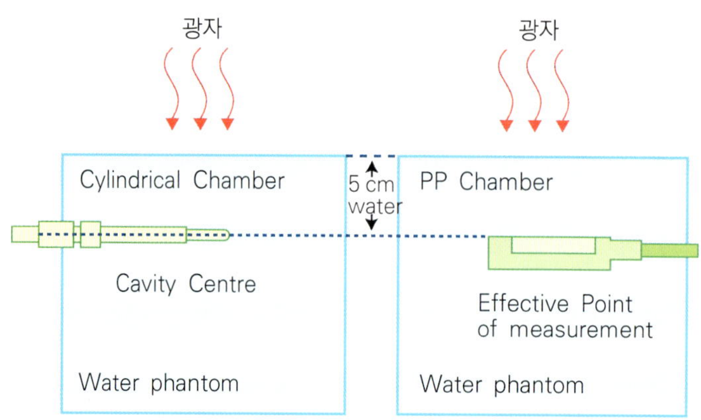

그림 3-10 **파머형 전리함과 평행평판형 전리함의 선량측정**

3) 필름

선량측정에 사용되는 필름은 Radiographic film과 Radiochromic film이 사용된다. Radiographic 필름은 젤라틴에 AgBr 결정이 도포된 형태로서 방사선에 노출시켜 현상한 필름의 광학적 밀도(Optical density)가 흡수선량에 비례하는 특성을 이용한다. Radiochromic 필름은 얇은 폴리에스테르 기판(Polyester base)에 특수한 화학물질이 도포된 필름인데, 방사선 조사에 의하여 수분 내에 청색으로 착색되는 특성을 가진다. 이때 청색의 광학적 밀도가 방사선에 비례하는 성질을 선량측정에 이용한다. 이 필름은 일반필름과는 달리 현상이 필요하지 않고 선량범위가 넓고 유효원자번호가 Z_{eff} = 6.0 ~ 6.5로서 조직과 유사하다. 또한 검출부의 화학적 조성이 비교적 저원자번호 물질들(C-H-O-N)(OD)로 구성되어 있어 광자에너지의존성이 낮다.

광학적 밀도는 입사광 및 투과광의 강도가 I_0 및 I 일 때, OD = log(I_0/I)로 주어진다. OD로부터 측정값 환산을 위해서는, 조사한 필름의 OD(D)에서 조사하지 않은 필름의 OD(0)를 빼어 net OD를 구해야 한다. 즉, net OD = OD(D) - OD(0). 따라서 임상적 선량측정에서는 흡수선량과 net OD의 관계를 사전에 평가하여 측정시 적용해야 한다.

OD는 필름 덴시토미터(densitometer) 또는 필름 디지타이저(digitizer)를 이용하여 구할 수 있다. 필름 디지타이저의 경우, 필름의 전체 면적을 읽어 소프트웨어적으로 선량분포를 분석할 수 있다. 선량측정시 측정 가능한 범위를 사전에 알고 있어야 하는 점은 중요하다. 측정범위는 선량과 OD의 관계가 선형인 구간을 의미한다. 표 3-3에 필름의 종류별로 대략적인 측정범위를 수록하였다.

표 3-3 필름의 형태 및 모델에 따른 측정범위(참고값)

Film Type	Film model (제작사)	흡수선량 측정 범위
Radiographic	X-Omat (Kodak co.)	~1.8 Gy
	Structurix (Agfa co.)	~0.8 Gy
	New-EDR2 (Kodak co.)	~6.0 Gy
Radiochromic	HD-810/DM-1260	50~2500 Gy
	MD-55-1 single layer film	10~100 Gy
	MD-55-2 double layer film	3~100 Gy
	Gafchromic EBT (ISP co.)	~8 Gy

4) 열형광선량계

열형광선량계 (thermoluminescencs dosimeter; TLD)는 선량측정에 널리 사용되는 고체 검출기이다 (그림 3-11). 열형광선량계는 표준조사를 통하여 교정된 경우에 절대선량의 측정이 가능하다. 방사선치료용 선량측정에 일반적으로 사용되는 열형광 물질은 LiF인데, 유효원자번호가 $Z_{eff} = 8.2$로서 방사선에 대한 특성이 물 ($Z_{eff} = 7.42$)이나 근육 ($Z_{eff} = 7.42$)에 가깝다. 열형광선량계의 사용에 있어서 유의할 점은 에너지 의존성이 양호하고, 재현성이 우수한 것을 선별하여 사용해야 한다. 또한 개별 칩에 번호를 부여하고 각각을 교정하여 사용함으로써 칩 간의 반응차이로 인한 불확정성을 줄이도록 해야 한다.

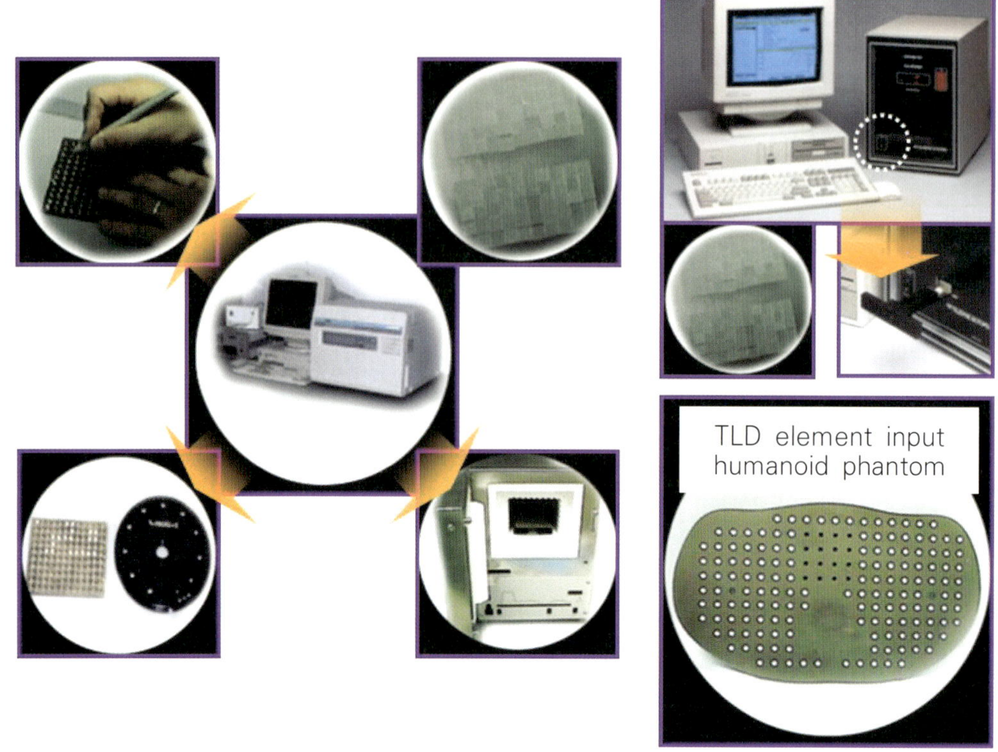

그림 3-11 **열형광선량계 (TLD)와 측정기**

3 방사선치료 선량 측정 프로토콜

방사선치료에서는 암세포를 파괴하는 동시에 주변 정상조직에 어느 정도의 방사선량이 조사되고 있는 지를 아는 것이 가장 중요하다. 따라서 방사선치료에서 방사선량을 측정하는 목적은 환자의 정확한 종양치유선량(tumor control dose; TCD)과 정상조직의 내용선량(tissue tolerance dose; TTD)을 파악하고, 치료가능비(therapeutic ratio; TR) 및 조직의 손상 여부를 예측하는 것이다. 그러나 환자를 대상으로 종양 및 정상조직의 흡수선량을 직접 측정하는 것은 매우 어렵다. 그러므로 실제 방사선치료는 표적용적을 정하여 균등한 선량을 부여할 수 있는 조사방법을 선택하고 표적용적 및 주변 정상조직의 선량분포가 어느 정도 되는 지를 계산에 의해 결과를 도출하고 있다. 인체에 조사되는 방사선량을 계산하기 위하여 인체와 조직 등가 물질인 물 팬텀 또는 고체 팬텀 내에서 전리함, 반도체 측정기, 필름, 열형광선량계 등의 적절한 측정기를 이용하여 방사선량과 선량분포 등의 선속 데이터를 측정하고 이를 적절한 수학적 알고리즘을 사용해서 환자의 체내에서 선량분포를 예측할 수 있어야 한다.

1) 조사선량과 흡수선량의 관계

모든 선량 평가는 직접 측정이 가능한 조사선량을 이용하여 변환할 수 있기 때문에 조사선량과 흡수선량과의 관계를 이해할 필요가 있다.

공기 중에서 3 MeV 이하의 광자가 조사될 때 전리에 의해 생성된 전하량을 조사선량이라 하고 그 전하량을 생성하는데 필요한 에너지로 환산하면 조사선량을 공기 중에서 흡수선량으로 환산할 수 있다.

$1\,ip = 1.602\times10^{-19}\,C$이고 공기중에서 1개의 이온쌍을 생성하는데 소요되는 평균에너지는 약 34 eV이며 $1\,eV = 1.602\times10^{-19}\,J$이다. 따라서

$$1\,R = \frac{2.58\times10^{-4}\,C}{kg}\times\frac{1\,ip}{1.602\times10^{-19}\,C}\times\frac{34\,eV}{1\,ip}\times\frac{1.602\times10^{-19}\,J}{1\,eV} \tag{3.26}$$

$$= 0.87\times10^{-2}\,J/kg = 0.0087\,Gy$$

$$= 87\,erg/g = 0.87\,rad$$

$$1\,R = 0.87\,rad$$

즉, 조사선량 1 R은 공기 중에서 흡수선량 0.87 rad에 해당된다. 공기가 아닌 조직의 흡수선량을 구하기 위해서는 공기의 질량 에너지 감쇠계수에 대한 조직의 질량 에너지 감쇠계수를 곱해주면 다음과 같다.

$$D_{tissue}\,(rad) = 0.87\times\frac{\left(\frac{\mu_{en}}{\rho}\right)_{tissue}}{\left(\frac{\mu_{en}}{\rho}\right)_{air}}\times X = 0.87\times\left(\frac{\mu_{en}}{\rho}\right)_{air}^{tissue}\times X(R) \tag{3.27}$$

위 식에서 $0.87\,(\mu_{en}/\rho)_{air}^{tissue}$를 흡수선량 변환계수(F-factor)라 정의한다.

2) 물질 중에서의 흡수선량

공기 중 한 점에서 전자평형 조건이 성립한다고 가정하면 공기의 흡수선량은 다음과 같다.

$$D_{air} = K_{air}^{col} = \Psi\left(\frac{\overline{\mu}_{en}}{\rho}\right)_{air} \tag{3.28}$$

이때 전자의 운동에너지(충돌커마)가 이온쌍생성에 모두 소요되었다고 생각하면 조사선량은 다음과 같다.

$$X = \frac{K^{col}}{(\overline{W}/e)} = \Psi\left(\frac{\overline{\mu}_{en}}{\rho}\right)_{air}\frac{1}{(\overline{W}/e)} \tag{3.29}$$

따라서 공기 흡수선량과 조사선량은 다음과 같다.

$$D_{air} \;=\; X\left(\frac{\overline{W}}{e}\right) \tag{3.30}$$

여기서 X의 단위는 C/kg인데, X를 뢴트겐(R)으로 나타내고, $(\overline{W}/e)$=33.97 J/C을 적용하면 공기 흡수선량은 다음과 같다.

$$D_{air} \;=\; X_R \times \; 2.58\times10^{-4}\times 33.97 \;=\; 0.876\cdot X_R \quad (\text{rad}) \tag{3.31}$$

따라서 공기 흡수선량은 뢴트겐 단위로 측정한 조사선량에 0.876을 곱하면 구할 수 있다. 여기서 변환인자 0.876을 공기에 대한 뢴트겐-라드 변환인자(roentgen to rad conversion factor) 또는 f_{air}라고 한다. 공기의 $f_{air}=0.876$이다.

물질에서의 흡수선량은 공기 흡수선량을 써서 다음과 같다.

$$D_{med} \;=\; D_{air}\frac{(\overline{\mu_{en}}/\rho)_{med}}{(\overline{\mu_{en}}/\rho)_{air}}\cdot A = D_{air}\left(\frac{\overline{\mu_{en}}}{\rho}\right)_{air}^{med}\cdot A \tag{3.32}$$

여기서 $A=\Psi_{med}/\Psi_{air}$로서 물질에서의 에너지플루언스가 공기의 경우와 다른 것을 보정한다. 그림 3-12는 공기중 P점과 이와 동일한 위치에 물질이 놓인 경우를 보여준다. 이 경우에 D_{med}는 (3.32)식을 사용하여 계산할 수 있다. 뒤에 다시 설명되지만 D_{med}는 공중선량(free space dose; D_{fs})과 같다.

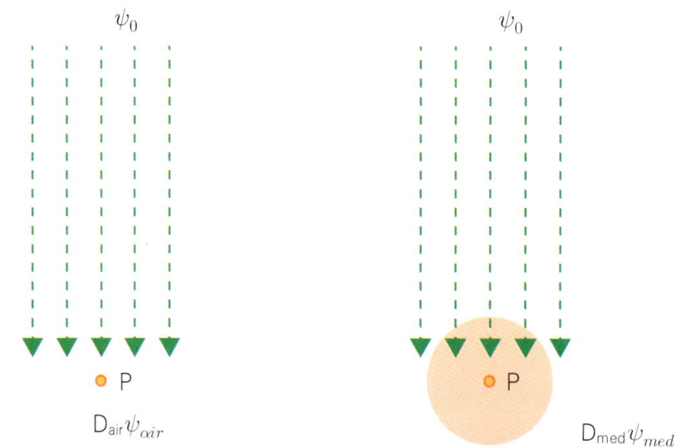

그림 3-12 에너지플루언스 ψ_0의 빔을 공기와 물질에 조사하는 경우, 물질의 흡수선량은 (3.32)식으로 주어진다.

(3.32)식에 (3.31)식을 적용하면 D_{med}는 다음과 같다.

$$D_{med} = \left[0.876 \cdot \frac{\left(\overline{\mu_{en}}/\rho\right)_{med}}{\left(\overline{\mu_{en}}/\rho\right)_{air}} \right] \cdot X_R \cdot A \tag{3.33}$$

여기서 괄호 속의 양을 f_{med}로 쓰면 다음과 같다.

$$f_{med} = 0.876 \cdot \frac{\left(\overline{\mu_{en}}/\rho\right)_{med}}{\left(\overline{\mu_{en}}/\rho\right)_{air}} \tag{3.34}$$

이 인자는 물질에 대한 조사선량 - 흡수선량 변환 인자라고 한다. 즉, f_{med}는 공기 중 임의 점의 조사선량을 측정하는 경우, 이 위치에 물질이 놓인다면 그 물질의 흡수선량을 결정할 수 있다. 만약 공기가 물질로 치환시 에너지플루언스의 차이를 무시할 수 있다면 ($A \simeq 1$), 물질의 흡수선량은 조사선량에 f_{med}를 곱하여, $D_{med} \simeq f_{med} \cdot X_R$로 주어진다.

3) Bragg-Gray 공동 이론

조사선량은 공기에 대하여 적용되는 매우 유용한 물리량으로서, 조사선량을 측정하는 경우에 이로부터 공기 흡수선량을 결정할 수 있고, 물질의 흡수선량을 결정할 수 있음을 알 수 있었다. 그러나 조사선량은 공기 중에 대해서만 정의되며, 물질 속에서는 적용되지 않는다. 또한 높은 에너지에서 발생되는 전자들의 공기중 비정이 너무 길어 전자평형 조건의 성립이 어렵기 때문에 광자 에너지 3 MeV 이상에서는 측정이 어렵다.

Bragg-Gray 이론은 하전입자가 물질 속의 작은 공동을 통과할 경우에 공동의 흡수선량과 물질의 흡수선량을 다음과 같이 가정한다.

$$D_{med} = D_{gas} \left(\frac{\overline{S}}{\rho} \right)_{gas}^{med} \tag{3.35}$$

여기서 D_{med}는 공동이 없을 경우 공동을 둘러싸고 있는 주변 물질에 의한 흡수선량이며, D_{gas}는 기체(gas)로 채워진 공동의 흡수선량이다. 이때 공동은 매우 작아서 전자의 생성과 산란이 공동의 유무에 따라 변화하지 않는 것으로 가정한다.

$(\overline{S}/\rho)_{gas}^{med}$는 물질과 기체의 평균 질량 저지능의 비이다. 여기서 저지능은 물질과 에너지의 함수로서 하전입자의 단위 진행 경로당 손실되는 평균적 에너지를 의미한다. 즉, 저지능은 $S = -d\overline{E}/dz$와 같이 정의되며 단위는 MeV/cm이다. 이때 저지능을 밀도로 나눈 양, S/ρ를 “질량저지능”이라고 하며, 단위는 MeV · g/cm^{2}이다. 위 식에 사용된 $\overline{S}/\rho$는 공동을 통과하는 모든 하전입자의 에너지 스펙트럼에 대하여 평균한 값을 의미한다.

Bragg-Gray 이론은 물질에서 전자의 에너지 손실이 물질에 흡수되는 에너지와 직접 관계함을 의미한다. 그렇지만 공동을 통과하는 전자 (일차전자)의 경우에 전자가 손실한 에너지를 기체 원자에 전달하는 과정에서 높은 에너지를 가진 이차전자들이 발생할 수 있으며 이들은 공동을 떠날 수 있다. 따라서 이 경우, Bragg-Gray 이론이 성립할 수 없다. 이러한 부분은 Spencer-Attix에 의하여 다음과 같다.

$$D_{med} = D_{gas}\left(\frac{\overline{L}}{\rho}\right)_{gas}^{med} \tag{3.36}$$

여기서 $(\overline{L}/\rho)_{gas}^{med}$은 물질과 공동의 제한적 질량저지능의 비이다. 제한적 저지능은 저지능처럼 물질과 에너지에 의존하지만 다음과 같이 추가적으로 Δ에 의존한다.

$$L = \left(\frac{dE}{dz}\right)_{\Delta} \tag{3.37}$$

Δ는 임의의 에너지 상한으로서 Δ 이하를 가지는 전자들은 모두 공동에 흡수되는 것으로 간주되는 값이다. 제한적 저지능의 적용은 전리함을 사용한 물속 흡수선량의 측정에서 중요한데 이때 Δ는 10 ~ 20 keV 범위가 적용된다.

다음에 소개되는 선량측정 프로토콜은 방사선치료 분야에서 사용되는 실제 측정의 수식체계인데, 이를 통하여 실제 선량측정에서 Bragg-Gray 이론의 적용방법을 알 수 있다.

4) 선량측정 프로토콜

Bragg-Gray 공동이론은 작은 기체 공동의 흡수선량으로부터 물질의 흡수선량을 구하는 유용한 이론이다. 따라서 상용화된 소형 전리함을 이용한 임상적 흡수선량 측정에서 Bragg-Gray 이론을 적용할 수 있다. 그렇지만 상용 전리함은 공동 뿐 만 아니라 중심전극, 벽 그리고 이들을 지지하는 스템으로 제작되어 있으므로 흡수선량의 측정에서 이들에 의한 영향을 고려해야 한다.

선량측정 프로토콜은 전리함을 사용한 흡수선량 결정의 모든 과정에 대한 일관된 체계이다. 따라서 프로토콜을 준수하여 측정함으로써 수식과 데이터의 적용에 있어서 측정자의 주관적 요소를 제거할 수 있으며, 국가간 또는 기관간의 흡수선량 결정의 단일화에 기여할 수 있다.

프로토콜의 개발과 보급은 IAEA(국제원자력기구), ICRU(국제방사선단위위원회)와 같은 국제적 공인기관 또는 AAPM(미국의학물리학회)와 같은 학회에서 주관하며 프로토콜은 보다 실용적이면서 정확성 향상을 위하여 지속적으로 보완되고 있다. 여기서는 초기에 발표된 C_λ, C_E 방법(ICRU 1972)을 소개하고 최근 임상에서 활발히 사용되는 IAEA의 TRS-277(1987) 및 TRS-398(2000) 프로토콜에 대하여 소개한다.

(1) C_λ, C_E 방법

C_λ, C_E 방법은 ICRU report 23(1973) 및 report 21(1972)을 통하여 발표된 광자선 및 전자선에 대한 흡수선량 측정 프로토콜로서 최근에는 거의 사용되지 않지만, 흡수선량 결정의 기본 과정을 이해할 수 있다.

전리함의 Co-60 감마선에 대한 조사선량교정계수가 N_X일 때 측정점에서 공기 흡수선량은 다음과 같다.

$$D_{air} = M \cdot N_X \cdot (\overline{W}/e) \tag{3.38}$$

여기서 M은 전기계로 측정한 전리함 공동속 전하이며, 이때 전리함 공동의 흡수선량은 다음과 같다.

$$D_{cav} = D_{air} A_c A_a \tag{3.39}$$

여기서 A_c는 빌드업 캡과 전리함 벽에 의한 광자의 감쇠를 보정하며, A_a는 두 물질의 공기 비등가성을 보정한다. 전리함은 물속에 삽입된 경우를 고려하며 먼저 공동이 벽물질로 채워졌다고 생각하면 Bragg-Gray 관계식에 의하여 벽물질로 채워진 공동의 흡수선량은 다음과 같다.

$$D_{wall} = D_{cav} \left[\left(\frac{\overline{L}}{\rho} \right)_{air}^{wall} \right] p_1 \tag{3.40}$$

여기서 p_1은 공동이 벽 물질로 치환될 때 광자의 에너지플루언스의 차이를 보정한다. 물의 흡수선량은 벽의 흡수선량으로부터 다음과 같이 변환할 수 있다.

$$D_{water} = D_{wall} \left(\frac{\overline{\mu_{en}}}{\rho} \right)_{wall}^{water} p_2 \tag{3.41}$$

여기서 p_2는 벽물질이 물로 치환될 때 광자의 에너지플루언스의 차이를 보정하면 다음과 같다.

$$D_{water} = M N_X \left[(\overline{W}/e) A_c A_\alpha \left(\frac{\overline{L}}{\rho} \right)_{air}^{wall} \left(\frac{\overline{\mu_{en}}}{\rho} \right)_{wall}^{med} p_1 p_2 \right] \tag{3.42}$$

여기서 [ ]부분을 C_λ라고 하고 물의 흡수선량은 다음과 같다.

$$D = M N_X C_\lambda \tag{3.43}$$

이 관계식은 조사선량교정계수로부터 물의 흡수선량을 결정할 수 있음을 의미하며 이 방법을 C_λ 방법이라고 한다. 표 3-4에 광자선 선질에 따른 ICRU에서 제시하는 C_λ값을 수록하였다.

표 3-4 광자선 선질에 따른 C_λ 값(water)

광자선 선질	ICRU 권고치 (cGy/R)
^{60}Co	0.95
4 MV	0.94
6 MV	0.94
8 MV	0.93
10 MV	0.93
12 MV	0.92
18 MV	0.91

광자선에 대한 흡수선량 결정 절차를 전자선에 적용하는 경우에 이를 “C_E 방법”이라고 한다.

$$D = M N_X C_E \tag{3.44}$$

여기서 C_E는 다음과 같다.

$$C_E = (\overline{W}/e)A_c A_\alpha \left(\frac{\overline{L}}{\rho}\right)_{air}^{water} p_E \tag{3.45}$$

이 식에서 p_E는 공동이 물로 대치되는 경우에 전자선 플루언스의 교란을 보정한다. 표 3-5에 입사하는 전자선 평균에너지 (E_0) 및 깊이에 따른 C_E값을 제시하였다. 이때 전자선의 깊이에 따른 C_E가 다른 것은 전자선의 에너지가 변화하기 때문이며 깊이 d에서의 평균에너지는 다음과 같다.

표 3-5 전자선의 평균에너지 및 깊이에 따른 C_E(cGy/R) 값(water)

깊이(cm)	입사 전자선의 평균에너지 E_0 (MeV)			
	5	10	15	20
1	0.922	0.877	0.843	0.823
2		0.893	0.858	0.835
3		0.915	0.871	0.848
4		0.947	0.886	0.859
5			0.901	0.871
6				0.885

$$\overline{E}(d) = E_0(1 - d/R_p) \tag{3.46}$$

여기서 R_p는 깊이선량곡선으로부터 결정되는 전자선의 실비정 (Practical range)이다.

(2) IAEA TRS-277

TRS-277 (Technical report series No. 277, IAEA)은 공기커마로부터 광자선 및 전자선에 대한 물 흡수선량을 결정한다. 여기서는 고에너지 광자선과 전자선에 대한 흡수선량 결정의 수식체계를 요약하여 고에너지 광자선에 대하여 전리함 공동의 흡수선량은 다음과 같다.

$$D_{air} = M N_K (1-g) k_m k_{att} \tag{3.47}$$

여기서 M은 전기계로 측정한 전하량으로서, 공기밀도, 재결합, 편극에 대한 보정이 취해진 값이다. N_K는 표준선원 (Co-60)에 대한 공기커마 교정계수, k_m은 전리함 벽 물질과 빌드업 캡이 공기와 차이를 보정하며, k_{att}는 벽과 빌드업 캡에 의한 광자의 감쇠를 보정한다. 여기에 Bragg-Gray 이론을 적용하면 공동이 물로 채워질 때 물의 흡수선량은 다음과 같다.

$$D(d_{eff}) = D_{air}\left(\overline{L}/\rho\right)_{air}^{water} P_u \tag{3.48}$$

여기서 $(\overline{L}/\rho)_{air}^{water}$는 측정점을 통과하는 전자에 대한 물과 공기의 제한적 질량저지능 비이다. P_u는 전리함 벽의 물질이 물과 다른 것을 보정하는 교란보정인자이다. d_{eff}는 원통형 전리함으로 측정할 경우, 공동이 물로 치환되었을 때 중심보다 약간 앞쪽(선원방향)으로 이동된 측정점(유효측정점)을 말한다. 따라서 이와 같이 결정되는 물의 흡수선량은 전리함의 중심이 아닌 유효측정점, d_{eff}에 대한 값이다. 고에너지 광자선에서 공동의 반경이 r, 표면에서 공동의 중심까지의 깊이가 d_c일 때 d_{eff}는 다음과 같다.

$$d_{eff} = d_c - 0.75\,r \tag{3.49}$$

고에너지 전자선 측정의 경우에, $(\overline{L}/\rho)_{air}^{water}$은 측정점에서 전자 평균에너지의 함수로 주어지며, P_u는 교란보정인자로서 물과 벽물질에서 전자의 산란이 공동과 다른 것을 보정한다. P_u는 공동의 반경과 전자의 평균에너지에 의존하는데, 공동의 크기가 작을수록 그리고 에너지가 높을수록 1에 가깝다. 전자선 측정에서 유효측정점은 다음과 같다.

$$d_{eff} = d_c - 0.6\,r \tag{3.50}$$

(3) IAEA TRS-398

TRS-398(Technical report series No. 277, IAEA)에서는 기준 선원에 대한 전리함의 물 흡수선량교정계수로부터 측정 선원에 대한 물 흡수선량을 결정한다.

$$D(z_{ref}) = M\,N_{D,W,Q_0}\,k_{Q,Q_0} \tag{3.51}$$

여기서 M은 전기계로 측정한 전하이다. 이때 M은 공기밀도, 재결합, 편극에 대한 보정이 취해진 값이며 N_{D,W,Q_0}는 Co-60 감마선에 대한 전리함의 물흡수선량 교정계수이다.

위 식에서 k_{Q,Q_0}는 측정 선원이 기준 선원과 다른 것을 보정하는 선질인자(Quality factor)이다. 그림 3-13은 다양한 전리함에 대하여 광자선의 선질인자를 나타낸다. 그리고 그림 3-14 및 3-15는 각각 평판형과 원통형 전리함에 대하여 전자선의 선질인자를 나타낸다. k_{Q,Q_0}에는 저지능비와 교란, 유효측정점, 중심전극에 대한 보정인자가 모두 포함되어 있어 TRS-398에서는 추가적 보정이 필요하지 않다.

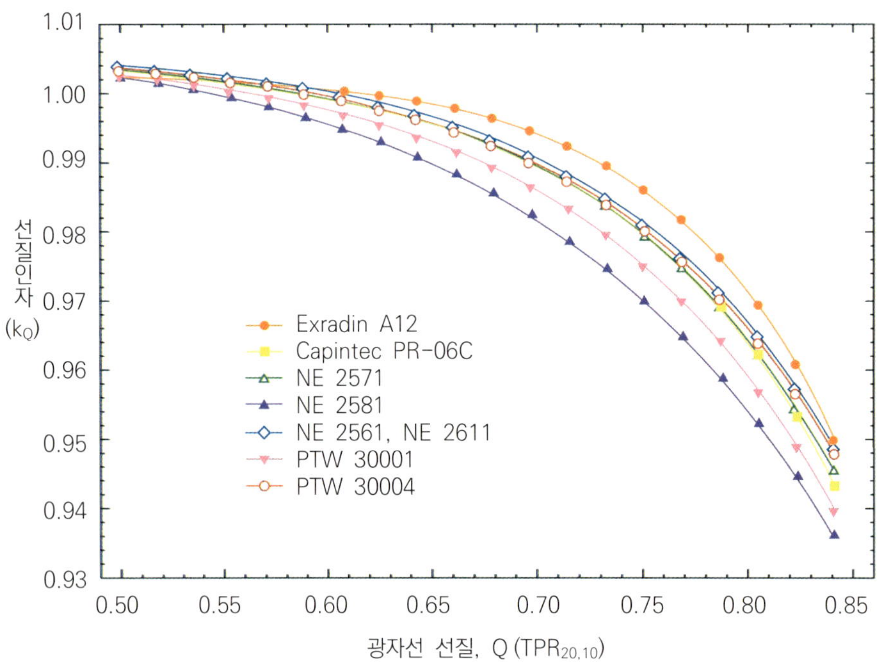

그림 3-13 광자선 선질에 따른 각종 전리함모델에 따른 선질인자

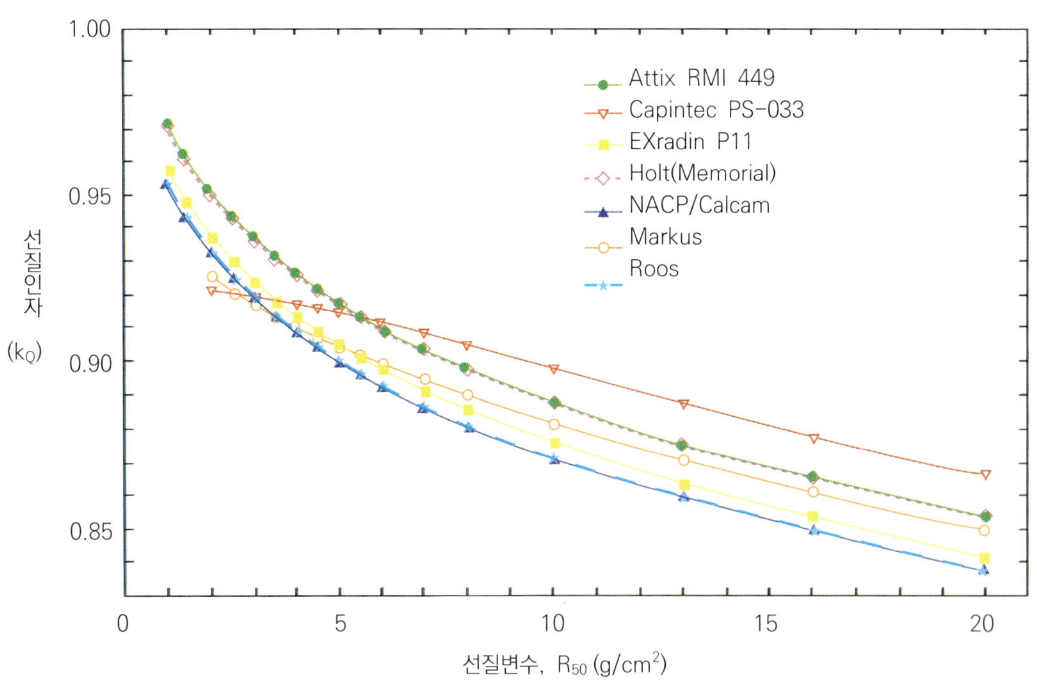

그림 3-14 전자선 선질에 따른 평판형 전리함모델에 대한 선질인자

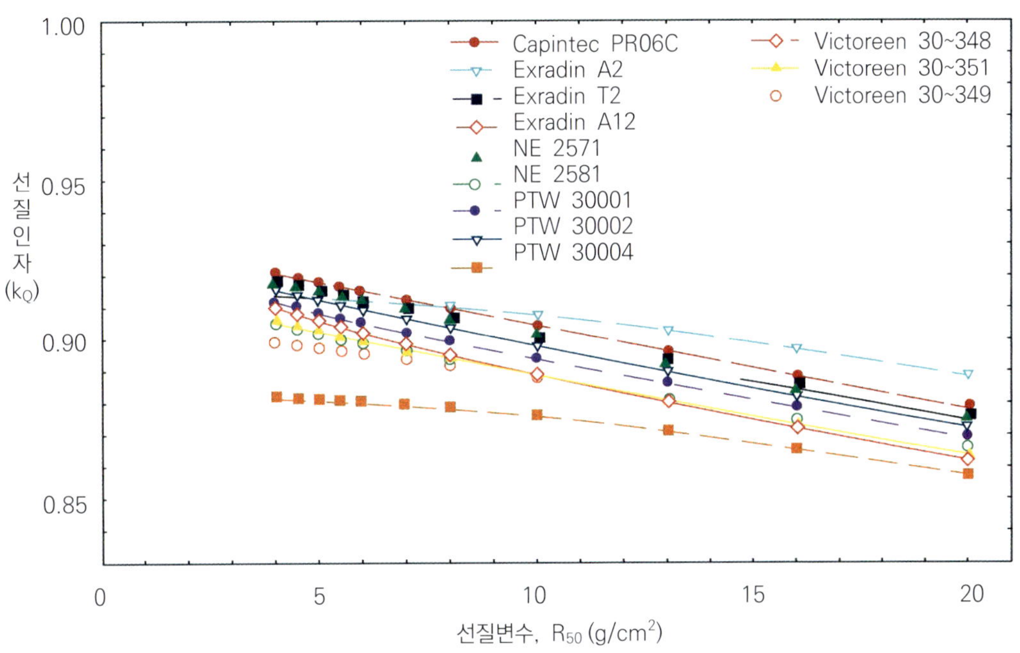

그림 3-15 전자선 선질변수에 따른 원통형 전리함 모델에 대한 선질인자

빔의 선질변수는 광자선의 경우에 $TPR_{20,10}$이며, 전자선의 경우에 R_{50}이다. 여기서 $TPR_{20,10}$은 물팬텀속 깊이 20 g/cm²와 10 g/cm²에서의 흡수선량 또는 TPR의 비이다. 전자선에 있어서 R_{50}은 물에서 빔축상 최대선량의 50%가 되는 깊이이다. 그림 3-16은 광자선의 선질변수를 결정하는 기하학적 구조를 보여준다. 이때 깊이에 있어서 g/cm² 단위를 사용하는 것은 실제 팬텀에서 팬텀의 창, 방수슬리브 등에 있어서 물과 밀도가 다른 플라스틱 물질이 사용되고 있기 때문에 이들의 영향을 고려하여 깊이를 환산하기 위해서이다.

z_{ref}는 권고하는 측정깊이로서 표면에서 전리함의 중심까지의 g/cm² 단위의 깊이이다.

광자선의 경우, z_{ref}는 대부분 선질에서 $z_{ref} = 10$ g/cm²가 적용되는데, $TPR_{20,10} < 0.7$인 경우에는 $z_{ref} = 5$ g/cm²를 적용할 수 있다. 전자선의 경우에 $z_{ref} = 0.6R_{50} - 0.1$을 적용하는데, 이때 R_{50}은 g/cm² 단위이다.

광자선의 경우, 원통형 전리함만을 적용하도록 하고 있고, 전자선의 경우에는 만약 $R_{50} < 4$ g/cm² 이면 평판형 전리함을 사용해야 하며, $R_{50} \geq 4$ g/cm² 이면 평판형 및 원통형 전리함을 사용할 수 있다.

TRS-398은 공동의 전하로부터 N_{D,W,Q_0}와 k_{Q,Q_0}만을 적용하여 직접 물속 흡수선량을 결정할 수 있도록 되어 있어 TRS-277에 비하여 절차가 편리하다.

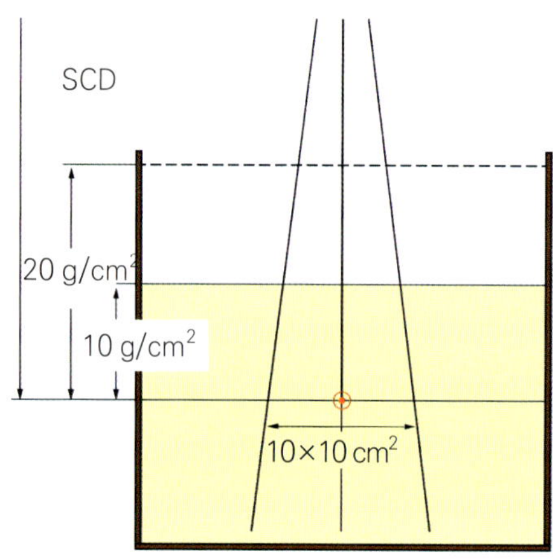

그림 3-16 광자선 선질변수의 결정

$TPR_{20,10}$은 SCD가 일정한 상태에서 깊이 20 g/cm²와 10 g/cm²에서의 흡수선량비로 정의된다.

4 방사선치료의 선량 측정 방법

방사선치료 방법은 치료 기준에 따라 크게 SSD법, SAD법, STD법 세 가지로 구분할 수 있으며, 치료 방법에 따라 측정 방법도 다르다. 그러나 SAD법은 종양을 기준으로 중심축을 일치시키고 있기 때문에 STD법은 사용되지 않고 있으며 방사선치료 장비 및 치료 기술의 발전으로 SSD법도 점차 임상적 적용이 감소하고 있다. 치료 거리는 기준점에 따라 다음과 같이 간단하게 정의할 수 있다(그림 3-17).

- **치료 거리에 따른 방사선치료 방법**
  - SSD법: 선원 - 표면(피부면)간 거리(source-to-surface(skin)-distance; SSD)
  - SAD법: 선원 - 회전 중심간 거리(source-to-axis-distance; SAD)
  - STD법: 선원 - 종양 중심간 거리(source-to-tumor-distance; STD)
- **선량 측정에서 사용되는 거리**
  - SCD: 선원 - 챔버간 거리(source-to-chamber-distance; SCD)
  - 기준점(reference point): 최대 선량 지점(d_r, d_{max})
  - 교정점(calibration point):
    - 깊이에 따른 선량의 변동이 최소화되어 안정된 지점(dc)
    - 최대 선량의 약 80% 지점
    - 과거는 5 cm 깊이를 권고하였으나 최근 10 cm 깊이를 권고하고 있음.

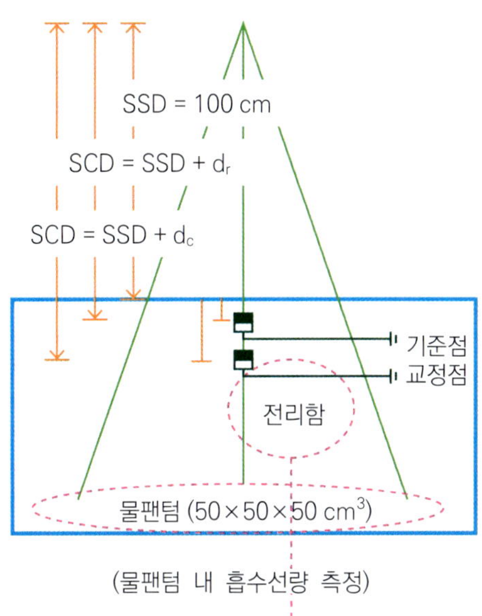

(물팬텀 내 흡수선량 측정)

SSD = 100 cm

SCD = SSD + d_r

(공중조사선량 측정)

- 전리함
  - 부피; 치료 ≤ 0.6 cm³ ≤ 진단
  - 길이; 3 cm 이하 사용

- 빌드업 캡
  주어진 에너지에서 빌드업이 되도록 충분한 두께의 빌드업 캡을 씌운 전리함 사용

[A] SSD 법에 의한 측정 방법

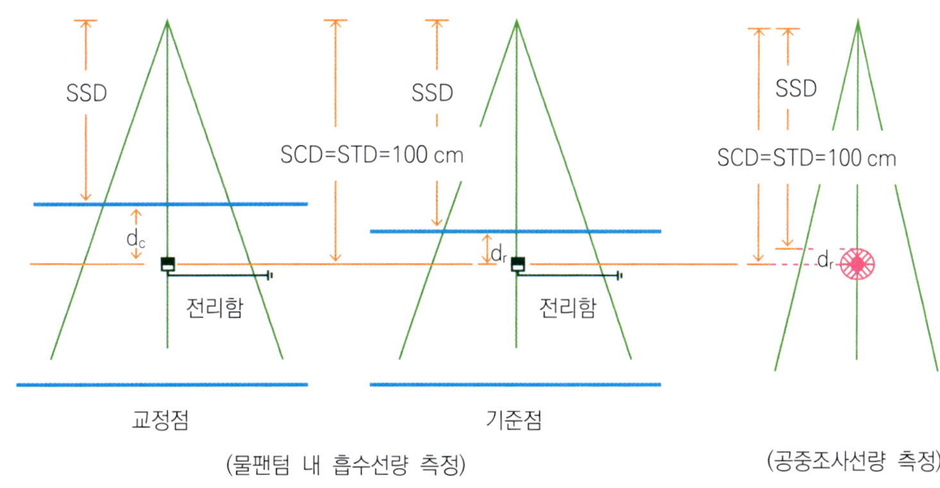

(물팬텀 내 흡수선량 측정)

SSD

SCD=STD=100 cm

d_r

(공중조사선량 측정)

[B] SAD, STD 법에 의한 측정방법

그림 3-17 방사선치료 기술에 따른 선량 측정 방법

표 3-6 광자선과 전자선의 에너지에 따른 기준점과 교정점 깊이

기준점 (D_{max})				교정점 (cm)	
X, γ-ray (cm)		Electron Beam (mm)			
^{137}Cs	0.15	$1 \le E_0 < 5$ MeV	$D_{surface}$	^{60}Co	5
^{60}Co	0.5	$5 \le E_0 < 10$ MeV	10	2~10 MV	5
4 MV	1	$10 \le E_0 < 20$ MeV	20	11~25 MV	7
6 MV	1.5	$20 \le E_0 < 30$ MeV	30	26~35 MV	10
8 MV	2				
10 MV	2.5				
15 MV	3				
20 MV	4				
30 MV	5				

■ 광자선 기준점
- ^{137}Cs = 0.15 cm, ^{60}Co = 0.5 cm, $\frac{4 \sim 10\ \text{MV}}{4}$, $\frac{11 \sim 20\ \text{MV}}{5}$, $\frac{20 \sim 30\ \text{MV}}{6}$

■ 전자선 기준점
- 기준점; 1 ~ 4 MeV : S, 5 ~ 10 MeV : 10 mm,
  10 ~ 20 MeV : 20 mm, 20 ~ 30 MeV : 30 mm
- 최대비정; R_{max} = E [MeV] × 1/2
- 치료유효깊이 (80% dose) = E [MeV] × 1/3
- 90% 깊이선량 = E [MeV] × 1/4

고에너지의 광자가 물질에 조사되면 물질 속은 광자 뿐만 아니라 광자에 의해 발생된 이차전자와 부가 방사선이 유입되어 입사 표면에서 기준점 깊이까지 선량이 증가하고 그 이후부터 광자 자신의 에너지만 흡수된다. 따라서 국제방사선단위측정위원회는 선량의 변동이 비교적 안정된 교정점 깊이에서 측정한 흡수선량 (D_c)으로부터 기준점 깊이의 흡수선량 (D_r)를 구하도록 권고하고 있다.

측정에 사용되는 선량계는 ^{60}Co 감마선원으로 교정 받은 기준선량계 (reference dosimeter)를 사용해야 하며, 체적이 0.6 cm^3 이하이고 길이가 3 cm 미만인 것을 사용할 것을 권고하고 있다. 또한 측정 과정에서 기준선량계의 오작동 등의 측정 오류를 최소화할 수 있도록 확인용 선량계를 동시에 사용하여야 한다. 임상적으로 선량계들은 실린더형 전리함을 가장 많이 사용하고 있다.

방사선량 측정 방법은 그림 3-17과 같다. 3D 물 팬텀 내에 기준선량계를 위치시키고, 선원에서 기준 거리인 100 cm을 정확하게 일치시킨다. 이 경우 SSD법은 기준 거리를 표면으로 하고 SAD 또는 STD법은 회전 중심과 종양 중심으로 한다. 그리고 점검용 선량계를 광자선속 내에 기준선량계의 영향이 없는 곳으로 설치해야 한다. 교정점 깊이에서 흡수선량을 측정한다면 SSD법은 선원 - 표면간 거리 (SSD)를 100 cm으로 하고 교정점 깊이 (d_c)에 기준선량계를 위치시킨다 (SCD = SSD + d_c). 또한 SAD 또는 STD법은 선원-챔버간 거리 (SCD)를 100 cm으로 하고 3D 물 팬텀 내에 증류수를 교정점 깊이 (d_c)만큼 유입시킨다 (SSD = SCD - d_c). 기준점 깊이에서 흡수선량 측정도 동일한 방법으로 시행한다.

Ⅲ. 인체(팬텀)에서 흡수선량

방사선이 인체에 조사되면 다양한 인자들에 의해서 선량 및 선량분포가 변화할 수 있다. 따라서 선량 및 선량분포 변화에 대하여 알아보기로 한다.

광자선이 팬텀(또는 인체)에 조사될 때 팬텀 속의 선량분포는 에너지, 기하학적 인자, 치료보조기구, 팬텀물질 등에 의존한다. 광자선에 대한 흡수선량은 팬텀 속 빌드업 깊이 이후에서 대체로 감소하는데, 이러한 경향은 광자선 에너지가 낮을수록 급격하게 감소하는 특징을 가진다. 선량분포에 영향을 미치는 중요한 기하학적 인자는 SSD와 조사면이다. 선형가속기의 경우에 기준 SSD는 대부분 100 cm를 사용하며 조사면의 면적은 기준 SSD에서 정의된다. SSD의 증가에 따라 팬텀속 선량은 근사적으로 거리역제곱에 따라 감소하며, 조사면의 면적이 증가할수록 선량은 증가하는 경향을 보인다.

차폐블록, 필터, 보상체와 같은 대부분 치료보조기구는 팬텀속 선량에 직접 영향을 미친다. 특히 필터의 경우에 사용하는 에너지에 따른 투과 특성을 사전에 조사하는 것이 필요하며 나아가서 조사면 의존성에 대해서도 평가가 필요할 수 있다.

흡수선량은 팬텀 또는 물질의 종류에 의존한다. 이는 동일한 에너지 및 기하학적 조건에서도 대상 물질의 성분에 따라 방사선의 상호작용이 다르기 때문이다. 따라서 선량측정시 물과 같은 기준 물질에 대한 인자들을 물과 다른 물질에 직접 적용할 수 없다. 물에서 측정한 흡수선량을 인체 선량계산에 적용하는 경우에도 각 장기의 밀도(또는 전자밀도)에 대한 보정을 취해야 관심점의 선량을 보다 정확하게 구할 수 있다.

선량 및 선량분포 변화인자는 다음과 같다.

■ **선량 및 선량분포 변화인자**

- ▹ 기계적 요인: 방사선의 종류 및 에너지(선질), SSD, 조사면의 크기 및 형태
- ▹ 피사체 인자: 피사체의 크기, 조사 부위의 표면의 형태, 불균질부(heterogeneous part; 골, 폐, 공동 등)에 존재하는 조직 밀도
- ▹ 의도적 변화 인자: 볼루스, 조직보상여과기, 쐐기필터, 조사방향 등

---

1 공중선량(Air dose, D_a or Dose in free space, D_{air}, D_{fs})

공중선량(D_a)은 선속 중심선상에서 어느 한 점의 공기 중의 선량을 말한다. 그림 3-18 [A]와 같이 1차선만 측정한 "입사선량"라고 한다.

2 표면선량(Surface or skin dose, D_s)

표면선량(D_s)은 피부선량과 같은 의미로서, 광자선이 물질 속으로 입사할 때 물질의 입사면에서의 흡수선량을 말한다(그림 3-18[B]). 입사면의 흡수선량은 입사 광자 뿐 만 아니라 깊은 곳에서 발생된 산란 광자선의 영향을 받는다. 즉 피부면에서 1차선의 공중선량(D_a)에 후방산란선량(D_b)을 부가시킨 선량으로 다음 식과 같이 구할 수 있다.

$$D_s = D_a + D_b \tag{3.52}$$

표면선량을 좌우하는 인자는 다음과 같다.

- 표면선량 증가요인
  - ▹ 낮은 광자 에너지
  - ▹ 조사면 크기 증가
  - ▹ SSD가 감소
  - ▹ Filter의 원자번호가 낮고 두께가 얇은 경우
- 저에너지 광자는 장파장의 함유량이 증가되어 후방산란이 증가되고 전방산란이 감소하여 표면(피부)선량이 증가된다.
- 피부 보호 효과(skin sparing effect)를 고려하기 위해서는 방사선 에너지를 증가시켜야 한다.

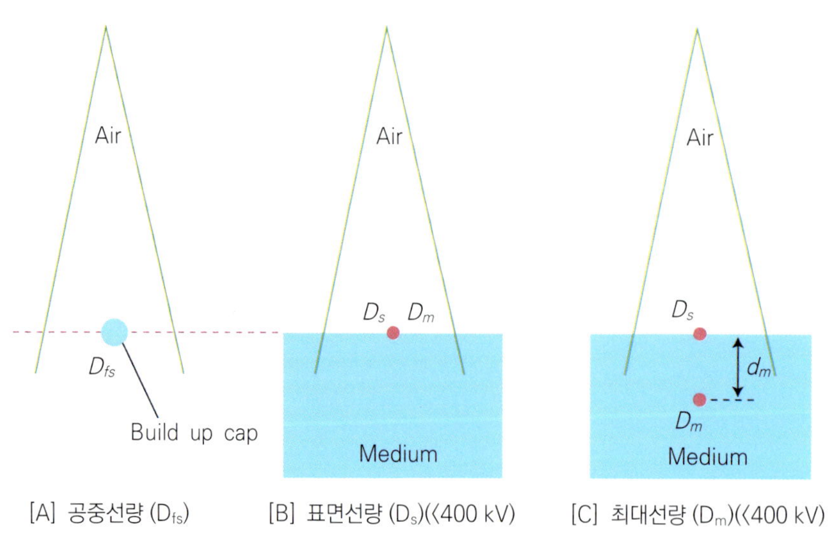

그림 3-18 공중선량(D_{fs}), 표면선량(D_s), 최대선량(D_m)의 정의

3 최대선량 (Maximum dose, D_{max}, D_m)

최대선량(D_{max})은 방사선을 인체에 조사할 때 인체 내의 빔 중심축상에서 가장 큰 흡수선량을 말한다(그림 3-18[C]). 낮은 에너지 광자의 경우에 이차전자의 비정이 짧아서 에너지 흡수는 표면에서 최대가 되고 깊이에 따라 감소한다. 따라서 최대선량은 표면선량과 같다. 그렇지만 높은 에너지 광자들인 경우, 표면에서 높은 에너지의 이차전자를 생성시키기 때문에 이차전자의 긴 비정으로 인하여 최대선량은 약간 깊은 곳에 위치한다. 이 현상은 앞에서 설명한 빌드업에 의한 효과로서 고에너지 광자선의 경우에 표면선량은 최대선량보다 낮다. 따라서 엑스선의 최대선량은 약 400 kV 이하 엑스선의 경우에 표면의 흡수선량으로 정의하고, 이보다 높은 경우에 빌드업 깊이로 정의하며, 표 3-7에 고에너지 광자선 및 전자선의 빌드업 깊이를 나타내었다.

- **광자 에너지에 따른 최대선량**
  - 400 kV 이하: 표면선량이 최대선량 ($D_s = D_{max}$)
  - 400 kV 이상: 빌드업 깊이에서의 심부선량이 최대선량 ($D_{d_m} = D_{max}$)
- **빌드업 (Build-up) 현상**
  - 방사선 에너지가 높게 되면 표면선량보다 특정 깊이까지는 길이가 길어질수록 선량이 증가하며 어떤 지점에서 최대선량이 되는 현상 (이차전자평형 또는 하전입자평형)
  - Build-up 싶이를 최대선량 깊이 또는 기준점 깊이라 한다.

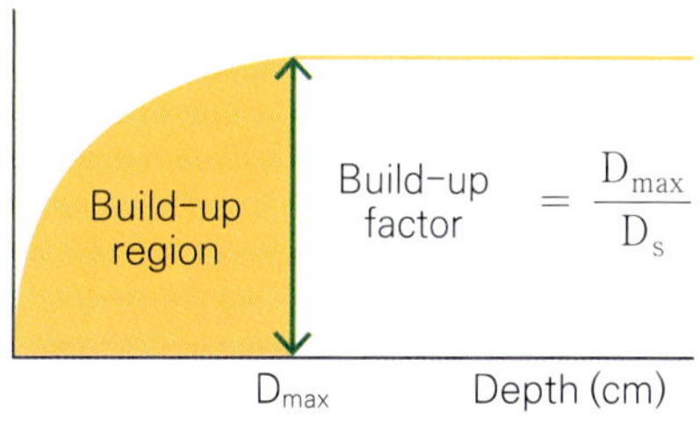

4 산란계수 (Scatter factor)

입사 방사선은 매질을 통과하면서 산란하여 최초의 진행 방향이 바뀌게 된다. 방사선 에너지(선질)가 낮으면 광자 뿐 만 아니라 광자와 물질과의 상호작용으로 발생하는 이차전자 및 부가방사선은 전방 산란보다는 후방 산란 확률이 높다. 그러나 점차 에너지가 증가함에 따라 이차전자의 비정은 전방으로 향하게 됨으로써 조직 내 전자 밀도가 이 비정에 도달할 때까지는 점차 깊이 선량이 증가되는 빌드업 현상이 발생한다. 이 과정에서 최대선량의 측정 위치도 그림

3-19와 같이 변화되며 광자 에너지에 따른 산란계수를 다음 표 3-7에 나타내었다.

후방산란계수(back scatter facter; BSF)는 빔 중심축 상에서 최대선량과 같은 지점에서의 공중선량과의 비를 의미하는 것으로 400 kV 이하의 광자(최대선량이 표면선량) 에너지의 BSF는 (3.53)식과 같이 정의되며 400 kV 이상의 광자(최대선량이 어느 깊이에서의 심부선량) 에너지의 BSF는 (3.54)식과 같이 정의된다. 이때 후방산란계수는 빔 중심축상의 최대선량 깊이에서 조직공중선량비(tissue-air ratio; TAR)과 같다.

400 kV 이하: $BSF = \frac{D_s}{D_a}$ (3.53)

400 kV 이상: $BSF = \frac{D_{max}}{D_a} = TAR(d_m, r_{d_m})$ (3.54)

r_{d_m}: 최대 선량 깊이 d_m에서의 조사면

후방산란계수는 그림 3-20과 같이

[1] 에너지(선질)이 감소할 경우

[2] 조사면이 클 경우

[3] 피사체 두께가 두꺼울수록 증가한다.

단, SSD 의존성은 없다.

후방산란인자는 팬텀속 산란선들의 후방산란으로 인한 흡수선량의 기여와 관계가 있다. 이는 저에너지 광자의 경우에 두드러지며, 고에너지 광자들은 대부분 전방산란을 하기 때문에 후방산란의 영향은 그다지 크지 않다. 따라서 BSF는 저에너지 광자에서 크며 고에너지에서 거의 1에 가깝다.

표 3-7 에너지에 따른 산란계수의 정의

Energy	D_{max}	Scatter factor
400 kV 이하	표면선량(D_s)	후방산란계수 (Back Scatter Factor; BSF)
400 kV	BSF_{max} (선질; HVL = 0.6 mmCu)	
400 kV 이상	임의의 깊이에서 심부선량 (Build up)	전방산란계수 (Peak Scatter Factor; PSF)

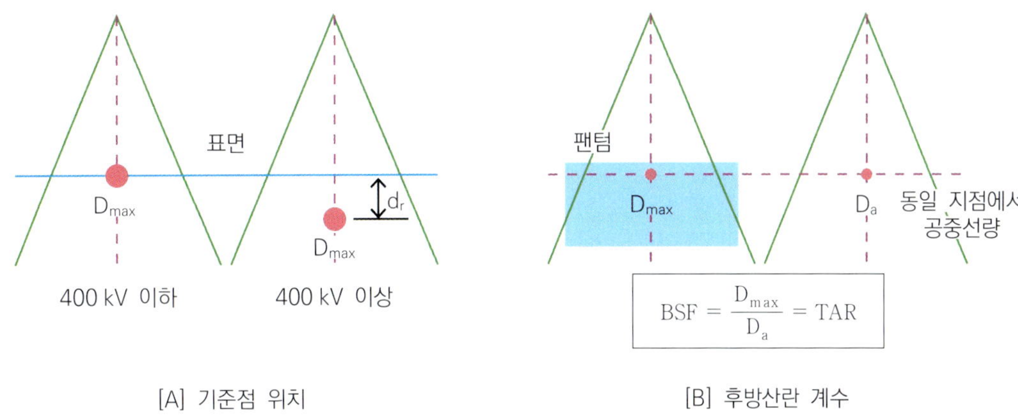

그림 3-19 **에너지에 따른 기준점의 위치와 후방산란계수**

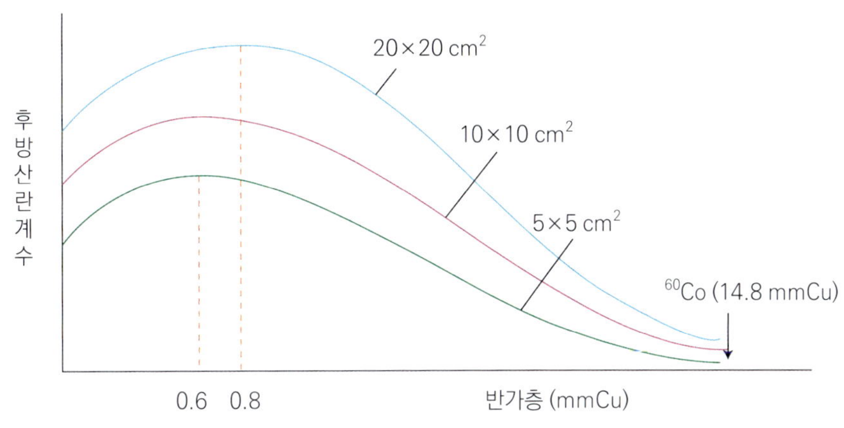

그림 3-20 **광자에너지(선질)와 조사면 크기에 따른 후방산란계수**

5 심부선량 (Depth dose, D_d)

심부선량은 흡수체 내의 어떤 깊이에서의 1차선과 2차선을 합한 흡수선량이다. 방사선을 팬텀 또는 인체에 조사할 때 인체 내의 심부선량은 방사선의 종류, 깊이, 콜리메이터시스템, 입사각도 (조사방향)에 영향을 받는다.

[1] 방사선의 에너지가 높을수록

[2] 조사면이 크고

[3] SSD가 작을수록 심부선량은 증가한다.

기타 흡수체의 크기, 표면형태, 불균질부 등의 조직밀도에 따라 변화한다.

또한 빔 중심축 상에 따른 심부선량의 변화를 정의하는 목적으로 사용되는 양으로
[1] Percent depth dose (PDD, %DD)
[2] Tissue-air ratio (TAR)
[3] Tissue-phantom ratio (TPR)
[4] Tissue-maximum ratio (TMR) 등이 있다.

- **종양선량 (tumor dose)**: 종양체적의 중심에 전달되는 흡수선량
- **조직선량 (tissue dose)** 또는 **장기선량 (organ dose)**: 종양을 제외한 주변의 정상조직 또는 장기에 전달되는 흡수선량
- **작용선량 (active dose)**: 피사체의 어느 부분에 있어서 직접 작용하는 1차선, 2차선의 총선량
- **처방선량 (given dose)**: 한 빔에 있어서 최대 선량지점에 전달되는 흡수선량
- **규격화 선량 (normalized dose)**: 어떤 기준점의 특정 흡수선량에 대한 다른 위치의 상대적 흡수선량

6 심부선량 백분율 (Percent depth dose, PDD, %DD)

심부선량 백분율 (PDD)은 SSD가 일정한 상태 (SSD법)에서 깊이에 따른 선량분포를 나타내는 측정량으로 중심축상의 기준점 깊이 (reference depth, d_r) 또는 최대선량 깊이 (d_m)에서의 최대선량 (D_{max})에 대한 어느 깊이에서의 흡수선량 (D_d)을 백분율로 나타낸 것이다.

400 kV 이하: $$PDD = \frac{D_d}{D_s} \times 100(\%) \qquad (3.55)$$

400 kV 이상: $$PDD = \frac{D_d}{D_m} \times 100(\%) \qquad (3.56)$$

최대선량 깊이 (d_m)는 400 kV 이상의 고에너지 엑스선에서는 최대선량깊이로 정의하며, 그 이하 엑스선에서는 표면으로 정의한다.

심부선량 백분율을 좌우하는 인자에 대한 의존성을 정리하면 다음과 같다.

- **심부선량 백분율의 좌우 인자에 대한 의존성**
  - ▹ 에너지 (선질): 에너지가 증가할 경우 크다.
  - ▹ 조사면 크기 및 형태: 조사면이 크고 정형 (regular field)일 경우
  - ▹ SSD가 증가할 경우
  - ▹ 필터의 두께가 증가하거나 원자번호가 증가될 경우
  - ▹ 깊이가 얕을수록 PDD는 증가한다.

1) 에너지 (선질) 의존성

에너지가 높을수록 투과력이 강하기 때문에 심부선량 백분율은 증가한다. 그림 3-21과 같이 최대선량 깊이 (d_m) 이후에서 깊이가 증가함에 따라 광자 에너지 플루언스가 지속적으로 감소되기 때문에 PDD는 감소한다. 또한 깊이에 따른 광자선 강도 (세기)의 감쇠는 에너지 (선질)에 직접 의존하므로 저에너지보다 고에너지에서 PDD는 증가한다.

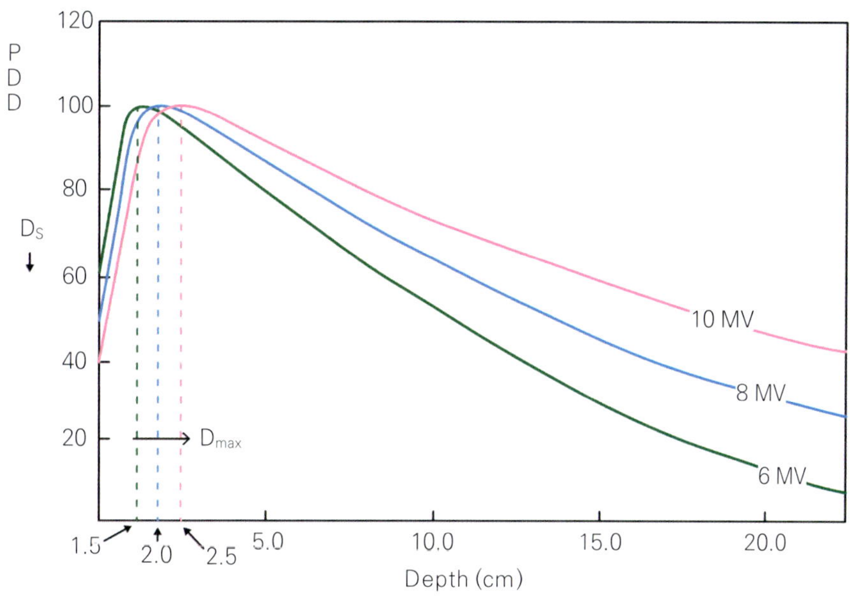

그림 3-21 **광자 에너지에 따른 중심축 상의 심부선량분포**

2) 조사면 크기 및 형태의 의존성

최소 조사면 $0 \times 0\ cm^2$에 대한 심부선량은 산란선의 영향이 거의 없는 1차선이라고 볼 수 있다. 그러나 조사면이 커지면 콜리메이터와의 충돌 단면적이 증가되고 물질의 상호작용 단면적이 증가되기 때문에 부가 산란선이 증가 된다. 이러한 산란선량의 증가는 최대선량 깊이 (d_m)에서 보다 더 깊은 곳에서 증가되므로 PDD는 조사면이 클수록 증가한다. 조사면 크기에 따른 의존성은 최대선량 깊이 (d_m) 이전의 빌드업 영역에서는 크게 차이가 없으나 최대선량 깊이 (d_m) 이후부터 산란선의 영향으로 PDD는 크기에 비례하여 증가한다.

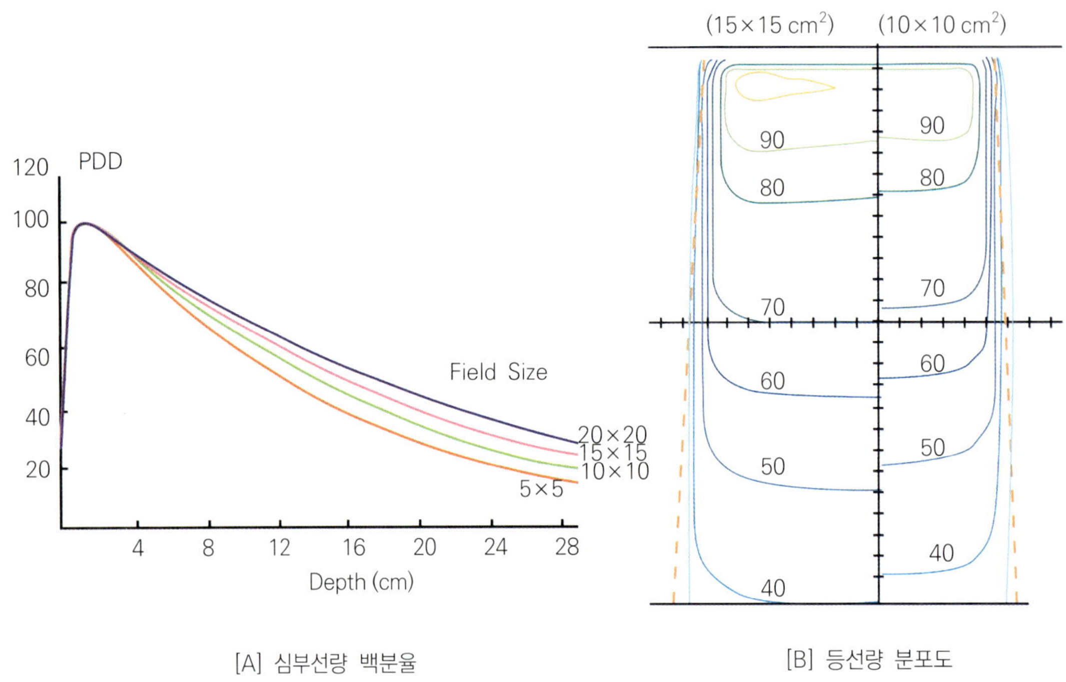

[A] 심부선량 백분율

[B] 등선량 분포도

그림 3-22 조사면 크기에 따른 중심축 상의 심부선량분포

또한 실제 종양 치료에 사용되는 조사면은 대부분 직사각형 형태의 부정형 조사면을 사용하고 있으나 조사면이 가로와 세로 비가 다른 직사각형으로 되면 동일한 면적의 정사각형 조사면보다 PDD가 감소하게 된다. 반면에 치료계획시스템에 적용되는 선속 데이터는 정사각형 조사면을 사용하고 있다.

조사면은 기하학적 또는 측정학적 정의를 가진다. 기하학적 정의에서는 콜리메이터의 끝점과 선원의 중심을 연결하여 작도된 빔축에 수직한 투영평면을 의미한다. 측정학적 정의는 물리적 정의라고 하는데, 선원과 일정 거리에서 빔축에 수직한 평면상에 나타낸 등선량 곡선에서 선량 50%를 가지는 점들을 연결한 평면의 면적을 의미한다. 대부분 교재에서 조사면이라고 하면 기하학적 정의로 선원과의 기준거리(SSD 또는 SAD)에서 투영된 사각형의 면적을 의미한다. 조사면의 면적은 산란선과 관계가 있어서 면적이 증가할수록 산란선의 기여가 크다. 따라서 대부분 선량계산 인자들은 조사면의 크기에 강하게 의존한다.

환자의 선량계산을 위하여 측정으로 구하는 인자들은 대부분 정사각형 조사면에 대한 값들이다. 그렇지만 실제 임상에서는 정사각형보다 직사각형 조사면이 많이 사용된다. 이때 $a \times b$의 면적을 가지는 직사각형 조사면은 다음과 같은 식을 사용하여 등가 정사각형 조사면 면적으로 변환할 수 있다.

$$A/P = \frac{a \times b}{2(a+b)} \tag{3.57}$$

여기서 A/P는 면적/둘레(area/perimeter)의 의미하며 그림 3-22에 제시하였다. 이 식을 사용하면 정사각형의 한변의 길이는 $4 \times A/P$와 같다. 예를 들어 $10 \times 12\ cm^2$ 조사면에 대한 A/P는 10×12/2(10+12)=2.7이며, 4 × 2.7=10.8이므로, 곧 10.8 × 10.8 cm^2와 등가이다.

만약 직사각형 조사면을 등가의 원형 조사면으로 변환하고자하면, 면적 = $[4(A/P)]^2 \pi r^2$이므로 등가 원형조사면의 반경은 다음과 같다.

$$r = \frac{4 \cdot A/P}{\sqrt{\pi}} = 2.26 \cdot A/P \tag{3.58}$$

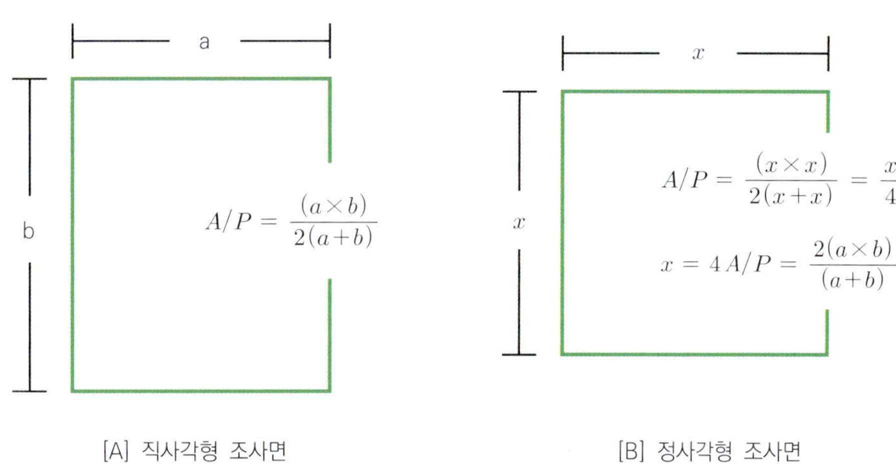

그림 3-23 Sterling 등에 의해 고안된 근사적인 등가조사면 계산법

3) 선원-표면간 거리(SSD)의 의존성

SSD가 증가하면 PDD는 증가한다. 실제 광자 에너지 플루언스는 거리의 제곱에 반비례하여 감소된다. 그러나 PDD는 최대선량(D_{max})에 대한 어느 깊이의 심부(깊이)선량(D_d)의 상대적인 비율이다. 따라서 비록 한 점에서 실제 도달되는 흡수선량은 SSD가 증가할수록 감소하고 있을지라도 최대선량(D_{max})에 대한 상대적인 선량인 PDD는 SSD가 증가할수록 증가한다.

예를 들면, 표면에서 조사면을 $10 \times 10\ cm^2$라 할 때 SSD = 80 cm와 SSD = 100 cm에 대한 깊이 10 cm에서 조사면의 변화를 간단한 비례식으로 나타내면

SSD = 80 cm 일 때 10 cm 깊이의 조사면은

$$80 : 10 = 90 : x$$

$$x = \frac{900}{80} = 11.25\ cm$$

SSD = 100 cm 일 때 10 cm 깊이의 조사면은

$$100 : 10 = 110 : x$$

$$x = \frac{110}{100} = 11.00\ cm$$

따라서 동일 10 cm 깊이에서 SSD = 80 cm 보다 SSD = 100 cm 일 때 11.25 : 11.00 = 1.0227 : 1의 비율로 조사면이 감소하고 조사면의 감소만큼 선량은 감소하게 된다. 그러므로 동일 최대선량 (D_{max})에 대한 10 cm 심부선량은 SSD = 80 cm 보다 SSD = 100 cm 일 때 2.27% 선량이 감소한다. 따라서 그림 3-24와 같이 SSD가 증가하면 PDD는 증가한다.

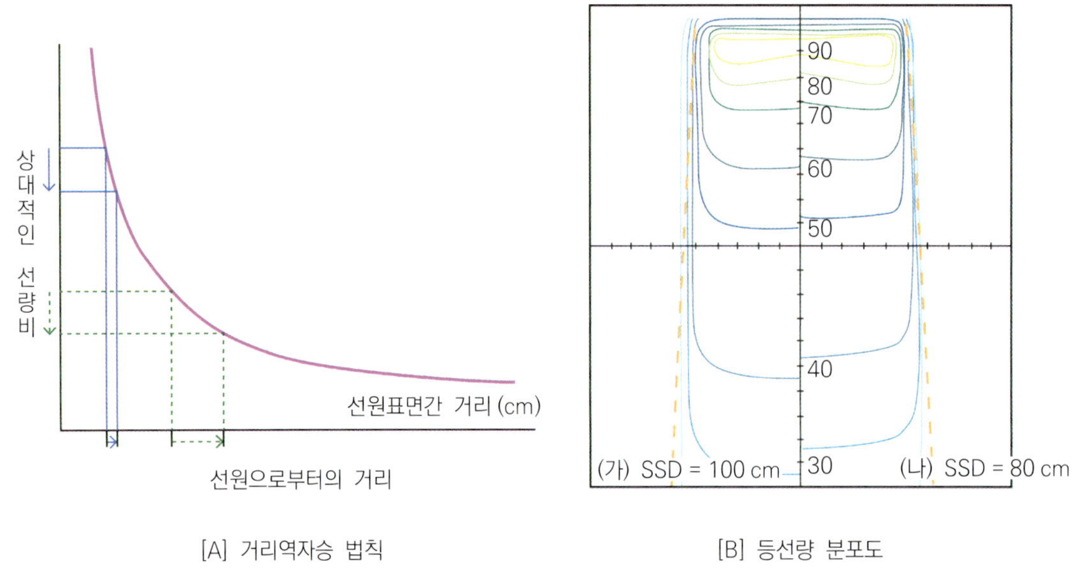

[A] 거리역자승 법칙　　　　[B] 등선량 분포도

그림 3-24 선원-표면간 거리(SSD)에 따른 중심축 상의 심부선량분포

그림 3-25는 SSD에 따른 PDD의 변화는 고찰하기 위한 개념도이다.

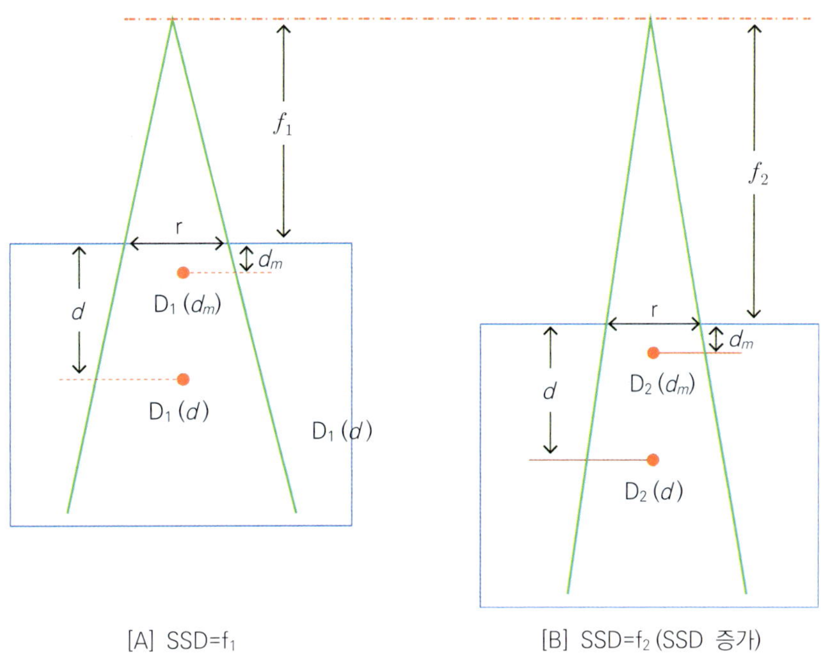

그림 3-25 SSD의 증가에 따른 PDD의 변화 고찰

$$PDD_1 = 100 \cdot \frac{D_1(d)}{D_1(d_m)} = 100 \cdot \left(\frac{f_1 + d_m}{f_1 + d}\right)^2 \cdot \frac{e^{-\mu d}}{e^{-\mu d_m}} \cdot A(f_1, r, d) \tag{3.59}$$

여기서 $e^{-\mu d}/e^{-\mu d_m}$은 깊이 d와 d_m에서 방사선 펜슬빔의 세기 비를 나타내며, A(f$_1$, r, d)는 깊이 d에서 펜슬빔에 추가되는 산란선의 양을 의미한다. 이러한 방법으로 우측의 측정 기하학적 구조에 적용하면 PDD의 표현은 다음과 같다.

$$PDD_2 = 100 \cdot \frac{D_2(d)}{D_2(d_m)} = 100 \cdot \left(\frac{f_2 + d_m}{f_2 + d}\right)^2 \cdot \frac{e^{-\mu d}}{e^{-\mu d_m}} \cdot A(f_2, r, d) \tag{3.60}$$

(3.59) 및 (3.60)식에서 펜슬빔이 SSD에 의존하지 않는다고 가정하면, 근사적으로 $A(f_1, r, d) \simeq A(f_2, r, d)$로 놓을 수 있다. 따라서 PDD_2는 다음과 같다.

$$PDD_2 = PDD_1 \cdot \left(\frac{f_2 + d_m}{f_1 + d_m}\right)^2 \cdot \left(\frac{f_1 + d}{f_2 + d}\right)^2 \tag{3.61}$$

우변에서 PDD_1에 곱해지는 인자를 분리하여 F로 정의하면,

$$F = \left(\frac{f_2 + d_m}{f_1 + d_m}\right)^2 \cdot \left(\frac{f_1 + d}{f_2 + d}\right)^2 \tag{3.62}$$

이 인자를 메이네로드 F 인자(Mayneord F factor) 또는 단순히 F-factor 라고 한다. F-factor는 f_2가 f_1보다 크면 언제나 1보다 크다. 이것은 PDD_2가 언제나 PDD_1보다 크다는 것을 의미한다. 즉, SSD가 증가하면 PDD는 증가한다.

4) 깊이와 필터에 대한 의존성

일반적으로 깊이가 증가함에 따라 PDD는 감소한다. 이것은 선원에서 거리가 멀어지므로 거리의 역자승 법칙에 의한 감쇠와 피사체 속을 통과하는 거리가 증가되므로 물질과의 상호작용에 의한 감쇠가 커지기 때문이다. 고에너지의 광자의 경우 PDD는 빌드업 깊이(최대선량 깊이)까지는 표면으로부터 점차 증가하다가 그 이후부터는 깊이에 따라 점차 감소된다.

필터의 두께가 두꺼워지거나 원자번호가 증가하면 광자선 속은 필터에 의해 장파장의 함유량은 감소되어 선질이 증가하기 때문에 흡수체 내에서 평균 투과력이 증가되어 PDD는 증가하게 된다.

7 조직공중선량비(Tissue-air ratio; TAR)

조직공중선량비(TAR)은 조직선량과 공중선량의 비로서 조직의 흡수선량을 그 위치의 공중선량(조직이 없을 때)으로 나눈 값으로 정의된다.

$$TAR(d, r_d) = \frac{D(d, r_d)}{D_{fs}(r_d)} \tag{3.63}$$

그림 3-26은 TAR의 정의를 나타내며 TAR을 알고 있는 경우에 공중선량을 측정함으로써 조직의 흡수선량을 결정할 수 있다. TAR은 회전조사에 대한 선량계산시 적용될 수 있는데 이때는 조사되는 모든 각도에 대하여 깊이별 평균 $\overline{TAR}$이 적용된다.

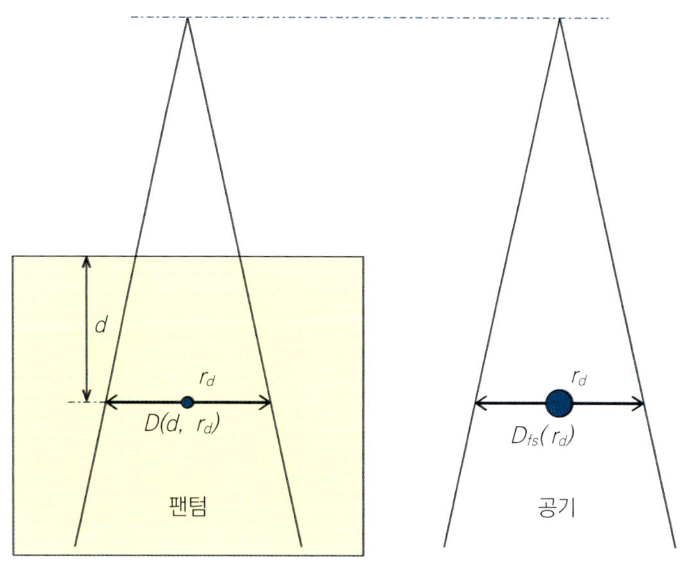

그림 3-26 조직공중선량비(TAR)의 정의

TAR은

[1] SSD 의존성이 없다.

[2] 에너지(선질)가 증가할수록

[3] 조사면이 클수록

[4] 깊이가 감소할수록 증가한다.

8 조직팬텀선량비 (TPR)와 조직최대선량비 (TMR)

조직팬텀선량비(tissue phantom ratio; TPR)는 다음과 같이 SCD가 일정한 상태에서 임의 깊이(d)에서의 흡수선량과 기준 깊이(d_0)에서의 흡수선량의 비로 정의된다.

$$TPR(d, r_d) = \frac{D(d,\ r_d)}{D(d_0,\ r_d)} \tag{3.64}$$

TPR은 SSD에 의존하지 않으며 단지 깊이, 조사면, 에너지에 의존하고 조사면과 에너지에 따라 증가한다. TPR의 깊이에 따른 변화는 기준 깊이(d_0) 및 최대선량깊이(d_m)의 정의에 따라 다르다. 그림 3-27은 TPR의 측정방법을 보여준다.

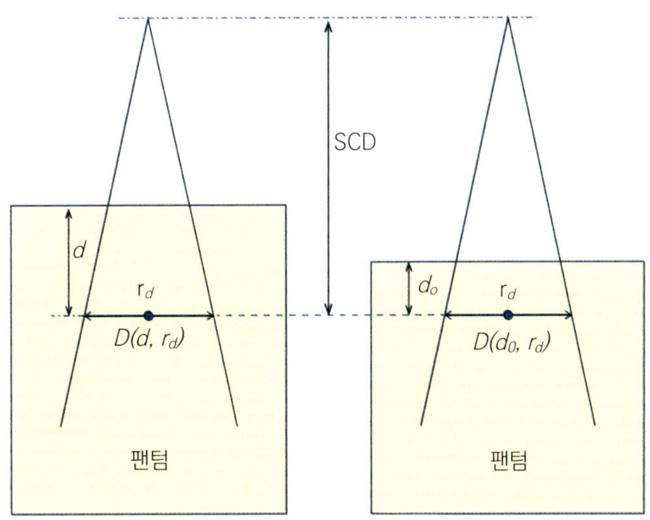

그림 3-27 조직팬텀선량비(TPR)의 정의

조직팬텀선량비는 동일한 SCD 조건에서 측정되며
선질, 깊이, 조사면에 의존하며, SSD의 변화에 무관하다.

여기서 기준 깊이 (d_o)를 최대선량 깊이(d_m)를 정리하면

$$TPR(d_0, r_d) = TMR(d_m, r_d) \tag{3.65}$$

가 된다. 즉 $d_0 = d_m$으로 정의하는 경우에 TMR (tissue maximum ratio)이라고 한다. 따라서 TMR은 조직선량과 최대선량의 비로서 다음과 같다.

$$TMR(d, r_d) = \frac{D(d,\ r_d)}{D(d_m,\ r_d)} \tag{3.66}$$

TPR과 TMR은 SSD에 의존되지 않으므로 임상적으로 TMR 데이터를 이용하여 SAD법에 사용되고 있다.

9 공중산란율 (Scatter-air ratio; SAR)

공중산란율 (SAR)은 산란선량과 공중선량의 비로서 다음과 같다.

$$SAR(d, r_d) = TAR(d, r_d) - TAR(d, 0) \tag{3.67}$$

SAR은 물질 속 산란선의 영향을 계산하기 위한 양인데, 맨틀조사면과 같은 부정형 조사면의 선량계산에 사용될 수 있다. 여기서 TAR(d, 0)은 $0 \times 0\ cm^2$ 조사면에 대한 TAR로서 다음과 같다.

$$TAR(d, 0) = e^{-\bar{\mu}(d - d_m)} \tag{3.68}$$

여기서 $\bar{\mu}$는 주어진 광자선 선질에 대한 평균선감쇠계수이다.

10 최대산란율 (Scatter-maximum ratio; SMR)

최대산란율 (scatter-maximum ratio; SMR)은 다음과 같다.

$$SMR(d, r_d) = TMR(d, r_d) \cdot \frac{S_p(r_d)}{S_p(0)} - TMR(d, 0) \tag{3.69}$$

여기서 $S_p(r_d)$와 $S_p(0)$는 조사면 r_d와 $0 \times 0\ cm^2$에 대한 팬텀산란인자이다. $TMR(d, 0)$는 $0 \times 0\ cm^2$ 조사면에 대한 TMR로서 다음과 같다.

$$TMR(d, 0) = e^{-\mu_e(d - d_m)} \tag{3.70}$$

μ_e는 유효선감쇠계수 (effective linear attenuation coefficient)이다. 이 값은 조사면에 따른 TMR 자료를 외삽하여 결정한 $0 \times 0\ cm^2$ 조사면에 대한 값이다. SMR은 전산화치료계획을 위한 컴퓨터 프로그램에 적용되고 있다.

11 축 이탈비 (Off axis ratio; OAR)

팬텀 속 2차원 또는 3차원적 선량분포를 알기 위해서는 빔축을 따라 횡방향(조사면과 평행한 방향)의 거리에 따른 흡수선량을 측정해야 한다. 이 값이 축이탈비(off axis ratio; OAR)이다. OAR은 다음과 같이 팬텀속 빔축상 임의 깊이에서 조사면과 평행한 방향에 대한 흡수선량 분포를 빔축의 흡수선량으로 나눈 값으로 정의된다.

$$OAR(r,d,OAD) = \frac{D(r,d,OAD)}{D(r,d,0)} \tag{3.71}$$

여기서 OAD (off axis distance)는 중심으로부터 이격된 거리이다. OAR은 OAD, 조사면, 깊이에 의존하는 복잡한 양이지만, 2차원 또는 3차원적 팬텀속 선량분포의 계산에서 중요한 측정량이다. 그림 3-28에서 OAR의 측정방법과 OAD의 정의 그리고 대략적인 OAR 곡선의 형태를 이해할 수 있다. 따라서 조사면 r, 깊이 d에서 측방향으로 OAD 거리에서의 흡수선량은 다음과 같다.

$$D(r,d,OAD) = D_m(r) \cdot TMR(r,d) \cdot OAR(r,d,OAD) \tag{3.72}$$

여기서 $D_m(r)$은 조사면 r에서 최대선량깊이(SAD를 측정거리로 취함)의 흡수선량이다.

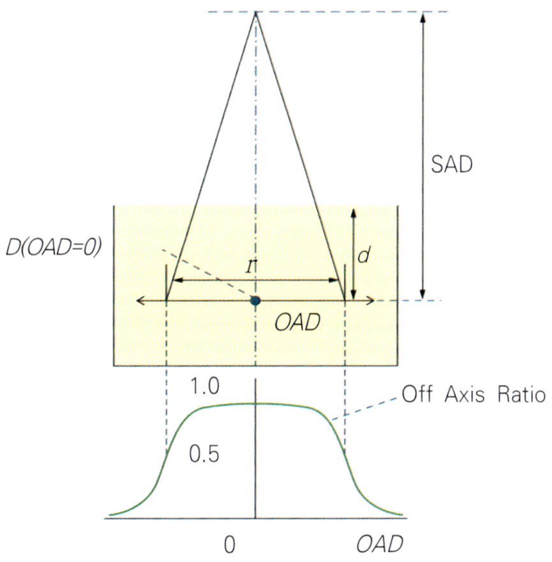

그림 3-28 **축이탈비(OAR)의 정의와 예**

12 적분선량 (Integral dose)

방사선 조사면에 포함된 조직의 흡수선량을 체적에 대하여 적분한 결과로서, 조직에 흡수되는 에너지와 같다. 평행빔의 경우에 표면에서 깊이 d까지의 적분선량은 다음과 같다.

$$I = \int_0^d D(x)\, A\, \rho\, dx \tag{3.73}$$

여기서 D(x)는 깊이 x에서의 흡수선량 A는 조사면의 면적, ρ는 밀도이다. 빔의 확산을 고려한 Mayneord의 적분선량 공식은 다음과 같다.

$$I = 1.44 \cdot D_0 \cdot A \cdot d_{1/2} \cdot \left(1 - e^{-0.693d/d_{1/2}}\right) \cdot \left(1 + \frac{2.88 d_{1/2}}{SSD}\right) \tag{3.74}$$

여기서 D_0는 빔축상 최대선량, d는 환자의 두께, $d_{1/2}$는 흡수선량이 50%로 줄어드는 깊이이다. 적분선량의 단위는 g-cGy 또는 kg-Gy이다. 투과력이 낮은 방사선일수록 적분선량은 증가한다. 즉, 적분선량은 광자선 에너지 증가에 따라 감소한다.

적분선량은 광자선 에너지에 따른 조직에 전달되는 총에너지를 예상할 수 있도록 하므로 치료계획시 에너지의 선택에 유용한 자료가 된다.

13 방사선치료 선량의 계산

1) 기계적 선량 단위 (Monitor unit; MU)

기계적 선량 단위(MU)는 종양에 원하는 선량을 주기 위한 기계적 셋업 단위이다. 어떤 깊이 d에 위치한 종양에 원하는 선량(tumor dose; TD)을 조사하기 위한 모니터 단위는 다음과 같이 정의할 수 있다(그림 3-29).

- MU의 정의
  - ▹ STP (0 ℃, 1기압) 상태에서
  - ▹ 기준 조사면(reference field size) = 10×10 cm^2
  - ▹ 기준 거리(reference distance) = 100 cm
    - SSD법: SSD = 100 cm
    - SAD법: SAD = 100 cm
  - ▹ 기준점 깊이(reference depth. d_r) 또는 최대선량 깊이(d_m)에서
  - ▹ 흡수선량 1 cGy가 도달하기 위한 기계적 셋업 단위

임상 의료기관의 대기압은 표준공기압과 다르고 각각의 환자마다 종양의 크기 및 위치, 깊이나 방사선치료 기법 및 기술 등이 상이하게 다르기 때문에 MU의 정의에 따라 모든 조건들을 보정해서 계산하고 있다.

MU는 정의에 따라 다음과 같이 계산할 수 있다.

$$\text{SSD법: } MU_{SSD} = \frac{Daily\ Tumor\ Dose}{PDD_f \times S_c \times S_p \times W_f \times Tray_f \times SSD_f} \times 100 \tag{3.75}$$

$$\text{SAD법: } MU_{SAD} = \frac{Daily\ Tumor\ Dose}{TMR_f \times S_c \times S_p \times W_f \times Tray_f \times SAD_f} \tag{3.76}$$

PDD_f : 심부선량 백분율 보정 인자

TMR_f : 조직최대선량비 보정 인자

S_c : 콜리메이터 산란 인자

S_p : 팬텀 산란 인자

W_f : 쐐기 필터 보정 인자

$Tray_f$: 음영반 보정 인자

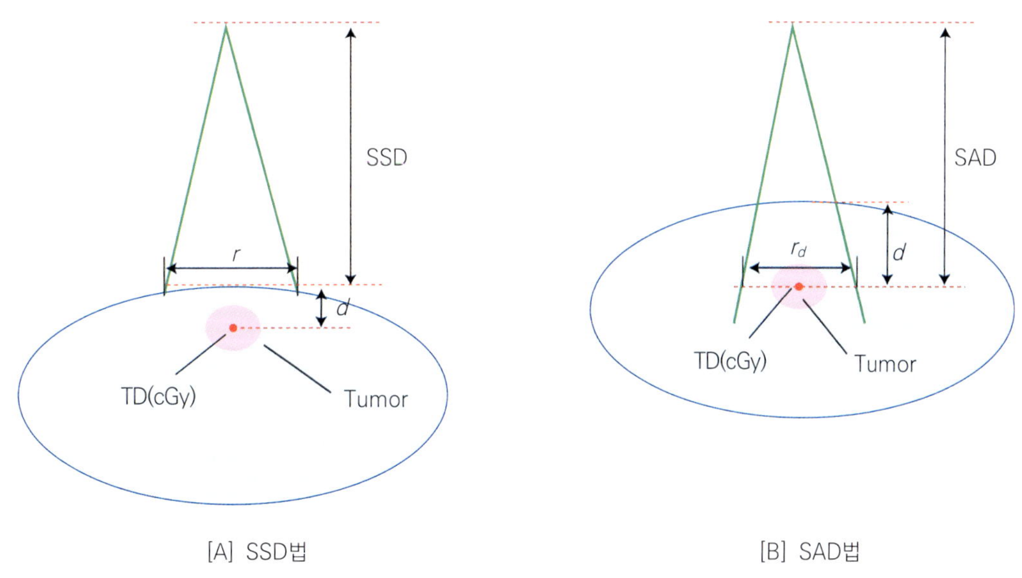

그림 3-29 SSD 치료와 SAD 치료에서 종양선량(TD)의 정의와 조사방법

두 치료 방법의 기하학적 구조의 차이로 인하여 조사시간의 계산도 서로 상이하다.

그림 3-29는 방사선치료 기술(SSD법과 SAD법)에 따른 일일 종양선량의 정의와 조사방법을 보여준다. 만약 조사 조건이 MU의 정의와 같다면 선량 보정 인자들은 모두 1이 되고 결국 원하는 종양선량과 MU는 같다. 그러나 실제 조사 조건은 방사선 에너지(선질), SSD, 조사면, 깊이 등에 따라 공간적 선량분포는 변화된다. SSD법은 기준 거리에서 종양의 깊이가 변화되므로 SSD 의존성을 갖는 PDD 값을 사용하고 SAD법은 회전 중심 또는 종양 중심에 기준 거리를

정하여 SSD 의존성이 없기 때문에 TMR 값을 사용하고 있다. 또한 광자선속의 산란선은 선형가속기의 콜리메이터 시스템과 매질(팬텀) 내에서 조사면의 크기에 비례하여 발생하기 때문에 기준 조사면 10×10 cm^2 보다 크거나 작은 경우 이를 보정하는 인자를 고려해야 한다. 그리고 음영반(tray) 또는 쐐기필터(wedge filter)의 재질 및 두께 등에 의해 광자선속이 감쇠되기 때문에 사용시마다 이를 보정할 필요가 있으며, 기준 거리(reference distance)를 100 cm로 하였으나 선형가속기의 최대 조사면(40×40 cm^2)보다 큰 경우, 기준 거리를 증가시킬 수 있기 때문에 이를 보정해야 한다. PDD와 TMR은 앞에서 언급하였으며, 여기서는 S_c, S_p, $Tray_f$, W_f, SSD_f, SAD_f 등의 선량계산 보정 인자들에 대하여 알아본다.

2) 콜리메이터 산란 인자(Collimator scatter factor; S_c)

콜리메이터 산란인자(collimator scatter factor)는 콜리메이터의 크기에 따른 내벽에서 광자들의 산란 차이로 인한 흡수선량의 변화를 나타낸다. 콜리메이터 산란인자는 공기 중에서 정의되며, 일반적으로 SAD 위치에서 기준 조사면의 흡수선량에 대한 임의의 조사면의 흡수선량(공중선량)의 비와 같다.

$$S_c(r) = \frac{D_{fs}(r)}{D_{fs}(r_0)} \tag{3.77}$$

$D_{fs}(r)$: 치료 조사면(given field size)의 공중선량

$D_{fs}(r_0)$: 기준 조사면(reference field size)의 공중선량

그림 3-30은 콜리메이터 산란인자를 설명하고 있다. 여기서 SCD(source to calibration distance)는 일반적으로 SAD와 같다.

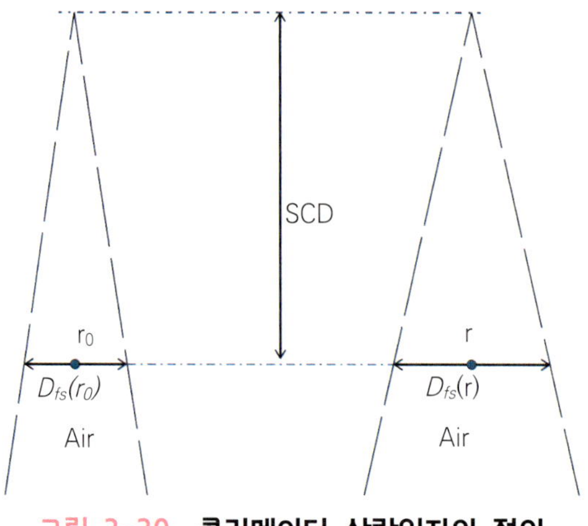

그림 3-30 콜리메이터 산란인자의 정의

r_0는 콜리메이터로 정의된 기준 조사면을 의미한다. SCD는 일반적으로 SAD와 같다.

3) 팬텀 산란 인자 (Phantom scatter factor; S_p)

팬텀 산란인자 (phantom scatter factor)는 팬텀에 조사되는 면적의 차이에 따른 팬텀속 산란의 차이로 인한 흡수선량의 변화를 나타낸다. 팬텀 산란인자는 팬텀속 d_{max}에서 정의되며, 일반적으로 SAD 위치에서 기준 조사면의 흡수선량에 대한 임의 조사면의 흡수선량의 비와 같다. 팬텀 산란인자는 팬텀에서 조사면의 크기만을 고려하므로 그림 3-30과 같이 콜리메이터 크기는 일정한 상태에서 측정된다.

$$S_p(r) = \frac{D(r)}{D(r_0)} \tag{3.78}$$

$D(r)$: 치료 조사면 (given field size)의 팬텀 내 흡수선량

$D(r_0)$: 기준 조사면 (reference field size)의 팬텀 내 흡수선량

그림 3-31은 팬텀 산란인자의 측정을 보여준다. 여기서 SCD는 일반적으로 SAD와 같다.

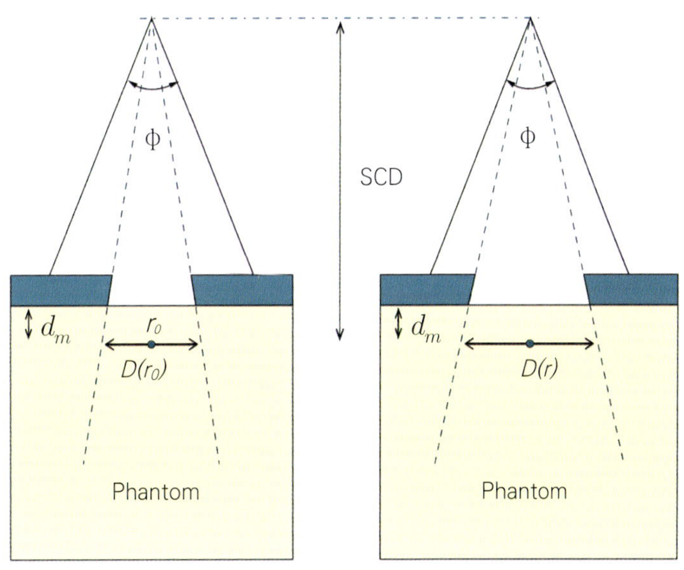

그림 3-31 팬텀 산란인자의 정의

팬텀 산란인자는 동일한 콜리메이터 조건 (Φ)에서 측정된다.

4) 총 산란 인자 (Output factor; $S_{c,p}$)

콜리메이터 조사면의 변화로 인한 팬텀 속 흡수선량은 콜리메이터 산란과 팬텀 산란의 두 가지 인자에 영향을 받는다. 따라서 총 산란인자 (total scatter factor, output factor)를 콜리메이터 산란인자와 팬텀 산란인자의 곱으로 정의할 수 있다.

$$S_{c,p}(r) = S_c \cdot S_p = \frac{D(r)}{D(r_0)} \tag{3.79}$$

그림 3-32는 총 산란인자의 측정방법을 보여준다. S_p의 측정이 어려운 경우에는 S_c와 $S_{c,p}$를 측정한 후, $S_p = S_{c,p} / S_c$와 같이 결정할 수 있다.

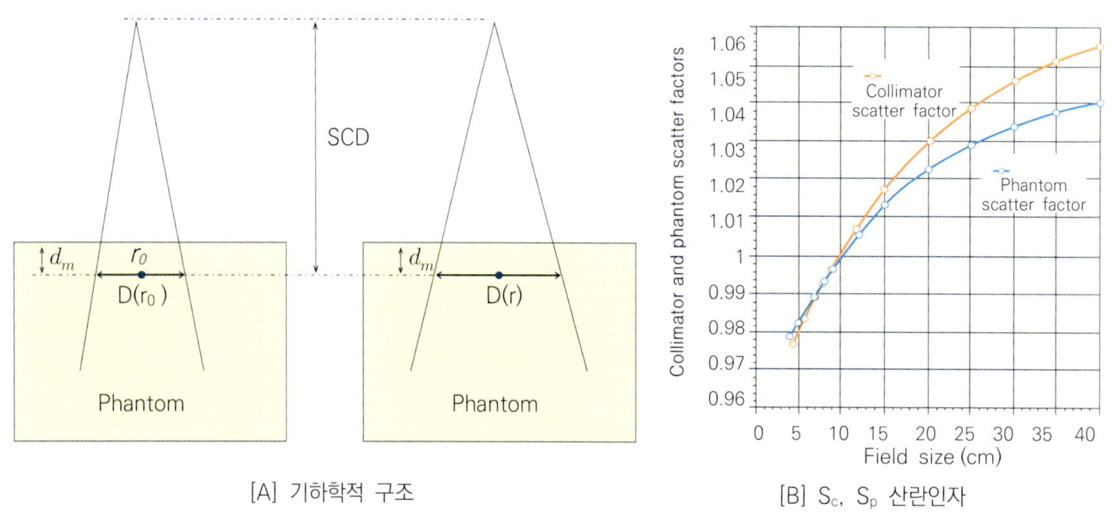

[A] 기하학적 구조　　[B] S_c, S_p 산란인자

그림 3-32 총 산란인자 측정의 기하학적 구조와 S_c, S_p

5) 쐐기필터 보정 인자 (Wedge factor, W_f)

쐐기필터 보정 인자 (wedge factor)는 빔의 중심축 상 쐐기 필터의 투과율을 의미한다. 쐐기 인자의 정의는 선량계산 체계에 따라 차이가 있을 수 있으나, 일반적으로 기준깊이 및 기준 조사면에서 쐐기 필터의 삽입 유무에 따른 선량비로 정의된다 (그림 3-33).

$$W_f = \frac{D_w}{D_{ref}} \tag{3.80}$$

D_w : 쐐기 필터를 사용했을 때 흡수선량

D_{ref} : 쐐기 필터를 사용하지 않았을 때 흡수선량

쐐기필터보정인자 측정의 기준깊이 (d_0)는 일반적으로 10 cm가 적용되며 쐐기필터의 각도에 따라 측정되며 치료계획 수립시 선량계산에서 사용된다.

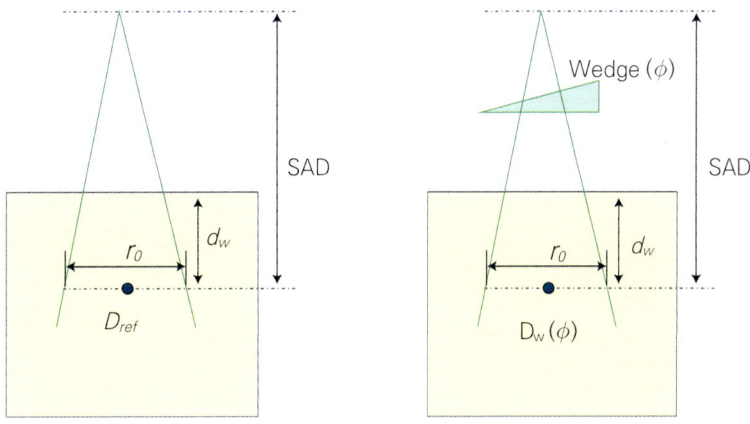

그림 3-33 쐐기 필터 보정 인자의 결정을 위한 기하학적 구조

d_w는 일반적으로 10 cm가 적용된다.

6) 음영반 보정 인자 (Tray factor, $Tray_f$)

음영반 보정 인자 (tray factor)는 트레이가 삽입되었을 때 투과율을 의미한다. 음영반인자는 선량계산에서 음영반에 의한 광자선의 감쇠를 보정하기 위하여 적용한다. 음영반인자의 정의도 쐐기인자와 마찬가지로 선량계산 체계에 따라 차이가 있을 수 있으나, 일반적으로 기준깊이 및 기준 조사면에서 음영반의 삽입 유무에 따른 선량비로 정의된다. 일반적으로 사용되는 음영반 인자는 판의 두께에 의존하면서 TF = 0.96 ~ 0.97 정도를 가진다.

$$Tray_f = \frac{D_{tray}}{D_{ref}} \tag{3.81}$$

D_{tray} : 트레이를 사용했을 때 흡수선량

D_{ref} : 트레이를 사용하지 않았을 때 흡수선량

7) SSD factor (SSD_f)와 SAD factor (SAD_f)

임상에서 치료에 사용되는 SSD 또는 SAD는 다양할 수 있으므로, 계산 대상 SSD 또는 SAD는 기준 SSD 또는 SAD와 다를 수 있다. 따라서 치료시간의 계산에서는 이를 고려해야 한다.

SSD factor (SSD_f)는 현재 계산에서의 SSD + d_m이 출력교정을 정의하는 SCD (교정조건에서의 SCD)와 다른 점을 보정하는 인자이다.

$$SSD\ factor = \left(\frac{SCD}{SSD + d_m}\right)^2 \tag{3.82}$$

SCD : source-to-calibration distance

d_m : 최대선량 깊이 (기준점 깊이)

만약 SSD + d_m = SCD, 즉 SSD + d_m이 교정조건과 같으면 SSD factor = 1 이다. 또한 치료 SSD = 100 cm인데 장치가 SCD=80.5 cm에서 교정되었다면 SSD factor = $(80.5/100.5)^2$ = 0.6416이다.

SAD factor는 현재의 계산에서의 SAD가 출력교정을 정의하는 SCD와 다른 것을 보정하는 인자이다.

$$SAD\ factor = \left(\frac{SCD}{SAD}\right)^2 \tag{3.83}$$

SCD : source-to-calibration distance

만약 SAD = SCD, 즉 SAD가 교정조건과 같으면 SAD factor = 1이다. 또한 치료 SAD = 80 cm인데, 장치가 SCD = 100.5 cm에서 교정되었다면 SAD factor = $(100.5/80)^2$ = 1.5782이다.

8) 치료장치의 출력 교정

방사선치료에서 종양에 일정한 흡수선량을 전달하기 위해서는 Co-60 장치의 경우에 조사시간, 가속기의 경우에 MU(모니터 단위)의 계산이 필요하다. 여기서 제시되는 관계식은 측정기반 계산식으로서 간결하면서 다양한 치료 조건에 적용할 수 있다.

조사시간의 계산을 위해서는 먼저 치료장치는 특정 기준조건에 대하여 교정되어 있어야 한다. 교정의 기준조건은 일반적으로 교정점간 거리(SCD), 기준 조사면(r_o = 10 × 10 cm^2), 최대선량깊이에서 선량률(cGy/min)이 정의되어 있어야 한다는 것이다.

치료용 가속기의 출력은 기준 조건에 대하여 모니터유니트 당 흡수선량이 항상 일정한 값을 가지도록 교정되어있다. 가속기의 출력교정은 일반적으로 두가지 방법이 사용된다. 한 방법은 기준 *SSD*, 기준 조사면(r_c = 10 × 10 cm^2), 및 최대선량깊이 d_{max}에서 1 모니터유니트에 대하여 1 cGy가 되도록 한다(non-isocenteric calibration). 다른 방법은 기준 SAD, 기준조사면, 그리고 최대선량깊이에서 1 모니터 유니트에 대하여 1 cGy가 되도록 한다(isocenteric calibration). 두 방법의 차이는 SSD에 있으며 후자의 경우에 SSD는 SAD - d_{max}와 같다(그림 3-34).

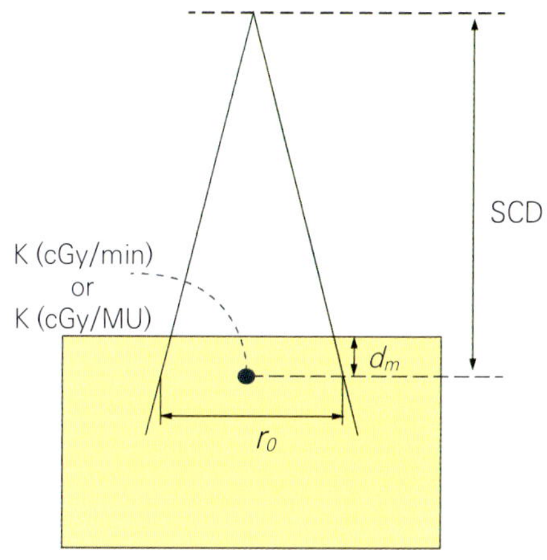

그림 3-34 치료장치의 교정을 위한 측정의 기하학적 구조

SCD는 SSD 또는 SAD와 동일하도록 하며, 기관에 따라 다를 수 있다. K는 선량율인데, 코발트 장치에서는 cGy/min으로 주어진다. 가속기의 경우, 일반적으로 K = 1 cGy/MU로 교정된다.

9) 방사선치료 선량 계산의 예

(1) 가속기 SSD 기법 치료

어떤 SSD에서 깊이 d에 위치한 종양에 TD (cGy)를 조사하기 위한 모니터유니트는 다음과 같이 계산한다.

$$MU = \frac{TD}{K \cdot (PDD/100) \cdot S_c(r_c) \cdot S_p(r) \cdot W_f \cdot Tray_f \cdot SSD\ factor} \tag{3.84}$$

여기서 K는 가속기의 교정조건 (SSD_0, r_0, d_{max})에서의 선량율로서 단위는 cGy/MU 이다. r_c는 콜리메이터 조사면이며, r은 치료 SSD (현재 계산에 적용되는 SSD)에서의 조사면으로서, $r = r_c \frac{SSD}{SAD}$와 같다. 따라서 치료 SSD가 가속기의 SAD와 같다면, $r = r_c$이다.

PDD는 대상 SSD (조사면 r)에서 물속 깊이 d의 깊이선량율과 같다. W_f는 쐐기인자, $Tray_f$는 트레이인자이다. 만약 쐐기필터가 사용되지 않으면 $W_f = 1$, 차폐블록용 트레이가 사용되지 않으면 $Tray_f = 1$이다. SSD factor는 현재 계산에서의 SSD + d_m이 K를 정의하는 SCD (교정조건에서의 SCD)와 다른 점을 보정하는 인자이다.

$$SSD\ factor = \left(\frac{SCD}{SSD + d_m}\right)^2 \tag{3.85}$$

예를 들면 6 MV (d_m = 1.5 cm) 가속기를 사용하는 경우에, SSD + d_m에서 가속기가 K=1 cGy/MU으로 교정되어 있다면, 이 경우에 SCD = SSD + d_m이므로 SSD factor = 1이다. 만약, 치료 SSD = 110 cm인데, 가속기가 SCD = 101.5 cm에서 교정되었다면, SSD factor = $(101.5/111.5)^2$ = 0.8287이다.

(2) 가속기 SAD 기법 치료

SAD가 일정한 상태에서 깊이 d의 종양에 TD (cGy)를 조사하기 위한 MU는 다음과 같다.

$$MU = \frac{TD}{K \cdot TMR(d, r_d) \cdot S_c(r_c) \cdot S_p(r_d) \cdot W_f \cdot Tray_f \cdot SAD\ factor} \qquad (3.86)$$

K는 교정조건 (SSD_0, r_o, d_{max})에서의 선량율 (cGy/MU)이며, r_c는 콜리메이터 조사면, r_d는 깊이 d에서의 조사면이다. SAD factor는 현재의 계산에서의 SAD가 K를 정의하는 SCD와 다른 것을 보정하는 인자이다.

$$SAD\ factor = \left(\frac{SCD}{SAD}\right)^2 \qquad (3.87)$$

예를 들면 6 MV (d_m = 1.5 cm) 가속기를 사용하여, SAD = 100 cm로 치료를 하는 경우에 가속기가 SCD = SAD + d_m = 101.5 cm에서 K = 1 cGy/MU으로 교정되어 있다면, 이 경우에 SAD factor = $(101.5/100)^2$ = 1.030이다. 만약, 치료 SAD = 100 cm이며, 가속기 또한 SCD = 100 cm (SSD = 98.5 cm)에서 교정되었다면, SAD factor = $(100/100)^2$ = 1이다.

(3) 방사선치료 장비에서의 선량 계산

그림 3-35는 선량 계산에 사용되고 있는 수기 치료 차트이다.

MV X-RAY	HOSP. No NAME SEX BIRTH DATE

Aim : Field : Patient Position : Computer Plan ☐	Wedges, Compensator, Angles, etc :

Daily Dose	Total Planned Dose

FIELD : ISOCENTRIC ☐
NON-ISOCENTRIC ☐
SSD = SAD = Overall Field Size = × A/P =
Effective Field Size = × A/P =

Date	Depth	%DD/TMR	Wedge	Tumor Dose (cGy)		D_{max}/Isocenter (cGy)		Dose rate (cGy/min)	S Factor

Shadow Tray		SSD_f / SAD_f		MU		Calc. by

FIELD : ISOCENTRIC ☐
NON-ISOCENTRIC ☐
SSD = SAD = Overall Field Size = × A/P =
Effective Field Size = × A/P =

Date	Depth	%DD/TMR	Wedge	Tumor (cGy)		D_{max}/Isocenter (cGy)		Dose rate (cGy/min)	S Factor

Shadow Tray		SSD_f / SAD_f		MU		Calc. by

그림 3-35 치료 선량계산차트

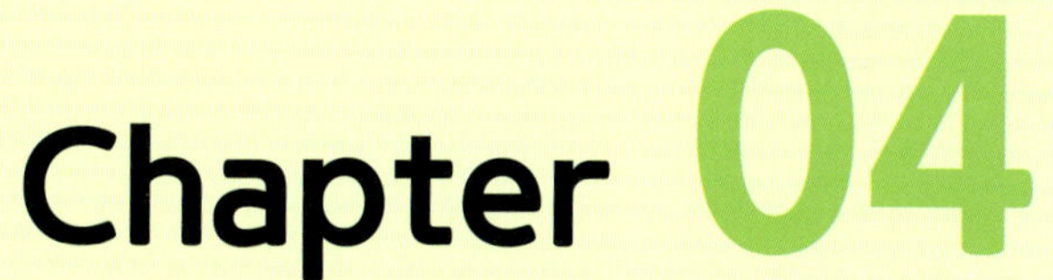

외조사 방사선치료장치

CHAPTER 04
외조사 방사선치료장치

1895년 뢴트겐에 의해서 엑스선이 발견되면서, 방사선치료가 시작되었다. 특히 컴퓨터 및 전자공학의 발달로 방사선치료장치들은 실로 눈부신 발전을 거듭해 오고 있다. 이 장에서는 코발트-60 원격치료장치, 선형가속장치, microtron, cycrotron 등 외조사치료장치를 중심으로 설명하고, 특수 및 최신치료장치들은 9장에서 소개하기로 한다.

종래의 저에너지 장치들은 주로 표재치료와 심부치료가 행해졌으며 1950년대 이후부터는 저에너지 치료장치들은 점차 감소하게 되었다. 제 2차 세계대전 후 방사성물질을 이용한 치료기술의 발전으로 인하여 원자로에서 핵반응을 이용한 ^{60}Co 등의 방사성동위원소를 인공적으로 제조하여 ^{60}Co 원격치료장치(Telecobalt-60 unit)가 나왔으며 이후로는 입자가속장치인 linear accelerator(Linac), microtron, betatron 등의 개발에 의해 고에너지 전자선 및 고에너지 엑스선 치료가 이루어지게 되었다.

그림 4-1은 방사선치료장치를 역사적으로 분류한 것이다.

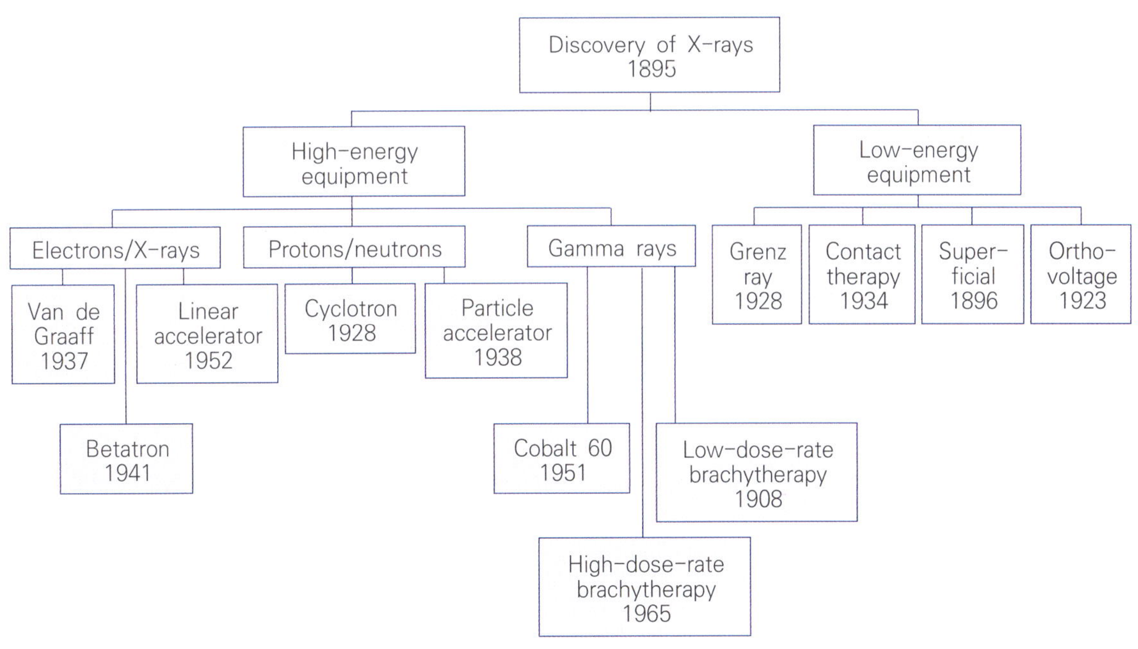

그림 4-1 방사선치료장치 분류

1 저에너지 엑스선치료장치

저에너지 엑스선 치료는 현재 이용되지 않기 때문에 장치의 특징을 중심으로 간단하게 소개한다. 과거에 저에너지 엑스선은 표재치료(surface therapy)에 이용되어 왔으나 현재는 고에너지의 전자선으로 대신하고 있으며 엑스선 발생 원리는 진단용 엑스선 장치와 같지만 치료에 이용할 수 있도록 특수한 치료용 엑스선관 등을 사용하였다.

1) 한계선치료장치(Grenz-ray therapy unit)

한계선치료장치에 이용되는 한계선은 엑스선과 자외선 사이의 grey zone에 있어 grenz ray라 부르게 되었으며 그 에너지는 10 ~ 15 kV(HVL 0.02 ~ 1 mm Al) 정도에서 이용되었다. 고유여과는 0.1 mm Al이며 방사창의 유리에는 베릴륨으로 도포하여 방사선이 잘 투과하도록 구성되었고 발생된 grenz ray는 피부 2 mm에서 전량 흡수가 이루어지며 이용 가능한 심부선량 깊이는 약 0.5 cm로서 피부염증성 질환치료에 사용하였다.

2) 체강관 치료장치(Endocavitary therapy units)

이 장치는 엑스선관을 종양에 접촉시켜서 치료하는 장치로서 표재성피부 주위에 응용하는 장치이다. 또 다른 장치는 직장에 병변이 발생한 경우에 이용하는 체강관 치료장치이다. 이 장치의 에너지는 40 ~ 50 kV(HVL 1 ~ 2 mm Al)를 이용하였다.

3) 표재치료장치(Superficial therapy units, Surface therapy units)

표재치료는 50 ~ 150 kV 범위의 엑스선을 치료에 이용하였으며(HVL 1 ~ 8 mm Al) 부가필터 1 ~ 6 mm Al을 사용하여 선속을 경화하여 피부암이나 깊이가 대략 0.5 cm 이내의 종양치료에 이용하였다. 치료 시 cone 또는 applicator를 이용하여 선속을 제한하였으며 SSD는 15 ~ 20 cm으로 하였다.

4) 심부치료장치(Orthovoltage therapy units, Deep therapy units)

심부치료장치는 150 ~ 500 kV범위의 엑스선을 이용하여(HVL 1 ~ 4 mm Cu) 피하 2 ~ 3 mm 이내의 피부, 구강, 자궁경부암 등에 이용하였으며 cone을 사용하여 선속을 제한하였고, 이용한 SSD는 50 cm였다. 당시에 대부분 암 치료는 심부치료장치를 이용하였다. 선속에너지는 얇은 구리 필터나 주석, 구리, 알루미늄이 포함된 얇은 층의 필터(예: 복합필터(Thoraeus filter))를 사용하여 조정하였다.

그림 4-2는 3종류 방사선의 등선량곡선이다.

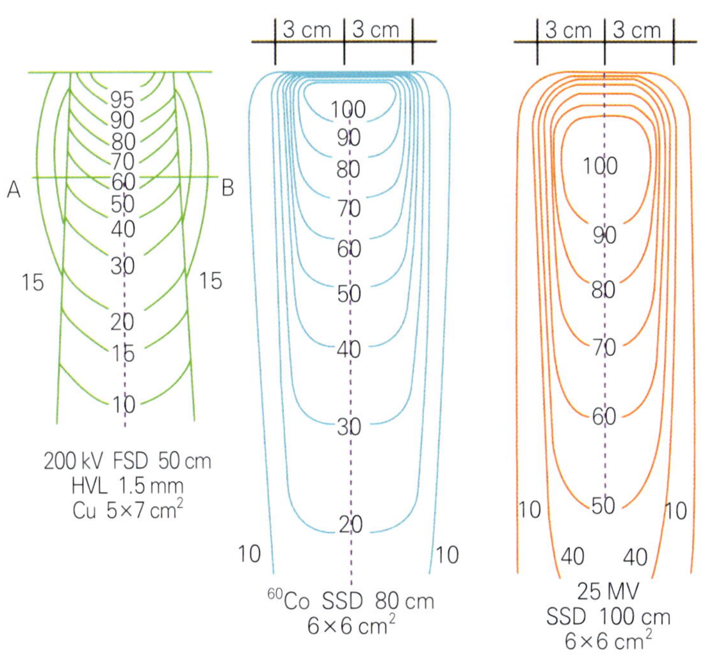

그림 4-2 3종류 방사선의 등선량 곡선의 형태

5) 초고압 치료장치 (Supervoltage therapy units)

엑스선속의 에너지가 500 ~ 1,000 kV 범위를 초고압 에너지라고 불렀으며, 전통적인 변압기 방식에서는 초고압에너지를 발생시키는데 부적합했기 때문에 공진변압기를 사용하였다. 현재는 메가볼트 (MV) 방사선치료장치 등장으로 더 이상 사용하지 않는다.

6) 정전형 고전압발생장치 (Van de Graaff generator)

Van de Graaff 정전형 가속기는 집전극에 많은 정전기를 집속시켜 직류 고전압을 얻어 하전입자, 즉 전자, 양성자를 가속하는 장치이다. 1937년 R.J. Van de Graaff에 의해서 개발된 Van de Graaff 가속기는 주로 전자를 가속시켜 2 MV 정도의 고에너지 엑스선을 발생시키고 있다 (그림 4-3).

기본원리는 20 ~ 40 kV의 충전전압을 움직이는 절연 벨트에 전하 sprayer을 통해서 코로나 방전이 일어나 벨트 위에 전자를 뿜어주게 된다. 집전극에 연결된 charge collector을 통해서 음하전이 sphere dome에 모이게 되어 대지와 sphere dome 사이에는 $V = Q/C\ (V)$에 의해서 대단히 높은 전압의 전위차가 생기게 된다. 이 고전압을 금속 ring들이 직렬로 연결된 엑스선관에 가해줌으로써 엑스선을 발생하고 있다. 이 ring들은 엑스선관의 양극과 음극 사이에 균일한 전압 강하가 만들어지도록 저항으로 연결되어 있다. 고압절연 가스로는 질소와 CO_2 가스를 혼합해서 사용하며 generator는 steel tank로 되어있고 약 20 기압 정도의 혼합가스로 채워져 있다.

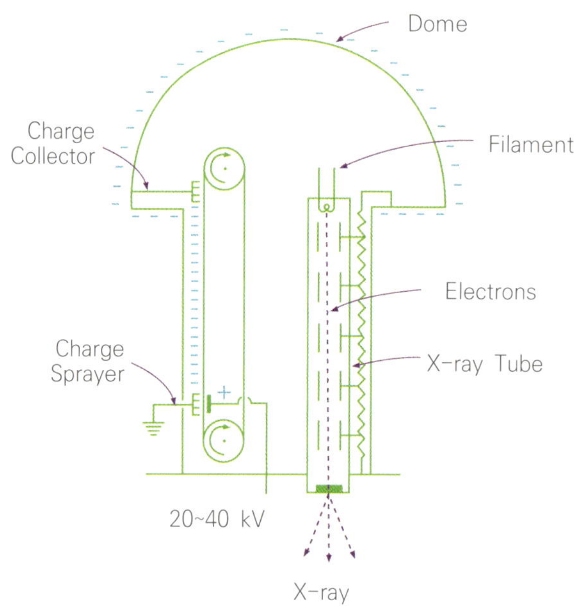

그림 4-3 Van de Graaff generator의 구조

7) 메가볼트 치료장치 (Megavoltage therapy units)

1 MV 또는 그 이상의 에너지를 가진 엑스선이나, 1 MeV 또는 그 이상의 에너지를 갖는 감마선이 포함된다. 임상에서 사용되었던 메가볼트 치료장치로는 Van de Graaff, 선형가속기, 베타트론, 마이크로트론, 코발트원격치료장치 등이 있다.

2 방사성동위원소 치료장치

방사성동위원소를 이용한 외조사 치료는 ^{226}Ra을 최초로 사용하였으나 선원의 가격이 비싸고 강도가 낮은 이유로 널리 보급되지 못하였다. 이후에는 ^{137}Cs을 사용하였으나 2차 세계대전 이후에는 값이 싸고 대량으로 생산 가능한 인공 방사성동위원소 ^{60}Co을 이용하기 시작하였다.

표 4-1 방사성동위원소 치료장치 선원의 특성

선원	에너지 (MeV)	반감기 (yrs)	감마인자 (Rhm)	비 방사능 (Ci/g)	Build up (in water)
^{60}Co	1.25	5.27	1.32	~175	0.5 cm
^{137}Cs	0.66	30	0.326	~50	0.15 cm
^{226}Ra	0.83	1,600	0.825	~0.98	0.2 cm

1) ^{60}Co 원격치료장치 (Cobalt-60 teletherapy unit)

1951년 캐나다 Saskatoon 대학병원에서 처음으로 의료용으로 설치, 이용되었으며 1952년에 Johns 등은 처음으로 ^{60}Co 장치를 소개하여 머리, 목부위(두경부)와 같은 부위의 치료를 1970년대까지 많이 이용하였다. 하지만 2000년대에 와서는 대부분 방사선치료시설에서는 더 이상 사용하지 않게 되었다. 이는 심부선량분포가 우수한 선형가속장치에서 발생한 엑스선, 전자선 이용 때문이었다.

(1) 장치의 구성

^{60}Co 원격치료장치의 주요 구성요소는 선원, 조사용기, 지지장치, 제어장치 등으로 되어있다.

① ^{60}Co source

가. 생성

^{60}Co은 원자로에서 인공적으로 만들어지는데 안정된 동위원소 ^{59}Co에 중성자(slow neutron)를 충돌시키면 얻게 된다. 핵반응과 붕괴식은 다음과 같다.

$$^{59}\text{Co} + {}^{1}\text{n} \rightarrow {}^{60}\text{Co} \rightarrow {}^{60}\text{Ni} + e^{-} + \gamma$$

나. 감마선의 방출

생성된 ^{60}Co은 보다 안정된 상태로 돌아가기 위해서 붕괴과정을 통하여 ^{60}Ni이 되면서 β 입자(0.31 MeV)와 감마선(1.17, 1.33 MeV)을 방출하게 된다. 그림 4-4는 ^{60}Co의 붕괴도를 보여주고 있다.

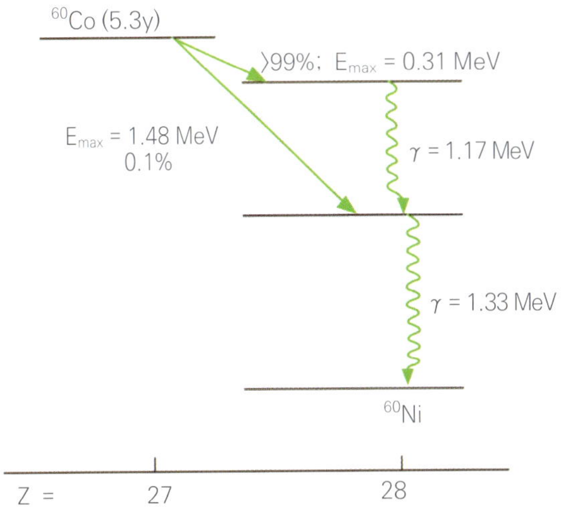

그림 4-4 ^{60}Co 붕괴도

다. 선원의 용적과 크기

방사능은 Bq, Ci로 표기되며 1 Ci는 3.7×10^{10} dps이다. 대부분 이용된 선원의 방사능 범위는 3,000 ~ 9,000 Ci이며 비방사능(specific activity)은 30 ~ 200 Ci/g이다. 비방사능이 커지게 되면 선원의 용적이 작아지므로 반음영이 작아져 치료 효과면에서 우수해진다. 초기에 이용되었던 선원의 형태는 disks, slugs type이었으나 비방사능이 30 ~ 60 Ci/g으로 낮기 때문에 이후에는 비방사능이 약 200 Ci/g 정도인 pellet type을 이용하게 되었다. ^{60}Co 선원 중 널리 이용되고 있는 pellet형은 원통형의 과립형상으로 되어 있으며 크기는 1 cm×1 cmφ이다. 따라서 ^{60}Co 장치의 최대허용 방사능 범위는 3,000 ~ 9,000 Ci 범위이며 선원의 직경은 작은 것이 좋지만 자기흡수에 대한 한계가 있기 때문에 실제 이용되는 직경은 1 ~ 2 cm이다.

② 조사용기 (source housing)

조사용기는 source container라고 하며 과거에는 가격이 싸고 가공하기가 쉬운 Pb housing을 사용하였지만 현재는 주로 텅스텐 합금(WHA; W-96%, Cu-2.5%, Ni-1.5%)을 이용하고 있다. 조사용기의 구성은 선원용기, 개폐장치, 콜리메이터, 광학조준 및 보조기구 등으로 되어 있다. 비조사시에 정격의 선원량을 수납한 조사용기에 누설되는 선량률은 선원에서 1 m 거리에서 2 mR/h (5.15×10^{-7} C/kg·h) 이하가 되도록 차폐해야 한다.

선원에서 1 m 거리에서 누설되는 선량률의 최대치가 2 mR/h가 되는 선원의 최대수용량을 그 용기의 최대 허용수용량이라고 하며 최대 허용수용량은 10,000 Ci 정도이다.

가. 선원용기 (source capsule)

^{60}Co의 선원은 선원용기와 자체적 차폐의 기능을 하는 코발트 캡슐로 되어 있다. 비방사능이 200 Ci/g인 pellet 선원의 내경크기의 직경은 1 ~ 1.5 cm cylinder형이고 유효높이 1.85 cm로 성인의 엄지손가락 크기 정도이다. 외경은 1.5 ~ 2 cm으로 pellet type 6,000 Ci 선원의 크기는 약 2 cm×2 cmφ이다. Stainless steel로 되어있는 이중 캡슐은 방사성물질의 누설을 방지하며 붕괴과정에서 생성된 베타선을 흡수한다.

나. 콜리메이터 (collimator)

콜리메이터는 광자선치료 시 조사면의 크기를 결정해주는 선속제한기구로서 조리개 역할을 해주며 X·Y축으로 개폐된다. 재질은 일반적으로 텅스텐 합금, 우라늄, 납 등이 이용되고 있으며 그 형태의 분류는 monoblock, multivane, multiplane 콜리메이터 등이 있으며 평면, 원호, 다단, 원체, 다분할, 연장 콜리메이터(satellite collimator), 변형 콜리메이터 등의 종류가 있어 용도에 따라서 사용되고 있다.

반음영을 줄이기 위해서는 연장 콜리메이터가 이용되고 있으며 조사면 정형시에는 콜리메이터 아래에 정상조직 보호를 위해서 음영반위에 납 벽돌을 올려놓아 조사면을 정형(trimming)하게 된다.

또한 콜리메이터에서 발생하는 2차 산란선 제거를 위해서는 두께 0.5 mm 정도의 카드뮴(Cd) 여과기를 이용하여 산란선을 제거하기도 한다. 연장 콜리메이터 사용 시 반음영은 작아지지만 콜리메이터에 의한 2차 산란선 영향과 운동조사 시 조사 head 부와 환자 table couch가 닿지 않도록 필요한 간격을 고려해서 적어도 15 cm 이상이 떨어져야 되고 일반적으로 선원 콜리메이터간 거리는 선원피부간 거리의 약 1/2로 하고 있다.

③ 지지장치 (gantry unit)

약 1 톤 정도의 무게를 가지는 조사용기를 지지하는 장치이며 360° 회전조사가 가능하여 공간적 선량분포를 조절한다. ^{60}Co 원격치료장치는 이렇게 회전할 수 있도록 고안 되었으며 이러한 치료장치들을 isocentric mounted units라고 한다.

^{60}Co 원격치료장치의 외형은 그림 4-5와 같다. 치료대도 역시 상하, 좌우, 앞뒤로 이동할 수 있고 어느 방향으로도 회전이 가능하도록 되었으며, 치료대 옆에 부착된 근접조작 제어 버튼을 사용하여 작동시키도록 되어있다.

특히 회전조사 시 인체를 투과한 방사선을 흡수하여 치료실 내의 방어벽 역할과 회전조사 시 조사용기의 균형을 유지할 목적으로 선속저지 대향판(beam stopper)이 있으며 재질로는 납을 사용하고 있다.

④ 제어장치 (control units)

코발트-60 치료실의 제어장치는 크게 둘로 나뉜다. 하나는 치료를 위한 전원개폐, 갠트리 제어, 선원의 개폐와 치료방법, 치료시간, 치료조건, 확인표시 등을 제어하는 주 제어장치와 지지장치 제어, 콜리메이터 제어, 치료테이블 조작 등의 제어를 하고 있는 근접조작제어기 등이 있다.

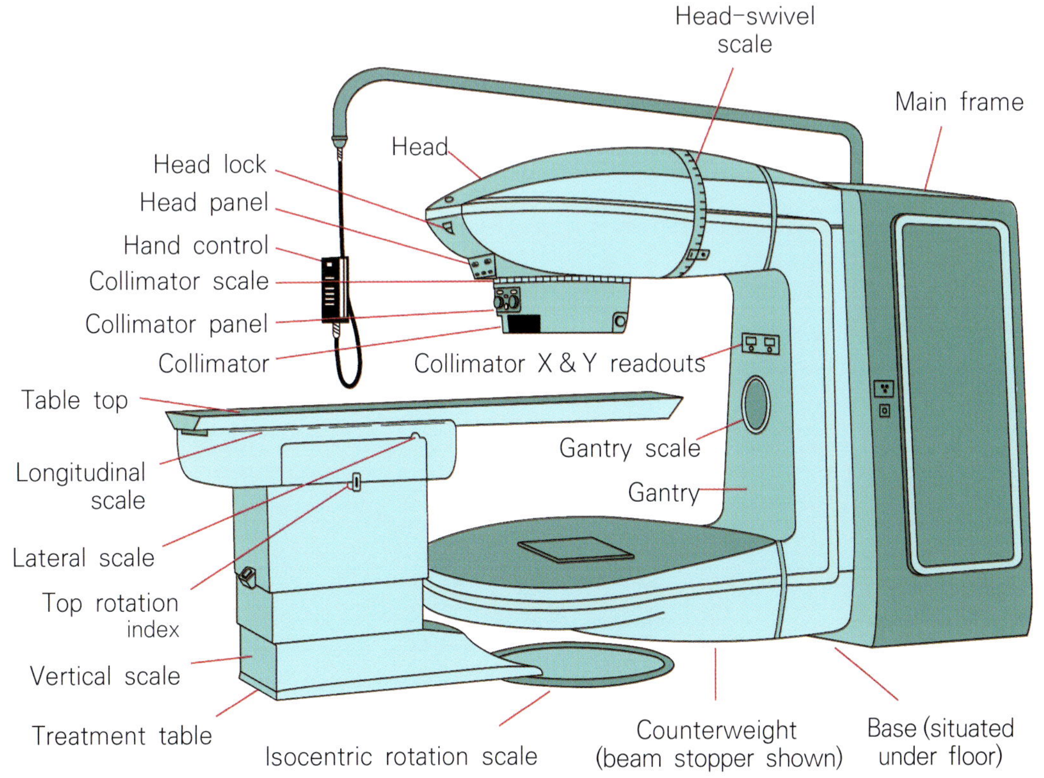

그림 4-5 ^{60}Co 원격치료장치

(2) 기하학적인 반음영

기하학적인 반음영은 ^{60}Co에서 선원의 크기와 기하학적인 인자에 의한 반음영을 말하며 선원의 크기, SSD, SCD 및 기하학적인 인자에 영향을 받게 된다. 대개 SSD 80 cm에서 선원의 크기가 2 cmϕ 경우에 기하학적인 반음영이 1.5 ~ 2 cm 크기 정도로 나타난다.

(3) ^{60}Co 원격치료의 특징

^{60}Co 원격치료장치의 장점으로는 감마선의 에너지가 거의 단일하며 원자로에서 ^{59}Co에 중성자선을 충돌시켜 대량으로 값싸게 제조 가능하고 금속상태이므로 전원 고장 시 기계적인 조작이 가능하다. 비방사능이 (~ 200 Ci/g) 커서 감마선의 출력이 크며 안정성이 높으며 출력의 변동이 적어 타이머에 의한 조사 가능하다. 조사면 내의 선량분포가 균등하고 장치가 간단하다.

단점으로는 OFF 시에 치료가 끝난 후에도 방사선이 누설되고 있으며 반감기가 짧아서 (5.3년) 자주 선원을 교환하여야하고 선원의 크기가 있어 반음영이 크다 (1 ~ 2 cm). 고에너지 엑스선보다 에너지가 낮아서 피부보호 효과가 적다.

3 입자가속장치 (Particle accelerator units)

입자가속장치는 하전입자들 (전자, 양성자)을 일정한 속도로 가속하거나 또는 가속된 입자를 타깃에 충돌시켜 얻은 방사선을 치료에 이용하는 장치를 말하며, 전자를 가속하여 전자선 또는 엑스선을 얻는 장치로는 선형가속기, 마이크로트론, Van de Graaff 등의 장치가 있으며 양성자, 중양성자, α입자 등을 가속하는 사이크로트론 (cyclotron) 등은 중입자가속장치라 한다. 가속관의 형태에 따라서 나선형태로 가속되는 cyclotron 그리고 원형 (환상관)으로 가속되는 betatron 같이 입자가속기는 여러 형태로 분류된다.

1) 선형가속장치 (linear accelerator; Linac)

선형가속장치는 직선가속장치라고도 하는데 이는 전자기 분야에서 에너지를 얻는 것처럼 직선형 가속관에서 하전입자 (전자)들의 이동을 의미하는 것이다.

선형가속기는 라이낙 (linac) 또는 리니악 (lineac) 이라고도 불리는데, 코발트 장치에 비해 엑스선 에너지가 높은 것, 초점이 작은 것, 전자선 치료가 행해지는 등의 장점이 있으며, 외조사의 암치료에 있어 중요한 역할을 하는 장치이다. 1930년대 W. Hansend과 D. Sloan은 선형과 원형 가속기에 대한 연구를 시작하였으며, 그 후 점차적인 연구가 이루어져, 1952년 6월경 최초로 런던의 Hammersmith 병원에 설치되어 8 MV 광자선 치료가 시작되었다. SAD가 100 cm인 isocentric 선형가속장치는 미국에서 1961년에 설치되어 지난 20여년 동안 ^{60}Co 원격치료장치 시대에서 선형가속장치로 점차적인 교체가 이루어져 왔다.

선형가속장치에서는 전자를 가속하는 전자가속장치와 양성자가속장치로 구분된다. 양성자가속장치는 물리학이나 원자력 응용 부분에서 주로 양성자 등 무거운 입자를 가속하는데 이용하고, 의학용인 방사선치료에는 엑스선과 전자선을 발생시키는 선형전자가속장치가 이용된다. 전자를 가속하는 선형전자가속장치는 전자는 40 GeV까지 가속할 수 있으나 현재 의료부문에 이용되고 있는 선형가속기의 에너지는 45 MeV 이하가 쓰이고 있다. 본 장에서는 선형전자가속장치를 중심으로 주요 구성과 작동 그리고 특징을 소개한다.

(1) 가속 원리

하전입자(전자)를 가속하는데 있어서 선형으로 된 가속관을 이용하고 고주파(micro wave; 3,000 MHz) 발진관인 klystron 또는 magnetron에서 만들어진 고주파를 도파관을 통하여 가속관 내에 진행시켜 고주파의 위상속도와 전자총에서 만들어진 전자의 속도를 일치시켜서 가속관의 전계형성 방향으로 전자를 가속시키게 된다. 이처럼 한번 가속위상에 탄 전자는 전파의 진행에 따라서 계속 가속된다. 가속된 6 ~ 45 MeV 전자 또는 타깃에 충돌시켜 4 ~ 25 MV의 엑스선을 얻게 된다.

전자의 에너지가 1 ~ 2 MeV가 되면 거의 광속에 가까운 속도가 되지만, 가속관의 구조는 이 에너지 이상에서도 변함이 없이 계속 가속이 가능하므로 이 방식은 유효하다.

① 전자의 가속(electron acceleration)

그림 4-6에 나타낸 것처럼, 전자가 진공 중에서 마주하고 있는 전극 A, B의 사이에 놓여 있는 것으로 한다. 이 전극 A, B 사이에는 고주파전계가 걸려져 있어, 전극 A가 (-)이고 전극 B가 (+)일 때(그림 4-6[A]), 전자는 전극 B의 방향으로 가속된다. 그러나 고주파전계이기 때문에 전자가 전극 B에 도달하기 전에 전계는 반주기를 경과하고, 전극 A가 (+), 전극 B가 (-)로 되어(그림 4-6[B]), 전자는 전극 A의 방향으로 가속된다.

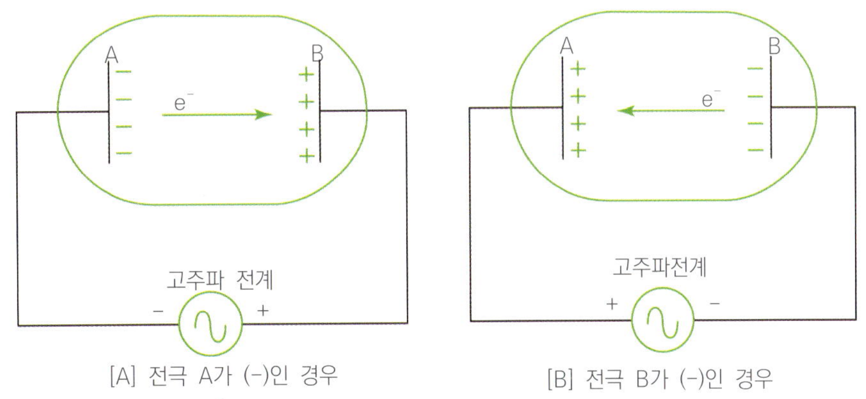

그림 4-6 고주파전계에서 전자가속 모델

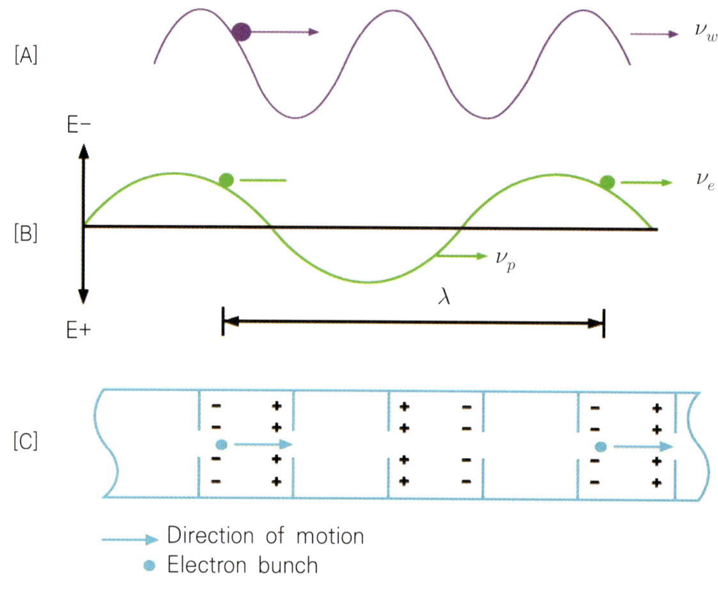

그림 4-7 진행파의 전자가속 원리

② 상대속도, 상대론적 질량

물체의 질량은 모든 사람에게 동일하지 않고 관측자에 대한 물체의 속도에 따라서 다르다. 즉 속도에 의하여 질량은 변화한다(아인슈타인의 특수상대성이론). 상대속도로 운동하고 있는 물체의 질량 m은 정지하고 있을 때의 질량 m_0 보다 커진다. 상대론적 질량증가는 속도가 광속도에 가까울수록 커진다. 물체의 질량이 작을수록 더 큰 속도로 가속된다.

가속하려는 전자의 운동에너지는 아인슈타인의 특수상대성이론을 사용하지 않으면 안 된다. 정지질량 m_0를 가진 전자의 운동에너지(E_K)와 상대속도 $\beta = v/c$의 관계는 다음 식과 같이 된다.

$$E_K = \frac{m_0c^2}{\sqrt{1-\beta^2}} - m_0c^2 \tag{4.1}$$

또 전위차가 있는 전장 속에서 입자가 얻는 가속도는 질량에 반비례한다. 전자의 정지질량 m_0는 9.110×10^{-31} kg로서 매우 가볍기 때문에 약간의 전위차 또는 운동 에너지에 의해서도 크게 가속되어 10 keV의 전위차에서는 광속의 대략 19.5%인데 비해 1 MeV에서는 대략 94.1%로 된다.

이처럼 대부분 전자가속기(1 MeV 이상)에서의 전자는 광속에 매우 근접한 속도로 운동하고 있어, 상대속도 β가 중요한 의미를 가지게 된다. 이러한 전자는 상대론적 전자로 불리며 이 전자의 질량은 m이고, 전자의 정지질량을 m_0로 하면, 다음 식으로 나타낼 수 있다.

$$m = m_0 / \sqrt{1-\beta^2} \tag{4.2}$$

여기서, 전자가 1 MeV의 운동 에너지를 가질 때의 상대론적 질량은 정지질량의 약 3배 정도, 10 MeV로 되면 20배 이상으로 된다. 전자의 에너지와 속도에 관계에서 전자의 에너지가 80 keV가 되면 광속의 50% 속도가 되고 1 MeV가 되면 90% 이상의 속도가 된다. 그렇다면 전자를 광속도로 가속한다 해도 1 MeV 정도밖에는 얻을 수가 없다. 실제 전자선 치료에 이용되고 있는 전자선의 에너지는 수~수십 MeV가 되므로 광속도 정도의 가속으로 얻어지는 전자선 에너지는 그 실용성이 저하된다. 즉 전자는 1 MeV 이상의 에너지가 되면 상대론적으로 되어 1 MeV에서 광속에 가까운 속도로 가속되기 때문에 그 이상의 가속이 계속되어도 속도의 변화는 적다. 이것이 RF 음장이 전자의 가속에 이용되는 이유이다.

(2) 선형가속기의 구성

전자총에서 방사된 전자선 빔은 RF발진기에서 방사된 마이크로파와 상호작용을 일으켜 가속관 내에서 가속되면서 편향전자석에 의해 휘어진 후 텅스텐재질의 초점과 충돌하면서 방출되는 고에너지 엑스선과 전자선을 방사선치료에 사용하고 있다. 고에너지를 사용하는 선형 가속기는 2종의 엑스선 에너지와 5종의 전자선이 방출된다.

고에너지용 선형가속기는 고정도 제어, 정밀, 유연성, 재현성을 가지며, 회전치료를 비롯하여 크고 작은 직각 대칭 및 비대칭 치료 조사면을 만들어 낼 수 있다. 고정 및 운동 쐐기 필터를 이용하여 선량분포를 균등하게 하기도 한다.

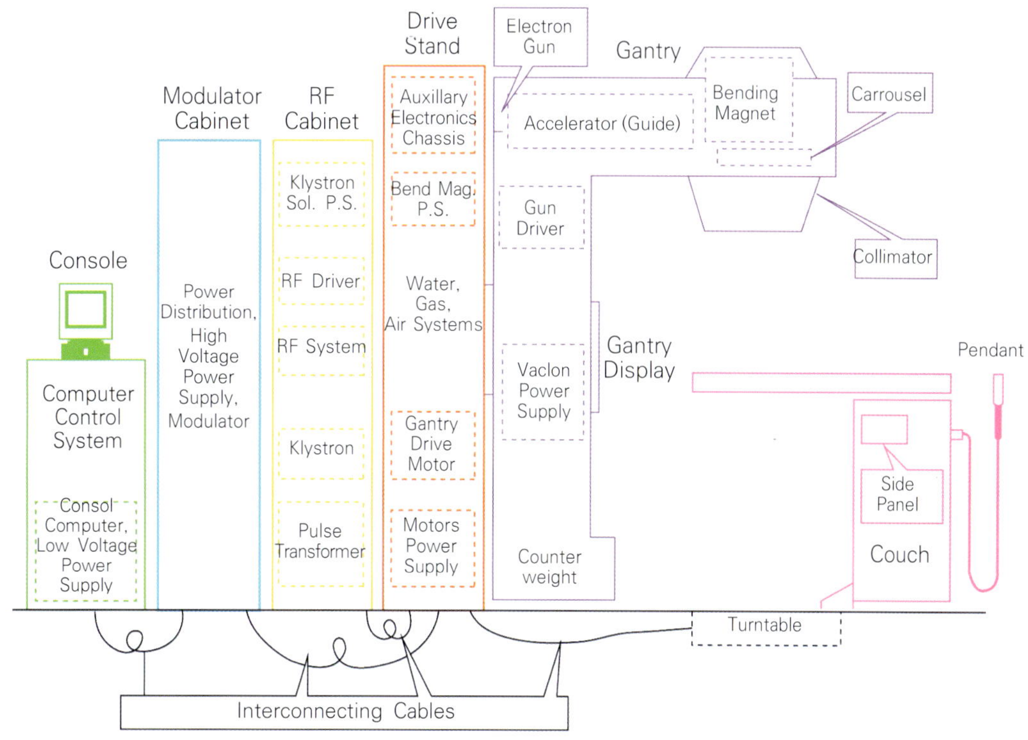

그림 4-8 선형가속장치의 내부 구성

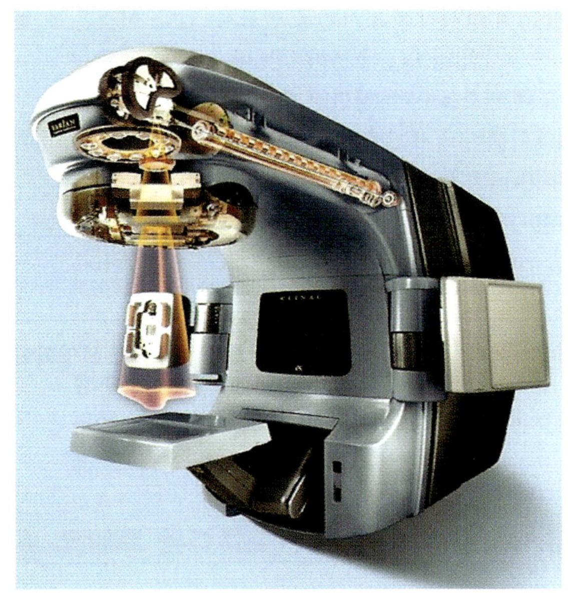

그림 4-9 선형가속장치의 외형과 내부구성

전형적인 선형가속기의 주요 구성은 modulator cabinet, drive stand, 갠트리, 치료테이블, control console로 구성되어 있다(그림 4-8, 9).

① Pulse Modulator cabinet(펄스 변조기)

펄스변조기는 선형가속장치 등 대출력을 내는데 전파원이 필요하게 되므로 이때 이용하는 것이며 이러한 펄스변조는 modulator cabinet에서 담당하고 있으며 여기서 커다란 출력 펄스를 만들어 마이크로파 발진관(magnetron, klystron)으로 보내져 펄스 변조된 마이크로파가 가속관에 공급되어지고 마이크로파가 가속관 내에 충만된다. 또 다른 회로는 전자를 발생시키는 전자총 등에 펄스전력을 공급하는 회로가 있다. 펄스 변조기는 직류고압전원, 충전 쵸크, 펄스형성회로망(pulse formingnetwork; PFN), 사이라트론(thyratron), De Q'ing 회로, 펄스트랜스 등으로 구성되어 있다(그림 4-10).

펄스 변조회로에 의한 펄스전압은, 직류전원에 의해 PFN의 콘덴서를 충전하고, 사이라트론의 그리드에 트리거 펄스를 투입하여 방전이 개시되는 것으로서, 펄스 트랜스의 일차측에 전류가 흐름에 따라 발생한다. 펄스발생회로는 pulse forming network (PFN)에 전기를 집적하여 순간적인 스윗치 동작으로 집적했던 전기를 방출하여 방형파 펄스를 발생시킨다.

스윗칭 소자로는 thyratron이 이용되고 있으며 발생한 펄스전압은 이차측에서 승압되어, 마그네트론 및 전자총에 연결된다. 송전류보호회로는 PFN에 충전된 전압이 고전원회로에 역류하지 않도록 하고, 충전 쵸크(charge choke)는 고압전원의 약 2배의 전압을 PFN의 콘덴서에 충전시킨다. PFN은 펄스가 솟구치는 것, 펄스폭, 정상부의 평탄도를 결정하고, De Q'ing회로는 PFN에 과충전이나 방전 시 진동을 방지하기 위하여 De Q'ing 회로나 역전류 다이오드를 사용하고 있다. PFN의 충전전압의 설정 및 안정화를 행하는 것이다.

PFN에 충전된 전압은 충전전류에 의해 펄스트랜스의 일차측에 걸려, 승압하여 마그네트론 및 전자총에 필요한 전압을 공급한다.

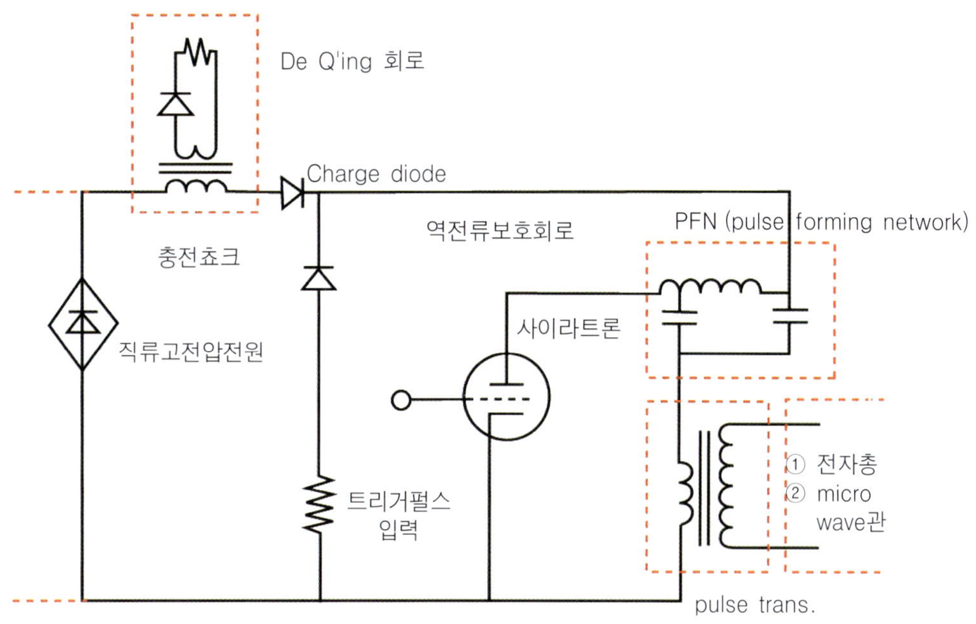

그림 4-10 펄스변조회로도

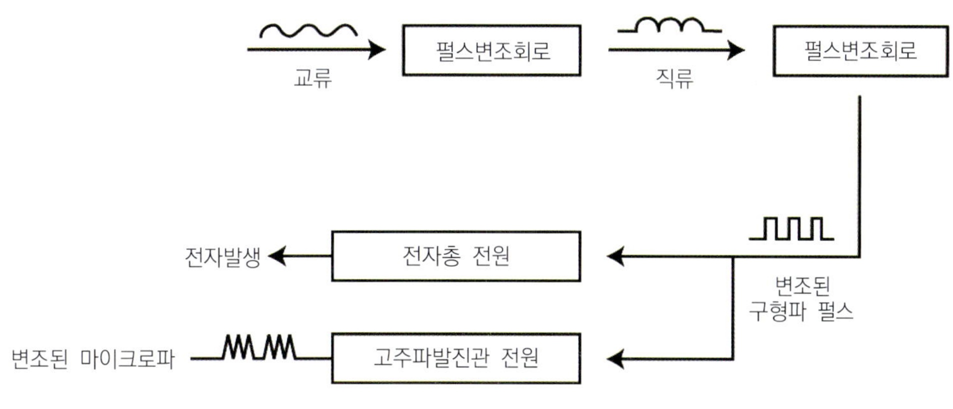

그림 4-11 변조된 펄스와 연결 회로

② 선형가속장치 조정 기계 (Drive stand)

Drive stand는 선형가속장치를 조정하는 기계를 포함하는 장치이며 이 stand 범위 내에서 갠트리는 움직이며 치료실 바닥에 견고하게 자리 잡게 된다. 주요 구성으로는 고주파 발진관(klystron, magnetron), waveguide, circulator, cooling system 등이다.

가. 고주파 발진관

고주파 발진관에는 klystron과 magnetron이 이용되고 있으며 사용목적은 단 한가지이다. 가속관에서 전자를 가속하기 위해서 필요한 고주파를 만들어 내는 것이다. 사용되고 있는 주파수 범위는 3,000 MHz 정도이다.

- **Magnetron** : 약 3,000 MHz의 고주파를 만들어 내고 있으며 발생된 고주파는 wave guide를 따라 가속관으로 들어가게 된다. 이 발진관은 구조가 간단하고 소형이며 가격이 klystron보다 싼 것이 특징이지만 klystron에 비해 주파수나 출력의 안정성이 좋지 않고 수명이 짧은 것이 단점이다. 따라서 저에너지(4 ~ 6 MV) 엑스선, 12 MeV 이하의 전자선 발생장치에 주로 이용되고 있다. 고에너지 엑스선 발생 선형가속기에서는 klystron 사용이 적절하다. 구조는 원통형으로 되어 있으며 중앙엔 음극이 있고 주변에 몇 개의 고주파발진 구멍이 있는 양극은 8개로 분할되고, 이웃한 공동은 틈에 의한 상호 인덕턴스와 음극에의 공통된 정전용량에 의해 결합되어, 각각의 같은 공진주파수를 가진 공동공진기를 부착한 것이 사용된다. 발진상태 이외에도 전기적 잡음에 의해 간극(틈)에는 근소한 전계가 발생되어, 전자가 운동하고 있는 전자와의 상호작용에 의해 점차 집속된다.

  공동공진기에는 각각 동일주파수로서 위상이 다른 고주파전계가 인가되어, 가속전계와 감속전계는 번갈아 존재하고, 4개소의 감속전계를 만들기 때문에, 작용공간의 전자도 감속전계와 같은 수만큼의 덩어리로 된다. 이것을 전자극이라 한다. 양극전압과 자계에 의해, 어떤 주기로 작용공간을 회전하면서 같은 주기에서 발진하는 공동발진기의 고주파전계에 에너지를 주어, 공동공진기는 전기진동을 지속한다. 그리고 이 전기진동은 안테나 루프에서 전자파인 마이크로파를 외부로 끄집어낸다(그림 4-13).

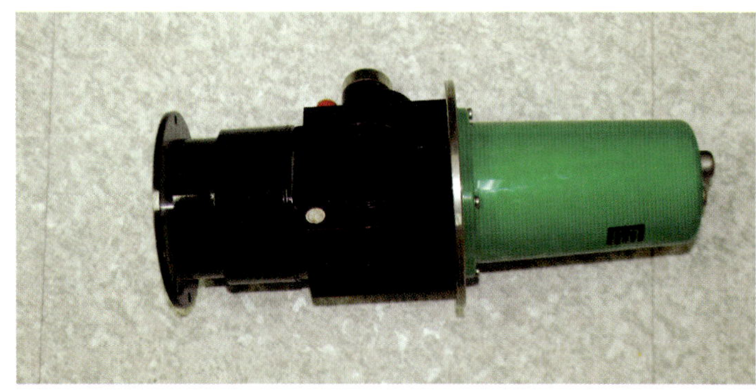

그림 4-12 마그네트론

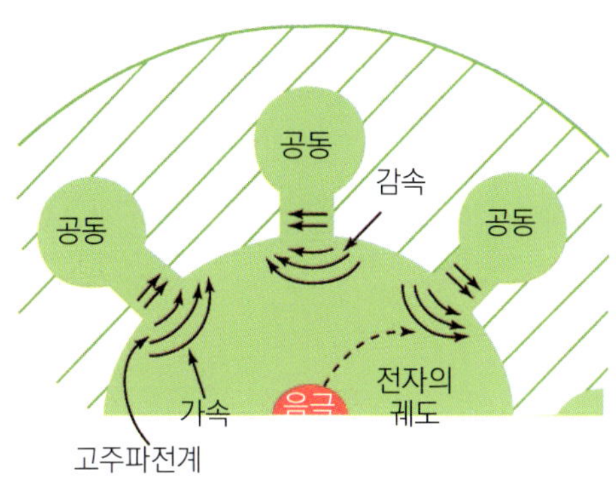

[A] 전자의 가속·감속

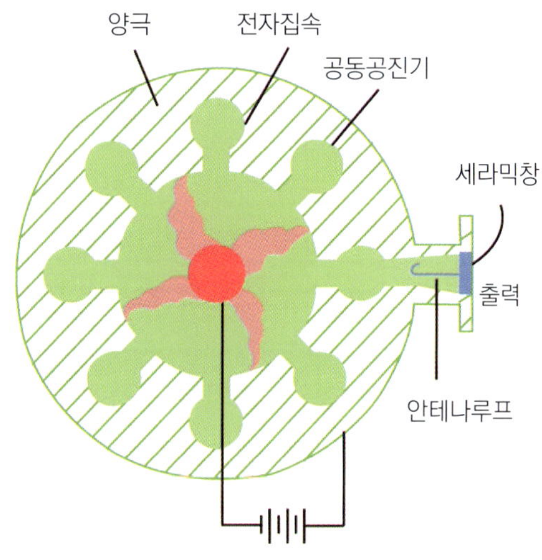

[B] 마그네트론의 구조와 전자집속

그림 4-13 마그네트론의 구조와 동작원리

• **Klystron** : 고주파 증폭관이라 할 수 있는 대출력을 얻게 되며 주파수의 안정화는 저출력 부분에서 행하고 있기 때문에 magnetron에 비해 발진 주파수의 안정성이 높아서 안정된 대출력의 마이크로파를 얻을 수 있고 수명이 길지만, 가격이 비싼 것이 결점이다. 엑스선과 전자선을 발생시키는 선형가속기 장치에 유리하며 18 MeV 이상의 고에너지 선형가속기에서 대부분 쓰이고 있다.

별도로 설치된 low-radio frequency oscillator에 의해서 저에너지 고주파가 buncher라고 하는 입력 공동(input cavity)에 공급된다. 전자를 공동으로 입사시키기 위해서는 수 kV의 DC pulse 전력이 가해지고 있다. 음극에서 나온 전자류는 가속되어 입력 공동을 통과할 때, 입력신호에 의해 속도변조가 되어 어떤 거리를 주행하면 전파의 주기와 일치된 전자류 밀도변화가 생긴다.

이 전자류가 catcher cavity라는 제2공동을 통과하면, 거기서 전자진동이 유기되어 큰 공진 에너지가 축적된다. 이것은 더욱더 전자류의 밀도변화를 증대시켜서, 제3공동에서는 더욱 크게 여진한다. 이처럼 몇 단의 공동에 의해서 입력 micro-wave는 상당히 큰 출력까지 증폭된다. 예를 들면 5공동의 klystron에서는 $10^5 \sim 10^6$배의 증폭이 가능하기 때문에 음극(cathode)에서 집전극(collector)에 향하는 전자의 속도를 변화시켜, 입력 시 100 W 정도였던 마이크로파를 5 ~ 7 MW까지 증폭하는 마이크로파 진공관으로서, 펄스 전압을 걸어서 운전되어 제동 엑스선이 발생하기 때문에, 크라이스트론 전체를 차폐할 필요가 있다.

따라서 크라이스트론(klystron)은 전술한 마그네트론에 비해 주파수의 안정도가 좋고 수명도 길지만(1만시간 정도의 사용을 견딜 수 있다), 전원이 어느 정도 대형인 마이크로파 발진기가 필요하기 때문에 고가이다.

내부전극으로서 히터, 음극, 집전극 외, 입력공동 공진기에 접속되어 통과하는 전자류의 속도를 변조하는 buncher grid G_1, G_2, 또는 출력공진기와 결합되었으며 밀도 변조된 전자류에서 에너지를 추출하는 catcher grid G_3, G_4 등으로 구성되어 G_2와 G_3의 공간은 유동 공간(drift space)이라고 불리고 전자류가 밀도변조되는 공간이다(그림 4-14).

음극에서 방출된 전자 선속은 가속전압에 의해 어떤 일정한 속도로 가속되어, buncher grid로 향한다. buncher grid는 대단히 좁은 공간에 놓여져, 입력고주파신호에 동조된 공동공진기와 결선되어 있기 때문에 G_1, G_2사이에는 고주파전계가 걸려, 여기를 통과할 때 전자선속이 밀도변조를 받아, 고주파전계가 (+)일 때에는 가속되고, (-)일 때에는 감속된다. 유동 공간 내에서는 전계가 걸려있지 않아, 집전극으로 향하는 전자는 buncher grid에서 속도변조를 받은 채로 나아가고, 전자선속 중에 고주파전계가 (+)일 때에 가속된 전자는, 조금 전의 (-)일 때 통과하여 감속된 전자를 따라 붙기 때문에, 유동 공간 내에는 전자의 덩어리가 생길 수 있다. 이것을 집속 작용이라 하고, 전자군은 집전극을 향하여 나아가는 도중에 밀도 변조된다.

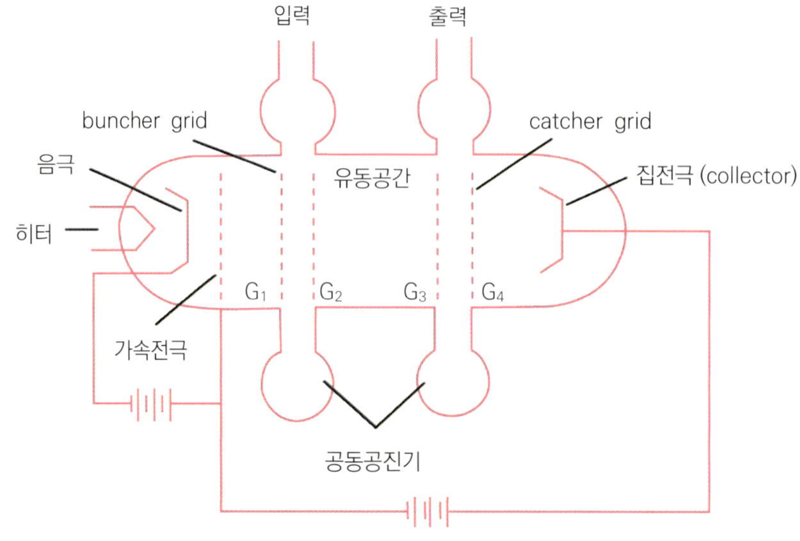

그림 4-14 Klystron 내부구조

Catcher grid는 출력공동 공진기에 접속되어, 공진기의 공진주파수에서 진동하고, 유동 공간 내에서 만들어진 집속 전자가 catcher grid를 통과할 때, G_3, G_4에 걸린 고주파전계는 (-)의 최대로 되며, 집속 전자는 감속되어 운동에너지를 방출하고 콜렉터에 흡수되는 것으로서 1주기가 종료된다.

방출된 에너지는 고주파전계를 강하게 하도록 그리드에 주어져있기 때문에, 공동공진기는 진동을 지속해 간다. 이것은 공동공진기가 입력 및 출력에 1개씩의 크라이스트론(2공 동형)에 관해 기술해왔지만, 더욱이 고출력, 고증폭율로 하기위해서는 유동공간에 공동을 2~3개 덧붙여 삽입한 4~5공동 크라이스트론이 일반적으로 사용된다.

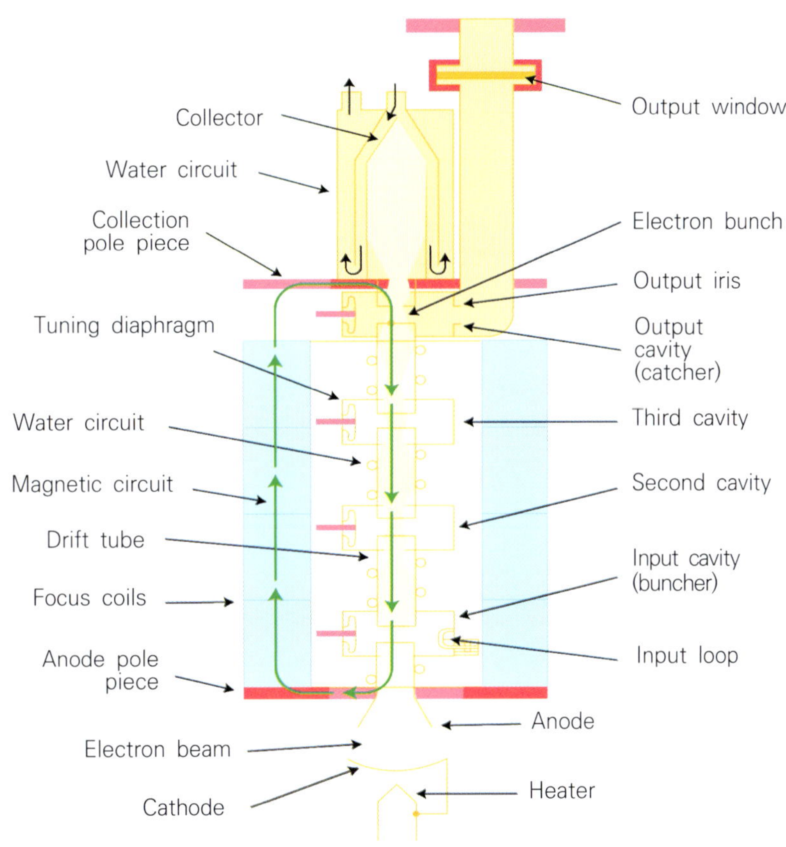

그림 4-15 **Klystron power tube 단면 구조**

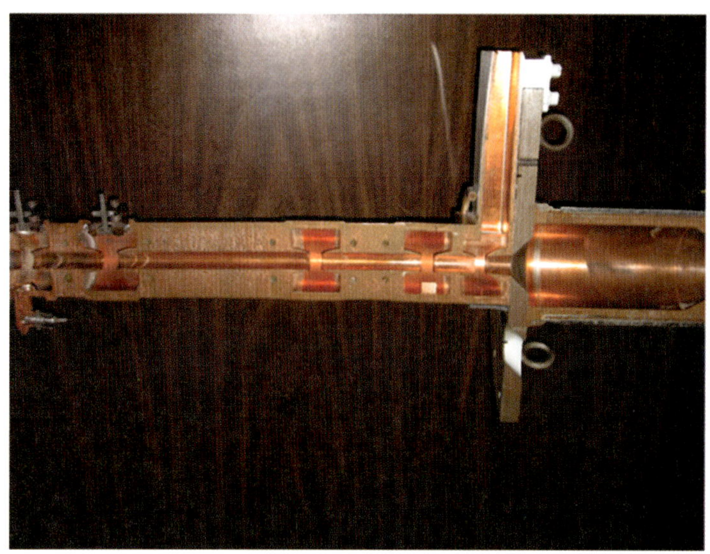

그림 4-16 Klystron(단면)

나. 도파관 (Wave guide)

고주파 발진관에서 만들어진 microwave를 가속관으로 전달하는 구리로 된 금속관을 도파관이라고 한다. 주파수가 높고 파장이 짧은 전파는 파동처럼 공간을 진행하는 성질이 있어서 금속관 내에서 반사를 반복하면서 진행하게 된다.

다. 서큘레이터 (Circulator)

Klystron에 위치하고 있으며 도파관 내로 RF 에너지를 보내게 되며 klystron으로 되돌아오는 고주파를 막아준다. 인체의 정맥 또는 림프계에서 혈액이나 림프액이 거꾸로 흐르는 것을 방지하는 밸브가 있듯이 고주파 발진관에서 만들어진 고주파가 반사되어 되돌아오는 것을 막아주는 역할을 한다.

③ 갠트리 (Gantry)

장치의 본체는 치료실 바닥에 완전히 고정되어 있는 지지골격에 모든 구성품을 부착시킨 장치의 외형에 해당된다. 고정 부분과 회전 부분으로 나눠져 있으며, 회전 부분은 가속관부, 조사 head부 등이 되어 있고, 이 부분이 갠트리가 된다.

갠트리는 방사선치료에 이용하는 방사선을 발생시켜 종양 내에 바로 조사되도록 하는 방사선 조사 지지를 의미한다. 이것은 단순 회전조사나 다문 고정 조사면에서 isocenter라고 불리는 한 점을 형성할 수가 있다. isocentric treatment technique를 시행할 수 있도록 isocentric 갠트리로 되어 있다. 초점-isocenter간 거리는 대부분의 선형가속기에서 100 cm이며, 갠트리의 회전에서는 제어실에 있는 원격 제어기에 의해, 또는 치료실 내에 있는 근접 제어기의 조작에 의해서 움직일 수 있다.

갠트리와 치료대의 운동상태는 어느 방향, 어느 위치에서도 환자를 치료할 수 있도록 되어 있다. isocentric type 치료 시 이 등중심점은 일반적으로 종양에 둔다. 환자 치료 테이블은 그림 4-17에서 보는 것처럼 등중심점과 관계되어 움직인다.

갠트리 움직임의 조절은 제어반에서 실시하며 디지털로 표시하도록 설계되어 있다. 갠트리 angle, 콜리메이터 rotation, 조사면은 갠트리 출구에서 쉽게 조작된다.

갠트리의 중요 구성은 전자총, 가속관, 조사 head 부로 구성되어 있다.

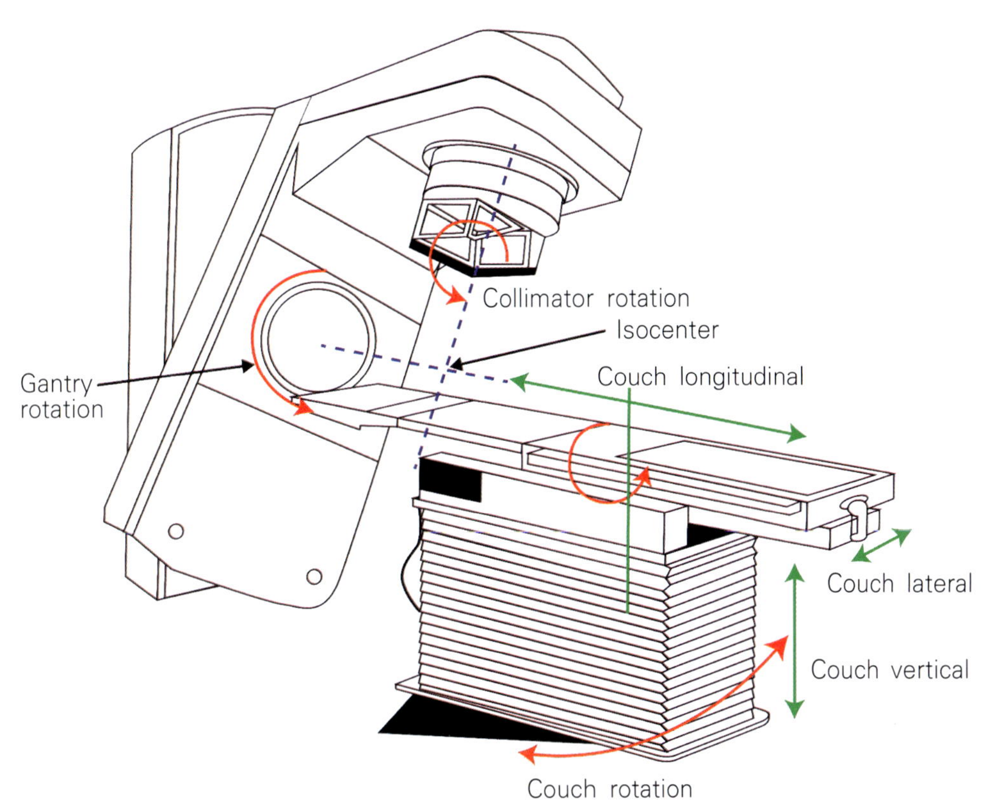

그림 4-17 환자 치료용 테이블의 구조와 동작

가. 전자총(electron gun)

전자총은 전자들을 생성하고 이들을 가속관에 주입하는 역할을 하게 된다. 진단용 엑스선 장치에서 전자를 발생시키는 것과 아주 유사하다. 전자총은 2극 진공관 방식과 3극 진공관방식이 있다. 2극 진공관방식 전자총에서는 산화바륨(BaO)이나 산화토륨(ThO_2)을 입힌 텅스텐판 사이에 전압을 가하여 필라멘트에서 발생된 전자를 금속판에 충돌시켜 전자를 얻는 전자충돌방식(bombard 형)이며 3극 진공관 방식 전자총은 격자를 이용한 전자량의 제어 방식이다.

3극 진공관방식 전자총에서 양극은 음극에서 focus electrode부위를 지나 위치하고 있으며 가속된 전자를 가속관에 유도 시키는 기능을 하게 된다. 음극을 히터로 가열하고 음극으로부터 발생된 전자빔은 grid 전극에 인가된 펄스전압에 의해서 전자량이 제어되며 보조 전극인 정전렌즈에 의하여 수 mm의 전자선속으로 집속되어 약 0.45 c로 가속관에 입사된다(그림 4-18).

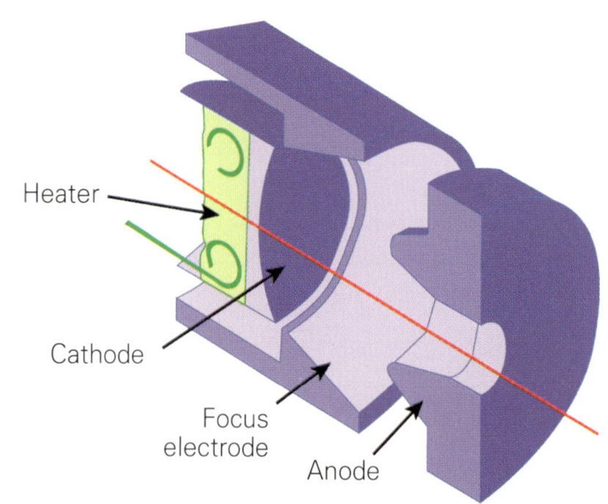

그림 4-18 **다이오드 3극관 전자총의 구조**

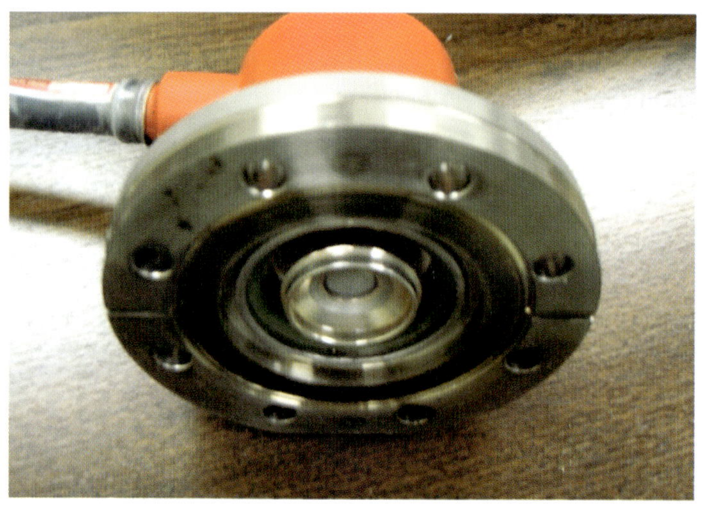

그림 4-19 **전자총(electron gun)**

나. 가속관 구성(accelerator structure)

엑스선 전용으로 저에너지(3 ~ 4 MeV)를 주로 사용하는 정재파형 가속관과 엑스선 및 전자선을 발생시키는 15 ~ 45 MeV 에너지의 진행파형 가속관 장치로 대별된다.

가속관은 그림 4-20에서 보는 바와 같이 고에너지용 가속관은 수평하게 놓여 있고 저에너지용 가속관은 수직하게 놓여 있다(그림 4-21). 고주파 발진관에서 만들어진 고주파는 주름이 있는 가속관에 수송되어지며 입사된 고주파는 천천히 가속된다. 그 결과로 고주파 전장의 능선 부위는 전자들의 흐름이 만들어 진다. 가속관은 벽면에서의 에너지 손실을 작게 하여야 하므로 전기전도가 좋고 진공에서 가스방출이 없는 구리, 즉 무산소동을 사용하고 있으며 그 내부에는 동심원형판이 있어 전자를 가속시키고 있다.

가속관의 구성으로는 가속관(accelerating tube), 집속코일계(focus magnet coil), 무반사종단기(water-filled load or RF load), 진공펌프(ion pump or vaccum pump), 편향전자석(bending magnet), 냉각부(cooling system) 등이다.

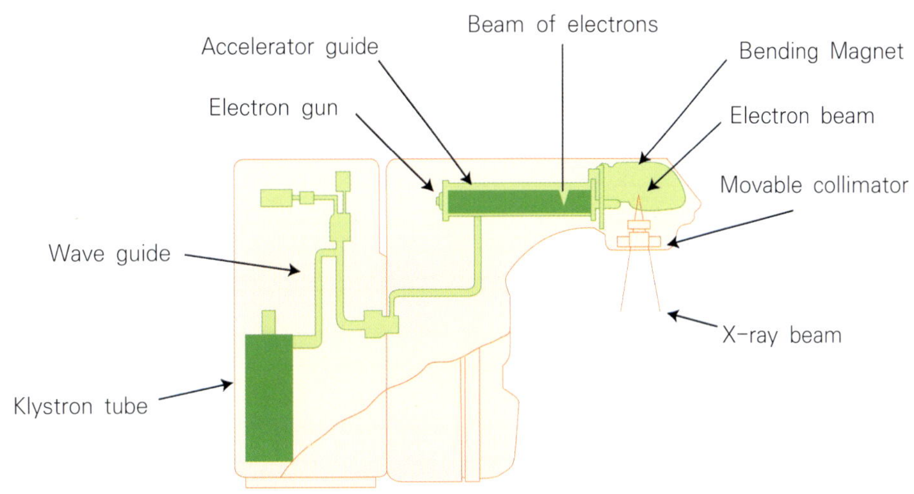

그림 4-20 고에너지용 수평형 가속관

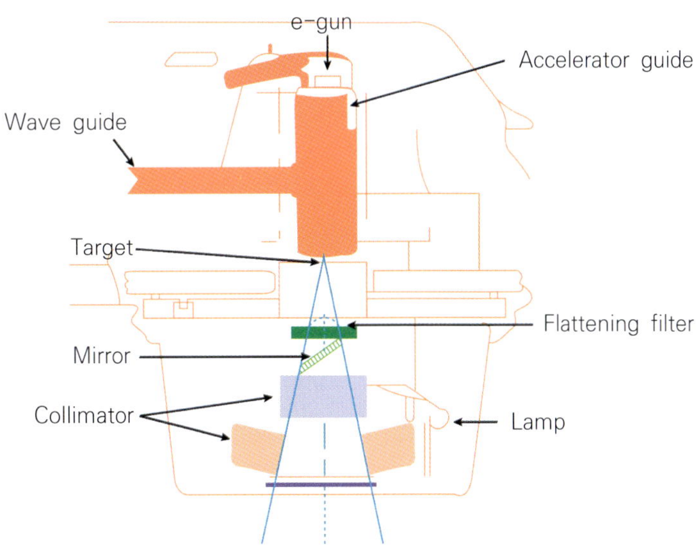

그림 4-21 저에너지용 수직형 가속관

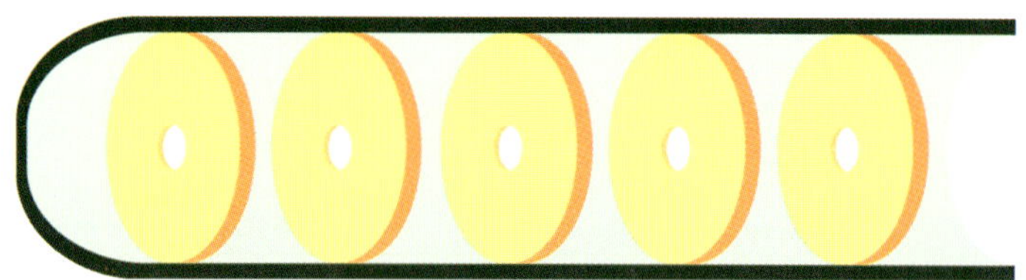

그림 4-22 가속관 내 동심원판

다. 가속관 종류

전자를 선형으로 가속하는 방법으로는 정전가속기, 고전압발생기, 이온가속의 RF 선형 등이 있다. 전자는 1 MeV 이상의 에너지로 되면 광속에 가까운 속도로 가속되기 때문에 상대론적 현상으로 그 이상의 가속이 계속되어도 속도의 변화는 적다. 이것이 RF 음장이 전자의 가속에 이용되는 이유이다.

선형전자가속기에서는 도파관(가속관) 내를 진행하는 전파의 속도, 즉 전파위상속도와 입자의 속도를 같게 하여 가속하고 있다. 한번 가속전계를 받은 전파의 위상에 들어간 입자는 일정한 가속전계를 받으면서 가속관에서 전파와 함께 진행하면서 가속된다. 이 같은 가속을 성공적으로 하기위해서는 원형 도파관 안에서 광속과 같은 빠른 전파 위상속도를 전자속도로 늦추어 유지시켜야 한다. 위상속도를 늦추는 방법은 여러 가지가 있지만 일반적으로는 그림 4-22와 같이 가속관에 동심 원판을 넣어 조절한다.

가속관은 가속관 내의 전계의 상태에 따라 진행파형과 정재파형으로 분류된다. 진행파형은 전자의 진행속도에 거의 일치하는 속도로 마이크로파의 전계를 가속관축을 따라 진행시켜, 전자는 마이크로파 전계에서 에너지를 받아 가속된다. 정재파형에서는 마이크로파를 가속관 내에 가두듯이 하여, 가속전계는 전자 빔축을 따라 배치된 공진공동(resonance cavity)의 간극에서 발생되도록 만들어지고 있다.

- **정재파형 가속관(π mode)** : 1966년경에 가속관에 공진기를 결합한 새로운 형의 공진공동을 가진 가속관이 개발되었으며 이것은 공진공동을 통해서 고주파를 전달하고 가속공동에 정재파가 형성되어 공동 내에서 전자를 가속시킨다. 이것은 위상속도는 변화하지만 에너지는 변화되지 않는다.

  정재파형 가속관(standing wave type accelerator tube)은 가속관의 양단이 닫혀있어, 가속관 내에 공급된 마이크로파는 가속관의 양단에서 반사되어 나아가는 파와 되돌아온 파가 중첩되어 정상 상태로 된다. 이것을 정재파(standing wave)라고 부르며, 통상 100회 정도 진동하고 전자장이 형성되기 때문에 모든 공동의 전장이 같아지는 경향이 있다.

  $\pi/2$ 모드의 원형도파관에 있어서 정재파의 가속 패턴은, 공동 1개씩 마다 전장이 0으로 되고, 가속 기울기가 존재하지 않으므로 가속효율이 낮다. 그래서 전장이 0으로 되는 공동을 짧게 하고, 더욱이 가속에 기여하지 않는 공동을 제거하고 도파관의 옆에 부착된 사이드카플 구조로 함으로써, 가속 효율이 상승하고 가속관을 짧게 할 수 있다(그림 4-23).

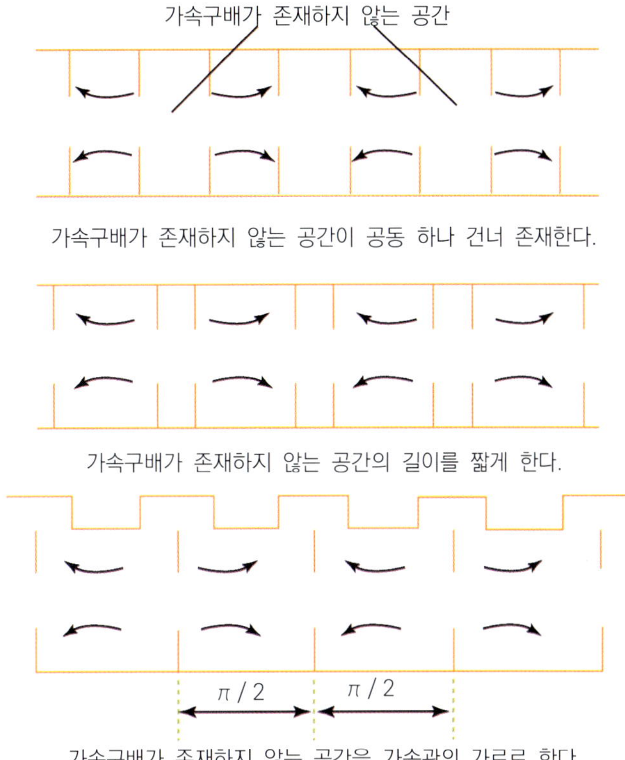

그림 4-23 π/2 모드 정재파형 가속관

전자총에서 가속관에 방출된 전자는 최초의 2~3번째의 공동에서 집단 가속되고, 전자는 다음의 부(-)의 전장을 지나가면서 가속된다. 이 때, 다음 공동은 정(+)의 전기장이므로, 전자가 공동을 통과할 때는 전기장이 부로 되기 시작하며, 전자는 더욱 가속되게 된다.

진행파형 가속관에 비해 원판구멍의 직경이 적고 소형이고 전계강도가 크며 단위파장당 가속효율이 양호하다. 또 가속관의 길이는 대단히 짧아 4 MeV 용 선형가속관의 길이는 전자총에서 타깃까지 약 30 cm 정도이다. 가속관 측면에 전계가 생기지 않는 결합 공동이 있는 구조를 하고 있다.

- **진행파형 가속관(2/3π, π/2, 2/5π mode)** : 가속관(traveling wave type accelerator tube)은 가속관 내를 한 방향으로 진행하는 마이크로파의 전계에 의해 전자가 연속적으로 가속되기 때문에 넓은 주파수대역을 가지며, 그 종단은 전파에너지를 흡수하는 특성 저항으로 되어있다. 전자는 가속관 내를 거의 광속으로 진행하고 있기 때문에, 전계의 진행 위상속도는 가속전자의 속도에 맞출 필요가 있다. 이 때문에 구멍이 뚫린 원반을 불균등 간격으로 설치함으로써 가속전자와의 속도를 조정하고, 가속전자가 고속으로 된 후에 균등 간격으로 되도록 설치한 원판전하형도파관(disk loaded wave guide)이 사용된다.

마이크로파의 1파장에 대해 몇 장의 원판을 설치하는 지에 따라 그 모드를 부르는 방식이 변하며, 그림 4-24에 나타나듯이 마이크로파 1파장 내에 3장의 원판으로 구성된 것은 $2\pi/3$모드로 불리며, 가속관 내에서 반사파 및 후진파에 의한 간섭을 전혀 받지 않는다. 이 가속관은 수평형으로 되어 있으며 전자총에서 가속관으로 들어온 전자는 도파관으로 부터 공급된 고주파에 실려 진행, 가속되며 이때 전자의 속도를 보면 가속관의 입구에서는 광속의 약 1/2로 입사되게 된다.

이러한 전자의 속도와 고주파의 위상속도를 일치시켜 형성된 가속전계 위에 전자가 잘 실리도록 위상속도를 조절하여야 한다. 이를 위해서 가속관 내부에 서로의 간격과 중앙의 구멍이 다르게 금속으로 된 동심원판을 설치하는데 이 부분을 buncher part(집속부)라고 부른다. 반면 전자의 속도를 가속하는 부분은 regular part이며 이 부분은 원판의 간격과 구멍의 크기가 일정하게 배열되어 있다. 따라서 가속관은 buncher part와 regular part로 구분된다(그림 4-24).

Buncher부에서 원판의 구멍크기가 처음은 크다가 점점 작아지고, 원판의 간격도 처음은 좁다가 점점 넓어진다. 전파의 속도를 늦춰 전자의 속도와 일치시키고, 전자를 bunching 하여 점점 가속시킨다.

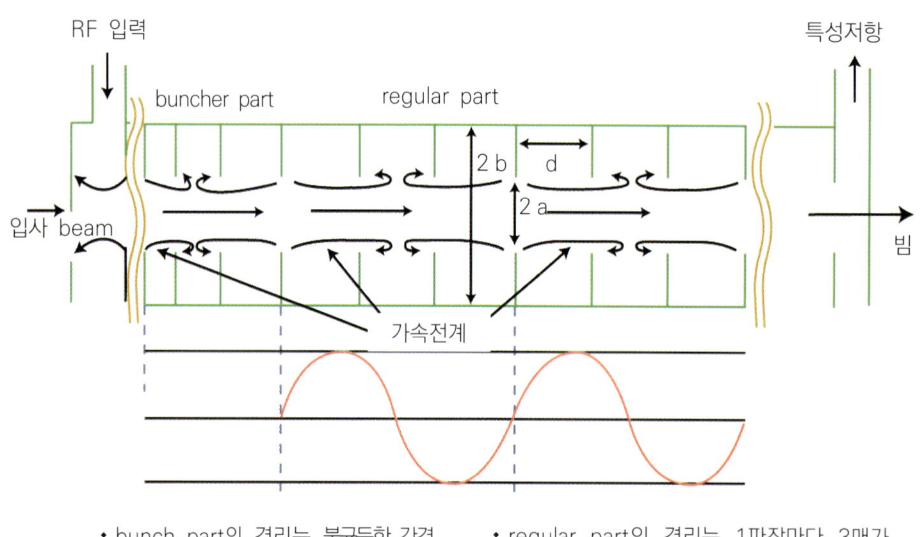

그림 4-24 **2π/3 모드 진행파형 가속관**

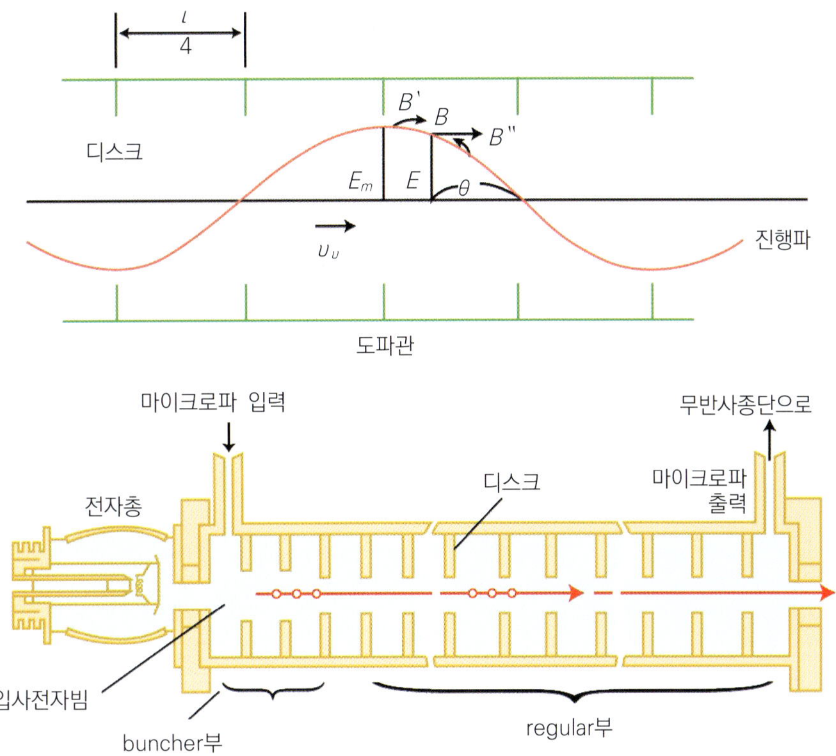

그림 4-25 진행파형 가속기의 원리와 가속관의 단면도

Regular부에서는 원판의 구멍크기도 같고, 간격도 같다. 이곳에서 전파는 정상 속도로 진행되고 전자도 함께 가속된다. 원판의 수를 파장 당 3매($2\pi/3$ 모드), 4매($\pi/2$ 모드), 5매($2\pi/5$ 모드)를 넣은 것이 진행파형 가속관이다. 파장당 4매의 원판을 넣은 경우를 생각하면 원판 사이의 위상차는 $\pi/2$가 되고 인접 원판에서 반사되는 위상차는 π가 되어 서로 상쇄되므로 반사파는 존재하지 않는다(그림 4-25).

이러한 가속관에서는 에너지가 파의 진행방향으로 전달되기 때문에 진행파형 가속관이라고도 한다. 진행파형 가속관은 정재파형 가속관보다 길어 에너지를 높게 할 수 있으며 10 MV 이상의 의료용은 140 ~ 160 cm 정도이다.

라. 전자의 입사와 집속작용

선형가속기에 있어서 가속관 내에 입사되는 전자에너지는 50 ~ 80 keV이고 이때 전자속도는 약 0.45c 가 된다. 에너지가 약 1 MeV로 도달되기 까지는 전자의 속도가 크게 변화하기 때문에 가속관의 구조는 입력되고 있는 고주파의 위상속도와 전자속도가 일치되도록, 즉 전자주입시 낮은 속도에서 광속에 이르기까지 연속적으로 변화시켜야 한다.

전자총으로부터 입사된 전자는 고주파의 넓은 위상에 골고루 분포되어 있어 이들 전자를 가능한 좁은 위상으로 모이게 하여 에너지를 균일하게 하여야 한다. 따라서 가속관은 이러한 역할을 충분히 수행하기 위해서 전자 입사구와 정상 가속부분 사이를 buncher part, 나머지 정상가속 부분을 regular part로 구분하였다.

- **Buncher part**
  원판의 구멍크기가 처음은 크다가 점점 작아지고 원판의 간격도 처음은 좁다가 점점 넓어지고 있다. 전파의 위상속도를 늦춰 전자의 속도와 일치시키고 전자를 집속하여 점차로 가속하는 역할을 한다.

- **Regular part**
  원판의 구멍크기도 같고 간격도 같다. 이곳에서 전파는 정상속도로 진행하고 전자도 함께 가속하는 역할을 한다.

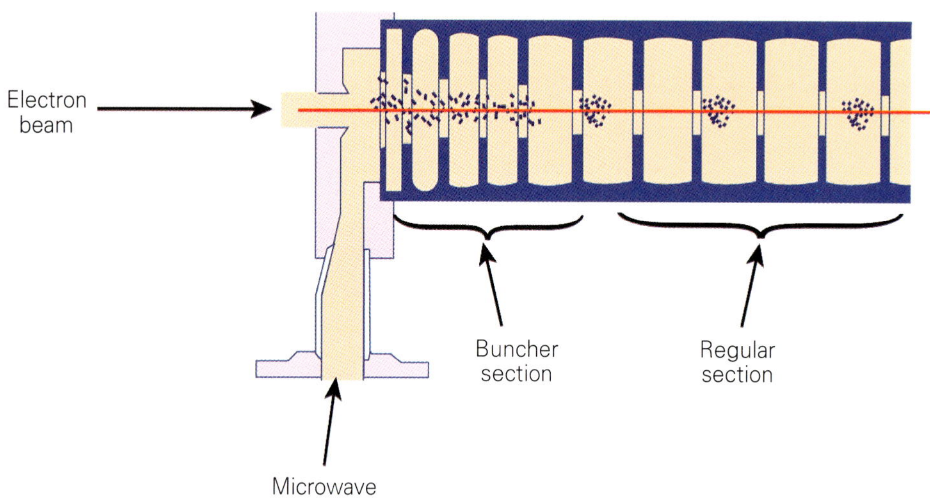

그림 4-26 가속관 내 buncher와 regular

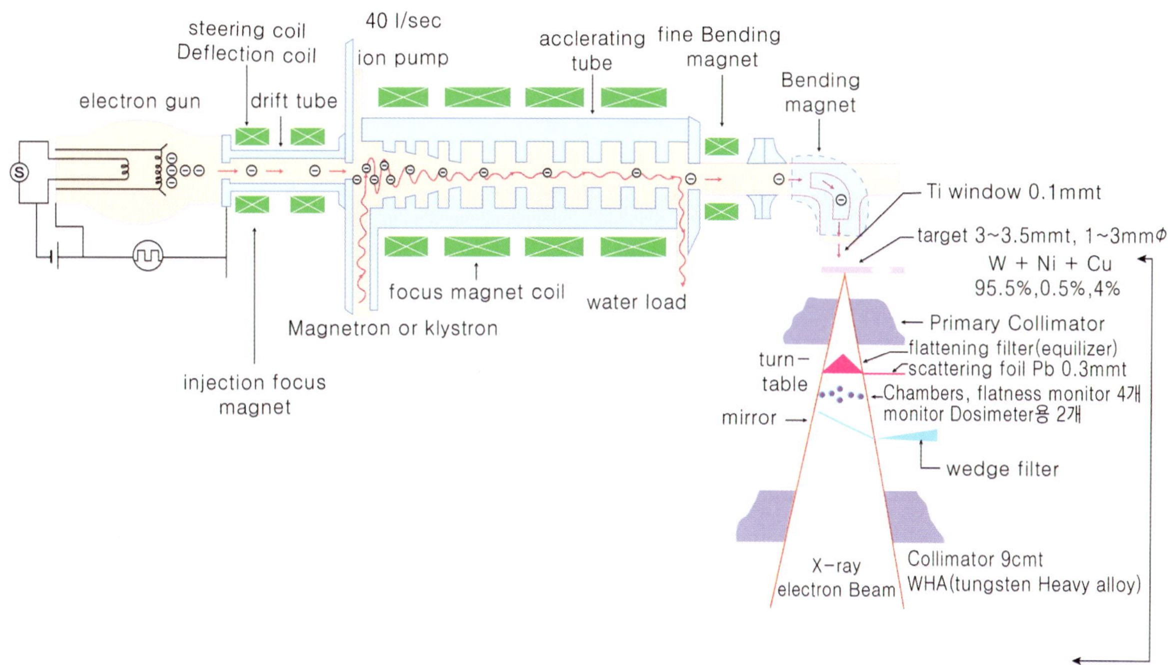

그림 4-27 **진행파형 선형가속기 시스템**

마. 구 성

- **집속 코일계(focus magnet coil)** : 가속되는 빔 전류가 증가되면 전자가 가속관축을 벗어나서 가속관 벽에 충돌하는 현상 즉 빔 발진현상이 일어나기 때문에 가속관 외벽 주위에 집속용 코일이 규칙적으로 배치되어 빔 발진을 막아주고 있다. 초점용 코일(focusing coil)은 스티어링 코일(steering coil)로도 부르며, 전자선 다발의 궤도수정을 행하는 것이다. 통상 2쌍이 가속관의 상하 및 좌우에 있으며, 상하 1쌍의 코일은 좌우방향의 궤도를, 좌우 1쌍의 코일은 상하 방향의 궤도수정을 행하고 있다. 또 가속관의 출구 부근에 위치한 코일은, 편향전자석의 입사위치에서의 빔 상하방향의 위치를 보정하고, 조사권내의 평탄도의 제어에 사용된다.
- **Drift tube** : 전자들의 효율성을 증진시키기 위해서는 속도의 변조가 필수적이다. 학생들이 달리기 경주를 하는 것과 비슷하다. 그룹 내에서 달리는 속도는 비슷해지는데 이는 늦게 출발했으나 빠르게 달리는 학생은 차츰차츰 따라 붙으면서 느린 학생을 쫓아간다. 이와 같이 모든 학생은 결승점에 한 뭉치로 도착한다. 이것은 느린 학생은 속도를 높이고 빠른 학생들은 속도를 늦추게 된다는 것을 의미한다. 가속관 구조에서 drift tube는 이러한 일을 성취하기 위한 역할을 하게 된다.
- **무반사종단기** : 가속관 내에 들어온 고주파가 가속관 끝에서 불필요한 반사파를 내지 않도록 마이크로파 전원에 설치되어 있는 것이 무반사종단기(termiload, water load, RF load)이다.

- **편향 전자석** : 편향전자석(bending magnet)은 전자석을 전기적으로 제어함으로써 가속된 전자선 빔을 편향시켜서 초점에 충돌시키는 것으로서, 그 특징으로서는 에너지에 의해 빔 위치방향이 변화하지 않는 무수차(無收差, 렌즈의 영상이 확실히 비치지 않는 것)편향 외, 빔이 넓어지는 데 대한 수렴작용도 아울러 갖고 있다. 이 때문에 빔 위치의 변동은 크지 않게 되고, 발생자계를 고정함으로써 에너지 폭 10%의 전자선 빔을 타깃에 수렴할 수 있다.

 또 발생자계의 변동에 대한 빔 위치방향에의 변화가 적기 때문에 빔 위치변위에 관하여서는 스티어링 코일로 제어할 수 있다. 편향전자석을 끊으면 전자 빔은 직진하고, 빔 duct 직진부의 전자선 추출창으로부터 대기 중으로 끄집어내어져, 빔 catcher에 충돌한다.

 전자에너지가 4 MeV 정도의 엑스선 전용 선형가속기는 길이가 약 25 cm의 정재파형 가속관을 수직으로 부착하여 엑스선을 발생하기 때문에 편향전자석이 불필요하지만, 전자선 에너지가 10 MeV 이상의 선형가속기에서는 가속관이 길게 수평방향으로 설정되어 있어, 수평의 가속관에서 전면의 치료를 위해 바로 누워 있는 환자를 향해 수직으로 전자선속을 보내기 위해서는 편향전자석이 필요하다.

 Magnet system은 엑스선 초점에서 대략 90° 또는 270°의 각도로 전자빔이 구부러진다(그림 4-28). 이때 끝부분은 0.1 mm 두께의 Ti(티타늄) 박막을 이용하여 진공도를 유지하고 있다. 또한 2번의 45° 편향 후 112.5°로 편향하여 조사되는 방식도 있다.

 엑스선 또는 전자선을 치료대를 향해 수직방향으로 조사하기 위해서는, 가속관에서 추출된 전자선 빔을 90° 또는 270° 구부릴 필요가 있다. 90°편향전자석은 가속관에서 방출된 전자선 빔의 에너지가 균일하지 않을(큰 에너지의 경우 큰 반경, 작은 에너지의 경우 작은 반경을 나타낸다) 때, 전자빔이 가속관에서 중심축으로부터 떨어진 궤도를 통할 때, 그리고 편향전자석에 대해 어떤 각도에서 입사한 때에는 어느 것이나 분산된 상태에서 타깃 및 산란박막과 충돌한다(그림 4-28[A], [B]).

 이것은 90°편향전자석이 비전자석(non-achromat)이라고 불리며 프리즘과 같은 움직임을 가지기 때문에, 이렇게 분산된 상태에서 전자선 빔이 충돌하면, 엑스선 강도분포가 좌우 비대칭의 불균일한 형으로 된다. 이 때문에 구조가 간단하여 소형이기는 하지만, 현재의 선형가속기에서는 채용되고 있지 않다.

 가속전자의 궤도가 엇갈리게 됨으로써 얻어질 수 있는 선량 프로파일을 그림 4-30에 나타낸다. 가속전자가 엑스선 초점에 대하여 직각으로 입사한 경우, 평탄화 필터가 없을 때는 중심부에 커다란 선강도분포를 나타내는 선량프로파일로 된다. 가속전자가 엑스선 초점에 대하여 직각으로 입사하고, 평탄화 필터가 있으면 선속 내의 선강도분포는 균일하게 된다. 가속전자가 엑스선 초점에 대하여 비스듬하게 입사하면 평탄화 필터가 있어도, 선속 내의 선강도분포는 불균일하게 된다.

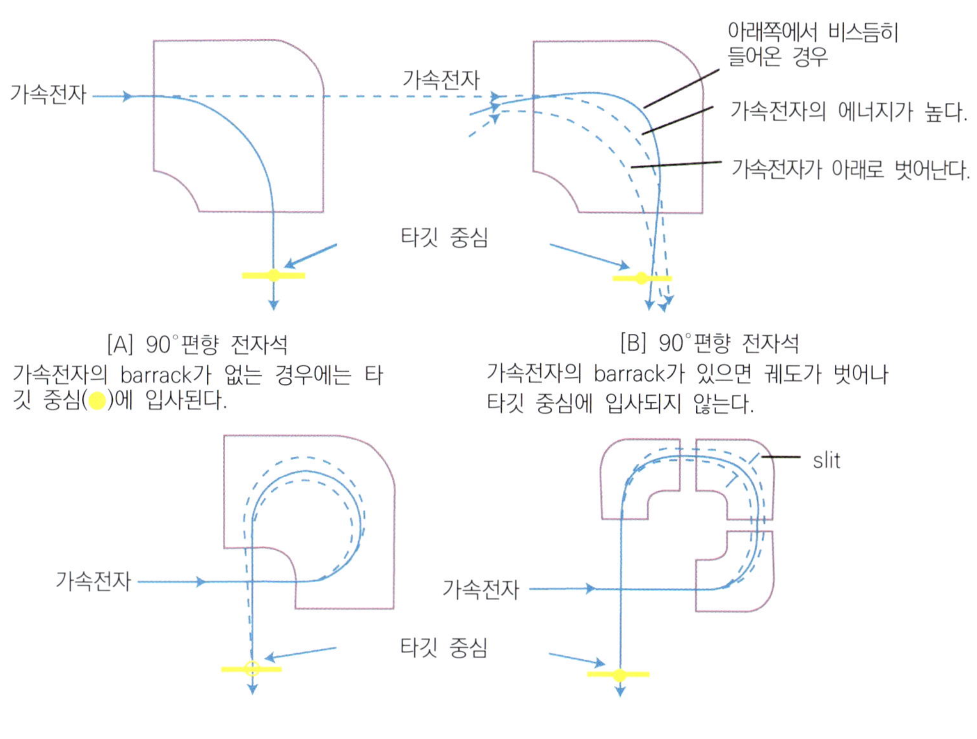

그림 4-28 90°또는 270°의 편향전자석과 가속전자의 궤도

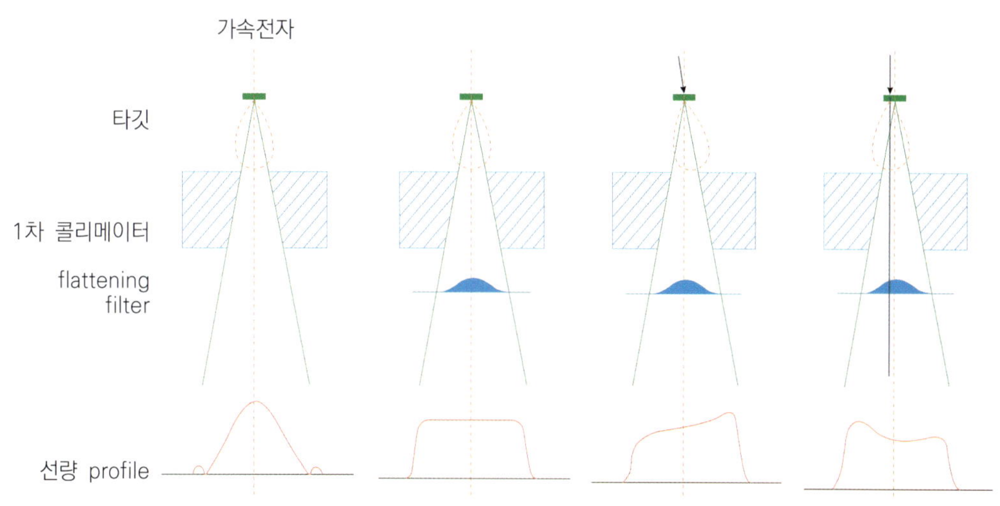

그림 4-29 가속전자의 입사각에 따라 얻어지는 선량 프로파일

- **이온펌프** : 가속관 내부에 방전이나 전자와 공기의 충돌에 의한 전자선속의 손실을 막기 위하여 고진공도를 유지할 필요가 있다. 따라서 이온펌프를 24시간 동작시켜 배기시켜 가속관의 내부를 일정한 진공도를 유지시키고 있으며 보통 이온펌프는 전자총 가까이에 설치하며 에너지가 높고 가속관의 길이가 긴 장치에서는 여러 개로 나누어 설치하고 있다. 입사측에 40 ℓ/sec, 출구 측에 8 ℓ/sec의 이온펌프를 설치하고 있으며 $10^{-7} \sim 10^{-8}$ Torr의 고진공도를 유지시키고 있다. 이는 선형가속장치의 전원이 off 상태에서도 이온 펌프를 계속 작동시킨다.

  전자를 가속하는 가속관이 높은 진공으로 보호되고 있지 않은 경우, 전자가 기체분자와 충돌하여 규정의 에너지에서 가속하는 것이 불가능해지기 때문에 전자총, 가속관, 편향관 등 전자선 다발이 통하는 부분과 세라믹창에서 칸막이되어 있는 내측은 보통 $10^{-6} \sim 10^{-7}$ Torr (1 Torr ≒ 1 mmHg)의 진공도로 유지할 목적으로 이온펌프(ion pump)가 항상 동작하고 있다.

  이온펌프는 활성된 금속표면의 전리기체(電離氣体)에 대한 흡착현상을 이용한 진공펌프로서 전극에 걸려있는 고전압과 외부에 부착된 영구자석의 자장에 의해 가스의 전리·흡착을 행하여 청정한 진공상태를 얻을 수 있다. 마주보는 티탄(titan)제의 평면전극의 음극과 그 중간에 원통형의 양극이 놓여져, 평면전극면에 직각으로 자장이 걸려있다. 음극에서 방출된 전자는 양극으로 향하지만, 자계가 걸려있어 나선운동을 하면서 반대 측의 음극으로 향한다. 반대 측의 음극에서는 반발력을 받아 원래의 방향으로 돌아온다. 그리고 전자의 주행거리를 증대시켜, 기체분자와의 충돌확률을 높인다. 기체분자는 전자와의 충돌에 따라 전리되어, (+)이온은 음극에 충돌하고, 티탄을 증발시켜 전극에 증착(蒸着; 진공 상태에서 금속이나 화합물 따위를 가열·증발시켜 그 증기를 물체 표면에 얇은 막으로 입히는 일, 렌즈의 코팅, 전자 부품이나 반도체 따위의 피막형성에 이용)된다.

  전극전압이 일정하여, 10^{-1} Torr 이상의 진공상태인 경우 이온펌프 전원에서의 출력전류가 이온펌프내부의 진공도에 비례하는 특징을 갖기 때문에 이 전류치로부터 이온펌프내부의 진공도의 측정이 가능하다.

  급격히 진공이 붕괴되어 대기압으로 된 경우에는 이온펌프 내가 대기상태로 되어 내부방전이 되든가 아니면 안정적으로 전압이 걸리게 되든가 어느 쪽의 상태를 취하기 때문에 주의가 필요하다. 구성품의 교환이나 강한 충격 등에 의한 균열 등으로 고진공이 붕괴된 경우에는 이온펌프가 10^{-2} Torr보다 나쁜 진공상태에서는 배기능력이 거의 없으므로, 대기에서 $10^{-2} \sim 10^{-7}$ Torr 정도까지는 보조배기장치를 사용하여 진공으로 배기할 필요가 있다. 또 강력한 자기를 갖는 영구자석을 사용하고 있기 때문에 정밀기계 등은 가까이 두지 않도록 하는 것이 좋다.
- **냉각 시스템** : 선형가속장치의 가속관과 타깃에서 발생하는 열에 대한 처리 시스템을 의미하며 가속관 본체는 전자들의 부딪힘에 의한 열 발생으로 온도 1℃ 변화에 의해서 고주파수가 약 50 kHz 변화한 것에 상당하기 때문에 가속관 외벽에 냉각수를 이용하여 가속관의 온도변화를 35 ± 0.5℃ 이내로 제어하고 있다. 타깃 주변에도 냉각수를 흘려 냉각시키고 있다.
- **조사 head(treatment head)** : 조사 head부는 이용선속 외의 누설방사선을 이용선속의 1/1000 이하로 차폐하여야 하며 실제적으로 텅스텐 합금으로 된 가변조사면을 통해서 이

용선속이 방출되어진다. 치료 사정에 따라서 회전하면서 방사선을 조사하기도 한다. 조사 head 부의 구성은 타깃, 콜리메이터, 빔 flattening filter(equalizer), ion chamber (dose rate & flatness monitor), scattering foil, 조사면 표시기구(lamp, mirror), 쐐기필터, block and compansator 등이 있으며 그림 4-30[A]와 같다.

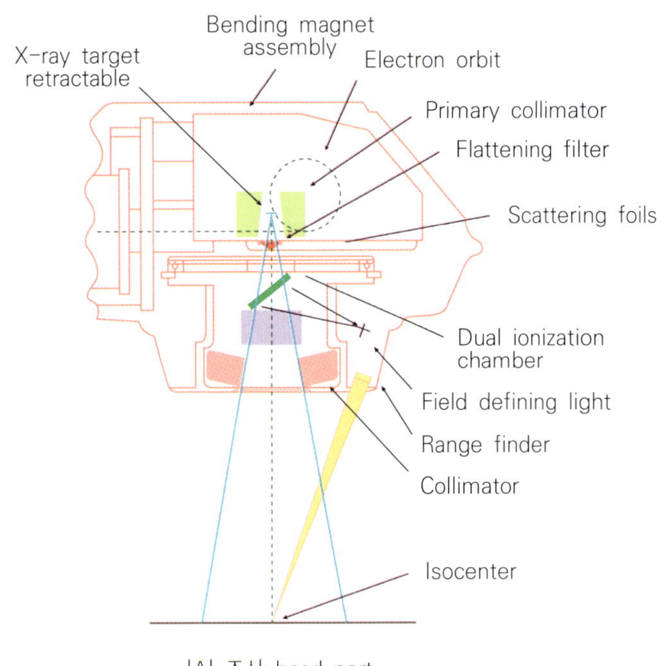

[A] 조사 head part

[B] 엑스선 발생시 head part 구성

[C] 전자선 발생시 head part 구성

그림 4-30 선형가속기의 treatment head 구성

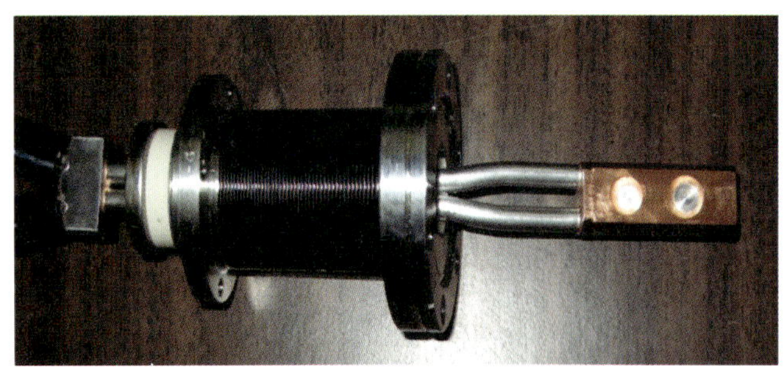
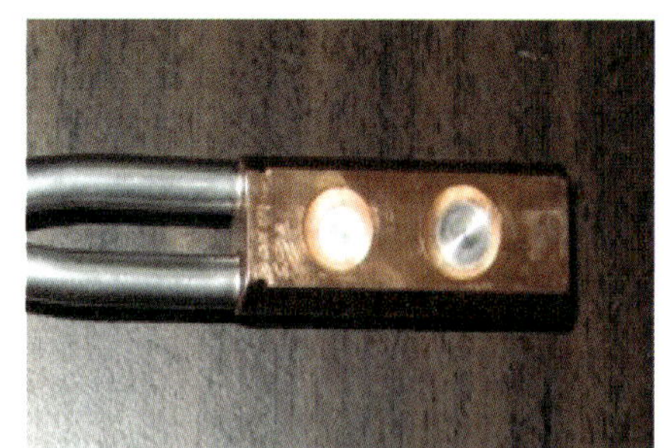

그림 4-31 **타깃의 형태**

- **타깃** : 엑스선 초점(X-Ray target)은 두께 0.1 mm 정도의 티타니움에서 얻을 수 있는 빔 추출구로부터 대기중으로 추출된 전자선 다발을 엑스선 다발로 변환하는 것이다. 제동방사를 발생시키기 때문에, 투과형의 것이 사용된다. 엑스선 초점은 투과형이기 때문에 그 두께에 강하게 의존하여, 얇은 경우에는 엑스선으로 변환되지 않고 전자인 상태 그대로 빠져나가게 되므로 심부선량분포가 낮은 부분에 강한 강도를 갖는데, 이것을 해소하기 위해 두께를 증가시키면 심부선량의 피크가 희미해져버린다. 이 때문에 재질이 알루미늄과 같은 저원자번호 물질로는 투과력이 큰 엑스선 다발을 방사하고, 텅스텐 또는 금 등의 고원자번호의 경우는 큰 입체각에서 엑스선을 방사한다고 한다.

  4 ~ 6 MV 엑스선 선형가속기 장치에서는, 엑스선 변환효율이 높은 고원자번호의 텅스텐이 일반적으로 사용되고 있다. 그러나 10 MV 이상의 장치에서는 타깃이 고원자번호인 경우에 광중성자의 발생을 방호상 무시할 수 없으므로 구리(Cu)가 사용되고 있다.

  타깃의 재질은 텅스텐, 텅스텐합금(WHA, W 95.5%, Cu 4%, Ni 0.5%), 금, 백금 등이 이용되고 있으며 엑스선 발생 시에는 편향되어 나온 전자선속 통로에 타깃을 구동시켜 엑스선을 발생시킨다. 물론 전자선 발생 시에는 타깃은 제거되고 scattering foil을 삽입하게 된다(그림 4-30[B], [C]).

  타깃 주위에는 냉각수를 흘려보내서 냉각시키고 있다. 타깃에 충돌되는 전자선속은 약 1 ~ 3 mmϕ 정도로 이 크기가 초점의 크기가 된다. 따라서 반음영 발생크기는 ^{60}Co 원격치료장치 보다는 작다. 심부선량 분포에서 반음영의 크기는 1 ~ 2 mm 정도이다.

  타깃은 가속 전자선속의 에너지가 수 MV 이상이기 때문에 진단용 엑스선관의 타깃처럼 경사면으로 되어 있는 것이 아니라 타깃면과 전자선속이 수직으로 충돌되어 엑스선을 발생시키는 투과형(transmission type) 타깃으로 되어 있다(그림 4-31).

- **콜리메이터** : 조리개는 콜리메이터라고도 불리는데 일차(고정) 조리개(primary collimator)는 텅스텐 재질로서 엑스선 타깃과 평탄화 필터의 사이에 설치되며 조사 head part로부터 누설선(漏洩線)의 차폐가 주된 목적이다. 이차(가동) 조리개(secondary collimator)는 약 8 cm 두께의 텅스텐 또는 납의 합금으로 만들어져 있으며 엑스선 투과율은 약 0.4%이다(그림 4-32).

2쌍의 대향하는 4장의 악판(顎板, jaw)으로 되어, 1쌍 두 개씩의 jaw를 대상으로 움직이게 하는 것으로서 등중심 상에 0~40 cm의 직사각형 또는 정방형의 조사범위가 형성된다. 이차 조리개는 선 다발 중심축을 축으로 하여 회전할 수 있고, 반영을 적게 하기 위해 구면조리개 기구로 되어 있다.

재질은 W, WHA를 주로 이용하고 있으며 원호운동에 의한 선속의 개폐로 조사면를 만들어 내고 있다. monoblock인 경우 WHA(tungsten heavy alloy)의 두께는 약 9 cm이며 누설방사선의 차폐를 위해서는 이용선속의 1/1,000 정도로 하고 있다.

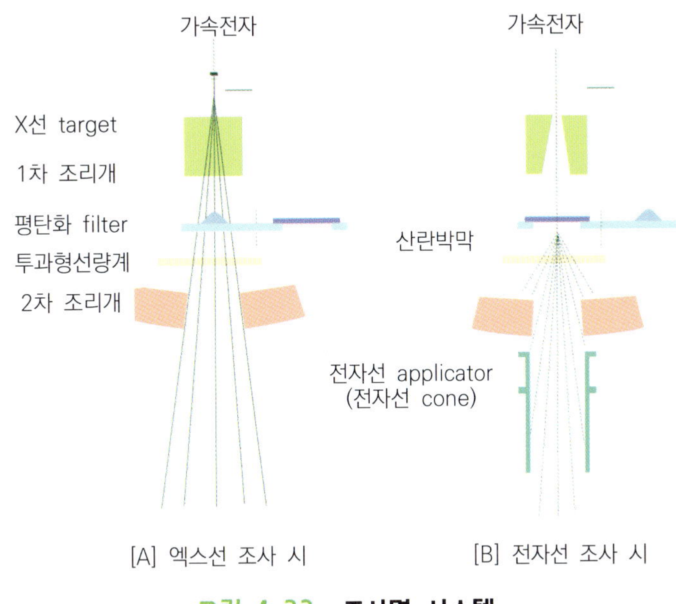

그림 4-32 **조사면 시스템**

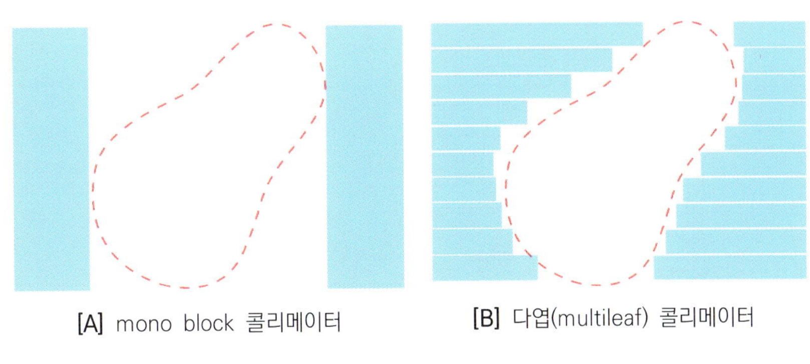

그림 4-33 **콜리메이터 종류**

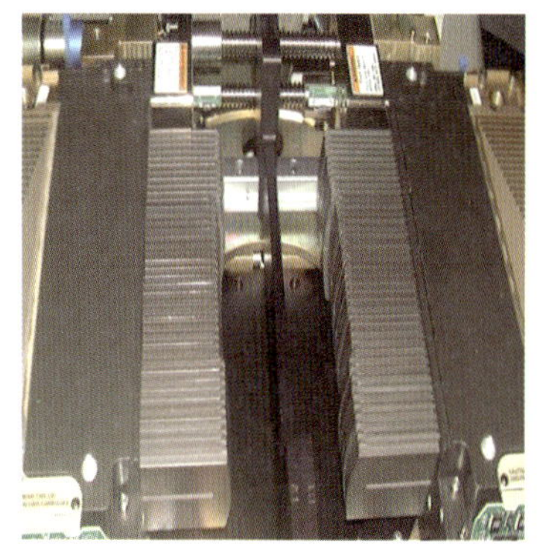
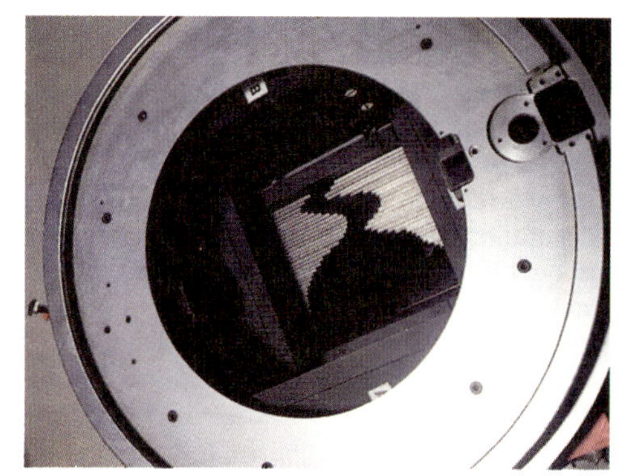

그림 4-34 다엽(multileaf) 콜리메이터

다엽(Multileaf) 콜리메이터는 등중심상에서 1 ~ 2 cm 폭으로 2차 콜리메이터가 분할되어(beam lets)있으며 각 조리개는 수동 또는 컴퓨터 제어하에 가동한다. 최대 60쌍으로 되어있으며 고정조사법에서는 차폐블록의 대체로서 사용되고 연동조사법에서는 3D 원체조사법(three dimensional conformation radiotherapy) 등에 사용된다.

형태는 Monoblock 콜리메이터와 Multileaf 콜리메이터(MLC)가 있으며 전자는 조사면이 정·직사각형으로 열리는 형태이고(그림 4-33[A]), 후자는 조사면을 종양의 형태로 열 수 있게 된다(그림 4-33[B]). 선형가속기의 경우 선원이 작기 때문에 반음영이 작으며 콜리메이터기구는 ± 90° ~ 270° 회전 가능하며 장치에 따라서 상단에 monoblock 콜리메이터가 있고 하단에 monoblock 콜리메이터, 수동 또는 전동 원격조작식 콜리메이터, 원격조작식 원체 콜리메이터를 부착하여 사용할 수 있도록 고안되어 있다.

- **편평화여과기(flattening filter, equalizer)** : 편평화여과기란 엑스선 타깃으로 변환된 엑스선의 강도분포가 중심축 주변에 최대강도를 갖고 조사방향으로 강한 지향성을 갖고 있기 때문에 이 분포를 조사 범위 내에서 균일하게 되도록 중심부의 엑스선 빔 강도를 감약시키는 것이다. 가속관에서 얻어진 고에너지 전자선속이 타깃을 투과하여 고에너지의 엑스선이 발생하게 된다.

발생 방향은 전방으로 분포하고 있으며, 이때 선속의 강도가 중심부는 매우 강하고 주변부로 갈수록 강도가 약해지므로 균등한 선량을 조사하기가 어렵다. 엑스선의 강도분포를 균일하게 하기 위해서 그림 4-35 같이 산 모양의 금속 흡수체를 삽입하여, 중심부의 선량률을 감소시켜 주변부의 선량률과 같게 함으로써 그림처럼 균등한 선량분포를 만들고 있다. 이를 선속 평탄 여과기라고도 한다. 재질은 Pb, Al, Cu 등을 쓰나 Pb를 주로 사용하고 있다.

조사범위 주변부의 감쇠가 조사면 중심부와 5%를 초과하지 않도록 선택하여 그 중심부에서 빔 강도를 50 ~ 90% 흡수해야 한다. 10 MV 이상의 엑스선에너지에서는 Cu의 방사화가 대단히 크기 때문에 사용되지 않는다. 또 평탄 필터 또는 콜리메이터 등으로부터 방출되는 저에너지 전자선에 의해 중심축상의 엑스선 build-up은 조사범위가 커지면 표면쪽으로 이동한다.

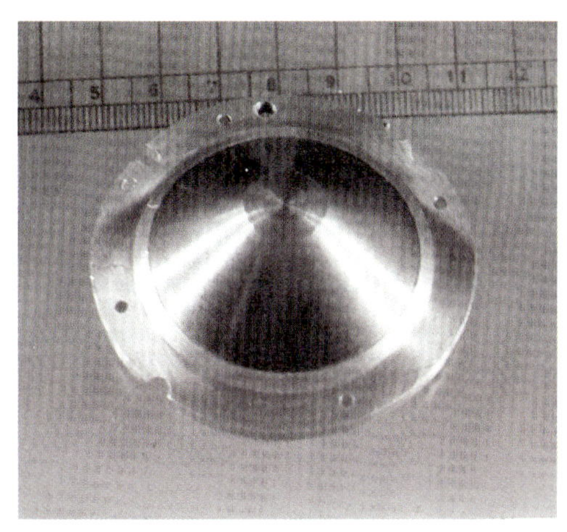

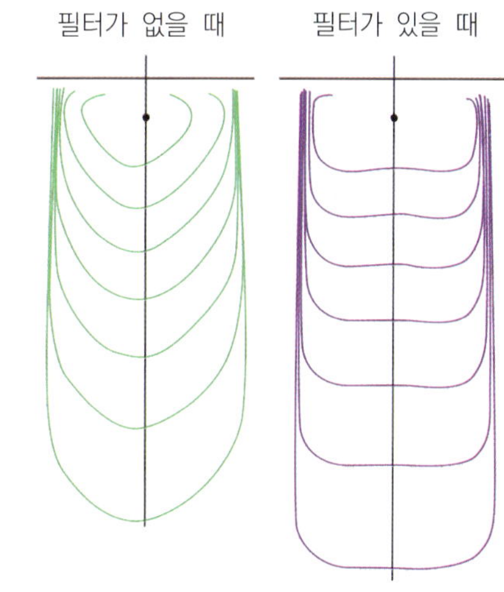

그림 4-35 편평화여과기와 선량분포도 (10 MV 엑스선)

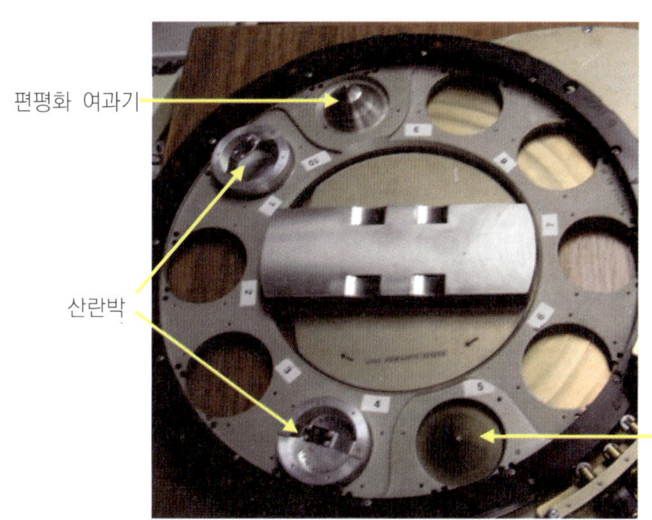

그림 4-36 선형가속기 헤드부의 carousel에 탑재된 편평화 여과기와 산란박막

- **산란박막 (Scattering foil)** : 가속관으로부터 나온 전자선속의 선량분포가 중심부는 높아지고 주변부는 낮아지기 때문에 치료에 직접 이용할 수 없다. 치료에 이용하기 위해서는 산란박막을 전자선속 통과로에 삽입함으로써 전자선속을 확산, 산란시켜 선량분포가 균등한 조사면으로서 이용되도록 하고 있다. 산란박막은 전자선 치료 시에 사용되는 것이다 (그림 4-36).

편향부에서 대기 중으로 직경 수 mm에 집속된 상태에서 방출된 가속전자를 산란시켜, 조사범위 내에서 균등하게 분포시키는 역할을 갖는다. 재료는 전자선속의 에너지에 따라서 Al, Cu, Ta (tantalum), Pb 등을 이용하며 두께 0.1 ~ 0.3 mm 정도의 얇은 산란박막을 사용한다.

제어기에서 엑스선 발생을 조작하면 편평화여과기가 전자선속 내로 삽입되고, 전자선 발생을 조작하면 편평화여과기는 옆으로 돌아 빠지면서 대신 산란박막이 삽입되도록 하고 있다.

일반적으로 전자선 에너지 및 조사범위가 커지게 됨과 동시에 산란박막의 두께도 증가하고, 높은 원자번호의 재질을 사용한다. 에너지가 10 MeV 이하에서 직경이 10 cm까지의 소조사 범위에 대해서는, 연과 같은 고원자번호물질의 금속박이 사용되고, 에너지가 15 MeV 이상으로 조사 범위가 직경 15 cm 이상의 경우, 1번째는 높은 원자번호의 금속박으로서 에너지 손실을 최소한으로 하고, 그 아래 2번째의 산란박막은 낮은 원자번호의 금속박으로서, 산란전자 다발의 평탄화를 꾀하는 이중산란체 시스템이 채용되고 있다.

전자선 다발은 어떤 크기의 조사 범위에 있어서 반음영이 작고, 평탄도가 좋으며, 표면 심부량 백분률이 80% 정도, 엑스선 함유율이 적으며, 깊이와 함께 심부량 백분율이 급격히 작아지게 되는 등의 물리적 특성을 가지도록 하는 것이 바람직하다.

• **방사선 검출기(ion chamber)** : 2개 1쌍으로 구성되어 있다. 투과형 선량계(transmission dosimeter)는 평탄화 필터 또는 산란박막과 광학 미러의 사이에 위치하여, 전자총-초점방향에 대하여 평행하고 또 직교하도록 설치되어 있고, 엑스선 다발 및 전자선 다발의 모니터 선량률 및 모니터 적산선량의 측정 및 좌·우 방향이랑 전후 방향에 있어서 방사선강도차를 전기신호로 바꾸어 가속관의 스티어링 코일에 피드백하여 가속전자의 궤도 수정을 행하는 목적을 갖는다. 즉, 엑스선 또는 전자선이 조사될때 선량측정 목적으로 투과형 전리함을 이용하고 있으며 엑스선, 전자선의 적산선량, 선량률을 검출한다.

중앙에는 선량률용, 측면에는 평탄도 측정용 전리함이 있어 선량 변화를 측정하여 control box에 피드백하고 있다.

• **조사면 표시장치** : 조사면 표시장치는 조사선원과 동일한 기하학적 조건으로서 구동기구에 의해 거울을 삽입하고 광조사면 및 조사면 중심을 표시하여 치료의 정확성을 기하고 있다.

• **광학거리계** : SSD 범위가 광조사면 내에 환자 피부 표면에 글씨로 표시되어 정확한 SSD 설정, 환자위치 잡이 시간을 크게 단축할 수가 있다.

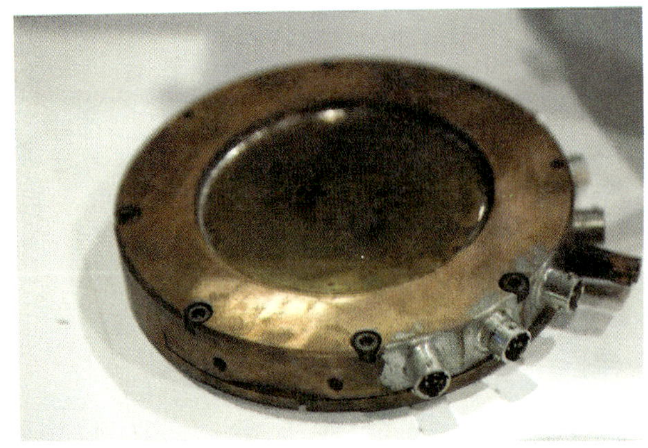

그림 4-37 **전리함의 외형**

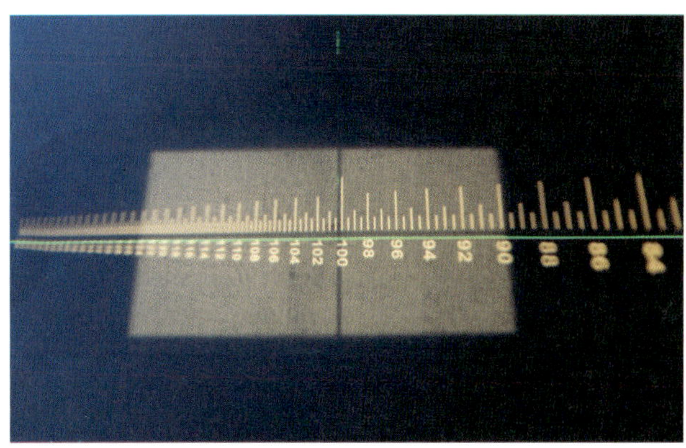

그림 4-38 **광학거리계**

• Accessory ring : 부속기구를 부착할 수 있도록 조사 head부 아래에 턱을 만들어 놓은 곳으로 쐐기필터, 음영반, front pointer, back pointer, pin and arc 등을 부착하는데 이용되고 있다.

• **쐐기필터**(Wedge filter) : 선속을 체표면에 삽입할 경우 또는 종양에 선량분포를 균등히 하기 위해서 사용되고 있으며 필요시에는 필터를 삽입하여 사용하고 있다(그림 4-39, 40).

금속으로 된 쐐기필터의 기능을 콜리메이터로 대체할 수 있으며 동적 쐐기 또는 가상 쐐기필터라고 한다. 콜리메이터의 움직이는 속도 또는 선량률을 조절하여 쐐기 각도를 조절할 수 있다.

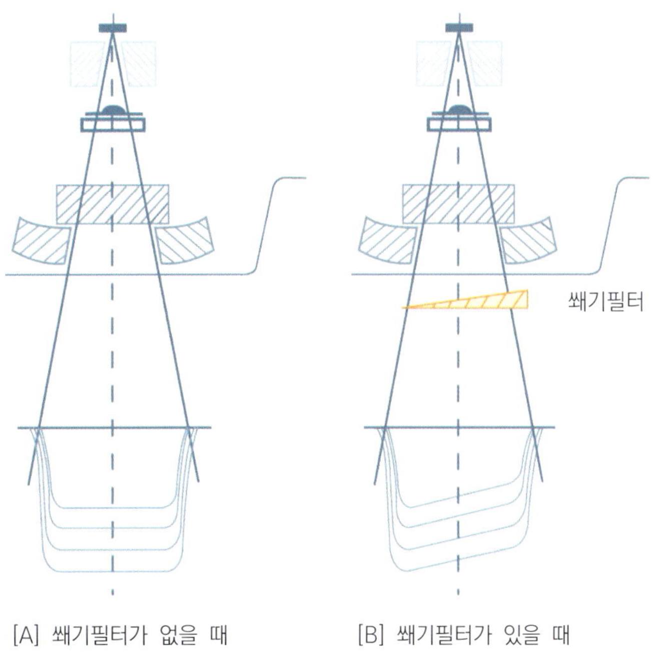

그림 4-39 **쐐기필터의 사용과 선량분포**

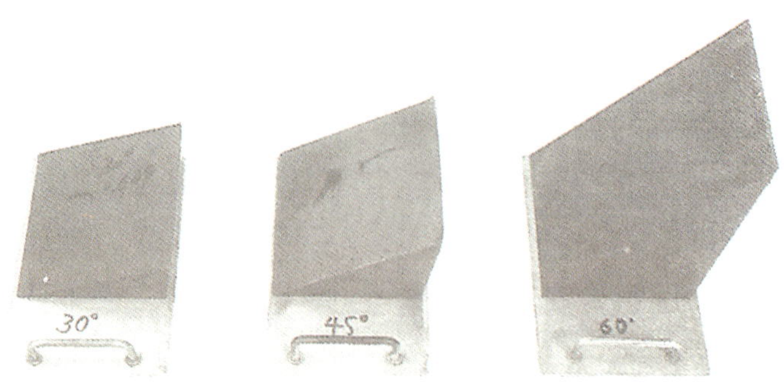

그림 4-40 **쐐기필터 형태**

바. Treatment couch (치료용 침대)

치료용 침대 (treatment couch)의 바닥은 주로 1 cm 정도의 아크릴판이 몇 개의 구간으로 나눠져 있는데 그 중 한 부분은 엷은 비닐판이나 tennis racket 그물로 되어있다. 이는 아래쪽에서 조사할 때 아크릴에 의한 엑스선 흡수로 인해 피부면 쪽으로 build up이 이동되어 피부장해가 일어나기 때문에 이를 방지하기 위해서 엷은 판이나 그물을 이용하고 있는 것이다 (그림 4-41).

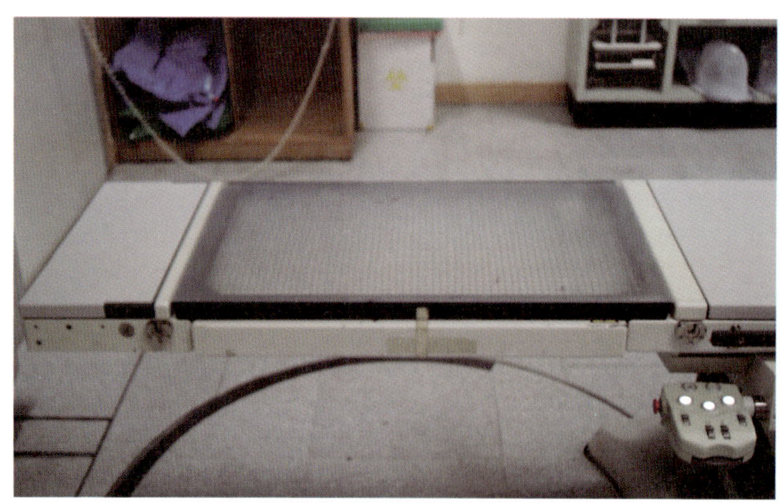
그림 4-41 **치료 테이블의 테니스 라켓 그물**

사. 제어장치

치료장치와는 별도의 방에 설치되어 있으며 선형가속장치에서 발생되는 방사선종류의 선택, 에너지 선택, 선량율과 적산선량의 제어, 고정 및 회전조사 등의 치료방식 선택, 방사선 안전기구, 각종 parameter의 표시 등을 제어하고 있으며 치료실 내에서는 실내 조정기(pendant control)를 조작하여 조사면 및 회전지지장치의 각도 등을 조정한다(그림 4-42).

전원을 공급하기 위해서 전원 key switch 및 비상정지 스위치인 전원개폐 스위치가 있고 고정조사 또는 운동조사의 선택이나 진자조사 시 회전각도, 회전속도 등의 설정을 행하는 갠트리 remote 선택부가 있다. 방사선 발생제어부는 선량, 조사선량 preset 기기, 출력선량 표시 기기, 빔의 개폐 스위치 등으로 구성되어있다.

선량률 모니터는 출력선량률 표시용 모니터 및 조사면 내의 선량율의 평탄도를 확인하는 모니터로 나뉘어져 있다. 빔 조건 선택부에는 엑스선, 전자선의 선택 및 에너지 절환 스위치가 있다. 일반적으로 엑스선 에너지는 고정되어 있고, 전자선 에너지는 가변하도록 설계되어 있다. 15 MeV 장치에서는 10 MV의 엑스선과 8, 10, 12, 15 MeV의 네 단계의 전자선 에너지를 선택할 수 있도록 하고 있다. 조사면 표시는 조사면 remote control 및 조사면 표시기구가 설치되어 있다.

Interlock 표시부 장치의 운전을 위한 각종 parameter 상태를 표시 램프를 써서 사용하고 있다.

치료실 내 제어기(pendant control)는 제어실에 있는 제어기 본체와 분리되어 치료실 내의 천정에 매달린 상태로 설치되어 있다. 조사면 조정, 환자 위치잡이를 위한 갠트리 및 treatment table을 조작한다.

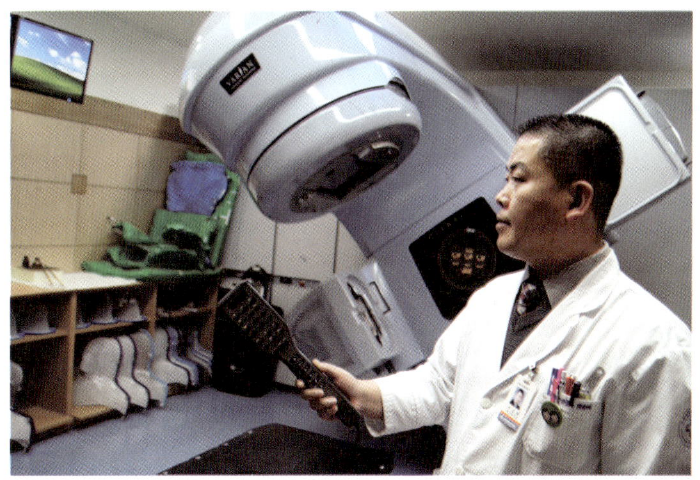

그림 4-42 **실내 조정기**

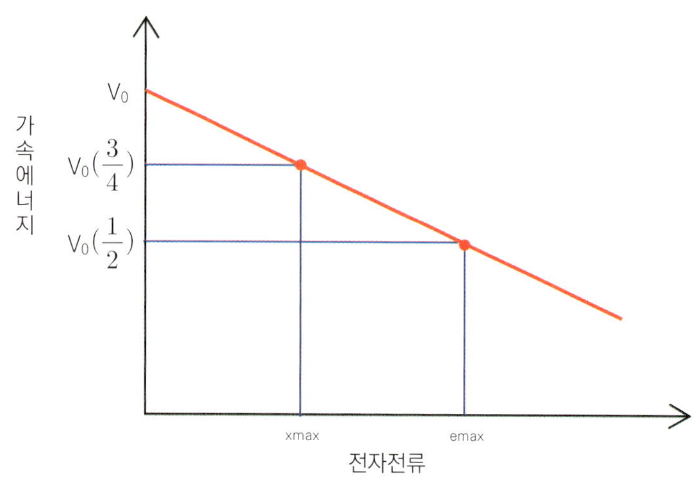

그림 4-43 **선형가속기 에너지와 전류관계**

- **선형가속기의 에너지 설정** : 선형가속기에 있어서 가속 에너지는 그림 4-43에 나타낸 것처럼 가속전자전류의 증감에 대해서 직선적으로 변화한다. 일반적으로 의료용 선형전자가속에서 에너지를 변경할 경우에는 가속전파원의 펄스폭을 변화시켜 가속전자전류를 변경시키는 방식이 채택되고 있다. 의료용 선형가속기에서 최대 정격 에너지는 빔이 0인 때의 에너지로 표현되고 있다.

  전자선 출력 최대점은 i_{emax}, 전자선 에너지가 최대 정격에너지의 1/2이고, 엑스선 출력 최대점은 i_{xmax}, 최대 에너지의 약 3/4 에너지점이 된다. 따라서 15 MeV의 선형가속기에서 엑스선은 대략 10 MV로 사용하고 있다.

(3) 선형가속기의 특징

출력선량이 최대 600 cGy/min로 상당히 크고 조사시간의 단축과 넓은 조사면을 설정할 수 있으며 (40×40 cm^2), 초점이 3×3 mm 이하로 반음영도 매우 작다.

베타트론에 비하면 출력 에너지를 광범위하게 조절할 수 없으며 에너지가 낮다는 것이 단점이지만 출력이 크다는 장점이 있다. 따라서 에너지를 보면 베타트론, 선형가속기, ^{60}Co 순이지만 출력으로 보면 선형가속기, 베타트론, ^{60}Co순이 된다. 선형가속기나 베타트론은 ^{60}Co이나 ^{137}Cs에 비해 출력의 안정성이나 조사면 내의 선량분포 균등성이 적으나 출력이 크고 에너지가 높다는 장점을 들 수 있다.

(4) 선형가속기 치료실 구조

선형가속기 치료실은 천정과 양쪽 벽에 light indicator가 부착되어 있으며 실내 조정기가 매달려 있다. 벽 한 모퉁이에는 CCTV가, 치료대 끝부분에는 마이크를 설치하여 환자의 말소리를 제어실에서 들을 수 있도록 하여 만약의 사태를 확인할 수 있도록 되어 있다. 치료실의 문은 방사선 조사를 알리는 radiation warning light가 있다.

12 MV 이상의 엑스선을 발생시키는 선형가속기 장치에서는 고에너지 엑스선과 치료실 벽과의 작용으로 발생하는 중성자선 차폐를 위해서 선형가속기 치료실의 문을 paraffin wax door로 되어 있다.

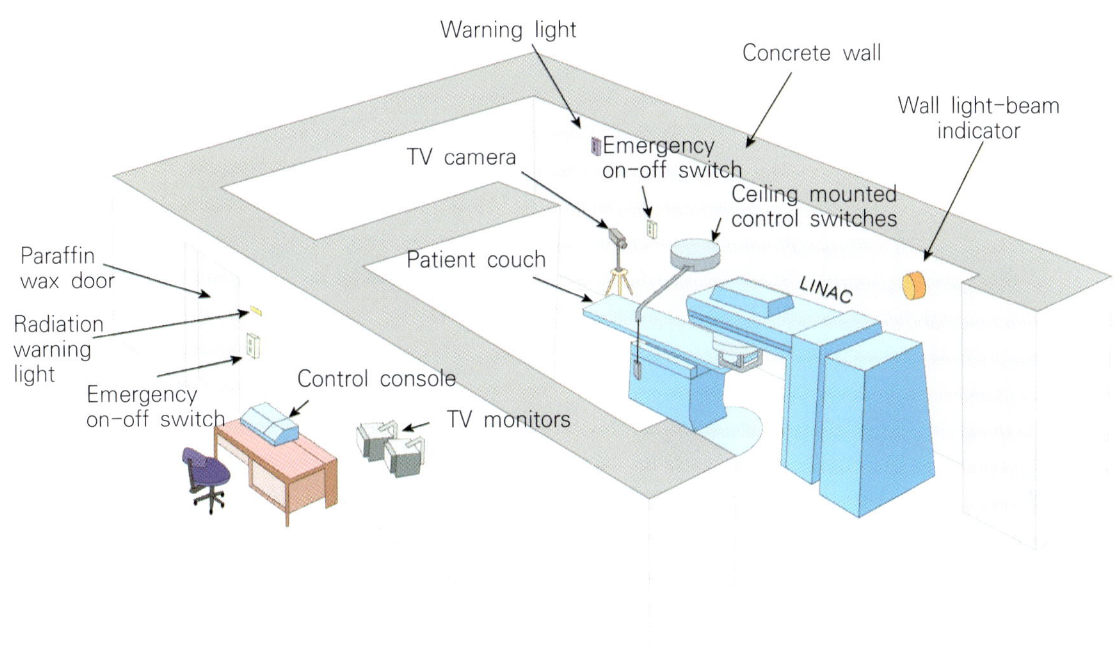

그림 4-44 **선형가속기 치료실 구조**

2) 베타트론 (Betatron)

베타트론은 1941년 D.W. Kerst에 의해서 개발되었으며 자속의 변화에 의해 전자들이 환상관(doughnut tube)에서 가속되는 장치이다. 전자들은 방사선치료에 이용되는 전자선속을 얻기 위해서 이러한 환상관의 궤도에서 추출되거나 또한 엑스선을 얻기 위해서는 직접 타깃에 충돌하게 된다. 자속의 시간변화에 의한 전자력이 전자에 작용하여 가속을 형성하는 것이기 때문에 유도가속장치(induction accelerator)라고 할 수 있다.

Kerst의 베타트론 에너지는 2.3 MeV 정도였으므로 실용이 어려웠으나 1942년에 20 MeV의 베타트론이 개발되어 현재의 기본형식이 되었다. 장치는 선형가속기와 같이 엑스선과 전자선 2종의 방사선을 발생시키며 에너지도 고에너지화되어 42 MeV, 45 MeV 장치도 개발되었지만 선형가속기 장치의 발전 영향으로 전자선 치료를 중심으로 하는 장치로 변화하였다.

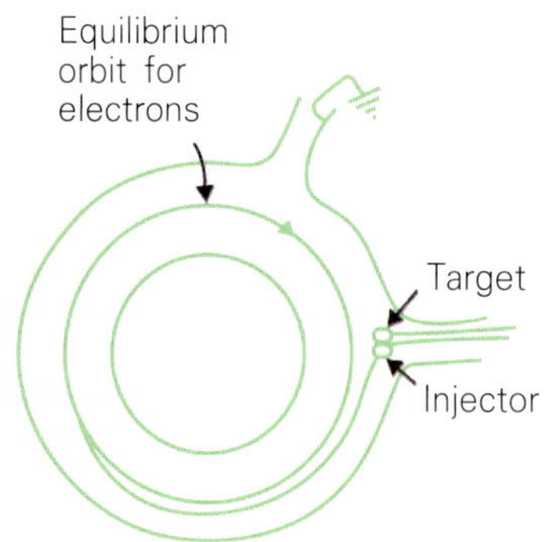

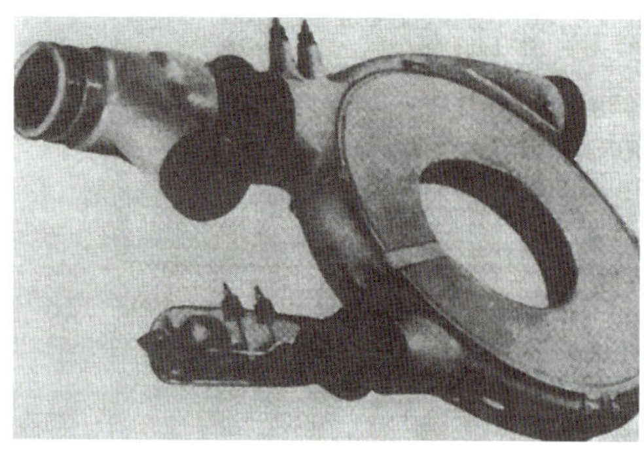

그림 4-45 환상가속관의 형태

(1) 가속원리

전자의 가속 형태는 전자석 내에 그림 4-45의 doughnut tube가 샌드위치 형태로 넣어져 있으며 가속관에 자력선이 통하게 된다. 가속원리는 교류전원에 의해 운전되고 있으므로 전자석에서 발생한 자속밀도 파형은 교류파형에 의한 교번자계가 된다. 교번자계에 의해 가속관에 입사된 전자는 자장이 낮은 때부터 가속되기 시작한다. 또 전원이 교류이기 때문에 전자의 회전방향이나 가속전계가 변화하므로 이 양성자의 방향이 일치되는 주기에서만 전자는 가속된다. 전자는 교류의 1 cycle 내에서 2회 가속이 가능하지만 회전방향은 서로 역으로 되기 때문에 보통 의료용 베타트론에서는, 전자는 1 cycle에 1회만 가속관 내에 입사시켜 가속한다. 입사된 전자는 자장에 의해 가속되고 소정의 에너지를 달하면 엑스선으로 변환시키든가, 혹은 전자 그대로 가속관 밖으로 내보낸다.

전자 에너지는 전자 입사로부터 1/4 cycle 후에 최대가 된다. 전자가 균일한 자계 중에서 일정한 반경으로 회전하기 위해서는 원심력과 Lorentz's force가 같지 않으면 안 된다. 전자를 가속하기 위한 전계는 전자가 반경(R)로 회전하고 있을 때 이 궤도 내에서의 자속의 시간적 변화에 비례하고, 그 방향은 궤도의 접선방향이 된다. 이때 전자가 환상관을 1번 회전하는데 평균 25 eV 정도의 에너지를 얻을 수 있기 때문에 최종 25 MeV의 에너지를 얻기 위해서는 백만 번의 회전이 필요한 것이다.

(2) 구 성

의료용 betatron은 전원장치, 전자석, 가속관(doughnut tube), 펄스발생기, head part, 갠트리 및 제어기로 구성되어 있다.

① 전원부

- **여자용 전원(勵磁用 電源)** : 여자용 전원은 전자를 회전시키기 위한 자장을 만드는데 필요한 전원을 공급하는 장치며 보통 이용하는 전원이 200 V, 50 ~ 60 Hz이므로 에너지 출력변동을 적게 하기 위해서는 수천 볼트로 승압한 다음 여자 코일에 공급하게 된다.

• **제어용 전원** : 제어용 전원은 전자의 입사, 출력 시에 이용되는 펄스 전압 발생기, 지지장치, 냉각계 등 제어하는데 필요한 전원이다.

② 전자석 (magnet)

전자석은 자극(pole)과 여자 코일, 철심으로 되어있으며 자극은 전자를 일정한 궤도상으로 회전 가속시키기 위하여 시간적으로 변화하는 자계를 제공하게 된다. 여자코일을 둘러싸고 있는 철심(yoke)은 자극에 자속을 공급하여 궤도상에 자속분포를 일정하게 하는 역할을 하고 있다. 여자 코일은 철심에 자속을 발생시키기 위한 기전력을 발생시키는 역할을 한다.

③ 가속관 (doughnut tube)

원형의 도넛 형태로 되어 있고 환상관이라고도 부른다. 관유리, 전자총, 타깃, 필터로 되어 있다. 관유리는 진공도 $10^{-6} \sim 10^{-7}$ mmHg를 유지하여야 하며 재질로는 세라믹 또는 유리가 사용되고 있다. 전자총은 전자를 발생시켜 전자를 장치내로 입사되며 이때 입사된 전자는 40 ~ 60 kV로 가속된 전자가 4 ~ 5 sec 정도의 펄스로 방사된다.

타깃은 관유리의 내벽에 고정되어 있으며 가속된 전자가 타깃을 통과하여 엑스선을 발생시킨다. 재질로는 1 mm 정도의 백금이 이용되고 있다. 필터는 가속된 전자선속을 타깃에 정확하게 충돌시켜 엑스선을 발생시키며 전자선 발생 시에는 가속된 전자선속을 베릴륨창에 맞추어 통과가 되도록 전자선을 방출시키는 역할을 하고 있다.

④ 조사 head part

조사 head part는 콜리메이터, 편평화여과기, 산란박막, 차폐용기 등으로 구성되어 있다. 콜리메이터는 조사면을 결정하게 되며 SSD 100 cm에서 약 15×15 cm^2 정도이고 재질로는 텅스텐 또는 텅스텐 합금을 사용하고 있다.

평탄화 필터는 발생된 엑스선 조사면의 중심부와 주변부의 선속에 대한 강도 분포를 평탄하게 해주며 재질로는 텅스텐, 납 등이 이용되고 있다. 도넛관의 방사창을 통과해온 전자선속을 산란박막을 통과시켜 전자선속을 인위적으로 산란시켜 조사면 전체에 선량분포를 균등하게 해주는 역할을 하며 재질로는 Al, Ni, Cu, Pb 등이 있다.

차폐용기는 이용선속 외에 부분은 불필요한 방사선을 흡수하기 위해서 납(Pb)으로 둘러 싸여 있으며 이때 누설선량은 1차 선량 강도의 1/1000 이하로 차폐하여야 한다.

(3) 성 능

전자선 치료는 4 ~ 20 MeV 에너지 정도가 가장 유효하기 때문에 대개는 20 ~ 25 MeV의 장치가 주류를 이루고 있으며 베타트론은 전자선의 커다란 에너지를 얻으며 또한 에너지를 용이하게 변화시킬 수 있다는 것이 다른 가속장치보다 우수한 점이다.

반면에 출력은 선형가속장치보다 적으므로 실제 사용은 엑스선 보다는 전자선을 주로 이용하여 왔으나 현재는 사용되고 있지 않다.

3) 마이크로트론(Microtron)

1945년 V. Veksler(소련)에 의해서 고안되었으며 1972년 Karolinska(스웨덴) 연구소에서 최초로 실용화되어 현재 사용되고 있다. 이러한 마이크로트론은 사이크로트론과 선형가속기의 원리를 합한 것과 비슷하다. 하전입자의 원형 궤도상에서 어느 한 점에 고주파전계를 가하여 입자의 회전주기와 일치시켜 주면 사이크로트론처럼 입자를 가속할 수가 있지만, 전자처럼 정지질량이 적은 입자에서는 저에너지에서부터 상대론적 질량 증가가 시작되어 사이크로트론 가속방식은 적용되지 않는다. 그러나 어느 조건에서는 전자에 대해서도 이 가속방식이 적용될 수가 있는데, 이것이 마이크로트론이다. 마이크로트론은 전자 가속효율이 뛰어나고, 비교적 용이하게 임의의 전자선 에너지를 발생할 수가 있으며, 그 빔 강도가 높기 때문에 방사선치료상 특별한 선량률 효과도 가지고 있다.

(1) 가속원리

균일한 자장 내에 공진공동(共振空洞, resonator, resonant cavity)을 설치하고, 여기에 고주파를 공급시켜 가속기(accelerating cavity)로 하고 있다.

공진공동의 극 옆에 설치된 전자총으로부터 출사된 전자는 자계에 의해 원운동을 하여 공진공동으로 들어가 마이크로파의 전계 진동에 의해 가속된다. 공진공동을 나온 전자는 같은 자계의 힘을 받아 원운동을 하는데, 에너지가 높기 때문에 그 회전반경은 크게 된다. 가속된 전자가 원형의 직류 자장용 진공관내에서 물결파가 퍼져나가는 형태로 가속된다. 이 같은 가속이 계속적으로 되풀이되기 때문에 가속전자의 에너지는 점점 높게 되고 그에 따라 회전반경도 점차로 크게 된다(그림 4-46).

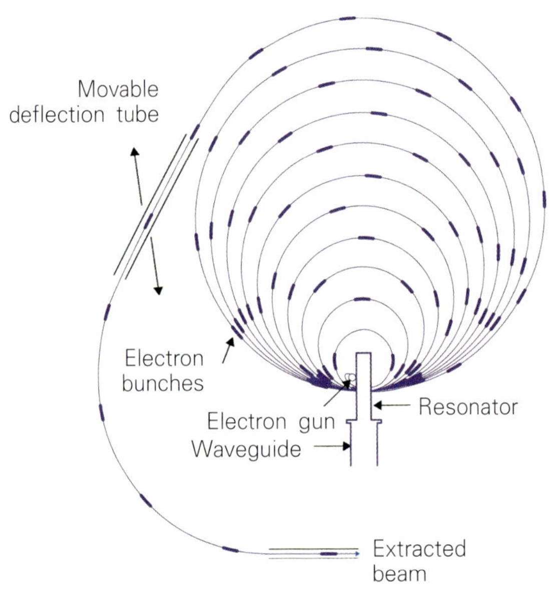

그림 4-46 마이크로트론의 가속원리

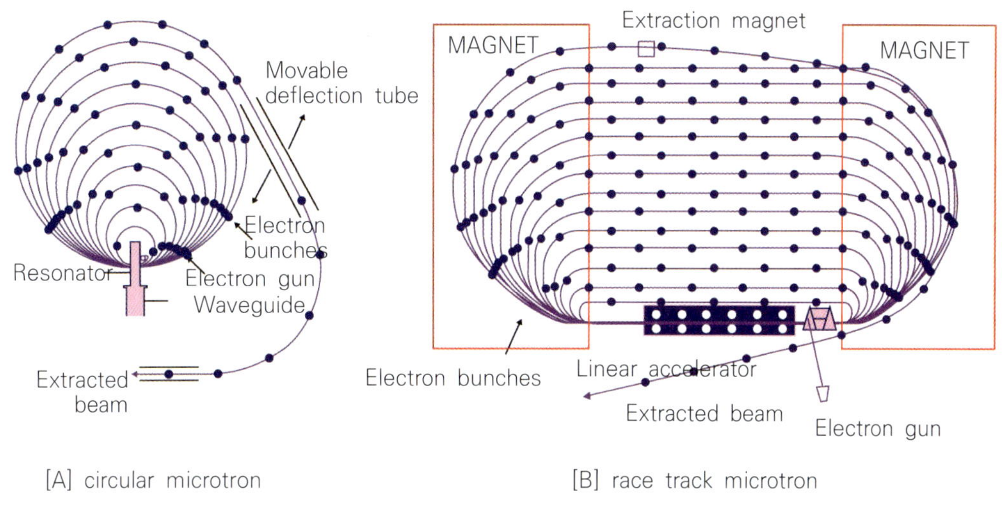

그림 4-47 마이크로트론의 가속방식

마이크로트론의 기본적인 가속방식에는 그림 4-47과 같이 circular microtron과 race track microtron으로 되어있다. circular microtron은 위에서 설명한 가속 원리이고 race track microtron 원리적으로 circular microtron과 같으나 원형의 전자석을 사용한 circular microtron에 대해서 원형의 전자석을 2개로 나눠 분리시키고 그 사이에 정재파형 가속관을 삽입시킨 것이다.

가속 최대 에너지는 circular microtron에서는 22 MeV, race track microtron에서는 50 MeV가 된다. circular microtron에서는 전자선 발생에서 이중 scattering foil을 쓰고 있는데, primary scattering foil은 선원 가까이에서 빔을 확산시키고, second foil은 선량분포를 평탄하게 하기 위해 가운데가 원주보다 더 두껍게 되어 있으며, first foil보다 약 10 cm 밑에 설치되어있다.

(2) 구 성

의료용 마이크로트론의 구성은 가속기 본체, 빔 transport 및 갠트리, magnetron이나 klystron, 조사 head part로 구성되어 있다.

가속 빔을 인출하기 위해서는 자기 short를 행하고 특정 궤도상을 주회하는 전자를 자기 shield시킨 tube 내를 통과시킴으로써 tube 내에서는 전자가 직선적으로 주행하는 것을 이용해서 인출하고 있다.

에너지를 변화시키는 경우는 기계적으로 자기 short를 전자궤도에 따라 움직이게 함으로써 행해지고 있다. 인출된 빔은 빔 수송관, 조사실 내의 갠트리를 통해서 조사 head part로 보내 엑스선 또는 전자선을 그대로 치료에 이용하고 있다.

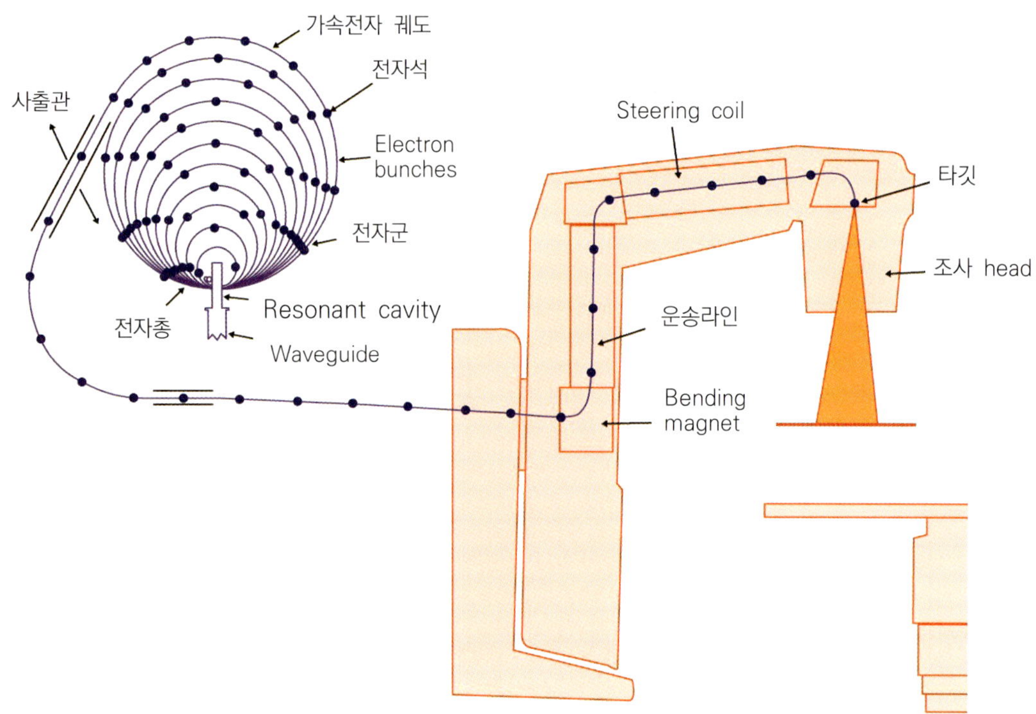

그림 4-48 마이크로트론의 구성도

1986년부터 국내 원자력의학원에 설치되어 가동되고 있는 마이크로트론은 마이크로트론 전자선 발생장치실, 마이크로트론 치료장치가 있는 2개의 치료실, 제어기가 있는 제어실, 전원공급장치실로 배치되어 있다.

(3) 성 능

일반적으로 암치료에 사용되고 있는 코발트 치료장치 및 선형가속기 등에 비해 마이크로트론은 최고전압이 22 MV로서 비교적 출력이 높은 전자가속기이며, 125만 전자볼트(1.25 MeV)인 코발트 감마선, 10 MV인 선형가속기의 엑스선보다 투과력이 높아 인체 내 심부에 위치하는 암치료에 더욱 효과적이다. 또한 에너지별로 볼 때 3종의 엑스선(6, 10, 21 MV)과 10종의 전자선(2, 5, 7, 9, 11, 13, 16, 18, 20, 22 MeV)을 방출하기 때문에 체내의 암이 위치는 깊이에 따라 적절한 방사선을 선택할 수 있는 폭이 넓어서 환자의 암의 특성에 따라 선택적 방사선 처방이 가능하고 정상세포조직의 보호에도 보다 효과적인 장점이 있다.

4) 사이크로트론 (cyclotron)

Cyclotron의 가속원리는 1928년에 E.O. Lawrence와 M.S. Livingston에 의해서 고안되어 1932년에 실제 가속에 성공하였다. 이 장치는 비상대성이론의 영역에서 양성자(proton)와 같은 무거운 입자를 원 운동시키면서 일정한 주기로 입자를 가속하는 장치이다. 방사선치료에서는 양성자를 가속하여 속중성자를 발생시켜 암 치료에 사용하고 있는 반면 ^{19}N, ^{15}O, ^{67}Ga, ^{201}Tl, ^{123}I 등과 같은 단수명 방사성 동위원소를 생산하는데도 이용되고 있다. Cyclotron은 고주파 주파수를 변조하지 않으므로 fixed-frequency (F.F) cyclotron이라고도 한다.

(1) 가속원리

이온원으로부터 나온 하전입자 (질량 m, 전하 q)는 균일한 자계 B의 힘을 받아서 궤도 반경 (r)인 원궤도 운동을 한다. 주기 T는

$$T = \frac{2\pi r}{\nu} = \frac{2\pi m}{qB} \quad \text{이 된다.} \tag{4.3}$$

이 주기 T를 주파수 $f = \frac{1}{T}$로 표현하는 것을 사이크로트론 주파수라 부르고 있다.

즉, D자형 전극에는 이 주기와 동기하는 고주파 전압이 공급되고 있기 때문에 어느 간극에서 가속된 입자는 전극 내를 180°회전해서 반대측 전극 간극에 나타났을 때에도 그 사이에 위상이 역전한 고주파전계의 작용을 받아서 가속된다. 즉, 입자는 1회전마다 2번 가속 에너지를 받아서 가속되게 된다. 따라서 베타트론과는 달리, 입자는 에너지가 높게 되어 항상 원궤도의 반경이 크게 된다. 높은 에너지에 접근된 입자는 전극의 외측에 설치된 deflector 전극의 음전압에 의해서 운동방향으로 굴곡하여 외부로 나오게 된다.

(2) 구 성

사이크로트론의 구성은 Dee라는 반원형 전극 2개 (D자형 전극), 고주파 발진기, Ion source (가속입자를 발생), 전자석 등으로 구성되어 있다.

Ion source에서의 이온 생성방법으로서는 가속하려는 입자의 중성 가스를 이온화 장치 내로 보내 가스를 arc 방전으로 전자를 충돌시킴으로써 이온화를 시키고, 이 이온화된 입자를 Dee 내로 끌어내어 가속시키고 있다. 이 경우, 이온의 에너지는 0에 가깝다. 가속입자는 proton, deuteron, ^{3}He, ^{4}He (alpha particle) 등이다.

(3) 성 능

사이크로트론에서는 전자를 가속시키지 못하고 주로 양성자를 가속시키며, 이 양성자선을 중성자선 치료장치에 보내어 베릴륨 (beryllium target)에 충돌시켜 중성자선을 발생하고 있다. 즉 p + ^{9}Be → ^{9}B + ^{1}n 반응식으로 중선자선을 발생시키며 양성자선의 최대가속 에너지는 50 MeV, 발생되는 중성자선의 투과깊이는 14.5 cm (50% DD)이다.

양성자를 50 MeV, 중양성자를 100 MeV 정도까지 가속하는 소형 사이크로트론을 이용해서 속중성자선치료, 양성자이론 및 핵의학용 동위원소 생산 등 다목적으로 이용하고 있다.

방사성동위원소는 원자로에서 생산되는 방사성핵종과 사이크로트론에서 생산되는 핵종으로 구분되며 우리나라에서 방사성동위원소는 현재까지는 원자로에서 생산되고 있는 것뿐이었다.

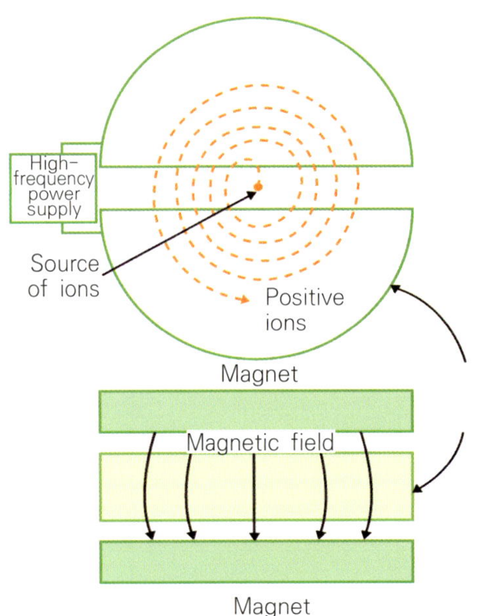

그림 4-49 **Cycrotron의 구성 및 가속원리**

사이크로트론에서 생산되는 방사성동위원소는 크게 두 가지로 나눌 수 있다.

첫째, 반감기가 아주 짧은 ^{15}O, ^{13}N, ^{11}C 등과 같이 양전자 방출 동위원소로서 사이크로트론이 설치된 의료기관에서만 사용할 수 있다. 둘째, ^{67}Ga, ^{201}Tl, ^{123}I 등과 같이 반감기가 어느 정도 길어 멀리 운반사용이 가능한 동위원소가 있다.

사이크로트론 생산 방사성동위원소는 현재 약 47종이 된다. 원자력의학원에서는 사이크로트론을 가동하여 1987년부터 ^{67}Ga, ^{111}In, ^{123}I, ^{201}Tl 등을 생산하고 있다.

5) 싱크로사이크로트론 (Synchrocyclotron)

사이크로트론과 구조가 같으며, 싱크로사이크로트론은 에너지가 높아지면 입자의 질량이 증가하게 되며 이때 원형궤도를 회전하는 입자의 속도가 변화하게 되는데 이 속도에 따라서 주파수가 변조되면서 입자를 가속하는 장치를 싱크로사이크로트론이라고 하며 주파수를 변조하므로 FM 사이크로트론(frequency modulated)이라고도 하고 양성자를 가속하여 속중성자선, 양성자선을 얻는다. 또한 양성자를 가속하여 흑연에 충돌시키면 π^- 중간자선을 발생시키게 된다. 사이크로트론과의 차이점은 출력전류가 pulse 형태이고 사이크로트론에 비해서 1/100 값이다. 하전입자의 회전 위상이 안정적이며 가속전압이 높지 않지만 양성자를 500 ~ 800 MeV까지의 높은 에너지로 가속이 가능하다.

6) AVF 사이크로트론 (azimuthal varying field cyclotron)

이 장치는 1938년에 L.H. Thomas에 의해서 최초로 제안되어 그 후 AVF 사이크로트론이 가동, 설치되어 중성자선을 이용할 수 있는 중양성자의 가속 및 진단에 적합한 단수명 동위원소인 ^{11}C, ^{13}N, ^{18}F 등의 생산에 많이 이용되었다. 방위각 방향으로 변화하는 자계 사이크로트론 혹은 isochronous (동기) 사이크로트론 이라고 하며 일반적으로 사이크로트론은 양성자를 가속할 수 있는 범위가 50 MeV로 제한되어 있기 때문에 더 높은 에너지의 양성자를 얻기 위해서 개발된 장치들이 싱크로사이크로트론, AVF 사이크로트론 등이다.

자장이 회전주기 방향에서 변화된 분포를 가진 방위각형 자장을 이용해서 입자의 집속, 발산을 반복하면서 가속하므로 가속 에너지는 900 MeV까지 가능하고 가속 전류강도는 싱크로사이크로트론의 100배 정도 가능하다.

7) 싱크로트론 (Synchrotron)

최초 싱크로트론은 1946년 영국의 Cauard 등이 전자를 가속시키는 것에 의해서 시도되었다. 전자 싱크로트론과 양성자 싱크로트론이 있는데 기본적으로 원리는 같지만 질량이 크게 다르기 때문에 실제 장치에서는 차이가 생긴다.

싱크로사이크로트론은 에너지를 상당히 높게 올릴 수 있지만 자계가 필요로 하는 공간이 크기 때문에 더욱더 고에너지로 할 경우에는 좁은 도넛형태인 진공 환상관내를 일정반경으로 회전하고 있는 싱크로트론이 자상 공간이 직어 경제적이다.

싱크로트론은 사이크로트론이나 싱크로사이크로트론과는 달리 일정궤도로 가속을 행하고 있는 것이다. 따라서 양성자 등 중하전입자는 가속 중에 속도가 대폭으로 변화한다. 그래서 입자궤도를 일정하게 유지하기 위해서는 입자의 에너지에 맞춰서 자장을 강하게 하는 동시에 가속주파수도 변화시키고 있다. 이처럼 싱크로트론의 가속은 궤도반경을 일정하게 유지하기 위해서 베타트론처럼 에너지의 증가에 따라 자장을 강하게 해주는 것을 제외하면 싱크로사이크로트론의 원리와 동일원리로 가속하고 있는 것이다.

전자 싱크로트론은 입사용 선형가속기로 전자를 광속에 가깝게 가속시킨 후 도넛형태인 진공환상관내에 입사시켜 고주파 전계에 의해서 1 GeV 까지 에너지를 가진 전자로 가속된다. 또한 양성자 싱크로트론에 의해서 가속된 중양성자는 일부치료에 응용하고 있으며 발생된 중양성자에 흑연을 충돌시켜 파이 중간자선 치료가 이용되고 있다.

베타트론처럼 싱크로트론은 입자가 환상의 가속관 내를 대단히 많이 회전해서 가속되고 있기 때문에 궤도의 안정성이 매우 중요하다.

8) D-T generator

Deuterium-tritium (중양성자-3중수소) 가속 장치는 저에너지 (100 ~ 300 kV) 중양성자선을 3중수소 타깃에 충돌시켜 14 MeV의 중성자선을 얻을 수 있다.

$$ {}^{2}_{1}\mathrm{H} + {}^{3}_{1}\mathrm{H} \rightarrow {}^{4}_{2}\mathrm{He} + {}^{1}_{0}\mathrm{n} \tag{4.4} $$

상기 반응식에서 같이 중양성자와 3중수소가 핵반응하여 헬륨핵과 중성자가 발생하는데 이때 중성자는 단일 방출 에너지를 가지며 사방으로 균등하게 방출되지만 최대 선량률이 선원으로부터 1 m 거리에서 약 15 cGy/min로 낮기 때문에 적당한 치료 거리에서의 선량률로는 적합하지 않다.

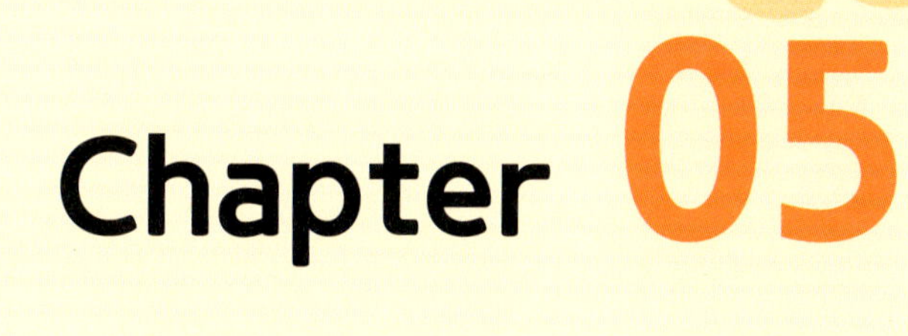

Chapter 05

선량과 시간의 분할치료

CHAPTER 05
선량과 시간의 분할치료

방사선치료에 있어서 시간은 치료 변수로서 여러 가지 형태의 조사가 시행되고 있다. 외조사에서는 총선량을 수 주간에 걸쳐서 일(日) 단위의 분할조사를 하는 것이 보통이다.

"분할횟수와 1회의 선량"을 분할(fractionation), "최초부터 최후의 조사까지의 시간"을 총조사기간(overall time)으로 정의한다.

생물학적효과는 분할과 시간에 따라서 선량분포가 다르게 된다. 분할횟수 혹은 총조사기간을 증가시키면 생물학적효과는 감소한다. 즉, 어느 일정한 효과를 얻는데 필요한 총선량(등효과 선량)은 필연적으로 증가하게 된다. 이 등효과 선량과 분할에서 총조사기간의 관계는 조사된 조직의 생물학적 효과에 의존하므로 방사선치료 시 2종류의 조직, 즉 종양과 정상조직에 동시에 조사되었을 때 다른 효과를 나타낸다. 이 차이는 정상조직의 방사선 조사에 영향을 감소시키는 것을 가능하게 하기 때문에 매우 중요하다.

이와 같은 다른 효과를 나타내는 작용기전은 각각의 분할조사와 총조사기간의 사이에 다음과 같은 현상이 일어나기 때문이다.

① 장해의 회복(recovery or repair of sublethal damage)
② 분열이 빠른 조직에서의 생존세포의 분열재개, 즉 재증식(repopulation)
③ 저산소 세포의 재산소화(reoxygenation)
④ 세포 주기상의 세포 재분포(redistribution or recruitment)

이 4개의 첫 문자를 따서 4R's effects라 하고 중요시되어지고 있다. 총선량의 결정은 종양의 조직학적 종류, 부위, 크기를 참고로 하여 임상경험을 토대로 정해지고 있다.

1 분할조사법

분할조사는 방사선치료에서 외조사법에서 응용하고 있으며 총선량, 선량률, 분할횟수, 전치료기간에 따라서 그 종류가 나누어지며 선량률에 따라서는 고선량률(~ 수 Gy/min)조사와 저선량률(~ 0.01 Gy/min)조사로 구분된다.

그 종류는 고선량률 외조사에서 표준적으로 이용된 단순분할조사법과 분할횟수를 증가시킨 다분할조사법이 있으며 그 외에 과분할조사법이 있는데 이는 단순분할보다 분할횟수는 적지만 1회 조사선량이 증가된 방법이다.

단순분할조사법은 1회에 전 선량을 일시에 조사하는 것이 아니라 1일 1회 2 Gy 정도를 주 5회 조사하는 방법이다.

다분할조사법(hyperfractionation)은 가속분할조사법(accelerated fractionation)과 가속다분할조사법(accelerated hyperfractionation)으로 구분된다.

다분할조사법은 단순분할조사에 비해서 1회 선량은 줄이고 총선량을 증가시키는 방법으로 1회 선량을 감소하므로 보다 많은 선량을 종양에 분포시킬 수 있다.

가속분할조사법은 단순분할조사에 비해서 전 치료기간을 줄였으며 1회 선량과 총선량은 거의 비슷한 조사방법이다. 치료기간을 줄임으로써 치료 중에 일어나는 종양의 재생을 최소화한다.

가속다분할조사법은 1회 선량이나 치료기간은 앞에 설명한 조사법의 중간 정도이며 급성반응을 우려해서 치료 도중에 1 ~ 2주의 휴지기간을 두고 치료하는 특징이 있다.

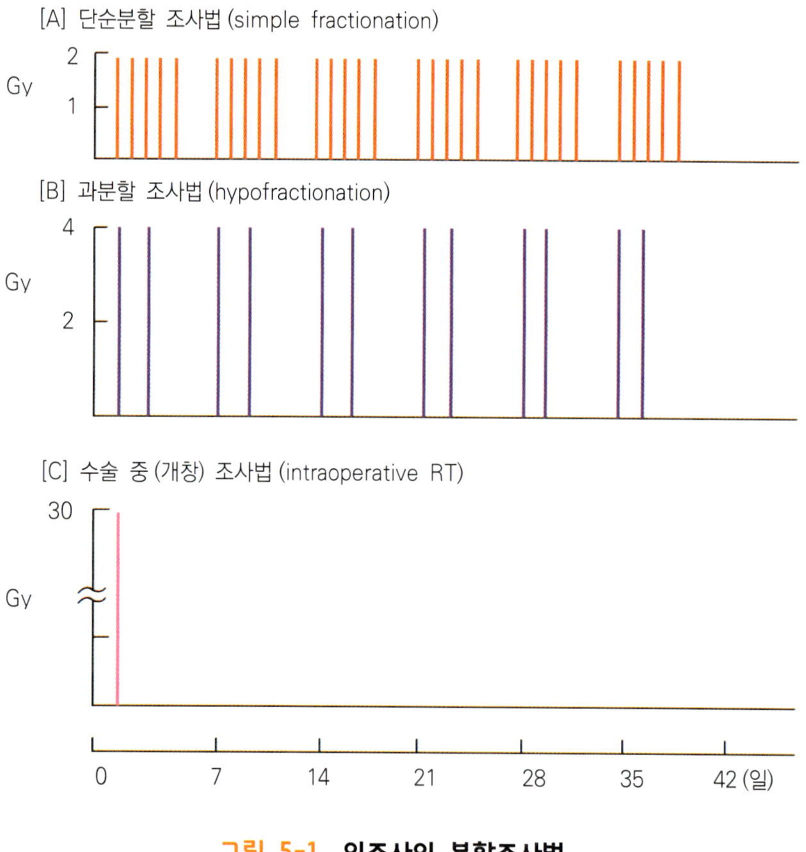

그림 5-1 외조사의 분할조사법

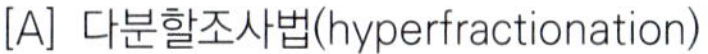

[A] 다분할조사법(hyperfractionation)

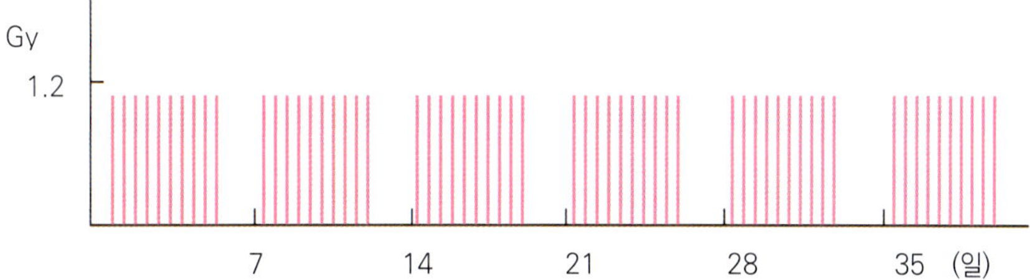

[B] 가속분할조사법(accelerated fractionation)

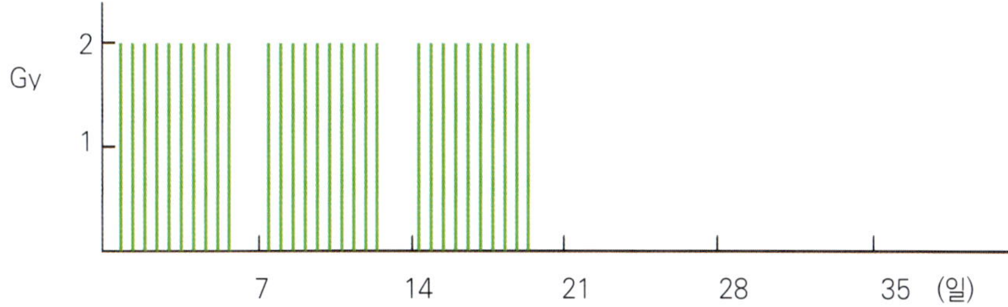

[C] 가속다분할조사법 (accelerated hyperfractionation)

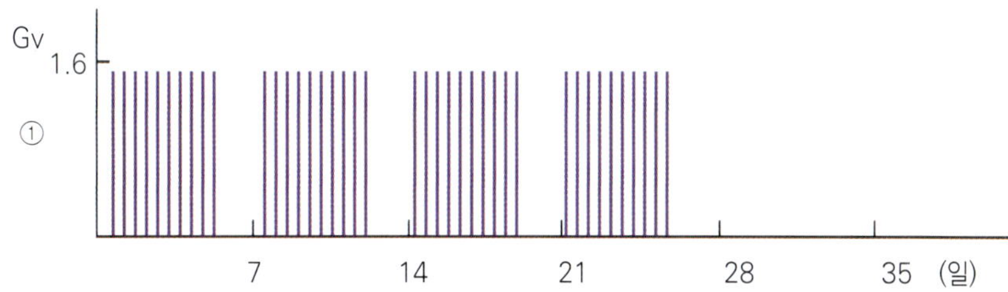

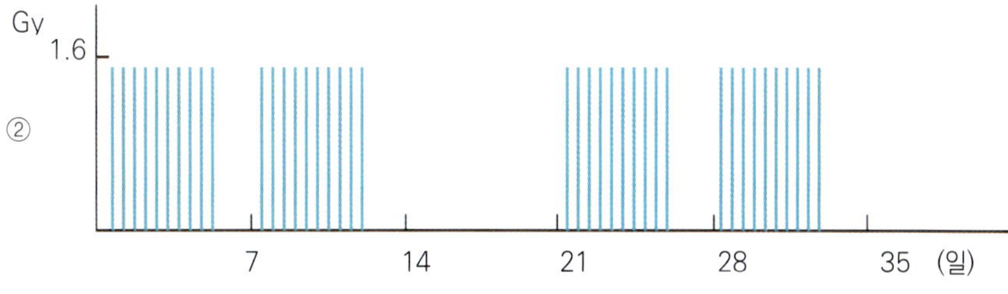

그림 5-2 다분할조사법의 종류

2 등효과곡선 (isoeffect curve)

등효과 관계는 Strandqvist (1944)에 의해서 유도되었으며 시간 인자에는 선량분할의 효과와 전 치료기간 (일수)이 모두 포함되었다.

1963년 이후에 Fowler와 동료들은 돼지 피부를 이용한 분할효과 실험을 통해서 이러한 두 인자의 관계를 분리하기 위한 시도를 하였으며 그 결과 동등한 5분할은 4일에서 28일의 전 치료기간이 요구된다는 사실이 발견되었다. 전 치료기간을 4일에서 28일로 변경시키는 것은 같은 수준의 피부반응에 도달하기 위해서는 오직 6 Gy 선량이 추가로 요구되었다.

이러한 발견은 등효과에 대한 실험결과에서 총 선량은 전 치료기간 인자에 반영되고 있다고 생각하게 되었다. 왜냐하면 분할의 크기와 횟수는 항상 일정하기 때문이다. 전 치료기간을 28일로 고정시킨 병행된 연속실험에서 분할횟수는 5에서 21회로 증가되었다. 이 결과는 피부 등효과 수준에서는 추가로 13 Gy 선량이 요구되었다.

이에 따라 분할횟수의 변경은 전 치료기간의 변경보다 더 중요하다는 사실을 발견하였다. 분할조사를 하면, 회복 등의 작용기전에 의해 분할횟수나 전조사기간의 증가에 의하여 어느 일정한 효과를 얻기 위해서 필요한 선량이 증가한다는 것은 이미 연구하였다.

1944년 Strandqvist는 피부의 조기반응과 편평상피암의 치료효과의 관계를 연구할 때 제각기 대수로 종축을 총 조사선량 (D), 횡축을 총 조사기간 (t)으로 한 좌표 위에 각 임상례를 표시하고, n을 경사도 (= 0.22)로 한다면, $D = k^{tn}$ 관계의 직선이 되는 것을 밝혔다. 이것을 등효과곡선이라 한다 (그림 5-3[A]).

종양의 치료에 필요한 선량은 피부반응의 습성낙설보다 크고 피부의 괴사를 일으키는 선량보다 적은 것으로 나타나고 있다. L. Cohen은 1900년에 이미 발표된 많은 연구결과를 사용해서 편평상피암의 95% 치유와 피부내용량에 대한 등효과 곡선을 설명하였다. 그 결과 피부내용량의 경사도는 0.33으로 종양의 95% 치유의 경사도인 0.22보다 큰 것으로 나타났다 (그림 5-3[B]).

따라서 단기간의 치료에서는 종양치료에 피부내용량보다 큰 선량을 필요로 하지만 6주간 30회 조사 시에는 양성자의 총 조사선량은 거의 같게 된다. 조사기간을 고려하는 것에서 종양치료와 정상조직 장해에 대한 효과의 차이가 나오는 것을 시사하는 것이다.

Ellis는 1967년에 임상에서의 이용이 쉽도록 하기 위해 Cohen의 데이터를 기초로 하여 분할횟수 (N)와 총 조사기간 (T)의 역할을 분리했다. 그리고 정상조직의 등효과 선량을 나타내기 위한 다음과 같은 공식을 제창하였다. 다만, 이것은 생물학적 법칙을 나타낸 것이 아니고 경험적으로 알게 된 것이라는 점에 주의해야 한다.

$$D = NSD \times N^{0.24} \times T^{0.11} \qquad (5.1)$$

따라서, 그는 이 식의 정수 NSD는 그것의 이름 그대로인 명목적인 기준선량이고 1회조사 (N = 1, T = 1)와 동등한 선량이 아니라 임의적인 성격의 것으로 본 것이다. 그것을 강조하기 위해 특수한 단위 ret(rad equivalent therapy)을 제안하였으며 이 단위는 rad (Gy)에 상당하는 것으로 한 것이다.

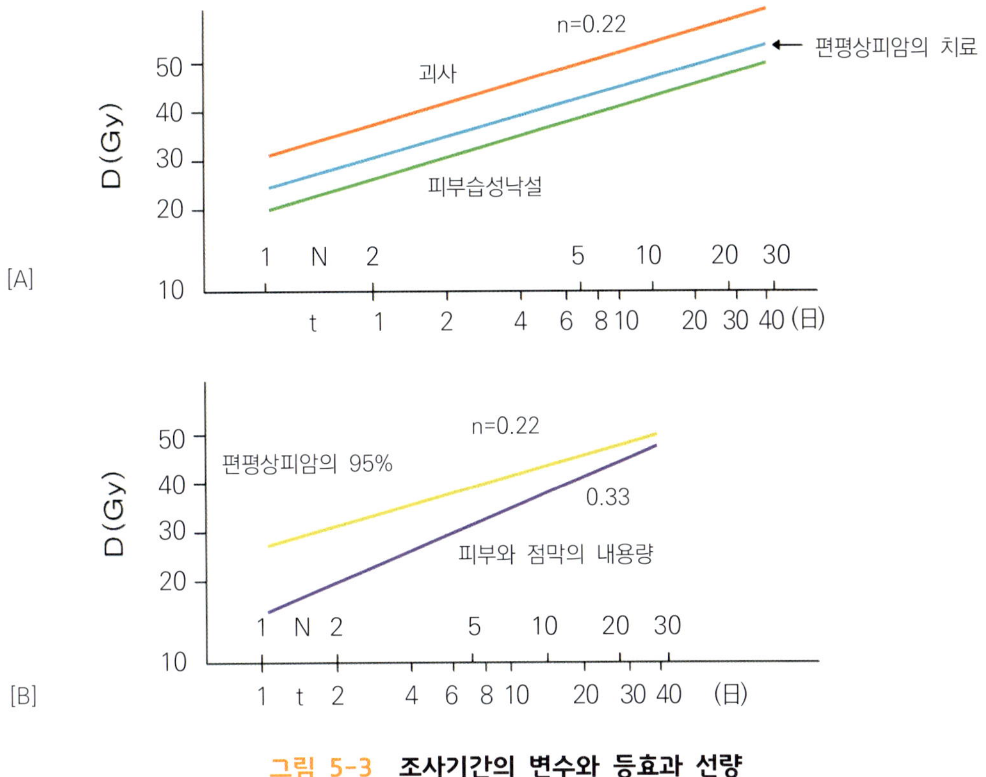

그림 5-3 조사기간의 변수와 등효과 선량

그는 종양에 대해서 시간인자는 무시할 수 있고 분할만이 기여한다는 것을 가정해두고 Cohen이 나타낸 결과를 증명하기 위해서 다음 식을 제안하였다.

$$D = NSD \times N^{0.24} \tag{5.2}$$

그러나 Ellis 자신은 등효과 곡선의 식을 정상조직에 한정하여 사용하는 것을 권장하고 있다. 통상 표적용적의 경우 NSD는 1,800 ret에 가까운 것으로 알려지고 있다.

Ellis는 이 식이 정상조직의 후기반응(선유화; 세포와 모세혈관 내피세포의 장해)에 적용할 수 있다고 생각했지만, 이는 피부의 조기반응에 관한 임상 데이터에 기초를 두고 만들어지고 있는 약점이 있어 분할횟수가 많을 때는 이 식으로 나타내는 것보다 큰 반응이 발생할 수가 있다. 그래서 임상에서 쉽게 사용할 수 있도록 새로운 식이 연구되어지고 있다.

3 분할조사 효과와 방사선 생물학

배양세포를 이용한 연구에 의하면 어떤 종류의 균일세포 집단에 분할조사를 시행한 경우의 세포의 생존곡선은 1회 조사의 생존곡선의 모양, 특히 생존곡선의 어깨의 모양에 의존하고 있는 것을 알 수 있다(그림 5-4).

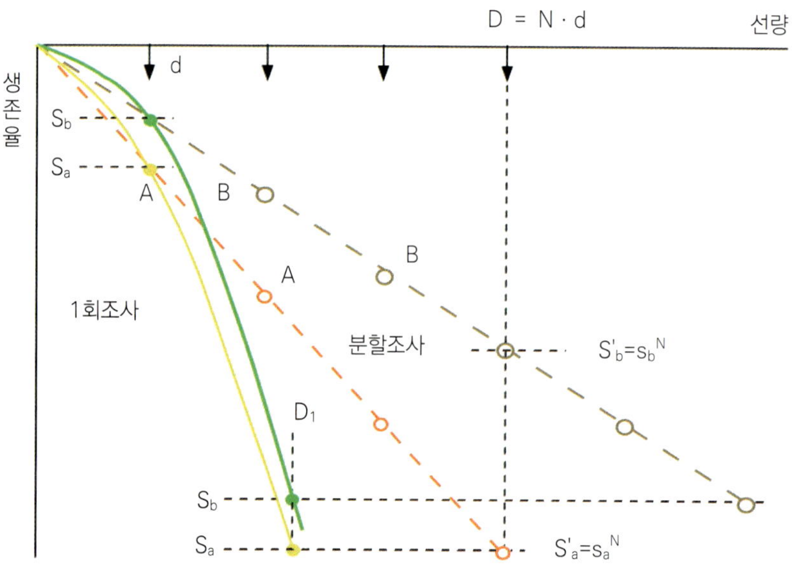

그림 5-4 1회 조사와 분할조사시 생존곡선의 형태

분할조사를 실시하여 회당 선량을 적게 하여 조사한 생존곡선이 1회 조사한 생존곡선의 최초의 접선과 구별할 수 없게 되었을 때에는 분할조사의 생존곡선은 최대의 생존율을 나타내게 된다. 그림 5-4에서 보면 1회 조사한 생존곡선의 어깨가 작은 종류의 세포집단에서는 분할조사 한 생존곡선의 경사도는 급경사이며 분할조사 후의 생존율도 작아지게 된다.

이와 같이 준치사 손상으로부터의 회복능력이 나타나고 있다고 생각되며, 1회 조사후의 생존곡선의 어깨 크기와 분할조사에 의한 회당 선량의 대소가 분할조사의 생존곡선 형태를 결정하는 것을 알 수 있다.

이것은 이미 말했던 등효과 곡선의 성질과 형태가 방사선생물학적인 연구결과로부터 설명할 수 있음을 나타내고 있는 것이다.

$$S = e^{-(\alpha D + \beta D^2)} \tag{5.3}$$

그림 5-5에서 선량과 생존율의 관계를 기술한 새로운 수학모델, 직선-2차 곡선모델을 사용해서 생각해보기로 한다. 이 경우 1회 선량 D를 조사한 후 생존율은 다음식과 같다. 이미 설명한 바와 같이 계수 α는 최초의 생존곡선 경사도를, 계수 β는 곡선의 형태를 결정한다. 이 α와 β의 비, α/β는 생존곡선에서 방사선조사로 발생하는 치사의 직선성분(α)와 2차 곡선성분(β)이 같게 되는 선량이다.

즉, $S = e^{-\alpha D}$는 $\ln S = -\alpha D$, (5.4)

$S = e^{-\beta D^2}$은 $\ln S = -\beta D^2$

생존율은 같기 때문에 $\alpha D = \beta D^2$, 즉 다시 말해서 $D = \alpha/\beta$

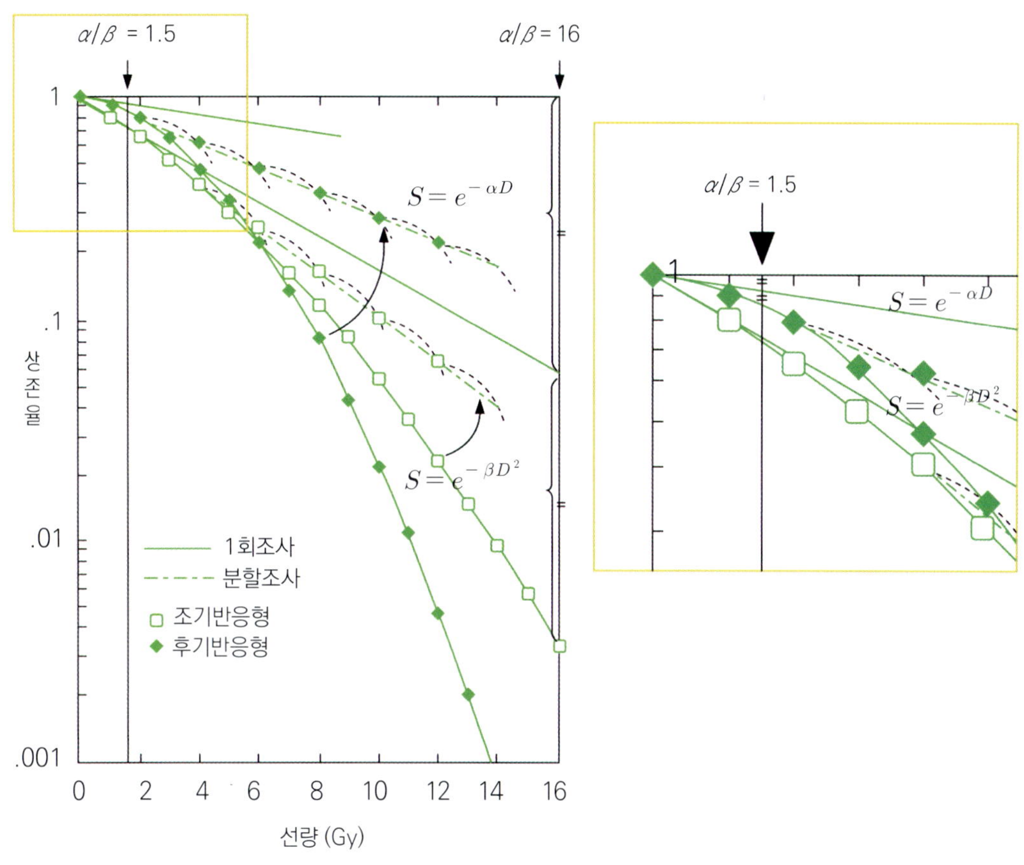

그림 5-5 선량과 생존율의 관계

직선-2차곡선 모델에서 판정된 조기반응형과
만기반응형조직에 있어 1회 분할조사시 생존율

직선-2차 곡선 모델의 경우, 1회 조사의 생존곡선 어깨가 큰 만큼 α/β는 작아지고, 등효과선량의 증가는 커지게 된다. 반대로, 1회 조사의 생존곡선 어깨가 작은 만큼 α/β는 커지게 되고, 등효과선량의 증가는 적어지게 된다. 전자에서는 분할조사의 효과가 나타나고 후자에서는 나타나기 어렵다고 말할 수 있다. 즉, α/β라는 변수는 분할조사의 효과를 이해하는 단서를 주게 된다.

분할조사 시 회당 선량을 크게 하거나 작게 했을 때의 등효과선량이 증가하는 방정식은 α/β의 비에 의존한다. 후에도 진술하지만, 조기 반응형의 조직에서는 α/β가 크고, 후기 반응형의 조직에서는 α/β가 작다 (그림 5-5).

1) 분할조사 회당 선량의 효과

분할 당 선량 d에 대한 생존율 s는,

$$-\ln s = \alpha d + \beta d^2 \tag{5.5}$$

N 분할조사 했을 때의 최종 생존율은,

$$S = s^N \tag{5.6}$$

즉, $-\ln S = -N \ln s = N(\alpha d + \beta d^2) = Nd(\alpha + \beta d)$

여기에서 Nd는 총선량(등효과선량) D이다.

똑같이 N' 분할에서, 분할당 d' 선량조사 시 최종생존율은,

$$-\log S = N'D'(\alpha' + \beta d') \tag{5.7}$$

그러므로 등효과 선량의 비는,

$$\frac{N'd'}{Nd} = \frac{\alpha/\beta + d}{\alpha/\beta + d'} \tag{5.8}$$

d와 d'가 주어졌을 때, α/β에 의하여 결정되게 된다.

예를 들어 d를 2 Gy로부터 5 Gy로 바꿀 때(d') α/β = 10 Gy라면, 이 비율은 0.8, 등효과 선량은 80%로 감소하고 α/β가 2 Gy라면 57%로 감소한다. 더구나 α/β가 뛰어났을 때에는 α/β 등효과선량의 측정으로부터 다음을 알 수 있다.

선량 d를 준 후의 생존율은,

$$S = e^{-(\alpha d + \beta d^2)} \tag{5.9}$$

N회 분할조사에서 생존율 S는

$$S = s^N = e^{-N(\alpha d + \beta d^2)} \tag{5.10}$$

등효과는 S가 일정하게 되기 때문에

$$N(\alpha d + \beta d^2) = A(\text{일정}),\quad Nd(\alpha + \beta d) = \alpha D + \beta Dd,\ \text{단, } D = Nd \tag{5.11}$$

즉, $\alpha D + \beta Dd = A$, $1/D = \alpha/A + \beta d/A$

1/D을 d에 대하여 plot하면, 그림 5-6과 같은 직선을 얻을 수 있다. 이와 같이 1분할당 선량이 1 ~ 23 Gy 사이, 직선이 만들어지는 것은 직선-2차 모델이 적용되는 것이다. 그림 5-6에서, d = 0 시, y축의 절편 1/D은 α/A이다. 또, 직선의 구배는 β/A이다. 따라서 α/β = Y축 절편/구배로 구할 수 있다. 또한 1/D = 0일 때, X축 절편 -d는 $-\alpha/\beta$이다. 정상조직의 값은 상당히 분산되어 있지만, 조기반응을 일으키는 조직의 α/β는 크므로 7 ~ 15 Gy, 후기반응의 α/β는 작고 1 ~ 7 Gy이다.

종양조직의 α, β는 *in vitro*의 생존곡선으로부터 쉽게 추정할 수 있지만, *in vivo*의 등효과 곡선으로부터 추정하려면 저산소세포의 존재로 인하여 어려운 경우가 많아 여러 가지로 연구되어지고 있다.

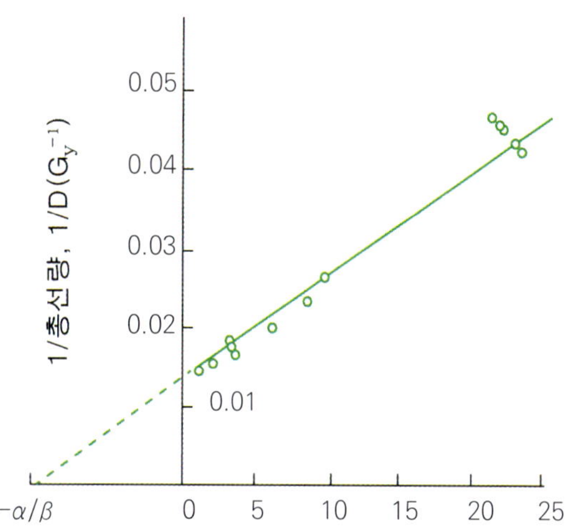

그림 5-6 마우스의 급성 피부반응의 분할당 선량에 대한 1/D의 관계

종양세포의 α/β값은 일반 정상조직의 조기반응과 같은 정도이고, 후기반응의 그것보다는 크다고 말할 수 있다. 동물실험의 결과를 종합해서 보아도 종양의 α/β는 9 ~ 30 Gy의 사이에 있다고 생각되어 진다. 주의해야 할 것은 α/β는 여러 종류의 조직의 반응을 예측하는데 편리하게 사용하지만 직선-2차 곡선모델이 생존곡선을 완전히 기술하고 있는 것은 아니기 때문에 절대적인 의미를 가지고 있다고 생각해서는 안 된다는 것이다.

최근, 과분할조사법이 행해지기 시작하고 있다. 분할 수를 많게 하는 방법으로 1회 선량을 낮추고 1일에 2회 조사(BID: bis in die) 또는 1일 3회의 조사(TID: ter in die)를 행한다. 후기반응형 조직의 장해를 줄이면서 총 선량을 올릴 수 있다.

1회 선량과 분할회수는 바꾸지 않고 총 조사기간을 단축시키는 방법도 행해지고 있다(가속분할법). 이 방법은 조기반응은 강하게 나타나지만 후기반응은 변함이 없고 종양에 대한 효과는 증가한다.

(1) 분할조사 시 재산소화의 역할

방사선치료에 있어 분할조사의 방사선생물학적 의미는 이미 진술한 4'R이 관계하는 조건을 제공하는 것에 있는 것이지만 지금까지는 준치사손상의 회복을 중심으로 설명해 왔다.

그러나 최근에는 분할조사로 종양조직의 재산소화가 진전되어 그 결과가 치료효과에 반영 된다고 생각된다. 사람의 종양으로는 저산소세포가 10 ~ 15% 포함되어 있다고 한다.

이것은 동물에 질소가스를 흡입시키는 등 종양세포를 저산소화하는 경우와 공기를 흡입시켜 정상상태의 종양세포를 만들 때 나타내는 생존곡선의 생존율의 차이로 본다.

많은 연구로부터 얻어진 결과는 종양의 저산소세포의 비율은 0 ~ 50%, 평균 15%라고 한다.

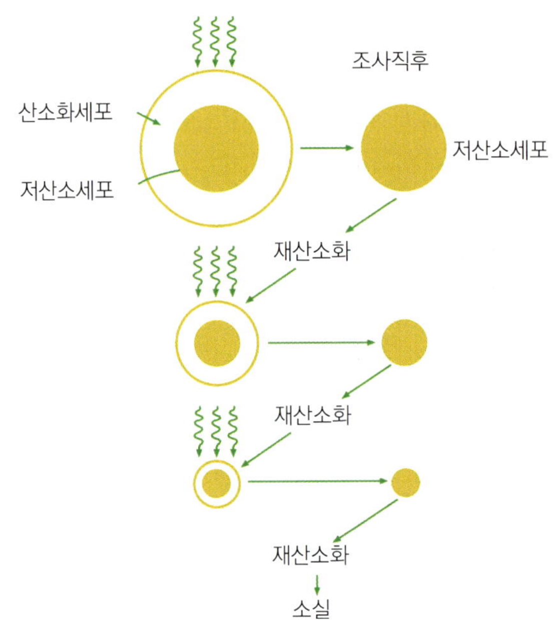

그림 5-7 분할조사시 재산소화 모형도

사람의 경우 이러한 연구가 불가능하기 때문에 저산소세포 증감제가 얼마만큼 증가하는가를 조사한다. 사람의 피부상처 등의 연구로서는 동물과 같이 10 ~ 15%로 보고되어지고 있다. 분할조사에 있어 재산소화의 과정을 모델적으로 나타낸 것이 그림 5-7이다.

분할조사를 받으면 우선 산소화 되어있는 세포는 죽고 생존한 저산소세포는 다음의 분할조사를 받을 때까지는 재산소화된 후 다음 조사 시에 죽는다. 이러한 과정을 반복하면 모든 종양세포를 소멸시킬 수 있다고 생각할 수 있다.

그러나 동물실험으로 "실제로" 어느 정도 만큼 재산소화가 일어나는지는 조사해본 결과 재산소화 되는 경우도 있고 그렇지 않은 경우도 있었다. 또한 재산소화가 일어나는 경우도 반드시 24시간 이내에 일어난다고 할 수는 없다.

분할조사에 있어서 재산소화의 기전으로는 다음과 같다.

- 산소화세포가 감소하기 때문에 산소요구는 줄어들고 산소가 모세혈관으로부터 먼 세포까지, 즉 저산소세포까지 이르게 된다. 그러나 조사에 의해 죽음으로 운명지어진 세포도 다음 분할까지 죽지 않고 대사를 하고 있는 것이기 때문에 산소요구는 계속된다. 때문에 산소요구가 감소한다는 것이 아니라는 반론도 있다.
- 죽은 세포가 제거되어 혈관양생이 일어난다는 학설도 있다. 그러나 이것도 시간이 걸린다는 반론이 있다.

---

2) 저 선량률 조사

조직 내 조사나 강내 조사의 기술을 사용한 저 선량률 조사에 의한 근접조사는 유효한 요법으로서 알려져 왔다. 성공의 요인으로서는

① 이 방법에 알맞은 종양이 선별되었는지.

② 종양이 작은 표적이 말단까지 조사되었는지. 그 결과 정상조직의 내용량은 증가하고 종양에는 충분한 선량이 조사되었는지.

③ 저 선량률 조사인지 등 이다.

4 다분할조사시 유효생존곡선의 형태

다분할조사법(multifraction regimen)의 유효생존곡선(effective survival curve)의 유형은 그림 5-8과 같다.

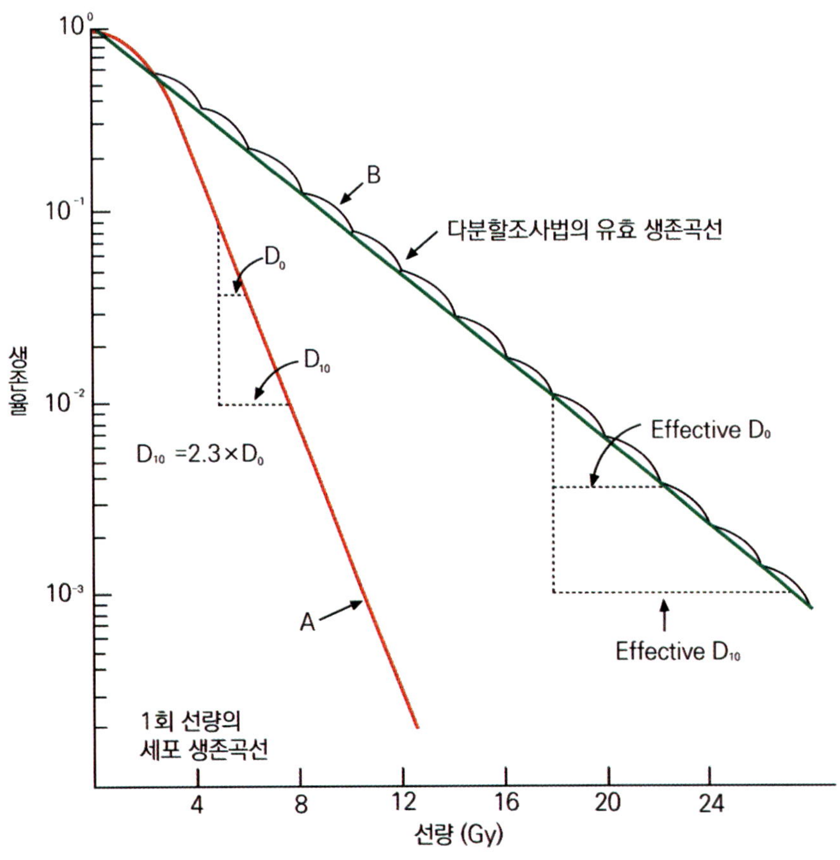

그림 5-8 다분할 조사시 유효생존곡선 형태

분할조사 사이의 생존력 증가는 방사선 생존 곡선의 어깨부에서 재생이라는 현상이다. 준치사 장해가 회복되도록 일정한 조사간격으로 조사하면 생존곡선의 어깨부는 조사횟수 만큼 반복될 수 있다. 따라서 다분할조사의 유효생존곡선은 선량에 대해 지수함수가 되며, 어깨부의 반복으로 이어지는 결과가 되어, 매일 2 Gy씩 조사하는 분할조사에 상당하는 1회 선량의 생존곡선상의 지점과 연속적인 분할조사를 연결하는 직선 형태가 된다.

세포의 생존곡선에서 D_0는 곡선의 직선부분에서 생존하는 세포수를 37% 감소시키는데 필요한 선량으로 정의되며, 인간의 암세포는 평균 약 300 cGy의 갖는다.

D_{10}은 세포집단에서 90%을 사멸시키는 데 필요한 선량을 말하고,

$$D_{10} = 2.3 \times D_0$$

여기서 2.3은 10의 자연대수 값이다.

5 시간-선량-분할 (Time-Dose-Fraction)

1) 시간선량분할 인자 (TDF factor)

Orton은 부분 내용선량의 공식을 (PT = n/N × NSD) 이용하여 1회 선량 d (Gy), 조사간격 x (일)을 고려하여 TDF식을 만들고 표를 작성하여 사용하기에 편리하도록 하였다. 특히 외조사시, 저선량률 밀봉소선원 치료시, TDF 가법칙, 조사중 휴지기간이 있는 경우 등의 TDF 테이블을 작성하여 이용하였다. TDF 공식에서 고려된 인자를 보면, n (조사횟수), d (1회선량), x (조사간격), RBE 등이다. 여기서 RBE는 각각의 선질에 따라서 다르게 되는 값이므로 TDF에서는 선질이 고려되고 있는 중요한 인자임을 알 수가 있다. 작성된 TDF 값의 표는 부록으로 정리하였다. 여기서는 외조사시 TDF를 구하는 공식을 소개한다.

- **외조사시 규칙적인 조사의 TDF를 구하는 공식**

$$TDF = R \times n \times (100RBE \times d)^{1.538} \times x^{0.169} \times 10^{-3}$$
$$= 1.224 \times n \times (RBE \times d)^{1.538} \times x^{0.169}$$

n : 조사횟수
d : 1회선량 (Gy)
x : 조사간격 (일),
5회조사/주 = 1.33일, 4회조사/주 = 1.59일, 3회조사/주 = 2.15일
2회조사/주 = 3.11일, 1회조사/주 = 5.72일
RBE : 상대생물학적 효과비 / R : 정수 (1.025)

- **외조사시 불규칙조사의 TDF를 구하는 공식**

$$TDF = \sum_{i=1}^{n} TDF_{si}$$

여기서 TDF_{si} : 1회 조사시 TDF

TDF_{si} : $1.224 (RBE_i \times d_i)^{1.538} \times x_i^{0.169}$

2) NSD model

Strandqvist's 등효과 곡선에 기초하여 Fowler 등은 돼지피부를 이용한 실험을 하였고 Ellis는 1969년 NSD (Nominal Standard Dose)에 대한 개념을 공식화하였다. NSD 공식은

$$D = (NSD)\ N^{0.24}\ T^{0.11} \text{ 이다.} \tag{5.12}$$

여기서 D는 총선량이며 N는 분할횟수, T는 전 치료기간, NSD는 nominal standard dose (명목표준선량)이다. 이것은 생물학적으로 등효과 치료계획을 위해 널리 이용되었으며 특히 TDF 또는 CRE 공식과 같이 쉽게 숫자를 찾아내려고 할 때 이용되었다. 이론적으로 NSD 공식의 소개는 세계적으로 방사선치료를 비교하게 되었고 생물학적인 등효과곡선을 기대하게 되었다.

이것은 split course 치료나 근접치료에 대한 선량등가의 계산을 허용하였고 그리고 예기치 않은 치료방해 사건에서 치료방법을 변경시키는 수단으로 제공되었다. NSD 공식은 초기 방사선치료효과에서 관찰되었기 때문에 그것은 어느 조직의 내용선량을 예견하는 것으로서 이용되었고 분할횟수나 전 치료기간이 포함된 치료를 위해서는 이용되지 않았다. 다른 한편 NSD 공식은 임상적으로 생기는 문제 해결에는 부족하게 되는데 특히 정상조직에서의 만발효과의 예견이나 정상 또는 종양조직의 재생, 형태 등의 설명이 부족하다.

NSD 모델에서는 세포생존율 곡선의 어깨부위의 형태에 관한 연구의 초점을 두었고 선량률과 선량 분할 효과의 성질은 1970년대 말에서 1980년대 초 동안에 발전된 등효과 모델에 생물학적으로 기초되어있다.

3) Linear-Quadratic isoeffect model

Douglas와 Fowler는 분할크기와 분할간격을 이용한 다분할 실험에서 데이터 분석에 대한 새로운 방법을 발전시켰다. 그들은 추정 표적세포에 대한 선량효과곡선의 모양으로 등효과곡선의 결과를 설명하였다. 전 치료기간은 짧아졌기 때문에 재생효과는 무시해도 좋을 정도라고 가정하였으며 따라서 회복은 포함시켜야 할 유일한 인자라고 생각하였다.

선량효과곡선 기초형태는 1/D plot에 의해서 추론되었는데 D는 총선량이며 ($D = n \times d$), d는 선량/분할이다. 이 총선량은 소위 상반선량 (reciprocal dose)이라 부르며 linear-quadratic 생존율 곡선의 α/β ratio의 값을 얻기 위하여 이용되어 왔다. 대표적인 상반선량은 그림 5-9에 나타내었다. 이 곡선은 실제 세포의 생존율 곡선은 아니지만, 시간, 선량 그리고 분할의 조합에 대한 등효과 데이터로부터 얻어진 선량효과곡선 보다 오히려 효과적이다.

등효과를 분석하는데 있어 이러한 새로운 접근은 회복의 변수와 선량효과곡선의 형태에 초점을 두었으며, 방사선치료 시 임계의 변수는 전 치료기간보다 분할당 선량의 크기가 강조되었다. 실험과 임상에서의 분할조사에 대한 연구들은 정상조직에서 조기 및 만기 반응 사이에 systematic 한 차이가 있음이 밝혀졌고 종양에서는 분할조사방법의 변화에 따라서 반응의 차이가 있음이 밝혀졌다.

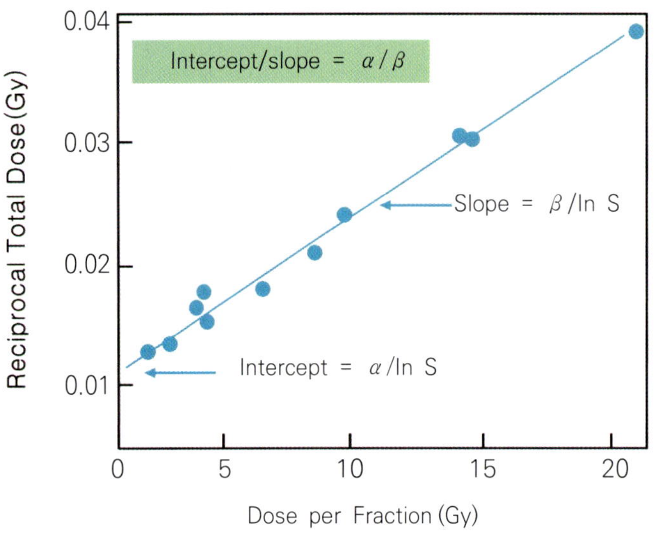

그림 5-9 **정상조직 또는 종양의 α/β ratio를 결정하는 상반총선량**

다른 표현으로는 방사선장해 시 회복에 대한 능력은 조사된 정상조직의 재생상태가 어떠한가에 달려 있다는 것이다(그림 5-9).

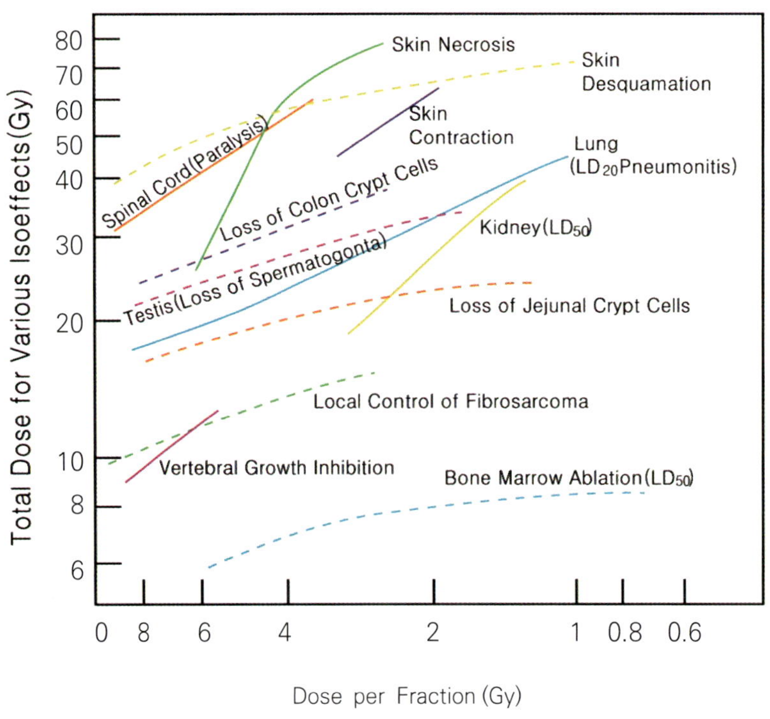

그림 5-10 **조직 및 종양에서 다양한 등효과에 대한 총선량**

콩팥이나 척수와 같이 천천히 재생되거나 전혀 재생되지 않는 정상조직에 대한 등효과 곡선은 급경사이다. 일반적으로 피부나 상피세포와 같은 조기반응조직들과 많은 종양들에서는 보다 빠르게 재생이 되며 경사가 완만하다.

경사가 급한 등효과 곡선에 해당되는 만발효과 조직들은 분할 당 선량의 크기 변화에 보다 민감하고 조기효과 조직들보다 분할의 크기를 감소함으로서 커다란 보호효과가 있음을 설명하고 있다(그림 5-11).

이러한 차이는 여러 다양한 조직들에서 얻어진 α/β ratio가 반영되었으며 일반적으로 만기효과 조직들은 이 값이 낮고(조직에 따라서 1 ~ 6 Gy, 평균은 3 Gy), 조기반응조직들은 이 값이 크다(조직에 따라서 7 ~ 20 Gy, 평균 10 Gy).

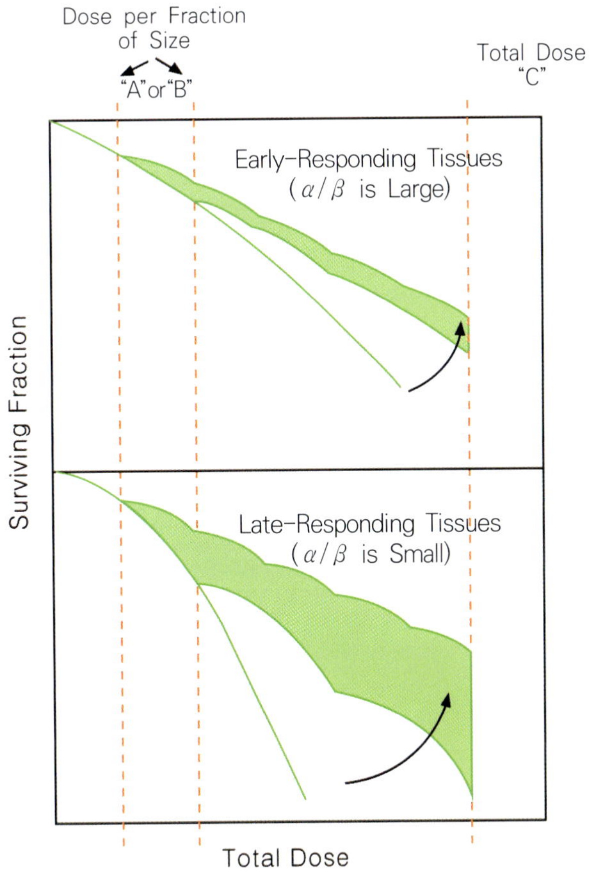

그림 5-11 **다분할조사 시 조기 또는 만기효과에 따른 생존곡선의 형태**

4) Linear-Quadratic isoeffect model의 임상 적용

LQ model의 임상적 적용에서 가장 중요한 특징은 다음과 같다.

- 정상조직에서의 등효과는 표적세포들의 생존율을 반영한 것이다.
- 표적세포들에 도달된 운동에너지는 방사선 장해가 일어난 시간을 결정한다.
- 방사선 장해는 2종류의 형태중 하나로 분류할 수 있다. 즉 회복 또는 불능이 있으며 회복이 가능한 장해는 선량의 분할에 의한 보호효과 때문이다.
- 회복이 가능한 장해에 대한 충분한 회복을 위해서는 충분한 시간과 선량의 분할이 허용되어야한다.
- 치료기간 동안에 일어나는 재동조는 무시하여도 된다.
- 성공적인 선량분할에 의하여 기인된 장해는 최초 선량분할에 의해서 발생된 장해와 같으며 이는 매 분할마다 동등한 효과를 나타낸다.

이러한 개념적인 범위에서의 정상조직과 종양사이의 등효과 곡선 형태에서 임상에서 적용하는 숫자화 된 α/β ratio를 계산할 수가 있다.

가능한 적용방법중의 하나는 "custom - design"하는 것이며, 이는 조직에 대한 내용선량이 잘 알려진 경우에 α/β ratio를 이용하여 방사선치료를 하는 것이다. 또한 α/β ratio를 이용하여 다음도 가능하다.

첫째, 분할당 선량을 달리하는 경우에 동일한 치료계획을 세울 수 있다.

둘째, 정상조직의 장해가 일어날 가능성과 연계하여 전 치료기간을 비슷하게 하여 치료를 가능하게 한다.

전 치료기간은 두 조건에서 비슷하게 한다. 그러나 조직 구성상 방사선 위험성이 존재하는 조직은 치료 동안에 방사선 감수성에 크게 좌우되는 것은 일반적인 이론과 같다.

이러한 목적으로 이용할 수 있는 공식은 아래와 같다.

$$D_2 \;/\; D_1 = (\alpha/\beta + d_1) \;/\; (\alpha/\beta + d_2) \tag{5.13}$$

여기서 D_1과 d_1은 방사선치료 계획에서 각각 총선량과 분할당 선량(Gy)이고, D_2와 d_2는 총선량과 어떤 특별한 조직에서의 효과에 대한 생물학적인 등가를 위해서 디자인되어 변경된 치료계획의 분할당 선량을 뜻한다. 그리고 분할에 따른 조직의 감수성은 유일하게 α/β ratio에 의해서 명확하게 되었다.

물론 정상조직에서 일어나는 문제를 피하는 것이 치료계획에서 이용되는 하나의 원칙은 아니지만 특정한 시간, 선량, 분할의 크기를 고려하여야 하며 종양과 함께 조사된 정상조직들은 연속적 선량의 증가로 나타나는 반응들을 지속적으로 고려하여야 한다.

만기효과 정상조직들의 가파른 등효과 곡선에서 볼 수 있는 중요한 것은 종양치료에 있어서 전통적인 사용법보다 높은 총선량, 분할횟수의 증가를 이용함으로써 치료 효과비를 증가시키는 것이 가능하게 된 점이다. 따라서 흥미 있는 일은 방사선치료시 비표준적인 분할조사 이용이 증가되어 이용되고 있다는 것이다. 그러한 치료들은 정상조직과 종양에서 조기효과를 일으키게 되며 만기효과들은 선택적으로 보호될 것이다.

종래에 사용하던 분할의 크기(선량 1.8 Gy 미만)보다 작은 다분할법조사, 즉 전 치료기간을 조금 또는 전혀 변경하지 않은 분할치료인 다수회분할치료법를 이용하고 있다. 특히 침습적인 종양들은 재생이 빠르기 때문에 하루에도 여러 차례 치료하여야 함을 제시하고 있으며 이러한 방법은 역시 전 치료기간의 단축이 가능하게 되며 그래서 간대균일성의 종양세포들의 재증식이 되지 않는 짧은 시간이 되는 것이다.

표준적인 분할의 크기와 횟수의 일일 다분할 치료(총선량 동일)와 총 치료기간을 짧게 하는 것을 가속분할이라고 한다. 그러나 실제로는 가속과 다수회분할의 조합치료는 드물게 이용된다. 이러한 표준적인 분할조사 중 한 방법을 이용하기 위한 최종 결정은 조사될 조직에 대한 α/β ratio 뿐만 아니라 조직의 회복률과 조사 전·후에 일어나는 재생효과 등을 고려하여야 한다. 비록 현재는 계속 축적되어온 데이터에 의존하고 있으나 특히 종양에서는 보다 실제적인 재생에 관한 데이터가 필요하다.

비표준적인 분할조사법도 언젠가는 표준적인 방법이 될 것이다. 방사선치료를 담당한 의사들은 1930년대에는 다른 분할치료법들과 등효과적인 면에서 어떻게 구분하고 비교해야할지 등의 문제에 직면하였다. 이것은 분할조사방법이 계속 연구·발전된다는 것을 의미한다.

LQ 모델에서 또 다른 변화를 가진 생물학적 등가선량에 대한 내용을 설명하는 것이 시도 되었다. 이러한 방법은 실제로 사용함에 있어 혼란이 있을지라도 개념적으로는 이러한 아이디어들은 계속 발전하게 된다. 세포 생존곡선들은 초기에는 (-)경사도를 갖게 되고 이는 분할 당 아주 낮은 선량 또는 선량률에서는 선량분할 효과인 회복의존 한계인 traces가 발생한다. Traces의 초기 경사도에 대한 질문을 하게 되는데, 즉 적은 선량분할들의 정확한 숫자에 대한 제한들에 있어서 총 방사선량은 정상조직의 내용선량, 종양 치사선량 또는 다른 흥밋거리의 "end point"에 대하여 어떻게 조화를 이루게 할 것인가? 이러한 이론적인 선량은 선량-효과에 의하여 조직의 특성상 커지게 되거나 초기경사도가 적은 표적세포 생존곡선에서 만기효과인 정상조직들은 선량이 커지게 된다.

그리고 많은 종양과 조기반응 정상조직들과 같은 초기에 가파른 선량효과곡선에 의한 특성을 가진 조직에 대해서는 이론적으로는 선량이 적어지게 될 것이다.

생물학적유효선량(biological effective dose; BED)은 real한 선량은 아니다. 조직의 장해에 대한 다분할 선량 효과곡선의 제한된 경사도에 기초를 둔 외삽이며 α/β ratio에 의존된 것이다. 이러한 이유로 선량을 설명하기 위해서 특정단위가 이용되어 왔다.

분할조사에서 생물학적 효과 비교는 Ellis에 의한 표준명목선량이 광범위하게 이용되어 왔다. 그러나 이 계산식은 분할방법을 변경할 수 없는 문제가 발생한다. 따라서 LQ 모델을 계산식에 이용하려고 한다.

- 분할조사 시 준치사장해가 완전히 회복하는 데는 분할간격에 따라 다르다.
  1회선량 d조사 시 생물학적효과 E는 다음과 같이 표시할 수 있다.
  $$E = n(\alpha d + \beta d^2)$$
- 분할조사 1회 조사선량을 d, n회 분할조사 한 생물학적효과 E는,
  $$E = n(\alpha d + \beta d^2)$$
  $$= nd(\alpha + \beta d)$$
  $$BED = E/\alpha = nd[1 + d/(\alpha/\beta)]$$
  nd : 총선량, $1 + d/(\alpha/\beta)$]: 비교효과도 (relative effectiveness)
- 따라서 생물학적유효선량 = 총선량 × 비교효과도

여기서 E는 측정된 등효과이고 BED값을 포함하기 위해서 α로 나눈다. n는 분할횟수, d는 분할당 선량, α/β ratio는 조직장해에 대한 특수값이다. $1+d/(\alpha/\beta)$ 인자는 비교효과도로 불려왔으며 이것은 보정인자이다. 실제로 치료는 무한한 분할과 소선량으로 치료하는 것이 아니고 오히려 유한한 분할과 선량으로 치료하는 것이기 때문이다.

아마도 BED 공식을 이용하는데 있어 가장 좋은 방법은 예를 드는 것이다. 예를 들어 선량을 설명하는 데는 Gys보다 Gy_3s와 Gy_{10}s이 이용되며 여기서 아래 첨자 3과 10은 조직장해가 예상되는 α/β ratio를 제공한다. 두 개의 다른 방사선치료계획에서 선량 Gy_3와 Gy_{10}으로 기초한 질적인 비교는 가능하지만 Gy_3s와 Gy_{10}s은 불가능하다.

예를 들어 두경부 종양치료 시 표준분할 (분할 30회, 2 Gy, 총선량 60 Gy, 전 치료기간 6주)과 다르게 분할 45회, 1.6 Gy, 총선량 72 Gy, 전 치료기간 비슷하게 치료계획 시에 초기에 고려해야 할 임상적인 표준들이 있다. 방사선장해에 대한 위험군 조직들은 종양, 척수, 구강 점막들이며 이중 둘은 조기반응 조직이고 하나는 만발반응 조직이다. α/β ratio가 10 Gy는 종양과 구강점막이고 3 Gy의 α/β ratio는 척수로 생각된다.

- 표준의 분할횟수에 대한 계획
  종양과 점막 – E/α = 60 Gy (1+2 Gy) / 10 Gy = 72 Gy_{10}
  척수 ------ E/α = 60 Gy (1+2 Gy) / 3 Gy = 100 Gy_3
- 다분할 계획
  종양과 점막 – E/α = 72 Gy (1+1.6 Gy) / 10 Gy = 83.5 Gy_{10}
  척수 ------ E/α = 72 Gy (1+1.6 Gy) / 3 Gy = 73.5 Gy_3

상기에서와 같이 적은 양의 정보이지만 몇 개의 상황을 만들어 보았다. 먼저 두 치료 계획에 대한 Gy_{10} 값의 비교에 보면 보다 많은 분할치료 계획은 점막반응의 희생에도 불구하고 보다

양호한 종양관리를 할 수 있다는 결과를 가져오게 된다(점막반응이 72 Gy_{10}에서 83.5 Gy_{10}로 증가됨). 두 계획에 대한 Gy_3 값의 비교는 보다 더 흥미롭다. 이 경우에 있어서 척수는 보다 많은 분할치료계획에서 확실한 장점이 있었으며 몇 개의 문제점도 예견되었다(100 Gy_3와 73.5 Gy_3의 비교). BED공식의 또 다른 이용방법은 방사선 척수염 등의 문제점을 받아들일 수 있는 치료계획을 세운 다음 종양치사가 기대되는 장점을 계산하는 것이다.

LQ 등효과 모델에 대한 어떤 논의 또는 임상적으로 적용하고 있는 어떤 생물학적으로 기초된 모델을 몇 개 의 경고도 없이 결론을 내리는 것은 다시 실수 하는 것과 같다. 먼저 이 모델이 NSD 모델보다 더 튼튼하고 확실한 방법이고 생물학적인 사실에서 볼 때 보다 더 우수한 것이라는 것은 여전히 이론적인 것이다.

이 모델의 이용에 있어 제한점은 아래와 같이 명백하다.

- 전체의 선량효과 관계에서 세포주기, 증식, 미세적인 환경적 효과의 영향에 대한 준비가 없다는 점이다.
- 다른 조직사이에서 회복율 차이에 대한 계산 방법이 없다.
- 방사선 용적선량에 대한 효과가 고려되지 않았다는 것이다. 그리고 방사선과 화학요법 두 가지 모두 받는 환자에 대한 이 모델을 어떻게 적용하는지에 대해서는 전혀 모르거나 조금 밖에 알지 못한다.

인체 정상조직과 종양에 대한 α/β ratio는 표 5-1, LQ 모델의 변수와 개념은 표 5-2에 나타내었다.

표 5-1 인체 정상조직과 종양에 대한 α/β ratio 값

Tissue Type (and Endpoint)	α/β Ratio (± 95% Confidence Interval) (Gy)
Early-Responding Normal Tissues	
Skin (erythema)	10.6 (1.8; 22.8)
Skin (desquamation)	11.2 (8.5; 17.6)
Lung (pneumonitis within 90 d of radiation therapy, esophagitis	> 8.8
Oral mucosa (mucositis)	~ 10.8 (5.8; 18.0)
Late-Responding Normal Tissues	
Skin (telangiectasia)	2.7 (−0.1; 8.1)
Skin (desquamation)	1.7 (0.6; 3.0)
Lung (pneumonitis more than 90 d after radiation therapy, atelectasis, Fibrosis, pulmonary edema)	< 3.8
Bowel (perforation/stricture)	3.9 (2.2; 8.0)
Spinal cord (myelopathy)	< 3.3
Cartilage or bone (necrosis)	4.5 (3.4; 10.6)
Nerve (brachial plexopathy, optic neuropathy)	1.6−3.5
Tumors	
Nasopharynx	16 (−11; 43)
Vocal cord	~ 13
Oropharynx	~ 16
Tonsil	> 7.2
Larynx	14.5 (9.5; 19.5)
Lung (squamous cell carcinoma)	~50−90
Cervix (squamous cell carcinoma)	> 13.9
Skin (squamous cell carcinoma)	8.5 (4.5; 11.3)
Skin (melanoma)	0.6 (−1.1; 2.5)
Liposarcoma	0.4 (−1.4; 5.4)

표 5-2 LQ 등효과 모델의 변수와 개념

Tissue Type	α/β Ratio*	Dose-Response Curve Shape**	Isoeffect Curve Shape***
Early-responding normal tissues and most tumors	High (6 ~ 30Gy)	Steep initial slope (α is large)	Shallow
Late-responding normal tissues	Low (1 ~ 6Gy)	Shallow initial slope (α is small)	Steep

* Douglas와 Fowler의 reciprocal dose plot에 의해서 결정
** β보다 α의 차이에 기인한 α/β ratio의 차이에 기초됨
*** Thames 등의 등효과 곡선을 이용함

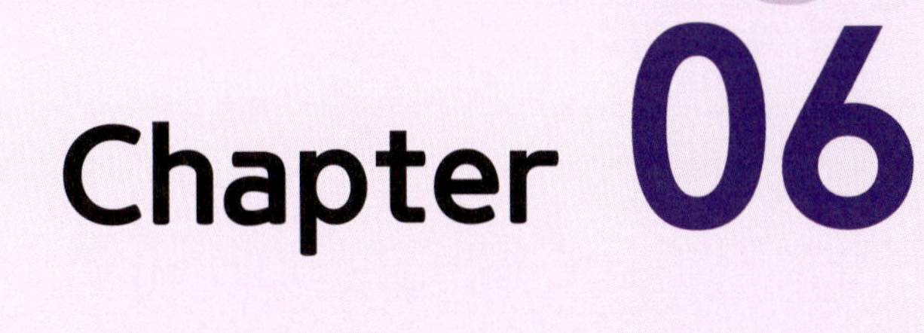

공간적 조사방법과 선량분포

CHAPTER 06
공간적 조사방법과 선량분포

Ⅰ. 등선량분포곡선 (Isodose curve)

중심축 상의 심부선량 분포만으로 3차원적 체적 내의 선량분포를 나타내는 방사선속을 표시하기에는 불충분하기 때문에 흡수선량과 그 분포를 나타내기 위해 흡수선량이 같은 지점을 연결한 등선량분포곡선 (isodose curve)을 사용한다. 등선량분포곡선은 심부선량 백분율이 같은 지점을 서로 연결시킨 선으로 일반적으로 기준점 깊이 선량 (최대선량)에 대하여 각 지점의 상대적 흡수선량을 백분율로 나타내고 일정한 간격 (1% 또는 10% 등 필요에 따라 설정 가능)으로 흔히 표현한다.

등선량분포곡선은 그림 6-1과 같이 동일 선속 중심축 상의 깊이에 따른 축단면 등선량분포곡선 또는 동일 깊이 내에서 선속 중심축의 수직평면 내에 그린 횡단면 등선량분포곡선 등으로 나타낼 수 있으며 방사선치료 기술 (SSD법 또는 SAD법)에 따라 정의된다.

등선량분포곡선은 SSD type과 SAD type 2종류가 있다.

SSD type은 빔의 방향과 무관하며, 고정된 SSD로 치료시 이용되고 있다. SAD type은 회전조사나 고정된 등중심(isocenter)을 중심축으로 하는 치료에 이용되고 있다(그림 6-2).

방사선치료계획에서 등선량분포곡선을 이용하여 다음 사항을 점검한다.

- 계획용 표적용적 (planning target volume; PTV)이 90% 이상의 등선량분포곡선 내에 포함되어 있어야 한다.
- 조사용적 (irradiation volume; IV)내에 고선량영역 (PTV) 또는 저선량영역 (정상조직)이 적절하게 분포되어야 한다.
- 종양 치유선량 (tumor control dose; TCD) 및 정상조직 내용선량 (tissue tolerance dose; TTD)을 파악하고 방사선치료 성적을 예측한다.

1 등선량분포의 일반적 특징

그림 6-1[A]는 광자선에 대한 빔 프로파일을 보여주며, 광자선의 등선량분포의 일반적 특성은 다음과 같다.

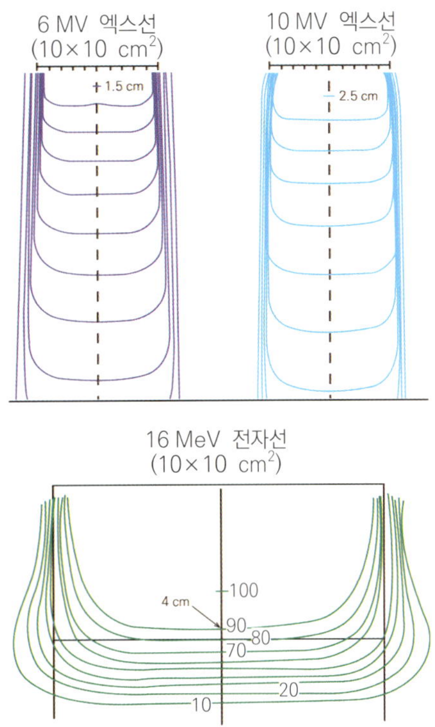

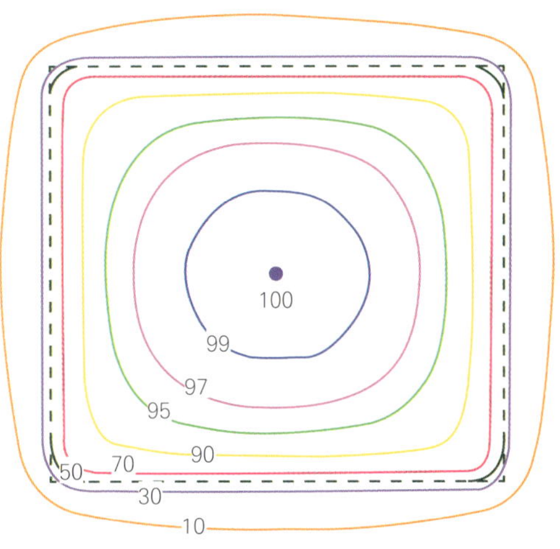

[A] 선속 중심축 상의 축단면 등선량분포곡선

[B] 선속 중심축 상에서 횡단면 등선량분포곡선

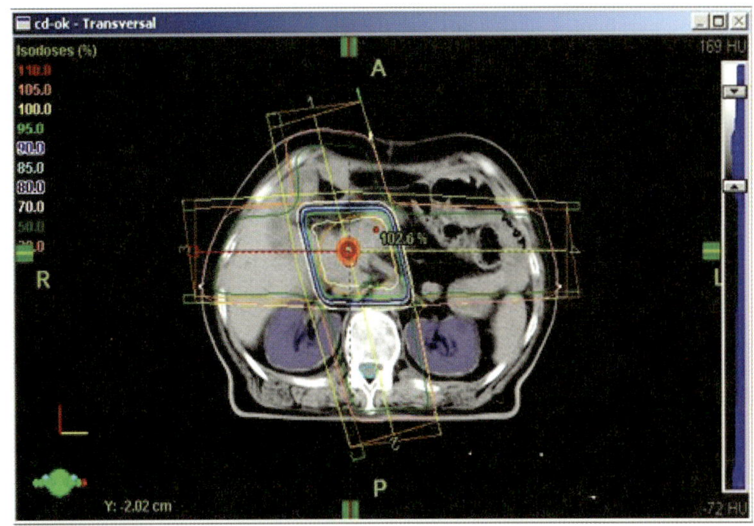

[C] 치료계획시스템(RTP)에서 등선량분포곡선

그림 6-1 선속 중심축 상의 등선량분포곡선

- 어느 깊이의 횡단면에서 선량은 중심축 상에서 가장 크고 가장자리 쪽으로 갈수록 선량은 점차 감소한다. 단, 고선량 영역의 horns 현상은 제외한다.
- Horns 현상 : 가속관에서 가속위상이 동일한 전자다발들은 최초 투과형 타깃에 충돌하면서 엑스선의 강도분포는 중심축 상이 가장 크고 가장자리 쪽으로 갈수록 약해지는데 평탄한 등선량곡선을 얻기 위하여 편평화여과기(flattening filter)를 사용한다. 그러나 편평화여과기의 중심부를 두껍게 과잉 보상하도록 설계된 경우, 중심축 상의 선량이 가장자리 선량보다 감소한다.

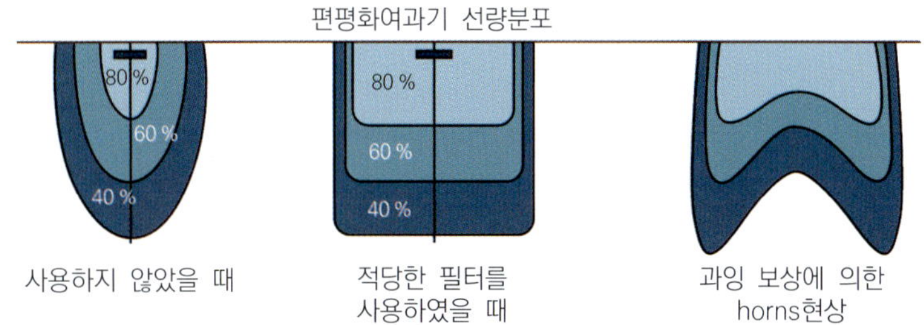

- 빔 가장자리 영역(penumbra region)은 빔 축으로부터 측면거리이기 때문에 급격하게 선량률이 감소한다.

2 등선량분포곡선의 측정

등선량분포곡선은 전리함 또는 고체검출기, 엑스선 필름 등을 이용하여 측정할 수 있으며, 전리함은 에너지 의존성이 낮고 에너지 응답특성이 가능한 평탄해야 하며, 선속의 가장자리처럼 선량이 급격하게 변하는 범위에서 측정이 가능해야 한다.

국제방사선측정단위원회(ICRU)는 전리함의 감도체적은 길이가 15 mm 이하이고, 내경이 5 mm 이내일 것을 권고하고 있으며, 등선량분포곡선을 측정하기 위해 3차원 물 팬텀이나 필름 스캐너 등의 자동화된 장비들을 요구한다.

그림 6-2와 같이 3차원 물 팬텀을 이용한 등선량분포 측정은 두 개의 전리함(측정용 전리함 [A]와 모니터 전리함 [B])을 독립적인 측정 프로그램에서 제어할 수 있도록 고안되어 있다. 이때 전리함이 물 팬텀 내에서 움직이는 동안 검출기가 움직이면서 측정한 선량은 실시간으로 사용자의 요구에 따라 계산되어 진다.

또 다른 측정 방법으로 필름을 이용한 방법이 있다. 이 방법은 고체팬텀을 이용하여 필름을 세워서 일정선량을 조사시킨다. 조사 후 현상된 필름은 스캐너에서 광학적 농도를 이용하여 최고 농도에 대한 최대선량을 구하고 최대선량에 대한 90%에서 10% 선량을 획득하여 등선량분포를 구할 수 있다. 단, Radiographic 필름타입은 자동현상기에서 현상하여 스캐너에 삽입해야 하며 Radiochromic 필름타입은 직접 스캐너에 삽입한다.

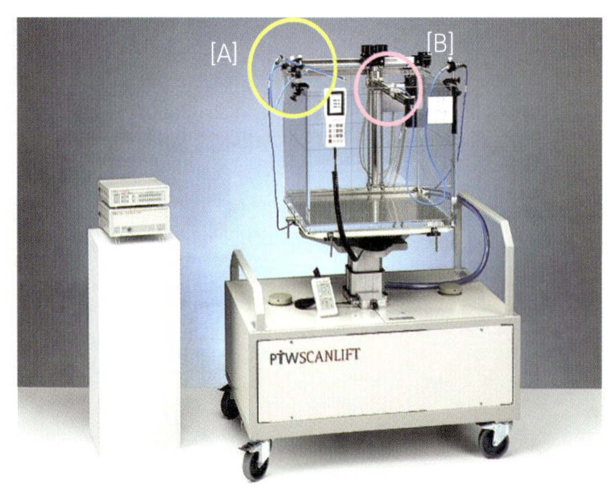

[A] 측정용 전리함, [B] 모니터 전리함

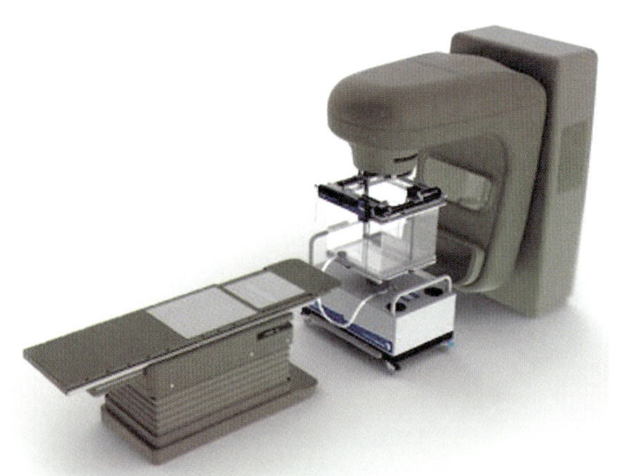

[C] 3차원 물 팬텀을 이용한 등선량분포 측정

그림 6-2 전리함과 3차원 물 팬텀

그림 6-3은 3차원 물 팬텀, 필름 스캐너, 그리고 최근 보급된 빔 프로파일에 의한 등선량분포곡선을 보여준다.

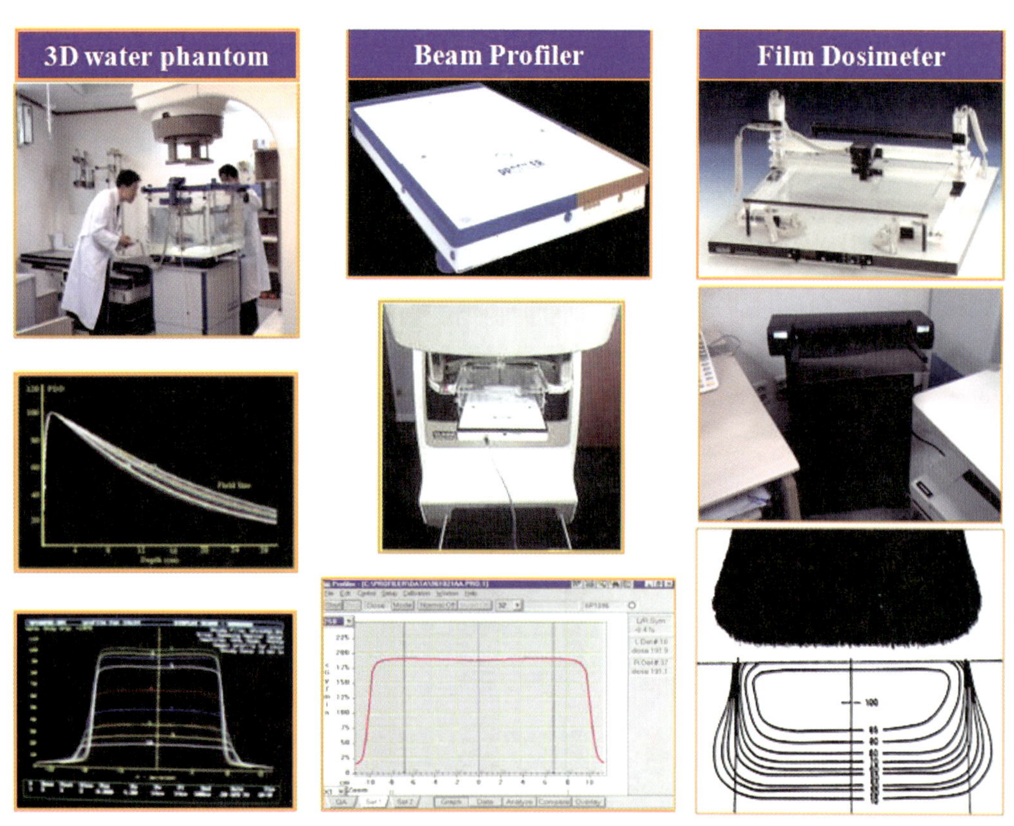

그림 6-3 등선량분포를 측정하기 위한 다양한 자동화기기

3 등선량분포의 영향 인자

등선량분포에 영향을 주는 인자를 정리하면 다음과 같다.

- 등선량분포의 영향 인자
  - ▹ 방사선 에너지 (선질)
  - ▹ 선원의 크기
  - ▹ SSD: source-to-surface distance
  - ▹ SDD: source-to-diaphragm (collimator) distance
  - ▹ 콜리메이터와 편평화여과기
  - ▹ 조사면 크기
  - ▹ 입사 각도 등

1) 방사선 에너지 (선질)의 영향

- 등선량분포의 깊이는 선질이 높아짐에 따라 증가한다.
- 저에너지는 측방산란이 증가하므로 등선량분포는 조사면 밖으로 볼록하게 부풀게되고, 고에너지는 전방산란이 증가하여 이러한 현상은 극히 적어진다 (1차선속 밖의 물질 내 흡수선량은 고에너지보다 저에너지가 크다).
- 반음영은 선질에 의해 좌우된다.
  - ▹ 조사면 밖의 등선량분포 (10% 미만)은 저에너지 영역에서 더 크게 부풀고 있으므로 조사부위 밖의 조직에 산란선이 증가된다.
  - ▹ 고에너지 영역에서 조사면 밖의 산란은 에너지보다는 콜리메이터에 의해 영향이 더 크다.

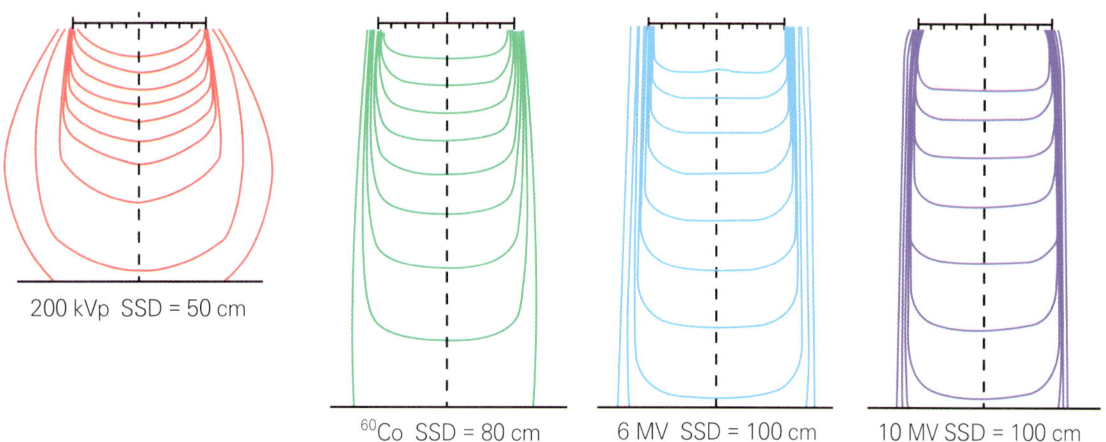

그림 6-4 선질 (에너지)에 따른 등선량분포곡선

2) 기하학적 구조: 선원 크기, SSD, SDD의 영향

선원 크기, SSD, SDD는 기하학적 반음영에 영향을 주고 있기 때문에 등선분포 형태에도 영향을 미치게 된다. 또한 SSD 변화는 PDD에 변화를 주어 등선량분포의 깊이가 달라진다.

3) 콜리메이터와 편평화여과기의 영향

빔의 콜리메이터 구간 내에는 임의의 빔 모형이나 크기를 만들기 위한 콜리메이터, 편평화여과기와 다른 흡수체, 산란체 등이 있다. 특히, 고에너지 엑스선에서 사용하는 편평화여과기는 등선량분포의 형태를 결정하는 데 가장 큰 영향을 준다.

편평화여과기가 없다면 등선량분포는 중심축에서 엑스선 강도가 증가하고 측면에서 급격히 감소하는 원뿔 모양이 된다. 따라서 편평화여과기의 기능은 조사면 횡단면에 비교적 평탄한 선속의 강도분포를 만드는 것이다. 선속 평탄도는 보통 교정점 10 cm 깊이에서 중심축 선량값의 ±3% 이내로 평탄화되도록 설계되어 있다.

4) 조사면 크기의 영향

조사면은 치료계획을 세우는 데 가장 중요한 요소 중의 하나이다. 종양의 정확한 선량 적용범위, 예를 들면 90% 선량이 종양을 포함하는 조사면과 같이 기하학적 측면보다 선량학적 측면에서 적절한 조사면 크기를 결정해야 한다. 조사면이 작을 때 등선량분포는 편평화여과기의 설계나 콜리메이터, 선원 크기에 크게 영향을 받기 때문에 주의해야 한다.

Ⅱ. 조사면의 정의와 종류

방사선치료는 종양의 크기 및 형태에 따라 조사되는 영역을 결정해야 하고 사용 방사선에 따라 콜리메이터, 차폐물 또는 조사통 등을 연장시켜 조사면을 결정해야한다. 조사면의 형태는 콜리메이터 시스템에 의한 정사각형, 직사각형, 그리고 종양의 형태에 따른 부정형 조사면이 있다. 그러나 동일선속의 조사면 내에는 선원의 크기 및 방사선치료 장비의 구조에 따른 산란선이 발생하거나 또는 콜리메이터의 투과 깊이에 따른 감쇠 등에 의해서 선량분포가 불균등해진다. 동일 횡단면에서 등선량분포는 최대선량을 기준으로 빔 가장자리로 갈수록 선량은 점차 감소된다. 따라서 조사면 내에 다양한 공간적 선량분포를 어느 기준으로 어느 경계까지로 정의해야 할 것인가는 매우 중요하다.

조사면을 정의하는 관점에서 그림 6-5와 같이 크게 두 가지로 분류할 수 있다.

- **물리적 또는 선량적 조사면(dosimetric field size or physical field size)**: 선속 중심축 상에서 횡단면의 선량분포에 따라 정의
  - ▹ 50% 조사면: 최대선량을 기준으로 50% 등선량분포곡선을 기준으로한 조사면
  - ▹ 90% 조사면: 최대선량을 기준으로 90% 등선량분포곡선을 기준으로한 조사면

조사면	장점	단점
50%	• 조사면 밖의 피폭이 적다. • 두 개의 조사면을 연결시킬 때 경계 부근의 선량분포가 거의 균등하다.	• 조사면 내의 선량분포 불균등
90%	• 조사면 내의 선량분포 균등	• 조사면 밖의 피폭이 많다. • 두 개의 조사면을 연결시킬 때 경계 부근의 선량분포가 불균등하다.

- **기하학적 조사면(geometric field size)**
  - ▹ 선원과 콜리메이터의 상대적 위치에 의해 조사면을 정의
  - ▹ 선원 중심에서 콜리메이터 안 쪽 끝을 직선으로 연결해서 목적한 면과 만나는 점
  - ▹ 기하학적 조사면은 본음영과 반음영의 중간에 위치하므로 50% 조사면과 동일

  cf. 기하학적 본음영은 90% 조사면과 동일

  - ▹ 조사면 끝이 흐려지는 이유는
    - • 점 선원이 아닌 일정 면적을 가진 선원이므로 반음영에 의해 조사면 경계가 흐려짐
    - • 공기 중 또는 조직 내 산란 등의 영향

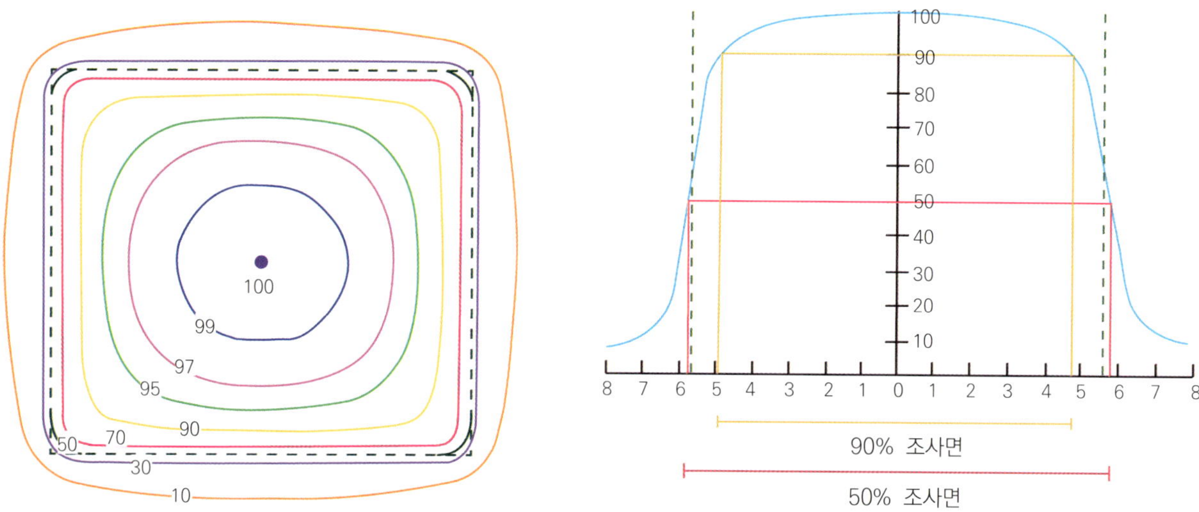

[A] 물리적 조사면의 정의

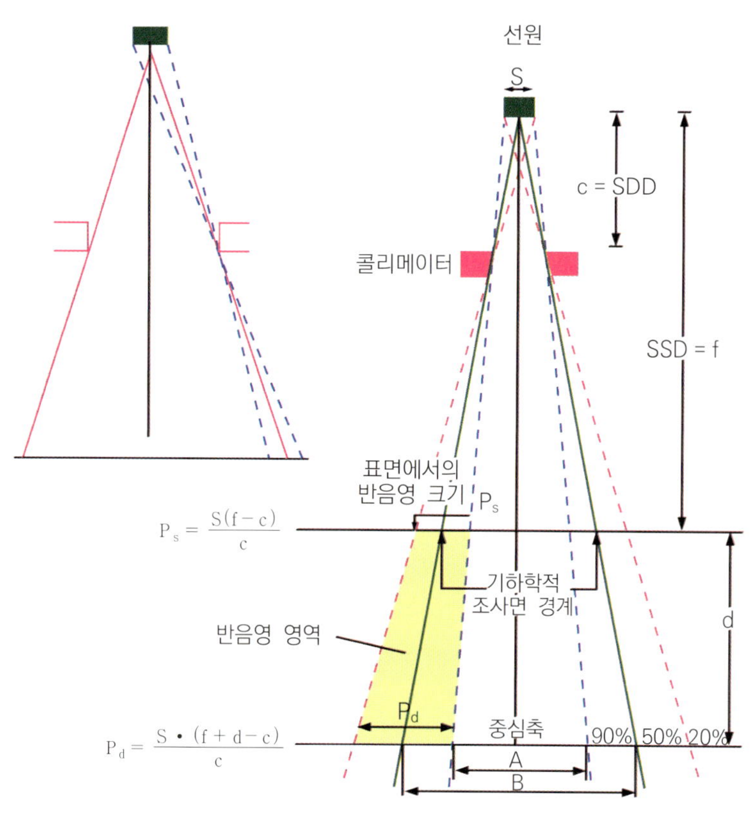

[B] 기하학적 조사면의 정의

그림 6-5 물리적 조사면과 기하학적 조사면의 정의 및 반음영

Ⅲ. 고정 조사법 (Fixed field technique)

방사선치료에서 고정조사는 선원과 인체가 움직이지 않고 방사선을 조사하는 방법으로 이때 조사하는 빔의 수에 따라서 1문, 2문, 3문, 4문이라 하고, 3문 이상을 다문조사라고 한다.

1 1문조사 (One portal technique)

1문조사는 환자가 고정된 상태에서 하나의 빔으로 방사선을 조사하는 방법이다 (그림 6-6). 1문조사는 환자의 표면 부근에 종양이 위치한 몇 가지 경우에만 드물게 사용하고 있다. 1문조사를 시행할 때 주의할 점은 첫째, 종양 체적 내의 선량분포가 ± 5% 이내로 균일해야 하고, 둘째, 조사면에 포함된 조직의 최대 선량이 처방선량의 110%를 초과하지 않아야 하며, 셋째, 조사면 내의 주요 장기에 도달되는 선량이 그 장기의 내용선량 이내가 되어야 한다.

고에너지 엑스선을 사용하는 경우에 1문조사의 예로는 빗장위림프절 (전면조사, supraclavicular) 영역, 속젖림프절 (internal mammary node, 전면조사) 그리고 척수 (spinal cord, 후면조사) 등이 있다. 1문조사는 선량분포가 하나의 빔에 대한 심부선량 (PDD)과 축이탈비 (OAR)에만 관계되기 때문에 이상적인 선량분포를 얻기 어렵지만 가장 간단한 방법이다.

그러나 전자선의 경우, 전자선의 선량분포 특징상 항상 1문조사를 시행하게 된다. 대부분 방사선치료에서는 종양에 균일한 선량을 투여하고, 주변의 정상조직에 한계선량 이내가 되는 선량분포를 얻기 위하여 2문조사 또는 그 이상의 조사방법을 사용하게 된다.

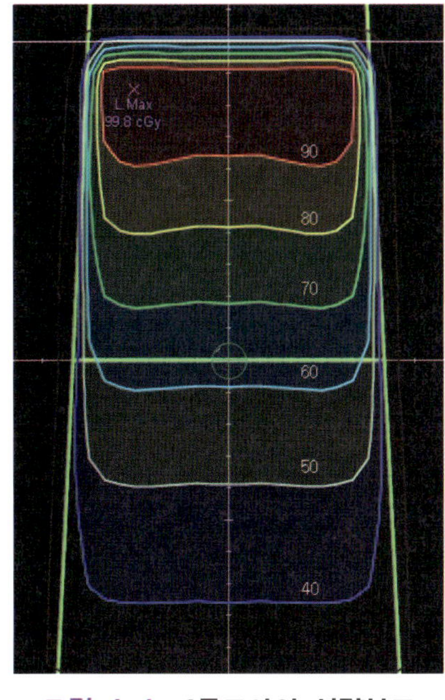

그림 6-6 1문조사의 선량분포

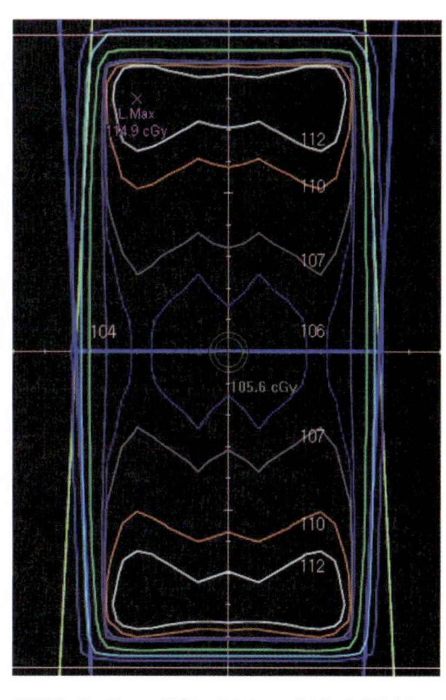

그림 6-7 대향 2문조사의 선량분포

2 2문조사 (Two portal technique)

방사선속을 2방향에서 조사하는 방법으로 가장 일반적인 방법은 대향 2문조사방법이며 그 밖에 2문 사방향조사, 2문 쐐기필터조사 등이 있다.

1) 대향 2문조사 (parallel opposed field technique)

대향 2문조사는 종양을 중심으로 양방향에서 방사선을 조사하는 방법이다. 따라서 두 조사면은 서로 마주보고 있는 형태이며 선량분포는 두 조사면에 대한 선량분포의 합으로 주어진다.

대향 2문조사는 비교적 단순한 방법으로서 보조장치와 환자의 위치잡이가 용이하고 재현성이 높으며 또한 종양선량이 균등하고 기하학적인 오류도 적은 장점이 있다. 단점으로는 종양주변 빔에 노출된 조직에 위치한 주요장기와 정상조직에 높은 선량이 도달되는 것이다.

2문 대향조사 선량분포의 중요한 특징은 그림 6-7에서 보는 바와 같이 중심축상에서 선량분포가 거의 평탄하고 조사면 사이의 전 조직이 고선량으로 분포하며, 선량분포의 형태는 조사면 모양에 따른 장고통의 형태를 가진다.

대향 2문조사의 등선량분포는 각 조사면의 깊이에 따른 선량분포를 서로 더하여 나타낸다. 그림 6-7은 대향 2문조사의 경우, 얻어지는 등선량분포를 보여준다.

대향 2문조사는 조사체적의 선량분포를 비교적 균일하게 할 수 있는데, 이때 선량분포의 균일성은 환자의 두께, 에너지, 빔의 평탄도 등에 따라 차이를 가진다. 일반적으로 환자의 두께가 증가하거나 빔의 에너지가 낮으면 빔축상 최대선량 지점이 양쪽 피부 쪽에 위치하여 이 부위가 중심에 비하여 상대적으로 높은 선량을 받게 된다 (그림 6-8).

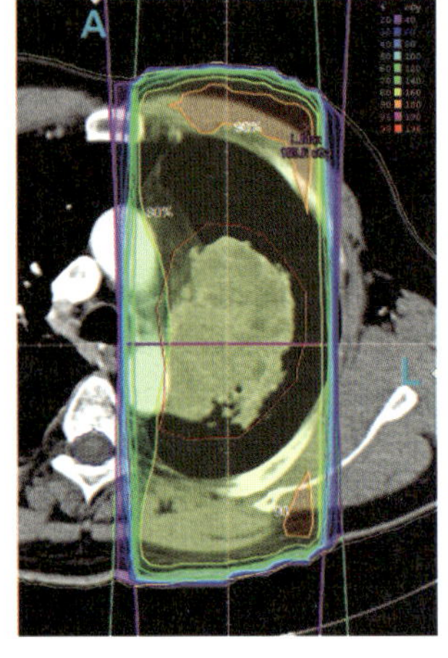

[A] 6 MV 엑스선

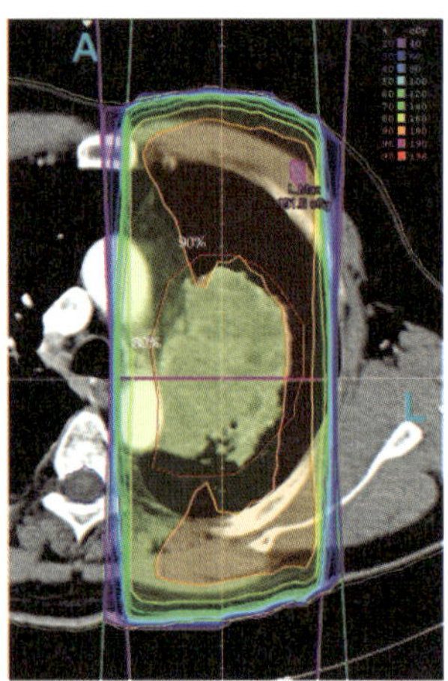

[B] 10 MV 엑스선

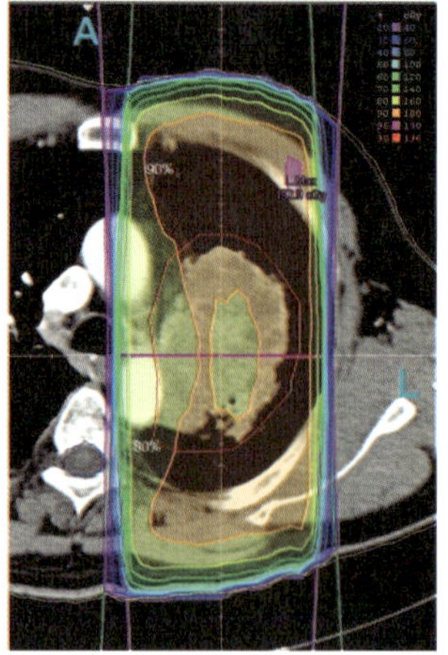

[C] 18 MV 엑스선

그림 6-8 대향 2문조사시 에너지에 따른 선량분포도 (조사면크기 10×10 cm^2)

① 선량분포의 균일성 (dose distribution uniformity)

그림 6-9는 두께가 25 cm인 팬텀에 다양한 에너지의 광자선 대향2문으로 조사하였을 때 선량분포를 보여준다. ^{60}Co 또는 4 MV의 경우에 양측표면 근처에 보다 높은 선량이 도달하는 반면 빔의 에너지가 10 MV로 증가하는 경우에 선량분포가 보다 평탄해짐을 알 수 있다.

25 MV에서는 선량분포의 균일성과 함께 빌드업 깊이의 증가로 인하여 양측표면에서 선량감소가 뚜렷하게 나타난다. 이처럼 대향 2문조사에서 양측에 나타나는 최대 선량은 환자의 두께 및 에너지에 따라 차이가 나타난다 (그림 6-10).

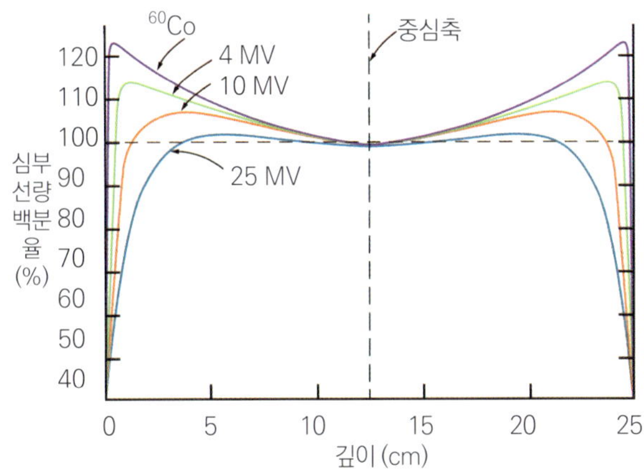

그림 6-9 선질에 따른 양측 선량분포의 차이, 선량분포의 균일성
(두께 25 cm, 조사면 10×10 cm^2, SSD 100 cm)

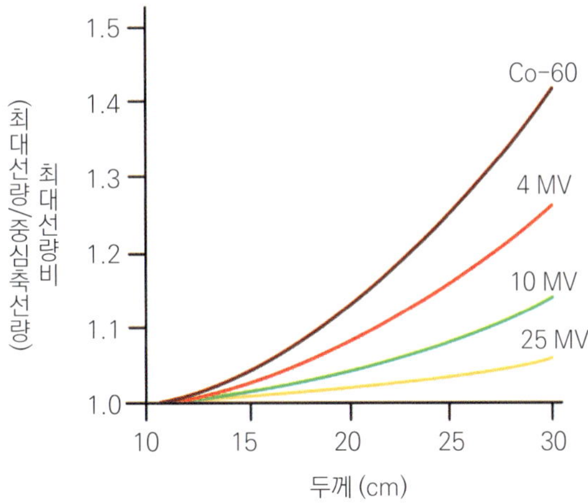

그림 6-10 대향 2문조사시 환자의 두께 및 에너지에 따른 양측면 최대선량의 특성

이 자료를 통하여 환자치료 시 환자의 두께에 따른 적절한 치료 빔의 에너지를 선택할 수 있다. 예를 들어 두경부나 팔다리처럼 조직의 두께가 약 15 cm 정도인 경우, 선량분포의 균일성을 ±5% 이내로 하고자 하면 ^{60}Co 감마선, 4 MV, 6 MV 엑스선이 적절하다. 만약 가슴, 배, 골반과 같이 두께가 20 cm 정도 또는 그 이상인 조직이면 10 MV 이상의 고에너지 엑스선을 사용하는 것이 양 측면 피부 밑에 위치한 정상조직의 보호에 효과적이다.

대향 2문조사와 같이 2개 이상의 조사면을 사용하여 매일 치료하는 경우, 이들을 하루에 모두 조사하는 방법과 하루에 하나의 빔을 사용하여 매일 번갈아가며 치료하는 방법이 있다. Wilson과 Hall이 세포생존곡선과 시분할 조사관계식을 사용하여 연구한 바에 의하면 총선량이 같을 지라도 하루에 하나의 빔을 사용하여 치료하는 것이 두 빔으로 치료하는 것보다 정상조직의 생물학적 손상이 높은 것으로 나타났다. 이것은 고선량과 저선량의 반복적 조사가 중간 정도의 선량을 매일 받는 것보다 조직의 생물학적 효과가 높게 나타나는 현상으로 edge effect 또는 tissue lateral damage라고 한다.

2) 2문 사방향 조사 (two oblique field technique)

2문조사의 한 방법으로 대향 2문조사방법보다 편재성 종양에 응용되고 있으며, 두 조사면 중심축이 90°인 직교 2문조사, 그 이외의 각도로 교차되는 사방향 2문조사 등이 이에 포함되며, 이들 조사방법은 종양 내의 선량분포의 균등성 저하되는 단점이 있다(그림 6-11). 이를 보완하는 방법으로 쐐기필터나 볼루스 등을 사용하여 선량분포를 개선한다.

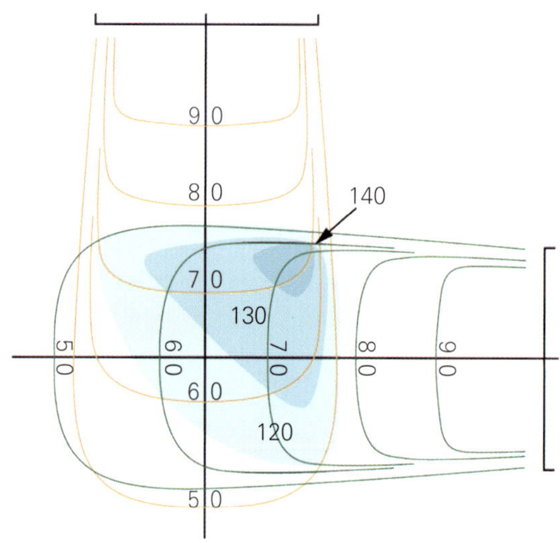

그림 6-11 2문 직교조사의 선량분포의 불균등

3) 2문 쐐기필터 조사(two wedge filter technique)

쐐기필터는 등선량 곡선의 형태를 변화시키기 위해서 선속 내에 삽입하게 되며 환자의 형태에 따라서 나타날 수 있는 고선량 영역에서 선량을 감소시키기 위한 보상여과기와 같이 사용하기도 한다. 종양의 표적용적 내에서 “hot spot”이 생기지 않도록 적은 사이각(hinge angle)을 2문 또는 그 이상의 선속으로 이용한다. 하지만 사이각이 90°인 2문 직교조사 시 교차된 부분은 매우 높은 선량이 분포되지만 반면에 그 반대 모서리쪽은 심각하게 낮은 선량분포가 이루어지고 있다. 이를 해결하기 위해서 쐐기필터를 사용한 2문조사가 응용되어 종양 내에서 균등한 선량분포가 이루지고 있다(그림 6-12).

2문조사의 다른 형태는 두 빔이 서로 마주보지 않고, 60°, 90°, 120° 등과 같이 어떤 각도를 가지고 있는 경우이다. 이 경우에 등선량분포는 두 빔이 중첩되는 부분에서 깊이가 낮은 쪽에서 높은 선량이 전달되는 특성을 보인다.

그림 6-12[A]는 4 MV, SSD =100 cm, 10 × 10 cm^2 조건의 두 빔을 90° 간격으로 2문조사한 경우이다. 각 빔은 최대선량깊이에 100 cGy가 되도록 되어 있다. 이 그림에서와 같이 두 빔이 중첩되는 영역에서 195 cGy의 고선량 부분이 나타나고 있다. 이러한 선량분포의 기울어진 특성은 쐐기필터를 사용함으로써 상당히 개선할 수 있다. 각 빔에 적절한 쐐기필터를 삽입하고 두꺼운 쪽의 방향을 조정하면 기울어진 선량분포를 평탄하게 할 수 있다.

쐐기필터의 두꺼운 쪽이 서로 중첩되는 경우에 선량이 줄어들기 때문에 쐐기필터가 없을 때의 고선량 영역은 선량이 줄어들어 균일한 선량분포를 형성하게 된다. 쐐기필터 조사면의 사용은 표면 영역의 종양으로서 표면에서 수 cm 깊이까지의 체적을 가지는 종양의 경우에 적합하다고 할 수 있다.

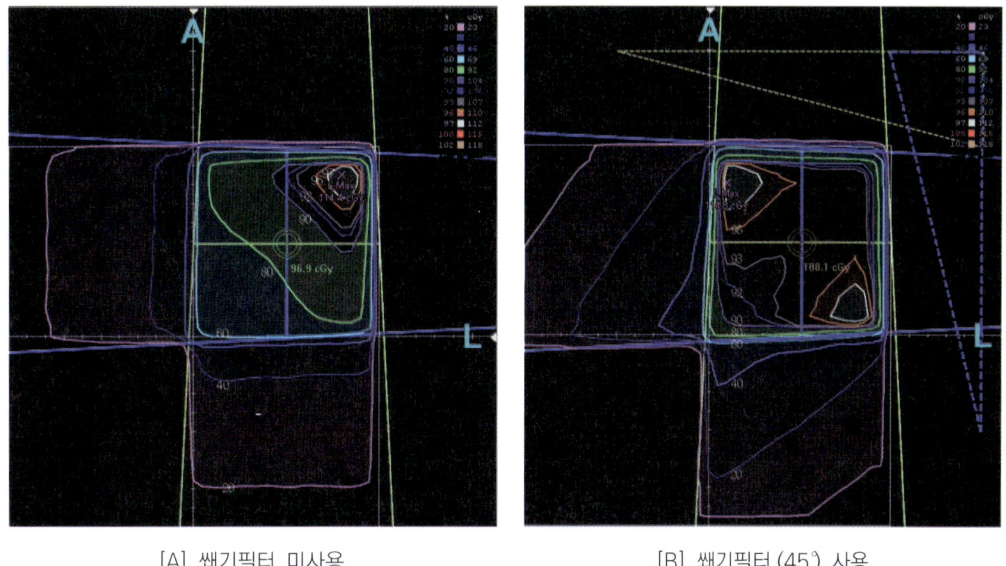

[A] 쐐기필터 미사용　　[B] 쐐기필터(45°) 사용

그림 6-12 쐐기필터 유무시 선량분포도(4 MV 엑스선, SSD = 100 cm, 10×10 cm^2)

그림 6-12[B]는 6-12[A]의 조사방법에 추가적으로 45° 쐐기필터를 삽입한 경우이다. 이 그림에서와 같이 쐐기필터를 사용하는 경우에 그림 6-12[A]에서 고선량 부분이 약 150 cGy로 낮아지기 때문에 조사면 영역의 선량분포가 비교적 균일해진다.

최근 방사선치료에서는 모든 환자에 대해서 쐐기각, 보상체, 차폐블록, 조사면의 형태조정 등 복잡한 치료기법이 사용된다. 이 경우에 수작업 치료계획은 한계가 있으므로 이러한 복잡한 치료는 일반적으로 컴퓨터에 의해 계산된다. 즉 환자의 신체윤곽, 불균일장기의 전자밀도보정 등을 모두 고려하여 계산을 수행하는 전산화치료계획 장치를 사용하여 최종선량분포를 구하고 이에 따라 치료에 적합한 쐐기필터 관련인자들이 결정된다.

① 2문 쐐기필터 직교조사

쐐기필터 사용시 사이각이 90°인 경우를 2문 쐐기필터 직교조사라고 하며 주로 상악동암 등에서 응용된다. 쐐기각 45°를 2문 직교조사하면 (θ= (180° - 90°)/2 = 45°) 균등한 선량 분포를 그림 6-12[B]와 같이 얻게 된다.

② 쐐기필터 대향 2문조사

쐐기필터를 사용하여 두경부, 유방 등을 open field에 의한 대향 2문조사를 하게 되면 체표면의 모양에 따라 선량분포가 불균등하게 이루어진다. 이때 쐐기필터를 사용하여 종양내 선량분포를 균등하게 할 수 있다.

③ Open field와 쐐기필터 조사면의 결합

보다 효과적인 선량분포를 위해서 쐐기필터 조사면과 open field를 결합하기도 한다.

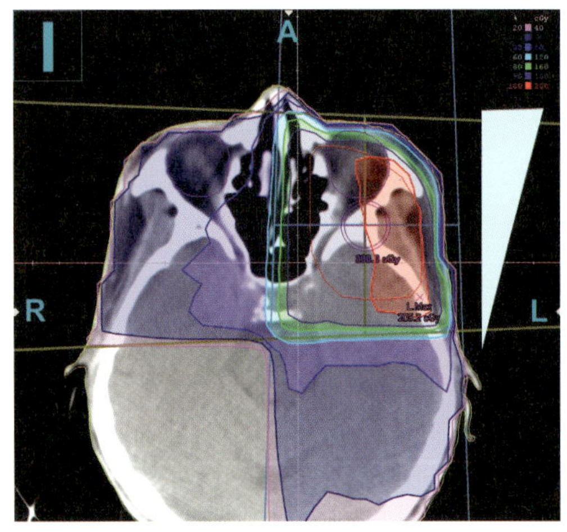

[A] open 조사면 + 60°쐐기필터

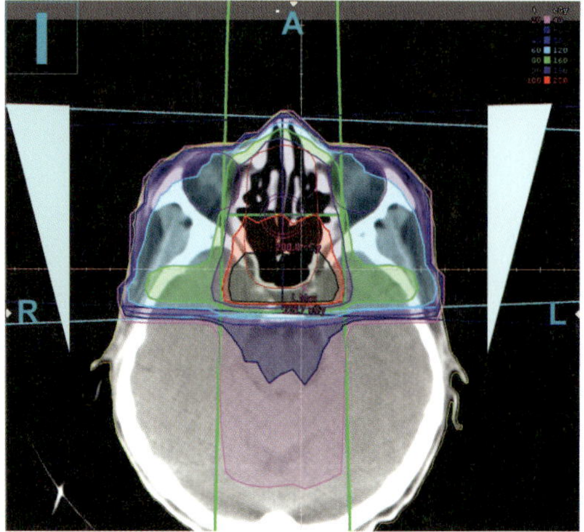

[B] open 조사면 + 2문대향쐐기필터

그림 6-13 쐐기필터를 이용한 다문조사의 선량분포

[[A]의 경우, 쐐기필터(60°)는 전면 조사면의 깊이에 따른 선량의 감소를 보상하는 역할을 한다.]

쐐기필터는 한 쌍을 사용하는 것이 일반적이지만, 경우에 따라 2문조사에서 한쪽만 쐐기필터 조사면을 사용할 수 있다. 그림 6-13[A]는 전면에는 쐐기필터가 없고, 측면 한 쪽만을 쐐기필터를 사용하는 경우에 대한 등선량분포를 보여준다. 이 그림에서 전면의 조사면과 측면 조사면의 선량배분은 100 : 15이다.

이 치료기법에서는 전면 조사면에 대한 선량분포가 깊이에 따라 감소함에 따라 측면의 쐐기필터 조사면이 이를 보상하는 역할을 한다. 그림 6-13[A]에서 볼 수 있듯이 쐐기필터의 두꺼운 쪽을 위쪽으로 함으로써 윗부분의 선량을 줄여서 결국 종양체적 내의 깊이에 따른 선량분포를 어느 정도 균일하게 유도할 수 있다. 이 그림에서 쐐기각은 45°이지만 실제 치료시에는 원하는 선량분포를 얻기 위해 적절하게 조정될 수 있다.

한편 그림 6-13[B]는 이와 유사한 기법으로서 전면 조사면에 양측방향에 쐐기필터 조사면을 조합함으로써 종양체적 내에 보다 균일한 선량분포를 유도하도록 하고 있다. 이러한 조사 방법은 3문조사의 일종으로 3절에서 설명할 것이다.

4) 접선(접면)조사 (tangential technique)

인체에서 표면으로 돌출된 유방이나 흉벽부의 종양에 응용하는 조사방법이다. 종양보다 심부에 위치하는 정상조직 보호와 이로 인한 용적선량의 저하를 유도한다.

그림 6-14와 같이 유방암에 대한 대향2문 접선조사를 시행할 때, 한쪽 빔 또는 두 빔 모두에 쐐기필터를 적용하여 타깃에 대한 선량분포가 균일하게 이루어지도록 한다.

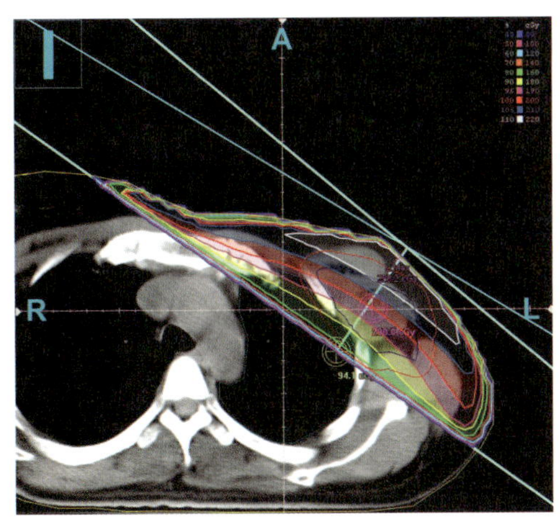

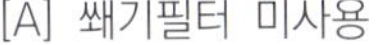
[A] 쐐기필터 미사용

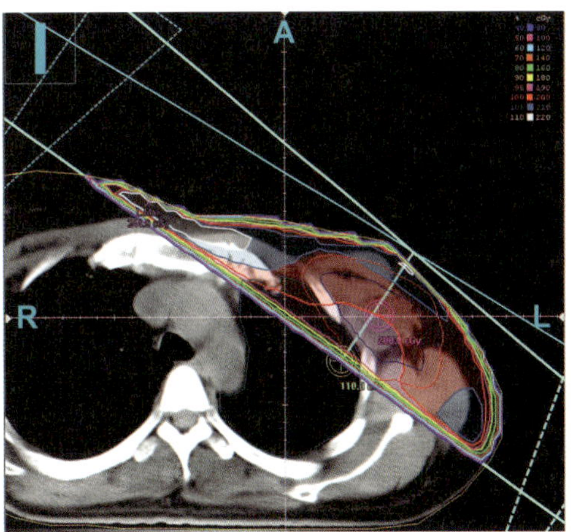

[B] 쐐기필터 (30°) 사용

그림 6-14 접선조사 시 선량분포 (유방 및 흉벽)

3 3문조사(three portal technique)

2절에서는 대향 2문조사에 대하여 살펴보았다. 이 기법은 종양 체적에 균일한 선량을 전달할 수는 있지만 tissue lateral effect에 의하여 주변의 정상조직을 효과적으로 보호하지는 못하며 주변조직의 선량이 실질적으로 중심보다 훨씬 높기 때문에 치료계획의 목적과 거리가 있다.

대향 2문조사에서 발생했던 양끝 지점 또는 종양주변의 선량을 효과적으로 낮추는 방법은 세개 또는 그 이상의 빔을 사용하게 되는데, 이때 3문조사는 3 빔을 사용하여 종양부위의 균일한 선량분포를 유도하는 방법이다.

그림 6-15는 3문조사의 등선량분포를 보여준다. 10 MV 엑스선으로 6 × 6 cm^2 조사면을 써서 SAD = 100 cm 조건에서 3문조사시의 등선량분포 곡선이다. 이때 3 빔은 서로 120° 각도를 유지하고 있으며, 각 빔이 isocenter에 전달하는 선량은 모두 동일하며 isocenter에 전달되는 세 빔의 합이 100이 되도록 규격화되어 있다. 이러한 빔의 배열의 경우에 종양과 인접한 조직에 너무 높은 선량이 전달되는가를 확인하는 것이 중요하다.

3문조사는 일반적으로 이자, 방광, 또는 직장 치료시 적용된다. 그림 6-16은 15 MV선형가속기를 사용하여 전면과 양 측면 쐐기필터 조사면을 써서 3문조사를 시행하는 경우이다. 이때 선량은 전면 조사면에 대하여 50%, 그리고 양측면 조사면은 각각 25% 씩 분당되었다.

이 조사방법이 방광치료에 적용되는 경우에 방광에 균일한 선량이 전달되고 직장의 선량은 낮게 된다. 따라서 후면 뒤쪽에서 조사되는 빔이 없기 때문에 직장의 선량은 전면 쪽에서 인가된 빔에 따라 결정되며 양측방향에서 인가되는 두 빔에 대한 선량은 비교적 균일하다. 물론 환자의 외곽선은 선량 불균일성에 영향을 준다. 이 조사방법에서 쐐기필터의 목적은 전면 조사면의 깊이에 따른 선량 감소를 보상한다.

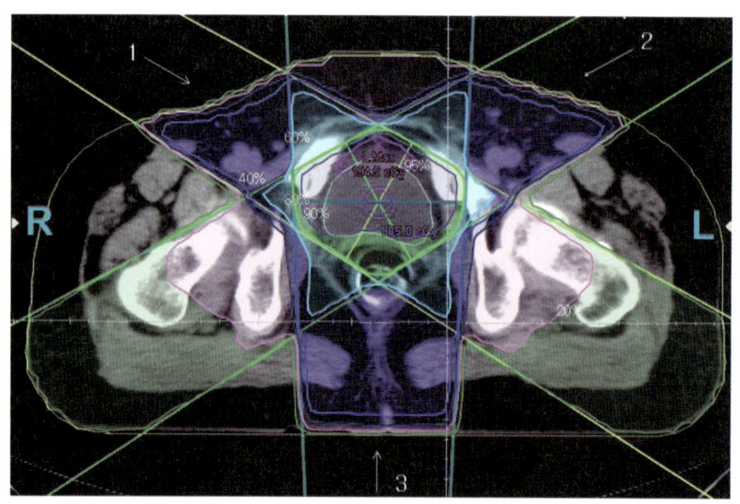

그림 6-15 3문조사에 대한 규격화된 등선량분포
(10 MV 원격치료장치, 조사면 6 × 6 cm^2, SAD = 100 cm, isocenter의 총선량은 100%)

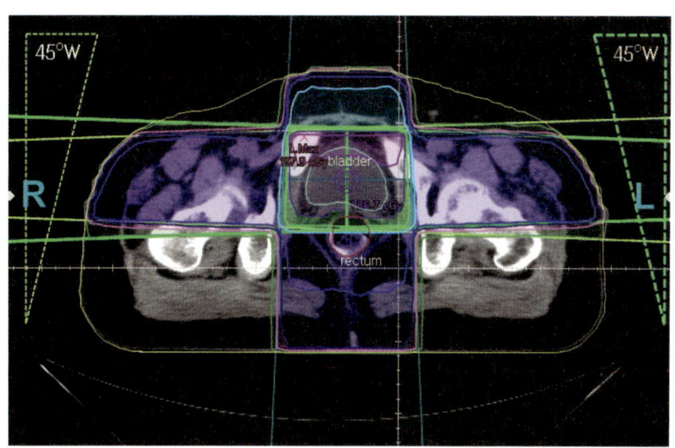

그림 6-16 Open field와 2문대향 쐐기필터가 결합된 3문조사의 선량분포

이 방법의 단점은 골반의 양 측면에 높은 선량이 전달된다는 점으로 양쪽 편에 입사하는 빔과 투과빔의 중첩에 의하여 높은 선량영역이 발생한다. 이 선량은 두 입사점 간의 거리가 멀수록 높다. 따라서 전면 쪽에서 보다 높은 선량을 가하고 측방향의 선량을 줄이는 방법이 적용될 수 있다.

다른 방법으로 전면 쪽 선량 감소의 기울기를 크게 하고 양측은 각이 큰 쐐기필터를 사용하는 것이다. 그 이유는 쐐기필터 조사면의 세기를 낮추는 경우에 전체 선량에서 쐐기필터의 기여가 적으므로 요구되는 쐐기각이 커야 하기 때문이다.

정밀한 선량의 배분(각 조사면별 세기의 배분)과 쐐기각은 빔의 에너지, 환자의 두께와 형태에 따라 결정된다. 이때 이러한 3문조사를 계획하는 경우에 쐐기필터의 얇은 부분에서 고선량이 유도되는 지를 확인해야 하는 것은 중요하다. 만약 고선량이 발생하고 해결할 적절한 방법이 없으면 극단적인 경우로서 후면에 조사면을 추가로 사용하여 쐐기필터 조사면의 선량의 비를 낮추어야 할 것이다.

3문조사에서는 정상조직에 도달하는 선량이 최소가 되도록 빔의 방향을 결정하는 것도 중요하다. 이를 위하여 종종 사용하는 방법은 그림 6-15와 같이 세 빔이 서로 마주보지 않도록 하는 것이다. 따라서 빔의 출구에서 다른 빔과 겹치지 않기 때문에 정상조직의 선량이 증가되는 것을 피할 수 있다.

이러한 형태의 조사방법에서 보다 특수한 방법은 non-coplanar 빔을 사용하는 것이다. 임상에서 non-coplanar 빔의 사용은 특수 방사선치료 기법의 일종인 3D 입체조형치료 (3-D conformal therapy)로서 분류하고 있다. 이때 non-coplanar 빔들의 사용에 따른 최종 선량분포는 단순히 예측되지 않으므로 3차원 치료계획 장치가 반드시 필요하다.

4 4문조사(four portal technique)

2문 또는 3문조사 기법을 사용하는 경우에 종양체적 내의 선량이 균일하지 못하거나 정상조직에 불필요하게 높은 선량이 전달되는 등 치료계획의 목적을 달성하기 어려울 때는 4문조사 또는 그 이상 조사빔을 선택할 수 있다(그림 6-17).

4문조사는 환자를 중심으로 네 방향에서 빔을 조사하는 방법이다. 그림 6-17과 같이 네 방향 조사면이 각각 다른 각도에서 종양을 조준하고 있으므로 종양에는 높은 선량이 균일하게 전달되고 주변의 정상조직의 선량은 낮게 된다.

보다 세밀한 4문조사를 할 경우에는 조사면의 크기, 선량 및 세기, 빔의 방향, 에너지, 쐐기필터나 보상체 등을 모두 고려해야 한다. 4문조사 또는 다문조사 시 빔의 방향은 기본적으로 방사선에 민감한 장기는 되도록 피하거나 한계선량 이하가 되는 각도로 정한다. 그러나 최종결정에 있어서 중요한 점은 빔의 특정각도에서 빔이 치료테이블의 양끝 두꺼운 부분에 조준되는지 여부와 또는 치료장치 헤드와 테이블이 접촉되는 지 여부를 조사해야 한다.

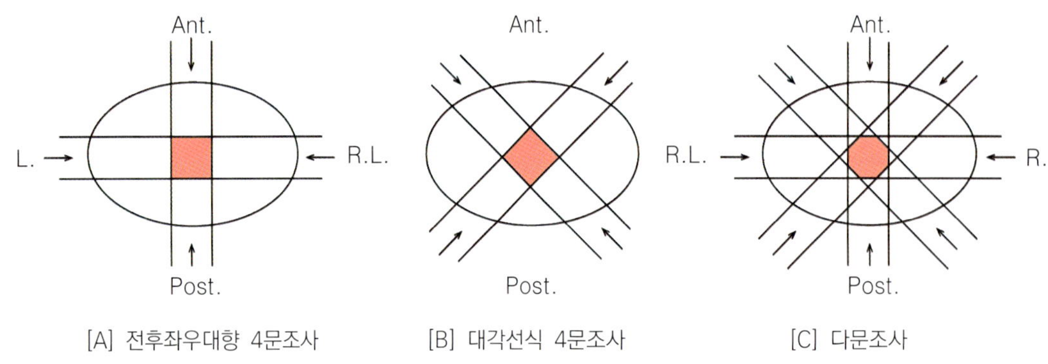

그림 6-17 다문조사의 예
isocenter의 음영부분은 모든 빔이 중첩되어 선량이 가장 높은 곳이다.

1) 직교사문조사(rectangular four field, box technique)

4문조사를 두 종류의 대향 2문조사를 조합하는 것이다. 골반부위 종양은 종종 앞뒤 방향(AP/PA)의 대향 2문조사 그리고 좌우방향(both lateral)의 대향 2문조사를 사용하여 치료한다. 이것을 box 기법으로도 부르는데(그림 6-17[A], 그림 6-18), 빔이 서로 중첩되는 지점의 선량분포가 그림 6-17[A]와 같이 사각 상자(box)의 형태를 가지기 때문이다. 이 기법은 종양 영역은 모든 4개의 조사면에 의해 포함되며 나머지 조직들은 2개의 조사면에 의해 포함되므로 종양주변 정상조직의 선량이 낮게 된다. 체격이 큰 환자 또는 저에너지(^{60}Co, 4 MV) 광자선이 사용되는 경우에 측방향 조사면의 빔 입구와 출구에서 선량이 상당히 높게 된다. 이 경우에는 좌우 방향의 세기를 낮추고 앞뒤 방향의 세기를 높게 할 수도 있다.

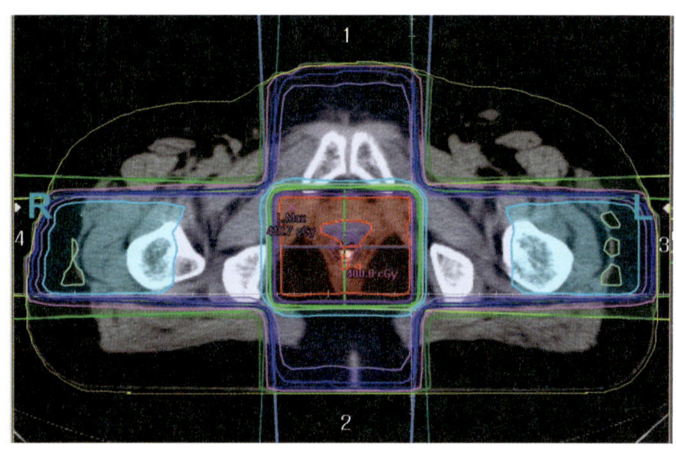

그림 6-18 SAD법의 10 MV 엑스선 4문조사에 대한 선량분포
(4문조사에 대한 isocenter의 선량은 각각 100 cGy씩이며, isocenter의 총선량은 400 cGy)

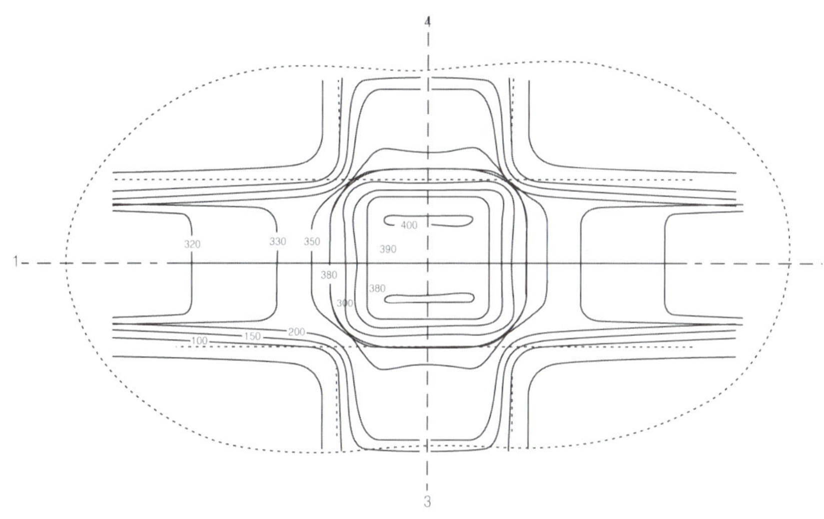

[A] 10 MV, 8 × 8 cm^2, SAD = 100 cm

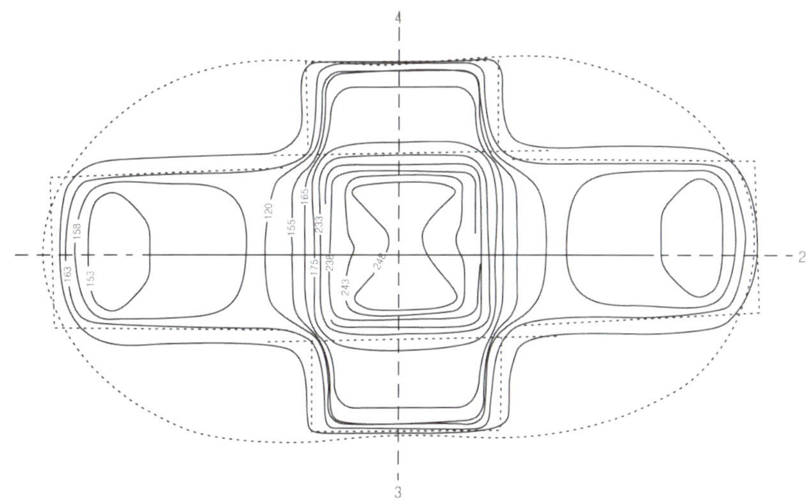

[B] : 10 MV, 8 × 8 cm^2, SSD = 100 cm

그림 6-19 4문조사 (box technique) 시 선량분포도

그림 6-19는 특정 조건별 box technique의 4문조사 시 선량분포를 보여주고 있다. [A]는 조사면 8 × 8 cm^2, 조사에 대한 isocenter 선량을 동일하게 취하는 SAD법, 10 MV 엑스선을 사용한 선량분포도이다. [B]는 조사면 8 × 8 cm^2에서 SSD법, 10 MV 엑스선의 선량분포도이다. 고에너지 빔의 선량분포도의 특징은 높은 투과력으로 인하여 균일한 선량분포를 형성하며 조사면 체적을 벗어나는 위치에서 선량의 감소는 저에너지에 비하여 급격해진다. 두 조사에서 보면 SAD법이 isocenter 부근의 선량분포가 보다 균일함을 알 수 있다.

2) 4문 사방향 조사 (four oblique field technique)

대각선식 4문조사라고도 하며 4개의 조사면이 일정한 각도를 이루면서 종양을 향하여 조사하게 된다. 그림 6-20과 같이 앞에 있는 두 개의 조사면과 뒤에 있는 두 개의 조사면의 각 쌍이 만드는 θ_1, θ_2 각과 이들이 만나는 ab 사이의 거리에 따라서 선량 분포는 다이아몬드나 나비 모양으로 나타나게 된다. 이 치료법은 자궁경부암 치료 시 골반부 림프절은 조사되고 방광, 직장, 양측의 고관절 등은 방사선 조사면으로부터 벗어나게 되므로 이상적인 치료방법이 된다.

가. $\overline{ab} = 0$ 경우, 앞 좌측과 뒤 우측 조사면이 동일한 중심축으로 일치하며 앞 우측조사면과 뒤 좌측조사면이 일치되어 이때의 선량분포는 다이아몬드형이 된다.

나. $\overline{ab} > 0$ 경우, 앞뒤의 조사면 쌍들이 서로 일치하지 않을 때이며, 선량분포는 나비모양이 된다.

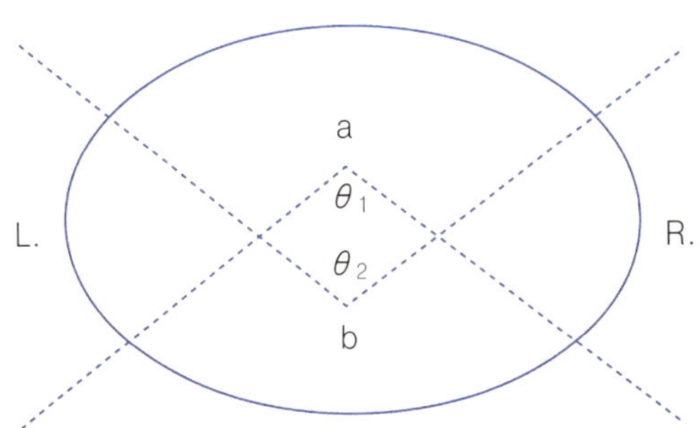

그림 6-20 4문 대각선식 조사의 조사면 방향

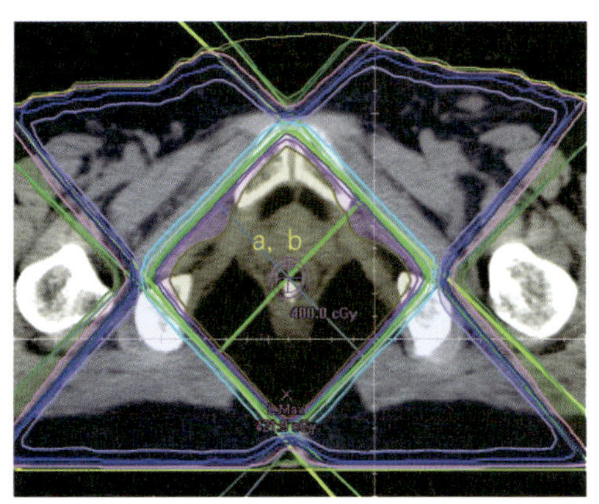

[A] 다이아몬드형 ($\overline{ab}$ = 0)

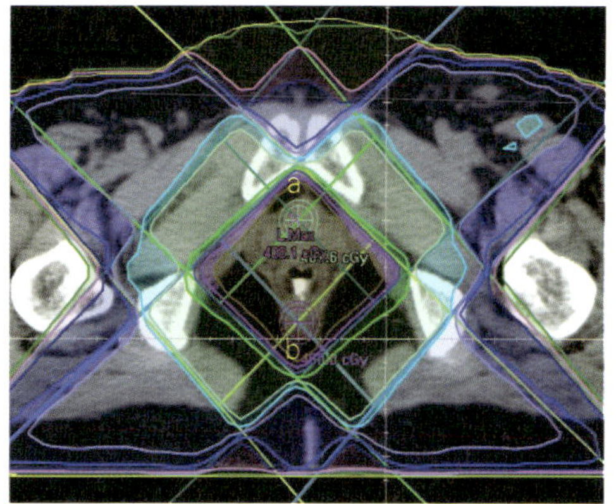

[B] 나비모양형 ($\overline{ab}$ 〉0)

그림 6-21 표적용적내의 선량분포형태

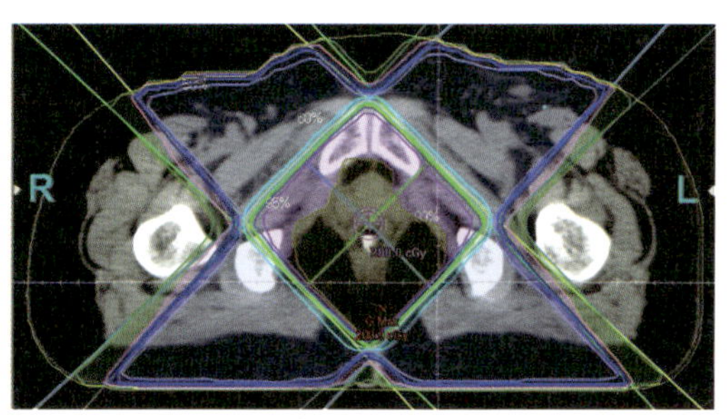

[A] 6 MV 엑스선

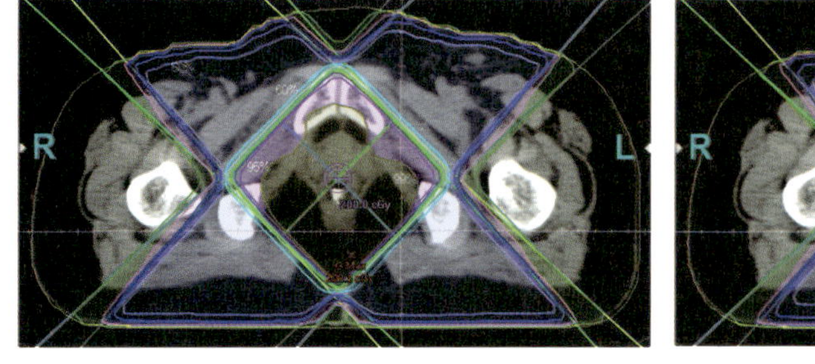

[B] 10 MV 엑스선

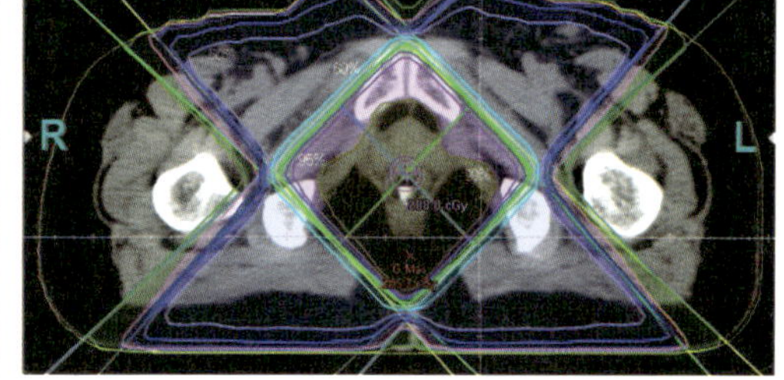

[C] 18 MV 엑스선

그림 6-22 엑스선의 선질에 따른 4문대각선식조사 선량분포

5 Mantle field technique & Moving strip technique

1) Mantle field technique

Hodgkin's disease, lymphosarcoma 등의 림프절을 치료하는 상반신 치료조사면을 맨틀 조사면이라고 하며, 하반신 치료조사면은 역 Y자 조사면라고 한다. 모양에 따라서는 dog leg field 또는 hocky stick field라 부른다. 차폐부위는 허파, 어깨관절, 후두 등이며 조사면이 큰 것이 특징이고 큰 조사면을 위해서 치료거리를 증가시키기도 한다(그림 6-23). 맨틀조사법은 대표적인 대향 2문조사 방식이다.

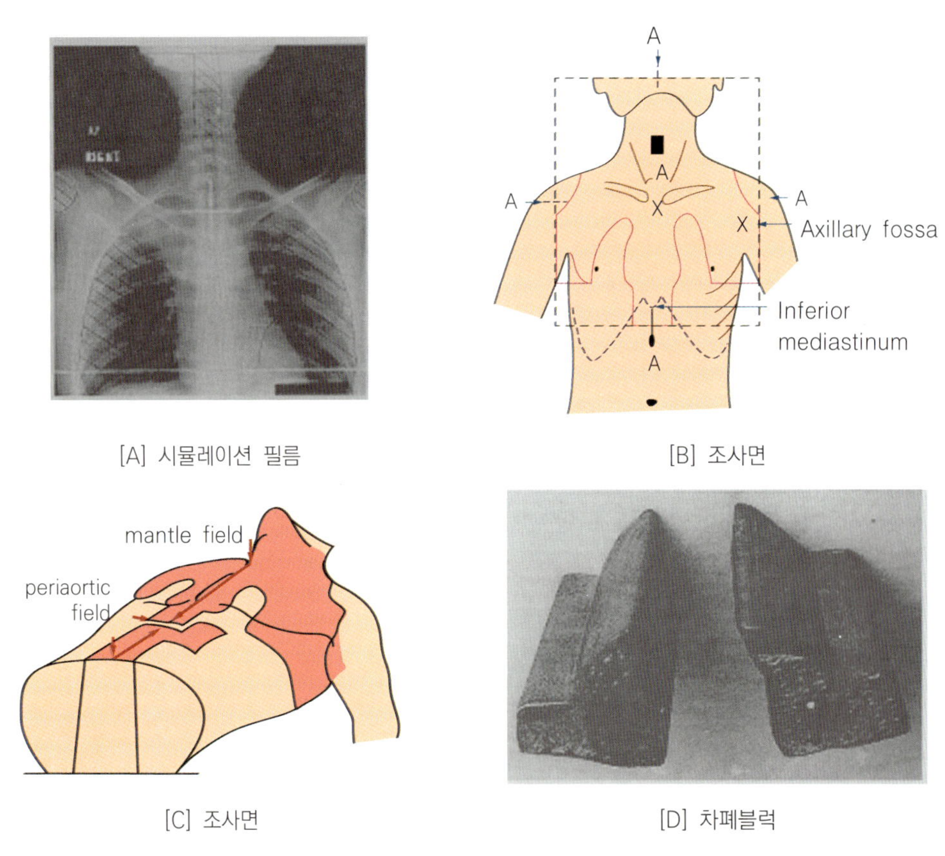

[A] 시뮬레이션 필름 [B] 조사면

[C] 조사면 [D] 차폐블럭

그림 6-23 맨틀조사법 (Mantle field technique)

2) 이동띠조사 (Moving strip technique)

난소종양과 같이 복부 전체를 포함하는 커다란 조사면을 치료해야 하는 경우에 응용되고 있으며, 복부에 조사면이 너무 크면 복부장기 중 용적선량의 증가로 위험장기의 방사선장해 발생, 방사선 숙취현상과 선량분포의 균등성 저하가 발생하게 된다. 이를 해소하기 위한 방법으로 복부 전, 후면에 각 strip 조사면을 그려서 strip field를 이동시키면서 전, 후면 조사하게 된다. Strip field의 폭은 2.5, 5, 7.5, 10 cm 등으로 할 수 있으며 이 때 전면조사시 간은 1반가층, 콩팥은 2반가층으로 차폐하여 장해를 감소시키고 있다(그림 6-24).

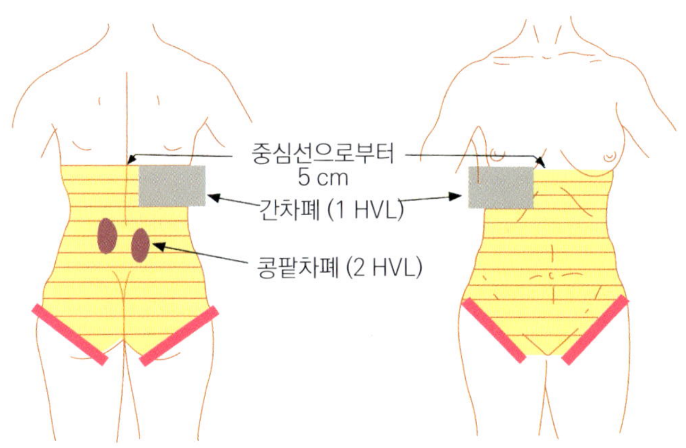

그림 6-24 Moving strip technique의 전, 후면 조사면, 차폐부위

Ⅳ. 운동조사 (Rotation Technique)

회전 및 진자조사법 등의 운동조사방법에는 환자를 고정시키고 선원이 움직이면서 치료하는 방법, 선원이 고정되고 환자와 테이블이 움직이는 방법, 그리고 테이블의 위치, 콜리메타의 각도 및 조사면의 크기, 갠트리의 각도, 선량률 등의 여러 가지 인자들이 움직이거나 변화하면서 치료하는 동적인 조사방법 등이 있다.

운동조사는 병소에는 충분한 선량을 조사하고, 피부나 병소 주변의 정상조직에는 적은 선량을 조사하여 치료효과를 높이는데 목적이 있으며, 운동조사 방법에는 다문조사를 확장한 진자조사, 병소를 중심으로 선원을 360° 회전하면서 치료하는 회전조사 등이 있다.

1 진자조사 (pendlum technique, arc technique)

진자각을 운동하면서 조사하게 되며, 그 방식으로는 단일진자조사(그림 6-25[A]), 이중진자조사(그림 6-25[B]), 2축 이중진자조사(그림 6-25[C])로 구분한다.

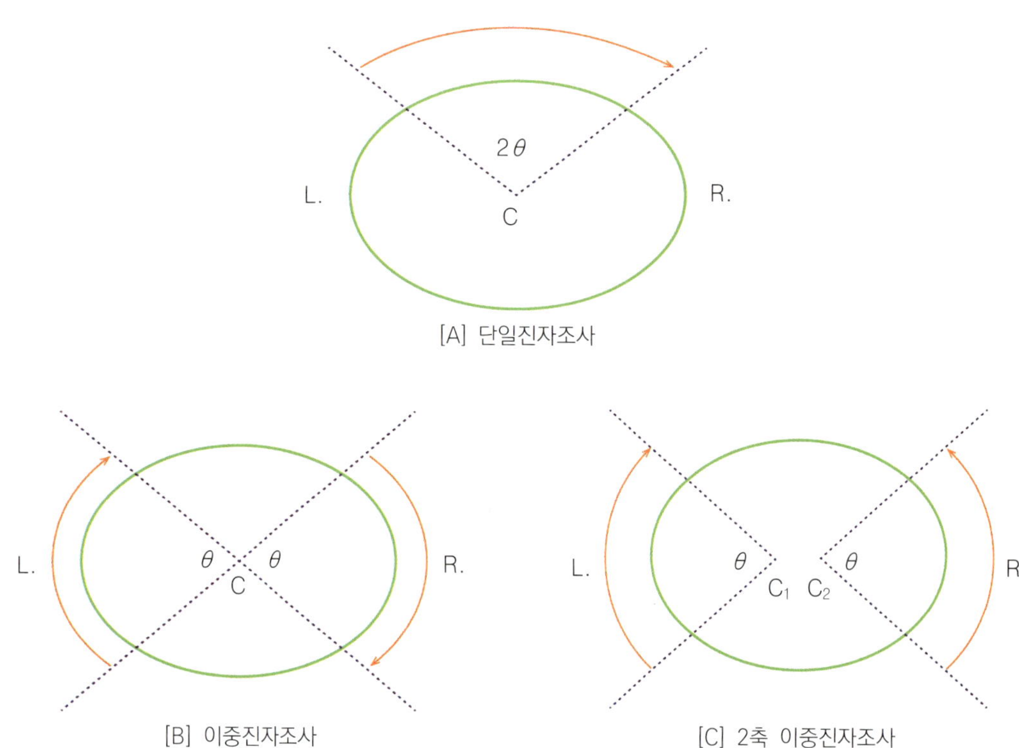

그림 6-25 진자조사의 조사방식

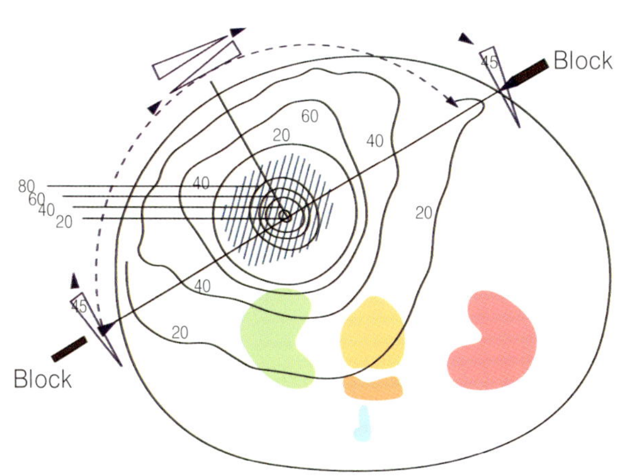

그림 6-26 진자조사시 쐐기필터 사용과 선량분포

진자조사는 대부분 open field를 이용하고 있으나 쐐기필터를 사용하기도 한다.

진자조사의 선량분포의 특징으로는 최대선량 지점과 회전 중심이 일치하지 않으며 진자각이 360°에 가까우면 회전중심과 최대선량지점은 일치할 수도 있다. 진자조사 시 회전중심과 최대선량 지점간의 거리는 진자각과 조사면 크기에 의해 결정된다.

① 진자각이 클수록, 조사면 크기가 적을수록 짧아진다.
② 진자각이 적을수록, 조사면의 크기가 클수록 길어진다.

그림 6-27은 진자각과 조사면 크기에 따라서 나타나는 선량분포이며 부채꼴모양이다.

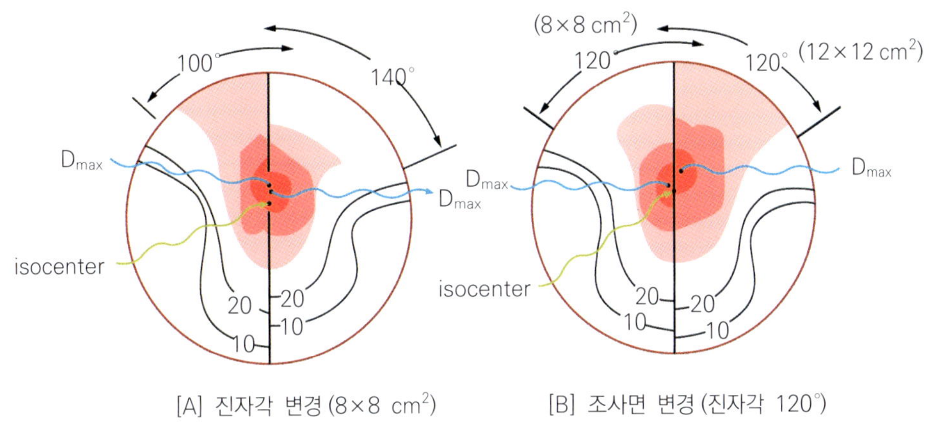

그림 6-27 진자조사시 선량분포

2 회전조사 (360° rotation technique)

환자는 고정, 선원을 360° 회전하면서 치료하는 방식으로 가능한 정상조직에는 적은 선량분포를 종양조직에는 최대의 선량분포를 주려고 응용하였던 방법이며, 주로 신체 중심부에 위치한 식도암치료에 응용되었다. 회전중심은 곧 최대선량지점이며 엑스선, 감마선에서 선량분포의 형태는 원형이다.

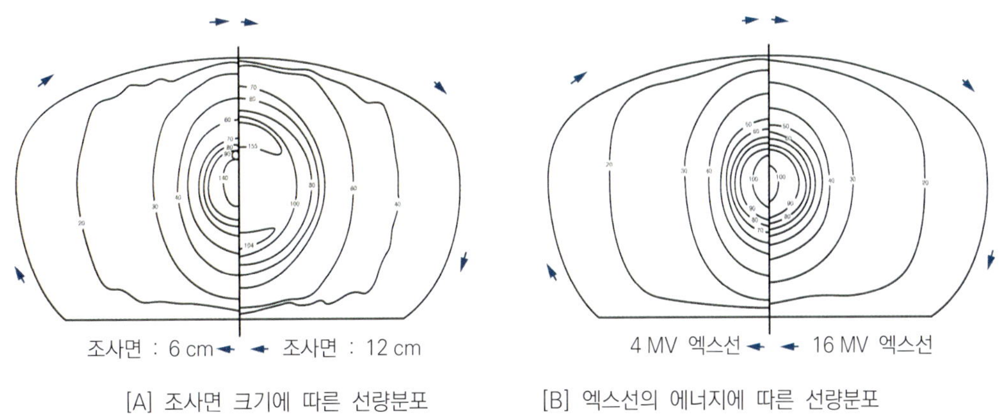

그림 6-28 광자선의 360°회전조사시의 선량 분포

3 기타 조사방식

운동조사방식은 컴퓨터의 발전과 더불어 점차로 컴퓨터를 통한 제어시스템으로 인해 보다 정확하고 자동화되어 치료계획에서부터 치료장치, 컴퓨터, 기타 보조기구들은 온라인화되어 있다.

직경 5~10 mm 정도의 가느다란 빔을 다문조사를 이용하여 뇌조직에 조사하는 multiple microbeam technique, 다단 콜리메이터를 자동적으로 조절하여 조사면이 병소의 크기에 알맞게 조절되어 종양의 크기와 선량분포가 일치하도록 하는 입체조형치료, 조사면 일부에 차폐하려는 정상조직의 모양에 맞는 금속 흡수체를 설치하여 선량을 줄이며, 특히 감수성이 큰 장기에 응용하는 hollow out technique, 갠트리의 각도, 콜리메이터의 각도, 콜리메이터의 개도, 테이블의 이동, 선량율 등 중 3개 이상의 변수를 변화시키는 dynamic technique, non coplanar technique, 정위적조사(stereotactic therapy), 세기변조치료(intensity-modulated radiation therapy; IMRT) 등이 시행되고 있다.

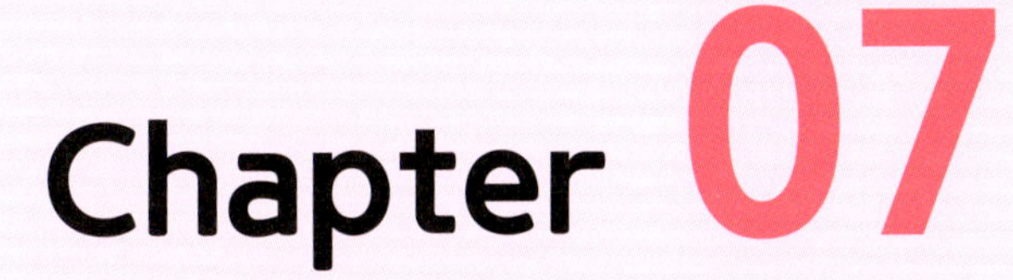

Chapter 07

방사선치료계획과 시스템

CHAPTER 07
방사선치료계획과 시스템

암의 방사선치료는 환자의 삶의 질을 개선하기 위해 종양에는 최적의 선량을, 종양 주변의 건강조직에는 최소의 선량을 주어 질병을 치료하는데 있다.

이러한 목적을 위해서 모의치료장치(simulator), CT모의치료장치(CT-simulator), 전산화방사선치료계획(RTP)시스템을 포함하여 로봇치료장치, 단층방사선치료(Tomotherapy), 양성자치료장치, 중입자치료장치 등이 개발되었고 뿐만 아니라 삼차원입체조형치료, 강도변조방사선치료, 영상유도방사선치료 등의 특수치료법들도 개발되어 암치료에 많은 도움을 주고 있다.

표 7-1은 일반적인 외부 조사 방사선치료 과정으로써 각 과정별로 담당 종양전문의, 치료방사선사, 간호사 등이 역할을 하게 되며 정확한 방사선치료를 위해서는 환자를 포함한 각 과정별로 치료에 관여하는 모든 구성원들의 노력이 중요하다.

표 7-1 외조사 방사선치료 과정

1	임상진단 및 병기결정(주 진료과)	CT, MRI, PET, 생검 및 혈액검사
2	종양학과 의뢰	주 진료과로 회신
3	환자면담	환자의 전신상태 파악 및 체중, 혈액검사 치료방법, 치료과정, 치료기간, 부작용이나 합병증에 대한 설명 후 방사선치료 동의서 작성
4	모의치료 시행	conventional simulation or CT-simulation
5	전산화치료계획 수립	2D, 3D, 4D
6	선형가속기를 이용한 치료 전 확인촬영	L-gram(전자포털영상장치), OBI
7	방사선치료 시행	
8	정기적인 면담	방사선치료 기간 중 주 1회
9	추적관찰(follow up)	2개월 간격 ~ 5년까지

1 모의치료 (simulation)

모의치료는 방사선치료를 시작하기 전에 환자의 자세, 종양 및 정상조직을 알아내어 치료계획을 정확하게 수립하기 위한 과정으로 다음과 같은 항목을 결정한다.

- 임상정보확인 (종양의 병기 및 위치)
- 치료자세, 환자고정 및 보조용구 제작, 신체윤곽 (body contour), 치료장치 및 에너지선정, 치료방법 (SAD, SSD), 보조용구 사용 등 결정
- 치료시간 및 과정 설명
- 선속방향, 조사면, 종양 (크기, 위치, 형태)
- 치료부위촬영
- 정상조직의 차폐범위 표시 (film)
- 피부에 등중심 표시 (isocenter marking)
- 모의치료 정보입력 등

1) 모의치료장치 (conventional simulator)

모의치료장치는 기하학적, 기계적 및 광학적 요소가 치료장치와 일치하는 진단용 투시장치로, 기하학적 요소는 SSD, SAD, 조사면 크기, 등중심 (isocenter) 등이 치료장치와 동일하고, 등중심 (isocenter)을 중심으로 갠트리가 회전운동을 하며 영상증배관 (image intensifier tube)이나 영상검출기 (image detector)를 통하여 투시영상을 관찰할 수 있다. 이 장치는 kV단위의 낮은 에너지 엑스선을 사용하기 때문에 치료장치에 비하여 체내의 표적용적의 위치를 비교적 좀 더 뚜렷하게 확인할 수 있다 (그림 7-1).

모의치료 영상은 표적용적에 조사범위를 조준한 후 촬영한 엑스선 사진으로서 눈금 (scale)이 표시되어 방사선 조사면 크기 및 빔의 입사 중심점을 확인 할 수 있다. 재래식 방사선치료에서는 모의치료 필름에 정상조직을 보호하기 위하여 차폐부위를 표시한 후 환자에게 가장 적합한 차폐체를 제작한다. 모의치료 과정은 다음과 같다.

(1) 모의치료 과정

임상정보확인 → 치료자세 결정 → 필요 따라 고정용구, 보조용구 사용 → 투시를 통한 종양 위치 및 조사면 확인 (조사면 결정) → 에너지, 치료방향, 치료방법 (SAD, SSD), 조사문수, wedge 사용유무 동시에 결정 → 치료부위 촬영 (그림 7-1) → 피부표시 (그림 7-2) → 신체윤곽도 작성 → 모의치료 정보를 chart에 기록 → 최종적으로 차폐범위 설정 → 필요에 따라서 차폐체를 제작하고, 나머지 정보는 선량계산을 위해 RTP실로 전송한다.

과거에는 공작실로 모의치료 필름을 보내어 차폐체를 제작하였으나 현재는 모의치료 정보를 이용해 종양의 모양에 맞춰 MLC의 모양을 설정한다. 기본적으로 전자선을 사용하는 경우에는 MLC를 사용하지 않으며 차폐체 (block)는 제작하고 있으나 종양이 cone모양과 비슷하거나 크기가 같을 때는 별도로 제작하지 않는 경우도 있다.

표 7-2 모의치료 과정

conventional simulation	CT-simulation
환자자세 결정	필요한 경우에는 NPO(금식) 여부 확인
고정용구 및 보조용구 제작	환자자세 결정
종양위치 파악	고정용구 및 보조용구 제작
모의치료 촬영	scout 촬영을 통한 scan범위 설정 후 촬영
중심점 피부표시	RTP로 영상전송
모의치료정보 기록	volume contouring (registration) 정상조직과 종양조직을 구별하여 그려냄
차폐범위 설정	plan
차폐체 제작, 필요 시 보상체 제작	
모의치료정보 치료계획실 (RTP)전송	

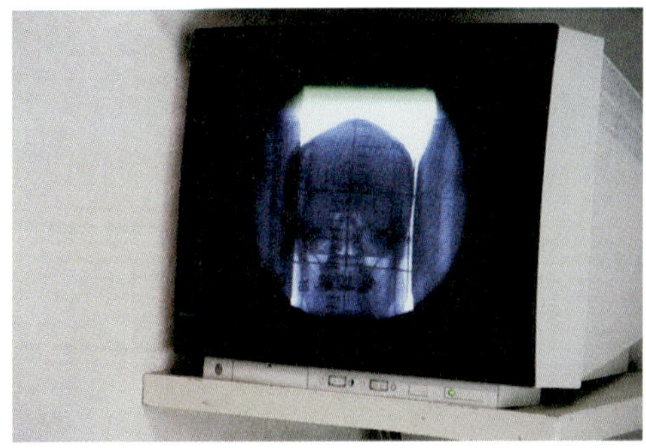
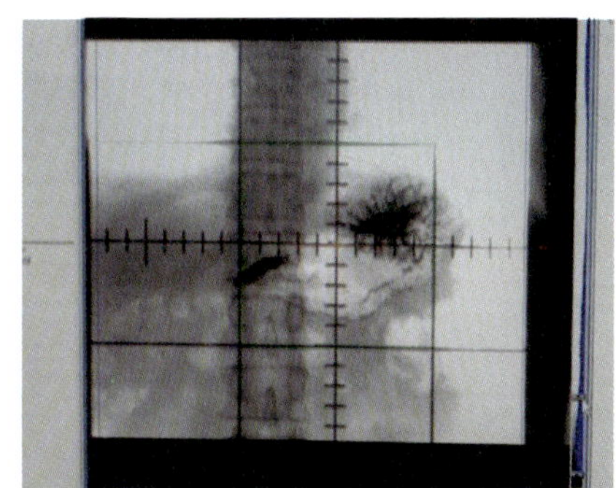

그림 7-1 투시를 이용하여 치료위치를 결정하는 모의치료(conventional simulation)

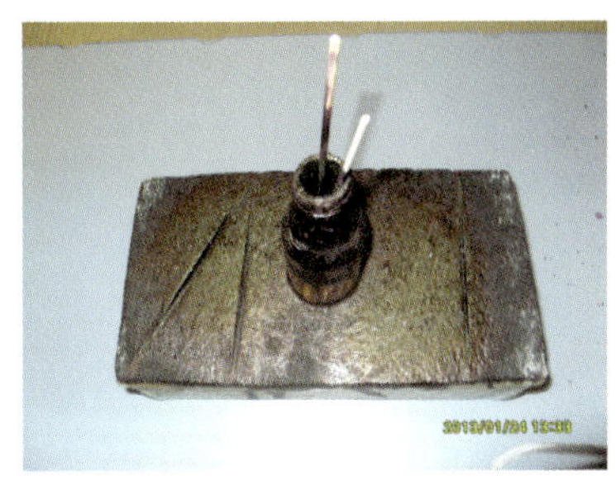
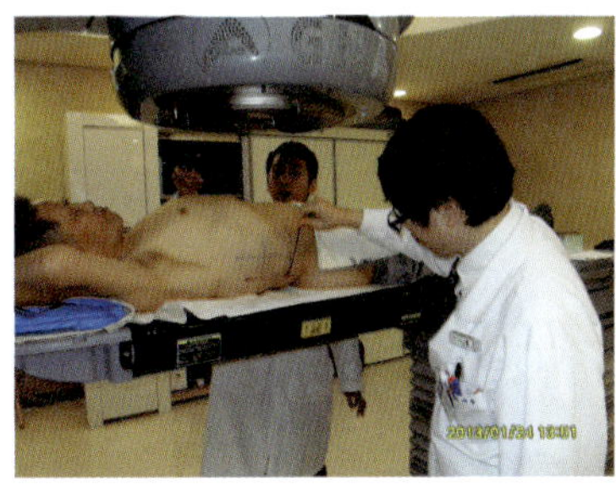

[A] 인디안잉크 및 피부 직접 표시

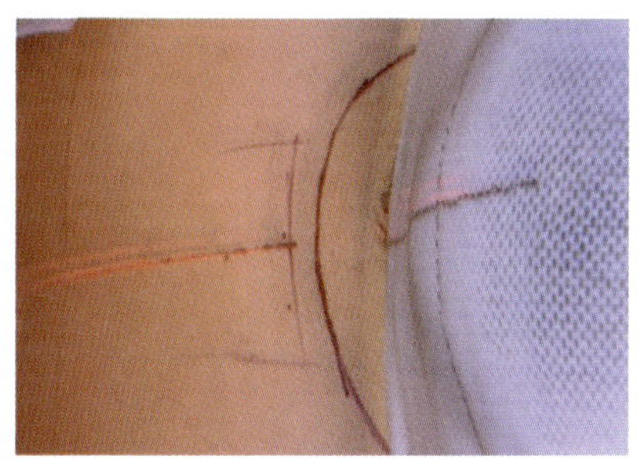

[B] mask (aquaplast)에 표시

그림 7-2 치료 중심점 표시

환자 인체 표면에 치료할 부위를 표시

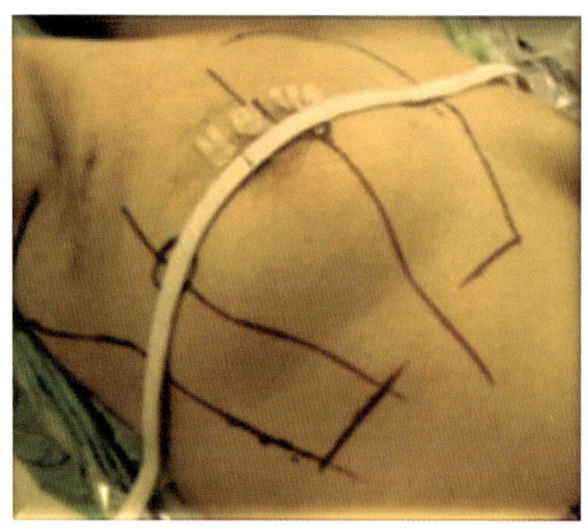

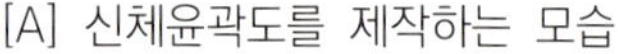

[A] 신체윤곽도를 제작하는 모습

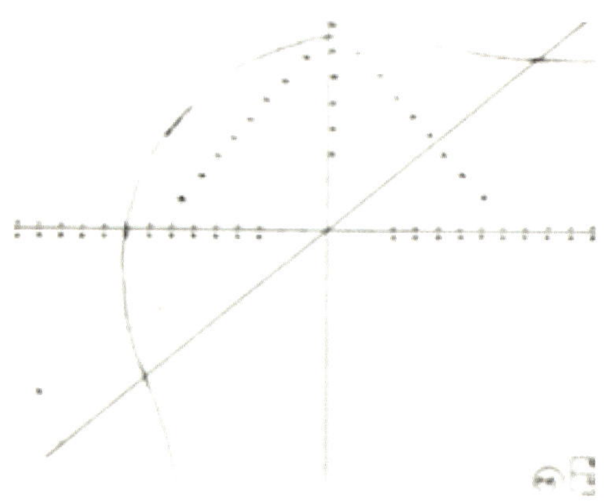

[B] 컴퓨터에 입력된 신체윤곽도

그림 7-3 신체윤곽도를 얻는 방법

(2) 신체윤곽도 (body contour)

환자의 신체윤곽을 얻기 위하여 여러 종류의 장비들이 개발되었다. 사용재료나 기구로는 CT 영상, 석고붕대, 납줄, 열가소성(열가역성) 플라스틱(thermoplastic), 반원상틀 등이 있다. 예를 들어 열가소(역)성 플라스틱(그림 7-3[A])을 이용하여 얻은 윤곽도(그림 7-3[B])는 스캔 후 치료계획컴퓨터에 입력시킨다. 신체윤곽도는 2문조사 이상의 전산화치료계획을 수립하는 경우 시행하며, 현재는 CT 시뮬레이터를 주로 이용하므로 신체윤곽도를 별도로 제작할 필요가 없다.

CT를 활용하면 신체윤곽도 뿐만 아니라 인체 내의 정상장기 및 표적용적의 위치까지 결정할 수 있고, 특히 3차원 방사선치료에서는 CT영상이 필수적이다. 방사선치료에서 CT의 활용에 대하여 4절에서 더 상세히 언급한다.

(3) 모의치료장치 구성

엑스선관, 갠트리, 테이블, detector, laser, monitor 등으로 구성된다(그림 7-4).

(4) 기타

① SSD 및 자세 등이 모의치료실이나 치료실에서 촬영·치료 시 모든 조건이 동일해야 한다.
② 투시를 통해 장기의 움직임을 관찰할 수 있다. 빔의 배치 및 조정이 가능하다.
③ 고화질의 영상과 효율성이 높다. 치료장치와 차이점은 방사선에너지가 진단용으로서 낮으며, 영상장치가 부착되어 있고, 조사면 내 scale board가 장착되어 있다.
④ 일반 엑스선 영상과 달리 조사면과 눈금(scale) 및 중심선속이 표시된다.

모의 치료에 필요한 기구로는 각종 고정용구와 보조기구가 있다(8장).

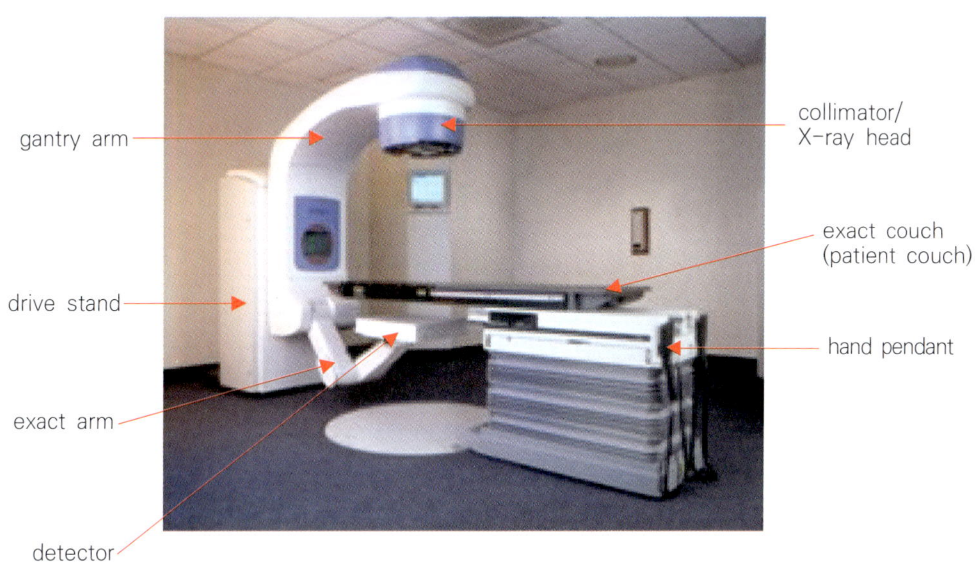

그림 7-4 **conventional simulator**

2) CT 모의치료장치 (CT simulator)

최근 방사선치료에서 영상처리 기술과 컴퓨터의 발전으로 3차원 데이터를 이용한 타깃의 위치결정 및 복잡한 치료계획이 가능하게 되었다. 재래식 모의치료에서는 기본적으로 2차원 치료를 시행하여 인체의 신체윤곽도 또는 조직밀도 보정 등이 제한적이며, 모의치료와 CT 영상을 촬영할 때 환자가 직접 촬영실로 이동하여야 하므로 이에 따른 환자 위치 재현의 오차 등이 발생할 가능성이 높다.

최근의 방사선치료는 정확도와 치료성적의 향상을 위하여 입체조형치료나 강도변조방사선치료 등을 실시함에 따라 치료방법이 복잡해지고, 이에 따라 3차원 방사선치료와 치료계획에 대한 CT 영상의 필요성이 더욱 증가하였으며, 과거에는 CT 영상 단독으로 치료계획을 실시한 반면 최근에는 MRI, PET 및 CT 등 영상기기들의 장점을 최대한 활용하기 위해 영상 융합 등을 통하여 치료계획에 만전을 기하고 있다.

(1) CT-simulation (CT 모의치료) 과정

필요한 경우, 조영증강을 위한 6시간 이상 NPO → 환자정보 확인(종양 종류 및 위치 파악, 투시를 이용한 모의치료, CT-simulation 중에서 결정) → scan 부위와 환자자세 결정(조영제 사용여부 결정) → 환자자세 고정 및 고정용구 제작(필요 시 보조용구 사용) → scout view(topogram) scan(scan 범위 결정) → 자세한 scan 방법 결정(slice thickness, pitch, scan 조건 등)→ 3곳의 레이저를 보면서 종양중심점을 맞추고(isocenter), 표면에 가이드와이어가 들어간 카테터로 십자선 marker 부착(center marking) → 필요 시 조영증강 후 CT scan → scan 후 피부

표시 → scan 영상 확인(필요 시 영상을 재구성, gated image인 경우 별도의 workstation에서 재배열 작업을 시행) → 모의치료정보를 기록 → chart와 영상을 RTP실로 전송한다.

과거에 CT 시뮬레이터가 없을 때는 conventional simulation에서 body contour를 제작하였으나 현재는 CT simulation으로 대체되어 body contour를 필요한 경우가 아니면 일반적으로 시행하지 않고 있다.

(2) CT-simulator (CT 모의치료장치)

CT scanner, 치료대, 위치결정레이저(laser projector), 영상처리컴퓨터(imaging processing computer) 등으로 구성된다. 이 장치의 구성과 특징에 대해서는 5절에서 자세히 설명하기로 한다.

CT-시뮬레이터의 테이블과 치료장치의 치료대는 평탄해야 하고 체위의 동일성이 유지되어야 한다. 호흡에 의한 체위변동을 고려해야 하며, 정확한 병소 범위의 확인을 위해 조영제를 사용할 수 있다.

진단용 CT와 차이점은 CT-시뮬레이터는 고정기구의 사용을 고려하여 내경(bore)의 직경이 진단용 CT의 50 ~ 65 cm 보다 80 ~ 90 cm으로 더 크다. 치료대와 같이 테이블이 평탄하며, 레이저를 이용해 정확한 환자 위치잡이를 할 수 있다(그림 7-5).

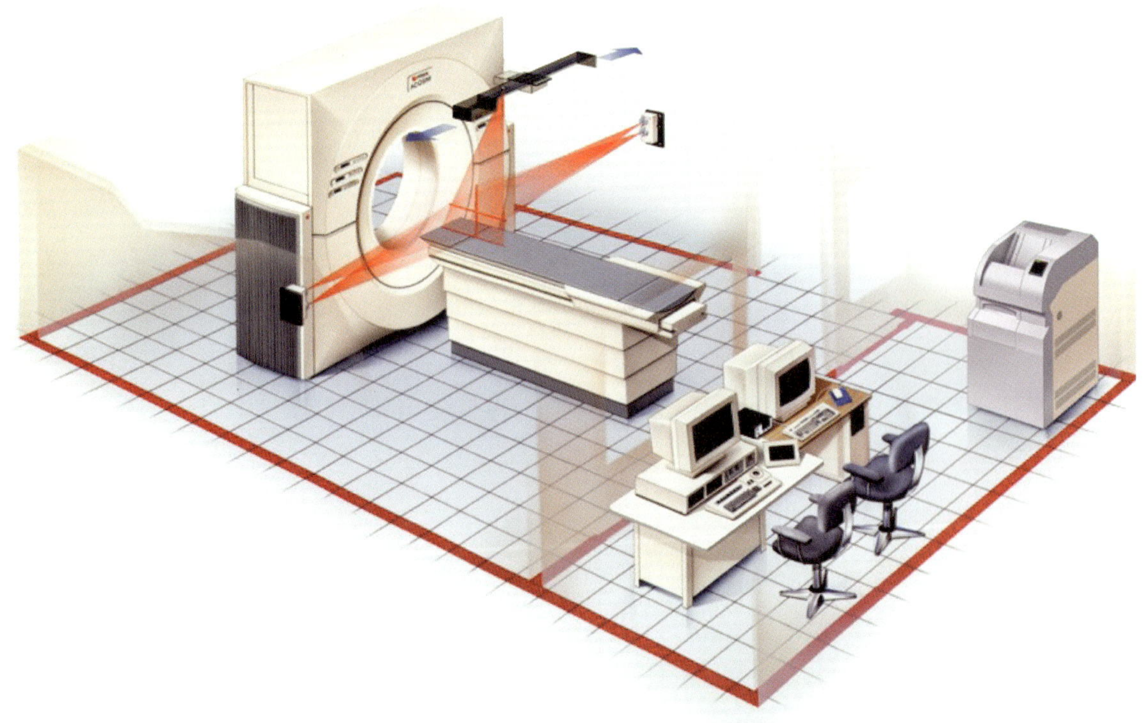

그림 7-5 **CT-시뮬레이터**

(3) CT 시뮬레이터의 구성

테이블을 포함한 CT scanner, 위치결정레이저(laser projector), 영상처리컴퓨터(imaging processing computer)로 구성된다.

① CT 스캐너

최근 CT 시뮬레이터의 멀티단면 CT 스캐너는 양질의 디지털재구성영상(digital reconstructed radiography; DRR)을 획득하기 위하여 많은 단면영상을, 단면의 두께는 얇게 하면서 매우 빠른 시간동안 영상을 획득할 수 있다.

② 위치결정 레이저

환자의 정확한 위치결정과 위치재현을 위해서 3개의 레이저가 사용되는데 측면 레이저는 벽에 부착되어서 수직으로 움직일 수 있으며 천정의 레이저는 좌우로 움직일 수 있다.

이 레이저들은 컴퓨터에 의해 움직여서 isocenter를 결정한다.

(4) CT 시뮬레이터 장 · 단점

① 일반 모의치료장치에 비하여 CT 모의치료장치의 장점

가. 종양 및 주요 장기에 입체적인 디지털재구성영상(digital reconstructed radiography; DRR)을 통해 조사면의 크기, 모양, 위치 등을 정확히 조준할 수 있다.

나. 표적용적, 위험(결정)장기의 정확한 위치파악으로 장기의 면적 및 용적 산출(적분선량 계산), 3차원 치료계획 및 영상묘출이 가능하며 CT 영상에 선량분포도를 직접 작성하여 3차원 치료계획(3D plan)을 수립할 수 있다. 신체윤곽 및 내부장기 묘사가 정확하다.

다. RTP를 이용하여 가상치료(virtual simulation)를 수행할 수 있게 영상을 제공해 준다. 다른 영상과 융합하여 관찰할 수 있다.

② 반면에 CT 모의치료장치의 단점

가. DRR영상만으로는 환자나 장기의 움직임을 정확히 보정할 수 없고, DRR의 분해능이 일반 엑스선 영상의 분해능에 비하여 낮은 경우도 있다.

나. 조사면을 피부에 표시하는 것이 적절하지 못하다.

다. CT 시뮬레이션을 수행하는 동안 환자가 움직이지 않아야 한다.

라. 치료계획이 완료되기 이전에 isocenter를 변경해야 하는 경우도 발생할 수 있다.

마. 환자에 치료자세에 따라 시행하기 어려운 경우가 있다.

3) 고정용구

고정 부위에 따라 두경부용의 head pillow와 aquaplast 및 plate가 있고, 유방치료용으로 breast(tilted) board, 국소나 전신고정용으로 MeV-green과 진공포(vac-lock) 등이 있다(8장 고정용구 참조).

4) 보조기구

피부표시도구, 조영제, 납줄, 신체윤곽도 용지, 눈금자, 자(caliper), 공학용 계산기 등이 있다.

(1) 피부표시도구

치료부위에 표시를 위해 사용하는데, 주로 인디안잉크나 가느다란 유성펜(네임펜) 또는 반영구적 문신(tattoo)을 사용한다.

(2) 조영제

자궁경부암 외부방사선치료 시 소장의 위치를 확인하기 위하여 수성조영제(Gastrografin)를 사용하며, 직장암 치료 시 조사면에서 소장을 보호(제거)하기 위해 belly board를 사용한다. 자궁경부암 근접치료 시 방광과 직장의 선량을 평가하기 위해 방광에는 수용성 조영제 약 3 cc, 직장에는 바륨 조영제를 약 30 ~ 50 cc를 주입한다.

(3) 납줄

신체윤곽도 제작에 사용되는 물질로, 투시상에서 범위나 위치 확인을 위해 몸에 붙여 일정 모양으로 사용하며 변형을 할 수 있어 많이 이용된다.

(4) Caliper 및 눈금자

신체윤곽 작성과 치료부위 두께 측정에 이용하며, 가슴, 배 등 넓은 부위나 두경부 등 곡면 부위에 사용하는 자 등 여러 형태가 있다. 이외에 공학용 계산기가 있다.

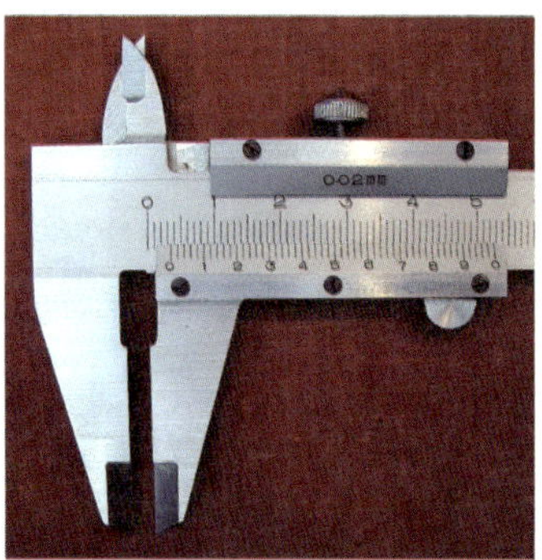

그림 7-6 vernier calipers

2 전산화치료계획 (radiation therapy planning; RTP)

방사선치료의 목적은 정상조직의 부작용을 최소화하고, 질병을 치료하는 것으로 정상조직과 종양조직의 방사선에 의한 장해의 차이를 극대화하는 것이 중요하다. 방사선에 의한 부작용은 피폭선량에 따라 다르지만 어느 정도의 잠복기를 거쳐 나타나게 되므로, 잘못된 방사선치료에 의해 부작용이 발생할 수 있다. 이러한 문제를 해결하고 정확한 치료가 이루어지도록 하기 위하여 컴퓨터를 이용한 전산화 치료계획(radiation therapy planning; RTP)을 실시하고 있다.

이와 같이 방사선치료를 하기 전에 종양과 정상조직에 최적의 방사선이 들어가게끔 치료의 목표가 되는 타깃과 주변 선량분포를 그래픽으로 나타내어 선속(beam)의 방향이나 에너지 등을 결정하는 작업으로 다음과 같은 항목을 결정한다.

① 종양 부위에 최적의 방사선 조사 및 주변 위험장기와 정상조직을 보호한다.

② RTP 장비에 의한 최적의 치료변수(treatment parameter)를 도출하는데, 이 변수에는 조사방법으로 운동 · 고정조사나 거리(SSD, SAD법)와 에너지, 조사면, 조사방향 및 선량비(beam weight), 볼루스 & 쐐기필터 사용 등이 있다.

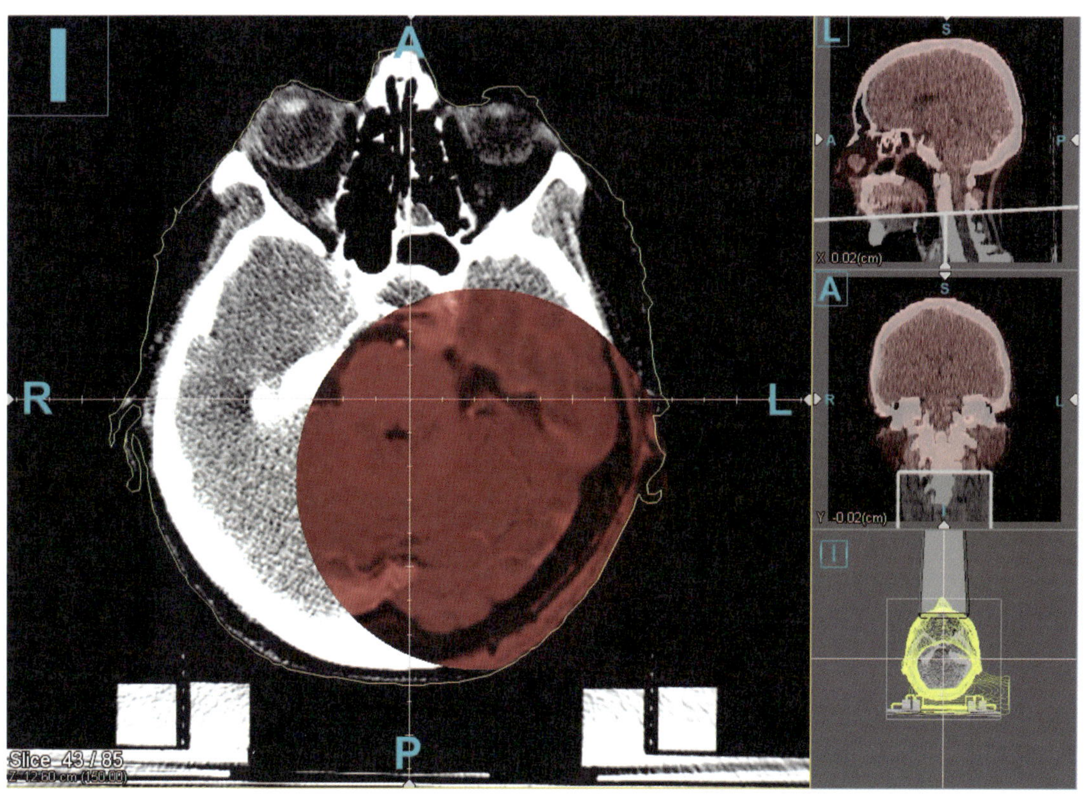

그림 7-7 RTP에서의 CT와 MRI의 영상융합(image fusion)

근래 컴퓨터의 획기적인 발전과 더불어 방사선치료계획도 신체윤곽도를 이용한 2차원 계획에서 CT 모의치료장치를 이용한 3차원 계획을 넘어 호흡을 고려한 4차원의 치료계획으로 발전되어 가고 있다.

최근에는 MRI나 PET 영상의 융합을 이용한 RTP 및 MRI RTP 등 다양한 방법들이 개발되어 보다 정확한 치료결과를 예측하기 위하여 사용되고 있다(그림 7-7). 또한 계산된 선량분포도를 보여주는 단순한 기능에서 용적선량을 평가하여 발생할 수 있는 부작용과 발생 가능성 등을 예측하기도 한다.

1) 전산화치료계획 과정

(1) 영상입력과 윤곽작성(image input & contour delineation) : 모의치료영상의 contour delineation이다. 그림 7-8에서 좌측 영상은 영상의학과에서 CT scan한 영상이며, 우측 영상은 종양학과에서 간암환자를 CT simulation한 것으로 body 밖의 녹색 선(line)은 신체윤곽도(body contour)이다.

(2) 조사문수, 방향, 각도설정

(3) weighting point 설정 : D_{max}, isocenter, reference point

(4) 선량비(beam weight) 조절

① 표적용적(target volume)내에 균일한 선량분포를 얻고, hot & cold spot을 고려(선량 균일성(dose uniformity), 주변 위험장기(critical organ) 및 정상조직의 선량분포 관찰)하여 최적의 선량분포를 획득한다.

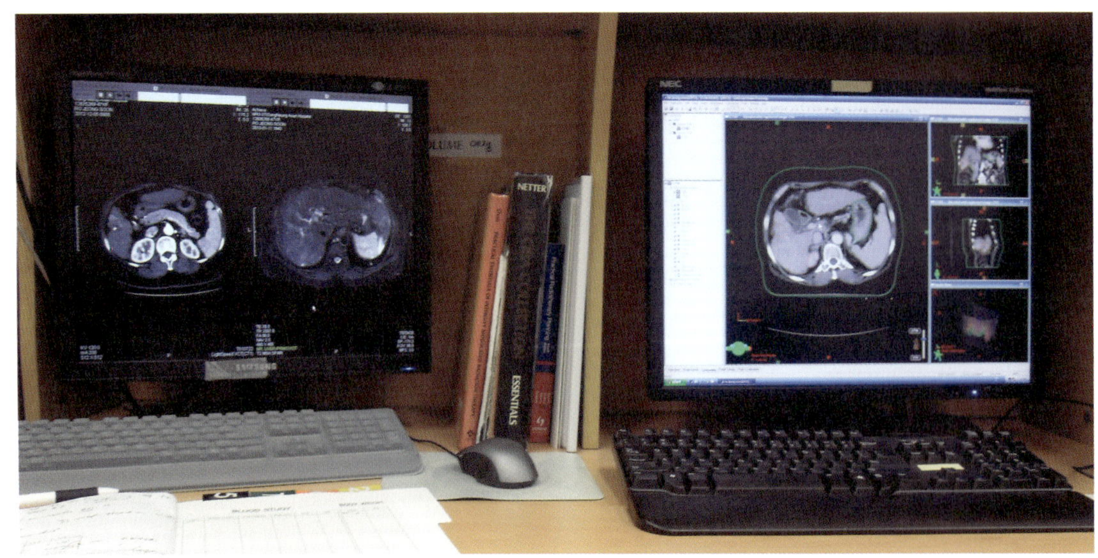

그림 7-8 CT 영상과 CT simulation 영상

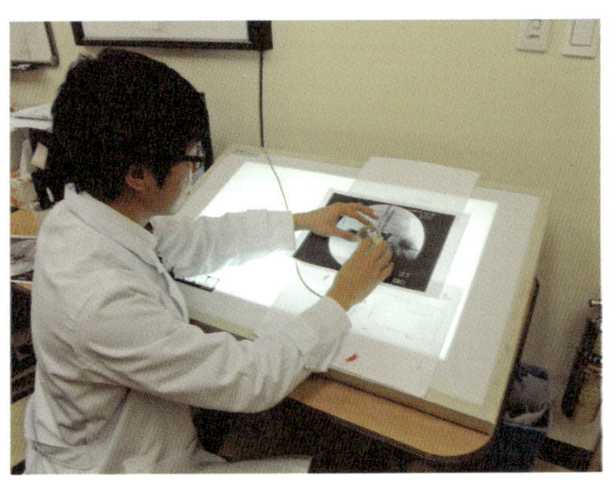
그림 7-9 digitizer로 영상입력

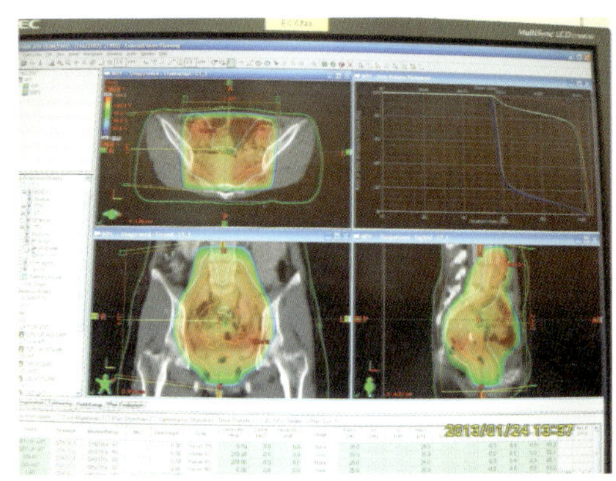
그림 7-10 RTP plan한 영상

② 쐐기필터 (wedge filter)나 볼루스 (bolus) 사용 여부를 결정한다.

(5) 치료계획선량으로 변환

(6) 적정한 선량분포 선택 : hot spot, 치료계획선량 (100%), 50%, 20% (irradiated voume 포함) 등의 선량 분포곡선

2) 디지털재구성영상 (digital reconstructed radiography; DRR)

방사선의 가상 선원에서 가상 필름의 위치로 선속을 따라 계산한 평균 CT값을 본뜬 CT 스캔자료에서 만들어 낸 것으로, CT sacn 자료를 이용하여 가상의 엑스선 영상을 재구성 하였다. 일반 모의치료 필름 (simulation film)을 대체하며, 치료조사면 확인영상 (portal film, port 영상)과 함께 치료부위 확인 (linacgram 평가)을 할 수 있다.

그림 7-11[A]는 일반적인 셋 업 기준으로 사용하는 DRR 영상의 예이며, [B]는 치료계획이 반영된 BEV (beam's eye view)로 만들어진 DRR 영상의 예이다. 이 영상을 통해 타깃 (종양), 정상조직, GTV, PTV (그림 7-11[B] 우측 영상의 적색선), 조사면, MLC 양상 등을 관찰할 수 있다.

그러나 DRR 영상만으로 환자나 장기의 움직임을 정확히 보정할 수 없으며 CT영상의 단면 두께가 촘촘하지 못하면 분해능이 낮은 DRR을 얻게 된다.

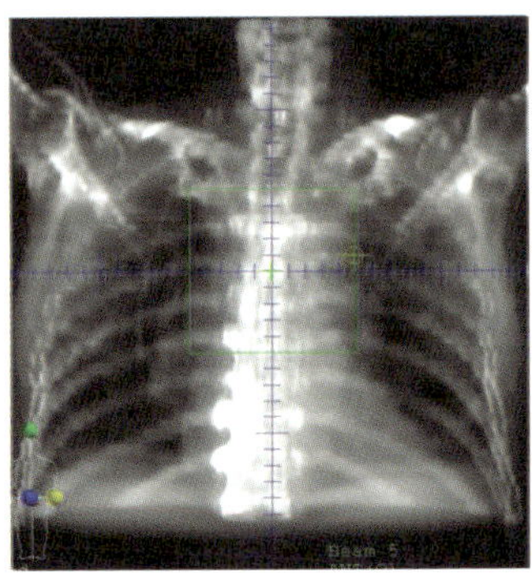
[A] DRR 영상

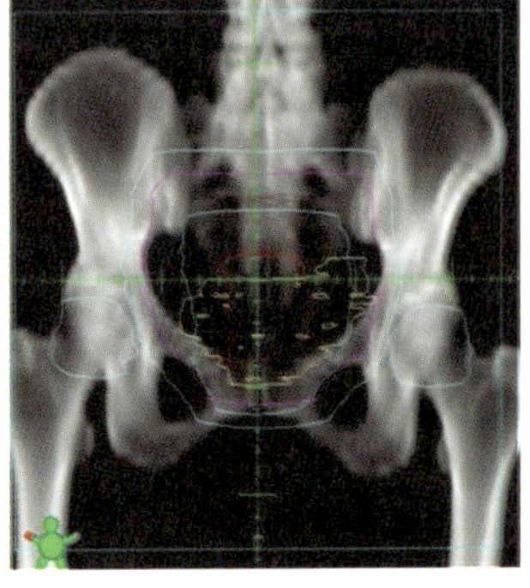
[B] DRR의 치료계획 영상

그림 7-11 DRR 영상

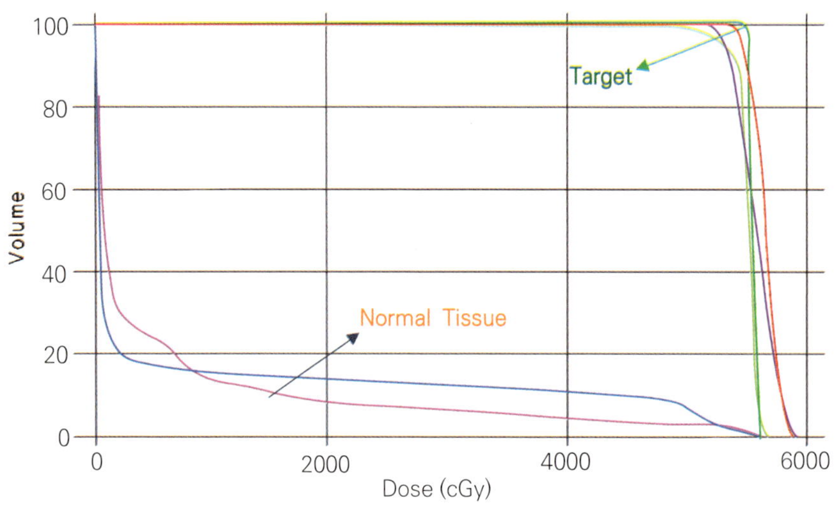

그림 7-12 **DVH (dose volume histogram)**

3) 선량용적히스토그램 (dose volume histogram; DVH)

전산화치료계획에서 종양과 정상조직이 받는 선량과 체적과의 관계를 나타낸 것으로 치료계획의 적합성 평가도구로 사용되며, 적산형과 미분형의 두종류가 있으나 주로 적산형이 사용된다 (그림 7-12).

종양과 정상조직이 받는 선량이 체적에 얼마나 포함하는지 선량의 균등도 (uniformity)를 쉽게 알 수 있고 종양의 전 체적에 100% 선량, 위험장기 (critical organ)에는 최소의 선량이 조사되도록 하는데 도움을 준다.

치료계획의 적합성 평가의 다른 방법에는 폐암의 치료계획에서 사용하는 V_{20}의 개념을 들 수 있다. V_{20}은 20 Gy 또는 그 이상의 선량을 받는 폐의 체적을 %로 나타내는 것을 의미하며 방사선 피폭에서 기인한 폐렴(pneumonitis) 등의 부작용 발생 가능성을 평가하는데 사용된다.

그리고 PTV의 5% 체적에 전달되는 최소 선량을 $D_{5\%}$라고 하며 95% 체적에 전달되는 최소 선량은 $D_{95\%}$이라고 한다. 그리고 이 둘의 비율인 '$D_{5\%}/D_{95\%}$'를 uniformity index(UI)라고 하고 낮을수록 균일한 선량분포를 의미하며 가장 이상적인 값은 1이다.

4) 표적용적 (target volume)

- **육안적 용적 (gross tumor volume; GTV)** : 암세포가 활발하게 성장하는 부위로 눈으로 보여지고 만져지며 (시진, 촉진), 즉 종양을 확인할 수 있는 범위이다.
- **임상적 표적용적 (clinical target volume; CTV)** : GTV에 눈으로 보이지 않는 미세종양을 포함한 범위로, 즉, 육안적 용적을 포함한 종양의 미세 확장부위로 현미경적 관찰 범위이다. 근치조사와 완화적 조사의 치료목적 달성을 위한 치료선량이 조사되는 용적이다.
- **치료계획 용적 (planning target volume; PTV)** : 표적용적과 같은 의미로서 물리적, 기계적인 오차범위를 고려한 기하학적인 개념 (치료계획 시 선량을 처방하는 범위로 이용)이다.
- **내부표적용적 (internal target volume; ITV)** : 장기 움직임에 따른 변동범위의 용적이다.
- **외부표적용적(external target volume; ETV)**: 환자의 set up에 따른 변동범위 용적이다.
- **치료용적 (treated volume)** : PTV에 균일한 선량을 주기 위한 과정에서 정상조직에 조사되는 용적으로, 치료목적을 달성하기 위해 95% 등선량곡선을 포함한 용적이다.
- **조사용적 (irradiated volume)** : 종양전문의에 의해 선택된 prescribed isodose 표면에 둘러싸인 범위이며, 치료계획에 따라 PTV에 얼마나 일치되느냐가 결정 요소이며, 정상조직의 내용선량을 고려한 20% 등선량곡선을 포함한 용적이다.

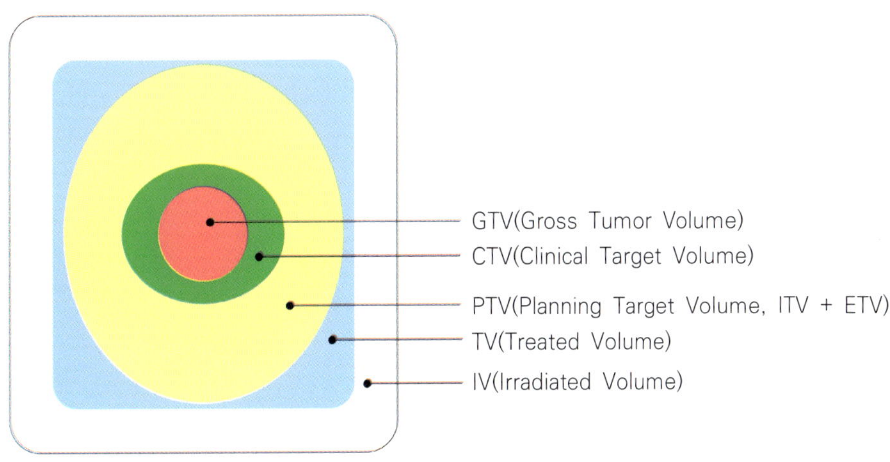

그림 7-13 **방사선치료 용적 모식도**

그림 7-14를 보면 GTV를 둘러싸고 있는 CTV가 보이며, internal margin을 고려한 ITV, set up margin을 고려한 PTV가 보인다. 그림 7-15에서는 종양과 정상조직의 형태를 그려놓은 장기별 contour가 보인다.

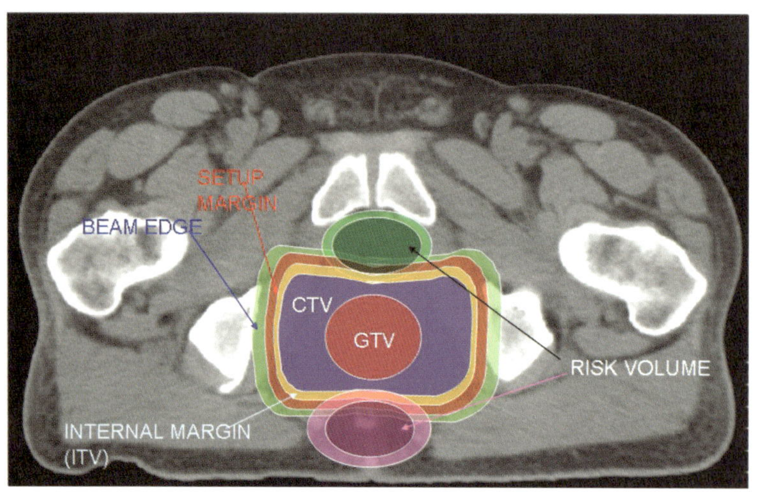

그림 7-14 illustration of margins & volumes

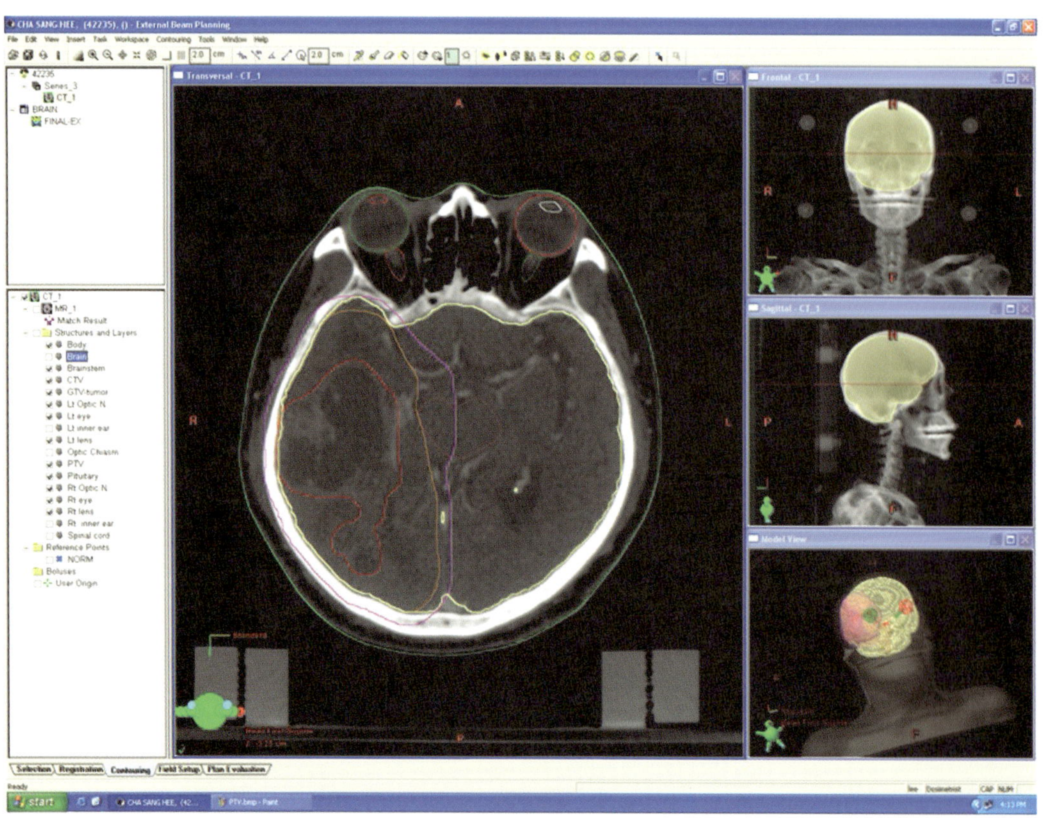

그림 7-15 타깃과 정상조직의 contour

그림 7-16와 7-17은 동일면과 비동일면 조사의 예를 보여주고 있으며, 7-18은 방광암의 치료계획 영상이며 BEV로 만들어진 DRR 영상을 7-19에서 볼 수 있다.

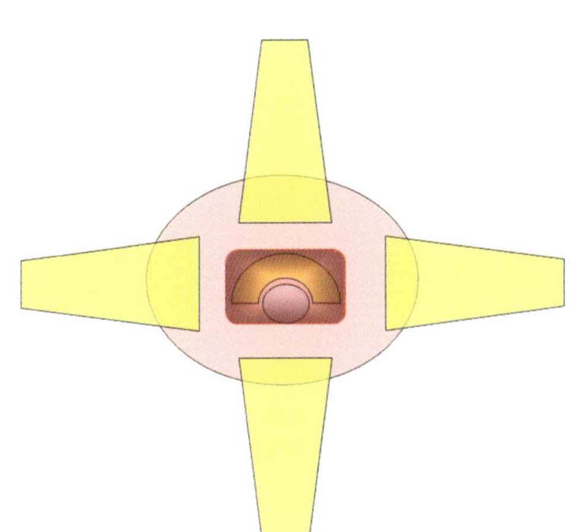

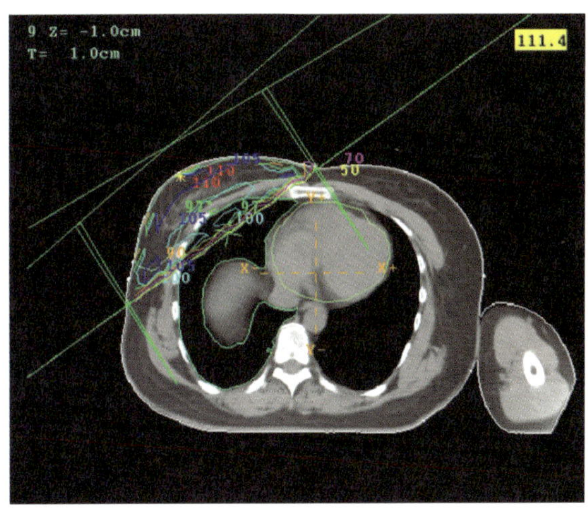

그림 7-16 **2차원의 동일면(coplanar) 치료**

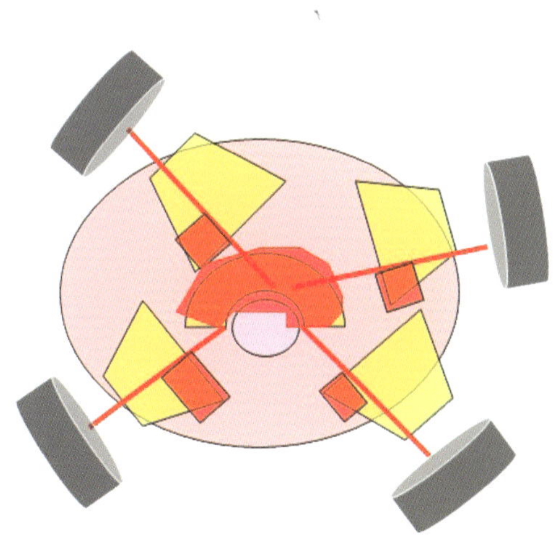

그림 7-17 **3차원의 비동일면(non coplanar) 치료**

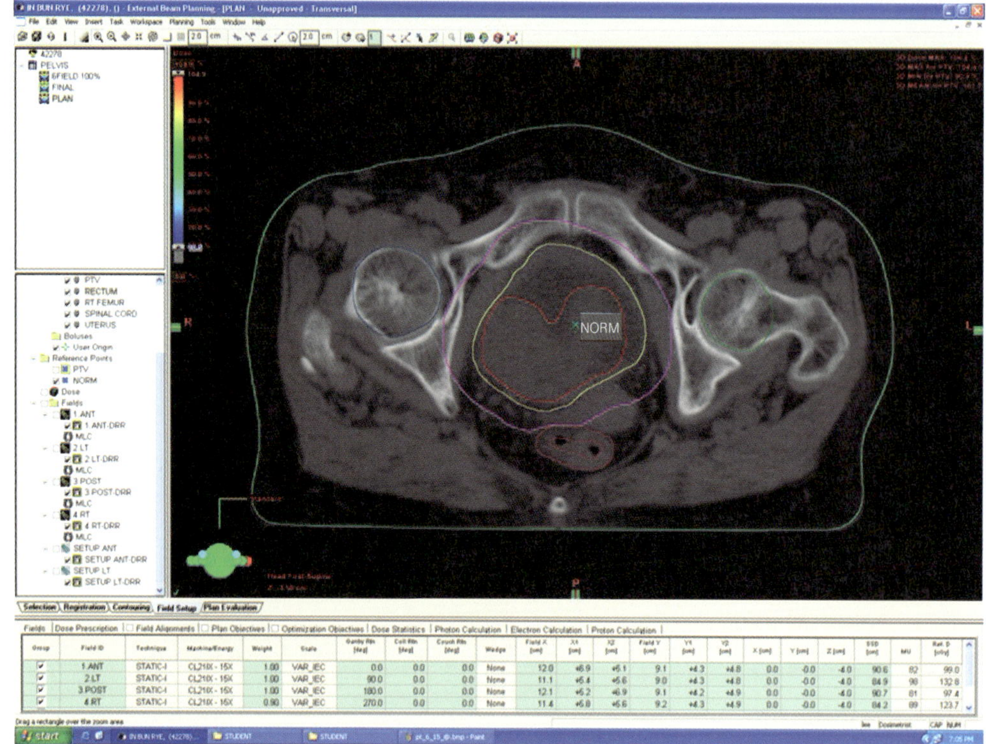

그림 7-18 Plan SAD법 (방광암)

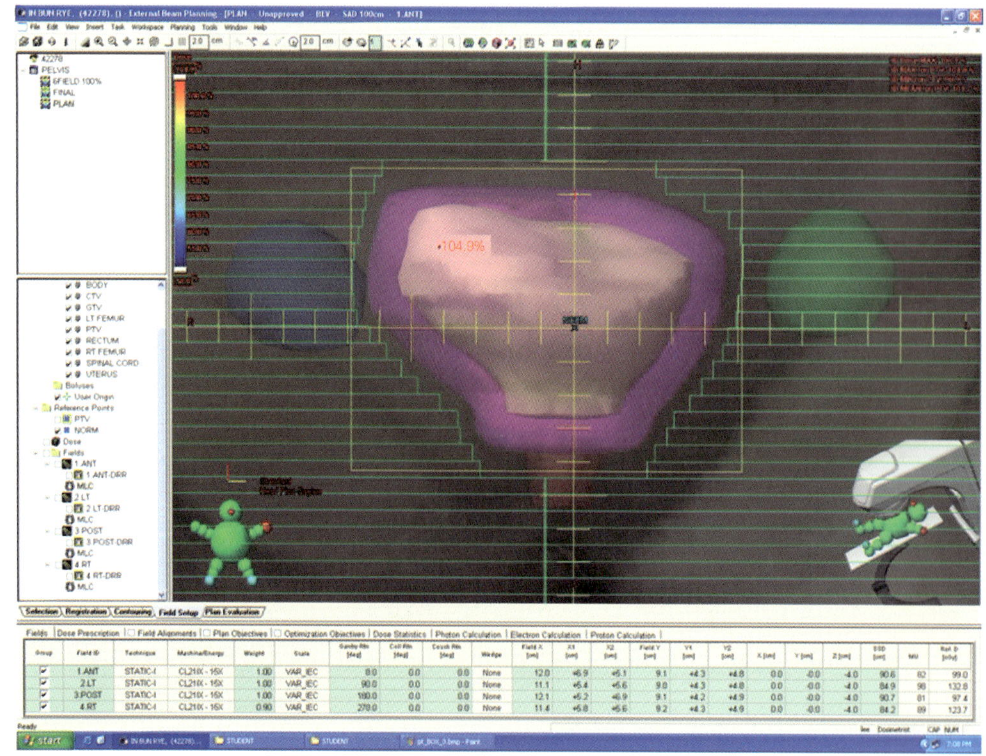

그림 7-19 Beam's eye view - anterior

3 치료장치에 의한 치료조사면 확인

모의치료과정을 거쳐 표적용적에 대한 빔의 조준이 완료되지만, 실질적으로 치료는 선형가속기나 원격코발트치료장치에 의해 이루어지므로, 모의치료장치에 의해 조준된 부분이 정확한 치료위치에 있어 치료되는지를 확인하여야 한다. 즉, 치료부위와 차폐부위가 치료계획에서와 같이 실제 치료장치로 치료 시 일치하는가를 확인하기 위해 촬영을 한다. 이를 목적으로 portal 필름(linacgram, cobaltogram)과 전자포털영상장치(electronic portal image device; EPID)를 이용하여 촬영한 portal 영상이 있다.

1) cobaltogram, linacgram

(1) 이중조사(double exposure): 환자의 자세 및 위치 확인 이외에 차폐체에 의한 차폐와 유효조사면(effective field)가 정확한지 여부를 확인하기 위함이다. 방법은 한 장의 film에 방사선을 두 번 조사하는데 첫 번째 영상은 차폐 block이나 MLC가 적용된 상태에서, 두 번째 영상은 차폐 block을 장착하지 않거나 MLC가 모두 열린 상태에서 조사한다. 순서를 바꾸어 조사할 수도 있다(그림 7-20).

(2) 선형가속기로 촬영 시에 이전에 필름 카세트(의료용 저감도 필름) 전면에 납증감지를 사용하였다. linacgram(그림 7-20)은 cobaltogram(그림 7-21)에 비해 선원의 크기가 작아 가장자리가 선명하다. 그러나 이와 같은 영상 촬영은 고에너지 엑스선을 이용하므로 콤프톤 산란이 주로 발생하여 일반 진단용 엑스선 영상에 비해 화질(선예도)이 매우 떨어진다.

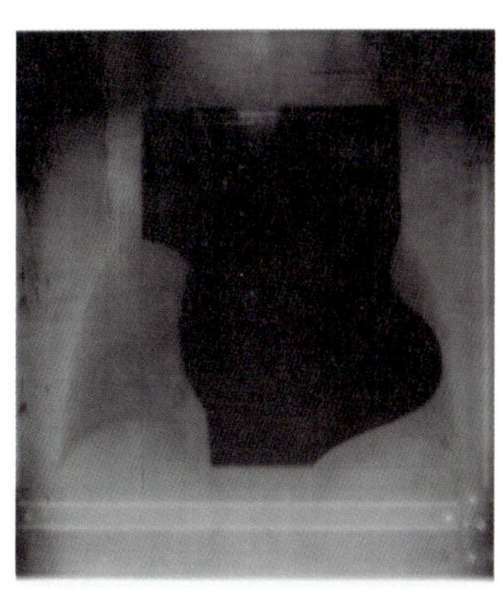

그림 7-20 Linacgram

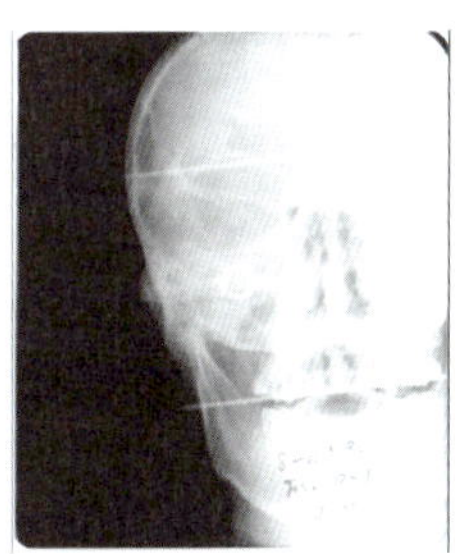
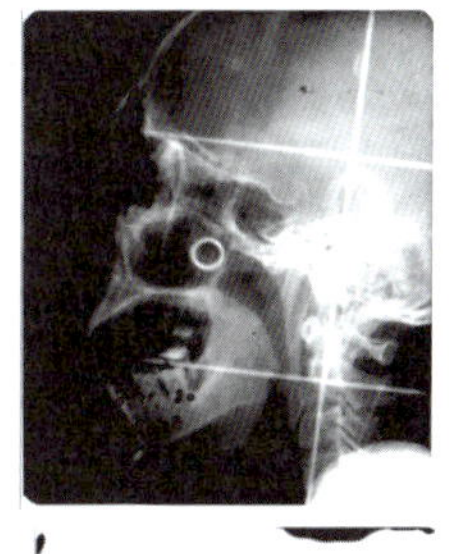
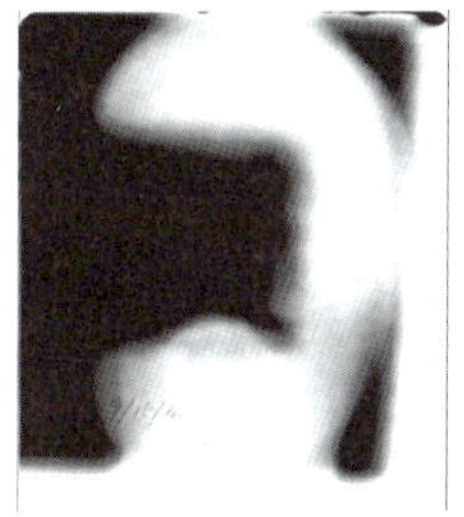
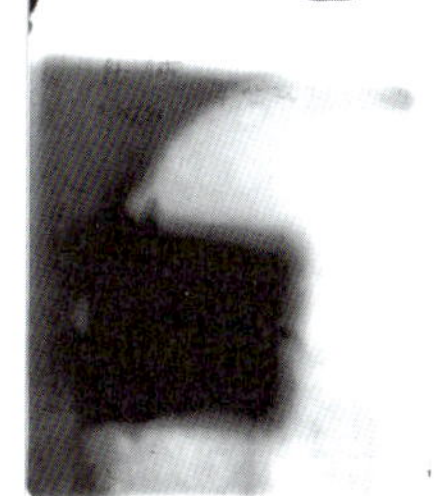

그림 7-21 동일한 부위의 모의치료 사진과 cobaltogram

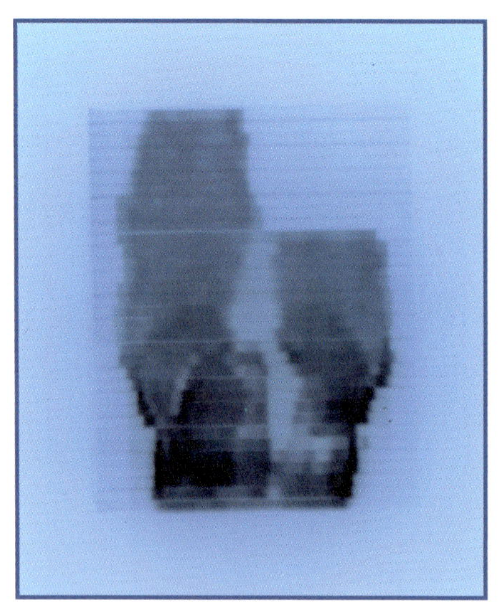

[A] X-Omat film

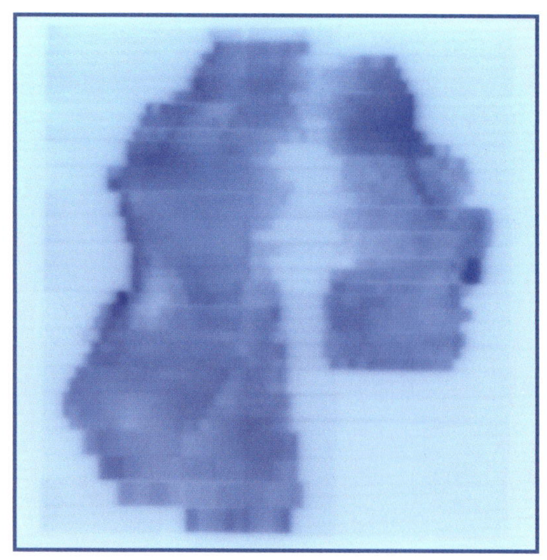

[B] Gafchromic film

그림 7-22 두경부암의 portal 촬영용 IMRT QA film

방사선치료 QA용 필름에는 X-Omat film(이전의 저감도 공업용 필름)과 Gafchromic film을 사용하는데, 이는 강도변조방사선치료를 포함한 외부조사 QA용으로 기계적 정확성, 회전중심축, 조사면 등에 사용한다. X-Omat 필름(그림 7-22[A])은 현상처리가 필요하지만, Gafchromic film(그림 7-22[B])은 밝은 빛에서 반응을 거의 하지 않으며 별도의 현상처리 과정이 필요하지 않은 편리성이 있다.

이 Gafchromic film은 가격이 비싸고 감도가 비교적 낮지만 스캔을 통하여 평가를 하므로 감도는 크게 영향이 없다.

2) 전자포털영상장치(electronic portal image device; EPID)

(1) 고에너지 방사선은 투과력이 강해 필름이나 진단용 형광판 등으로는 확인하기가 매우 어려우며 화질이 좋지 않다. 이러한 결점을 보완하고 방사선치료 중에도 조사위치를 확인할 수 있으며 영상평가에 자료를 줄 수 있는 전자포털영상장치가 개발되어 임상에 사용되고 있다(그림 7-23).

(2) 특징 : monitor 상에 simulation film과 겹쳐 볼 수 있으며 이 합성영상을 이용하면 영상 재구성을 통해 손쉽고 정확하게 치료조사면을 확인할 수 있어 근래 많이 사용하고 있다(그림 7-24). 이는 1회 또는 2회(이중조사)가 가능할 뿐 아니라 잘못 촬영했을 시 삭제 후 바로 몇 번이건 촬영이 가능하다. 단, 과거의 필름 카세트를 사용하는 경우와 비교하여 조사면의 크기가 제한되는 단점이 있다.

3) 자동 환자자세 교정장치(OBI와 ExacTrac system)

환자자세교정이나 port 영상을 얻을수 있는부속 장치로 저에너지영상을 얻을 수 있어 환지 피폭을 줄일 수 있고 Kv에너지로 사진을 촬영하므로 영상의 해상도를 높일 수 있는 이점이 있다.

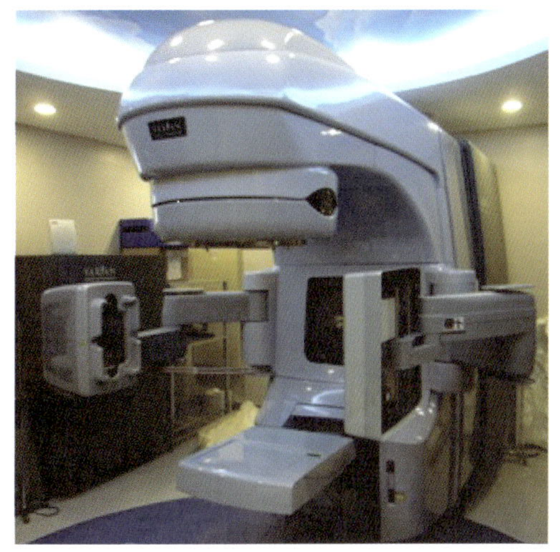

[A] 선형가속기 장치(OBI 부착)

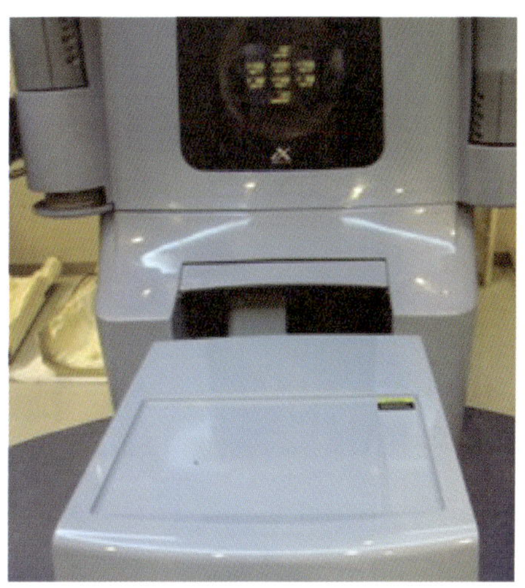

[B] 전자포털영상장치

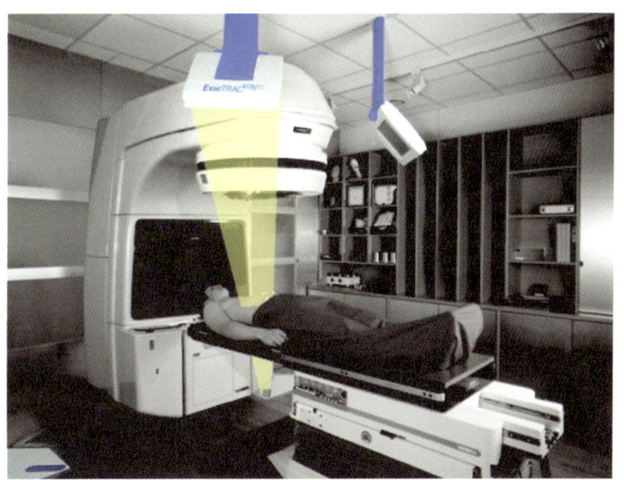

[C] ExacTrac system

그림 7-23 선형가속기와 전자포털영상장치

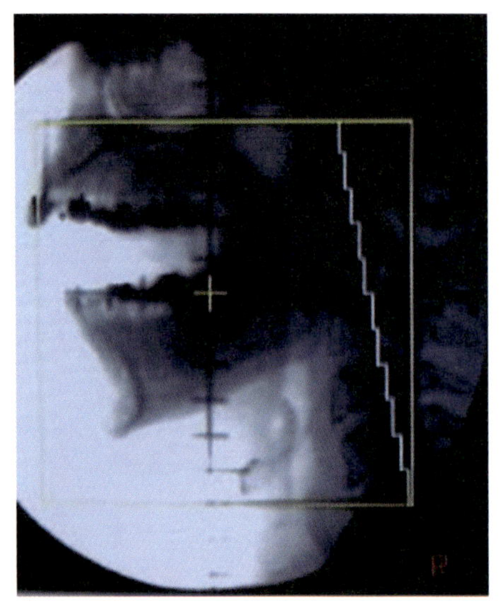

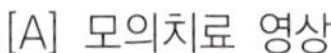

[A] 모의치료 영상

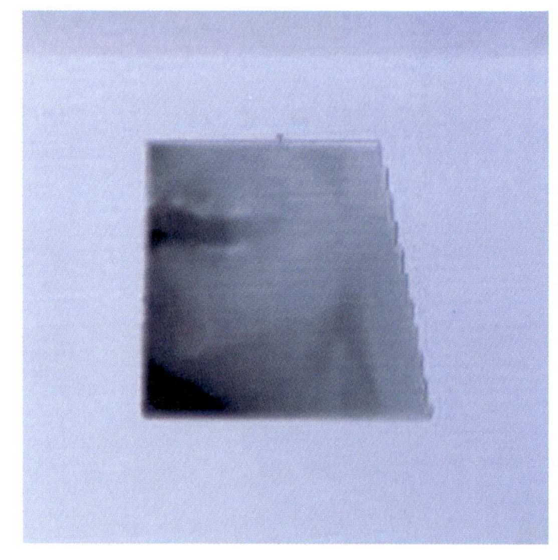

[B] 전자포털영상장치 port 영상

그림 7-24 모의치료 영상과 전자포털영상장치 port 영상

4 방사선치료에서의 CT 활용

CT 데이터를 활용하면 환자데이터의 획득, 체표면의 보정, 인체불균질의 보정, 환자자세 등의 차이점을 보정하여 방사선치료계획을 세울 수 있다.

1) 환자데이터의 획득

환자에 대해 정확한 데이터를 얻어야만 체내에서의 정확한 선량분포를 얻을 수 있다. 신체윤곽도, 내부 장기의 상대적인 밀도, 위치, 표적용적 등이 대표적인 데이터들이다. 이 데이터들은 수동으로 선량을 계산하든 컴퓨터를 이용하여 선량을 계산하든 반드시 필요한 정보이다. 이 정보가 잘못되면 치료계획이 아주 나쁜 결과로 나타난다.

치료계획의 최종적인 정확도는 환자정보의 유효성과 치료성적을 결정한다.

(1) 신체윤곽도

앞에서 여러 가지 방법을 활용한 신체윤곽도 작성방법에 대하여 소개하였다. CT를 이용하여 신체윤곽도(Body contour)를 얻는 것은 납줄, 석고붕대 등 기구를 사용하여 물리적으로 직접 신체윤곽도를 얻는 것에 비해 몇 가지 장 · 단점이 있다.

① 장점

CT로 신체윤곽도를 얻을 경우 표적용적 및 내부 장기의 모양과 위치, 인체 조직의 전자밀도 등을 보정할 수 있으며, 여러 장의 CT 단면상으로 3차원 영상을 구성하여 입체적인 치료를 실시할 수 있고, 신체윤곽도를 만드는 시간을 줄여 업무량을 줄일 수 있다.

② 단점

반면에 별도의 전용 CT장치를 갖추어야하며, 치료 전용 CT를 사용할 수 없는 경우 CT 촬영 시 정확한 환자의 치료자세를 재현하기 어려운 경우가 발생하기도 한다. 따라서 정확한 신체윤곽도와 isocenter를 재현할 수 없게 된다. 한편 CT 영상은 컴퓨터에 의해 재구성된 영상으로서 실제 환자의 체형과 다소 차이가 있다. 이러한 오차들은 다른 여러 가지 요인에 의한 오차와 누적됨으로써 치료성적에 영향을 미칠 수도 있다.

(2) 해부학적 정보

방사선치료계획에서 정확한 선량분포를 계산하기 위해서는 주요 장기의 위치와 불균질에 관해서 정확한 정보를 많이 얻는 것이 중요하다. 내부장기와 표적용적의 신체윤곽도에 대한 상대적인 위치를 결정하는 가장 대표적인 장비가 바로 전산화단층촬영장치(computed tomography; CT)이다. 최근에는 자기공명영상이나 초음파 등을 이용하기도하며, 자기공명영상 방사선치료계획 시스템도 개발되고 있다.

방사선치료에서 CT는 치료계획에 주로 활용된다. CT 정보는 치료계획에서 크게 두 가지 장점이 있다. 첫째, 신체윤곽도에 상대적인 표적용적과 주위 장기의 위치와 모양을 보여준다. 둘째, CT number 형태로 조직 불균질을 보정할 데이터를 제공한다(그림 7-25). 신체윤곽, 내부장기, 표적용적의 정확한 묘출은 치료방법의 최적화에 결정적인 요인일 뿐만 아니라, 선량분포의 계산에도 매우 중요하다.

또한 고에너지 엑스선에 대한 조직 불균질이나 전자밀도의 보정이 CT 단면상에서 만족할만한 정확도로 얻을 수 있다. 등가깊이를 이용한 전통적인 방법에 비하여 화소-화소의 CT 데이터를 사용하여 불균질을 보정하는 것은 조금은 더 계산 결과를 개선할 수 있다.

치료계획용 CT영상을 얻기 위해서 일반적으로 고려해야 할 사항은 다음과 같다.

① CT촬영하기 전에 치료에 적합한 환자의 자세, 고정장치 등이 결정되고 시뮬레이션을 먼저 실시하여야 한다.

② 카테터나 납줄과 같은 방사선이 투과되지 않는 물질로 외부 신체윤곽에 레이저와 cross-hair를 표시하여야 한다. 만약 CT영상기록에 필름을 사용하였다면 디지털화하기 위해서 충분히 확대되어야 한다.

③ 획득된 CT 영상의 확대율은 X, Y 축에 대하여 모두 표시하여야 한다.

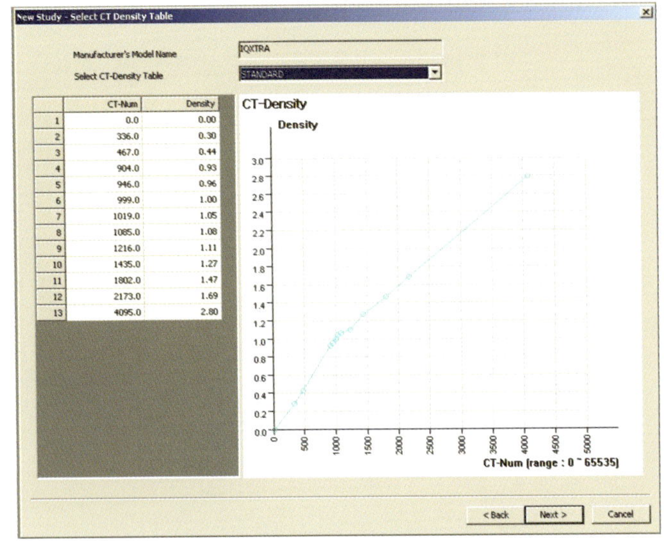

	CT-Num	Density
1	0.0	0.00
2	336.0	0.30
3	467.0	0.44
4	904.0	0.93
5	946.0	0.96
6	999.0	1.00
7	1019.0	1.05
8	1085.0	1.08
9	1216.0	1.11
10	1435.0	1.27
11	1802.0	1.47
12	2173.0	1.69
13	4095.0	2.80

그림 7-25 **CT number와 전자밀도**

2) 3차원 치료계획

CT영상은 3차원 치료계획에도 활용될 수 있다. 3차원영상은 2차원 수평단면영상으로부터 얻어낼 수 있으며, 단면간의 간격은 3차원영상을 충분히 재현할 수 있도록 충분히 작아야 한다.

타깃과 위험장기의 윤곽은 각각 3차원영상으로 구현하여야 하는데, 이 과정은 많은 시간이 소요되며 이것이 3차원 치료계획의 가장 어려운 문제 중의 하나이다. 이런 어려움을 줄이기 위하여 자동윤곽검색, 패턴인식 등의 컴퓨터 작업을 거친다. 그러나 표적용적은 수동으로 확인하고 작성하는 것이 추천된다. 비록 방사선영상으로 종양의 경계가 적절한 컴퓨터 영상처리 소프트웨어에 의해 구별되더라도 종양의 용적크기는 종양의 등급, 진전도, 주위 정상조직으로 전파되는 패턴 등에 따라 정해지며 표적용적의 결정에는 임상적 판단이 필요하기 때문이다.

그림 7-26은 3차원 치료계획 결과이다.

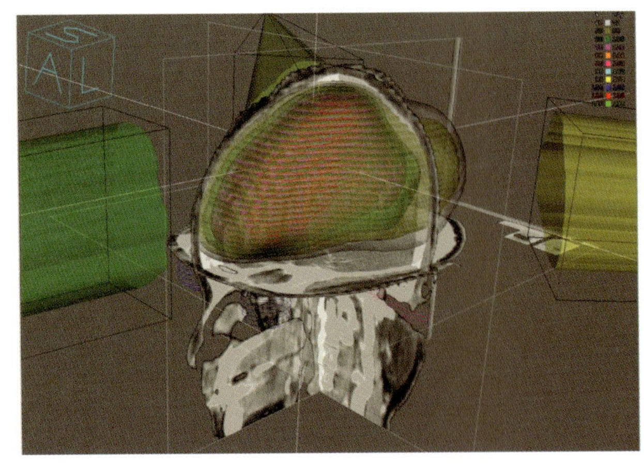

그림 7-26 **3차원 선량분포도**

5 CT-선형가속기 시스템

대부분의 일반적인 방사선치료는 분할조사의 효과를 극대화하기 위하여 하루에 수 Gy 선량을 20 ~ 30번 나누어 2달 전후간의 기간 동안 방사선치료를 실시한다. 이때 동일한 환자의 자세와 위치의 재현이 매우 중요하다.

일반적인 방사선치료에서는 환자의 위치 재현을 손쉽게 하기 위하여 인체의 피부에 잉크로 기준지점을 표시하는 방법을 사용한다. 그러나 이같은 외부참조점법은 마킹한 표시가 지워질 수 있고 환자의 위치나 자세, 건강상태에 따라 움직일 가능성이 많아서 정확한 치료위치 재현에 한계가 있다. 뿐만 아니라 환자의 치료부위에 표시함으로써 사생활 침해의 여지가 많다.

타깃법은 환자의 위치 재현 시 인체 피부에 기준 지점을 마킹함으로써 발생할 수 있는 이러한 문제점을 보완하기 위하여 인체피부가 아닌 인체내부의 해부학적인 장기를 기준으로 치료위치를 결정한다. 내부참조점법은 주로 인체내부의 뼈가 기준이 될 것이며, 만약 이렇게 기준 위치를 결정할 때 골절 같은 문제만 발생하지 않는다면 치료기준 위치가 바뀔 가능성은 거의 없다.

CT-선형가속기 시스템은 CT장치와 선형가속기를 일체화한 시스템으로서 방사선치료 전에 CT를 촬영하여 치료 위치를 확인한 후 환자의 자세는 변화시키지 않는 가운데 선형가속기로 정확한 방사선치료에 방사선을 조사하는 장치이다.

CT-선형가속기 시스템(그림 7-27)을 사용하면 마킹이 지워지거나 치료위치의 부정확 같은 기존 외부에 마킹하는 방법의 문제점을 대부분 방지할 수 있으며, 보다 정확한 방사선치료를 실시할 수 있다. 반면에 치료 때마다 CT를 촬영하여야 하므로 불필요한 방사선 피폭의 문제가 있으며, 치료부위에 기준으로 정할만한 해부학적 장기가 없는 경우 위치를 재현하기가 어렵다.

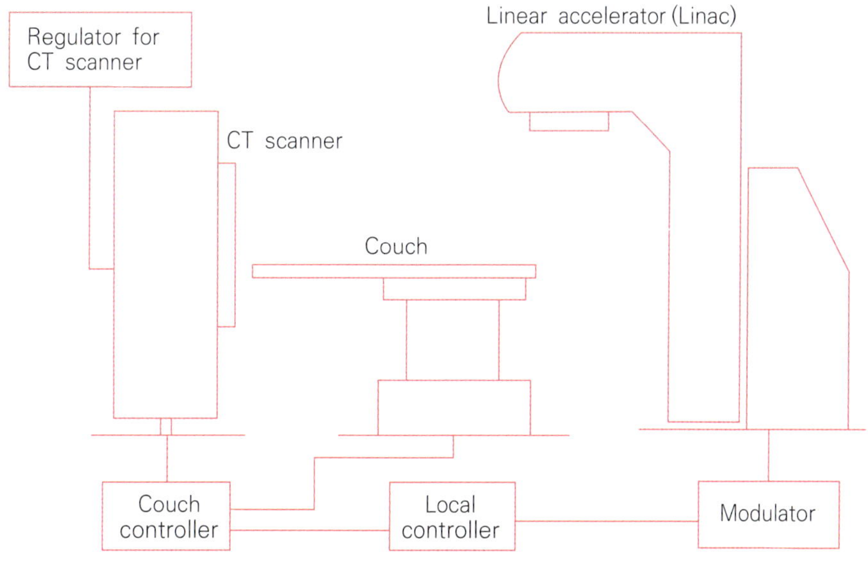

그림 7-27 CT-선형가속기 시스템

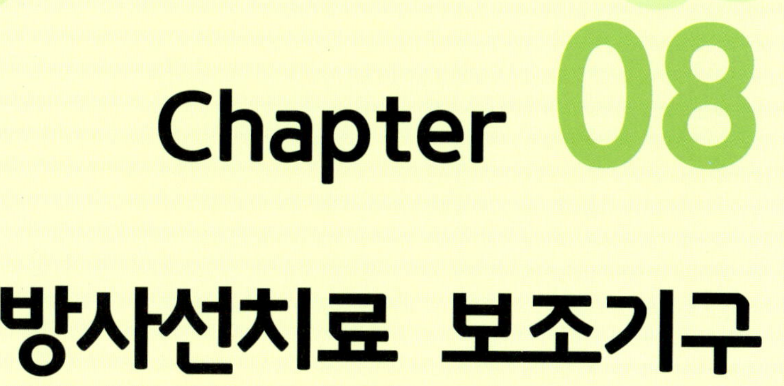

Chapter 08

방사선치료 보조기구

CHAPTER 08
방사선치료 보조기구

방사선치료에서는 환자의 움직임을 고정하여 정확한 치료가 이루어질 수 있도록 도와주는 환자 고정기구를 각 환자에 맞추어 사용하고 있으며 선량분포의 개선을 위하여 여러 종류의 보조기구들이 사용되고 있다.

또한 정상조직을 방사선조사로부터 차폐하기 위하여 차폐블록 및 다엽콜리메이터(multi leaf collimator; MLC) 등의 보조기구들이 사용된다.

1 치료자세 유지를 위한 고정용구

환자의 자세를 고정하고 방사선의 조사경로를 확보해 주는 역할을 하며, 고정용구가 방사선량분포에 미치는 영향이 적어야 한다. 방사선치료 방법과 고정 부위에 따라 여러 종류가 있다. 치료자세를 위한 고정용구에서 고정용구는 방사선 빔 감약을 최소화하기 위한 재질을 사용하는 것이 원칙이다.

1) 두경부 고정기구

(1) 필로우(pillow)

필로우(pillow)는 환자의 머리를 받쳐주는 기구이며, 크기와 각도에 따라 여러 가지 형태를 갖추고 있다(그림 8-1).

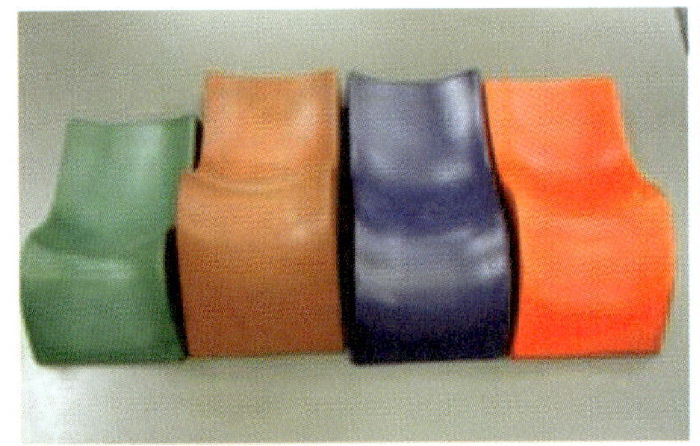
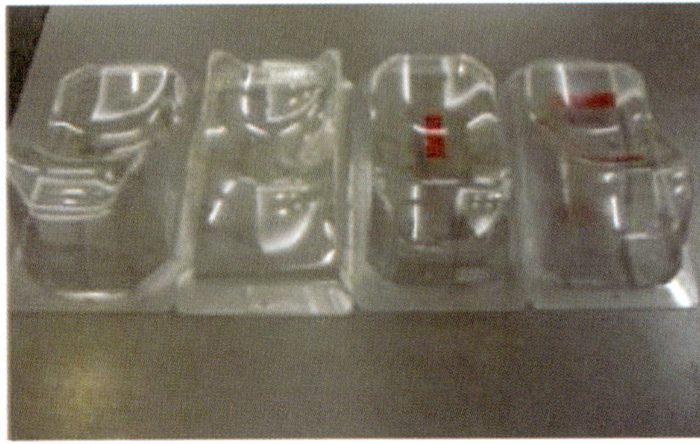

그림 8-1 여러 크기와 각도를 가진 pillow들

(2) 열가소성(열가역성) 플라스틱 마스크(thermoplastic mask, optimold, Aquaplast)

두경부 방사선치료에 주로 이용되는 열가소성(열가역성) 합성수지계의 특수한 플라스틱 기구이다. 환자의 체형에 맞춰 제작하여 일종의 mold 형태 또는 shell 형태로 사용하게 되므로, 유방암 치료 시 유방 고정과 기타 암 치료 시 자세의 고정에 매우 효과적이다. 고정시키는 형태와 방법에 따라 여러 가지 종류가 있다.

제작 및 사용을 위하여 thermoplastic mask 제작용 pot에 물을 담아 약 70℃ 정도로 가열한 후, 딱딱하게 굳어있는 상태의 thermoplastic을 가열된 물에 넣으면 수십 초에서 수분 후에 부드럽게 변하여 모양의 가공이 가능한 상태가 된다.

이 상태의 thermoplastic을 환자의 치료부위에 올리고 고정하면서 환자의 체표면 형틀을 만들듯이 환자에게 밀착시킨다. 이 때 치료부위가 두경부라면 코와 귀 등 얼굴 주변을 살짝 눌러주어 환자의 체표면 형태가 정확하게 반영되도록 한다(그림 8-2).

몇 분의 시간이 지나면 thermoplastic의 온도가 낮아지면서 점점 딱딱하게 굳어져 환자를 고정하는 역할을 하게 된다. 충분히 굳은 다음에 모의치료를 진행하면서 치료부위를 표시하게 된다. 치료부위의 특성상 옷 밖으로 노출되는 두경부에 치료부위를 직접 표시하지 않고, 고정기구 위에 표시함으로써 환자의 사생활에 대한 불편을 줄여줄 수 있다.

피부에 밀착된 형태이므로 방사선을 조사할 때 매우 적은 양이지만 피부에 산란선의 영향을 미칠 수 있다는 단점이 있다.

(3) 머리고정기(head holder)

머리고정기(head holder)는 thermoplastic mask를 고정하기 위한 기구로서, pillow를 놓는 부분과 thermoplastic mask를 고정시키는 부분으로 구성되어 있다.

(4) 고정 플레이트(plate)

3차원 방사선치료 및 강도변조방사선치료 등 정밀한 방사선치료를 시행할 때, 두경부위 mask를 고정하는 고정기구이다(그림 8-3).

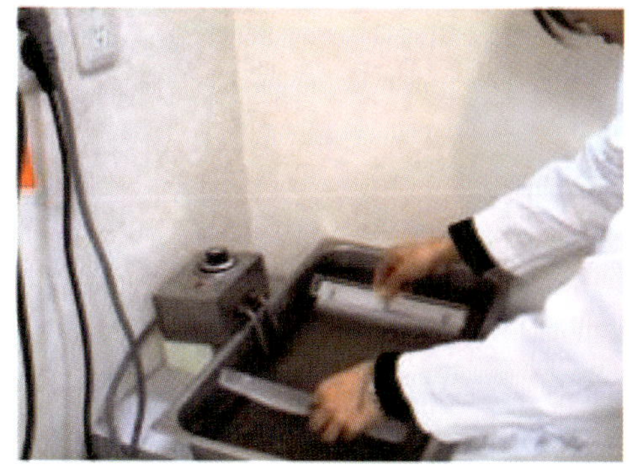

[A] 물을 이용하여 가열

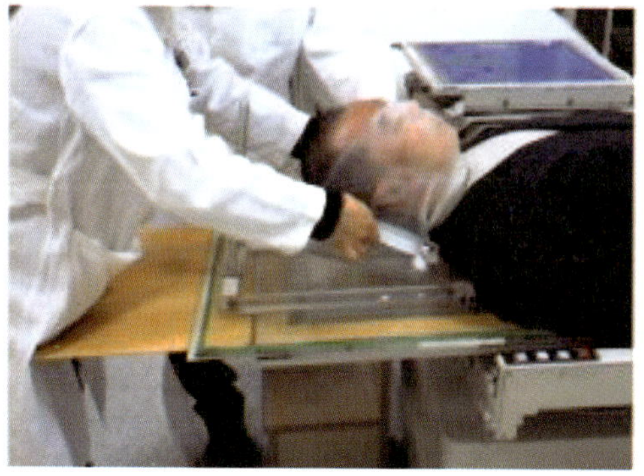

[B] 가열되어 부드러워진 후 mask를 제작

그림 8-2 Thermoplastic mask의 제작

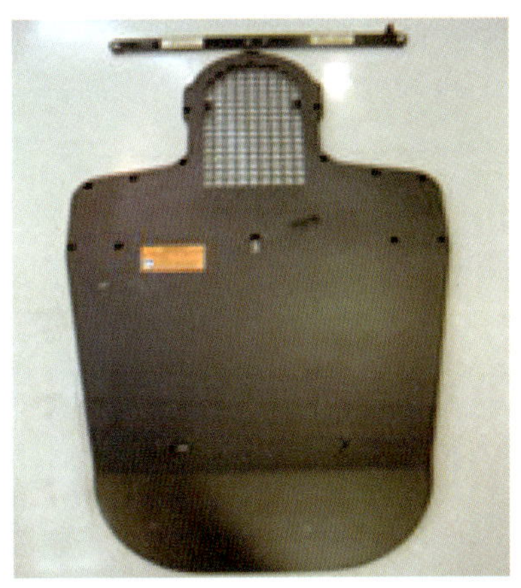

[A] 방사선치료용 plate

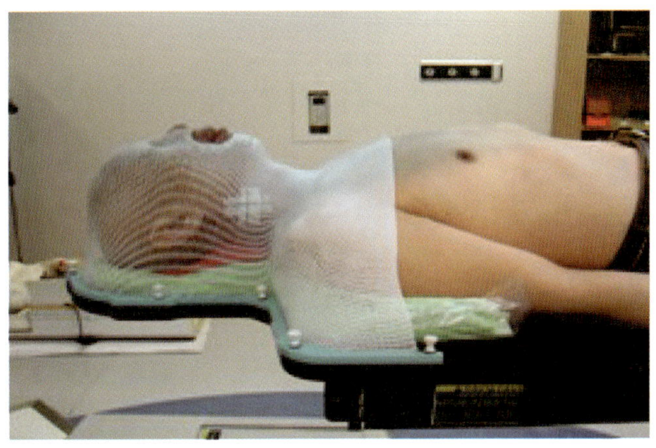

[B] plate위에 thermoplastic mask로 환자를 고정한 모습

그림 8-3 **고정 plate**

2) 유방암 방사선치료고정기구(breast board, breast tilted board)

유방암 접선치료 등에서 가슴의 각도나 팔과 머리의 위치 등을 환자의 체형에 맞게 변화시킬 수 있는 자세 고정기구이다(그림 8-4).

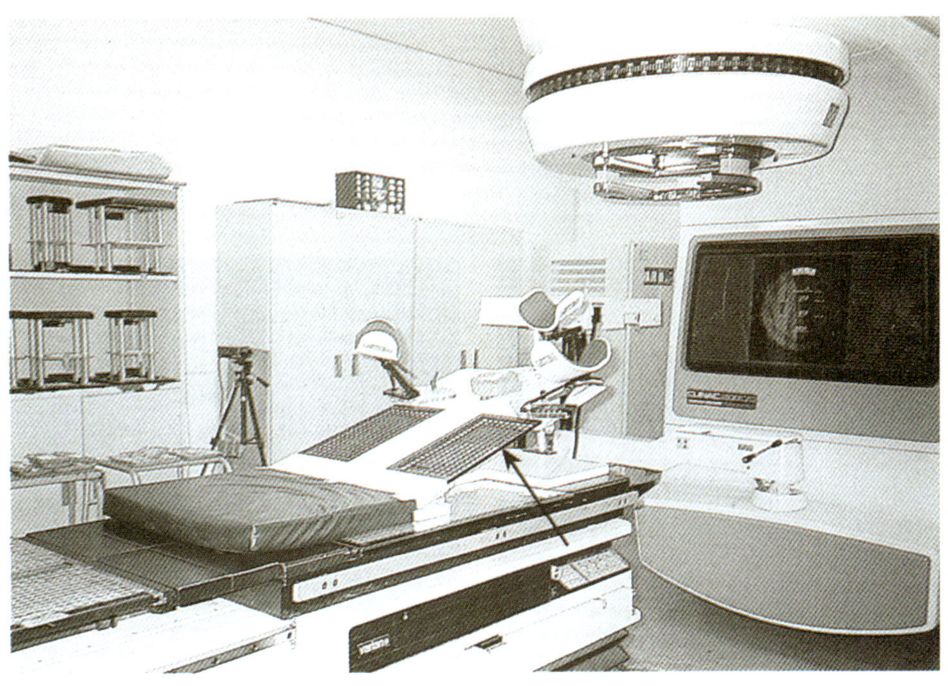

그림 8-4 **Breast Board**

3) 팔 올림 고정기구 (arm up holder, wing board)

흉부(폐암 등)의 방사선치료 시, 양쪽 팔을 머리 위로 올린 자세를 유지할 수 있도록 해주는 자세 고정기구이다. 팔을 올린 자세에서 양측 팔꿈치를 기댈 수 있는 받침이 있어서 편하게 자세를 유지할 수 있도록 해준다(그림 8-5).

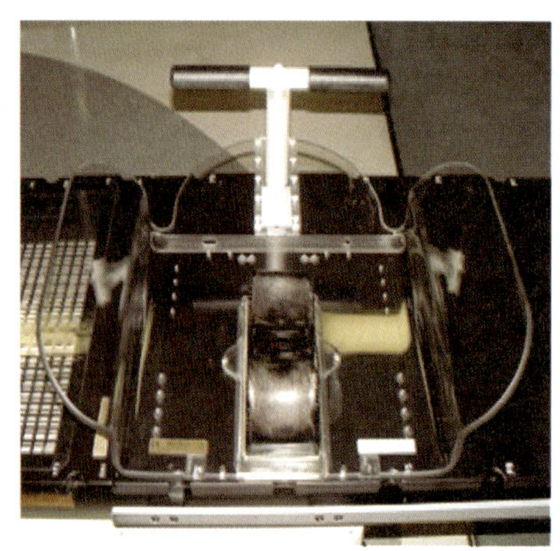

그림 8-5 **Arm up holder (Wing board)**

4) Mold 형 Cradle

환자의 신체 일부를 감싸주는 mold형태의 고정기구로서 모의치료과정에서 환자의 체형에 맞추어 제작하여 환자자세의 재현성을 높일 수 있다. 제작방법과 특징에 따라 다음과 같은 종류가 있다.

(1) 경화발포제를 이용한 cradle (MeV-Green)

액상의 특수약품을 이용하여 제작하며 치료가 종료되면 재사용하지 않고 폐기한다.

가슴, 배, 골반부위와 팔다리부위의 치료에도 적용할 수 있다. 재질이 가볍고 약하기 때문에 치료기간 중에 파손되지 않도록 주의해야 한다(그림 8-6).

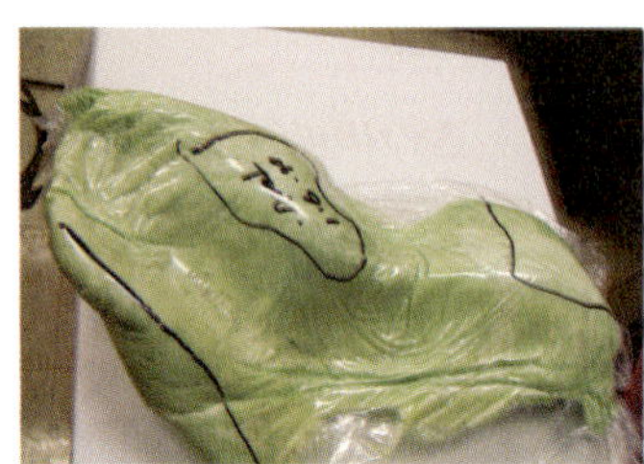
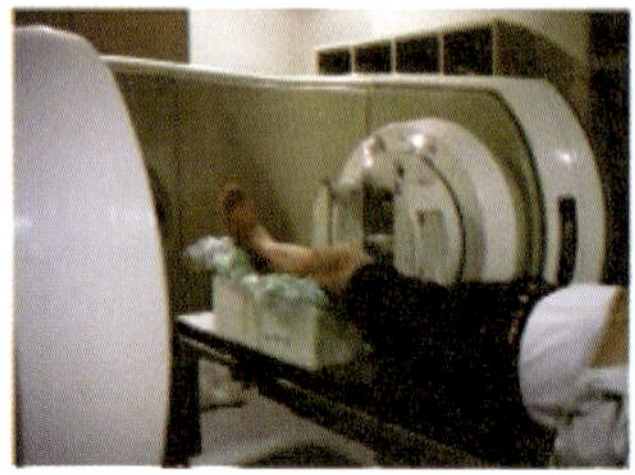
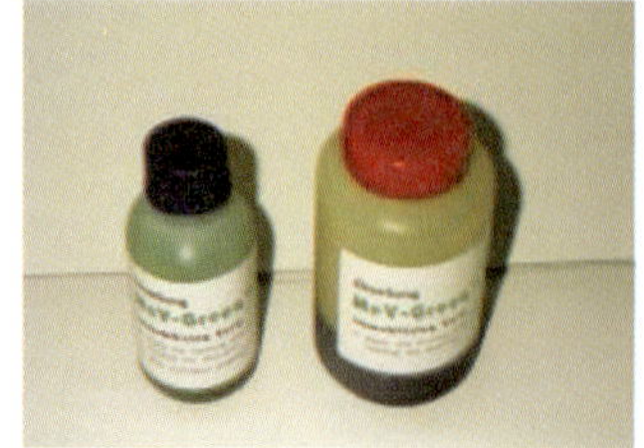

그림 8-6 **경화발포제를 이용한 cradle (MeV-Green)**

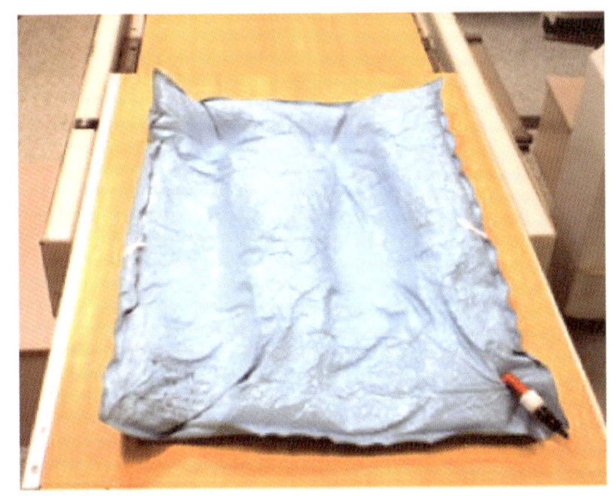

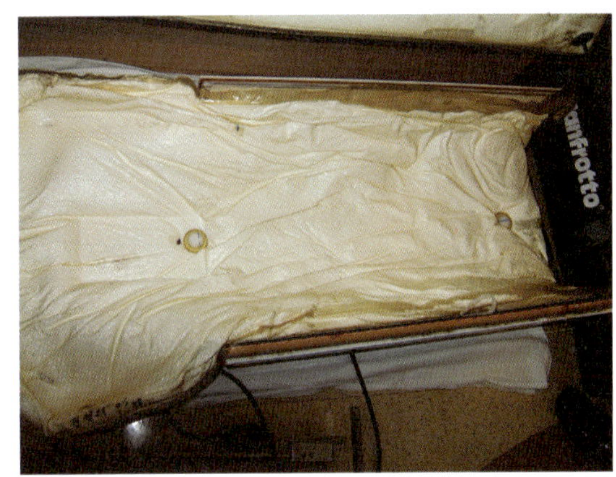

그림 8-7 진공포를 이용한 cradle (Vac-Lock)

(2) 진공포를 이용한 cradle (Vacuum Cushion, Vac-Lock)

가슴 및 골반부의 국소 혹은 전신고정 시 사용하는 기구로, 환자를 과립상의 스티로폼을 넣어 봉입한 진공포 위에 위치시키고 진공펌프를 연결해 과립이 흡착되도록 공기를 빼내어 진공을 유지하도록 하면 환자의 몸에 맞게 딱딱하게 굳어져 고정이 된다. 치료가 모두 종료되면 다시 공기를 넣어 재사용할 수 있다. 치료가 종료되기 전에 작은 구멍이 생겨 공기가 들어가면 모양이 변하게 되므로 주의해야 한다(그림 8-7).

5) 자세 유지를 위한 고정기구

(1) 바로누운자세 유지용 고정기구

바로누운자세를 유지하기 위하여 발의 위치와 간격을 일정하게 유지해 주는 발목받침과 무릎의 위치와 높이를 유지해주는 무릎받침이 있다(그림 8-8).

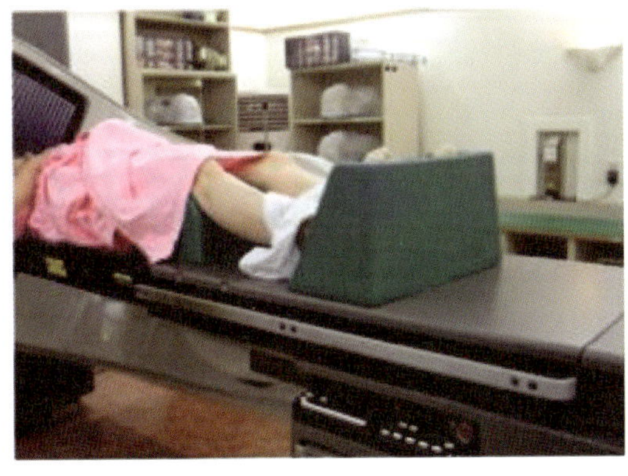

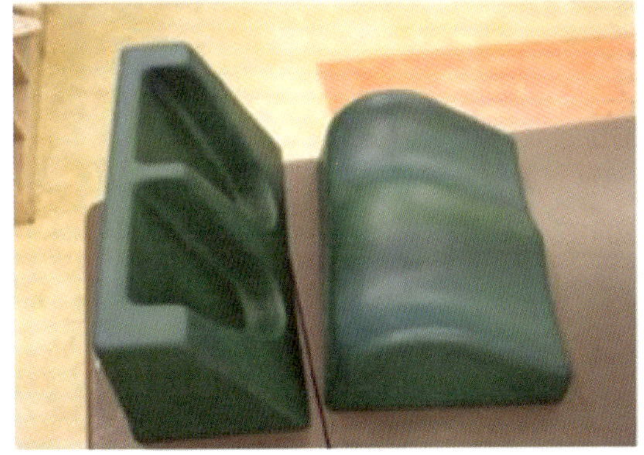

그림 8-8 바로누운자세 고정을 위한 발목받침과 무릎받침

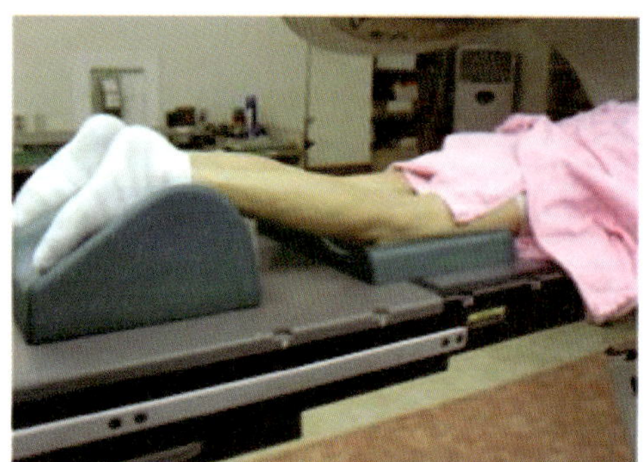
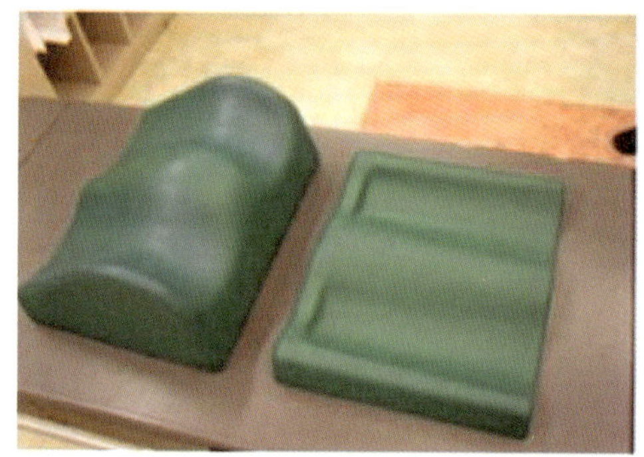

그림 8-9 **엎드린 자세를 위한 발목받침과 무릎받침**

(2) 엎드린 자세 유지용 고정기구

엎드린 자세를 유지하기 위하여 발의 위치와 간격을 일정하게 유지해 주는 발목받침과 무릎의 위치와 높이를 유지해주는 무릎받침이 있다(그림 8-9).

2 치료장비 보조용구

1) 셋업용 레이저(조준용 투광기)

방사선치료장치가 여러 방향에서 종양에 대한 방사선을 조사하기 위한 isocentric method, 즉 회전중심이 동일한 방법으로 시행되기 때문에 환자를 치료하기 위하여 셋 업을 시행할 때 회전중심점인 isocenter의 위치를 육안으로 확인할 수 있어야 한다.

이와 같이 isocentric method의 방사선치료장치는 치료실 양쪽 벽과 천정에 레이저빔을 이용하여 isocenter를 조준하게 되며, 이것을 레이저 조준기 또는 조준용 투광기라고 한다(그림 8-10).

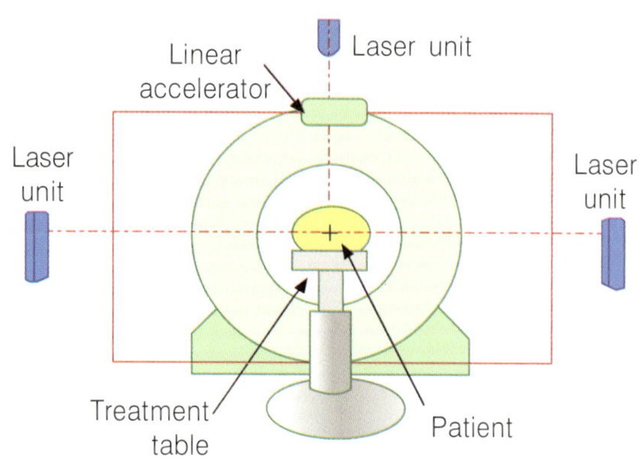

[A] 치료실의 치료 셋 업용 레이저 시스템

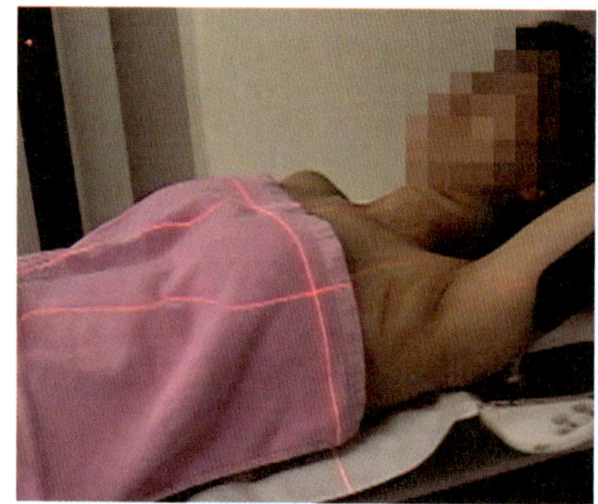

[B] 환자 표면에 비쳐지고 있는 레이저시스템

그림 8-10 **Treatment setting-up시 레이저 시스템**

2) 정면 지시계 (front pointer)

Front pointer는 빔이 조사되는 방향에서 본 조사면 중심과 SSD를 확인 및 설정하는데 사용한다. Front pointer의 pin은 눈금이 그려져 있어 거리(SSD)를 맞추고, pin의 방향이 곧 중심선속 방향이 된다(그림 8-11).

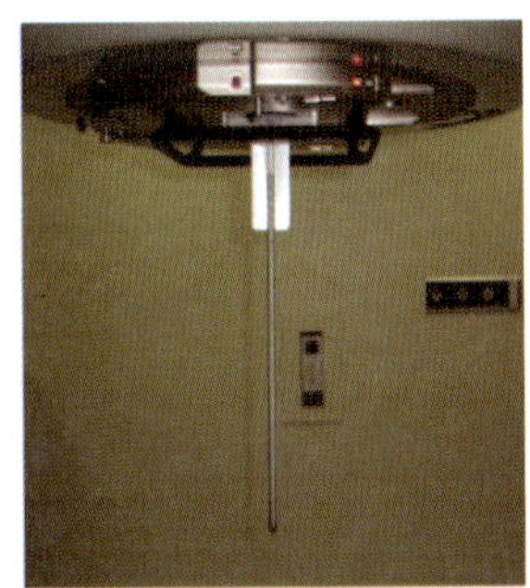
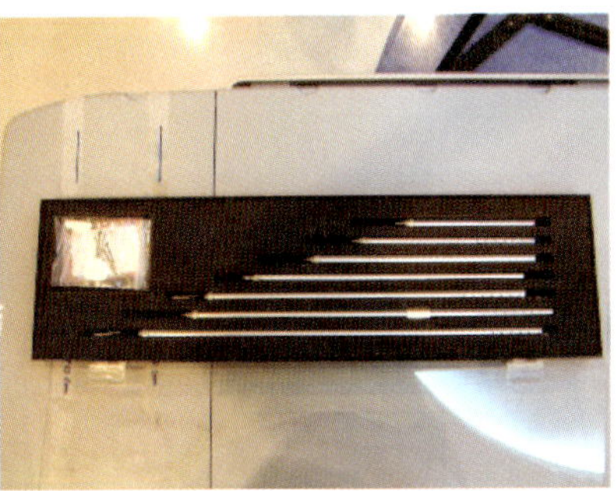
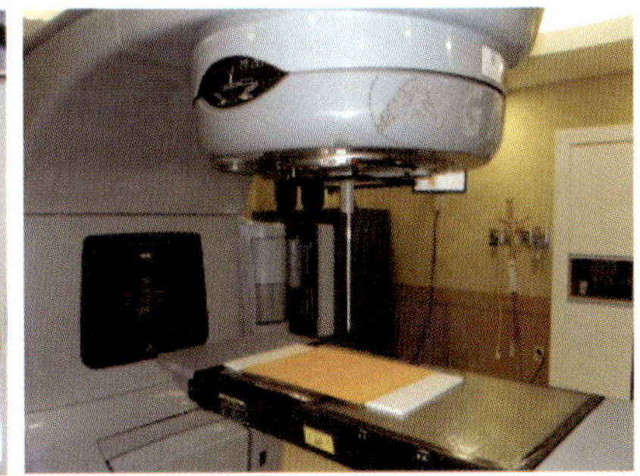

그림 8-11 **Front pointer**

3) 후면 지시계 (back pointer)

빔의 방향이 정확하게 isocenter를 향하는지 확인하기 위하여 입사되는 방향 및 위치와 출사되는 위치를 확인할 목적으로 사용된다.

Front pointer와 back pointer를 동시에 사용하여 방사선의 방향과 중심선속의 입사 및 출사 지점의 일치여부도 확인할 수 있다(그림 8-12).

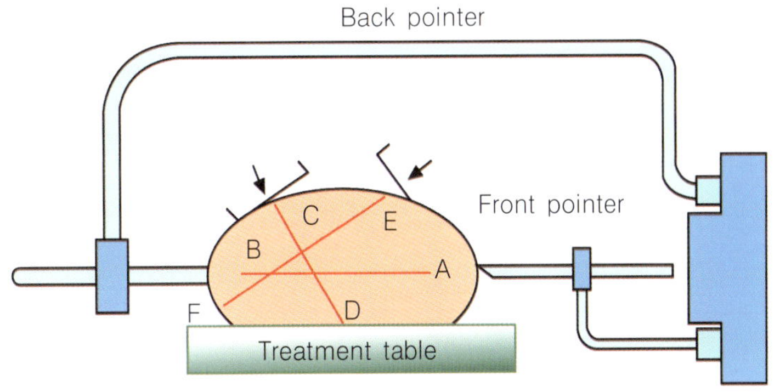

그림 8-12 **Front pointer와 back pointer의 사용**

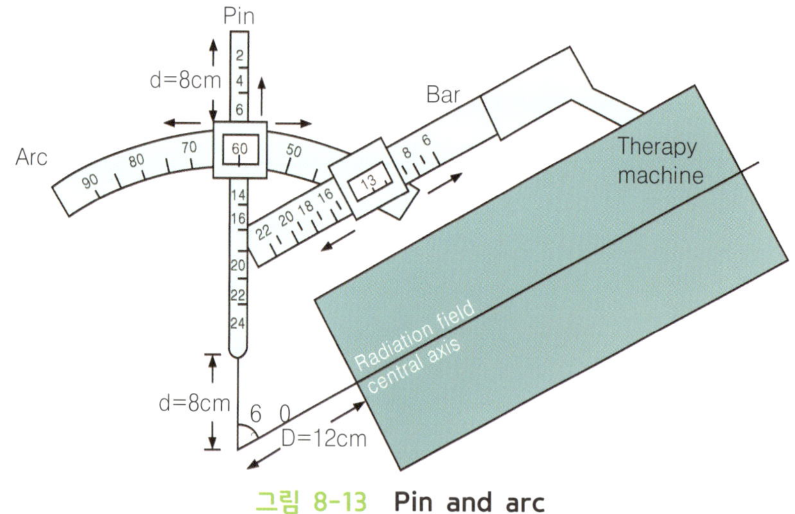

그림 8-13 **Pin and arc**

4) Pin and arc

이 보조기구는 bar로 고정되어 있는데, bar는 한 끝이 치료 장치의 head에 고정되어 중심선속과 평행하도록 설계되어 있다. 따라서 선속방향이 isocenter에 평행하도록 위치 잡이에 사용된다. Arc는 방사선속방향으로 이동이 가능하도록 되어있으며, arc 중심으로 향하는 pin이 부착되어 있고, pin은 arc 선상에서 임의각도로 이동이 가능하도록 되어 있다. 특히 oblique field에서는 pin and arc를 이용한 방사선속방향을 확인가능하게 되어있다(그림 8-13).

5) 광학거리 지시계(optical distance indicator; ODI)

중심선속에서 조사면에 광학눈금과 중심표시 십자선이 만난 지점에 거리가 표시되므로 정확한 선원-표면간거리를 광학거리계를 통하여 알 수 있다(그림 8-14).

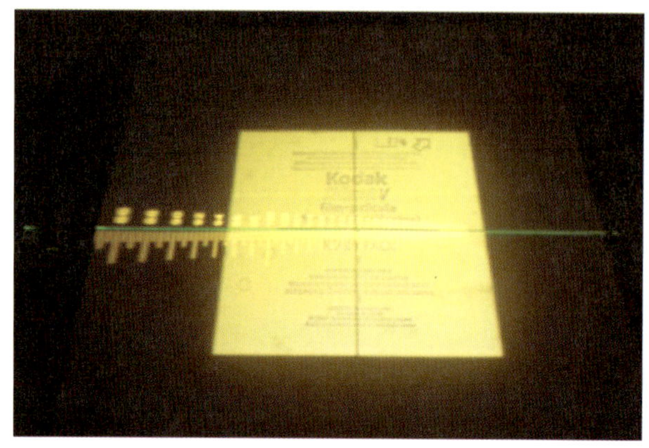

그림 8-14 **ODI를 이용하여 QA용 필름의 SSD를 조절하는 모습**

6) 측시경 (Endoscope)

인체 체강내(cavity)를 전자선으로 치료하기 위해서는 강내에 internal cone이나 periscope cone 또는 applicator tubes를 삽입하며, 이때 치료부위에 정확하게 cone이 삽입되었는지를 육안으로 확인하는 기구이다. 램프에 불이 들어오며 종양부위를 측시경으로 확인할 수 있다(그림 8-15).

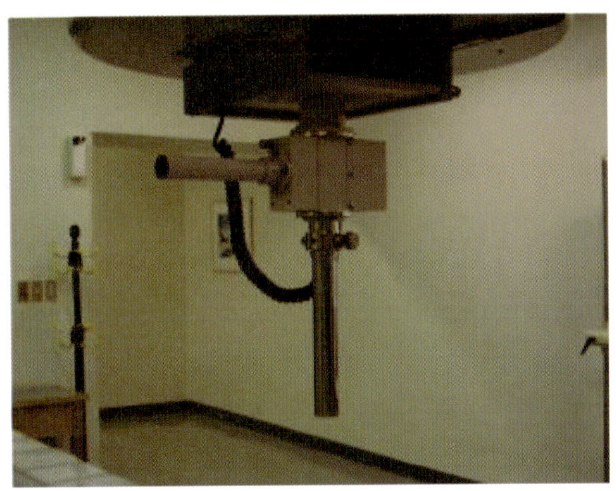

그림 8-15 **측시경**

7) 치료용 Cone

치료용 cone은 전자선치료, 입자방사선, 과거에 사용되었던 저에너지 엑스선 등에서 사용되며 조사면을 결정한다. 그러나 고에너지 엑스선이나 감마선에서는 조사면을 제한할 때 콜리메이터를 사용하게 된다. 즉 에너지가 큰 전자파 방사선은 콜리메이터를 이용하여 조사면 이외의 부위를 차폐하여 정상조직을 보호하였다. 따라서 현재는 방사선치료용 cone이라고 하면 전자선치료 시 사용하는 electron applicator, 저용융점 합금으로 제작된 전자선치료용 custom block, 스테인레스로 된 전자선 강내치료용 cone, 잠망경 cone(periscopic cone) 등을 의미한다.

과거에는 저에너지 엑스선 치료 시 압박 cone을 이용하여 조사면을 일시적 국소빈혈 상태로 만들어 피부의 감수성을 저하시켜 피부장해를 줄이는 반면 피부와 병소간의 거리를 단축시켜 병소선량을 증가시키기도 하였다.

표재성 종양인 경우에서는 cone의 끝이 피부표면에 밀착되거나 강내에 삽입되어 치료에 적용된다. 수술중조사의 경우도 특수한 형태의 cone이 이용된다. 이때 cone의 내면은 합성수지계로 피복하여 제동방사선의 발생을 방지하여야 한다.

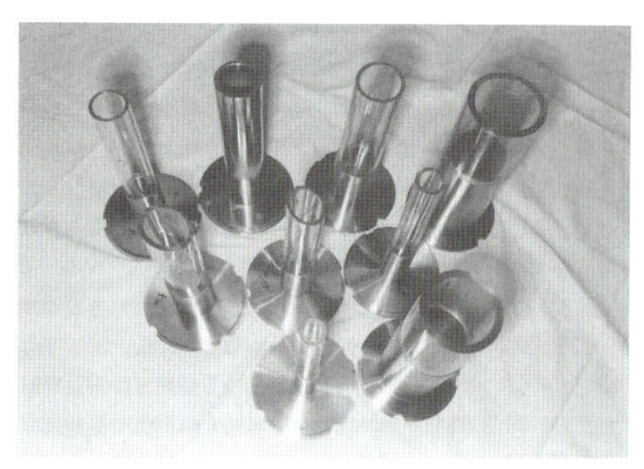

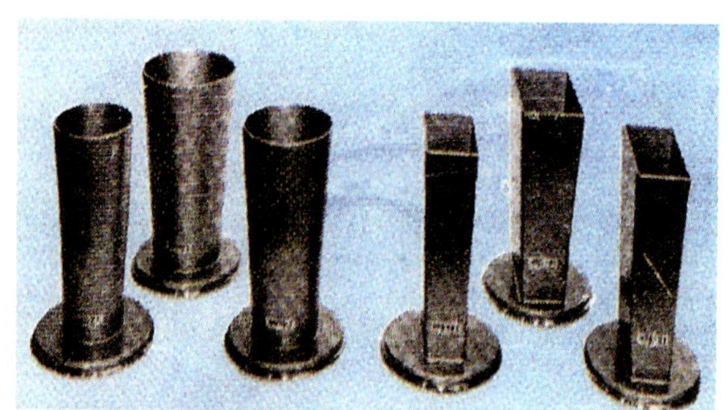

그림 8-16 **전자선용 조사통의 형태**

Cone의 형태로는 원형, 사각형 등이 있으며 종류로는 압박 cone, 전자선용, 입자방사선용 등으로 구분된다(그림 8-16).

치료장치에서 조사면의 제어는 가로와 세로 가변조리개 콜리메이터를 통한 사각형모양이 기본이 된다. 그러나 실제 치료에서는 종양과 소속 림프절 영역은 부정형 조사면이 된다. 그러므로 이상적인 조사면은 타깃의 모양에 따라 부정형이 되어야 한다. 부정형 조사면의 치료가 가능하도록 보조기구를 사용한다.

고에너지 전자선조사에서는 일정한 SSD에서 일정한 조사면의 치료용 cone이 용도에 맞도록 여러 종류의 cone이 이용되어지고 있다. 또한 전자선치료 시에 사용되는 electron cone은 조사면 및 SSD가 결정되며 병소 외의 조사를 방지하게 된다. 크기는 6, 10, 15, 20, 25 cm 등 여러 종류가 있다.

사각형 조사면의 중앙에 있는 정상조직을 차폐하려면 납으로 만든 작은 블록을 이용하여 조사면을 부분적으로 차폐하여 부정형의 조사면을 제작한다. 조사 head의 음영반 위에 연벽돌을 놓고 조사면을 정형하면서 차폐를 실시한다. 연벽돌의 두께와 재질은 방사선의 종류, 에너지, 필요한 선량의 감약 정도에 따라서 결정한다.

일반적으로 납을 이용한 경우는 투과선량을 5% 미만으로 감약한 정도를 기준하게 된다. 복잡한 형태의 조사면이 필요한 경우는 납 대신에 저용융점 납합금(Cerrobend Alloy)을 스티로폼에 부어 제작한 부정형 블록을 제작하여 이용하고 있다.

8) Accessory Mount

방사선치료 시 조사 head부에 장착하여 사용하며, 탈부착이 가능하고, 차폐 블록을 장착하기 위한 음영반(block tray)과 전자선 applicator 등을 삽입 시 이용한다(그림 8-17).

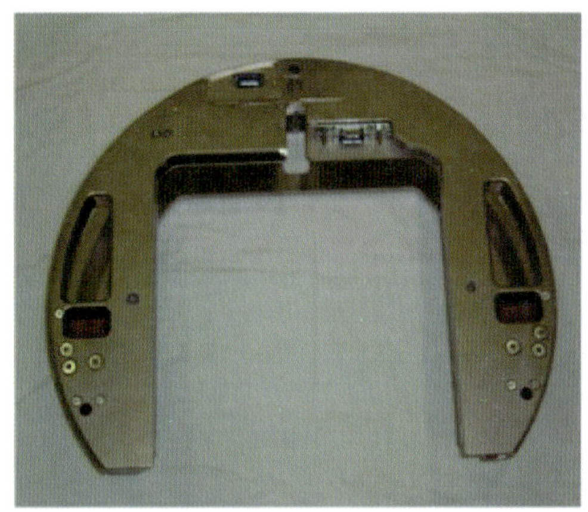

[A] accessory mount

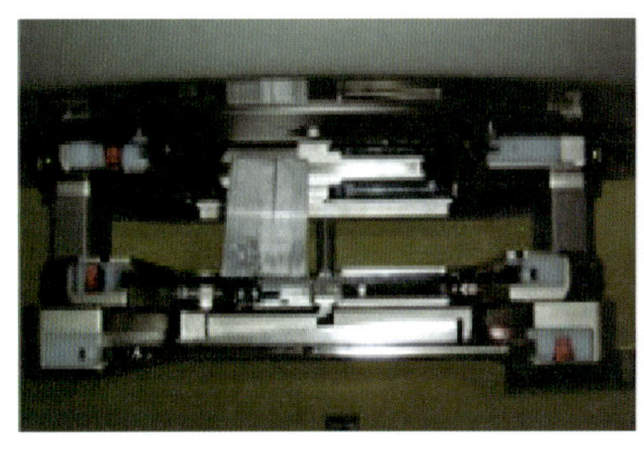

[B] 엑스선 차폐블록을 장착

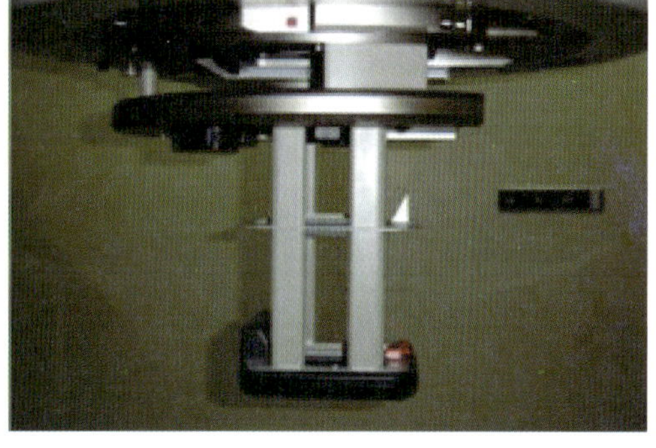

[C] 전자선 cone을 장착

그림 8-17 Accessory mount

9) 눈금 표시 기구 (graticule, scaler)

L-gram 촬영 시에 조사 head부에 삽입하여 사용하며 모의치료장치의 scale board와 비슷한 형태로 영상에 눈금을 표시하는 기능을 한다(그림 8-18).

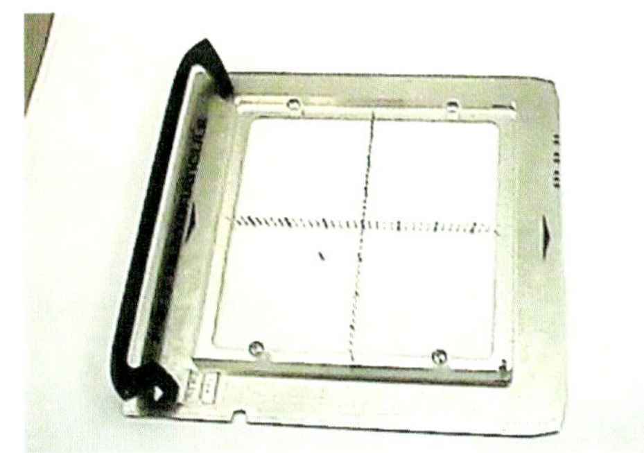

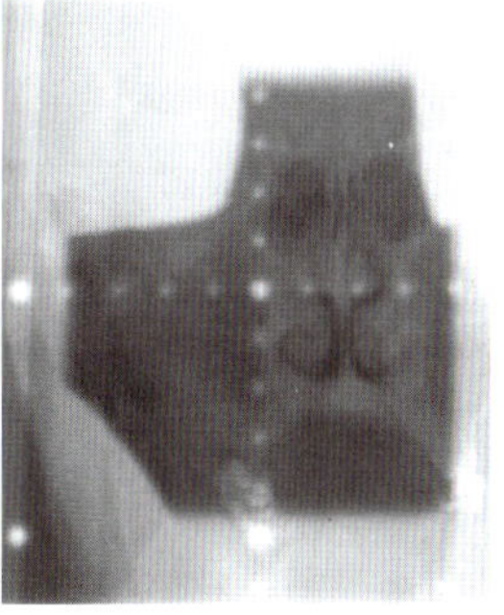

그림 8-18 Graticule와 L-gram 영상에 촬영된 모습

3 차폐 기구

치료조사면의 모양은 일차적으로 종양의 모양에 따라 결정된다. 이때 중요한 장기는 그 장기의 내용선량을 넘어서는 안 될 뿐만 아니라, 그 밖의 정상조직도 방사선 피폭을 최소한으로 줄여야 한다. 즉 종양용적을 포함한 종양주위에 대한 치료 시 산란에 의한 방사선의 확산이나 직접적인 정상조직에 대한 피폭은 가능한 줄여야 한다. 이러한 이유로 차폐블록 또는 다엽콜리메이터 (multi leaf collimator; MLC)를 이용하게 되며, 결과적으로 방사선 조사면의 모양이 복잡해진다.

차폐블록 제작 시 차폐율을 결정하는 두께나 반음영을 최소화하기 위하여 빔의 확산각도를 보정하여야 하고, 블록의 확대율 또한 보정되어야 하며, MLC 사용 시에는 누설선량과 기계적 기능에 대하여 고려하여야 한다.

1) 차폐블록 (shielding block)

(1) 차폐율

차폐블록은 대부분 납합금으로 만들어지며 블록의 두께는 차폐하려고 하는 영역에 대한 입사빔의 선질과 투과율에 따라 달라지는데 임상에서는 대부분 약 5% 미만의 투과율을 적용하고 있다.

반가층을 n이라고 할 때 목표한 투과율 5%를 얻으려면,

$$\frac{1}{2^n} = 0.05 \tag{8.1}$$

$$n = \frac{\log 20}{\log 2} = 4.32 \text{ 이다.}$$

따라서 차폐체의 두께는 반가층 4.5에서 5.0 사이가 되고, 이 두께의 차폐체로 대부분 임상에서 요구하는 1차선의 95% 이상 차폐한다.

표재치료장치나 심부치료장치의 경우 1차선 차폐를 위하여 얇은 납을 인체의 피부에 붙이는 반면, 빔의 에너지가 증가하여 수 MV가 되면 차폐에 필요한 납의 두께가 급격히 증가하게 된다.

제작된 차폐블록은 음영반(새도우 트레이)이라고 하는 투명한 플라스틱판에 고정하여 선원과 환자 사이에 설치된다.

표 8-1은 여러 종류의 선질에 대하여 필요한 납의 두께를 보여준다. 비록 차폐블록의 사용으로 1차선의 투과가 줄어들더라도 차폐된 부위의 선량의 감소는 차폐가 되지 않은 부위에서 발생한 산란선으로 인하여 실질적으로는 1차선의 감소처럼 확연하게 나타나지 않는다.

표 8-1 차폐에 필요한 납블록의 최소두께

빔 Quality	Required Lead Thickness
1.0 mm Al HVL X-ray	0.2 mm
1.0 mm Cu HVL X-ray	1.0 mm
4.0 mm Cu HVL X-ray	2.5 mm
^{137}Cs γ-ray	30 mm
^{60}Co γ-ray	50 mm
4 MV X-ray	60 mm
6 MV X-ray	65 mm
10 MV X-ray	70 mm

Approximate values to give ≤5% primary transmission.

(2) 차폐블록의 차폐면 각도

차폐블록의 차폐면의 각도는 투과반음영(블록의 경계부분에서 부분적인 방사선의 투과)을 최소화하기 위하여 빔의 기하학적 확산각도를 따라서 성형 또는 가공되어야 한다. 그러나 기하학적 반음영이 큰 빔에 대해서는 확산 차폐블록(divergent block)은 별다른 장점이 없다. 예를 들면 코발트 원격치료장치와 같이 선원의 크기가 커서 반음영이 큰 치료장치의 경우 확산 차폐블록을 사용하더라도 블록의 경계부분에서 확실하게 빔의 차폐가 나타나지 않는다. 또한 어떤 임상 경우에는 확산 차폐블록에 의한 효과가 별다른 가치가 없는 경우도 있다. 이런 경우 확산 차폐블록 대신 여러 가지 모양과 크기의 수직 차폐블록(straight cut block)을 사용하기도 한다.

(3) 차폐블록의 제작(Custom Block)

차폐블록을 제작하기 위한 많은 방법들이 제안되었으며, 9.4 g/㎤(납 밀도의 약 83%)인 저용융점 금속, Lipowitz(상품명 : Cerrobend)을 사용한다. 이 저용융점 금속의 구성성분은 비스무스(Bi)가 50%, 납(Pb)이 26.7%, 주석(Sn)이 13.3%, 카드뮴(Cd)이 10%이다.

순수한 납에 비하여 저용융점 금속의 장점은 납의 용융점이 327 ℃인데 비하여 용융점이 약 70 ℃이므로 손쉽게 녹여서 어떤 모양이라도 쉽게 만들 수 있고 상온에서 납보다 더 단단하다는 것이다.

저용융점 금속 블록의 두께는 납의 밀도와 비교하여 계산할 수 있다. 수 MV 영역의 광자에 대하여 7.5 cm이며, 이 두께는 순수한 납 6 cm와 등가로 순수한 납을 차폐체로 사용하였을 때에 비하여 약 20% 정도 차폐 두께를 증가시킨다.

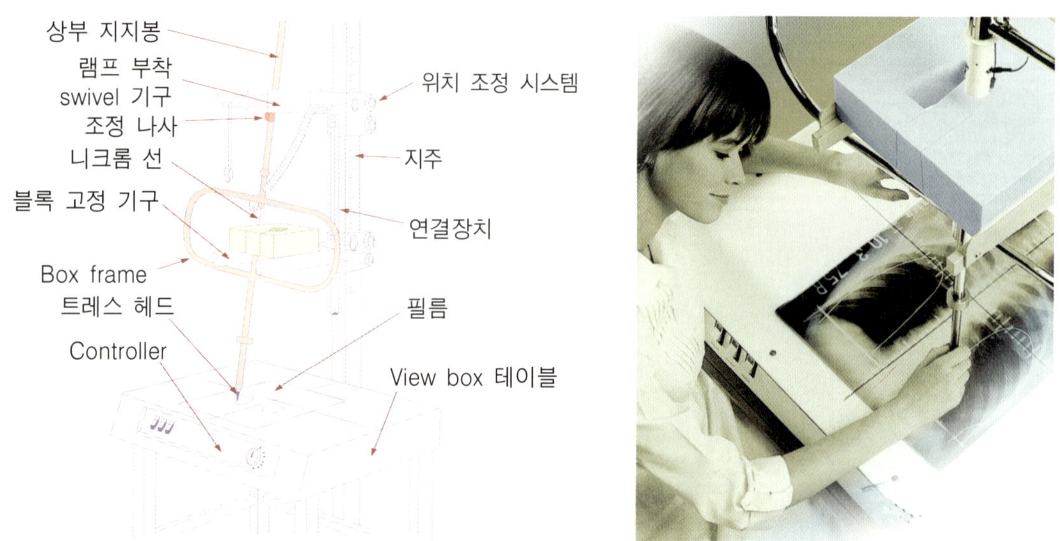

그림 8-19 **스티로폼 커터**

저용융점 금속블록은 차폐부위를 표시한 시뮬레이션 영상이나 치료계획시스템에서 생성된 BEV (beam's eye view) 영상의 출력물로 만든다. 이 영상을 이용하여 스티로폼-커팅장치에서 치료장치와 동일한 기하학적 확산각도를 가진 스티로폼 틀을 만든다.

그림 8-19는 스티로폼 틀을 만드는 스티로폼-커팅장치이다. 이 장치는 엑스선 선원이나 방사선선원을 대신하는 피벗과 열선으로 구성되며 필름, 스티로폼 블록, 열선장치 등을 실제 치료조건에 일치시킨다 (선원-필름간 거리, 선원-블록간 거리 등). 그림 8-19에서 보는 바와 같이 피벗의 아래쪽 끝부분을 필름 위에 그려진 차폐블록의 라인을 따라 그리면 열선에 의하여 스티로폼이 잘려지고 확대율과 빔의 확산각도가 보정된 필요한 스티로폼 틀을 만들 수 있다.

차폐블록은 차폐방법에 따라 포지티브 블록 (positive block)과 네가티브 블록 (negative block)으로 구분할 수 있다. 포지티브 블록 (그림 8-20[A])을 만든다면 열선으로 스티로폼을 잘라낸 빈 공간에 녹은 저용융점 금속을 넣어서 굳힌다. 만약 중심이 열려있고 주변부가 차폐되는 네가티브 형태의 블록을 만든다면 우선 open 조사면의 바깥부분부터 먼저 만든다. 바깥쪽 직사각형 틀이 만들어지면 약 1 ~ 2 cm 여유를 두고 안쪽에 차폐조사면 틀을 만든다. 이 세 조각의 스티로폼 틀을 플라스틱판 위에 놓고 주의 깊게 빔의 중심을 살피면서 배열한다. 차폐하기 위해서 중간에 들어간 스티로폼 조각을 제거하고 저용융점금속을 빈 공간에 부어넣는다. 저용융점 금속을 부어넣을 때 공기방울이 생기지 않게 천천히 붓는 것이 매우 중요하며 또한 스티로폼이 움직이지 않게 단단히 고정하고 녹은 액체금속이 새지 않게 하여야 한다. 스티로폼 틀의 내벽에 실리콘 같은 이형제를 뿌려서 블록이 쉽게 떨어지게 한다.

제작된 차폐블록은 빔의 중심이 표시된 플라스틱판에 고정하고 고정된 블록을 음영반 (shadow tray) 위치에서 시뮬레이션 영상이나 BEV영상 출력물로 확인할 수 있다.

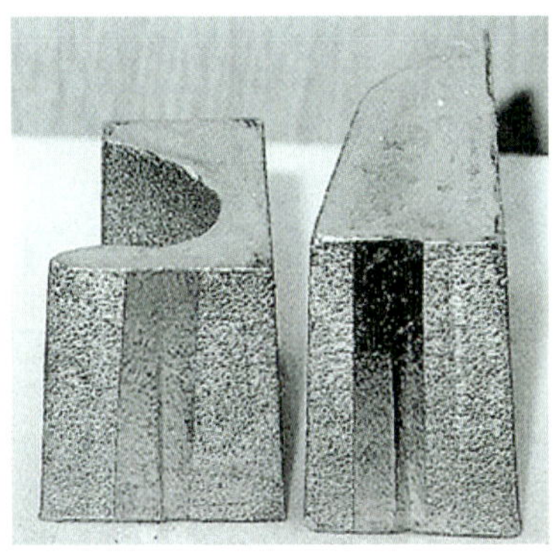

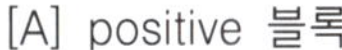

[A] positive 블록

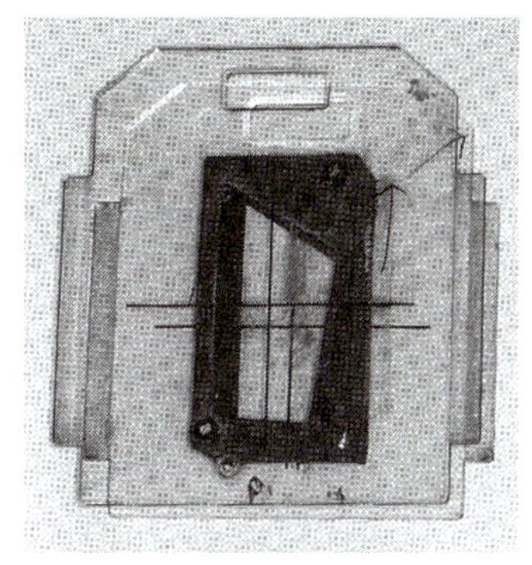

[B] negative 블록

그림 8-20 **엑스선용 차폐블럭**

2) 비대칭 콜리메이터 (Independent Collimator, Independent Jaw)

방사선치료에서는 isocenter의 위치가 바뀌지 않으면서 조사면의 일부분을 가리는 비대칭 조사면이 종종 사용된다. 일반적인 블록은 부정형조사면이 사용되지만, 직사각형 블록 경우는 독립적으로 움직이는 비대칭 콜리메이터를 이용하여 쉽게 대체할 수 있다. 중심축을 차폐를 함으로써 빔의 확산을 막을 경우, 과거에는 half 빔 블록이 주로 사용되었으나 비대칭 콜리메이터에서 각 콜리메이터를 따로 움직임으로써 쉽게 적용할 수 있다. 오늘날 거의 모든 방사선치료장비에 비대칭 콜리메이터가 장착되어 있다.

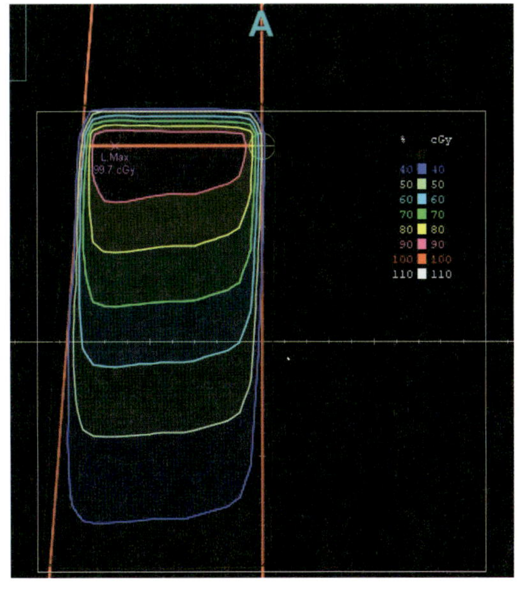

그림 8-21 **비대칭 콜리메이터를 이용하여 빔 중심축의 왼쪽 절반만 조사하는 조사면의 등선량분포**

대칭 조사면으로 사용할 때는 오류를 피하기 위하여 안전 정지장치가 부착되어 있다. 비대칭 콜리메이터를 사용하는 주된 이유 중의 하나가 물리적 반음영을 줄이기 위한 것이지만, 이 콜리메이터를 사용하면 등선량곡선이 빔의 경계쪽으로 기울어진다(그림 8-21).

이 효과는 블록을 사용할 때 흔히 나타나며, 차폐부위의 블록에서 발생하는 광자나 전자선의 산란을 제거함으로써 블록 모서리 부근의 선량을 줄일 수 있다. 비대칭 콜리메이터를 사용하면 빔의 평탄도와 MU를 계산할 때 사용되는 변수를 주의하여야 한다.

3) 다분할 콜리메이터(다엽 콜리메이터, Multileaf Collimator; MLC)

고에너지 엑스선 치료용 다분할 콜리메이터는 자동이며 독립적으로 조정되는 많은 수의 블록이나 차폐조각으로 구성되며 여러 다양한 모양의 부정형 조사면도 만들 수 있다. 이 블록조각의 두께는 빔의 진행방향에 대하여 충분히 차폐(1% 이하)할 수 있도록 구성되었다. 블록 조각의 폭은 MLC 장비마다 차이가 있으나 1 cm 또는 그보다 작은 폭을 가지는 조각들로 형성된다. 일부 다분할 콜리메이터는 이중초점 블록조각을 가지고 있다. 이 콜리메이터는 선원으로부터 확산된 불규칙 단면을 가진 원뿔형 블록조각이 선원을 중심으로 구면을 움직인다. 이중초점 다분할 콜리메이터는 빔의 경계면에서 예리한 방사선 차폐를 한다.

그렇지만 고에너지 광자선에서 사용할 때는 빔의 경계부분에서 많은 산란 광자와 전자에 의해 차폐의 선예도에 한계가 있다.

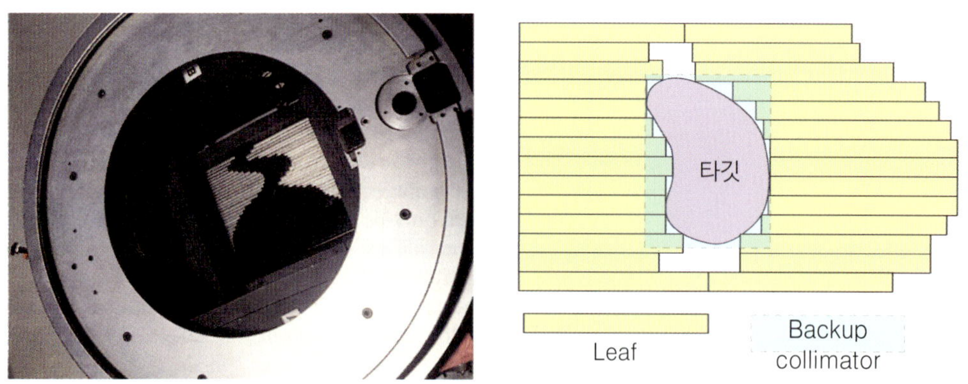

그림 8-22 **다분할 콜리메이터**

4 선량분포변화기구

방사선을 인체의 체형 불균질부나 경사진 부분에 입사할 때 선량분포가 불균일해진다. 고에너지 방사선에 의한 피부보효효과를 유지하면서 이러한 효과를 제거하기 위하여 조직보상필터가 사용되지만 어떤 경우에는 인체불균질에 의하여 표적용적에는 충분한 균일한 선량이 조사되지 못하면서 척수와 같은 중요 장기에는 방사선이 과다하게 조사될 수 있다. 이러한 문제는 대부분 쐐기필터나 볼루스 또는 조직보상필터를 사용한 다문조사로 해결한다.

1) 볼루스 (Bolus)

조직등가물질을 이용하여 피부표면 위에 올려놓고 사용하는데 주로 불균질 표면의 보정이나 build up의 변화를 위해 표재성 종양치료에서 사용된다(그림 8-23).

볼루스는 조직등가물질로서 다음 3가지 용도로 사용된다.

① 피부에 가까운 곳에 위치한 종양이나 표적용적에 선량을 증가시키기 위하여 사용된다. 이 때 사용되는 볼루스를 빌드업 볼루스라고 한다.

② 피부표면에 직접 접촉하여 인체불균질을 보정하여 방사선에 대하여 균일한 선량분포를 만들 수 있다. 이 경우 피부선량을 증가시키기 위한 빌드업 볼루스와 구별된다.

③ 심부선량을 감소시키는 역할을 한다.

엑스선의 에너지에 따라 적합한 두께의 볼루스를 선택하고 타깃의 모양에 따라 적절하게 잘라서 사용한다. 고에너지 방사선치료 시 볼루스를 사용하면 고에너지 엑스선에 의한 피부보호효과가 없어진다. 따라서 고에너지 엑스선의 피부보호 효과를 어느 정도 유지하면서 조직불균질을 보정하기 위하여 조직보상필터(Tissue compensation filter)를 사용한다.

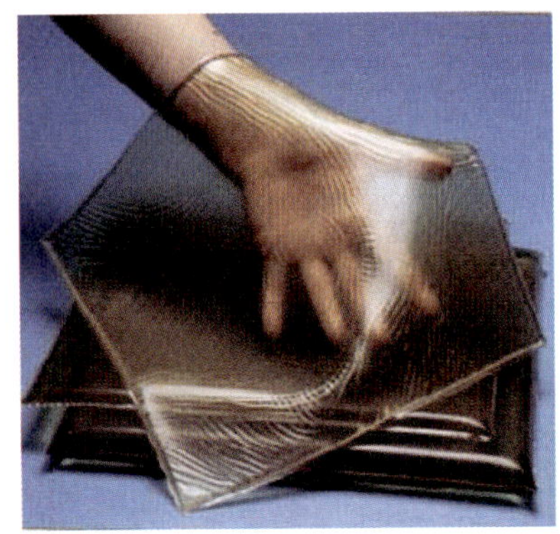
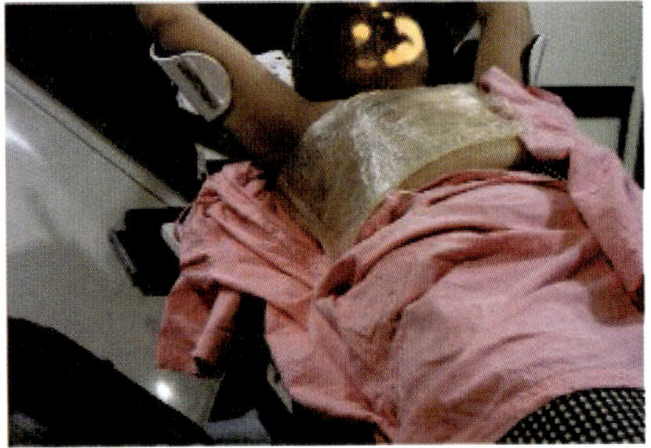

그림 8-23 **조직등가물질 볼루스와 치료시 적용 모습**

2) 조직보상필터 (Tissue compensating filter)

그림 8-24는 인체표면이 불규칙하여 missing tissue에 의한 방사선감쇠의 차이를 조직보상필터로 보정하는 것을 보여주고 있다. 보상필터가 인체에서 일정거리 떨어져 있기 때문에 빔의 확산 각도와 필터물질과 인체에 의한 선감쇠계수, 보상필터를 사용함으로써 발생하는 각 깊이에서의 산란선의 감소 등을 보정하여야 한다. 이 산란을 보정하기 위하여 보상필터는 일차 방사선 단독일 때보다 방사선의 감쇠를 적게 설계한다.

빔의 기하학적 확산에 대한 보상물질의 축소율보정은 여러 가지 방법에 의해 이루어진다. 한 가지 방법으로 알루미늄 같은 상자에 체형불균질에 대응하는 기다란 막대모양의 사각형 블록을 채워 넣고 각 블록은 기하학적 확산을 보정하여 최소화한다. Khan 등은 방사선의 빔에 해당하는 가는 막대를 이용하여 체형을 떠내기도 했다. 각 막대는 빔의 확산 방향을 따라 자유로이 움직이면서 고정장치로 고정할 수 있다. 각 막대의 끝부분이 환자의 피부에 닿도록 막대를 고정하여 환자의 체형을 획득한다. 막대가 고정될 때 막대의 위쪽 끝부분은 인체표면과 유사한 체형으로 보정된다 (그림 8-25).

조직등가 보상체를 missing tissue와 같은 두께로 제작하면 과잉 보상효과가 나타나 선량분포의 불균질현상이 발생한다. 필터 아래에 위치한 조직은 표준 isodose 차트가 나타내는 것보다 적은 선량이 들어가기 때문이다. 이러한 심부선량의 감소는 심부 지점에서의 산란선 감소에 기인한 것으로 환자의 보상필터간의 거리, 조사면의 크기, 깊이, 빔의 선질 등에 따라 달라진다.

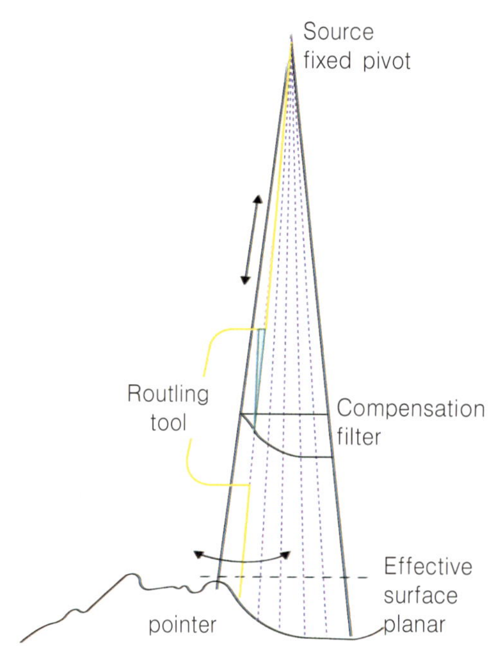

그림 8-24 조직보상필터의 원리와 제작방법

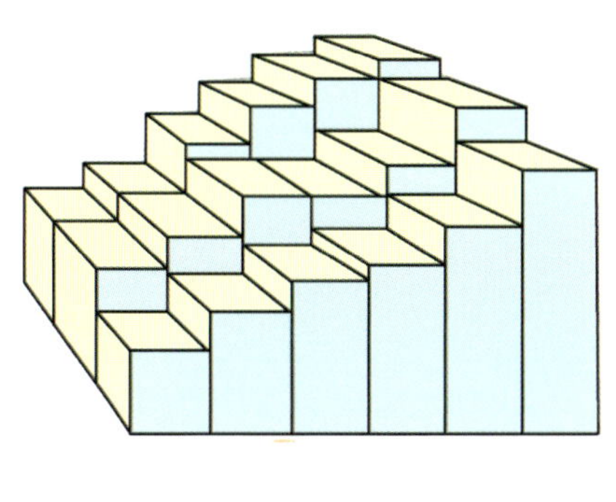

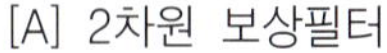

[A] 2차원 보상필터

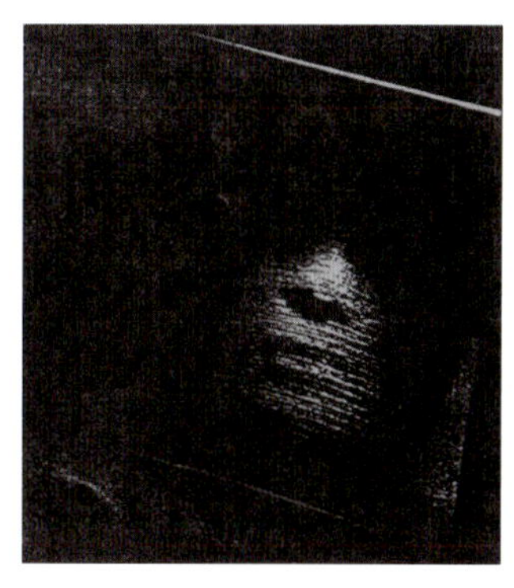

[B] 3차원 보상필터

그림 8-25 조직 보상필터의 예

이러한 산란선의 감소를 보상하기 위하여 일차선의 투과가 증가하도록 필터의 두께를 감소시키며, 보상필터의 두께는 볼루스를 인체에 밀착하여 missing tissue를 보상하였을 때와 인체에서 적당히 떨어진 곳에 보상필터를 설치하였을 때 기준점 깊이에서의 선량이 같도록 한다. 빔을 따라 확산되는 조직 등보상체의 두께를 동일한 빔을 따라 missing tissue의 두께로 나눈 것을 밀도비 (density ratio) 또는 두께비 (thickness ratio)라고 한다.

그림 8-26에서 보상체와 피부간의 거리에 따른 두께비를 보여주고 있으며 표면에서 1이고, 거리가 증가할수록 감소한다. 두께비는 보상체와 인체 간의 거리 (d), missing tissue의 두께, 조사면의 크기, 깊이, 빔의 선질에 따라 복잡하게 주어지며 거리에 가장 많이 영향을 받는다.

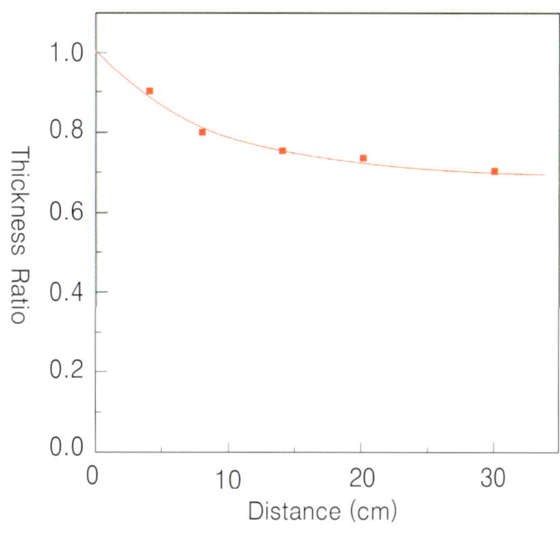

그림 8-26 인체와 보상필터의 거리에 따른 두께비 (thickness ratio)

보상필터는 최소한 인체에서 15 cm 이상 거리를 두어야 고에너지 엑스선의 피부보호효과를 유지할 수 있다. 거리를 띄우면 빔의 확산현상에 의해서 필터의 크기가 감소하기 때문에 보상필터를 설계한 거리에 맞추어 설치하여야 한다.

또한 SSD는 빔의 중심축을 따라 수직으로 측정되며 가장 상위에 위치한 체표면이 이 면에 포함된다. SAD법에서는 모든 것들이 isocenter에 투영되며 여기에 맞춰 보상필터를 설계한다. 따라서 가장 위의 지점에서 isocenter의 깊이가 측정되어 진다.

(1) 조직보상필터의 제작

많은 경우 2차원 보상필터를 사용하여 비교적 간단하게 어느 정도 체형불균질 보상을 할 수 있다. 이 경우 대부분 인체의 체형은 조사면의 폭이나 길이 중 한 방향으로 급격히 변하므로 보상필터의 두께는 이 방향을 따라 변하게 된다.

2차원 보상필터를 제작하는 간단한 방법은 얇은 납판을 이용하여 얇은 판을 단계적으로 쌓는 방법이다. 임의의 지점에서 총 두께는 그 지점에서의 air gap에 대한 보상을 계산하여 결정한다. 또 다른 방법으로 루사이트 블록조각을 사용하여 보상필터를 구성하는 것이다.

체형은 최소한 조사면의 중심점, 상한점, 하한점 3개 이상의 기준점에 대하여 구해져야 하고, missign tissue 두께 ΔT는 기준점에서 최대 두께로 하고 이에 대하여 계산된 두께만큼 빼가면서 결정한다. 두께 축소율은 thickness ratio와 인체에 대한 루사이트의 상대적인 전자밀도를 나누어 결정하고, 기하학적 축소율은 (f-d)/f로 결정한다. 여기서 f는 최대두께지점에서의 SSD, d는 필터와 표면 간의 거리이다. 계산된 루사이트 블록들을 붙여서 빔에 위치시킨다.

반면에 3차원 보상필터를 제작하는 것은 많은 시간이 소요되는 작업이다. 잘 설계된 장비와 숙련된 기술자가 있으면 간단하지만 그렇지 않다면 3차원 보상필터를 만드는 것은 쉬운 일이 아니다. 초기 3차원 조직보상필터는 Ellis 타입의 필터, rod 상자 등 기계적인 측정에 의해 제작되었으나 최근에는 3차원 마그네틱 디지타이저나 CT영상을 이용한 프로그램 등이 사용된다.

① 모아레 카메라 (moire camera)

특수하게 제작된 카메라로 환자 체표면 체형도를 얻어서 3차원 조직보상필터를 제작한다. 모아레 카메라는 시뮬레이터에 장착되어 있고 모아레 줄무늬가 환자의 피부에 비춰져 iso-SSD 라인이 나타난다(그림 8-27[A]). 이때 얻어진 데이터로 전사법에 의해 밀링머신에서 보상필터가 제작된다.

② 마그네틱 디지타이져

강도가 낮은 자기장에 누운 환자에 대하여 자장 센서가 부착된 손잡이로 스캔하여 체형불균질 데이터를 획득하는 방법으로 얻어진 데이터를 컴퓨터로 계산하여 필터를 가공한다.

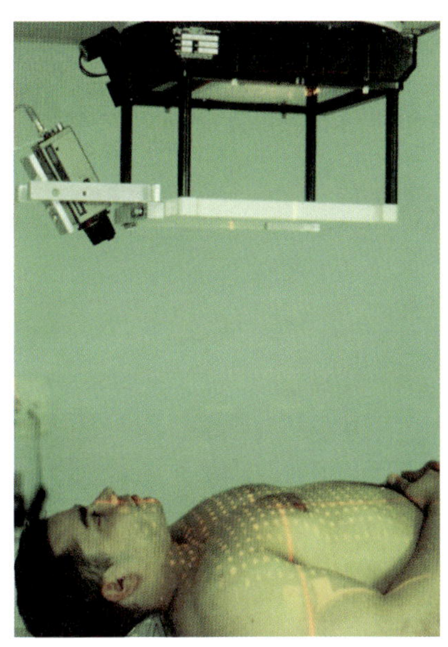

[A] Auto comp

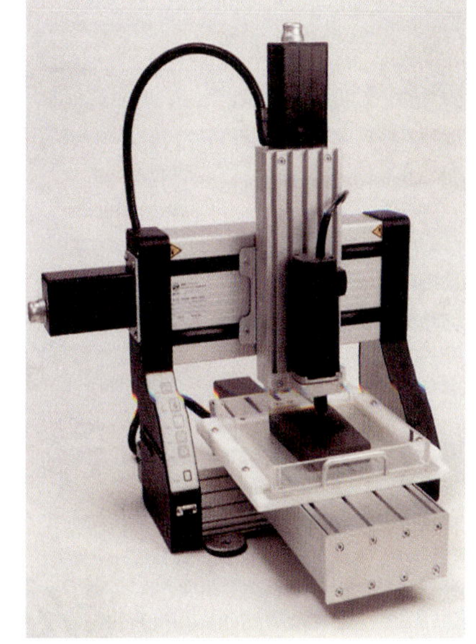

[B] 밀링머신

그림 8-27 **3차원 조직 보상필터의 제작**

③ CT 영상을 이용한 보상필터 제작

3차원 방사선치료계획 시스템에서 사용하는 여러 장의 CT영상으로부터 보상필터를 제작하는데 필요한 데이터를 획득하며, 체형의 불균질 뿐만 아니라 인체조직의 불균질에 대한 보정까지 가능하다. CT로부터 얻어진 데이터로 밀링머신 등을 이용하여 보상필터를 제작한다(그림 8-27[B]).

보상필터는 주로 인체의 체형불균질을 보정하기 위해 사용되었으나 최근에는 전신조사시 폐 보상용으로 활용되고 있다. 보상필터는 선량분포의 평탄도를 향상시키기 위하여 사용되며 조사면 경계면의 산란선량을 보정하여 빔 프로파일상의 horn을 감소시키는데도 사용되고 있다.

(2) 조직보상 쐐기필터

빔이 체표면에 대하여 경사지게 입사하거나 체표면의 불균질부가 직선형태로 나타날 경우 표준 보상쐐기필터가 아주 유용하다. C-wedge는 구리, 황동, 납 등으로 제작되며 보상필터와 동일한 원리로 제작된다.

쐐기필터는 특정 종양에 대하여 wedge-pair법으로 치료하기 위하여 특정 각도로 설계되어 있어 C-wedge 필터와 구별된다. C-wedge 필터는 보상필터이므로 별다른 수정없이 isochart를 사용할 수 있으며, 쐐기필터 투과계수도 보정할 필요 없다. C-wedge가 쐐기필터에 비하여 장점은 부분만 보정할 수 있지만 쐐기필터는 필드 내에 위치가 고정되도록 설계되어 있다는 점이다.

3) 쐐기필터 (Wedge filter)

방사선선량분포를 수정하기 위해 빔의 경로 중간에 특수필터나 블록들이 사용되는데 가장 흔히 사용되는 필터가 쐐기필터이다. 쐐기필터는 단면이 삼각형인 쐐기모양의 흡수체에 의하여 빔을 가로지르며 방사선의 강도가 서서히 감소하여 등선량 곡선을 기울어지게 만든다.

그림 8-28에서 보는 바와 같이 등선량 곡선이 필터의 얇은 쪽(thin end)으로 기울어진 경사정도는 쐐기필터의 기울기에 따라 결정된다. 쐐기필터의 설계 시 쐐기의 경사면을 직선 또는 sigmoid 곡선형태로 만드는데, 후자가 더 직선에 가까운 등선량 곡선을 얻을 수 있다.

쐐기필터는 납이나 금속같이 밀도가 높은 물질로 만들며 투명한 플라스틱판(트레이) 또는 금속판에 부착되어 선원으로부터 일정거리에 설치된다. 이때 고에너지 빔에 피부보호효과를 유지하기 위해 쐐기필터트레이와 피부간의 거리는 15 cm 이상 띄워야 한다(그림 8-29).

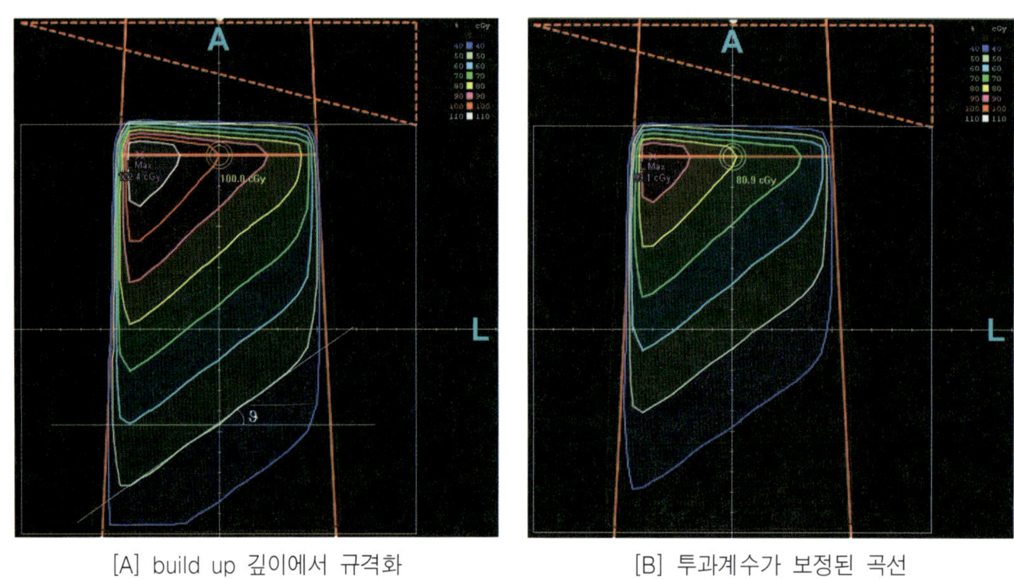

[A] build up 깊이에서 규격화 [B] 투과계수가 보정된 곡선

그림 8-28 쐐기필터에 의한 등선량곡선

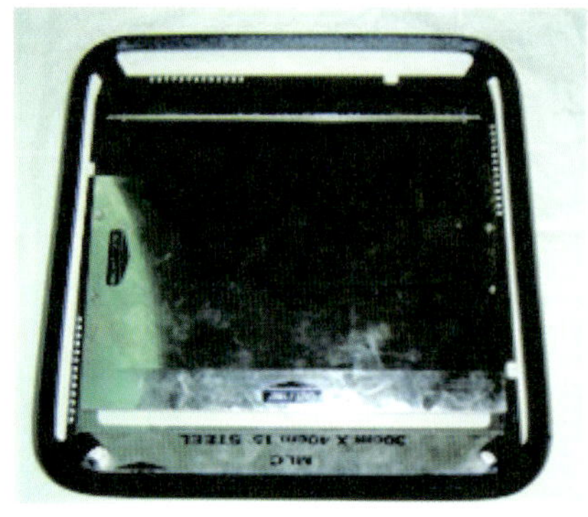

그림 8-29 쐐기필터

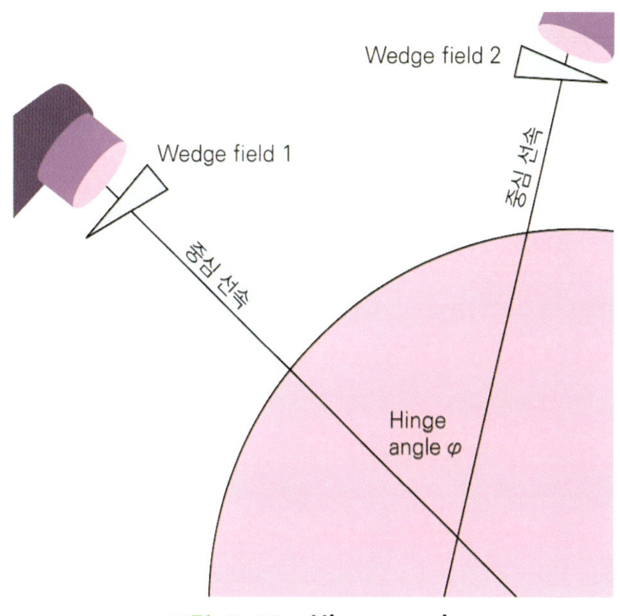

그림 8-30 **Hinge angle**

(1) 쐐기각도의 정의

쐐기필터의 각도는 그림 8-28[A]에서 보는 바와 같이 특정깊이에서 등선량곡선과 빔의 중심축사이의 사이각으로 정의할 수 있다. 쐐기각도는 어느 깊이에서 정의하느냐가 중요하다. 일반적으로 깊이가 증가할수록 산란선이 증가하므로 팬텀 내에서 깊이가 증가할수록 등선량곡선의 각도는 감소한다. 이때 기준 깊이를 반드시 획일적으로 정의할 필요는 없지만 조사면 크기의 함수로 쐐기각도의 기준 깊이를 선택하기도 하고, 50% 등선량곡선과 중심축간의 사이각으로 정의하기도 한다. 후자의 경우는 빔의 에너지가 증가하면 실용적이지 못하다.

예를 들어 조사면이 10 × 10 cm, SSD = 100 cm인 10 MV 엑스선의 경우, 50% 등선량곡선의 중심축 깊이가 약 18 cm이며, 이 깊이는 대부분 쐐기필터를 이용하기에는 너무 깊다. 쐐기필터는 대부분 10 cm 이내의 표재성 종양치료에 사용되므로 10 cm 깊이에서의 쐐기각도를 정의하여 사용하기를 권고하고 있다.

hinge angle은 wedge filter를 사용하여 2방향에서 조사시 2방향의 중심선속이 교차하는 내각으로 정의한다(그림 8-30).

$$\text{Wedge Angle} = 90 - \frac{\text{Hinge Angle}}{2}$$

(2) 쐐기필터 투과계수

쐐기필터를 사용하면 방사선치료장치의 출력이 감소하므로 반드시 환자 치료선량 계산에 보정하여야 한다. 이를 쐐기필터 투과계수(wedge transmission factor)라 하고 팬텀의 중심축을 따라 쐐기필터가 있을 때와 없을 때의 출력비로 정의한다. 쐐기필터 투과계수는 팬텀 내에서 최대선량 지점보다 깊은 곳에서 측정한다.

$$W.F = \frac{\text{쐐기 필터가 있을 때 출력}}{\text{쐐기 필터가 없을 때 출력}} \tag{8.2}$$

쐐기필터 투과계수는 그림 8-28[B]에서 보는 바와 같이 때때로 등선량 곡선에 포함되어 표현되기도 한다. 이 경우 심부선량 분포는 쐐기필터가 없을 때의 최대선량에 상대적으로 규격화된다. 예를 들어 최대선량 깊이에서 등선량 곡선이 72%이면 쐐기필터 계수가 이미 등선량 곡선에 보정된 것이다. 만약 이 차트가 치료계획에 사용된다면 출력에 대한 보정은 더 이상 필요 없다. 하지만 쐐기필터 등선량곡선은 중심축 최대선량 D_{max}에 상대적으로 규격화하는 것이 좀 더 일반적인 방법이다. 그림 8-28[A]에서 보는 바와 같이 최대선량 D_{max}에서 100%로 규격화 되었다.

(3) 쐐기필터 시스템

쐐기필터는 individual wedge 시스템과 universal wedge 시스템으로 구분할 수 있다. Individual wedge 시스템은 쐐기필터의 얇은 끝 쪽을 조사면의 경계에 일치시킴으로써 방사선 출력의 감소를 최소화하는 방법(그림 8-31[A])이다. Universal wedge 시스템은 모든 크기의 조사면에 대하여 동일한 쐐기필터를 사용하는 방법이다. 이 시스템은 쐐기필터의 중심을 조사면의 크기와 상관없이 빔의 중심에 고정하는 방법이다.

그림 8-31[B]에 나타낸 것처럼 쐐기필터의 일부분(즉 △ABC)이 쐐기필터의 역할을 한다. 나머지 부분(⏢ ACDE)은 등선량 분포에 영향을 미치지 않고 빔의 강도만 감소시킨다.

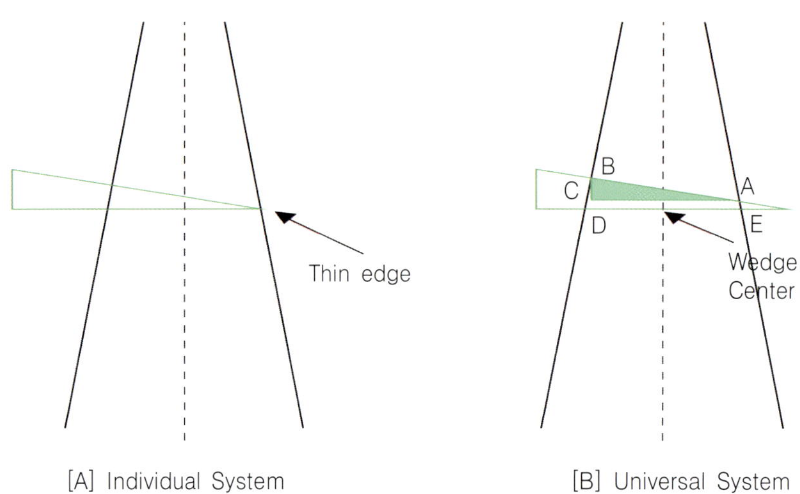

그림 8-31 쐐기필터 시스템

빔의 출력의 관점에서 볼 때 individual 시스템이 더 경제적이며 코발트 원격치료장치와 같이 출력이 낮은 치료장치에 적합하다. Universal wedge 시스템은 출력이 충분히 큰 선형가속기에 유용하므로 쐐기필터의 설치나 치료계획의 관점에서 보면 universal wedge가 훨씬 사용하기에 간편하다.

(4) 쐐기필터에 의한 선질변화

일반적으로 쐐기필터는 선질경화현상(beam hardening)에 의해 저에너지광자를 감쇠시키고 콤프톤 산란에 의해 에너지를 낮추기 때문에 방사선의 선질을 변화시킨다. 코발트 원격치료장치의 경우 초기입사 빔은 거의 일정한 에너지를 가지기 때문에 쐐기필터를 사용하여도 중심축 심부선량 백분율 분포가 크게 변하지 않지만 고에너지 엑스선의 경우 빔 경화현상에 의해 심부선량 분포가 많이 변하며, 특히 깊이가 깊은 지점에서의 선량변화량이 더 크게 나타난다.

임상에서는 쐐기필터가 빔의 선질을 변화시키지만 다른 계산 변수들에 비하여 그 효과는 그다지 크지 않기 때문에 10 cm 이하의 얕은 깊이에서는 PDD, TAR, TMR 등이 변하지 않는다고 가정한다. 이러한 가정에 의해 발생할 수 있는 오차는 관심 지점에서 가까운 곳을 기준점으로 쐐기필터 투과계수를 결정한다면 최소화 할 수 있다.

(5) Non-physical wedge (비물리적 가상 쐐기필터)

지금까지 언급한 쐐기필터는 physical wedge filter 즉 물리적 쐐기필터이다. 이는 금속 실물로 만들어진 기구를 선형가속기의 헤드부에 장착하여 사용하는 것이다. 이와는 달리 콜리메이터의 기능 즉 independent jaw의 움직임을 이용하여 쐐기필터를 사용한 것과 동일한 선량분포를 형성하는 것을 non-physical wedge라고 한다. Non-physical wedge의 간단한 원리는 콜리메이터의 한쪽은 고정되어 있고 다른 한쪽이 독립적으로 방사선 조사면에 대하여 특정 방향과 속도로 움직이면서 물리적 쐐기를 사용할 때와 같은 효과를 제공하는 것이다.

예를 들어 열리는 방향으로 움직이는 방식의 independent jaw를 사용하는 경우, 단계적으로 움직이는 콜리메이터의 시작 위치가 고선량 영역이 되며 움직임이 끝나는 점이 저선량 영역이 된다(그림8-32). 이 때 콜리메이터의 움직이는 속도 또는 선량률이 등선량곡선의 기울기를 결정한다.

이 기술에 대하여 선형가속기의 제작사별로 다른 명칭을 사용하고 있으며 원리는 제작사별로 조금의 차이가 있으나 대부분 유사한 방식을 사용한다.

S사의 Virtual Wedge는 콜리메이터의 속도가 일정하고 선량률을 변화하는 방식이며 V사의 Dynamic Wedge는 선량률이 일정하고 콜리메이터의 속도를 변화시키는 것이다. 역시 V사의 Enhanced Dynamic Wedge(EDW)는 선량률과 콜리메이터가 모두 가변적인 방법을 적용하며 다양한 쐐기각도를 사용할 수 있다. E사의 Omni Wedge(internal wedge)는 콜리메이터 위에 60도 쐐기각도의 universal wedge filter를 내장하여 open field와 조합하는 방법을 사용한다.

이와 같은 non-physical wedge의 사용의 가장 큰 장점은 물리적 쐐기필터의 수동 장착이 필요 없이 자동화된 과정으로 신속하고 편리하게 진행된다는 것이다. 또한 물리적 쐐기의 경우 조사면 크기의 제한이 있으며 주변에 대한 산란선이 많이 발생하는 점이 있으나 비물리적 쐐기필터의 경우 이런 단점을 피할 수 있다.

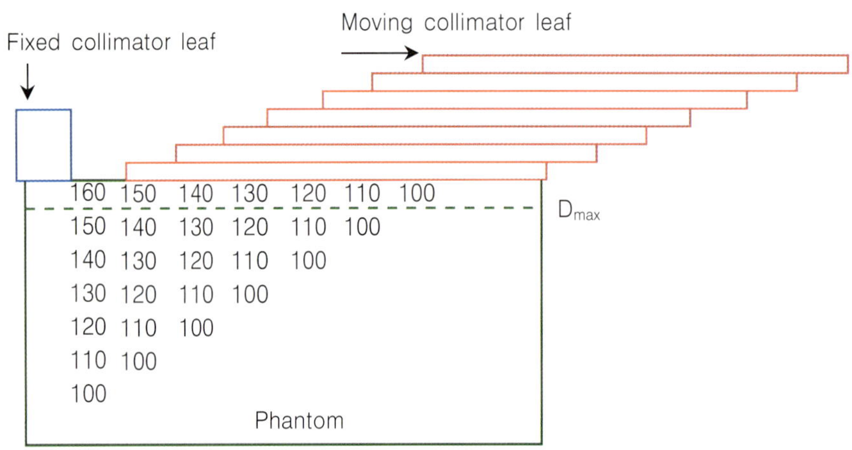

그림 8-32 **Dynamic Wedge 시스템**

4) 필터 (filter)

방사선치료시 조사면 내의 에너지나 선량분포를 개선할 목적으로 선속 내에 여러 종류의 필터를 위치시키게 된다. 방사선에너지나 종류에 따라서 Al, Cu, Sn, Pb 등의 재료가 사용되며 용도에 따라서는 조직등가물질을 사용하기도 한다. 주로 치료용 많이 사용되는 쐐기필터는 각도에 따라 15도, 30도, 45도, 60도가 있다.

치료용 엑스선에너지 여과필터에 있어서 고에너지인 경우에는 원자번호가 높은 것을 사용하여 경선으로 여과시키고 저에너지인 경우는 원자번호가 낮은 것을 사용하여 연선으로 이용하는 것이다.

과거에 응용되었던, 에너지가 아주 낮은 Grenz ray(한계선), 50 kV이하는 필터를 사용하지 않거나 셀로판을 사용하였고, 표재치료용 연선 50 ~ 150 kV는 Al필터를, 심부치료용 경선 150 ~ 500 kV은 복합필터가 사용되었다. 복합필터로 대표적인 필터가 thoraeous 필터이다. Thoraeous 필터는 TH I filter (0.2 mmSn + 0.25 mmCu + 1 mmAl), THII filter (0.4 mmSn + 0.25 mmCu + 1 mmAl), THIII filter (0.6 mmSn + 0.25 mmCu + 1 mmAl)로 구분된다.

복합필터에는 원자번호가 큰 것이 선원 쪽으로, 원자번호가 작은 것이 환자 쪽으로 위치시키며 이는 원자번호가 큰 물질에서 발생하는 특성 엑스선을 차폐, 흡수시켜 피부에 도달하는 선량을 감소시킴으로써 피부를 보호하려는 데 그 목적이 있다. 에너지가 높은 에너지 (1 MV 이상)는 Pb 필터를 사용하여 연선을 흡수시키고 있다.

그 밖에 선량분포개선을 목적으로 이용되고 있는 편평화여과기 (flattening filter), 산란박막 (scattering foil), 쐐기필터 (wedge filter), 보상여과기 (compensating filter) 등이 있다.

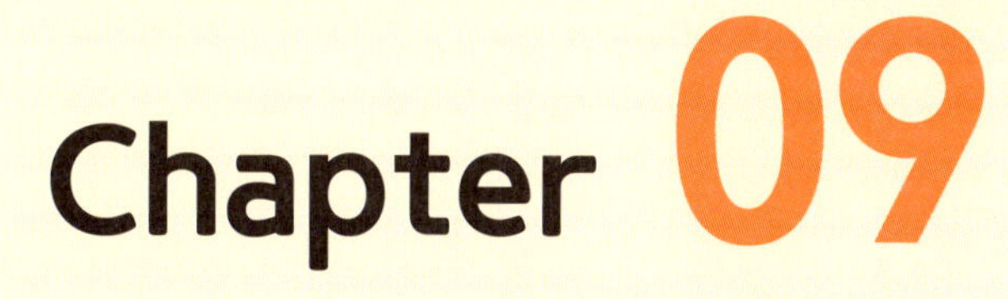

특수치료 및 최신치료

CHAPTER 09
특수치료 및 최신치료

기존의 방사선치료에서 일반적으로 사용되는 완화적인 치료방법 외에도 특별한 치료방법들이 많이 사용되고 있으며 이런 방법들은 치료와 관련된 장비와 기술의 발전과 더불어 임상에서 목표로 하는 치료목적 및 방법을 충족시킬 수 있는 방향으로 발전되어 왔다.

종래에는 기존의 방법과 다른 특수하고 진보된 치료방식이라고 일컬었던 기술들 중 많은 방법들이 사실상 이제는 상용화되어 임상에서 적용되고 있다. 어떤 방법은 기존에 없었던 완전히 새로운 방법들이며 또 어떤 기술들은 기존에 사용된 적이 있었으나 기술적인 문제로 상용화되지 못했던 방법들이 기술의 발전과 더불어 더 진보된 방법으로 다시 떠오른 것들도 있다.

이 장에서는 선형가속기를 이용한 단순한 치료법과 차별성을 지니고 있는 여러 진보된 치료방법들을 소개하며, 특수한 기능을 가진 몇 가지 치료시스템들에 대해서도 소개하고자 한다.

1 3차원 입체조형 방사선치료 (3D conformal radiation therapy; 3D CRT)

1) 3차원 방사선치료의 개념

방사선치료에서 타깃(target)과 정상조직 간의 선량차이를 두는 것은 대단히 중요한 목적 중 하나이다. 즉 타깃에는 목표한 선량을 충분히 조사하는 반면 인접한 정상조직에는 방사선이 조사되지 않도록 하여, 어쩔 수 없이 방사선이 조사될 수밖에 없는 정상조직에는 피폭을 최소화하기 위한 노력이 필요하다.

이와 같은 이유로 방사선 빔의 방향과 모양을 타깃부위와 정상조직의 입체적인 해부학적 정보에 따라 적절하게 계획하여, 종양과 같은 타깃 부위만 선택적으로 제한하여 집중적인 조사를 시행하고 정상조직에는 손상을 최소화하기 위하여 조사를 피하는 방법으로 외부조사 방사선치료를 시행하는 것을 3차원 입체조형 방사선치료(3D conformal radiation therapy; 3D-CRT)라고 한다.

2) 치료계획 및 선량계산 측면에서의 3차원 방사선치료

신체윤곽도를 사용하는 방사선치료계획 또는 개발초기의 전산화치료계획 시스템은 한 단면의 정보만으로 선량계산을 시행하는 2차원적 치료계획 및 선량계산을 적용하였다. CT모의치료를 통하여 여러 단면의 영상을 획득하여도 입사되는 빔의 계산을 각 단면에서 별도로 시행하였으므로 해당되는 단면의 위 또는 아래의 단면으로부터 산란되는 선량 등은 고려하지 못하였고 타깃의 입체적인 모양이 고려되지 않아서 입체적 선량분포에 대한 정보도 정확하지 못하였다.

이러한 단점을 개선하여 더욱 발전된 선량계산 알고리듬을 적용함으로써 현재는 거의 모든 전산화치료계획 시스템이 3차원적 치료계획을 수립할 수 있는 기능을 갖추었다(7장에서 3차원 치료계획에 대하여 설명). 이로서 인체 및 타깃의 입체적인 모양을 파악하고 입체적인 선량분포를 확인할 수 있게 되었으며 선량용적히스토그램(dose volume histogram; DVH)과 BEV (beam's eye view) 등 다양한 3차원적 치료계획 도구의 사용이 가능하게 되었다.

3) 방사선 선량전달 측면에서의 3차원 방사선치료

3D-CRT의 중요한 특징은 빔의 방향과 모양의 결정이 타깃과 그 주변에 인접한 정상조직의 3차원의 입체적 해부학적 정보에 기초한다는 것이다. 이러한 계획과정은 전산화치료계획 시스템에서 가상모의치료(virtual simulation)를 통하여 가능하다(그림 9-1).

2차원적인 평면상에서만 빔을 조사하는 동일면 빔(coplanar beam)과 달리 3차원적인 여러 방향에서 조사하는 비동일면 빔(non-coplanar beam)을 계획하고 조사하는 방법으로, 타깃을 향하여 선택적으로 조사방향을 계획하여 정상조직에 대한 조사를 피하는 최적의 빔 배열을 결정하게 된다. 빔이 바라보는 방향에서 타깃과 주변조직의 해부학적 정보를 볼 수 있는 BEV는 3D-CRT에서 매우 중요한 역할을 한다(그림 9-2).

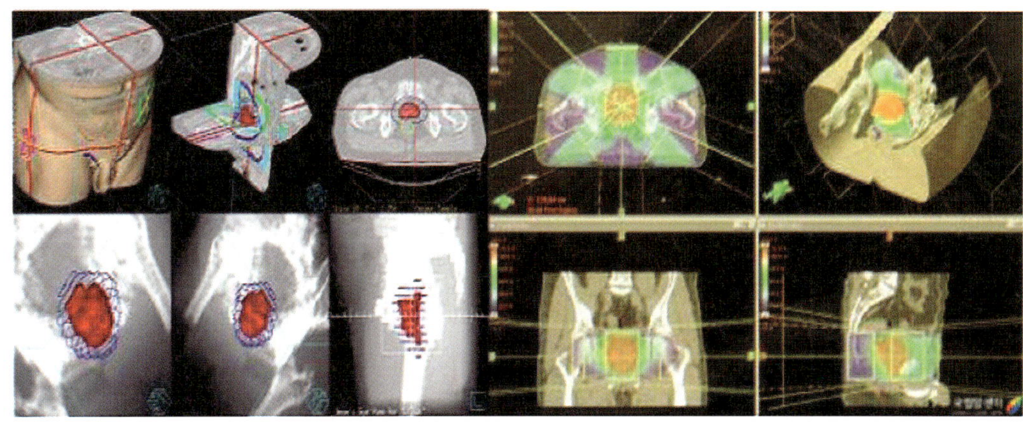

그림 9-1 3차원 입체조형 방사선치료계획

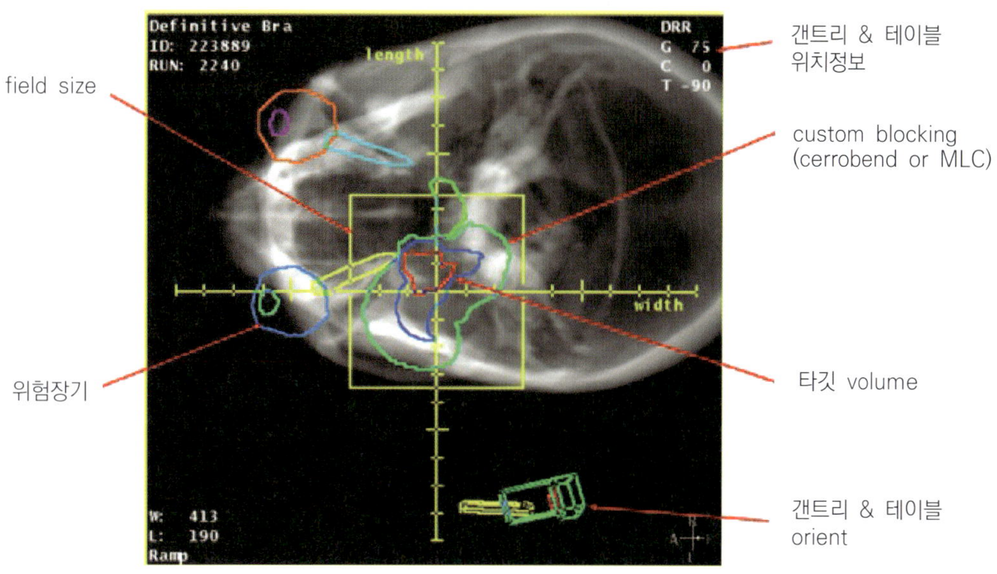

그림 9-2 **Beam's Eye View**

4) 3D-CRT의 과정

(1) CT 모의치료 (CT simulation)

3D-CRT의 전산화치료계획을 위해서는 일반적으로 CT를 이용한 모의치료과정이 필요하다. CT모의치료 시에는 환자의 고정용구를 제작하고, 치료할 부위를 표시하는 피부표시(또는 고정용구 상에 표시)작업이 시행된다.

단면두께는 얇을수록 정확한 선량계산에 도움이 되지만 영상검사로 인한 환자 피폭과 방대한 데이터로 인한 저장 공간 및 전산네트워크의 부하도 고려하여야 한다.

더욱 정밀한 치료계획을 위하여 CT모의치료와 함께 MRI 또는 PET-CT 등과 같은 다른 종류의 영상검사도 시행할 수 있으며 전산화치료계획 시스템에서 여러 영상을 융합(fusion)하여 사용하게 된다.

CT 모의치료를 통하여 획득한 영상은 전산화치료계획 시스템으로 전송된다.

(2) 전산화치료계획

CT모의치료를 통하여 얻은 CT영상으로 가상모의치료(virtual simulation)를 시행하여 최적의 빔 방향과 모양을 디자인하게 된다. 선량계산을 위한 여러 알고리듬이 있으며, 시스템에 따라서 선택하여 사용하고 그 종류에는 AAA(Anisotropic Analytical Algorithm), PBC(Pencil Beam Convolution) 알고리즘, 몬테카를로 시뮬레이션 등 여러 가지 방법이 있다.

종양과 같은 타깃과 그 주변의 정상조직을 컴퓨터 시스템이 인식할 수 있도록 경계를 그려주거나 지정하여 주어야 하며, 이 정보를 이용하여 3차원적인 입체적 구조와 부피를 치료계획과

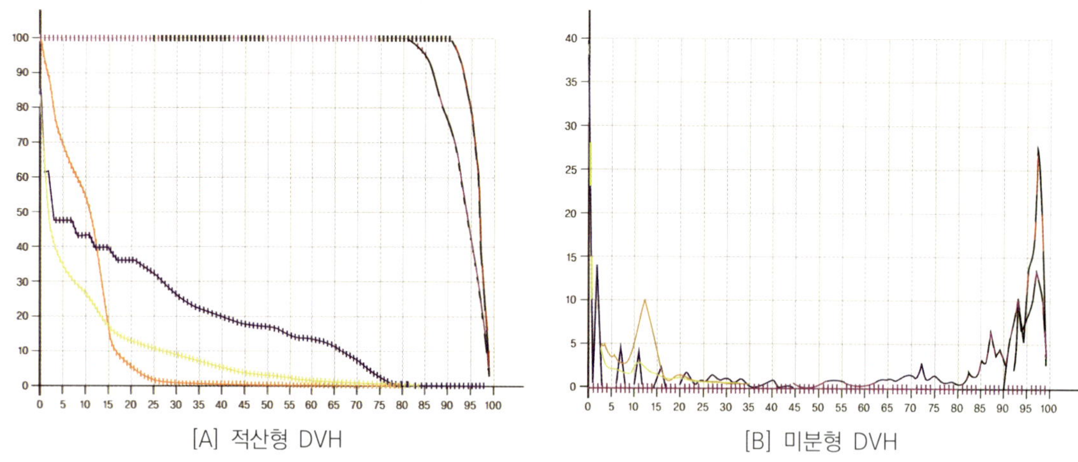

그림 9-3 선량용적히스토그램 (DVH)

선량계산에 적용할 수 있게 된다. 최근에는 자동 contouring 또는 인공지능 등을 통하여 타깃과 정상조직을 자동으로 인식하게 하는 방법이 많이 사용되고 있으나 결국 사람의 확인이 필요한 부분이 있다.

가상모의치료를 시행하여 타깃과 각 장기에 조사되는 선량을 계산하고 DVH와 BEV를 확인하여 최적 선량계획을 수립한다. DVH는 미분형(differential)과 적산형(cumulative integral)이 있으며 일반적으로 적산형 DVH를 치료계획의 평가도구로 많이 이용하고 있다(그림 9-3).

완료된 전산화치료계획은 확인(portal)작업을 시행할 경우에는 모의치료실(conventional simulation)로 보내진 후 빔의 방향과 조사면의 정확성 등을 확인하는 작업을 거치게 되며, 이를 시행하지 않는 경우에는 곧바로 치료실로 전송되어 치료를 시행할 수 있도록 해준다.

(3) 방사선치료

정밀하게 계획된 치료계획은 R&V시스템이라는 방사선치료 네트워크를 통하여 치료실로 전송되어 장비의 자동적인 셋 업을 도와주게 된다. 갠트리와 환자테이블(couch)의 회전이 가능한 치료장치가 갖추어져 있어야 하며, 여러 방향에서 빔을 조사하기 위하여 장비가 여러 방향으로 다양하게 회전하게 되므로 환자와 장비의 충돌이 발생하지 않도록 주의해야 한다.

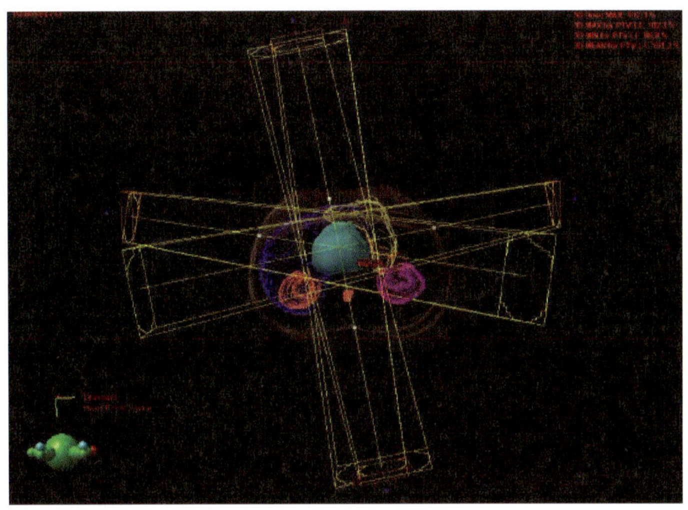

그림 9-4 췌장암의 치료를 위한 3차원 입체조형 방사선치료계획

5) 3D-CRT의 적용

3차원 입체조형 방사선치료는 타깃에 대한 정확한 선량전달과 정상조직의 보호를 위하여 자세한 영상정보를 획득하고 명확하게 해부학적 정보에 기초하여 정밀한 선량계산 알고리듬을 적용하고, 순방향 치료계획을 이용한 최적의 방사선조사 빔의 방향과 형태를 계획하는 방법이다(그림 9-4). 현대 방사선치료기술의 큰 발전을 가져온 이 방법은 이제 보편화되었으며 이 방법을 토대로 더욱 정확하고 정밀한 치료기술들이 개발되고 있다.

뇌종양과 두경부 종양은 물론 폐암 등과 같은 흉부와 복부, 골반 등 거의 모든 부위에 적용할 수 있다.

2 전신 방사선 치료법

인체의 전신에 방사선을 조사하는 전신조사는 그 목적과 방법에 따라 다음과 같이 나누어진다.

- 전신 광자선 조사(total body irradiation; TBI)
- 전신 피부 전자선 조사(total skin electron irradiation; TSEI)
- 반신 조사(hemibody irradiation)
- 전림프절 조사(total lymphoid irradiation; TLI)
- 강도변조치료를 적용한 전신 골수 조사(total marrow irradiation; TMI)

1) 전신 방사선조사(Total Body Irradiation; TBI)

(1) 전신 방사선조사의 목적 및 대상 질환

골수이식(bone marrow transplantation; BMT)시행 전 준비과정의 하나로서 새로운 골수가 이식된 후에 발생할 수 있는 거부반응을 줄이기 위하여 환자의 면역기능을 억제하고 환자의 상태를 조절하기 위해 시행한다. 이러한 조절요법에는 항암화학요법(chemotherapy)도 있으나 이를 단독으로 시행하는 것 보다 전신 방사선조사가 함께 시행되는 경우에 다음과 같은 장점이 있다.

화학요법은 체내에 약물이 전달되지 못하는 영역이 있으나 전신 방사선조사는 처방선량의 ±10% 오차범위 내의 균일한 선량을 전신에 전달할 수 있으며 허파, 콩팥, 머리 등 신체의 일부분에는 방사선조사를 차폐하는 것이 가능하다.

따라서 항암화학요법을 단독으로 시행하는 것 보다 전신 방사선조사를 함께 시행하면 면역기능 및 환자상태에 대한 조절효과를 더 높일 수 있다.

대표적인 대상질병은 백혈병(leukemia), 재생불량빈혈(aplastic anemia), 다발성 골수종(multiple myeloma) 등이 있으며 이 외에도 여러 자가면역질환들이 있다.

(2) 전신 방사선조사의 과정 및 방법

① 환자자세 및 장비의 셋 업

일반적으로 대향 2문조사를 시행하며, 치료장비의 조사면을 최대로 열고 환자의 전신이 조사면 내에 포함될 수 있도록 장비에서 먼 거리에 환자를 위치시킨다.

전후 대향 2문조사의 경우는 좌우 대향 2문조사보다 좀 더 전신에 균일한 선량전달이 가능하지만 바로누운자세에서는 환자를 포함할 수 있을 만큼 큰 조사면을 만들기 어렵고 바로 선자세를 취한 상태로 자세를 유지하면서 조사하는 것도 어렵다.

일반적으로 좌우 대향 2문조사가 많이 적용되고 있으며 의자나 침대를 이용하여 환자가 비교적 편한자세를 취할 수 있고 조사면의 크기에 맞춰 앉거나 누울 수 있다. 그러나 방사선의 조사 경로에 따라 환자의 두께가 심하게 변화하므로 이를 보상하여 조사하는 것이 필요하다. 예를 들면 목과 발목 부분은 두께가 매우 얇으나 가슴이나 골반의 경우는 좌우 두께가 두껍다.

환자의 전신을 포함할 수 있을 만큼 넓은 조사면을 만들기 위하여 치료장비(주로 선형가속기)의 갠트리를 90° 또는 270°로 회전시키고 환자를 갠트리로부터 3 ~ 5 m 거리에 위치시키는 큰 SAD를 적용하며 전신이 조사면 내에 포함될 수 있도록 환자의 몸을 굽히거나 조사면을 45도로 회전시킬 수 있다.

환자는 골수이식을 준비하기 위하여 면역력이 약한 상태이므로 감염이 발생하지 않도록 주의해야 한다. 환자에게 직접적인 피부접촉을 시도하지 말고 치료를 시행하는 동안 환자는 멸균카트 안에 위치하는 것이 감염의 위험을 줄일 수 있는 방법이다(그림 9-39).

② 치료계획 및 치료

선량 계획을 수립하기 위해서 전신조사를 시행하는 자세로 CT 모의치료를 시행하기도 하지만 일반적으로 실제 치료 전에 자세를 셋 업 하고, 실제 치료 전 선량 측정을 통하여 치료계획을 수립한다.

환자의 부위별 두께를 측정하고(그림 9-6), 환자의 중심축을 기준으로 선량을 처방하며, 처방선량의 ± 10% 범위를 벗어나지 않도록 전신선량이 균일하게 분포하도록 조사하여야 한다.

이를 위해 TLD, diode, MOSFET 등을 이용하여 환자 몸에 대한 입사선량과 출사선량 및 중심축에서의 선량을 측정하고, 이 결과에 따라 조직보상필터를 적용하여 전신에 균등한 선량 분포가 이루어지도록 조절한다.

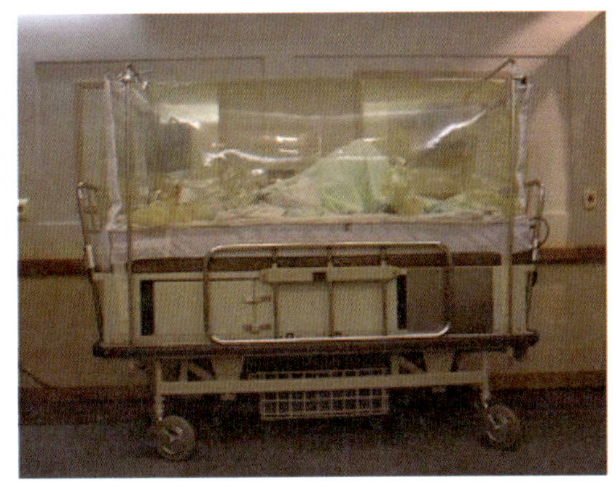

그림 9-5 TBI 환자를 위한 멸균 카트

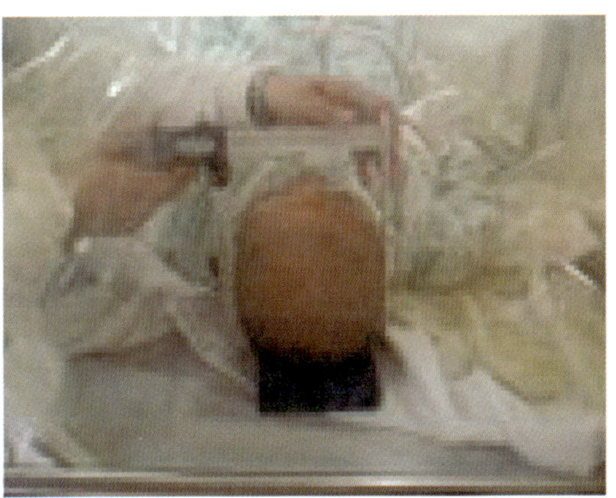

그림 9-6 환자의 신체두께를 측정

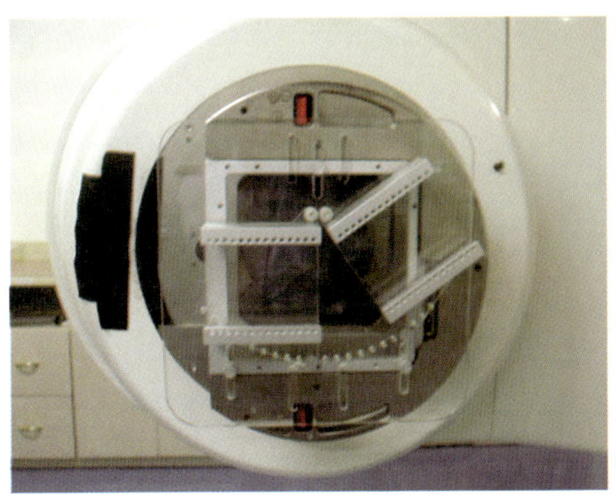

그림 9-7 조직보상필터

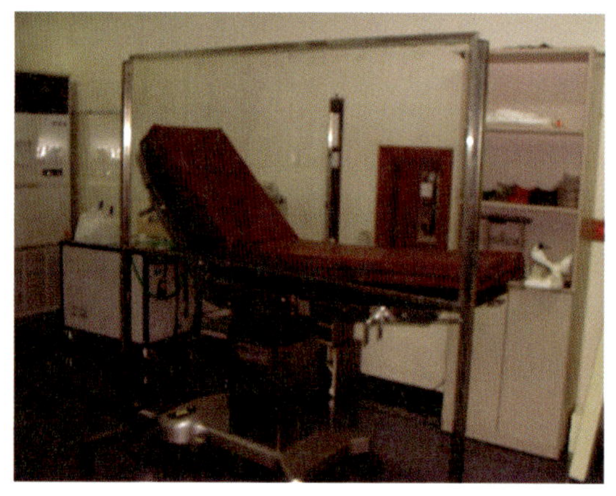
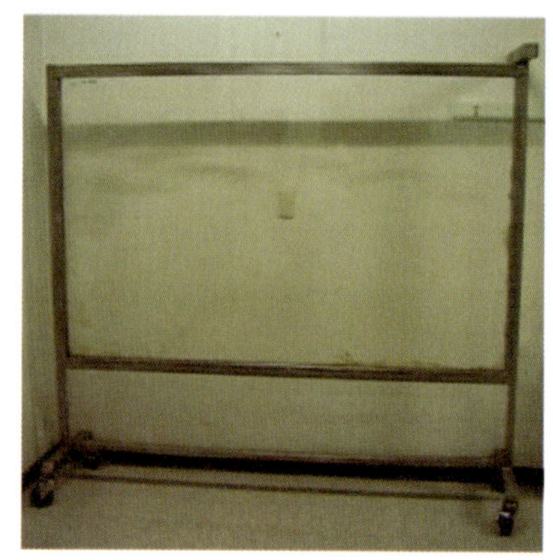

그림 9-8 빔 산란판(Beam spoiler)

조직보상필터는 갠트리 헤드에 장착하며 구리, 납, 알루미늄, 두랄루민(duralumin, 알루미늄 합금) 등의 재질로 만들어진 것을 사용한다(그림 9-7).

피부보호효과인 skin sparing effect는 요구되지 않으며 입사되는 방향의 피부표면선량을 충분히 증가시키기 위해서 볼루스나 선속산란체(빔 산란판, beam spoiler)를 사용하여 피부표면선량이 처방선량의 90% 미만으로 저하되지 않도록 한다.

선속산란체(beam spoiler)는 1 ~ 2 cm 두께의 아크릴로 제작하며 치료 시 가능한 환자에게 밀착시켜 피부표면선량을 증가시킨다(그림 9-8).

전신을 조사하는 방법이므로 낮은 선량율(dose rate)로 조사하여 허파와 같은 조직의 장해를 최소화하도록 한다. 환자의 두께가 얇을수록, 광자선 에너지가 높을수록, SSD가 클수록 환자의 전신선량은 균등하게 분포된다.

(3) 전신방사선조사(TBI)의 QA

치료계획을 수립하는 과정에서 보상필터의 두께와 넓이를 결정하게 되며 분할조사를 하는 경우에는 환자의 자세는 물론 보상필터와 거리의 재현성이 양호하여 계획된 선량이 잘 전달되고 있는지 *in vivo* 측정을 통하여 선량검증을 시행할 수 있다.

이 때 치료계획에 사용된 측정기인 TLD, diode, MOSFET 등을 이용한다.

2) 전신피부 전자선조사(total skin electron irradiation; TSEI)

(1) 전신피부 전자선조사의 목적 및 대상 질환

피부질환에 적용되는 조사방법이며 대표적인 대상 질환은 피부와 림프절을 침범하는 악성종양인 균상식육종(mycosis fungoides)과 피부림프종(cutaneous lymphoma) 등이 있다.

과거에는 저에너지 엑스선이나 베타선을 사용하였으나 근래에는 선형가속기를 사용하여 2 ~ 9 MeV의 전자선이 사용되며 환부의 깊이와 처방선량 및 장비의 성능 등을 고려하여 에너지를 결정한다. 전자선으로 전신을 조사하면 심부선량은 급격히 감소하여 골수 및 심부 정상조직에 대한 제한선량을 넘기지 않고도 피부표면에 충분한 선량을 전달할 수 있다.

전자선을 사용하는 경우에 2차 방사선으로 제동엑스선이 발생하여 환자와 그 주변에 엑스선 오염을 부여하게 되므로 이를 주의하여야 하고 방사선 감수성이 높은 장기와 신체표면의 손톱과 발톱, 수정체가 있는 안구 등을 차폐해 주어야 한다.

(2) 전신피부 전자선조사의 과정 및 방법

① 환자 자세 및 장비의 셋 업

전신피부 전자선조사 방법으로 다음과 같은 몇 가지 방법이 있다.

ⓐ 환자가 움직이는 침대에 누워 있는 상태에서 환자의 좌우 가로 방향을 커버할 수 있는 조사면으로 조사하는 동안 환자를 머리-발 방향인 세로방향으로 이동시켜 전자선을 조사하는 방법

ⓑ 환자의 전신을 조사할 수 있는 큰 조사면으로 서있는 환자를 몇 방향으로 나누어 조사하는 방법

ⓒ 환자가 올라간 단상을 회전하며 조사하는 방법이다.

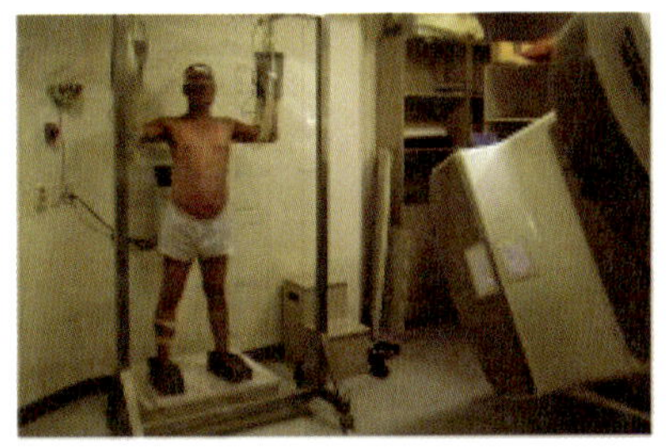

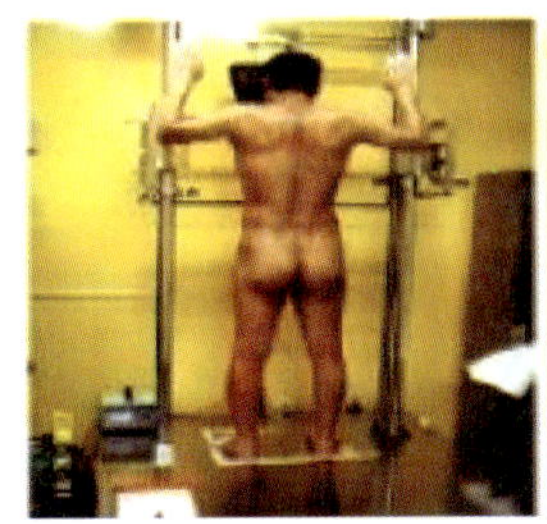
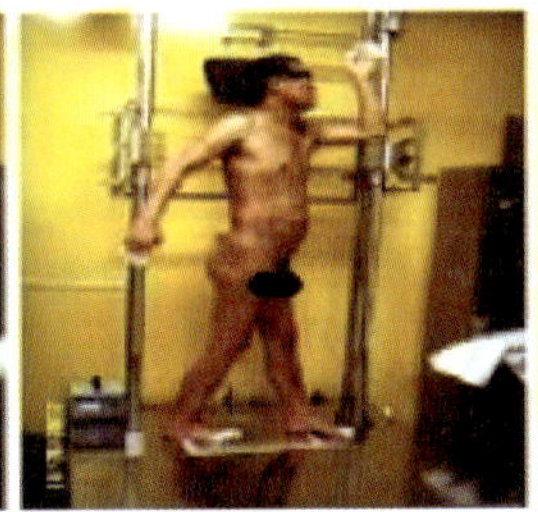
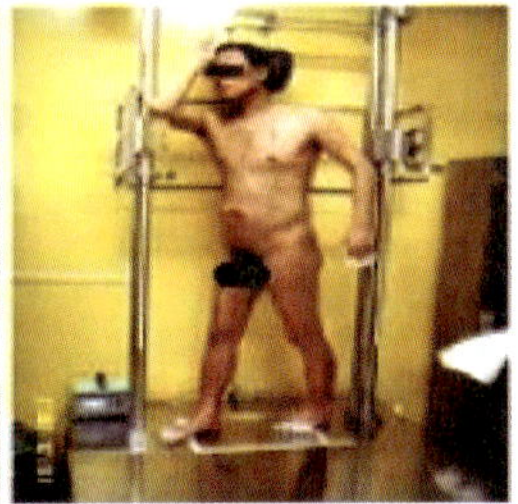

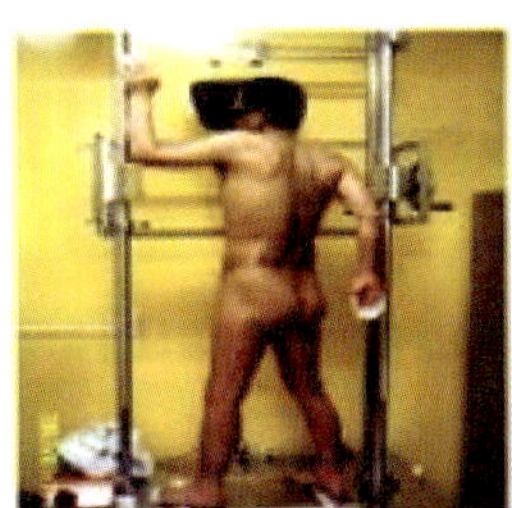
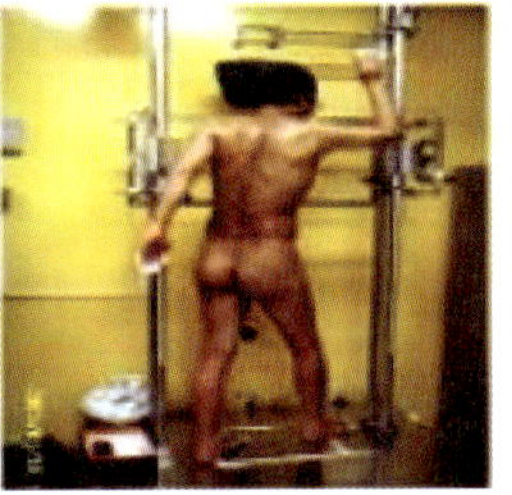

그림 9-9 전신피부 전자선조사

일반적으로 스탠포드법(Stanford methods)이 많이 사용되고 있으며 환자가 약 60°씩 회전하여 특정 자세를 취하고 인접하지 않은 방향끼리 하루에 3방향씩으로 나누어 총 6개 방향에서 전자선을 조사한다. 선형가속기의 갠트리는 환자를 향하여 90°또는 270°로 회전한 후 충분한 크기의 조사면이 만들어 질 수 있도록 큰 SSD로 환자가 먼 곳에 위치한다.

② 치료계획 및 치료

각 방향에서 전자선은 최초의 빔 중심축인 수평에 대하여 환자의 머리 쪽(cranial방향)과 발 쪽(caudal 방향)으로 각각 15 ~ 20°기울어진 빔을 조사한다(그림 9-9). 이렇게 기울여진 한 쌍의 조사면을 각 방향에서 적용하는 이유는 다음과 같다.

인체에서 골수생성에 영향을 주는 갈비뼈, 골반, 척추 방향으로 빔의 중심축이 향하는 것을 피하고, 빔의 중심축을 중심으로 형성되는 엑스선 오염으로부터 인체의 중간 부분을 보호하며, 순수한 전자선으로 조사되는 비중을 높이기 위한 것이다. 빔 중심축을 기울이는 각도는 처방된 선량에 대한 측정결과와 환자의 키에 의해 결정된다.

전신피부에 높은 선량을 부여하기 위하여 약 1 cm 두께의 아크릴로 만들어진 선속산란체(beam spoiler)를 환자와 치료장비 사이에 두고 환자 앞쪽에 밀착시켜 사용한다.

(3) 전신피부 전자선조사의 QA

치료받는 환자의 위치에서 원통형(cylinder) 폴리스틸렌 팬텀을 이용하고 필름 또는 TLD 등을 사용하여 선량을 측정하며 처방선량의 ±10% 범위로 균등한 선량이 조사되어야 한다.

양쪽다리 상호간의 차폐효과와 머리, 목, 몸통에 의해 팔이 받게 되는 차폐효과도 평가하기 위하여 팔과 다리가 부착되어 있는 인체와 유사한 형태를 가진 팬텀을 사용하기도 한다.

3) 반신 방사선조사(hemibody irradiation; HBI)

전신을 한꺼번에 조사하지 않고 상반신 또는 하반신만 조사하는 방법을 반신 방사선조사라고 하며 전신 방사 조사와는 목적이 다르다.

완화적(palliative) 치료를 목적으로 하거나 종양이 전이되어 넓은 영역 또는 여러 부분에 존재할 경우, 상반신을 조사하고 몇 주 후에 하반신을 조사하는 방법이며, 경우에 따라서 상반신이나 하반신만 조사하는 경우도 있다.

4) 전신골수 방사선조사(total marrow irradiation; TMI)

(1) 전신골수 방사선조사의 목적 및 대상 질환

전신 방사선조사(TBI)를 시행하면 골수는 물론 생식계통(genital system)과 중추신경계통(central nervous system) 및 여러 정상조직에 많은 선량이 함께 전달되어 조사의 목적달성과 함께 부작용을 수반하게 된다. 그러나 혈구형성조직(조혈조직, hematopoietic tissues)만을 타깃으로 설정하여 인체 내의 건강한 정상조직으로의 방사선조사를 줄임으로써 전신방사선 조사의 목적을 달성하면서 부작용도 줄이는 방법으로 전신골수 방사선조사를 적용할 수 있다.

(2) 전신골수 방사선조사의 방법

강도변조 방사선치료의 개념을 적용하여 정상조직으로의 조사를 피하고 타깃을 집중적으로 조사하는 방법으로 크게 다음과 같은 방법이 있다(그림 9-10).

ⓐ 선형가속기로 IMRT 및 3DCRT를 적용한 전신골수 강도변조조사(IM-TMI, Intensity Modulated Total Marrow Irradiation)

ⓐ IMRT를 기반으로 한 Helical 단층방사선치료를 적용

ⓒ 선형가속기를 사용한 VMAT(Volumetric Modulated Arc Therapy)를 적용

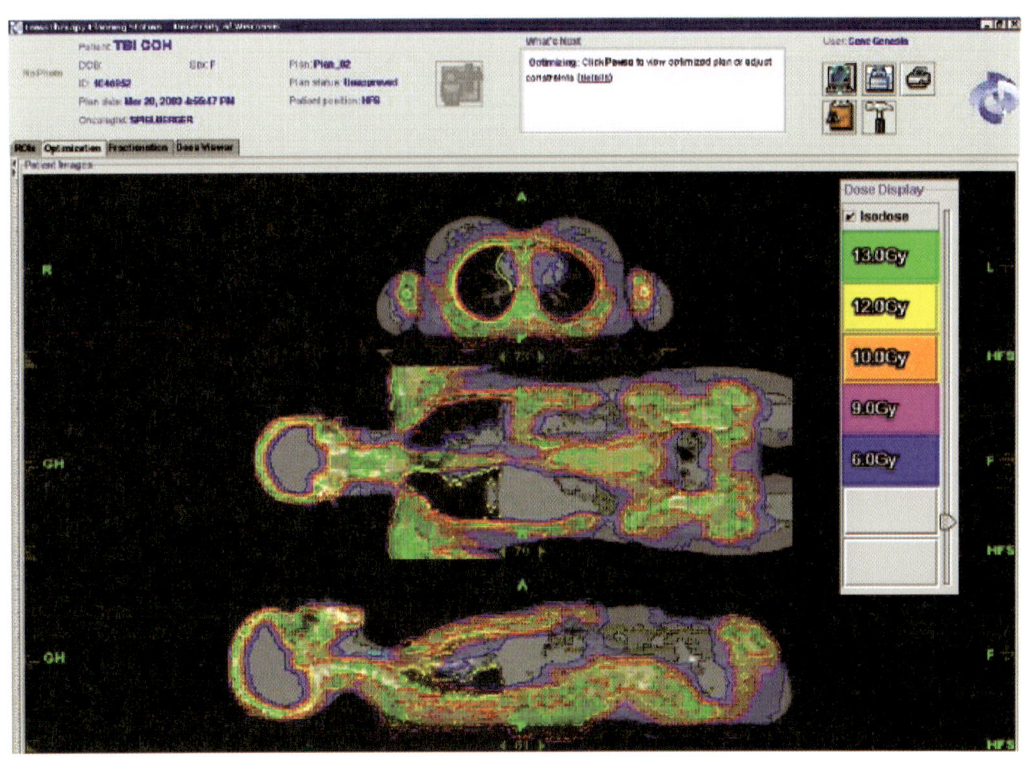

그림 9-10 단층방사선치료를 이용한 전신골수 방사선조사의 선량분포도

3 강도(세기)변조 방사선치료 (intensity modulated radiation therapy; IMRT)

1) 강도변조 방사선치료 IMRT의 개념

기존의 외부 방사선치료(External Radiotherapy)에서 한 조사면 내에 동일한 양의 방사선을 조사한다. 그런데 종양의 형태가 불규칙적이거나 중요한 정상조직이 종양에 매우 인접하여 있는 경우, 한 조사면 내에서도 선량분포에 차이를 두어야 더 효과적인 치료가 가능하다.

이를 위해 방사선을 조사할 때 한 조사면 내에서 어떤 부분은 선량을 많이, 어떤 부분은 적게 전달하는 조사면 내 조사면 기법(field in field technique)이 사용되고 있다.

이 방법은 한 조사면에 대하여 모양이 다른 2개 이상의 차폐블록을 차례대로 사용하여 동일한 조사면 내에 위치별로 전달되는 선량이 달라지도록 조절하고, 필요한 경우에 몇 개의 쐐기필터를 함께 사용하는 방법이다. 이러한 방법은 차폐블록을 여러 개 만들어야 하고 블록과 쐐기필터를 너무 자주 교체해 주어야 하는 단점이 있다.

이에 다엽콜리메이터(Multi leaf collimator; MLC)를 사용하여, 한 조사면을 여러 개의 단위로 쪼개어 조사함으로써 선량분포를 다르게 조절하는 방법이 적용되었으며 이것이 현재 사용되고 있는 강도변조 방사선치료(Intensity Modulated Radiation Therapy; IMRT)이다.

(1) 강도변조 방사선치료의 원리

강도변조 방사선치료는 MLC를 이용하여 각각의 방사선 조사면을 여러 개의 beamlet이라는 작은 단위의 조각으로 나누어 조사함으로써, 한 조사면 내에서도 선량의 분포에 차이를 두어 타깃의 모양에 맞춰 선량을 전달하고 타깃에 인접한 정상조직으로의 선량전달을 피하는 방법이다. 3차원 입체조형 방사선치료와 비교하였을 때 종양에 대한 선량 분포가 균일하게 유지하는 것은 동일하지만 정상 조직에 대한 선량은 더 줄일 수 있다(그림9-11).

Beamlet은 한 조사면을 여러 개로 나누었을 때 각각의 조각선속을 의미하며, 소조사면이라고도 한다. 또한 이 소조사면들이 모여 하나의 큰 조사면을 형성하며 이는 segment라고 한다.

과거에는 한 조사면에 여러 개의 차폐블록을 사용한 조사면 내 조사면 기법(Field in Field Technique)을 사용하거나 보상필터(보상여과기, compensating filter)를 사용하여 선량분포를 조절하였다. 당시에는 MLC를 이용한 IMRT가 획기적인 방법이었으나, 과학과 기술의 발전으로 근래에는 대부분의 선형가속기가 MLC를 장착하고 있으며 기술적으로도 IMRT는 보편적인 치료방법이 되었다.

최근에는 체적변조방사선치료(Volumetric Modulated Arc Therapy; VMAT)가 증가하는 추세이며 기존의 IMRT의 단점인 긴 치료시간을 더 짧은 시간에 치료가 가능하게 되었다. 본 장의 '선형가속기 갠트리가 회전하며 조사하는 IMRT'에서 좀 더 자세히 설명한다.

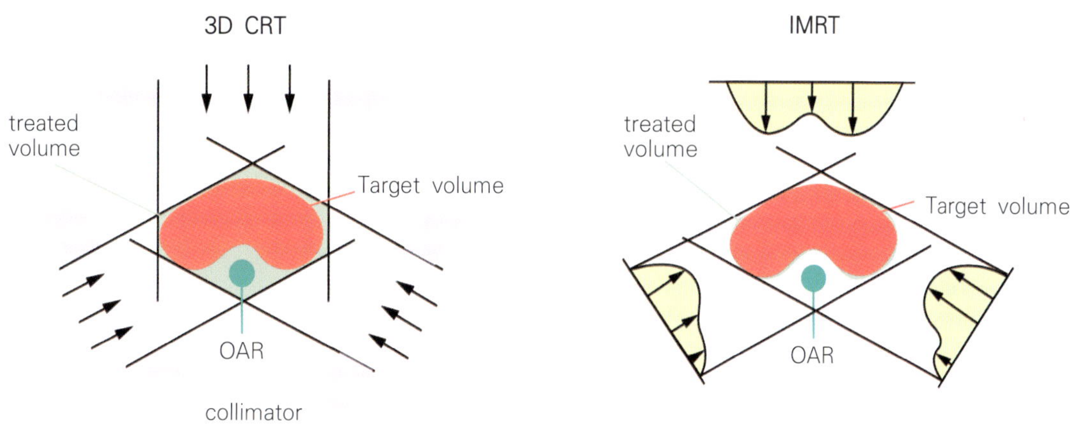

그림 9-11 3차원 입체조형 치료와 IMRT 비교

(2) 강도변조 방사선치료의 목적 및 대상 질환

① 강도변조 방사선치료의 목적

동일한 조사면 내에서도 방사선이 전달되는 선량이 부분적으로 다르게 부여되도록 조절하여 한 조사면 내의 세기(강도 또는 방사선 선량분포)를 원하는 모양으로 조절하고 여러 방향의 조사면에 대하여 같은 방법으로 선량분포를 조절한다.

이러한 방법으로 처방선량이 타깃의 모양에 맞춰진 최적의 분포를 형성하고, 인접한 정상 조직에 조사되는 선량을 최소화하여, 치료효과는 높이고 부작용은 줄이는 것이 IMRT의 목적이다.

② 강도변조 방사선치료의 대상 질환

여러 부위에 적용이 가능하지만 종양의 모양이 심하게 오목하거나 볼록하게 불규칙한 모양을 지니고 있는 경우, 또는 정상조직이 종양에 매우 가까이 인접한 경우에 적용하고 있다.

전립샘암은 대표적인 IMRT 적용대상으로 전립샘의 앞뒤로 방광과 직장(rectum)이 인접하고 있으므로 이를 피해서 방사선을 조사하는 것이 중요하다. 또한 척수(spinal cord) 근처의 종양도 척수에 조사되는 방사선을 최소화하기 위하여 IMRT의 좋은 적용대상이다.

두경부암은 종양 근처의 침샘이나 얼굴신경(안면신경)에 조사되는 선량을 피하기 위해 IMRT를 적용하며 이 외에도 뇌종양이나 재발한 암의 치료에도 매우 효과적인 치료방법이다(그림 9-12).

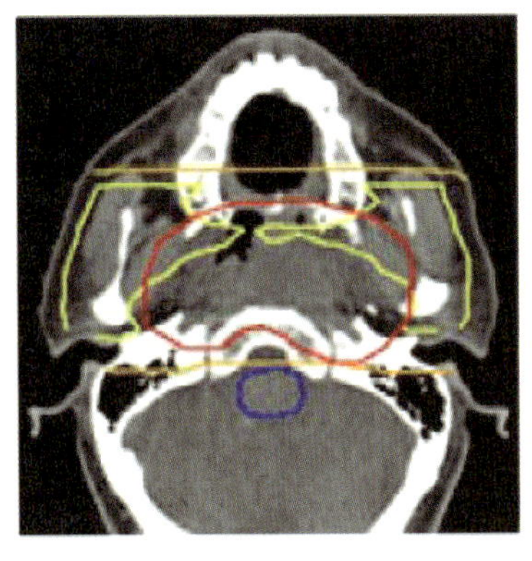

[A] conventional RT

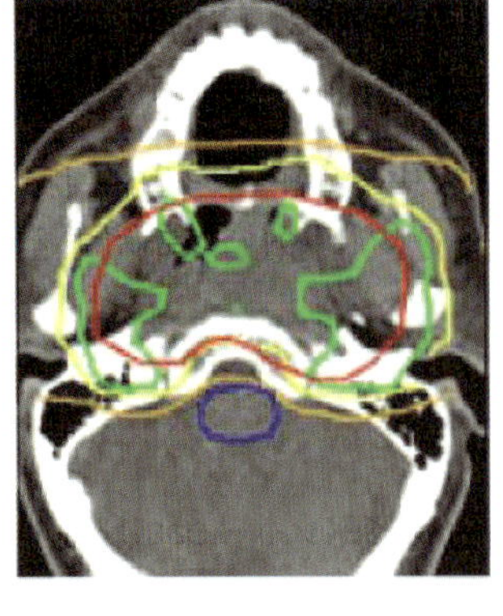

[B] 3D-CRT

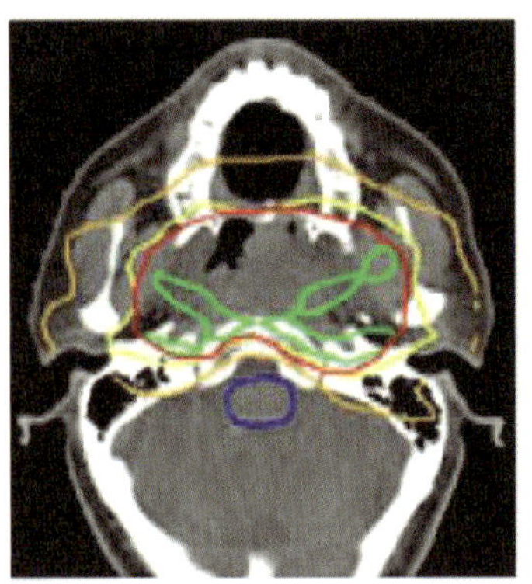

[C] IMRT

그림 9-12 방사선치료기법에 따른 선량분포의 차이

③ 동시통합추가조사(Simultaneous integrated boost; SIB) 적용

종양의 방사선치료에서 특정 부분에 선량을 더 부여하기 위해서 타깃 전체에 부여되는 선량이 모두 전달된 시간 이후에, 시간을 좀 더 추가하여 타깃을 좁히고 조사면을 축소하여 원하는 부분에 국한하여 선량을 추가로 조사하는 개념을 cone down 또는 추가 조사(boost)라고 한다. 이 방법은 치료기간이 연장되며, 필요한 경우 추가로 모의치료를 시행해야 하기 때문에 불편한 점이 있었다.

그러나 IMRT 기법을 이용해서 타깃에 전체적으로 선량을 전달하면서 동시에 특정 부분에 더 많은 선량을 부여할 수 있게 되어 별도의 추가조사시간이 필요하지 않게 되었으며 이러한 방법을 동시통합추가조사(Simultaneous integrated boost; SIB)라고 한다.

2) IMRT의 모의치료 및 치료계획

(1) IMRT를 위한 모의치료

IMRT를 시행하기 위해서는 CT모의치료가 필요하다. 무엇보다도 환자의 자세재현성이 중요하기 때문에 고정기구를 사용하는 것이 좋다. 머리 및 두경부의 경우 optimold(Aquaplast) 등의 고정기구를 사용하며, 전립샘 등 골반 부위를 치료하는 경우에도 경화발포제나 진공포(vacuum mold, Vac-lock) 등의 cradle을 사용하여 자세의 고정과 재현성을 유지하도록 한다.

특히 IMRT는 일반적인 방사선치료에 비하여 치료시간이 많이 소요되므로 고정기구를 제작할 때 환자가 너무 큰 불편을 느끼지 않도록 신경을 쓰는 것이 중요하다.

(2) IMRT를 위한 전산화 치료계획

컴퓨터를 이용한 전산화치료계획은 방식에 따라 순방향치료계획과 역방향치료계획으로 구분할 수 있다. 일반적인 방사선치료를 위한 전산화계획은 순방향치료계획(forward plan, 전향적 치료계획)을 시행한다. 이 방법은 입사되는 빔의 방향과 조사면 크기 및 빔의 비중을 전산화계획 담당자가 직접 조절하면서 원하는 선량 분포가 만들어지도록 계획하는 것이다.

역방향치료계획(inverse plan)은 타깃에 대한 정보, 종양의 주변에 인접한 정상조직으로의 허용 선량, 결과적으로 원하는 선량분포를 입력하면 컴퓨터가 여러 가지 변수를 고려하여 원하는 선량분포를 형성할 수 있도록 알고리듬(algorithm, 연산법)을 통해 계산한 최적화된 치료계획을 제시하는 것이다(그림 9-13). 이 치료계획은 갠트리의 각도, 조사면의 크기, 각 조사면 내의 beamlet의 모양(MLC의 각 leaf의 위치)과 크기 및 개수, 그리고 MU값을 포함한다.

이러한 치료계획은 R&V(Record and Verify) system에 의해서 치료 장비로 전달되어 자동으로 설정(setting)되므로 일일이 수동으로 입력할 필요가 없다.

IMRT의 치료계획을 수행하기 위해서 순방향치료계획(Forward plan)을 사용할 수 있으나, 작업자가 일일이 모든 beamlet을 만들어 치료계획을 수립하는데 소요되는 시간과 노력에 한계가 있으므로 일반적으로 역방향치료계획(Inverse plan)이 많이 시행된다(그림 9-14).

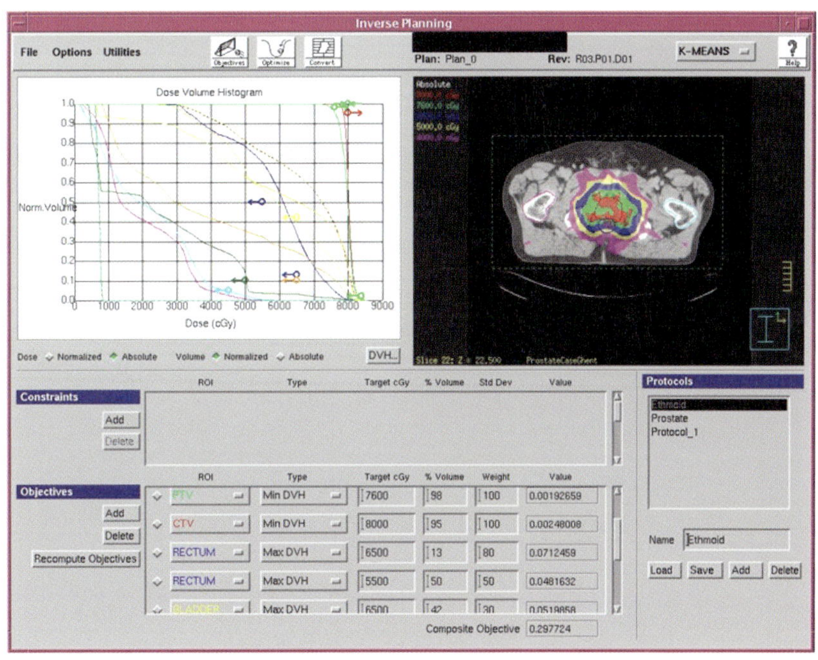

그림 9-13 **IMRT의 역방향 치료계획**

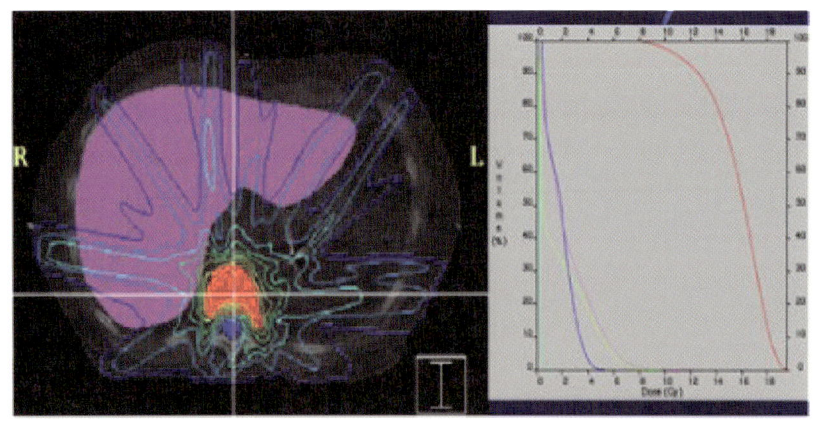

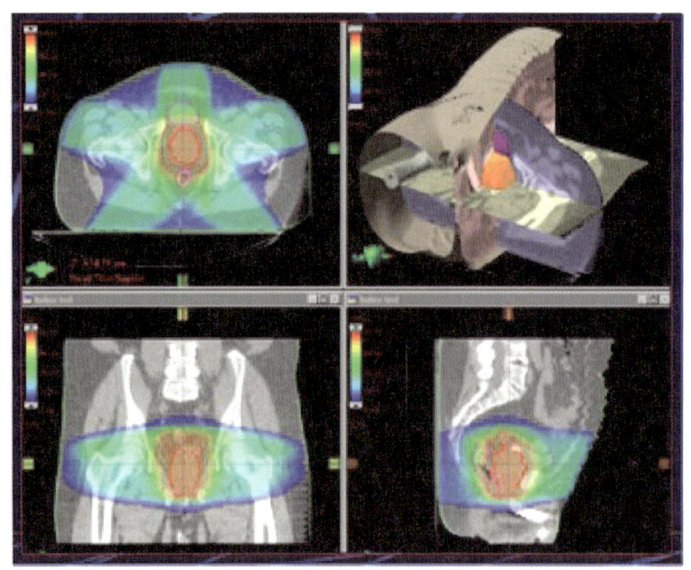

그림 9-14 **IMRT 치료의 선량계획 확인**

3) 선량 전달방법에 따른 IMRT의 종류

(1) 선형가속기 갠트리(Gantry) 고정형 IMRT

일반적인 IMRT 방법으로서 갠트리는 여러 방향에서 방사선을 조사하지만 방사선이 조사되는 동안에는 특정 각도에 고정되어 움직이지 않는다.

① Step & Shoot 방식

빔이 조사되기 전에 다분할 콜리메이터의 형태가 결정되고 빔이 조사되는 동안에는 다분할 콜리메이터가 움직이지 않는 방식이다(그림 9-15,16). 즉 MLC가 움직인 후 멈추어 고정되고 빔이 조사되며 다음 형태로 움직인 후 고정되면 빔이 조사되는 방식으로 sliding window 방식보다 시간이 오래 소요되는 단점이 있다.

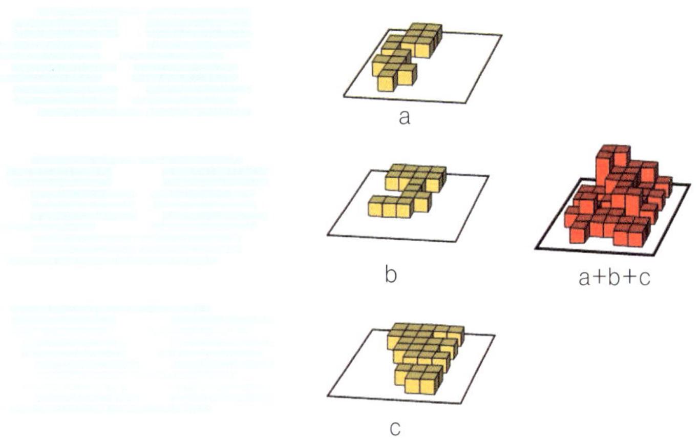

그림 9-15 **step-and-shoot 방식**

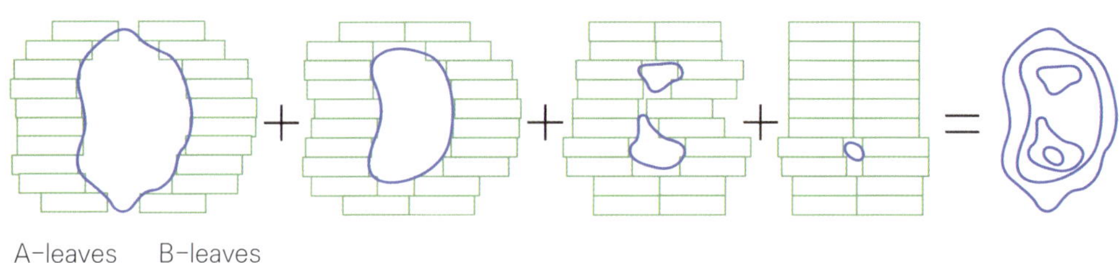

그림 9-16 **step-and-shoot 방식의 MLC 움직임**

② Sliding Window (dynamic MLC) 방식

방사선이 조사되는 동안 동적(dynamic) MLC가 이동하면서 조사면 내 방사선분포를 변화시키는 방식이다(그림 9-17). 즉 치료를 시행하며 빔이 조사되는 동안 MLC가 실시간으로 움직이면서 방사선의 조사 강도를 변조하는 방식으로 step & shoot 방식보다 짧은 시간의 치료가 가능한 장점이 있다.

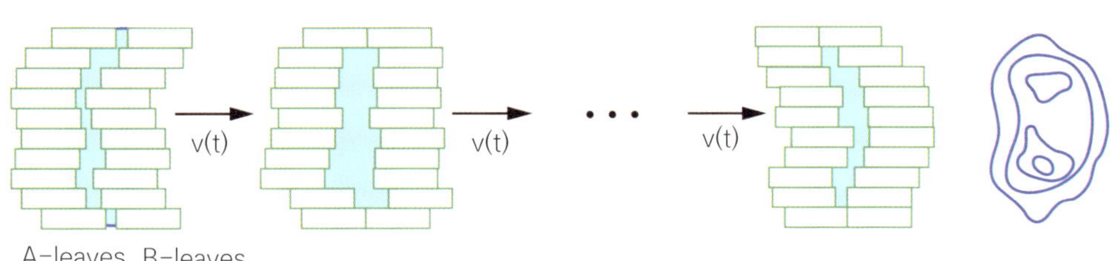

그림 9-17 **Sliding window 방식**

(2) 선형가속기 갠트리(Gantry)가 회전하며 조사하는 IMRT

① 강도변조 회전 방사선치료(Intensity modulated arc therapy; IMAT)

선형가속기의 갠트리가 원호를 그리듯이 원호(arc)운동을 하면서 동시에 방사선을 조사하는 방법이다. 방사선이 조사되는 동안 MLC도 함께 움직인다.

② 용적(체적) 강도변조 회전방사선치료(Volumetric modulated arc therapy; VMAT)

선형가속기의 갠트리가 360° 고속회전을 하면서 동시에 방사선을 조사하며 용적개념의 강도변조를 시행하는 방법이다. 빔의 조사와 동시에 갠트리와 MLC가 움직이므로 매우 정밀한 고성능의 장비에서 시행되며 기존의 IMRT에 비하여 적은 양의 MU를 조사하여 2차 암의 발생확률도 줄이고 장비의 수명에도 영향을 준다.

최첨단 선형가속기(Rapid Arc 가능 치료기, True Beam 등)에서 가능한 이 방법은 높은 선량률과 장비의 빠른 수행(performance)으로 한 번의 치료과정이 수분 내에 이루어지므로, 정확도와 정밀도의 향상을 위하여 IGRT와 4DRT의 사용 필요성의 증대도 따라오게 된다. 기존의 IMRT가 10~50분 정도 소요되던 것에 비하면 매우 발전된 방법이며 그 적용 사례도 증가하고 있는 추세이다.

(3) 단층방사선치료 방식의 IMRT

CT 형태로 생긴 단층방사선치료(Tomotherapy) 장치로 방사선치료를 시행하는 방법으로써, 환자가 치료테이블에 누워있고 그 주변을 장비 내부에 장착된 선형가속기가 한 방향으로 계속 회전하면서 binary MLC를 사용하여 강도변조 방사선치료를 시행한다.

환자의 몸을 머리와 발 방향으로 한 단층씩 나누어 치료하는 방법과 환자가 누워있는 테이블이 움직이면서 나선형(helical)으로 치료하는 방법이 있다(그림 9-18).

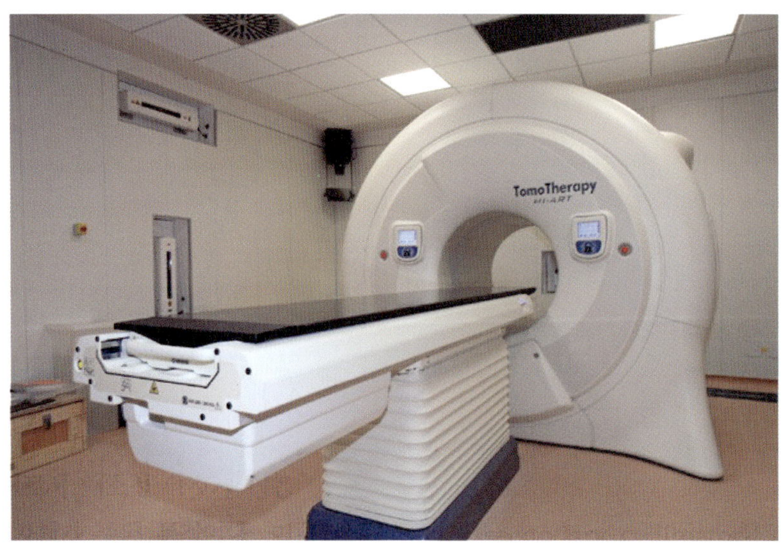

그림 9-18 Helical Tomotherapy 시스템

(4) 로봇 팔에 장착된 선형가속기를 이용한 IMRT

로봇 팔에 선형가속기가 장착된 시스템(CyberKnife system)를 이용하여 방사선치료를 시행하는 방법으로써 선형가속기의 조사구 부분에 MLC가 장착되어 강도변조를 시행할 수 있다. 또한 회전중심점(isocenter) 방식의 조사가 아니므로 다양한 방향에서 조사가 가능하며, 영상유도방사선치료(IGRT)와 호흡을 고려한 방사선치료(4DRT)가 가능한 시스템이다(그림 9-19).

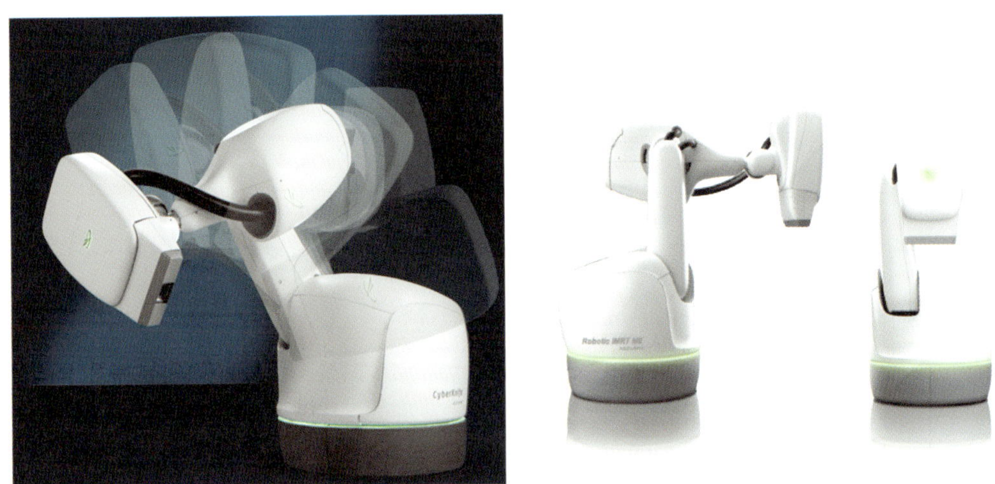

그림 9-19 **로봇팔에 선형가속기와 MLC가 장착된 Cyber Knife M6 시스템**

4) 강도변조 방사선치료의 QA

강도변조 방사선치료는 매우 정밀한 방사선치료이기 때문에 치료 시 선량분포가 계획된 선량분포와 다르다면 심한 부작용을 초래할 수도 있다. 따라서 치료가 시행되기 전에 선량분포의 정확성을 확인하기 위해 매우 엄격한 QA가 선행되어야 한다(그림 9-20).

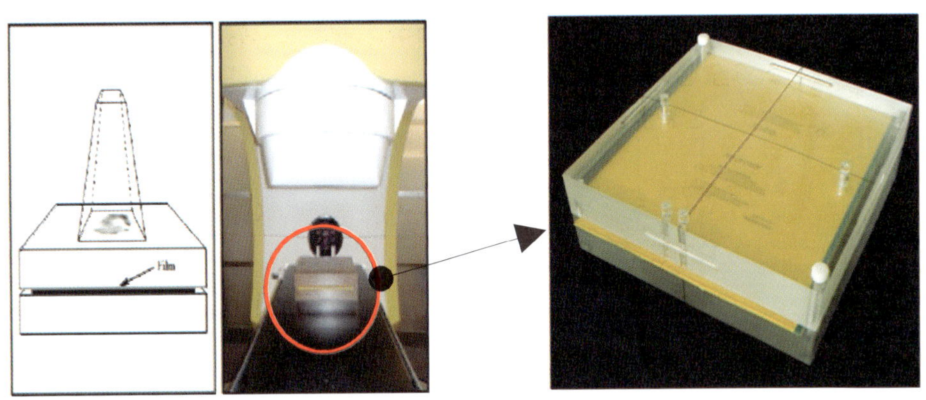

그림 9-20 **필름을 이용한 IMRT 선량분포확인**

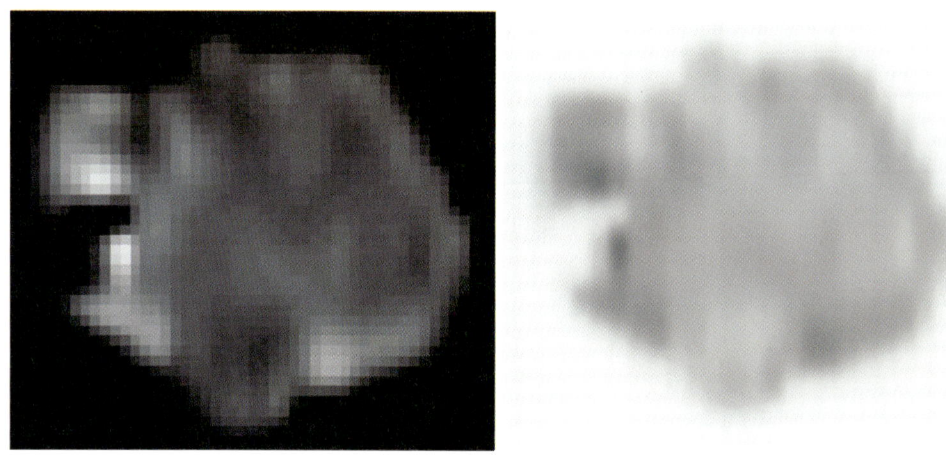

그림 9-21 계획된 선량분포와 실제 선량 분포의 비교

강도변조 방사선치료는 다엽콜리메이터의 위치정확도와 원활한 움직임이 매우 중요하기 때문에 다엽콜리메이터의 QA가 매우 중요하다. 따라서 정기적인 점검과 함께 환자를 치료하기 전에 다엽콜리메이터의 점검이 이루어져야 한다. 또한 sliding window 방식의 경우 다엽콜리메이터의 움직임을 제어하는 motor의 역할이 매우 중요하기 때문에 만일의 상황을 대비하여 여분의 모터를 구비하여야 한다. 또한 선량의 평가는 필름, TLD, 팬텀과 연결된 전리함으로 이루어진 표준계측방법으로 시행할 수 있다(그림 9-21).

(1) 치료시스템의 QA

① 다엽콜리메이터(Multi leaf collimator; MLC)

IMRT에서 MLC는 조사면 내 선량분포를 변화시키는 역할을 하며 각 leaf(엽)들이 개별적으로 컴퓨터의 조절에 따라 움직이므로 각 leaf의 위치 및 이동의 정확성은 IMRT에서 매우 중요한 요소이며 다음과 같은 여러 측면에서의 확인이 필요하다.

- 기계적 측면 : 각 leaf의 위치정밀도, 이동속도 안정성, 가속 및 감속관성의 유무
- 방사선 측면 : 각 leaf의 방사선 투과율, leaf 사이의 누설선량, 반음영
- 소프트웨어 측면 : 조사면 형성프로그램(field shaper)의 정확성, 데이터전송
- Picket fence 검사

MLC의 각 leaf들이 마주보는 leaf와 1mm의 간격을 두고 한쪽 끝에서 반대방향으로 수 cm의 일정한 간격으로 이동하면서 멈출 때 마다 일정량의 방사선을 조사하고 이를 필름으로 확인한다. 만일 leaf의 움직임에 오차가 없으면 일정한 간격과 농도의 방사선노출 영상을 얻게 된다.

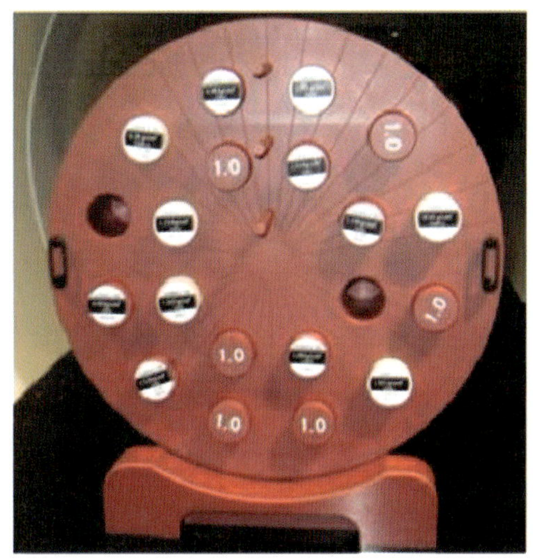

그림 9-22 TomoTherapy 단층방사선치료에 사용하는 팬텀(Cheese Phantom)

② 방사선치료계획시스템 (Radiation therapy planning system; RTPs)

MLC의 기계적 측면과 방사선 측면의 내용이 치료계획 시스템에 정확하게 입력되어 계산에 반영되는 것이 중요하다.

③ 치료계획 및 정보의 전달시스템

치료계획 시스템에서 정밀하고 정확한 치료계획을 수립한 후 데이터가 치료장비로 전달되는 과정에서 오류가 발생하여 실제치료에서 오차가 생기지 않도록 치료정보의 전달이 정확하게 이루어져야 한다.

(2) 선량전달 (Dose Delivery) QA

정밀한 IMRT 치료계획이 수립되고 그 데이터가 치료장비로 정확하게 전달되었어도 계획된 선량분포가 실제로 환자에게 정확하게 전달되는지 확인하는 것이 중요하므로 실제로 환자를 치료하기 전에 정확한 선량전달 여부를 확인하기 위하여 선량전달 QA를 시행한다.

환자를 위한 치료계획이 모두 수립되면 QA를 시행하고자 하는 팬텀을 대상으로 치료계획 시스템에서 똑같이 적용하여 팬텀 내에서 이루어질 선량분포를 계산한 후에 치료계획 데이터를 치료장비로 전송한다.

QA용 팬텀 내에 필름을 삽입하고 전송된 치료계획 데이터를 이용하여 팬텀을 대상으로 실제 치료와 동일하게 방사선을 조사한다. 치료과정이 완료되면 필름을 현상하고 선량분포(intensity map)를 분석하여 치료계획 시스템에서 계산된 선량분포와 일치하는지 비교분석한다. 전리함을 이용한 점선량(point dose) 측정으로 비교분석을 시행할 수도 있다.

4 정위적 방사선치료(Stereotactic Radiation Therapy)

1) 정위적 방사선치료의 개념과 역사

질병치료에서 정위적방식과 방사선조사를 결합한 방식은 1950년대 초 스웨덴의 신경외과 전문의인 Leksell이 방사선수술(radiosurgery)이라는 용어로 발표하면서부터이다.

정위적 방사선치료법은 주로 뇌의 병소에 조사선량을 계획하여 가느다란 pencil beam으로 여러 방향에서 조사하여, 병소에는 선량을 집중시키고 주변의 정상조직에는 선량의 전달이 분산되도록 치료하는 기술을 의미한다. 현재는 뇌 뿐 아니라 인체의 여러 장기까지 그 영역이 확대되어가고 있다.

치료를 위한 총선량을 한 번에 모두 조사하는 정위적방사선수술(stereotactic radiation surgery; SRS)과 여러 번으로 나누어 분할 조사하는 분할정위적방사선치료(Fractionated stereotactic radiation therapy; FSRT) 방법이 있다.

2) 정위적 방사선조사에서 다루는 대상 질환

두경부의 정위적 방사선조사에서 다루는 대상 질환은 기능부전과 동정맥기형(ateriovenous malformation; AVM)과 같은 혈관성 병변 및 크기가 작은 종양이며 크기가 작은 가슴 및 복부의 종양에도 적용한다.

3) 정위적 방사선치료 시스템

계획된 타깃(target)의 정확한 위치를 확인하고 결정하기 위한 프레임을 사용하여 환자의 자세를 고정하고 조사할 부위를 확인한다. 그러나 머리에 고정하는 프레임은 환자에게 큰 고통과 불편을 주기 때문에 사용하지 않고 IGRT를 이용하여 타깃의 위치를 확인하는 방법이 많이 시행되고 있다.

(1) 감마나이프 시스템

감마나이프 방사선수술(Gamma Knife Radiosurgery; GKS)은 1951년 스웨덴의 Leksell가 처음 개념을 정립하고 치료에 응용하기 시작하였다. 감마나이프 방사선수술의 장점은 병변주위에서 급격히 선량이 감소하기 때문에 병변부위에 가능한 많은 양의 방사선을 조사하면서 주변 정상조직에는 최소한의 방사선을 조사할 수 있어 안전성을 높이면서 병소를 효과적으로 치료할 수 있다는 점이다. 감마나이프 방사선수술은 뇌의 절개나 특별한 경우를 제외하고는 마취가 필요하지 않으며 수술 후 다음날 바로 퇴원하여 일상생활을 할 수 있다.

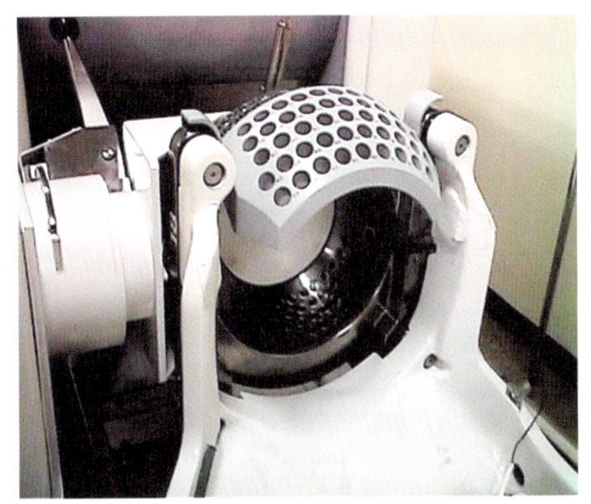

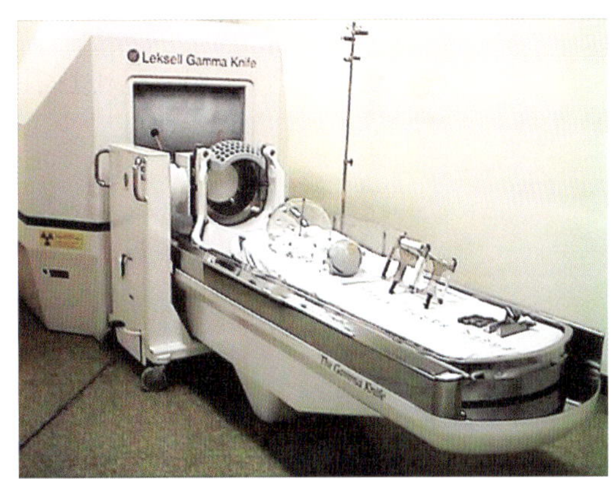

그림 9-23 감마나이프의 초기 모델

① 감마나이프 초기 모델

개발 초기에 만들어진 모델은 장치의 중심에 ^{60}Co 선원 201개를 장착하였으며, 정위적 프레임을 착용한 환자가 선원과 연결되어있는 헬멧 모양의 콜리메이터에 머리를 넣고 치료를 시행하였다. 이 콜리메이터는 병변이 위치한 점을 중심으로 향하도록 설정되어 조사를 시행한다(그림 9-23).

② 감마나이프 4, 4C

과학과 기술의 개발로 감마나이프도 발전하여 좀 더 쉬운 시술이 가능하도록 발전되어왔다. 감마나이프 4모델이 개발되고(그림 9-24) 이후에 치료를 받는 환자의 위치를 자동으로 조절하여 타깃을 조사하는 자동위치시스템(automatic positioning system; APS)이 탑재된 감마나이프 4C가 개발되었다(그림 9-25).

이렇게 개발된 감마나이프들은 여전히 헬멧형 콜리메이터를 사용하며, 환자의 셋 업에 불편함이 많았다.

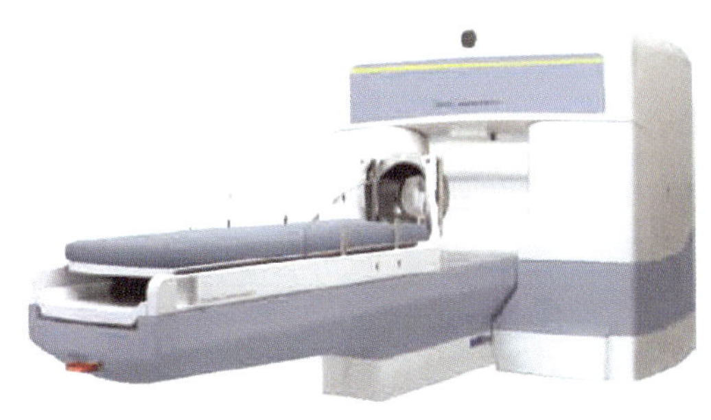

그림 9-24 감마나이프 4

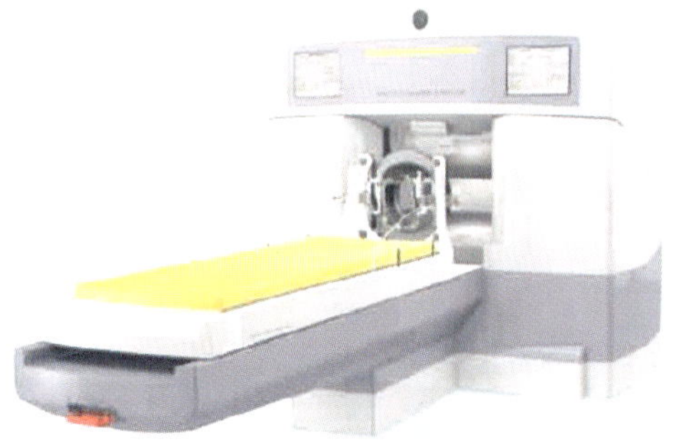

그림 9-25 감마나이프 4C

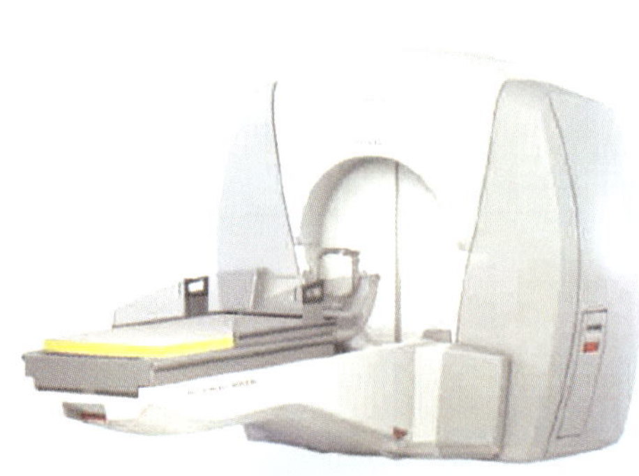

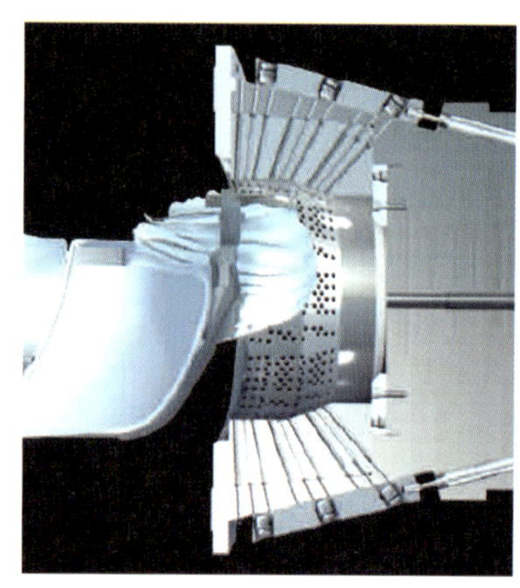

그림 9-26 **감마 나이프 Perfexion**

③ 감마나이프 Perfexion

^{60}Co 선원 192개를 장착하고 헬멧형 콜리메이터를 사용하지 않는 감마나이프 Perfexion이 개발되었다(그림 9-26). 0.5 mm 미만의 정확도로 선량을 조사하며 조사중심점(isocenter)을 중심으로 환자의 머리를 이동시키는 빠르고 정확한 위치이동 시스템으로 더욱 효과적인 정위적 치료를 시행하게 되었다.

헬멧형 콜리메이터를 사용하지 않고 본체 내부에 8개의 구역(sector)으로 구성된 콜리메이터가 장착되어 4, 8, 16 mm의 다양한 콜리메이션이 가능하다.

④ 감마나이프 아이콘 (Gamma Knife Icon^{TM})

감마나이프 시리즈에서 진보된 시스템이며 치료 시 프레임을 사용할 수 있으며 프레임 없이 고정용구만 사용하는 것도 가능하다. 특히 치료장비에서 정위적 CBCT의 촬영이 가능하여 치료계획용 영상의 획득과 환자 셋업의 확인에 필요한 영상획득으로 치료 위치 교정이 가능한 IGRT를 시행할 수 있다. 또한 치료 부위에 대한 실시간 움직임 확인이 가능하여 치료 부위의 위치에 대한 gating치료가 가능하다.

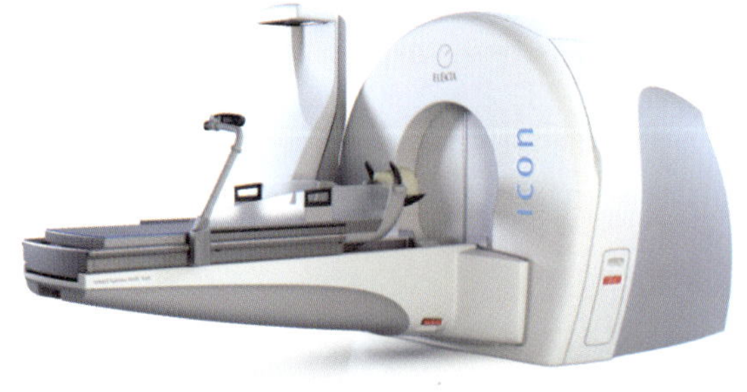

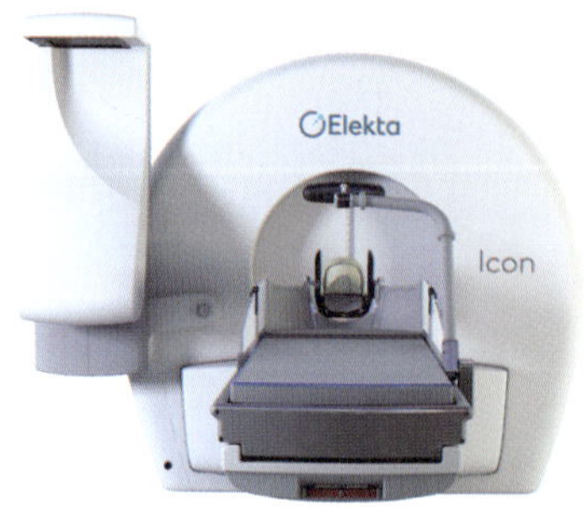

그림 9-27 **Elekta사의 GammaKnife Icon^{TM} 시스템**

(2) 사이버나이프 시스템

사이버나이프(CyberKnife)는 1990년대에 프레임을 사용하지 않고 영상유도방사선치료(IGRT)를 적용한 정위적 방사선수술 시스템을 사용하기 위해 개발되었다(그림 9-28, 29). 6MV 엑스선을 조사하는 작게 집적된 소형 선형가속기가 로봇팔에 장착된 형태로 NASA의 항법기술을 응용하여 적용하였다. 초기 모델은 정위적 방사선치료를 위해 개발되었지만 장비의 성능이 발전되면서 IGRT와 4DRT 그리고 IMRT까지 가능한 다양한 기능의 방사선치료 장비로 자리 잡고 있다.

사이버나이프는 기존의 정위적 치료에서 사용하는 고정 프레임 방식을 벗어나 영상유도방사선치료라는 비침습적인 방법으로 타깃을 추적하여 조사하기 때문에 프레임의 사용으로 인한 부위의 제한이 없으므로, 두경부와 흉부 및 복부의 정위적 방사선치료에도 사용되고 있다.

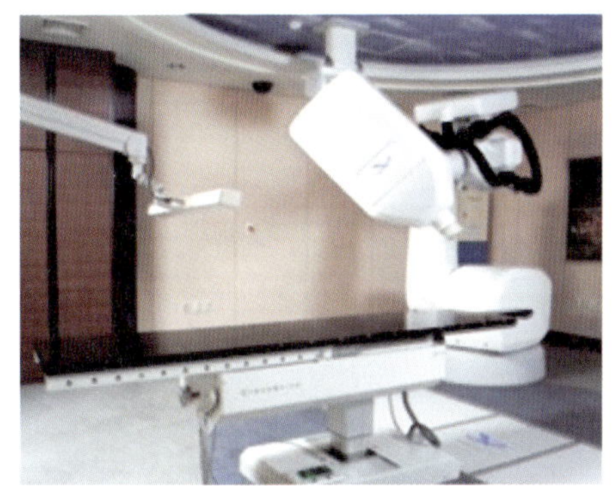
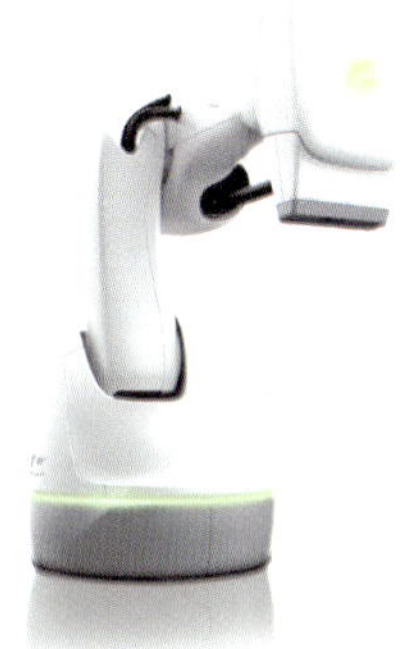

그림 9-28 **사이버나이프**

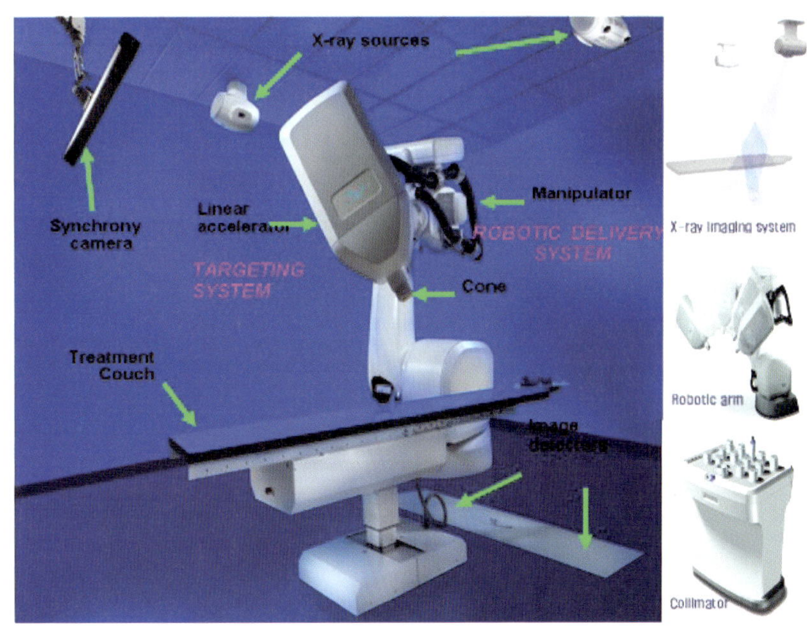

그림 9-29 **사이버나이프 시스템의 구성**

(3) 선형가속기를 이용한 정위적 방사선치료

일반 선형가속기에 실린더형 콜리메이터를 장착하거나 정위적 조사용 MLC장치를 장착하여 정위적 방사선치료를 시행하는 방법이다(그림 9-30, 31, 32).

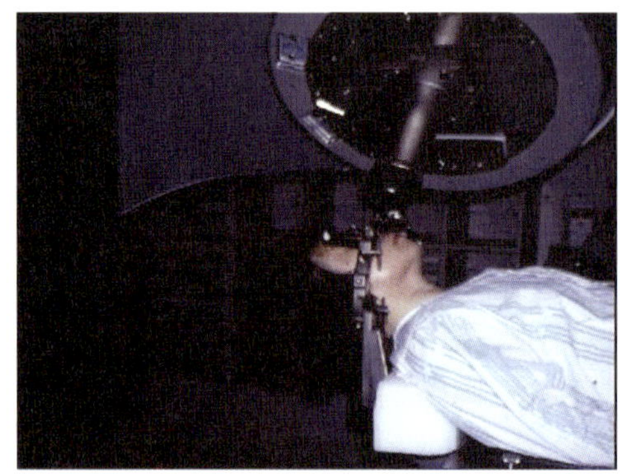
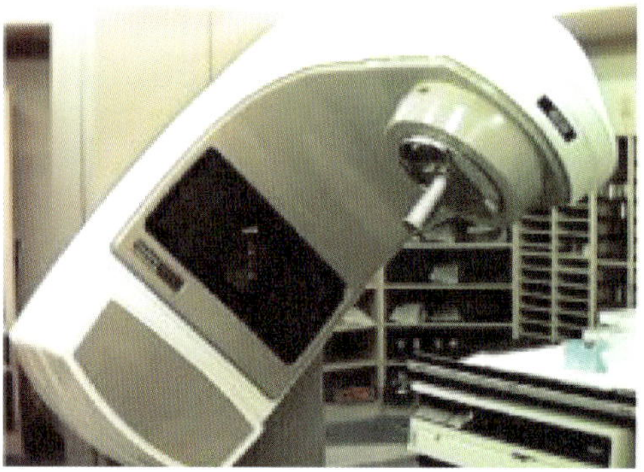

그림 9-30 선형가속기를 이용한 정위적 방사선치료 엑스나이프

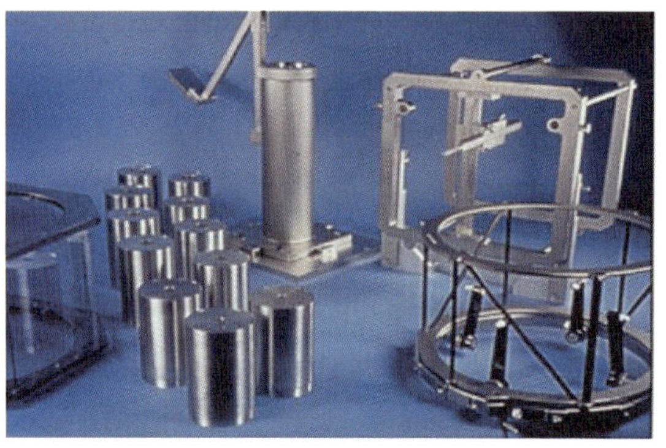

그림 9-31 정위적 방사선수술에 사용되는 장치

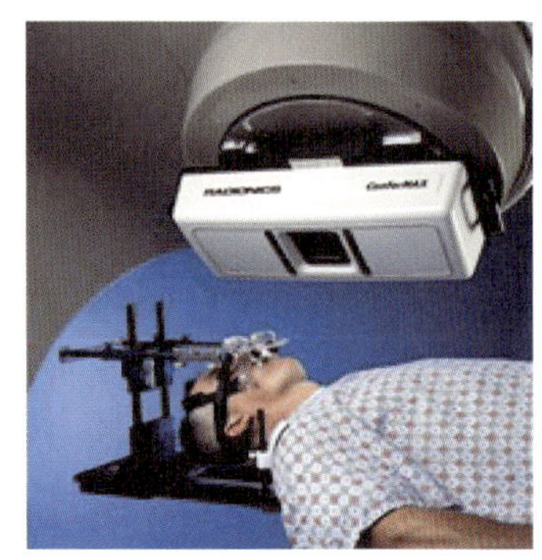
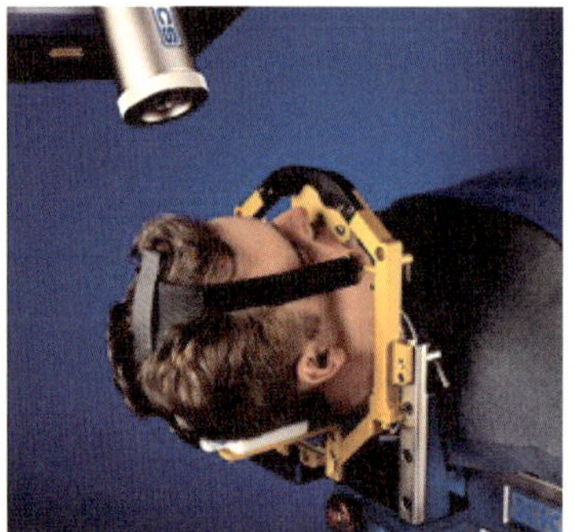
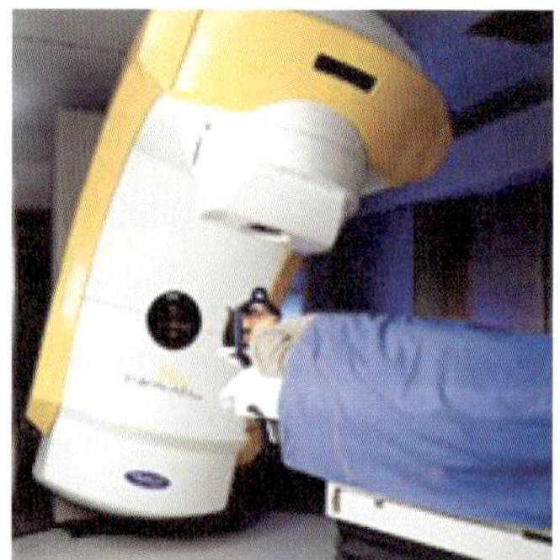

그림 9-32 선형가속기를 이용한 다양한 형태의 정위적 방사선수술

엑스나이프시스템은 일반 선형가속기에 pencil beam을 조사할 수 있도록 콜리메이터를 장착하여 사용하며, 치료계획 수립을 위해 환자는 정위적 치료용 프레임을 머리에 고정하고 CT, MRI, 혈관조영검사 등을 받게 되며, 전용 전산화치료계획시스템을 이용하여 계획이 수립되면 치료준비 작업을 거친 후에 치료를 시행하게 된다.

이외에도 micro MLC를 장착한 일반 선형가속기로 정위적 방사선치료를 시행한다.

최근에는 TrueBeam, APEX MLC를 장착한 VersaHD 등 정위적 방사선치료에 특화되어 생산된 여러 종류의 선형가속기를 사용하여 치료의 수준을 높이고 있다.

4) 선량 계획과 선량 분할법

정위적 시스템에서 선량을 계획하는 방법과 선량 분할법은 두개강 내의 질병, 타깃 위치, 용적에 따라 달라진다. 양성질환은 전형적으로 1회 조사법으로 치료되는 반면, 악성종양은 선량을 분할하여 분할조사법으로 치료된다.

(1) 정위적 방사선수술 (1회성 치료)

정위적 방사선수술은 기능장해, 혈관기형, 몇몇의 악성종양, 전이 병소를 대상으로 하며 치료효과를 향상시키기 위해 두개 내 악성병소 치료법과 병행하고 처방선량은 병소가 클수록 적은 선량을 조사하는데 보통 12 ~ 25 Gy 정도이다.

(2) 정위적 방사선치료 (분할조사 방식을 이용한 정위적 기술)

정위적 프레임이 치료 도중에 환자 두개골 좌측에 접해있거나 이동 가능한 정위적 프레임이 사용된다. 분할치료 시 조사되는 선량은 표준치료 시 조사되는 선량보다 일반적으로 더 큰데 그 이유는 수술치료의 복잡성 때문이다. 전형적인 분할조사시 선량은 6 Gy/7회 (총선량 42 Gy) 2일에 한번 또는 10 Gy/4회 (총선량 40 Gy) 1일에 한 번이다.

5 영상유도 방사선치료(Image guided radiation therapy; IGRT)

1) 영상유도 방사선치료(IGRT)의 개요

방사선치료 기술이 비약적으로 발전하면서 치료의 정밀도와 정확도를 모두 향상시키려는 노력이 함께 진행되어왔다. 치료의 정밀도를 높이기 위한 방법으로 3차원 입체조형 방사선치료, 강도변조 방사선치료 등의 새로운 방법들이 개발되었으며 타깃의 위치와 형태를 고려하여 정밀한 방사선 선량분포를 형성하고 처방된 선량을 정확히 전달하여 주변의 정상조직에는 방사선조사를 최소화하려는 노력이 계속되고 있다.

방사선치료의 정확도를 높이기 위한 방법은 타깃의 정확한 위치를 파악하고 계획된 선량을 타깃에 정확히 전달하는 것이다. 이러한 목표를 달성하기 위하여 영상유도 방사선치료(Image Guided Radiation Therapy; IGRT)를 적용하고 있다.

영상유도 방사선치료의 넓은 의미로는 방사선치료 과정에서 발생하는 영상자료 뿐 아니라 질병의 진단 및 치료 과정에서 획득된 모든 영상자료를 방사선치료에 활용하는 것이며, 좁은 의미로는 환자를 치료장비에 셋 업 한 후에 치료계획에서 획득된 기준영상과 셋 업 한 상태의 방사선영상을 비교하여 환자의 자세 및 위치를 교정하고 정확한 위치에 방사선이 조사되도록 하는 것으로 일반적으로 좁은 의미의 개념을 많이 사용한다.

(1) 포괄적인 넓은 의미의 영상유도 방사선치료

넓은 의미의 영상유도 방사선치료는 환자의 질병에 대한 영상자료의 활용과 모의치료 등의 과정에서 투시영상 및 일반방사선영상의 활용, CT모의치료 과정에서 획득된 환자의 단면영상의 활용, 방사선치료 전과 후에 획득된 영상의 비교 및 활용 등 포괄적인 내용을 포함한다. 특히, PET/CT와 MRI 영상을 전산화 치료계획 과정에서 영상융합(image fusion)을 통해 병변의 정확한 위치와 형태 및 범위를 설정하는 과정도 포함된다.

(2) 일반적인 좁은 의미의 영상유도 방사선치료

투시를 시행하는 모의치료 및 CT모의치료 과정과 치료계획 과정을 통하여 환자가 정확한 자세로 셋 업 되었다고 볼 수 있는 기준영상(Reference image)이 만들어진다. 이 기준영상은 투시를 시행하는 전통적인 모의치료를 거친 경우에는 일반 방사선영상, CT모의치료를 시행 한 경우에는 디지털재구성영상(digital reconstructed radiography; DRR)의 형식 또는 종양이 보이는 CT의 단면영상 등으로 만들게 된다.

① 치료 간 오차와 치료 중 오차

여러 회수로 장기간 방사선치료를 시행하는 환자의 경우 자세의 재현성은 매우 중요하다. 심지어 환자의 셋 업이 외관상으로는 잘 이루어 진 것 같지만 인체내부의 병소부위나 주변 장기의 위치가 조금씩 변경되었을 가능성이 있다. 이렇게 매 치료시마다 달라질 수 있는 차이를 치료 간 오차(inter-fractional error)라고 한다.

또한 치료를 위해 환자를 셋 업 한 후에 1회의 치료를 시작해서 끝날 때까지의 짧은 시간동안에도 환자의 자세가 변하거나 인체내부의 병소부위와 주변장기의 위치가 변할 수 있다. 이렇게 1회 치료 중에 발생될 수 있는 차이를 치료 중 오차(intra-fractional error)라고 한다.

② 치료 간 오차(inter-fractional error)에 대한 IGRT의 적용

일반적인 방사선치료는 여러 번에 걸쳐 다수회의 분할조사를 시행한다. 매 회 치료시마다 환자의 피부표면의 표시를 이용하여 자세를 동일하게 셋 업 하여도, 신체 내부의 종양 및 장기의 위치와 모양은 조금씩 변화될 수 있다.

이렇게 매 치료시마다 발생할 수 있는 오차를 줄이기 위하여 방사선치료를 시작하기 전에 영상 획득 장치를 이용해서 셋 업 된 상태의 영상을 얻고 이를 기준영상(reference image)과 비교한다. 획득된 영상이 기준영상과 일치하기 위해서는 환자의 자세가 어느 방향으로 얼마나 이동하여야 하는지를 확인 한 후 오차를 교정하여 치료부위가 정확하게 위치하도록 교정 셋 업을 시행하고 실제치료를 시작한다. 일반적인 좁은 의미의 영상유도 방사선치료는 이러한 방법을 의미한다.

③ 치료 중 오차(Intra-Fractional Error)에 대한 IGRT의 적용

한 회의 치료 중에 발생하는 오차를 확인하고 치료에 적용하여 좀 더 정확한 선량전달이 이루어지도록하기 위해 다음과 같은 몇 가지 방법이 사용된다.

가. 실시간 종양추적 방사선치료(Real-time tumor-tracking radiation therapy)

치료용 방사선이 조사되는 동안 kV의 엑스선을 이용하여 투시, 또는 연속적인 방사선 영상(cine image)을 획득한다. 치료 도중에 획득되는 영상과 기준영상과의 차이가 허용오차를 넘어서게 되면 치료용 방사선조사를 멈추거나 실시간으로 자세를 교정한다. 실시간으로 종양의 움직임을 추적하여 방사선치료에 적용하는 경우도 있으며 이러한 방법을 실시간 종양추적 방사선치료(Real-time tumor-tracking radiation therapy)라고 한다.

나. cine 전자포털영상장치 영상분석법

또한 치료용 방사선이 조사되는 동안 치료를 위하여 조사되고 있는 고에너지 엑스선으로 전자포털영상장치(electronic portal imaging device; EPID) 영상을 연속적으로 획득하는 cine 전자포털영상장치 영상으로 치료 중 오차를 분석할 수 있다.

다. 비디오카메라 영상분석법

방사선영상을 이용하지 않는 방법도 있다. 치료를 위하여 셋 업 된 환자를 비디오카메라로 연속적으로 촬영하며 셋 업 하였을 때의 처음 자세에서 변화가 생기면 경고 메시지를 알리거나 방사선조사를 멈추게 하여 치료 중에 발생하는 오차를 줄일 수 있는 방법이다.

(3) 4차원 방사선치료(4DRT)와 영상유도 방사선치료

종양 또는 주변 장기의 위치와 모양이 시간에 따라 변화하는 것을 고려하여 치료에 적용하는 것을 4차원 방사선치료(4DRT)라고 한다. 이 방법도 방사선치료의 정확도를 높이기 위한 것이며 필요에 따라 4차원 방사선치료와 영상유도 방사선치료를 병행하여 시행하는 경우가 많이 있다.

대표적인 4차원 방사선치료는 호흡에 의한 움직임을 고려한 방법이며, 실시간 투시영상 또는 호흡이 특정 위상에 해당 될 때 순간적인 방사선 영상을 획득하여 치료에 참고하는 영상유도 방사선치료가 함께 시행된다.

(4) 보정 방사선치료 (adaptive radiation therapy)

영상유도 방사선치료는 종양과 같은 타깃에 대한 선량전달의 정확성을 높이고, 셋 업에 의하여 발생할 수 있는 오차를 최소화하는데 적용되고 있다. 이를 위하여 치료기간동안 연속적으로 영상을 획득하게 되며 환자자세의 변화, 종양의 크기 및 위치의 변화, 부종(edema) 등과 같은 주변 조직의 해부학적 변화를 시간의 흐름에 따라 파악할 수 있다.

이러한 변화를 치료계획의 기준영상과 비교하고, 처음에 수립된 치료계획을 변화된 영상에 적용하여, 계획된 선량분포가 잘 전달되었는지 확인할 수 있다.

실제 치료시의 선량분포가 계획된 선량분포와 차이를 보이거나 종양에 대한 선량전달이 부족한 경우에는 치료계획을 교정하여 선량의 차이를 보정한 치료계획을 적용할 수 있다.

이러한 방법을 보정 방사선치료(adaptive radiation therapy)라고 하며 영상유도방사선치료를 시행함으로써 가능한 환자맞춤형 치료방법이라고 할 수 있다.

(5) 영상유도 강도조절 방사선치료 (Image guided intensity modulated radiation therapy; IG-IMRT)

IG-IMRT는 IMRT의 시행을 위하여 IGRT를 통해 정확한 타깃팅이 이루어지도록 하는 방법 및 CT영상을 필요한 경우마다 획득하여 이를 이용한 IMRT 치료계획을 수정하는 것처럼 IGRT와 IMRT의 조합을 의미한다. 근래에는 IMRT를 시행하면서 종양과 주변 장기에 대한 방사선의 전달로 인한 선량의 적산이 이루어지는 것을 치료를 시행할 때 확인하는 방법도 의미하며 종양에 대한 선량적산의 형태를 파악할 수 있어 일종의 보정 방사선치료 방법이라고 할 수 있다.

2) IGRT의 방법 및 임상 적용

임상에서 여러 치료시스템과 결합하여 사용되고 있는 IGRT 시스템은 영상의 생성에 사용되는 엑스선에너지에 따라서 kV(kilovoltage)영상과 MV(megavoltage)영상으로 구분한다. 영상의 종류에 따라 단순평면 영상을 획득하거나 CT scan을 시행하여 3차원 입체영상을 얻을 수 있다.

(1) 선형가속기의 MV(megavoltage) 영상

선형가속기의 전자포털영상장치(Electronic portal imaging device)는 대표적인 선형가속기의 MV영상이다(그림 9-33). 비디오카메라 방식, crystal chamber, liquid ion chamber 등이 사용되었으며, 근래에는 a-Si(Amorphous Silicon) 영상검출기(detector)가 많이 사용되어 과거에 비하여 화질이 많이 개선되었다.

전자포털영상장치는 한 영상의 획득을 위하여 매우 낮은 MU의 고에너지엑스선을 조사하여 치료전후에 획득한다. 이 때 조사되는 MU는 치료를 위한 MU값에 포함시킬 수도 있고 별도로 취급될 수도 있다.

디지털영상을 사용하기 전에는 감도가 낮은 필름을 이용하여 영상을 얻었으며 필요에 따라 이중조사(double exposure)를 시행하여 셋 업의 정확성과 조사면의 정확성을 동시에 확인할 수 있었다. 필름을 사용한 영상을 Linac-gram 또는 L-gram이라고 하였으며 전자포털영상장치 및 L-gram과 같이 치료를 위한 빔의 방향에서 획득한 영상을 portal image라고 한다(그림 9-34).

연속적인 cine 전자포털영상장치 영상을 획득하기 위하여 치료를 위한 방사선이 계속 조사되는 동안 여러 개의 영상을 연속적으로 획득할 수 있으며, 갠트리가 회전하면서 전자포털영상장치에 연속적인 영상을 획득하여 MV CBCT(megavoltage cone beam CT) 영상을 얻을 수 있는 선형가속기도 있다.

전자포털영상장치영상은 에너지가 낮은 진단영역의 kV엑스선으로 촬영된 영상보다 화질이 나쁘고 선예도가 낮다. 고에너지 엑스선 영역에서는 광전효과의 발생확률이 낮고 콤프턴 산란이 지배적으로 발생하는 반면, 낮은 에너지의 엑스선 영역에서는 영상의 생성에 도움이 되는 광전효과가 대부분을 차지하기 때문에 화질의 차이가 발생하게 된다. 이는 MVCT와 kVCT의 화질이 차이를 보이는 이유와 같다.

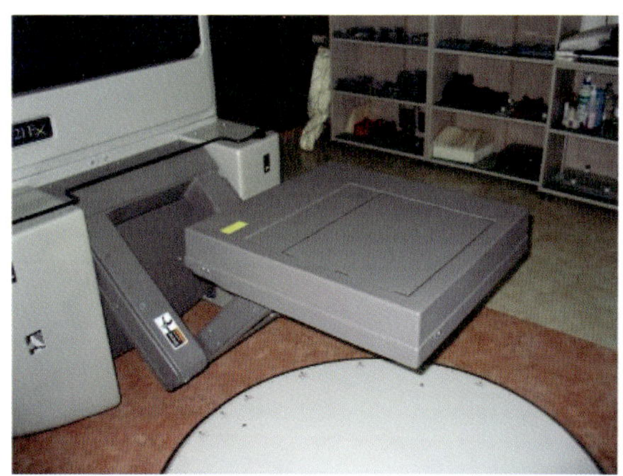

그림 9-33 선형가속기의 전자포털영상장치

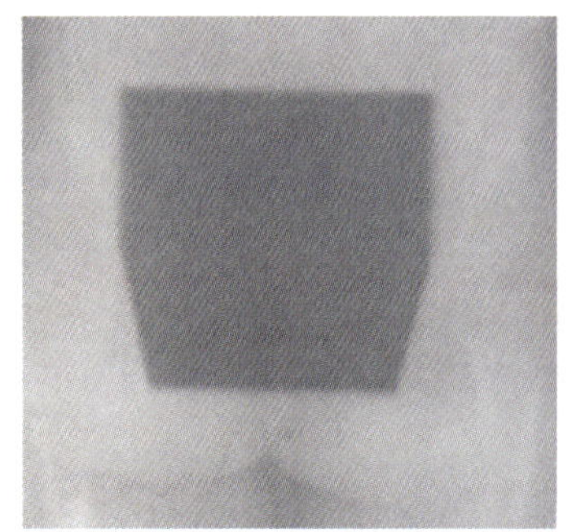

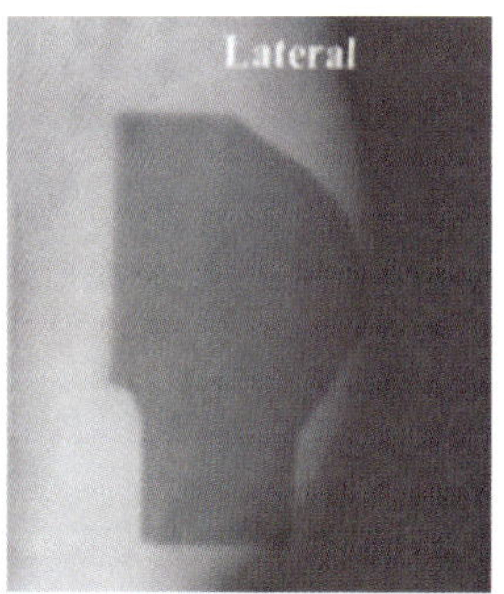

그림 9-34 필름에 이중조사를 시행한 L-gram

화질의 개선을 위하여 4 MV정도의 비교적 낮은 엑스선을 텅스텐이 아닌 탄소(carbon)로 제작된 타깃으로 생성시켜 에너지 스펙트럼을 kV 범위로 끌어내리고, 편평화여과기을 제거하여 영상의 대조도를 향상시키는 기술을 적용하는 in-line kView 시스템도 있다.

(2) 선형가속기의 kV (kilovoltage) 영상

선형가속기의 일반적인 kV영상 획득 장치는 형태에 따라 종류가 나누어진다.

선형가속기의 각 측면에 엑스선 발생장치와 평면영상검출기(Flat panel detector; FPD)가 서로 바라보며, 치료용 방사선 중심선속에 직각으로 교차하여 장착되어 있는 탑재영상장치(on board image; OBI)가 많이 사용되고 있다(그림 9-35).

탑재영상장치는 갠트리가 회전하면서 동시에 여러 개의 영상을 획득하여 kV CBCT영상도 획득할 수 있다. 탑재영상장치(OBI)를 이용하여 환자의 갠트리 0°와 90° 또는 270°에서 영상을 각각 획득하며 일반적으로 교차하는 전후방향영상과 측방향영상을 얻게 된다. 두 영상이 각각의 기준영상과 잘 일치하는지 확인하고, 오차가 있으면 치료대(couch)를 이동하여 좌표를 교정하고 치료를 시행한다(그림 9-36).

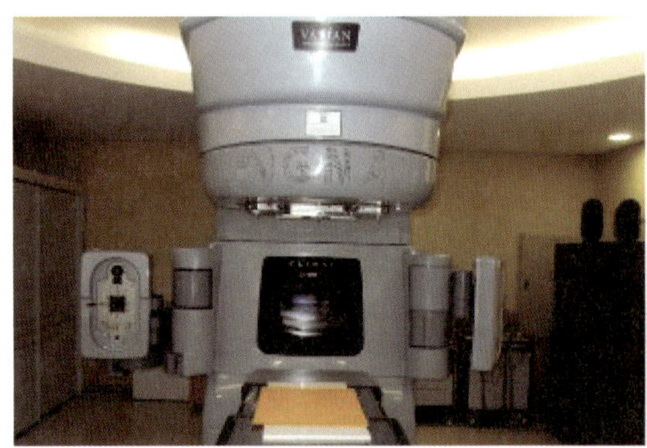

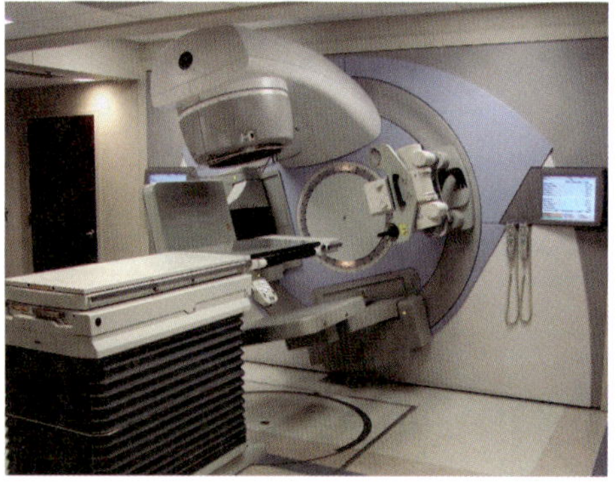

그림 9-35 영상 유도 방사선치료 시스템 : 탑재영상장치(OBI)

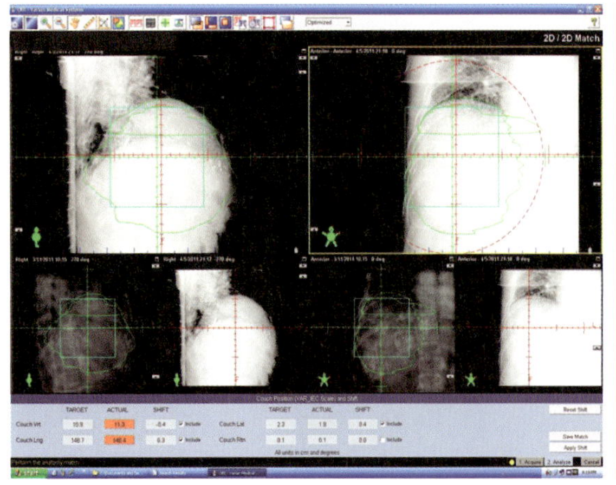

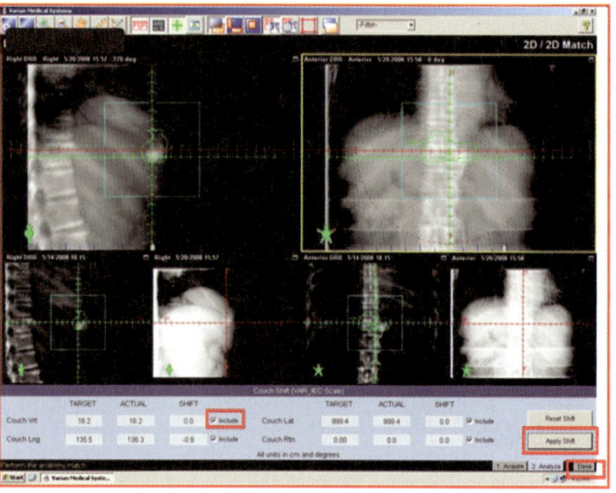

그림 9-36 탑재영상장치 OBI의 2차원영상을 이용한 IGRT (2D/2D match)

또 다른 방식은 isocenter를 기준으로 빔의 중심축이 교차하는 두 개의 엑스선 발생장치가 선형가속기 갠트리 앞의 바닥아래에 설치되고, 이를 위하여 두 개의 영상검출기가 천정에 설치되어 교차되는 영상을 동시에 획득할 수 있는 방식이다(그림 9-37).

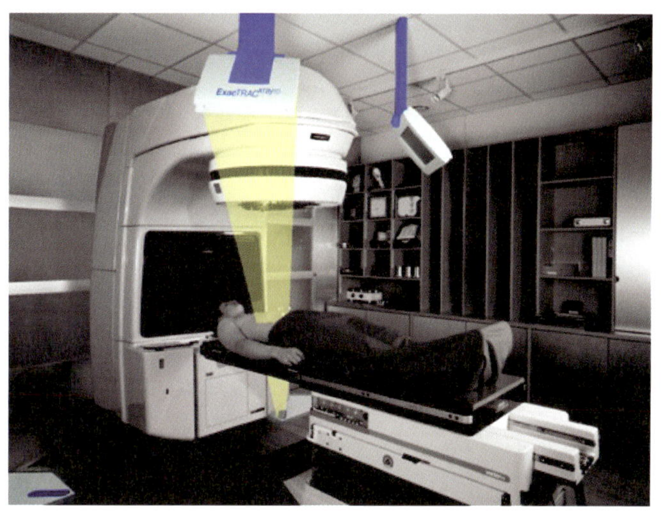

그림 9-37 ExacTrac system의 엑스선영상장치

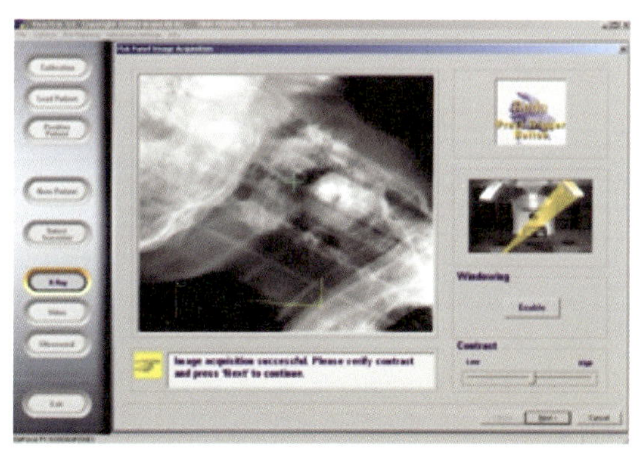

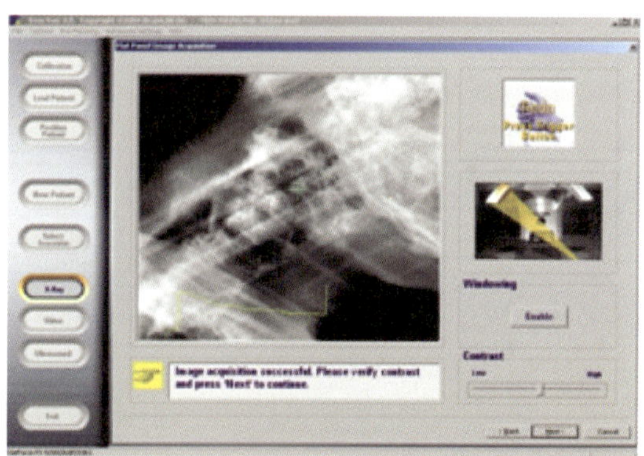

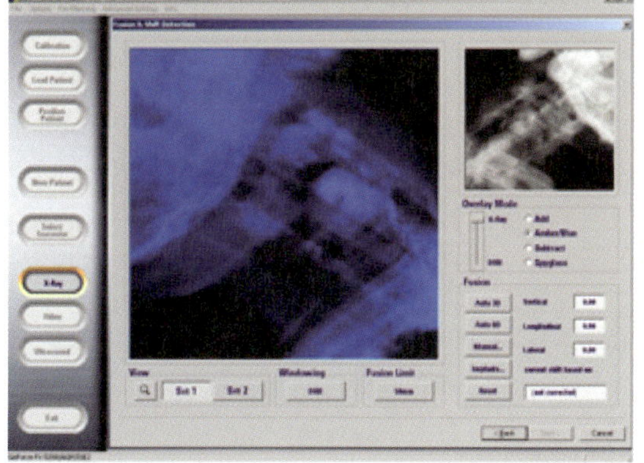

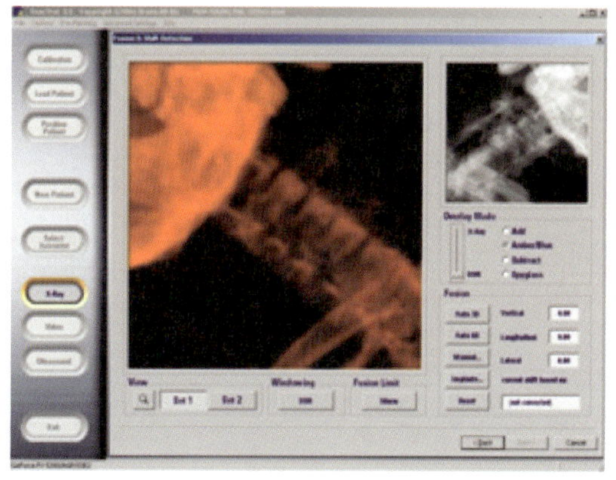

그림 9-38 ExacTrac system을 이용한 IGRT

ExacTrac 시스템은 교차하는 두 쌍의 영상획득 장치와 4DRT를 위한 적외선 카메라 장치 및 여섯 방향으로 움직임이 가능한 couch로 구성되어 있다. 탑재영상장치(OBI)는 교차하는 영상을 획득하기 위해서 갠트리가 회전하여야 하는 반면, 이 시스템은 장비의 움직임 없이 바로 교차하는 두 개의 영상을 획득하여 셋 업의 오차를 신속하게 확인할 수 있다.

회전중심점(isocenter)을 중심으로 직교하거나 비스듬하게 교차하는 두 개의 영상을 획득하여 각 기준영상과 비교 및 교정을 시행하는 2차원 셋 업 교정이 시행된다(그림 9-38).

(3) 선형가속기의 CBCT (Cone Beam CT)

일반적인 진단용 CT는 부채꼴빔(fan beam)형태의 엑스선을 조사하고 환자가 누운 테이블이 이동하는 방식으로 스캔(scan)이 시행된다. 그러나 일반적인 선형가속기를 이용하여 CT영상을 스캔할 경우에는 조금 다른 방식이 사용된다.

환자는 셋 업 된 자세를 유지하며 couch가 움직이지 않고 그대로 고정되어 있는 상황에서 갠트리(gantry)가 회전하고 동시에 선원(source)에서는 원뿔형태 또는 사각뿔형태의 cone beam 엑스선이 조사된다. 회전중심점(isocenter)을 중심으로 선원(source)의 맞은편에서는 평면영상검출기(flat panel detector)가 넓은 면적의 cone beam 엑스선을 받아서 영상을 획득한다(그림 9-39).

이런 방법으로 획득한 여러 장의 projection영상을 인체 단면영상으로 재구성하여 3차원적 해부학적 정보를 얻는 방법을 CBCT(cone beam CT)라고 한다.

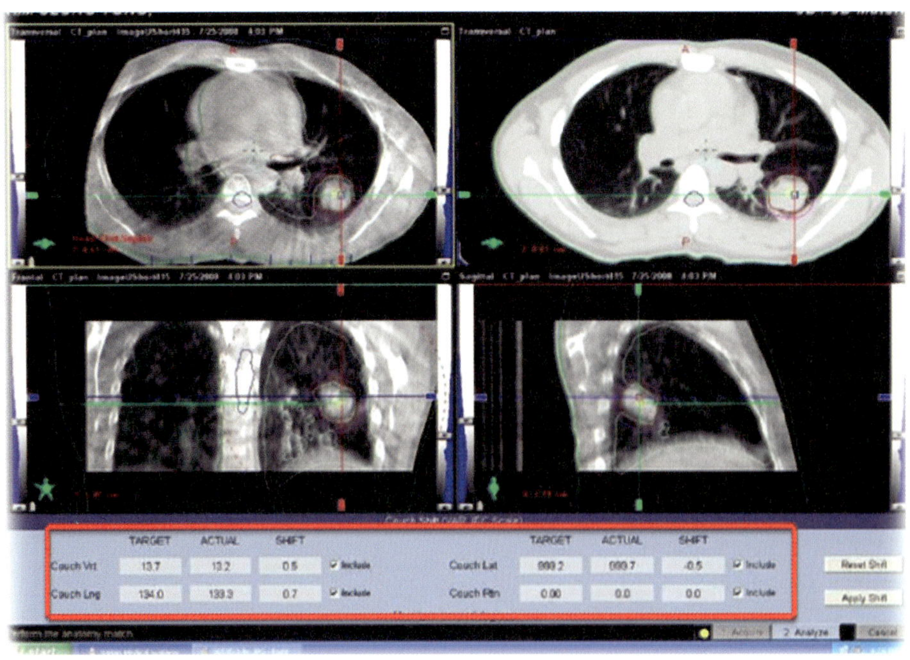

그림 9-39 kV CBCT로 3차원 체적영상을 이용한 IGRT (3D/3D match)

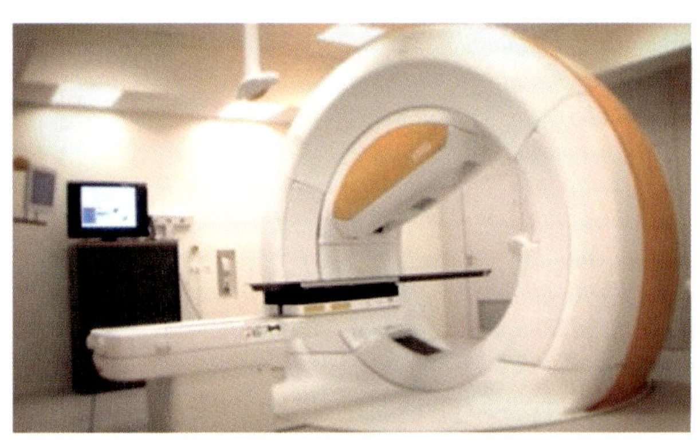
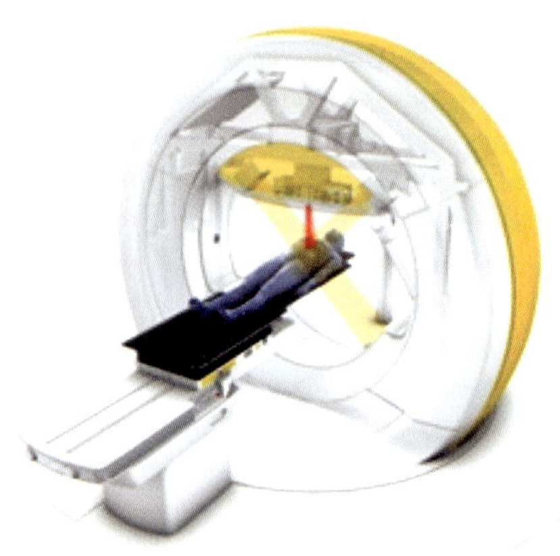

그림 9-40 Vero system : 2개의 kV source가 교차영상을 촬영

영상획득을 위하여 사용되는 선원(source)에서 조사하는 엑스선 에너지에 따라서 kVCT와 MVCT로 구분할 수 있다. kV CBCT는 탑재영상장치(OBI)를 사용하며 MV CBCT는 전자포털영상장치를 사용한다. kV CBCT영상은 MV CBCT에 비하여 화질이 우수하여 해부학적 구조가 선명하게 관찰되므로 일반적으로 kV CBCT를 많이 사용한다.

선질의 경화를 위해서 bow-tie filter를 사용하며 촬영하고자 하는 부위의 크기에 따라서 조사하는 영역이 조절되고 갠트리가 360°회전하지 않아도 알고리즘에 의해 온전한 단면영상이 만들어진다.

CBCT 영상은 체적을 가진 3차원 자료이며, 2차원 평면영상에 비하여 연부조직에 대한 대조도가 우수하여 평면영상을 이용한 방법보다 더욱 정확하고 정밀한 셋 업의 교정이 가능하다.

과거의 MVCT는 선형가속기에 slit 콜리메이터를 사용하여 fan beam 형태의 엑스선으로 촬영하였으나, 전자포털영상장치의 개발과 평면영상검출기(flat panel detector)의 발전으로 cone beam 형태의 CBCT를 사용하는 것이다.

이 외에도 O-ring 형태의 갠트리(gantry)에 isocenter에서 중심선속이 교차하는 두 개의 kV-source(dual kV-source)가 장착된 시스템도 있다(그림 9-40). 이 시스템은 단순한 IGRT 장비가 아니고 Volumetric Modulated Dynamic WaveArc Therapy라는 특수치료가 가능하다.

(4) 단층방사선치료(Tomotherapy)의 나선형(helical) MVCT

단층방사선치료 시스템은 외관이 일반적인 CT 장비의 형태를 취하고 있으나 장비의 외관이 크고 작게 집적된 선형가속기가 내장되어 CT의 tube처럼 회전하는 치료장비로서, 선형가속기가 회전하며 IMRT가 가능하고 선형가속기가 특정 각도에서 멈춘 상태에서 방사선을 조사하는 완화적인 방사선치료도 가능한 특이한 형태의 치료시스템이다.

일반적인 선형가속기가 장착하고 있는 편평화여과기(flattening filter)가 없으며 빔을 변조(modulation)하는 방법으로 원하는 선량분포를 형성한다. 이 시스템은 내장된 선형가속기와 대응한 위치에 영상검출기(image detector)가 장착되어 fan beam 형태의 고에너지 엑스선을 이용한 MVCT(megavoltage CT) 영상을 획득 할 수 있다.

환자를 셋 업 한 후 치료 전에 MVCT scan을 시행하여 여과된 역투영 연산법(filtered back projection algorithm) 등을 사용해 인체 단면영상인 3차원의 체적영상을 얻는다. 이렇게 획득한 MVCT 영상과 기준영상을 비교하여 오차만큼 couch가 이동하여 교정한 후 치료가 시작된다. 특히 환자의 자세가 회전된(roll) 방향으로 오차가 발생하면 그 차이만큼 선형가속기가 먼저 회전한 상태에서 치료가 시작되어 오차를 교정할 수 있다. 필요한 경우 치료 후에도 MVCT scan을 시행할 수 있다.

MVCT 영상은 주로 셋 업 교정을 위하여 사용하지만 단층방사선치료의 전산화 치료계획을 위하여 사용할 수 있다. CT모의치료 대신 단층방사선치료 시스템에서 MVCT scan을 시행하여 획득한 영상을 전산화 치료계획 시스템에 전송하여 치료계획 및 선량계산에 적용한다.

일반적인 방사선치료의 경우에는 실제 치료는 MV단위의 엑스선으로 시행하면서 치료계획은 kV 단위의 엑스선으로 scan하여 얻어진 CT 영상을 사용하는데 이 때 에너지에 의한 상호작용의 차이를 고려한 선량보정을 위해 광자에너지의 감쇠상수를 외삽하여 처리한다. 하지만 MVCT영상을 치료계획에 적용하면 이런 보정이 필요하지 않게 되어 더 적절한 선량 계획이 이루어 질 수 있다.

MVCT는 kVCT에 비하여 화질이 좋지 못한 단점이 있으나 인체 내의 고밀도물질로 인하여 발생하는 선질경화 허상(beam hardening artifact)의 발생이 매우 낮다(그림 9-41).

단면영상의 절편두께(slice thickness)는 얇을수록 화질이 우수하지만 시간이 많이 소요되므로 스캔시간과 화질의 적절한 타협을 통해 slice thickness를 설정하게 된다(그림 9-42).

MVCT 영상획득을 통해 선량재구성(dose reconstruction)과 환자 선량전달(dose delivery) 기록이 가능하며 특히 환자의 해부학적 변화에 의한 선량분포의 변화를 반영하여 계획된 선량이 잘 전달되도록 plan에 변화를 주는 보정방사선치료(adaptive radiotherapy)가 가능하다.

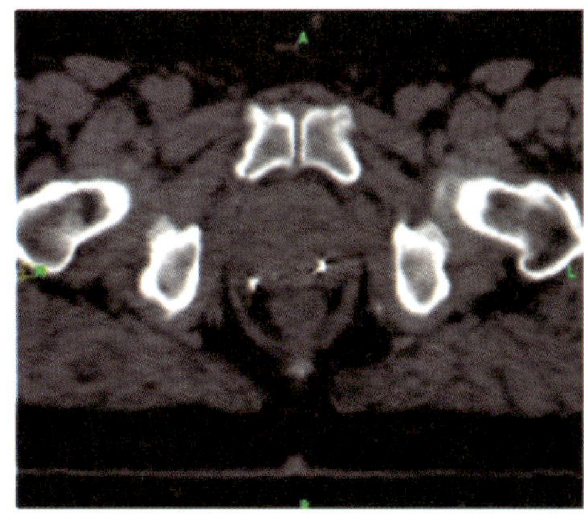

[A] kVCT

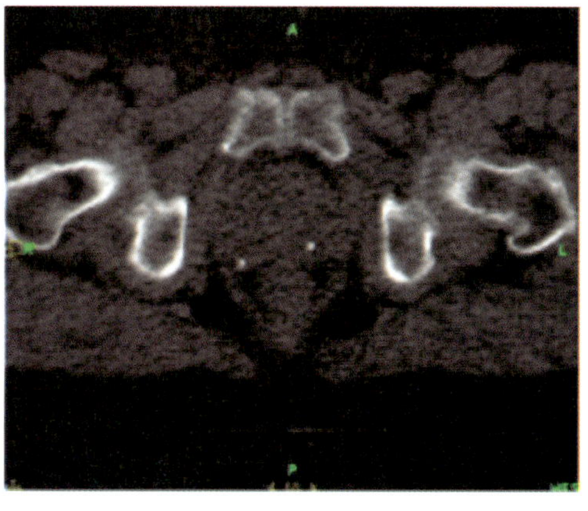

[B] MVCT

그림 9-41 선질경화 허상과 화질의 차이가 있음

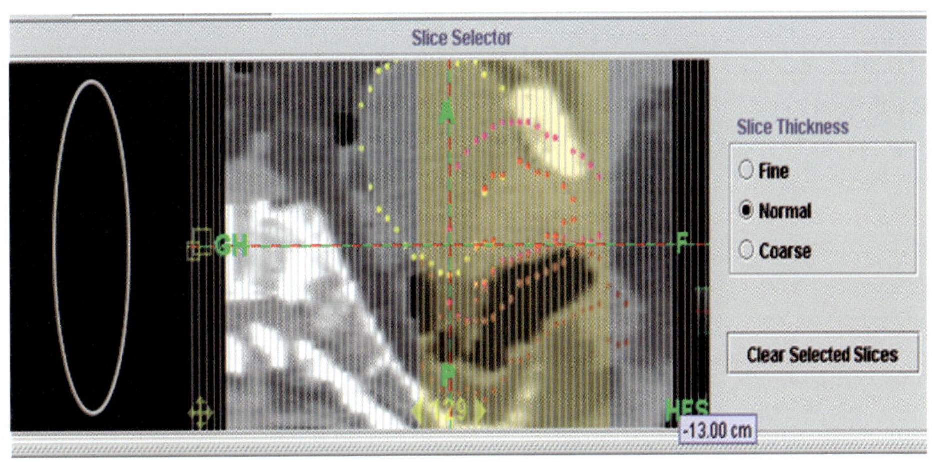

그림 9-42 Tomotherapy의 MVCT : 단면 두께와 스캔 범위 결정

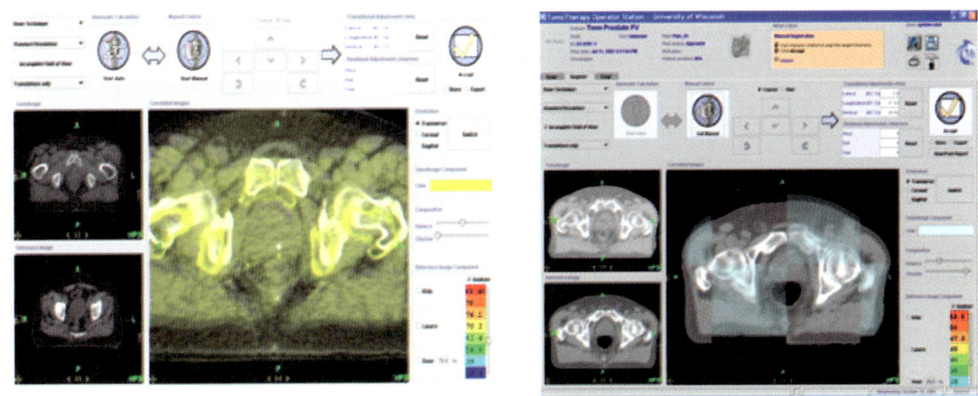

그림 9-43 단층방사선치료의 MVCT를 이용한 IGRT

(5) CyberKnife의 kV (kilovoltage) 교차 영상

로봇팔 형태의 선형가속기인 Robotic 선형가속기로 대표적인 CyberKnife (Robotic IMRT M6)는 두경부의 정위적 방사선수술 (SRS) 시 환자의 머리를 고정하고 치료좌표를 확인하는데 필요한 정위적 틀 (stereotactic frame)을 방사선치료과정에서 사용하지 않기 위하여 영상유도를 적용하였다 (그림 9-44).

치료실의 천정에 장착된 두 개의 kilovoltage 엑스선 선원 (source)이 환자를 향하여 직교 (orthogonal)하며 조사되고, 바닥에 위치한 두 개의 영상검출기 (detector)가 환자의 영상을 획득한다. 뼈와 같은 환자의 해부학적 구조물이나 몸속에 삽입된 방사선 불투과성 마커 (implanted radiopaque fiducial marker)를 기준으로 타깃의 위치와 방향을 분석하고 차이가 있다면 이를 교정하여 치료를 시행하게 된다.

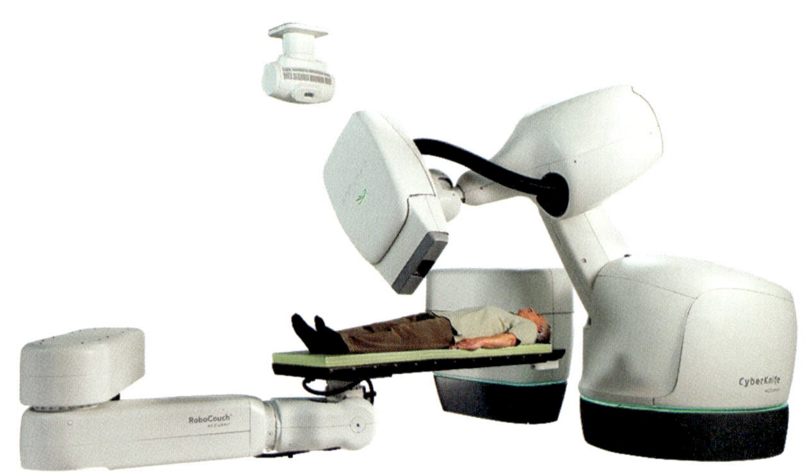

그림 9-44 **Robotic Armed 선형가속기 : CyberKnife M6 system**

정위적 방사선수술에 사용하는 프레임은 침습적이어서 환자와 의료진에게 불편한 것이 큰 단점이었으나 영상유도를 통하여 프레임의 사용을 배제함으로써 비침습적인 정위적 방사선수술을 시행하게 되었고, 두경부 외에 가슴 및 복부의 정위적 방사선치료도 가능하게 하였다. 영상유도와 호흡움직임 추적시스템을 함께 적용하여 호흡동조 방사선치료로 실시간종양추적 방사선치료(Real-time tumor tracking radiation therapy; RTRT)를 시행할 수 있으며 MLC를 사용하여 정위적 IMRT를 시행할 수도 있다.

(6) 양성자 치료장치의 IGRT

양성자는 수소의 원자핵으로 양(+)의 성질을 가진 이온이다. 양성자선의 특성인 브래그 피크(Bragg peak)는 방사선치료에서 큰 장점이 있으며, 이러한 브래그피크를 좀 더 넓게 펼친 확산 브래그피크(spread out Bragg peak; SOBP)를 형성하여 종양치료에 적용하고 있다.

양성자선의 브래그피크 끝부분(distal fall-off)에서는 방사선에너지의 전달이 최고조에 도달한 직후 급격히 낮아지고, 결국 최대비정 이후에는 방사선이 거의 전달되지 않는다. 만일 셋업에 오차가 발생하여 브래그피크 끝부분이 적절하지 않는 곳에 위치한다면 종양에 대한 선량전달이 부족해지거나 정상조직에 불필요하게 많은 선량이 전달되게 된다. 따라서 정밀하고 정확한 치료를 위해서 양성자치료에서도 영상유도방사선치료를 적용하고 있다.

치료실에서 환자의 셋 업 정확성을 확인하기 위해 양성자치료장치의 갠트리에 장착된 두 개의 영상시스템이 교차하는 영상을 획득하고, 2차원 평면영상 맞추기를 통하여 셋 업을 교정하고 치료를 시행한다. In-room CT시스템을 이용하여 CT영상으로 IGRT를 시행하는 시스템도 있다. 양성자가 인체 내에 조사되면 양전자를 방출하며 붕괴되는 산소동위원소를 생성하고 소멸복사가 일어나므로 PET으로 양성자의 인체내 비정을 영상화하고 측정할 수 있다.

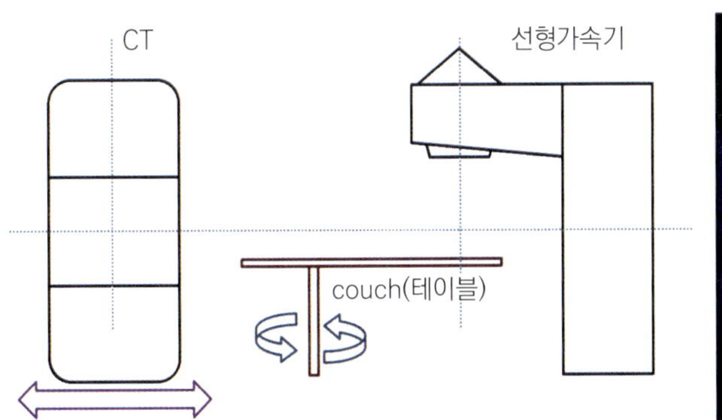

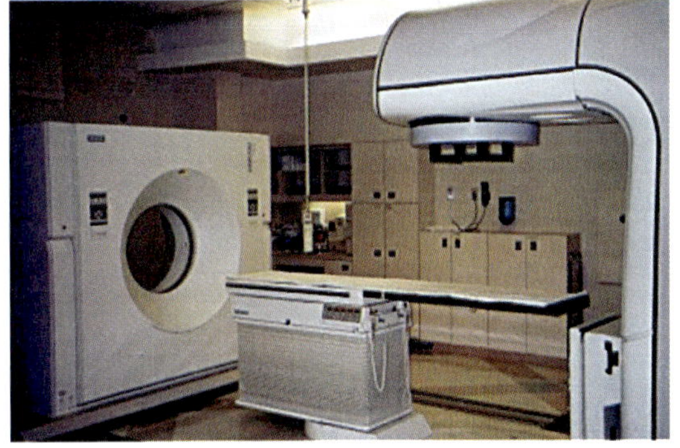

그림 9-45 **선형가속기 치료실의 in-room CT system (Primatom system)**

(7) In-Room CT

방사선치료실 내에 선형가속기와 CT가 마주보고 설치된 형식을 in-room CT라고 하며, 1990년대에 두경부의 정위적 방사선치료를 시행할 때 환자의 머리를 고정하고 있는 정위기구(stereotactic frame) 때문에 이동이 불편한 점을 개선하기 위하여 이 시스템이 만들어지기 시작했으며, 1990년대에 IMRT의 시행으로 정밀한 영상유도가 필요해짐에 따라 영상유도방사선치료를 위한 설비로 발전되어 왔다.

CT scan을 시행하고 치료부위를 확인하여 타깃을 CT의 회전중심점(isocenter)에 위치시킨 후, 환자가 누워있는 couch를 180° 회전시키면 선형가속기의 회전중심점에 타깃이 위치하게 되는 기하학적 구조를 갖추고 있으므로 셋 업 시 내부참조점법을 적용할 수 있고 CT의 바닥에 rail이 설치(CT-on-rails)되어 이동이 가능하다(그림 9-45).

환자의 단면영상을 얻기 위하여 검사실과 치료실을 이동할 필요가 없고, kVCT영상을 획득하므로 기하학적 정확도가 높고 화질이 우수한 영상을 획득할 수 있다. 또한 in-room CT으로 CT-simulation을 시행할 수 있고, 매 치료 전에 CT scan을 시행하여 우수한 영상으로 치료부위의 해부학적 변화를 파악하여 치료부위의 정확한 셋 업이 가능하다는 장점이 있다.

(8) 초음파를 이용한 IGRT

방사선치료를 시행하기 전에 초음파를 이용하여 타깃의 위치와 치료부위의 해부학적 구조를 확인하는 영상유도 방법이다. 대표적인 시스템인 BAT는 B-mode acquisition and targeting의 줄임말이며 선형가속기 옆에 초음파장치를 설치하고 방사선조사 전에 초음파장치로 환자를 스캔하여 타깃부위를 영상화하여 확인이 가능하다. 구조는 관절팔(articulating arm)형식이며, 치료부위 표면에 탐색자(probe)를 고정하고 내부의 구조 및 움직임을 확인하는 방식이다.

초음파를 이용한 영상유도법은 전립샘의 방사선치료에서 많이 사용되는 방법으로 방광과 직장(rectum)의 영향으로 위치변화가 발생하기 때문이다.

BAT시스템도 골반강치료 시, 특히 전립샘인 경우에 적용한다. 그 이유는 전립샘은 신체해부도에 비해 상대적으로 골반강 내에서 매일 그 위치가 조금씩 달라질 수 있기 때문이다. 초음파 탐색자(probe)로 날마다 전립샘 타깃부를 영상화하고 환자의 위치를 조정하여 입체치료계획에 있어 정확한 선량을 조사할 수 있으며 방광, 직장의 합병증을 줄일 수 있게 되었다.

전립샘 이외에 부분적 유방 방사선치료(partial beast radiotherapy)와 상복부종양의 방사선치료에서도 초음파를 이용한 영상유도가 적용되는 경우가 있다.

(9) 광학적 방법을 이용한 IGRT

광학적 방법을 적용한 영상유도 방사선치료는 환자 자세의 정확한 셋 업과 호흡에 의한 움직임을 연동한 치료에 도움을 주며 장비와 환자와의 충돌방지에도 큰 역할을 한다. 광학적 추적시스템(optical tracking system)은 별도의 표지자(marker)를 사용하는 경우와 표지자를 사용하지 않고 환자 신체표면의 구조물을 적용하는 경우로 구분할 수 있다.

표지자를 사용하는 경우(marker-based optical systems)의 대부분은 적외선반사 방식을 사용한다.

능동적 표지자(active marker)로는 스스로 적외선을 방출하는 다이오드(Infrared Light-Emitting Diodes; IRLED)를 사용하는데, 이는 스스로 빛을 방출하기 때문에 편리하다는 장점도 있지만 전기장치가 연결되므로 사용이 불편하다는 단점도 있다.

수동적 표지자(passive marker)는 작은 구(sphere)나 원판(disk)모양으로 적외선 반사물질이 코팅되어 외부에서 조사되는 적외선을 반사시키는 방식이므로 사용이 간편하지만, 별도의 적외선 선원이 필요하다.

이와 같은 표지자들이 방출 또는 반사한 적외선은 CCD(charged couple device) 카메라 등을 이용하여 모니터링하며, 환자표면에 부착된 마커들의 움직임을 파악하고 측정한다. 이렇게 환자 표면에 적외선 표지자를 올려놓고 광학적 추적(optical tracking)을 시행하는 방식은 환자의 표면이나 표면의 표지자가 종양의 움직임을 간접적으로 반영하는 surrogate이므로, 종양의 움직임을 정확하고 동일하게 반영한다는 보장이 어렵다는 단점이 있다. 따라서 엑스선이나 초음파를 이용하여 타깃이나 isocenter의 해부학적 위치를 파악하는 방법과 병행하는 것이 더 효과적이다.

환자표면에 별도의 표지자를 부착하지 않고 두 방향에서 CCD 카메라를 이용하여 환자 표면의 모양만으로 위치를 파악하고 교정하는 방법도 있으며, 주로 유방암 환자의 치료에 적용한다.

(10) 디지털 단층합성영상(digital tomosynthesis; DTS)

디지털 단층합성영상(DTS)은 영상유도의 새로운 개념 중 하나로 선형가속기의 갠트리가 제한된 각도 내에서 원호를 그리면서 회전하여 투사영상(projection image)을 획득하고 이를 입체적으로 재구성하는 방법이다.

DTS는 CBCT처럼 갠트리가 180° 또는 360° 만큼 회전하지 않고, 적은 각도로 부분적으로만 원호운동을 하며 영상을 얻고 이를 조합한다(그림 9-46).

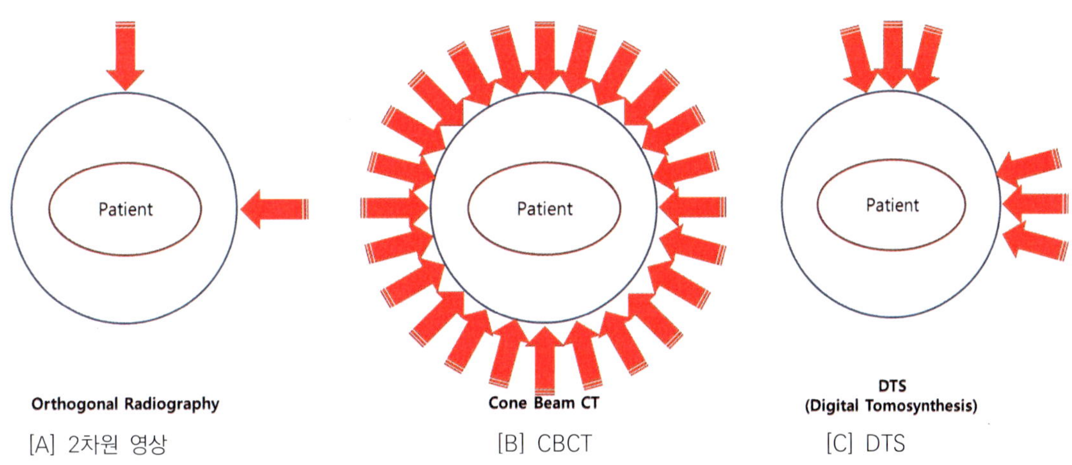

그림 9-46 디지털 단층합성영상 (화살표: 엑스선 조사방향)
[A] 직교하는 2차원 영상,
[B] 갠트리가 360° 회전하는 CBCT,
[C] 갠트리가 제한된 각도의 원호로 회전하는 DTS

평면영상과 달리 부분적이지만 입체적인 영상을 제공하며, CBCT와 같이 완전한 3차원 체적 영상을 얻을 수 없으나 CBCT에 비하여 영상을 획득하는데 소요되는 시간이 짧고 환자에 대한 imaging dose를 줄일 수 있다는 장점이 있으며, 갠트리가 회전하면서 환자와 충돌하게 될 위험이 적다.

주로 두경부, 전립샘 및 가속 부분유방조사(accelerated partial breast irradiation; APBI)에 주로 적용하고 있으며 호흡을 멈추고 CBCT를 촬영하기 어려운 환자의 영상유도치료를 위하여 짧은 시간에 영상획득이 가능하다는 장점을 이용하여 적용하고 있다.

6 4차원 방사선치료 (4DRT)

1) 4차원 방사선치료 (4DRT)의 개요

(1) 4차원 방사선치료 (4DRT)의 개념과 목적

방사선치료 분야는 3차원 입체조형 치료와 강도변조 방사선치료와 같이 매우 정밀하게 선량 전달을 할 수 있는 장비와 기술이 발전되어왔다. 환자의 인체 내의 장기는 수의적 또는 불수의적 운동에 의해 움직임을 갖게 된다. 예를 들면 심장의 박동과 호흡에 의한 움직임을 들 수 있다. 물론 몸이 불편한 환자의 수의적인 움직임에 의해서도 종양과 장기의 위치가 달라질 수도 있다. 따라서 정밀한 방사선치료계획을 세우더라도 인체 내의 종양 또는 장기의 위치와 형태에 변화가 생긴다면 선량이 계획된 내용과 다른 분포를 이루도록 전달되는 경우가 발생할 수 있으므로 정확한 치료의 시행에 방해가 되는 요인이다. 이처럼 시간이 흐름에 따라 종양과 정상조직의 위치 또는 형태가 변화되는 것을 고려하여, 더욱 정확한 선량전달이 이루어 질 수 있도록 하는 것이 4차원 방사선치료(4-Dimensional Radiation Therapy; 4DRT)이다. 특히 방사선이 조사되는 치료 중에 발생하는 움직임(intra-fractional motion)은 호흡기계 뿐 아니라 근골격계, 심혈관계, 소화기계통에 의하여 영향을 받기도 한다.

현실적으로 4DRT를 적용할 수 있는 경우는 환자의 호흡에 의한 움직임을 고려한 치료가 대부분이다. 호흡은 치료부위의 움직임에 가장 큰 영향을 미치는 요인이며 호흡은 가슴은 물론 복부와 골반의 움직임에도 영향을 미치고 있다.

호흡을 고려한 방사선치료는 환자의 호흡이 특정 위상에 위치할 때 방사선을 조사하는 방법과 호흡을 따라가며 방사선을 조사하는 방법 등으로 나눌 수 있다. 만일 호흡에 의한 종양의 움직임 범위를 확인하여 내부여유(Internal margin, IM)를 고려한 내부표적용적(internal target volume; ITV) 치료에 적용하면, 조사면이 넓어지고 전달되는 선량과 조사용적이 증가하여 정상조직에 대한 부작용이 증가할 가능성이 있다.

따라서 종양의 제어(tumor control probability; TCP)를 높이고 정상조직의 합병증 발생확률(normal tissue complication probability; NTCP)을 감소시키기 위해서는 조사면을 적절한 크기로 줄이고 종양 및 장기의 움직임을 고려하여 4차원적으로 방사선이 조사되도록 해야 한다.

(2) 환자의 호흡에 의한 움직임이 방사선치료에 미치는 영향

환자의 호흡에 의한 움직임은 방사선치료 과정에 많은 영향을 미치고 있다. 첫째, 모의치료에서 영상을 획득하는 과정, 둘째, 치료계획에서 타깃의 모양과 범위를 설정하는 과정, 셋째, 치료를 위한 선량전달과정에 영향을 주어 치료의 한계를 초래하는 역할을 하고 있다.

따라서 호흡에 의한 움직임을 고려하는 것은 방사선치료의 전과정에서 적용해야 할 대상이 되었다. 즉 모의치료단계에서부터 호흡에 의한 움직임을 고려하여 4차원 CT모의치료(4D CT-simulation)를 시행하며 투시모의치료에서도 4차원 투시모의치료를 시행하기도 한다.

폐암치료를 위한 방사선 선량은 주변의 정상조직에 방사선에 의한 합병증을 일으킬 수 있는 수준이다. 따라서 이런 합병증과 치료의 균형을 이루기 위하여 종양에 전달되는 선량은 적절한 양만큼 증가시키고 주변의 정상조직에는 방사선이 조사되지 않도록 보호하여야 하는데 이를 위한 전략이 호흡을 고려한 방사선치료, 즉 4DRT이다.

이제 4DRT은 방사선치료에서 필수적인 부분으로 자리를 잡고 있고 폐암 등의 치료성적 향상에 기여하도록 하는 것을 궁극적인 목적으로 삼고 있으며, 폐암 뿐 아니라 호흡의 영향을 받는 신체적 부위에 발병하는 간암, 위암, 유방암 등에도 적용하고 있다.

2) 4차원 방사선치료의 방법 및 임상 적용

(1) 움직임의 특정위치를 적용한 방사선치료 (gated radiation therapy)

이 방법은 4DRT의 여러 방법 중에서, 환자가 호흡을 하는 동안 호흡의 주기 또는 위상이 특정 위치에 도달하였을 때 방사선을 조사하는 방법을 적용하는 것이다. 본 방법을 일컬을 때 사용하는 "gate"라는 용어는 호흡주기의 특정위치를 선택적으로 적용시키는 것을 의미하는 말이다. 호흡의 gating을 방사선치료에 적용하기 시작한 것은 1980년대 후반 일본에서 시작되었으며 최근에는 IMRT, 양성자치료, 중이온 입자치료에도 적용하는 사례가 많이 있다.

방사선치료에서 gating을 적용하는 방법은 호흡의 움직임에서 위상을 기준으로 설정하는 방법과 진폭을 기준으로 설정하는 방법으로 나눌 수 있다. 그리고 호흡의 움직임을 파악하기 위한 기준으로 인체 표면의 움직임을 기준으로 설정하는 방법과 체내의 특정 부분이나 삽입물의 움직임을 기준으로 설정하는 방법으로 분류할 수 있다.

① 호흡운동의 위상과 진폭

일반적인 상태에서 호흡운동은 주기와 진폭을 가지게 된다. 특히 방사선치료를 위하여 환자의 호흡을 훈련시킨 상태에서는 어느 정도 일정한 주기와 진폭을 갖는 것이 가능하다.

위상 (phase)은 사인파곡선과 유사하게 진행되는 호흡의 한 주기에서 특정위치를 의미한다. 예를 들어 완전흡기 상태를 100% 위상 (또는 0% 위상)으로 표현하고, 호기상태를 50% 위상으로 표현하면 한 번의 주기를 호흡하는 동안 0 ~ 100%의 위상을 모두 갖게 된다 (그림 9-47).

진폭 (amplitude)은 변위 (displacement)의 개념과 같으며 흡기와 호기를 할 때의 상대적인 위치를 의미한다 (그림 9-48). 이처럼 위상과 진폭 중에서 어떤 것을 기준으로 설정하는지 따라서 gating의 범위가 달라질 수 있다.

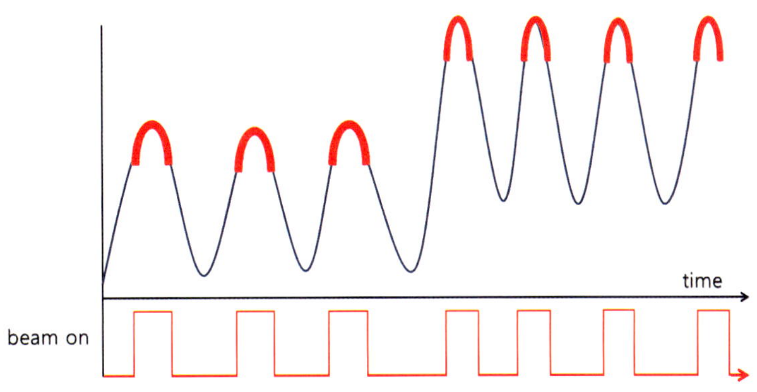

그림 9-47 호흡주기의 위상을 기준으로 한 gating 방법

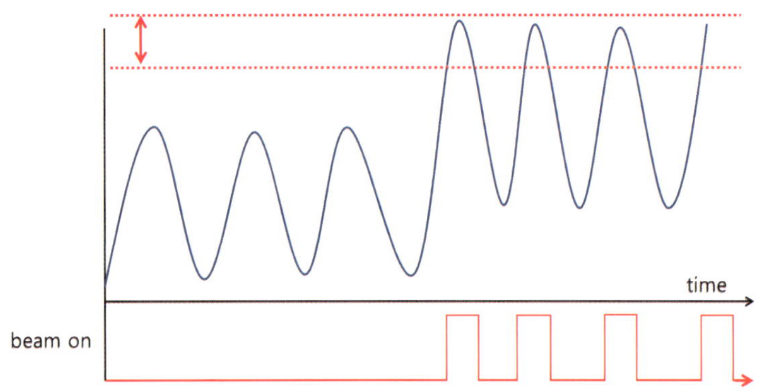

그림 9-48 진폭에 따른 변위를 기준으로 한 gating 방법

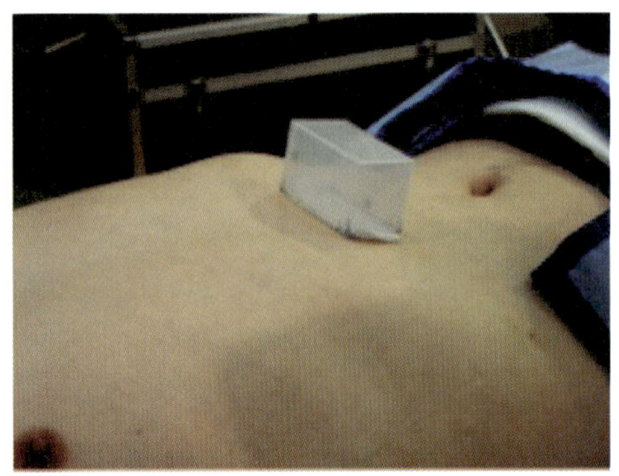
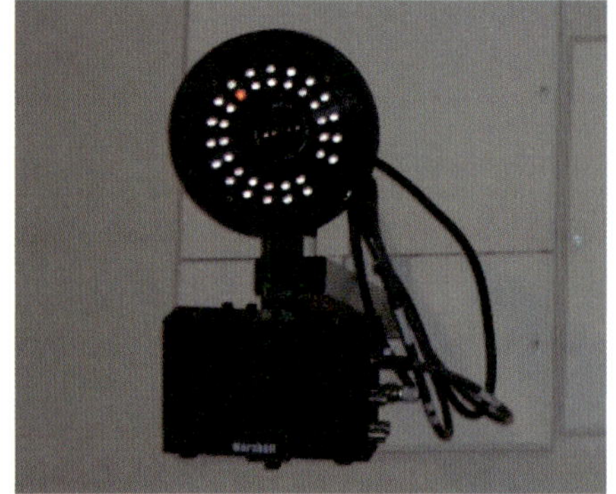

그림 9-49 RPM 시스템의 표지자 블록과 적외선 카메라

② 체표면의 움직임 신호를 이용한 gating

이 방법은 비침습적 방법이라는 장점 때문에 gating 적용대상의 90% 이상에 사용되고 있다. 효과적인 치료를 위하여 환자에게 일정한 주기와 진폭을 가진 호흡을 시행하도록 훈련을 시행하면 치료의 전과정에 상당한 도움이 된다.

임상에서 적용하는 여러 시스템 및 방법에 따라 분류하면 다음과 같다.

• **실시간 호흡위치 관리 시스템 (Real-time position management system; RPM system)**

Varian Medical의 RPM시스템은 CCD (charged couple device) 카메라와 적외선 반사체가 부착된 작은 육면체 형태의 표지자 블록(marker block), 그리고 표지자 블록의 움직임을 감지하여 호흡의 주기와 진폭을 측정할 수 있는 시스템으로 구성되어 있다(그림 9-49).

환자 표면에 올려놓는 표지자 블록과 같이 호흡에 의한 움직임이나 종양의 움직임을 간접적으로 반영하는 것을 surrogate라고 한다.

환자의 상복부위에 표지자 블록을 올려놓고 적외선 카메라 장치로 적외선을 조사하면 표지자 블록에 부착된 적외선 반사체가 이를 반사하고, 반사된 적외선을 적외선 카메라가 다시

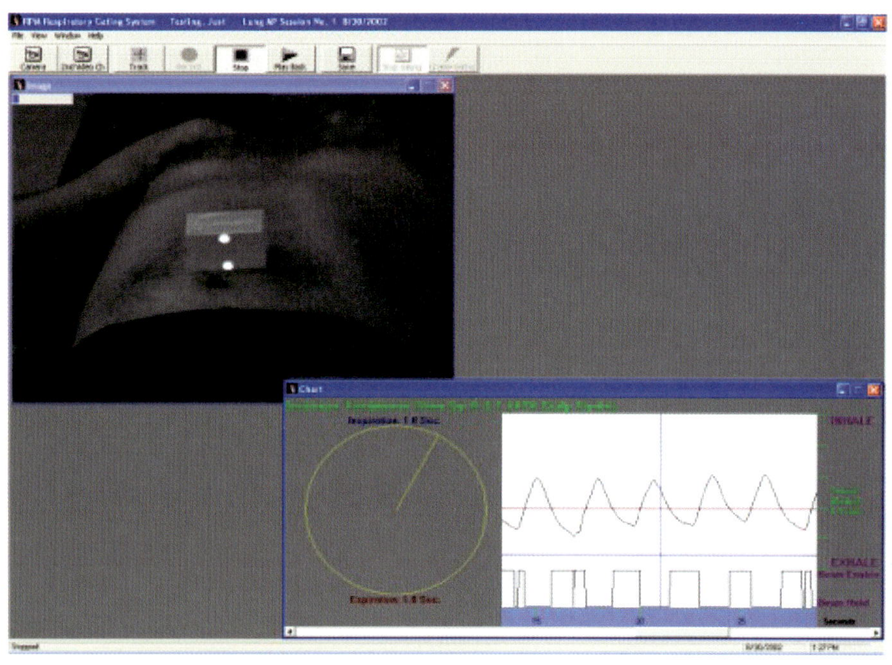

그림 9-50 **적외선 카메라로 표지자 블록의 움직임을 감지하여 호흡을 모니터링**

포착함으로써 컴퓨터가 표지자 블록의 움직임을 감지하게 된다. 환자가 호흡을 시행하는 동안 연속적인 사인곡선과 유사한 환자의 호흡곡선을 실시간으로 그리므로 환자의 호흡 상태를 파악 할 수 있게 된다(그림 9-50).

이렇게 호흡에 대한 정보를 이용하여 환자의 호흡의 주기, 위상, 진폭을 파악할 수 있으며 방사선치료에 적용하기 위해서 모의치료 단계에서부터 사용하여야 한다.

주로 호흡의 위상에 따른 gating을 시행하는데 일반적으로 들숨(흡기)을 최고조로 시행한 상태를 100% 위상(또는 0% 위상)으로 설정하고, 날숨(호기)을 최고조로 시행한 상태를 50% 위상으로 설정하며, 비교적 움직임이 적은 40 ~ 60% 사이에 호흡의 위상이 있을 때 방사선을 조사하는 방법을 시행한다. 즉 움직임이 적고 자세가 안정된 완전 날숨(호기) 상태에 방사선을 조사한다.

이렇게 특정한 호흡주기에서 방사선을 조사함으로써 종양에 대한 효과적인 선량전달을 시행하고 주변의 정상조직에 전달되는 방사선량을 최소화하여 합병증의 발생 가능성을 줄일 수 있는 방법이다.

- **적외선추적 & 엑스선투시 시스템(ExacTrac system)**

RPM 시스템처럼 적외선반사체를 사용하면서 실시간 종양추적 시스템(real time tumor tracking system)과 같은 엑스선 투시를 병행할 수 있는 시스템이다.

RPM이 적외선 반사체가 부착된 한 개의 marker block을 사용하는 것과 달리 ExacTrac

시스템(BrainLab, Germany)은 여러 개의 작은 적외선 반사체를 환자의 가슴 및 복부 표면에 올려놓고 적외선감지 카메라를 이용하여 환자의 호흡을 관찰하여 호흡의 경향을 추적한다(그림 9-51). 또한 ExacTrac 시스템은 엑스선 영상장치가 함께 설치되어 교차하는 영상을 획득하고 영상유도 방사선치료를 시행할 수 있는 시스템이다.

• **압력센서 belt 시스템(Anzai blet gating system; AZ733V)**

Anzai Medical의 Anzai belt 시스템은 센서가 부착된 belt를 복부에 착용하여 호흡에 의한 움직임을 관찰하는 방법이다. 탄력성 belt에 복부의 움직임을 감지하는 센서가 부착되어 환자가 호흡할 때 belt가 받는 압력을 감지, 호흡의 진폭과 위상을 모니터링 한다(그림 9-52).

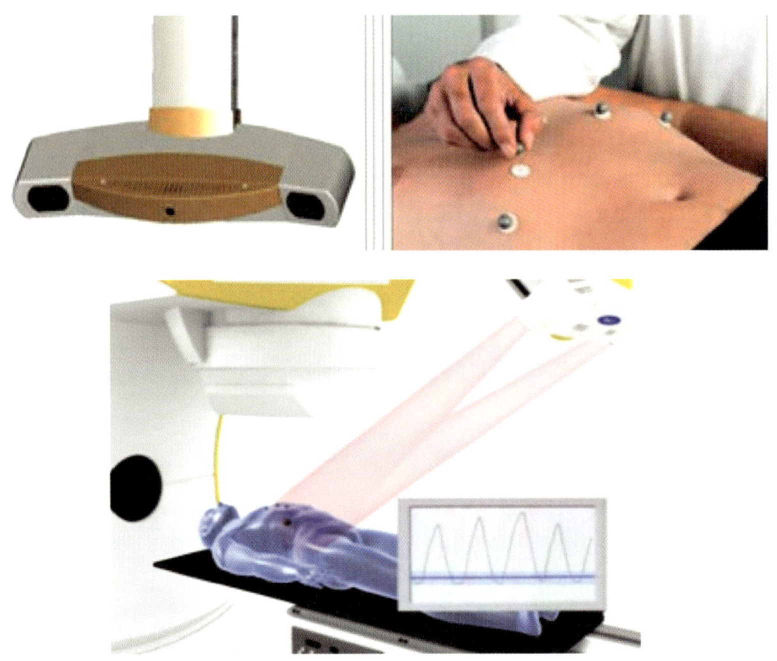

그림 9-51 **ExacTrac 시스템**

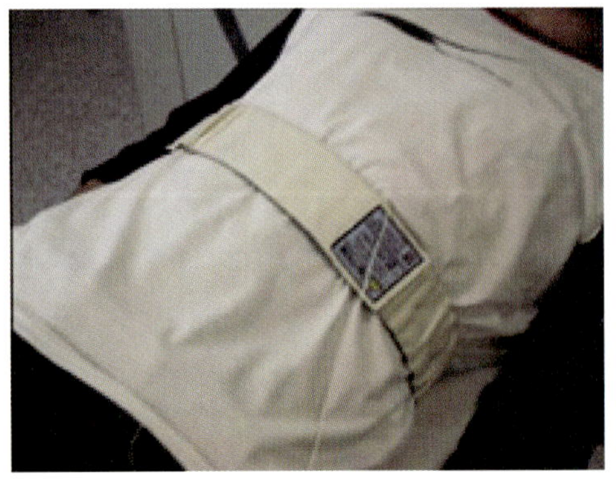

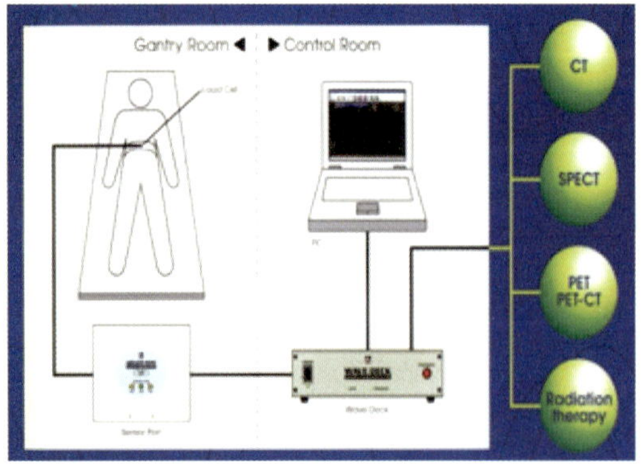

그림 9-52 **Anzai belt 시스템**

③ 체내 기준점의 움직임 신호를 이용한 gating

이 방법은 실시간 종양추적방사선치료(Real-time tumor tracking radiation therapy; RTRT)와 밀접한 연관이 있다. 종양이나 종양 근처에 삽입된 기준마커(fiducial marker)의 위치와 움직임을 기준으로 gating을 시행하는 방법이다.

매 치료 시작 전에 환자의 호흡주기와 자세에 따른 기준마커(fiducial marker)의 움직임과 그 경로를 관찰하고 기준마커가 특정위치에 있을 때 방사선을 조사한다. 또한 엑스선 대신 고주파의 전자기파(radio frequency; RF)를 이용하는 방법도 있다. Calypso system은 200~600 kHz의 frequency를 발생시키는데, 길이가 약 8mm 이하인 transponder를 체내에 삽입하여 위치를 확인하는 실시간 종양추적 시스템이며 주로 전립샘치료에 적용한다(그림 9-53).

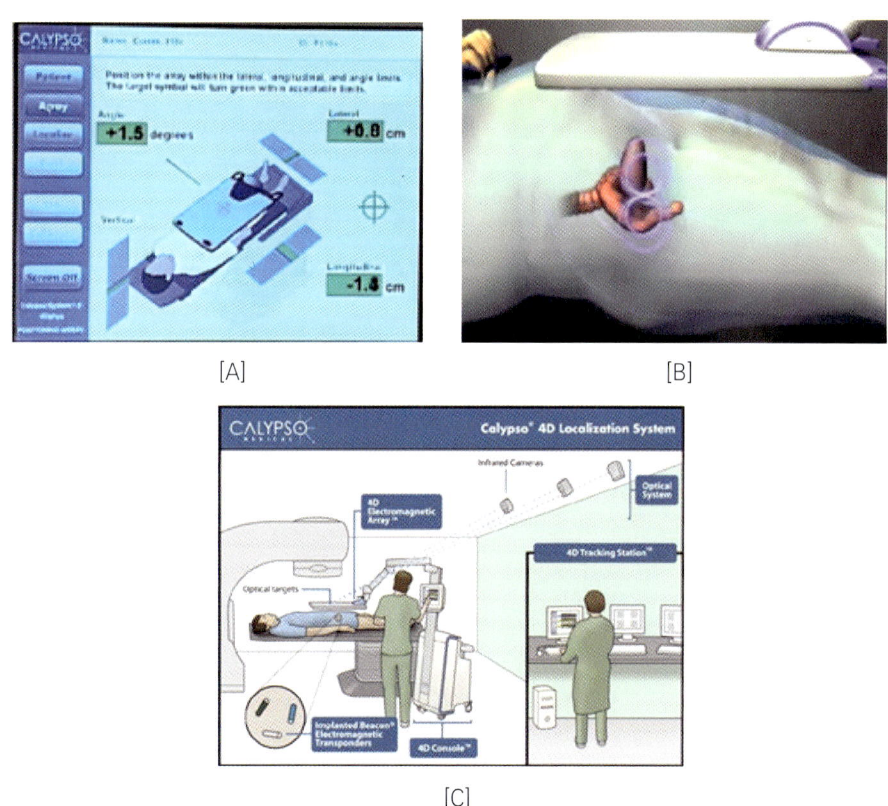

그림 9-53 Calypso 시스템

(2) 호흡을 멈추고 시행하는 방사선치료(breath hold methods)

이 방법은 방사선치료를 시행할 때 환자가 호흡을 멈추는 방법으로서 폐암은 물론 유방암의 방사선치료에도 심장과 폐의 부작용을 줄여줄 수 있는 방법이다.

① 깊은 들숨(흡기) 상태에서 호흡을 멈추고 시행하는 방법

이 방법은 환자가 호흡을 깊게 들이마시고 멈춘 상태에서 방사선을 조사하는 방법이다. 일반적으로 가슴의 종양을 치료하는데 장점으로 작용하며 호흡에 의한 종양의 움직임을 확실히 줄이고 허파의 용적을 증가시켜 정상조직의 합병증 감소에 매우 유용한 방법이다. 이 방법은 폐활량계(spirometer)를 이용하여 관찰하는 것이 필요하다.

② 능동적 호흡조절(active breathing control; ABC)

이 방법은 높은 재현성으로 호흡을 멈추고 방사선을 조사하는 능동적 호흡조절법으로 환자가 정해진 양의 공기를 흡입한 상태에서 호흡을 멈추고 방사선을 조사하는 방법이다.

Elekta사의 Active Breathing Coordinator system이 대표적인 예이다.

환자가 코를 막고 폐활량계를 통해 호흡을 시행한다. 처음에는 자연스럽게 호흡을 실시하다가 시술자가 system을 활성화시키면 시스템에 연결된 balloon valve가 환자에게 적용할 호흡주기에 맞춰 작동한다. 그럼 환자는 보통 두 세 번의 준비호흡을 거치며, 허파의 용적이 치료를 위하여 지정된 용량에 도달하게 되고, 공기압축기(air compressor)가 미리 지정된 시간만큼 balloon valve를 팽창시키면 환자는 호흡이 중지된 상태가 되며 이때 방사선을 조사한다. 허파 속의 공기량이 일정한 상태에서 호흡을 중지하므로 재현성이 높은 방법이다.

③ 자발적 호흡조절(Self-held Breath-hold methods)

이 방법은 환자가 자신의 호흡을 스스로 조절하며 특정구간 동안 스스로 호흡을 멈출 때 방사선을 조사하는 방법이다. 환자가 자신의 호흡주기를 관찰하면서 자신의 호흡상태를 손에 쥐고 있는 스위치를 이용하여 치료담당자와 소통하면서 진행할 수도 있다.

즉 호흡을 하면서 스위치를 누르고 있으면 장비에 인터락(interlock)이 발생하거나 치료담당자가 이를 인식하고 방사선을 조사하지 않고 기다린다. 호흡을 스스로 멈추면서 누르고 있던 스위치를 누르지 않으면 장비의 인터락이 해제되고 치료담당자는 방사선을 조사하게 된다. 환자가 스위치를 다시 누르면 방사선조사가 멈춰지고 환자는 다시 호흡하게 된다.

(3) 복부압박 호흡조절(forced shallow breathing with compression)

이 방법은 복부를 압박하여 호흡에 의한 움직임의 범위를 인위적으로 좁게 만드는 방법으로서 허파 또는 간의 작은 병변에 정위적방사선치료를 시행하기 위하여 고안된 것이다. 체부를 고정하는 body frame을 고정용구로 이용하며 복부를 압박하여 가로막(diaphragm)의 호흡운동을 강제로 줄이는데 적용한다.

Elekta의 body frame을 사용하며 그림 9-54와 같이 복부를 압박하여 인위적으로 호흡에 의한 움직임을 줄이고 있다.

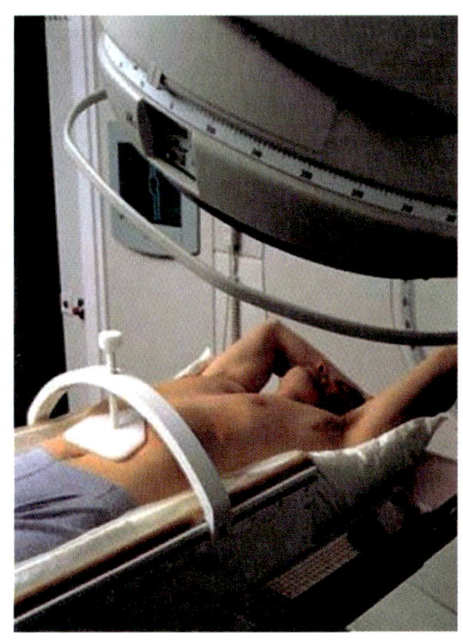

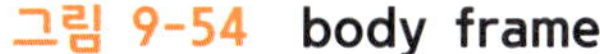

그림 9-54 body frame

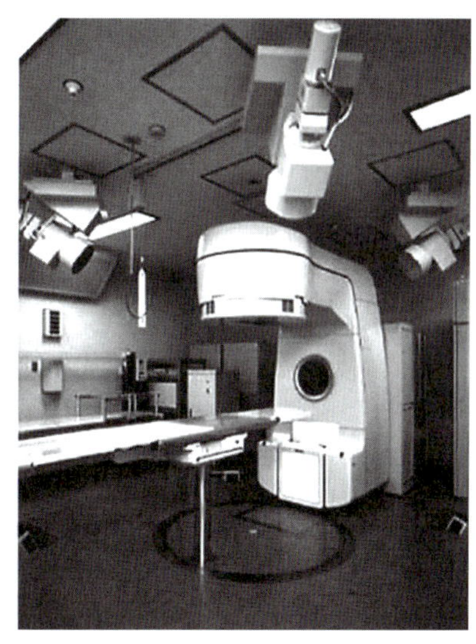

그림 9-55 투시를 이용한 RTRT 시스템의 초기 형태

(4) 실시간 종양추적 방사선치료 (Real-time tumor tracking radiation therapy; RTRT)

이 방법은 치료를 시행하면서 실시간으로 종양의 위치를 추적하여 방사선이 능동적으로 종양의 움직임을 쫓아가며 빔을 조사하는 방법이다.

1990년대 말 실시간 종양추적 방사선치료 RTRT라는 용어를 사용하기 시작할 때는 gating을 시행하기 위하여 종양을 추적하는 치료의 의미로 시작되었으나 현재는 종양을 쫓으며 연속적으로 조사하는 치료의 의미를 포함하고 있다.

매우 이상적인 상황에서는 선량전달을 하는 동안 종양의 움직임을 고려한 범위(margin)의 설정이 전혀 필요하지 않다는 장점이 있다.

실시간으로 종양의 위치를 추적하기 위하여 다음과 같은 방법들을 적용하고 있다.

① 엑스선영상을 이용하여 종양 자체의 실시간 움직임을 추적하는 방법

치료부위를 중심으로 교차하는 엑스선 영상을 분석하여 종양의 위치와 움직임을 확인하는 방법이며, 정확한 위치의 파악을 위하여 2 ~ 4개의 교차하는 엑스선 영상을 동시에 획득하여야 한다(그림 9-55).

② 엑스선영상을 이용하여 종양 내에 인공적으로 삽입한 fiducial marker를 추적

종양을 직접적으로 관찰하지 않고 인공적으로 종양 내에 삽입한 기준표지자(fiducial marker)위치와 움직임을 관찰하는 방법이다. 주로 gold로 만들어진 marker를 삽입한다.

엑스선 영상에서 잘 보이지 않거나 경계가 뚜렷하게 관찰되지 않는 종양의 추적에 적합하지만, 기준 표지자의 위치가 조금씩 변화될 수 있는 단점이 있다.

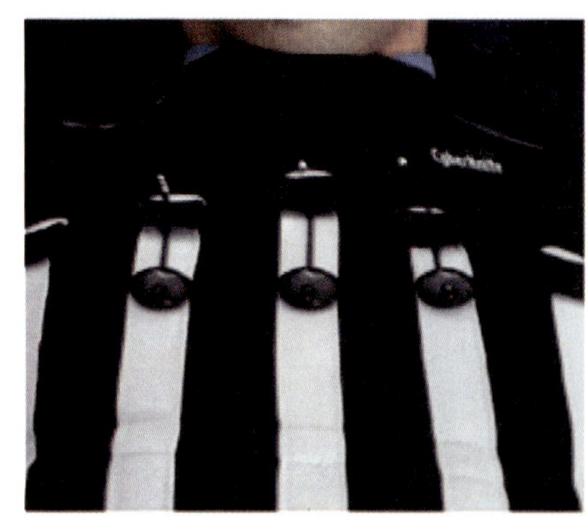

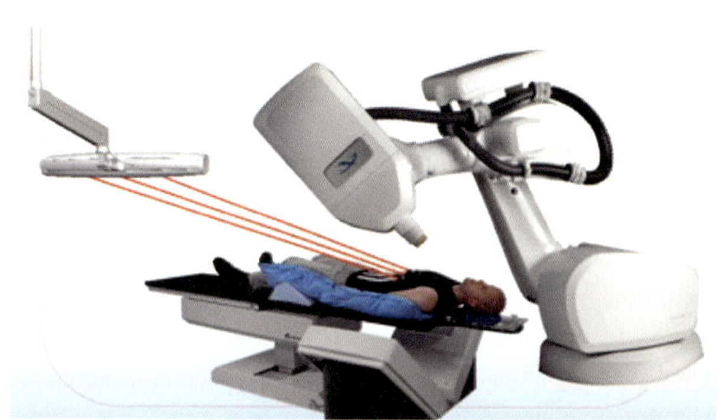

그림 9-56 CyberKnife의 Synchrony 호흡동조 종양추적 시스템

③ 호흡에 의한 종양의 움직임을 반영하는 surrogate의 위치변화를 추적

호흡에 의한 움직임을 감지하기 위하여 환자의 가슴 또는 복부표면에 적외선반사체 또는 적외선발생장치인 광학적 표지자(optical marker)를 부착하고 적외선카메라를 이용해 그 움직임을 관찰하여 호흡에 의한 종양의 움직임을 추적한다.

Robotic 선형가속기 치료시스템인 CyberKnife의 Synchrony 호흡동조 종양추적 시스템은 엑스선영상과 surrogate의 관찰을 모두 사용할 수 있다. 투시영상을 이용하여 종양의 정확한 위치를 확인하고 환자의 표면에 부착된 optical marker의 호흡에 의한 움직임을 관찰하여, 컴퓨터가 환자의 호흡과 종양의 움직임간의 상관관계를 분석한 후 선형가속기가 장착된 로봇팔(robotic arm)이 종양의 움직임에 맞춰 이동하며 종양을 추적하면서 방사선을 조사한다(그림 9-56).

④ 엑스선 영상을 사용하지 않는 non-radiographic 방법

투시영상 등과 같은 엑스선영상을 사용하지 않는 방법으로는 앞서 설명한 압력감지 belt와 RF transponder 등이 있다.

7 입자방사선치료

1) 입자방사선치료의 역사

하전입자를 이용한 입자방사선치료(particle radiotherapy)는 1900년도 초부터 시작되었다. 1946년에 심부종양에 대한 이온빔 방사선치료가 제안되었으며 1950년대 중반부터 양성자와 여러 가지 이온빔을 이용한 치료가 시도되기 시작하였다. 그러나 대부분이 병원이 아닌 연구소 등에서 시행되었으며 1990년 미국 Loma Linda hospital에서 임상병원으로는 처음으로 양성자치료설비를 갖추게 되었다.

또한 상대적 생물학적효과(relative biologic effectiveness; RBE)가 큰 탄소이온을 이용한 중하전입자치료(heavy ion particle therapy)가 시도되기 시작하였으며 독일과 일본 등지에서는 탄소이온과 같은 중하전입자 이온빔 방사선치료가 시행되고 있다.

양성자와 탄소이온의 브래그피크라는 특성을 이용해서 안구흑색종(ocular melanoma) 등의 치료에 적용하여 안구를 향하여 조사하여도 뇌에는 영향을 매우 적게 주어 비교적 부작용이 적은 치료를 시도하여왔다.

그런데 가속기와 빔 전달설비 및 갠트리 등 치료설비가 너무 큰 규모를 차지하기 때문에 선형가속기를 이용한 치료설비에 비하여 비용과 관리차원에서 어려움이 있었던 것이 사실이었다. 그러나 앞으로 가속기의 소형화, 효과적인 빔 전달 기술, 갠트리의 소형화 등으로 사용이 더 용이해지고, 엑스선 치료에 비하여 부작용의 발생을 줄이는데 효과적인 치료법으로서 주목받고 있다.

전자선도 하전입자선이지만 전자선을 이용한 치료는 10장에서 언급한다.

2) 양성자치료(Proton Therapy)

(1) 양성자선의 물리적 생물학적 특성

양성자는 중성자와 함께 원자의 핵을 구성하는 핵자 중 하나로, 수소원자에서 전자를 분리시키고 남은 핵에는 양성자만 존재하므로 양성자를 수소원자의 핵이라고 부르기도 한다.

1919년 러더퍼드(Ernest Rutherford)에 의해 그 존재가 규명되었으며 1.6×10^{-19}C의 양전하를 가지고 질량은 약 1.6×10^{-27} kg이다. 반감기는 약 10^{32}년 이상으로 매우 안정적인 입자이다.

물질과의 상호작용으로는 원자내의 전자 또는 핵과 비탄성충돌, 핵자에 의한 탄성충돌, 핵반응 등이 있는데 양성자가 에너지를 지니고 이동하는 양성자선이 되면 다중쿨롱산란과 브래그피크의 특징을 보이게 된다.

브래그피크는 단일에너지의 양성자선이 매질에 입사된 초기에는 낮은 선량을 주변으로 전달하고 비정이 끝나기 직전에 선량이 급격히 증가하여 모든 선량을 부여하고 비정이 끝나는 현상이다. 즉, 양의 하전입자가 물질에 입사하여 진행하면 에너지를 잃어가면서 저지능 값이 근사적으로 1/e에 따라 증가하다가 정지상태에 이르는데, 이처럼 최대도달거리인 비정이 끝나기 직전에 저지능이 최대를 이루는 피크현상이 브래그피크이다(그림 9-57). 이같이 종양과 같은 특정 부위에는 많은 선량을 전달하고, 주변의 정상조직에는 선량을 적게 전달하거나 전달하지 않는 특징을 이용한 것이 양성자치료이다.

양성자의 일반적인 RBE(generic RBE)는 약 1.1로서 광자선에 비하여 조금 크다.

(2) 양성자 치료의 목적 및 대상 질환

백혈병과 같은 혈액암, 골수이식을 위한 전신조사와 같은 특별한 경우를 제외하고, 기존 방사선치료의 적용 대상인 질환은 거의 양성자선 치료의 대상이 될 수 있다.

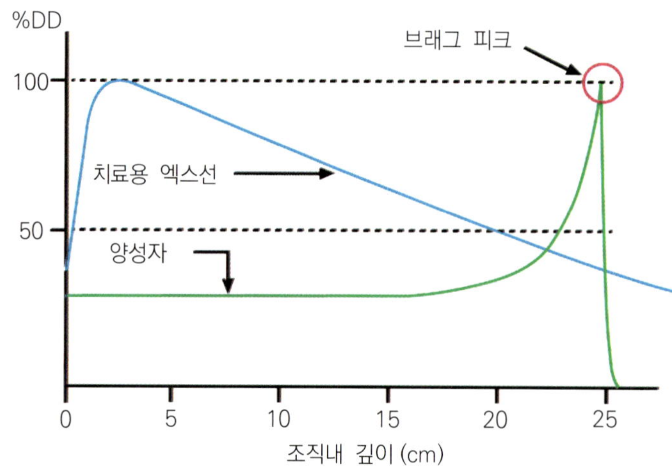

그림 9-57 **엑스선과 양성자선의 심부선량**

양성자선이 입사되어 종양에 도달할 때 까지는 적은 선량을 부여하다가 종양에는 남은 모든 선량을 전달하고 그 이후로는 선량전달이 없다는 장점을 이용하여 안구종양, 뇌종양, 척추부위 종양, 유방암, 두경부종양, 전립선암 등에 매우 효과적으로 적용할 수 있다.

또한 뇌와 척수 전체에 조사하는 뇌척수조사(craniospinal irradiation; CSI)와 같은 방사선 조사를 양성자선으로 시행하게 되면 광자선으로 시행할 때 보다 정상조직에 전달되는 선량이 매우 적으므로 소아종양의 치료에도 매우 효과적으로 적용할 수 있다.

(3) 양성자치료설비의 구성

양성자치료설비는 크게 가속부, 빔 전송부, 치료실, 조정실로 구분할 수 있다(그림 9-58).

① 가속부 (accelerator)

입자가속기는 치료를 위하여 환자의 종양부위까지 입자선이 전달될 수 있도록 입자의 운동에너지를 증가시키는 역할을 한다. 양성자치료에 적절한 에너지의 범위는 대략 50~250 MeV 범위로서 종양의 위치와 형태에 따라 조절하여 사용한다.

양성자치료에 사용되는 가속기는 사이클로트론 또는 싱크로트론을 사용한다. 사이클로트론은 수소원자를 전리시킨 이온원(ion source), 즉 양성자가 중앙에서 가속되기 시작하며 점점 반경이 큰 원을 그리며 회전하면서 에너지가 증가되어 최대에너지(약 230~250 MeV)에 도달하면 사이클로트론 밖으로 방출된다. 최대에너지에 도달한 양성자선을 치료에 필요한 에너지로 조절하기 위하여 적절한 두께의 에너지 감쇠기(energy degrader)를 통과시키는데 이를 에너지 선택부(energy selection system, ESS)라고 한다.

사이클로트론은 지름 4~5m에 무게가 200~300톤에 달하였으나 초전도 사이클로트론의 개발로 무게를 100톤 이하로 줄이고 설비를 이전보다 소형화할 수 있게 되었다.

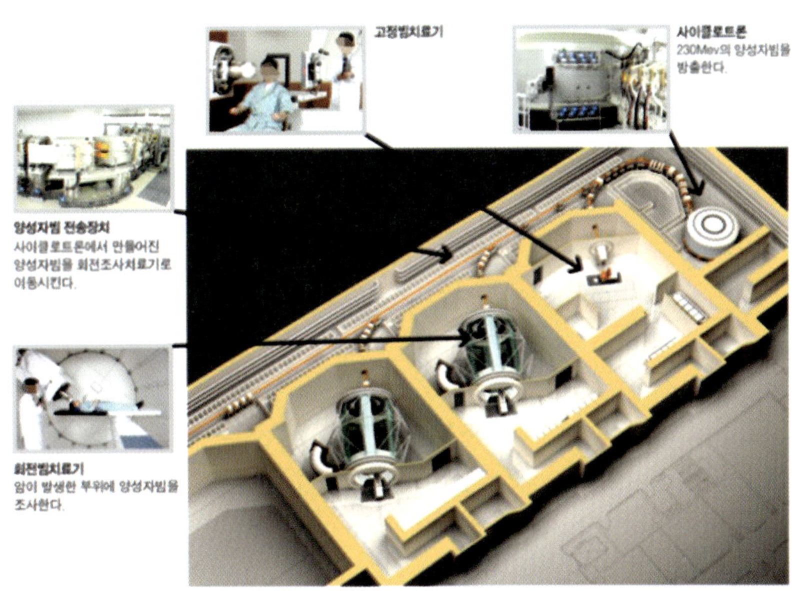

그림 9-58 **양성자 치료설비**

싱크로트론은 직선형 선형가속기로 양성자선을 3 ~ 7 MeV 수준으로 먼저 가속한 후 싱크로트론으로 입사하여 일정한 궤도를 회전하며 원하는 에너지를 가질 때 까지 가속시킨다. 싱크로트론은 사이클로트론과 달리 양성자선을 원하는 에너지로 적절하게 가속시켜 추출할 수 있으므로 에너지감쇠기와 같은 설비가 필요하지 않다.

최대에너지의 크기는 싱크로트론의 궤도반경과 비례하므로 치료를 위한 높은 에너지의 양성자선을 사용하기 위하여 매우 큰 설비의 싱크로트론을 설치해야 된다.

② 빔 전송부 (beam transport system)

가속기에서 추출되어 나온 양성자선을 치료실까지 전달하는 설비이다. 양의 하전입자인 양성자를 제어하기 위하여 수많은 전자석장치로 구성되어 있으며 편향자석 (bending magnet)을 이용하여 양성자선의 경로를 조절한다.

③ 치료실 (gantry room)

치료실은 전송되어온 양성자선을 환자에게 조사하는 곳으로서 고정형 빔 조사방식과 갠트리 회전형 조사방식으로 구분된다.

환자에게 방사선을 조사하는 장치를 노즐 (nozzle)이라고 하며 노즐의 끝부분을 스나우트 (snout)라고 한다. 노즐의 방향이 수평 또는 수직으로 고정되어 있는 고정형 조사방식과 노즐이 갠트리에 설치되어 환자를 중심으로 회전이 가능한 갠트리 회전형이 있다 (그림 9-59).

노즐의 기능에 따라 양성자의 조사방법은 크게 passive scattering과 active scanning으로 구분된다.

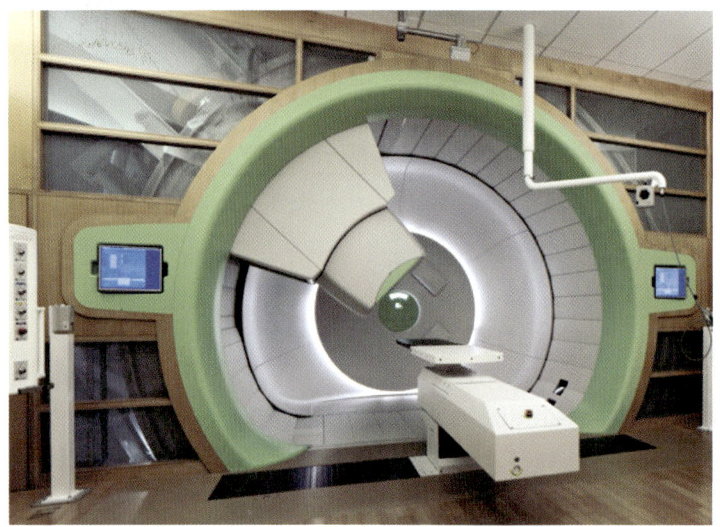

그림 9-59 양성자치료실의 내부 모습

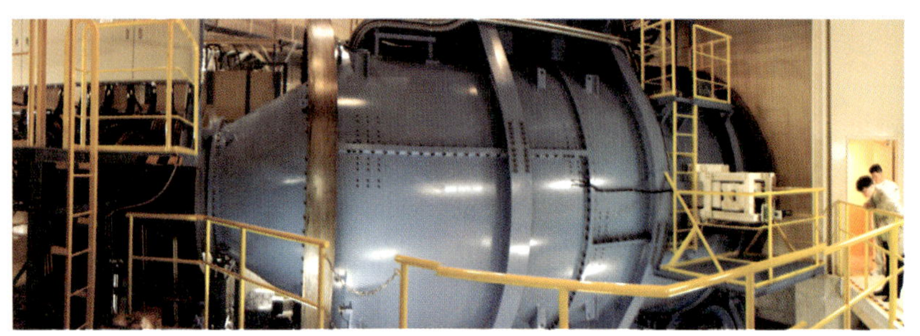

그림 9-60 양성자치료실의 외부 모습

• Passive Scattering

Passive scattering은 양성자선을 산란시켜 조사하는 방식으로, 가느다란 pencil beam형태로 전송되어 온 양성자선을 높은 원자번호를 가진 물질로 만들어진 산란체를 통과시켜 필요한 조사면의 넓이만큼 산란시켜 환자에게 조사한다.

차폐블록 역할을 하는 차폐체(aperture)(그림 9-61[B])와 양성자의 비정을 종양의 모양과 일치시키는 범위보상체(range compensator)(그림 9-61[A])를 사용하여야 한다. 차폐체는 정상조직에 대한 양성자의 조사를 차폐하기 위하여 황동에 소량의 납을 혼합한 금속에 종양의 모양으로 구멍을 만든 것이다. 범위보상체는 환자에게 입사된 양성자선의 비정이 종양의 모양에 일치하도록 조절하며, 종양의 모양에 맞춰 깎아내어 양성자선이 통과하는 거리를 입사되는 위치에 따라 다르게 함으로써 비정을 조절한다. 재질은 주로 PMMA(polymethyl methacrylate)를 사용하며, 양성자치료에서 이 범위보상체를 bolus로 부르기도 한다. 차폐체와 범위보상체는 노즐의 끝부분인 스나우트에 장착하여 환자에게 매우 가깝게 위치하게 된다. 장비에 따라 차폐체를 MLC로 대체하여 사용하는 노즐도 있다.

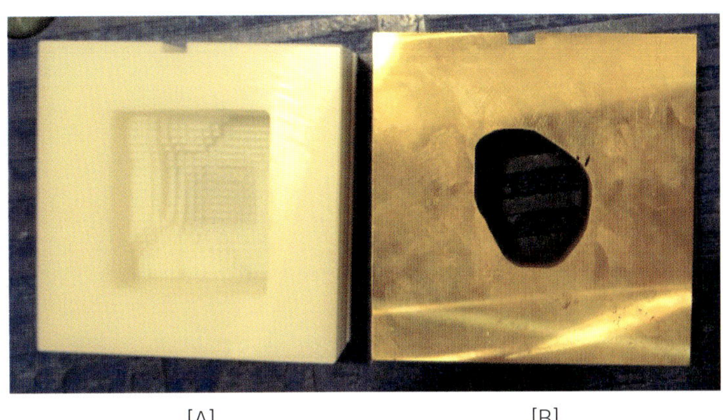

그림 9-61 범위보상체 [A]와 차폐체 [B]

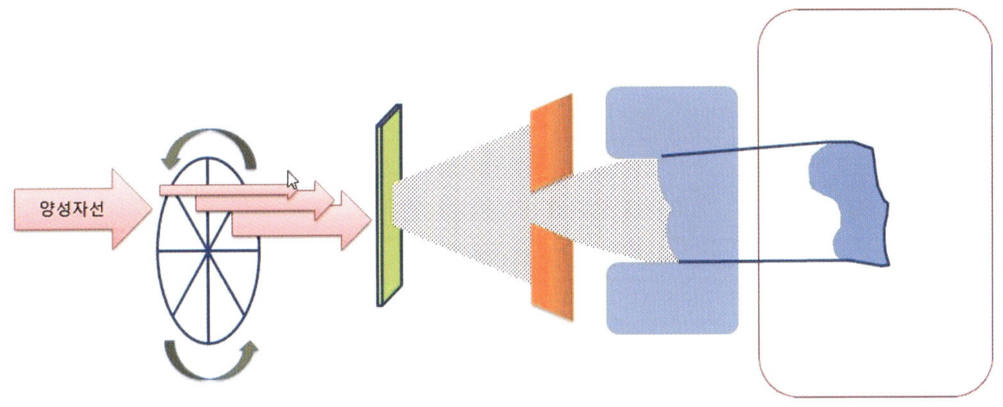

그림 9-62 회전형 범위변조기를 이용한 Passive scattering

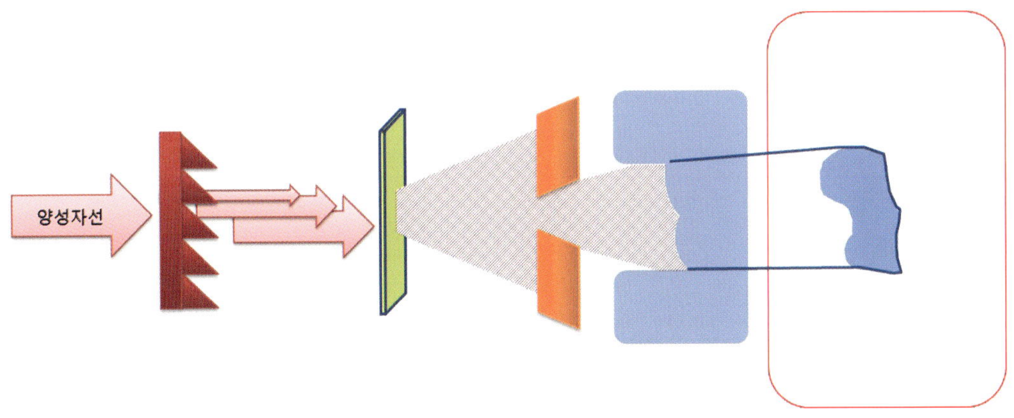

그림 9-63 Ridge filter형 범위변조기를 이용한 Passive scattering

• Active Scanning

양성자선을 산란시키지 않고 조사하는 active scanning 방식은 노즐에 전자석을 설치하고 자기장에 변화를 주어 pencil 빔 형태의 양성자선의 방향을 조절하는 조사방법이다.

방향과 조사 깊이를 조절하여 여러 방식의 다양한 조사가 가능하며 spot scanning, raster scanning, wobbling, uniform scanning, pixel scanning 등이 있다. 특히 이 방법을 이용하여 강도변조 양성자치료(intensity modulated proton therapy; IMPT)를 시행할 수 있다(그림 9-64).

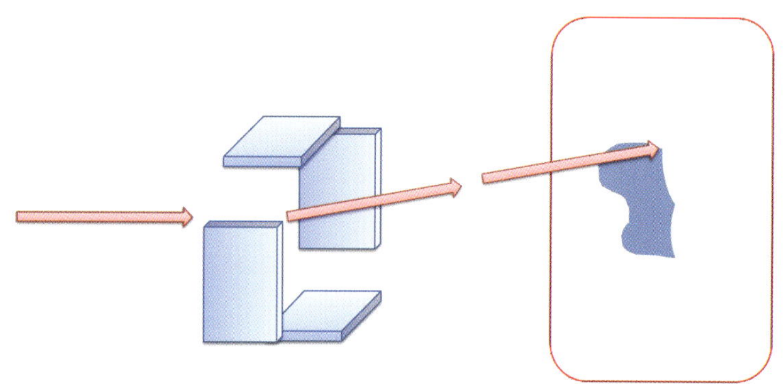

그림 9-64 자석의 자기장을 이용하여 양성자의 방향을 조절하는 Active scanning

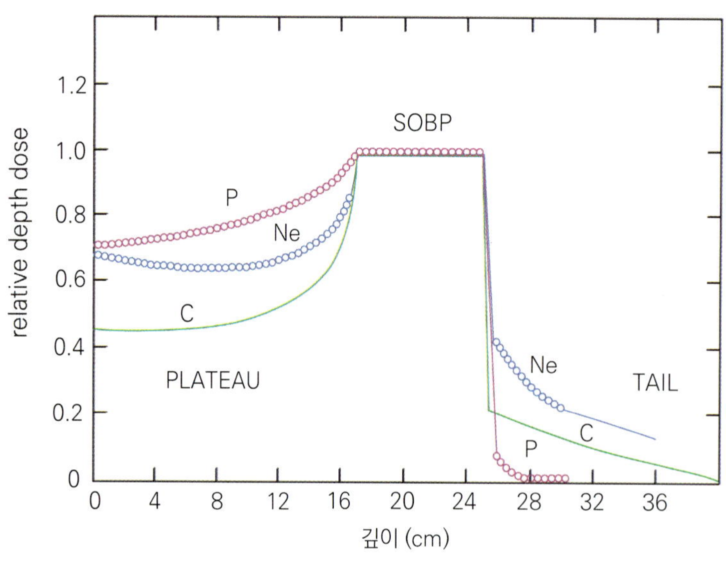

그림 9-65 하전입자들의 SOBP

• SOBP (Spread Out Bragg Peak)

양성자선의 특징인 브래그피크는 매우 좁은 범위에서 발생하며, 치료를 위하여 종양의 크기를 모두 포함해야 하는 넓은 영역의 브래그피크가 필요하다. 이를 위하여 단일에너지의 양성자선을 조절하여 일정한 범위의 여러 에너지를 가진 양성자선으로 분산시켜 조사하면 일정한 범위의 균일한 선량 평탄부를 가진 브래그피크가 만들어지는데 이를 SOBP (spread out Bragg peak)라고 한다 (그림 9-65).

SOBP를 만들기 위해서는 회전방식의 범위변조기 (회전형 비정변조기, rotational range modulator) (그림 9-62) 또는 SOBP의 길이에 따라 선택하여 장착시키는 ridge filter 방식의 범위변조기를 사용하며 (그림 9-63) 모두 낮은 원자번호를 가진 물질을 사용한다.

원하는 길이의 SOBP를 만드는 것과 함께 SOBP의 깊이도 조절하여야 하며 낮은 원자번호의 범위이동장치 (비정이동장치, range shifter)를 이용하여 SOBP의 깊이, 즉 위치를 조절한다.

기존의 사이클로트론과 싱크로트론은 설비의 규모가 너무 커서 설치에 부담이 있었다. 그래서 여러 형태의 소형화된 설비가 만들어지고 있으며 가속기를 작게 만들어 치료실 내의 노즐과 함께 설치하는 방법이 개발되고 있다.

매우 우수한 절연체인 유전체물질로 벽이 만들어진 진공튜브를 이용하여 양성자를 가속시키는 유전성벽면가속기 (그림 9-66) 또는 소형으로 제작된 초전도 싱크로사이클로트론을 갠트리에 탑재하여 크기를 줄인 양성자치료장치가 개발 또는 사용되고 있다 (그림 9-67).

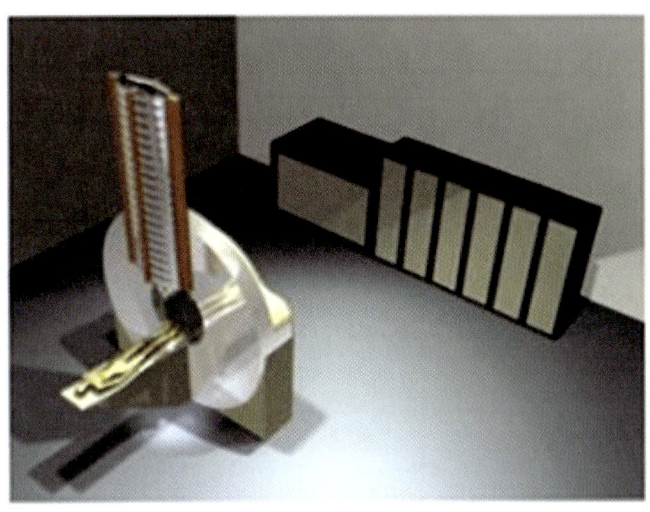

그림 9-66 **유전성벽면가속기 (dielectric wall accelerator)를 이용한 양성자치료장치**

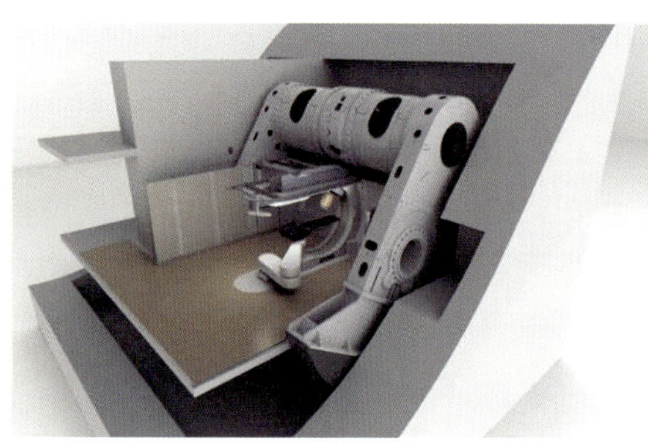
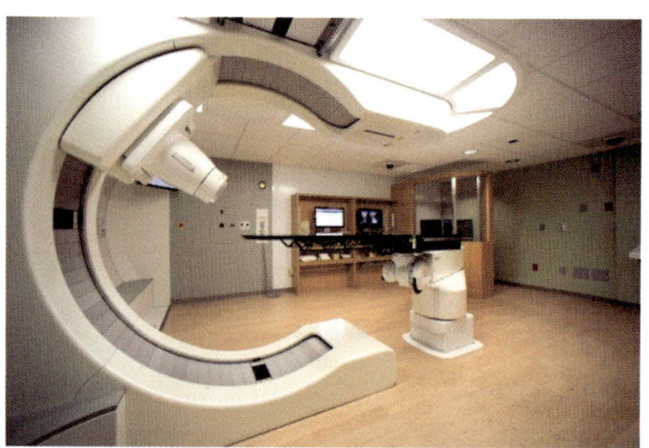

그림 9-67 **소형의 초전도 싱크로사이클로트론을 갠트리에 탑재한 양성자치료장치 (Mevion)**

(4) 양성자치료의 장단점

환자표면에 입사되어 종양의 위치에 도달하기 전에는 종양선량보다 낮은 선량을 부여하며 종양 부위에 모든 에너지를 부여한 후에는 더 이상 부여되지 않으므로 종양의 뒤에 위치한 정상조직에는 영향을 미치지 않는다. 범위보상체(range compensator)를 사용하여 종양의 모양에 맞춰 비정이 끝나기 때문에 부작용을 줄일 수 있다.

SOBP의 범위를 조절하여 종양의 크기와 형태에 맞춰 조사할 수 있으므로 종양에 대한 집중적인 조사를 할 수 있다. 또한 광자선보다 LET가 높아 종양세포의 재생가능성을 감소시키고 RBE는 1.1로서 광자선보다 조금 높다.

양성자치료의 준비과정은 일반적인 방사선치료와 크게 다르지 않다. CT 모의치료를 시행하고, 전산화치료계획을 거친 후, 선량전달품질관리(dose delivery QA)를 시행한 후 환자를 치료하게 된다. 고정기구를 사용할 때는 빔의 경로를 고려하여야 한다.

치료시간이 기존의 방사선치료보다 조금 더 길며 일반적으로 한 대의 가속기에 여러 대의 노즐을 연결하여 치료하기 때문에 여러 곳에서 동시에 치료를 시행할 수 없다. 즉, 한 치료실에서 치료를 시행하면 다른 치료실에서는 치료를 시행할 수 없으므로 업무의 순환이 늦고 가속기가 고장이 나면 모든 치료실의 업무가 중단된다.

3) 중입자(重粒子) 치료 (heavy ion particle therapy)

중하전입자의 하나로서 치료에 사용하고 있는 탄소이온빔은 양성자에 비하여 다음과 같은 특징을 보인다.

- 브래그피크의 끝이 더 가파르다.
- 측면 산란이 적다.
- OER이 낮으며 LET와 RBE가 크다
- 건설비와 설비 유지비가 많이 든다.
- 브래그피크 끝에 분열꼬리(fragmentation tail)가 존재한다.

주로 싱크로트론을 이용하여 가속시키며 LET와 RBE가 너무 커서 치료에 도움이 될 수도 있으나 자칫 작은 오차에도 생물학적 손상이 커서 부작용이 심하게 발생할 수 있는 단점이 있다.

분열꼬리(fragmentation tail)는 탄소이온에 의한 원자의 분열로 발생하며, 빔의 경로에서 종양을 지난 뒤에도 선량을 부여하여 정상조직의 피폭을 유발한다.

양성자선에 비하여 브래그피크의 떨어짐(fall-off)이 가파르기 때문에 종양의 끝부분과 비정이 정확히 일치하면 부작용이 적은 우수한 치료결과를 얻을 수 있으나 작은 오차가 발생하여도 종양에 적은 선량이 조사되거나 정상조직에 높은 선량이 조사되는 단점이 있다.

이처럼 중입자선을 이용한 치료는 그 특징을 잘 이용하면 치료효과를 극대화할 수 있으나 작은 오차에도 큰 부작용이 발생할 수 있다는 단점이 있다.

8 표면유도 방사선치료 (Surface guided radiation therapy; SGRT)

방사선치료에서 환자의 위치와 자세의 set-up은 정확한 치료를 위하여 매우 중요하다. 이를 충족하기 위하여 치료장비에서 환자에 대한 엑스선 영상을 획득하고 치료부위 위치의 정확성을 확인하는 영상유도 방사선치료를 적용하고 있다. 그런데 이러한 영상의 획득 과정에서는 치료선량에 비해 매우 적은 양이지만 영상 획득을 위한 추가적인 방사선량이 환자의 인체에 전달되는 것을 피할 수 없다.

표면유도 방사선치료에서는 환자의 표면을 3차원 스테레오 카메라 등으로 촬영하여 인체 표면영상을 3차원의 입체적인 정보로 실시간 수집한다. 이를 통하여 피부 표면의 위치를 확인하거나 움직임을 추적하여 환자 자세와 위치 set-up 그리고 치료의 정확성을 돕는 치료 방법이다.

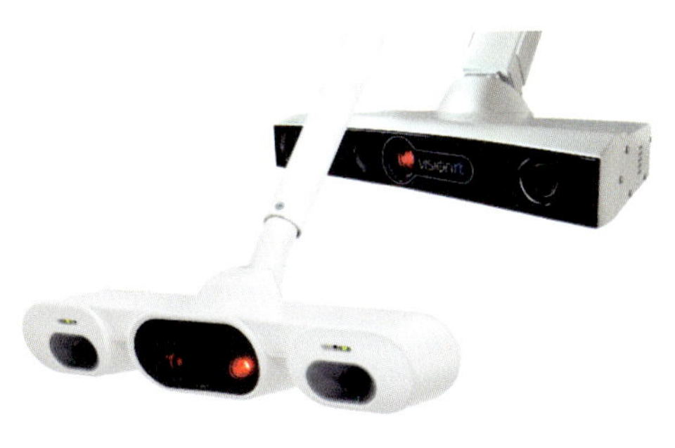

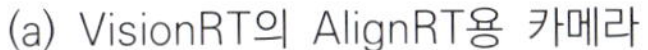
(a) VisionRT의 AlignRT용 카메라

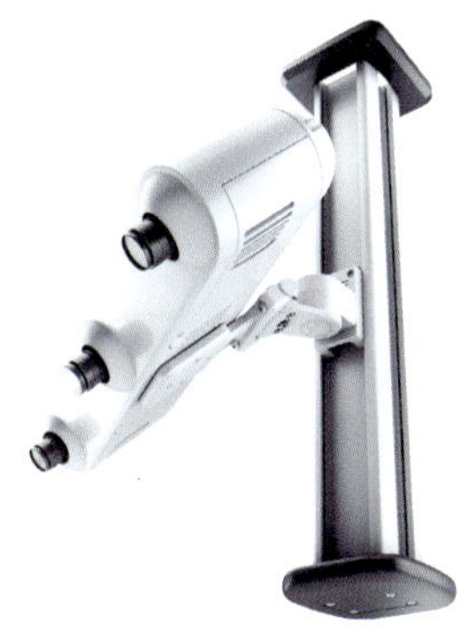
(b) Varian의 IDENTIFY 카메라

그림 9-68 SGRT용 카메라 (VisionRT의 AlignRT용 카메라)

이와 같이 전리방사선을 이용하여 영상을 획득하고 확인하는 방법이 아니므로 환자에게는 치료선량 외의 추가적인 방사선량 피폭이 없으며 정위적 치료에서 위치의 정확도를 높이기 위하여 사용하는 프레임 등을 사용하지 않는 비침습적 및 비접촉식 기술이다.

환자 표면의 3차원적 정보를 통한 위치 정확성 확인을 적용하므로 치료를 위한 환자 set-up에 필요한 피부 표면의 치료부위 표시 선 또는 문신과 같은 마커를 사용하지 않거나 최소화할 수 있으며 치료가 시행되는 동안에도 환자의 표면 변화를 실시간으로 계속 모니터링할 수 있다.

9 특수한 방식의 방사선치료장치

본 장에서는 장치의 형태와 기능이 일반적인 선형가속기와 다르며 특수한 형식의 치료방식을 가진 방사선치료장치에 대하여 간단히 소개하고자 한다.

어떤 장치들은 본장의 앞선 내용에서 그 기능을 이미 설명한 부분도 있으므로 연관하여 학습한다면 큰 도움이 될 것이다.

1) 단층방사선치료(TomoTherapy) 시스템

장치의 형태가 CT 또는 MRI 장치와 비슷하게 생긴 단층방사선치료장치는 나선형 강도변조방사선치료 전용으로 만들어진 Tomo Hi-Art에서 단층 직접조사 방식의 치료모드가 더해진 TomoHD로 진화하였으며, 여러 가지 선택적 기능에 따라서 Tomo H 시리즈로 발전하였다(그림 9-69).

콜리메이션의 크기를 1 cm, 2.5 cm, 5 cm으로 다양하게 설정할 수 있으며 여러 형태의 특수치료 기법이 가능한 장치이다.

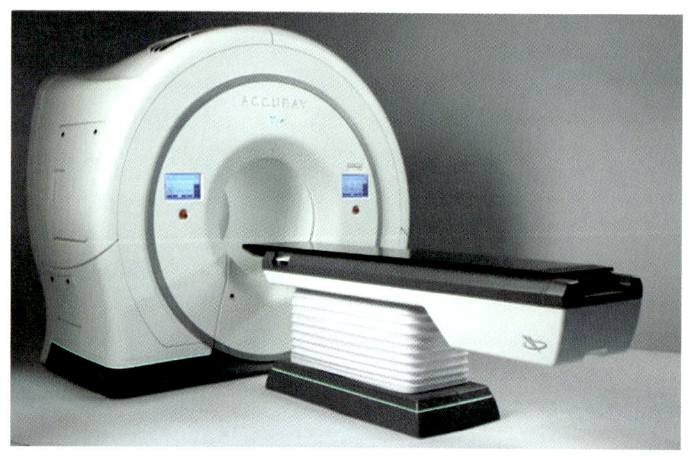

그림 9-69 단층방사선치료 H 시리즈

선량률은 최대 850 cGy/min이며 Magnetron을 이용하고 6 MV 엑스선으로 치료를 시행하며 전자선을 이용한 치료는 시행할 수 없다. 편평화여과기 (flattening filter)를 사용하지 않고 빔을 변조 (modulation)하여 원하는 선량분포가 이루어지도록 조사한다.

다음은 단층방사선치료장치를 이용하여 가능한 여러 형태의 특수치료 종류에 대하여 알아보도록 한다.

(1) 단층 나선형 강도변조 방사선치료 (Tomo helical IMRT)

환자가 누워있는 테이블 (table, couch)이 일정한 속도로 이동하며 동시에 장비 내부에 탑재된 갠트리가 계속 회전하고 beamlet을 변화시키며 조사하는 방법이다.

일반적인 선형가속기의 MLC의 움직임보다 매우 빠른 250 cm/sec의 속도로 64개의 leaf를 가진 binary MLC가 움직이며 beamlet을 생성한다 (그림 9-70).

(2) 비회전 단층 직접조사 치료 (Tomo Direct mode)

평면적 조사방식의 3D-CRT로 볼 수 있으며, 장비의 내부에 탑재된 갠트리가 회전하지 않고 특정 각도에서 정지한 상태로 엑스선을 조사하는 방법이다 (그림 9-71).

환자가 누워있는 테이블이 일정한 속도로 한 방향으로 이동하며, 동시에 단층단위로 여러 개의 beamlet을 조사하면서 3D CRT를 시행하는 것과 동일한 선량분포를 얻을 수 있으며, 테이블은 회전하지 않은 coplanar 조사방식이다.

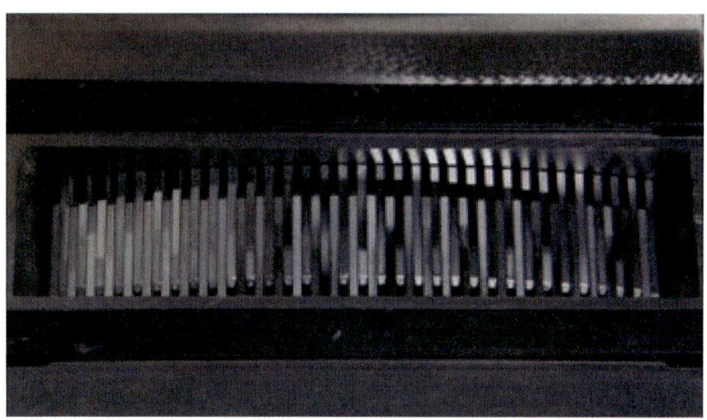

그림 9-70 단층방사선치료장치의 binary MLC

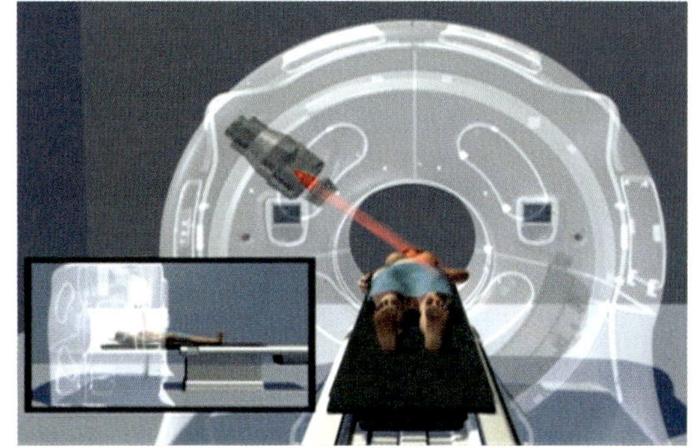
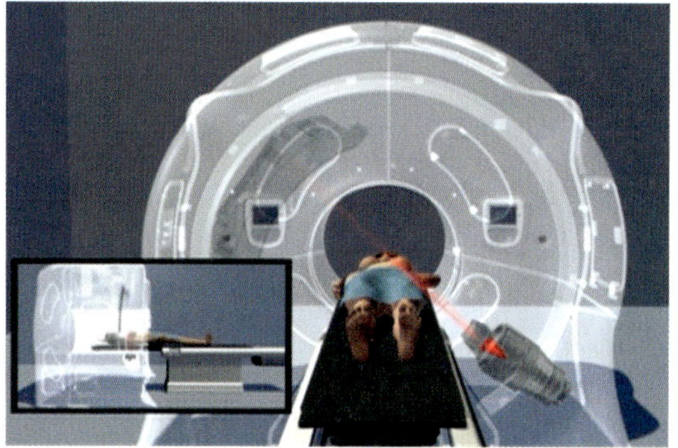

그림 9-71 TomoDirect mode를 적용한 치료

(3) 영상유도 방사선치료 (IGRT)

영상유도 방사선치료부분에서 자세히 설명하였으며 fan beam 형태의 고에너지 엑스선을 이용하여 MVCT (megavoltage CT)영상을 획득하고, 환자자세 및 치료부위의 정확한 셋 업에 적용할 뿐 아니라 보정방사선치료에도 적용한다.

(4) 보정 방사선치료 (adaptive radiation therapy)

영상유도 방사선치료부분에서 자세히 설명하였으며 MVCT를 사용하여 치료 중의 타깃의 변형과 변위 및 주변의 정상조직에 대한 변화까지 확인하여 계획된 선량분포와 실제로 전달된 선량분포의 차이를 확인하고 이를 보정하기 위한 치료계획을 수립하여 적용함으로서 보정 방사선치료가 가능하다.

(5) Radixact시스템

TomoTherapy™의 새로운 플랫폼으로 Radixact™ 시스템이 사용되고 있으며 TomoH 시리즈의 치료 장비 기능을 통합하고 치료계획 시스템과 데이터 관리 시스템이 통합된 것으로 볼 수 있다. 치료 장비는 TomoH 시리즈와 크게 다르지 않으며 85 cm의 넓은 gantry bore를 가지고 primary collimator와 jaw collimator 및 64 binary MLC를 사용한다.

Tomo Helical 방식과 Tomo Direct 방식의 beam delivery 모드가 모두 가능하고 jaw를 고정하거나 제한적으로 움직이게 하는 Tomo EDGE 방법으로 정상조직에 대한 선량 전달을 줄이는 방법을 적용한다. 또한 보정 방사선치료과 재치료 옵션이 가능하고 마그네트론과 정재파형 방식을 사용하며 6 MV 단일에너지 엑스선을 사용한다.

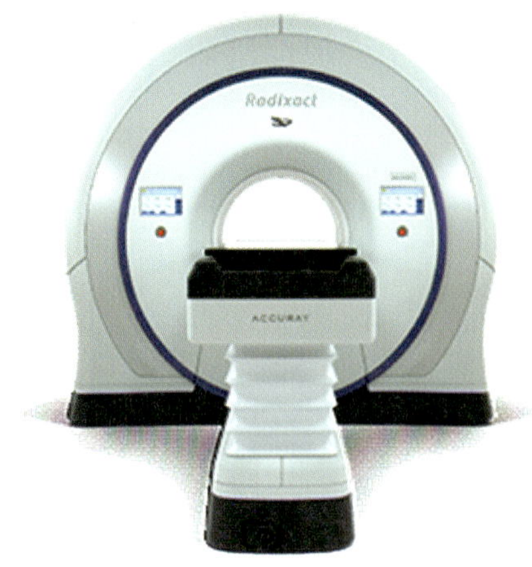

그림 9-72 Accuray사의 Radixact™ 시스템

2) 로봇팔 방사선치료 장치 Cyber Knife

로봇팔에 소형 선형가속기를 장착한 사이버나이프(Cyber Knife)장치는 영상유도방사선치료, 정위적 방사선치료 등 이미 앞선 내용에서 많이 언급하였다.

로봇팔에 집적된 선형가속기를 탑재하고 미국 NASA의 항법유도기술을 접목시켜 개발된 새로운 개념의 방사선치료 장치이다. 스탠포드대학교에서 연구되어 1992년에 Accuray사에서 제작하고 1994년에 처음으로 치료를 시행하기 시작했다.

개발초기에는 매우 투박한 형태에 움직임도 매우 느려 정위적 치료용으로 사용되었으나 발전을 거듭하며 Cyber Knife VSI 시스템에서 다양한 방식의 치료가 가능한 Robotic IMRT M6 시리즈로 발전되었다(그림 9-73, 9-74). 다음은 사이버나이프 장치를 이용하여 가능한 여러 형태의 특수치료 종류에 대하여 알아보도록 한다.

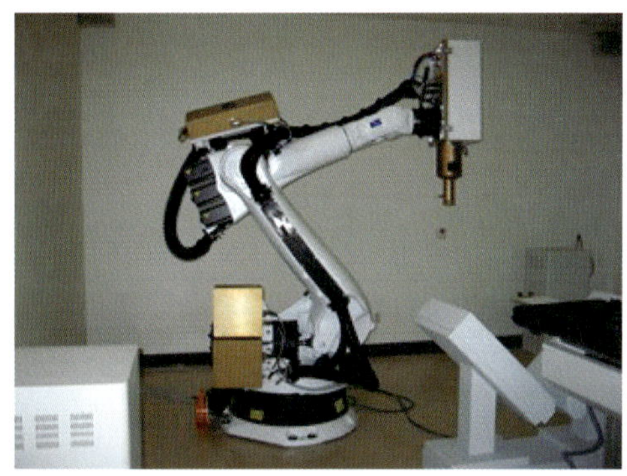
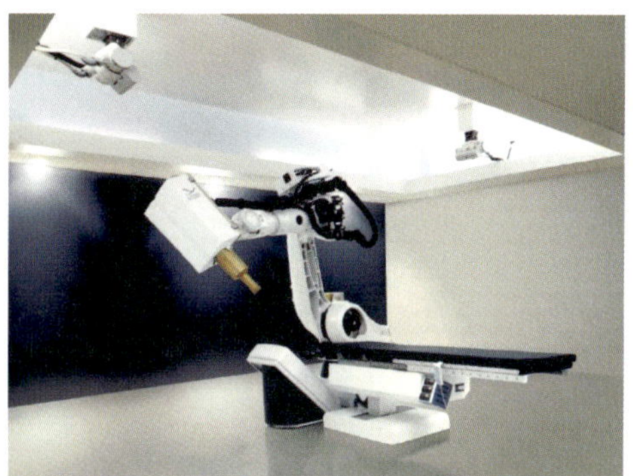
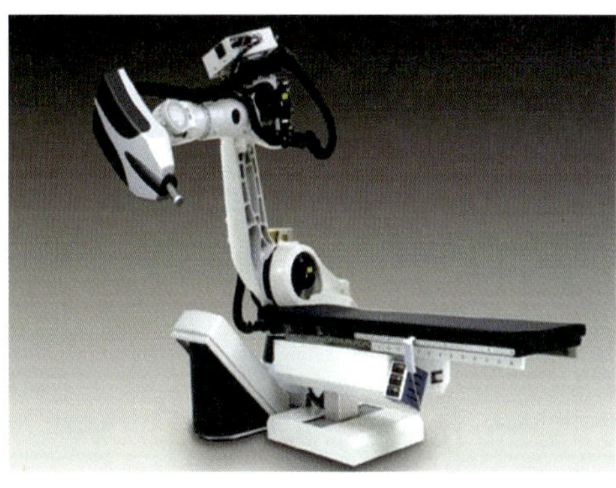
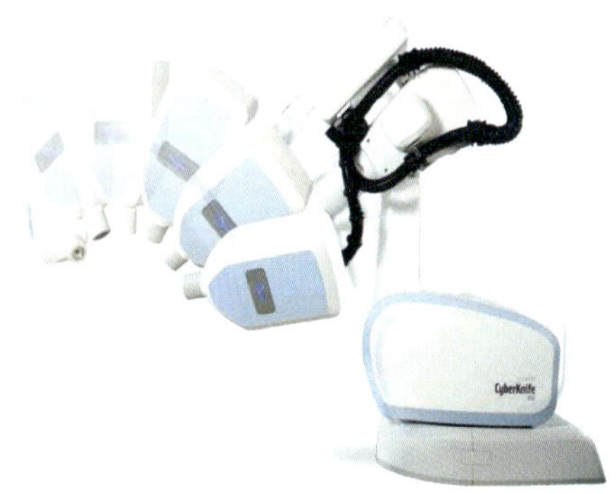

그림 9-73 세대별 CyberKnife 시리즈

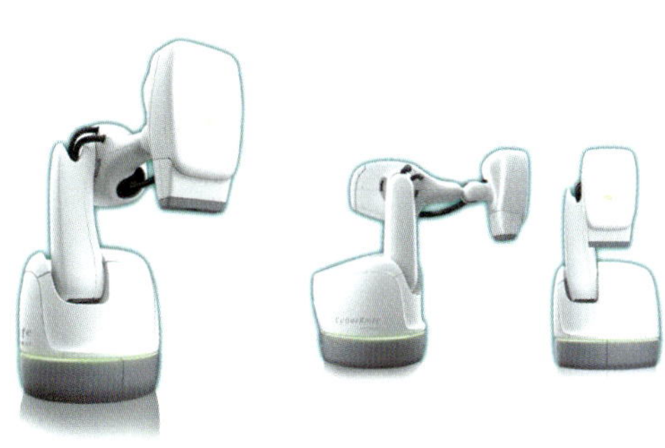
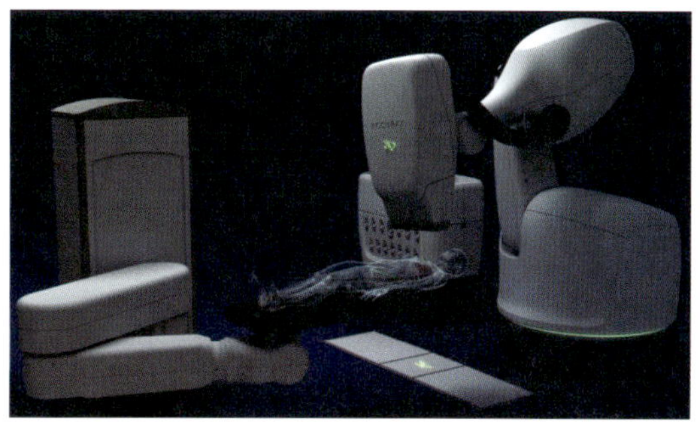

그림 9-74 CyberKnife Robotic IMRT M6 시리즈

(1) 정위적 방사선치료

정위적 치료용 프레임(frame)을 사용하지 않고 방사선수술을 시행하기 위하여 1990년대에 개발되었다. 감마나이프를 이용한 정위적 방사선치료 부위가 머리부위에 국한되는 반면, 사이버나이프 장치는 치료부위의 제한 없이 여러 부위의 치료가 가능하다는 장점이 있으며, 방사선수술 뿐 아니라 분할정위적 방사선치료(fractionated stereotactic radiation therapy; FSRT)가 가능하다.

비동일면(non-coplanar) 조사와 비회전중심(non-isocentric) 조사를 함으로써 여러 방향에서 타깃을 향하여 엑스선을 조사할 수 있는데, 빔을 조사할 수 있는 위치개념인 node가 101개이고 한 node 당 12개의 빔이 가능하여 약 1200여개 방향으로 빔을 조사할 수 있다(그림 9-75).

크기가 고정된 콜리메이터를 필요한 크기(size)에 따라 탈착하며 사용하거나 MLC처럼 조사구(aperture)의 크기를 조절할 수 있는 아이리스(Iris)라고 부르는 가변콜리메이터(variable aperture collimator)를 사용하여 빔의 직경을 조절한다(그림 9-76). 또한 Robotic IMRT M6시리즈에서는 MLC를 탑재하여, IMRT는 물론 정위적 치료를 위한 매우 작은 조사면을 형성하는데 사용한다.

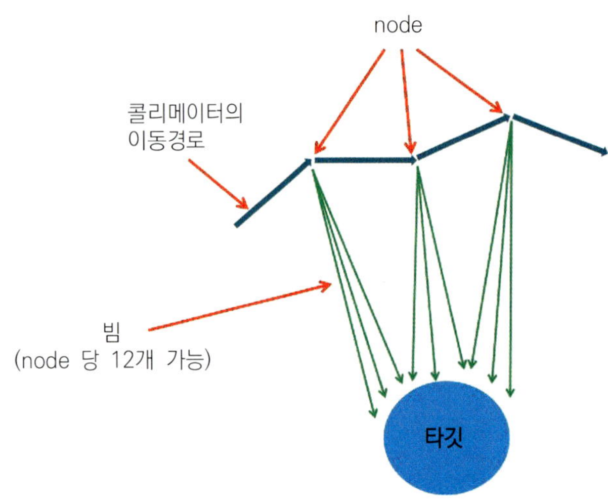

그림 9-75 CyberKnife의 node의 개념

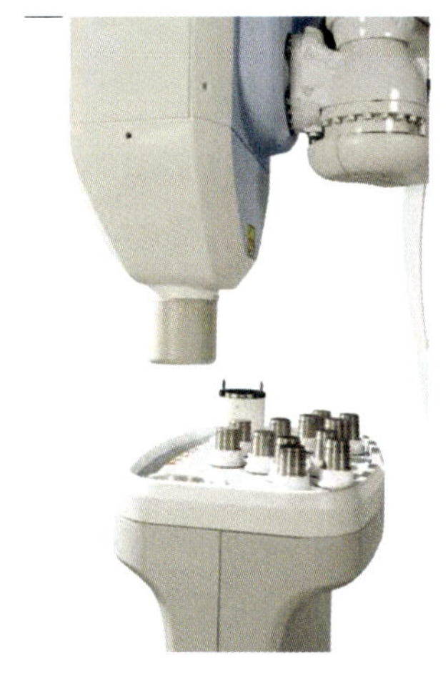

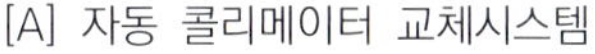

[A] 자동 콜리메이터 교체시스템

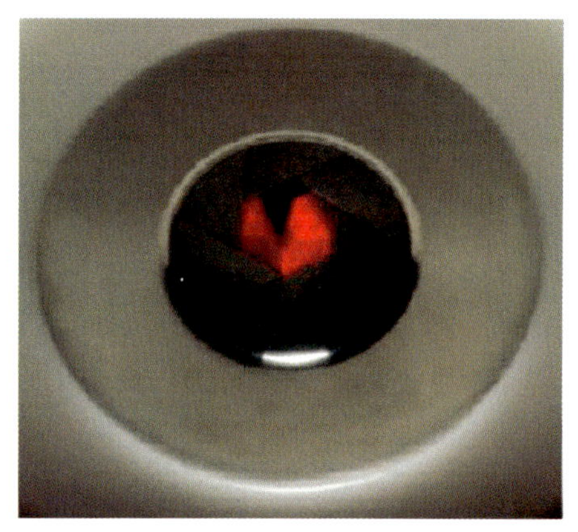

[B] 가변 콜리메이터 아이리스

그림 9-76 CyberKnife 콜리메이터 장치

(2) 영상유도 방사선치료

천정에 부착된 2개의 엑스선 튜브와 환자의 양 측면에 설치된 2개의 영상검출기(detector)를 이용하여 직교하는 2개의 영상을 촬영하고 자세를 교정하거나 치료부위를 추적한다.

추적을 위하여 tracking system은 머리뼈, 척추뼈, 허파 및 기준마커추적방법이 있다(그림 9-77). 전립샘 또는 간과 같이 엑스선영상에서 정확한 위치를 확인하기 어려운 연부조직에는 금으로 만든 작은 표지자를 삽입하여 기준마커로 사용하며 영상유도를 시행하기도 한다.

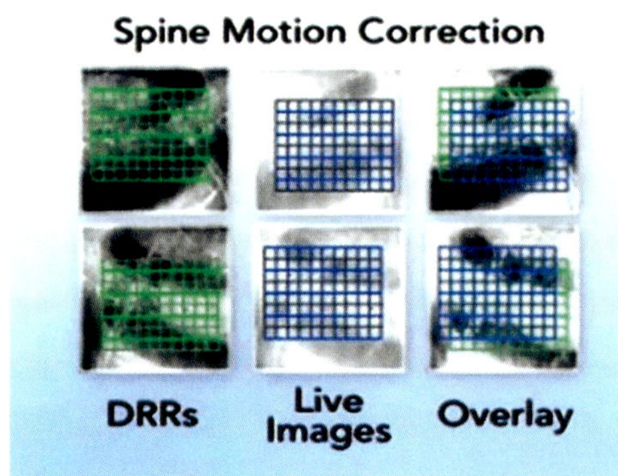

[A] 척추위치 추적 영상유도

[B] 허파추적 영상유도

그림 9-77 영상유도 추적

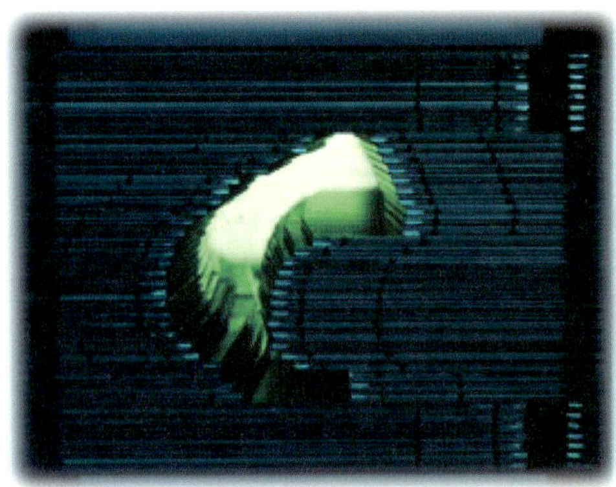
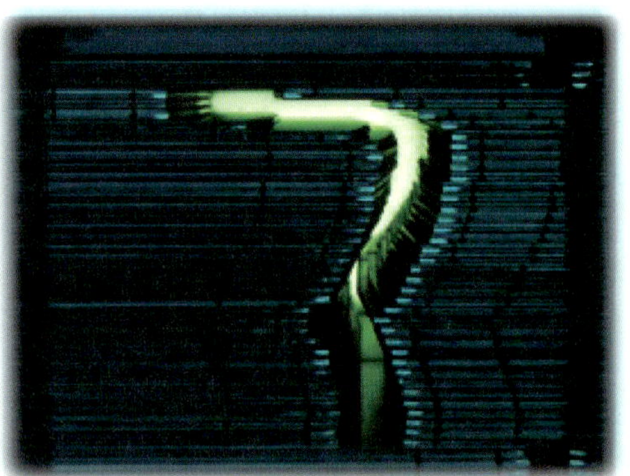

그림 9-78 CyberKnife의 MLC

(3) 강도변조 방사선치료

사이버나이프 Robotic IMRT M6 시리즈가 탑재하고 있는 MLC는 텅스텐으로 만들어진 2.5 mm 두께의 leaf 41쌍(82개)이 80 cm SAD에서 10 cm×12 cm의 조사면을 형성할 수 있다. 이 MLC를 이용하여 강도변조 방사선치료를 step & shoot 방식으로 시행한다(그림 9-78).

(4) 4차원 방사선치료

호흡동조 추적장치(Synchrony respiratory tracking system)를 적용하여 환자의 호흡에 의한 움직임을 쫓아가며 타깃에 엑스선을 조사한다(4절의 4차원방사선치료 참조; 그림 9-38). 환자 체표면에 광학표시자(optical marker)가 부착된 옷을 착용하고 천정에 설치된 CCD 카메라가 호흡에 의한 움직임을 추적하여 호흡과 종양의 움직임을 분석하고 이에 맞춰 로봇팔이 타깃의 움직임에 맞춰 함께 움직이며 엑스선을 조사한다(그림 9-79).

환자가 자연스럽게 호흡을 하면서 동시에 방사선을 조사할 수 있고, 목표를 추적하며 조사하므로 internal margin등을 줄여 정상조직에 조사되는 선량을 최소화할 수 있다.

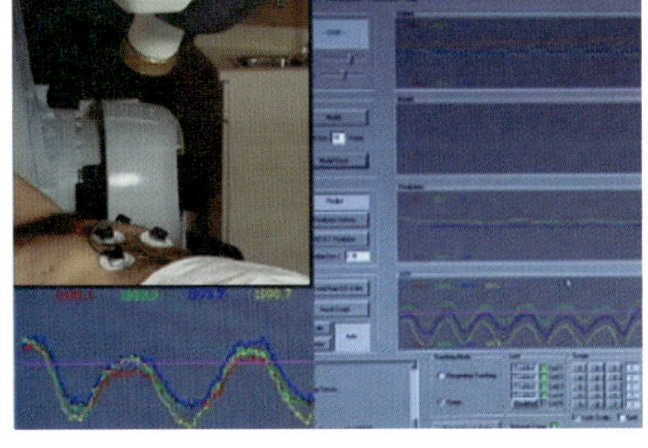
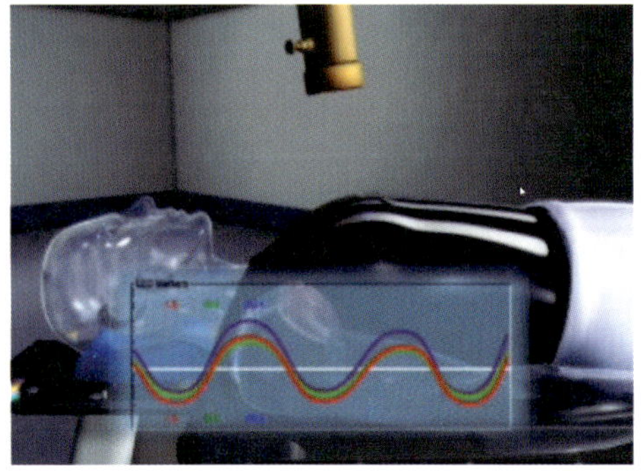

그림 9-79 CyberKnife의 Synchrony system을 이용한 호흡동조 방사선치료

3) 고속 정밀 방사선치료 선형가속기

일반적인 선형가속기를 이용하여 IMRT 또는 정위적 치료와 같은 정밀한 방사선치료를 시행하는 경우에 짧지 않은 치료시간으로 인하여 환자의 불편과 업무부담이 증가하게 되며, 무엇보다도 고정용구 등에 의해 장시간 자세를 유지하여야 하는 환자의 불편은 매우 크다. 장시간의 치료로 인하여 환자의 자세가 불안정해지면 치료의 정확성이 낮아지고 치료효과의 감소와 부작용의 증가를 수반하게 된다.

짧은 시간 안에 정밀한 치료를 시행하기 위하여 빠른 작동(performance)과 높은 선량률의 치료를 시행할 수 있는 발전된 여러 종류의 선형가속기가 개발되고 있다. 공통적으로 영상유도 방사선치료와 정밀한 방사선치료를 병행하면서, 갠트리가 회전하며 고선량률로 조사하는 방법을 적용하고 있다. 본 절에서는 이 같은 종류의 대표적인 장치들 몇 가지를 소개하고자 한다.

(1) Novalis Tx System

Varian사의 iX 선형가속기에 HD120이라는 2.5 mm와 5 mm의 leaf 60쌍을 가진 고해상력(high definition) MLC를 장착하고 여러 기능을 향상시켰으며, BrainLab사의 ExacTrac 시스템을 통합하였다(그림 9-80).

1990년대에 ExacTrac의 초기모델을 사용한 Novalis 시스템이 있었으나, 2007년에 성능이 향상된 선형가속기와 발전된 ExacTrac 시스템을 적용하여 높은 성능을 갖춘 Novalis Tx 통합시스템으로 제작되었다.

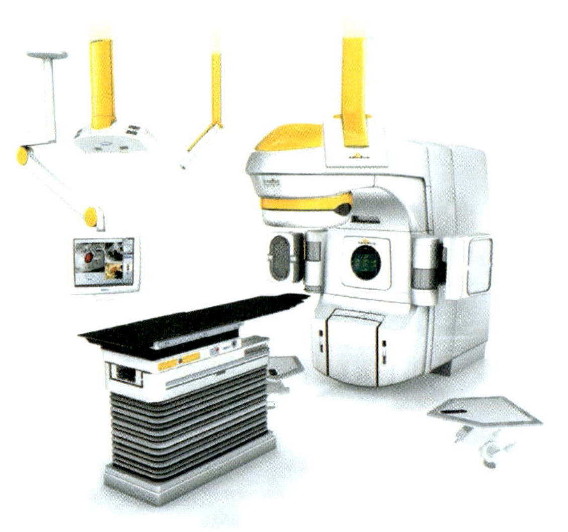

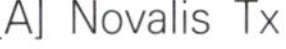

[A] Novalis Tx

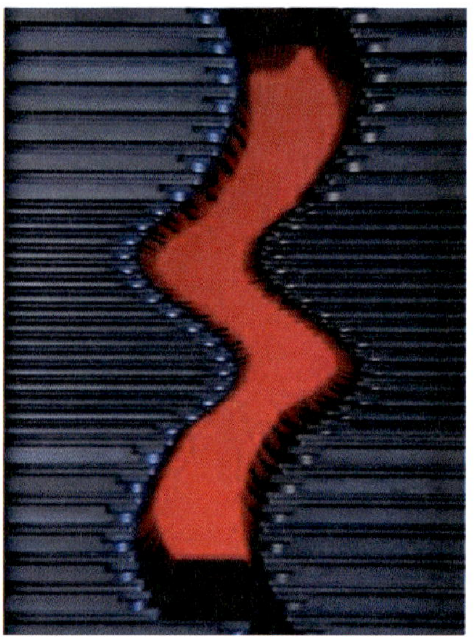

[B] HD 120 MLC

그림 9-80 Novalis Tx System

1000 MU/min의 고선량률로 회전조사가 가능하고, 영상유도 방사선치료를 위하여 탑재영상장치(on board imager; OBI)가 선형가속기에 설치되어 있으며, 이를 이용한 CBCT 스캔이 가능하다. 또한 ExacTrac X-Ray 6D 시스템을 이용하여 영상유도 방사선치료를 시행할 수 있으며, 앞서 영상유도 방사선치료 부분에서 자세히 설명하였다.

여섯 방향으로 움직임이 가능한 6D couch는 자동 위치설정이 가능하여, 영상유도를 통한 치료위치의 교정을 시행할 수 있다.

또한 환자의 호흡에 의한 움직임을 파악하여 gating을 적용한 4차원 방사선치료를 시행할 수 있으며, 고해상력의 MLC를 이용하여 높은 정밀도의 정위적 방사선치료와 강도변조 방사선치료를 시행할 수 있다. 정위적 치료를 위한 프레임(frame)을 사용할 수 있으나, 필요에 따라서 사용하지 않으며 정위적 방사선치료를 시행할 수 있고 분할 정위적 방사선치료가 가능하다.

(2) True Beam System

2000년대에 Varian사의 Trilogy와 Trilogy Tx장치가 강도변조 방사선치료 및 정위적 치료 성능을 갖추고 제작되었으나(그림 9-81) 좀 더 빠르고 정밀한 치료를 위하여 True Beam system이 개발되어 사용되고 있으며(그림 9-82), 정위적 치료에 더욱 최적화된 True Beam Stx가 사용된다.

True Beam 시스템은 60쌍의 고해상력(high definition) HD 120 MLC를 사용하여 정밀도가 높고 최대 조사면은 40 cm × 22 cm이며, 4, 6, 8, 10, 15, 18, 20 MV의 엑스선 에너지 사용이 가능하고 high intensity mode에서 6 MV, 10 MV 엑스선을 사용하는데 최대 선량률이 6 MV에서 1400 MU/min, 10 MV에서 2400 MU/min로 매우 높다.

또한 6, 9, 12, 15, 16 18, 22 MeV의 전자선을 사용, 1000 MU/min의 고선량률로 조사할 수 있으며 고선량률 전자선 피부조사(high dose rate total skin electron mode; HDTSE)에서는 6, 9 MeV 전자선을 2500 MU/min로 조사할 수 있다. 따라서 고속으로 회전하면서 많은 선량을 짧은 시간에 조사할 수 있다.

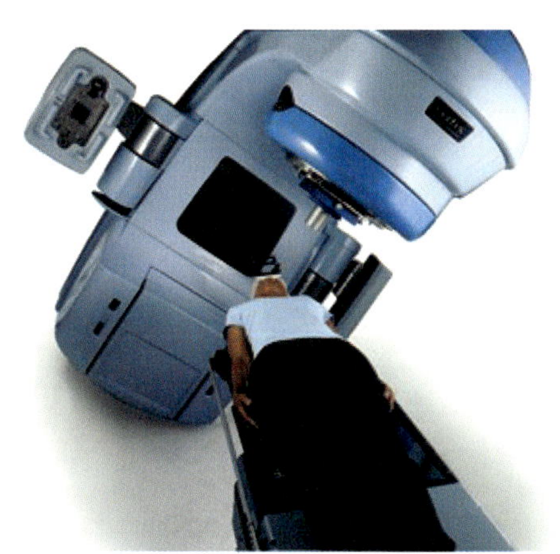

[A] Trilogy

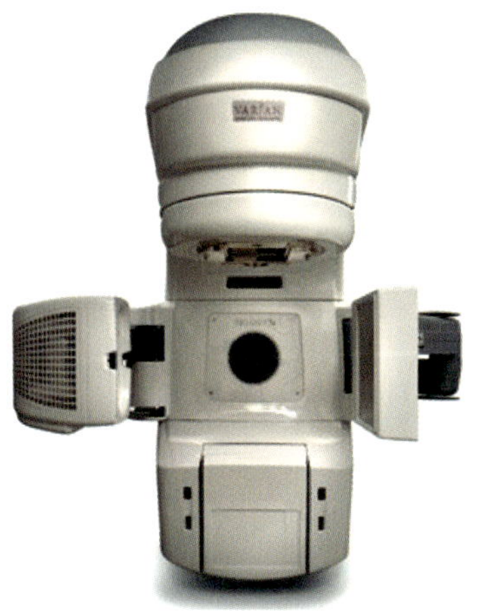

[B] Trilogy Tx

그림 9-81 Trilogy 시리즈

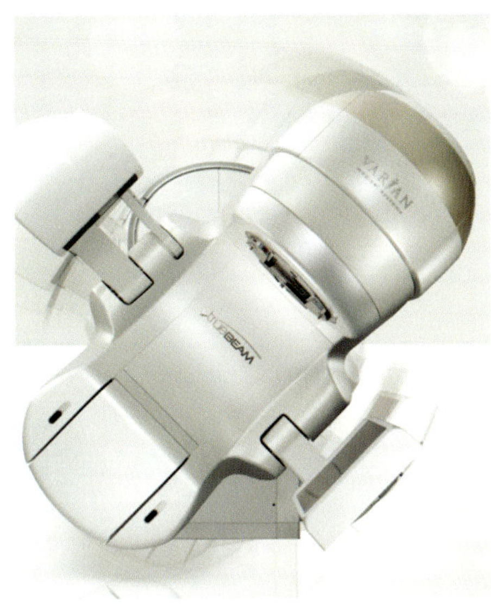

[A] True Beam System

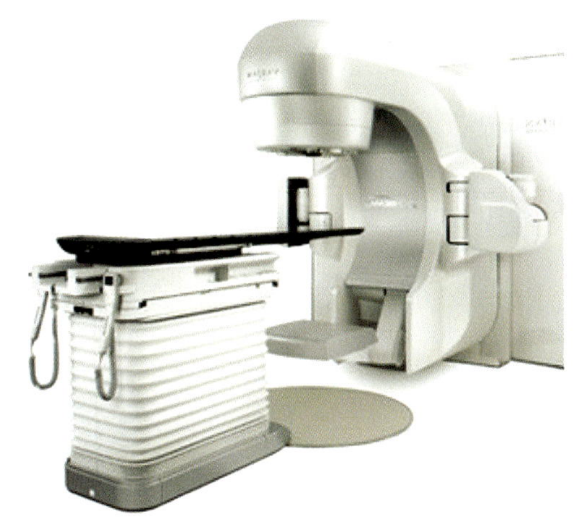

[B] True Beam Stx

그림 9-82 **True Beam 시리즈**

True Beam 시리즈는 편평화여과기을 사용하지 않는 FFF(flattening filter free) 방식으로 치료를 시행하며, IMRT, IMAT, VMAT는 물론 정위적 수술(stereotactic radiosurgery), 정위적 체부 방사선치료(stereotactic body radiation therapy; SBRT)를 빠른 속도로 시행할 수 있다.

탑재영상장치(OBI)를 이용하여 영상유도 방사선치료를 시행하며, 6D couch를 이용하여 정확한 위치교정을 시행하고, 전립샘 치료시에는 Calypso system(그림 9-35)을 적용하여 실시간 종양추적을 시행할 수 있다.

이처럼 고속의 정밀 방사선치료를 시행할 수 있도록 계속적으로 발전되고 있으며, 과학의 발달과 더불어 매우 빠른 속도로 방사선치료 장치들의 진화는 계속되고 있다.

(3) Rapid Arc 기능 (VMAT)

치료 장비 시스템의 이름은 아니고 이름처럼 빠른 원호(arc) 조사를 할 수 있는 치료 기법을 일컫는다. V사에서 명명한 치료기법으로 dynamic MLC가 빠른 속도로 beamlet을 형성하고, 갠트리(gantry)가 움직이는 속도를 조절하면서 빠르게 환자 주의를 회전하며 선량률을 변화(variable dose rate)시키면서 IMRT와 IMAT를 시행할 수 있는 기능이 장치에 탑재된다. 사실상 VMAT(Volumetric Modulated Arc Therapy) 및 Smart Arc의 다른 명칭이라고 할 수 있다.

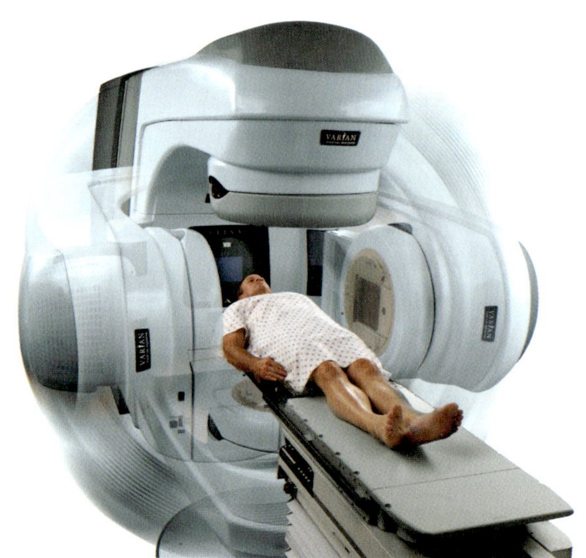

그림 9-83 **Rapid Arc 기능의 묘사**

4) HALCYON™ 시스템

CT나 MRI 또는 단층방사선치료시스템과 유사하게 생겼으며 100cm의 넓은 gantry opening을 가지고 cone beam CT를 이용한 IGRT를 통하여 환자의 셋업을 시행한다. 특이하게 'stacked and staggered' 디자인으로 설계된 dual layer MLC를 사용하여 진보된 치료 기술을 적용하며 MLC에 의한 누설선량의 발생이 매우 낮다. 6MV의 Flattening Filter Free 빔을 이용하여 분당 800MU의 높은 dose rate를 사용하고 짧은 시간동안 volumetric intensity modulated radiotherapy를 시행할 수 있다(그림 9-84).

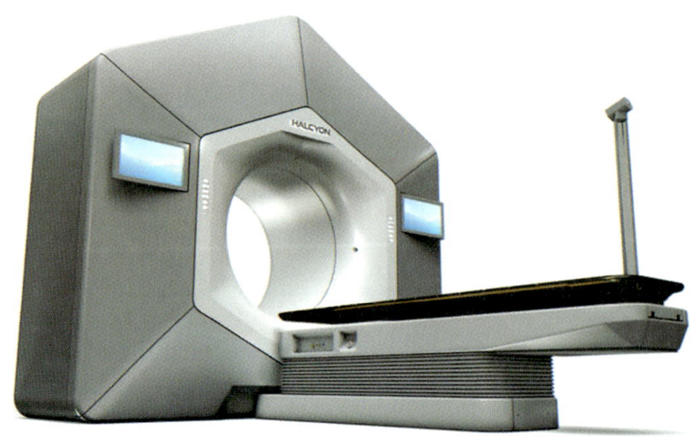

그림 9-84 **Varian사의 HALCYON 시스템**

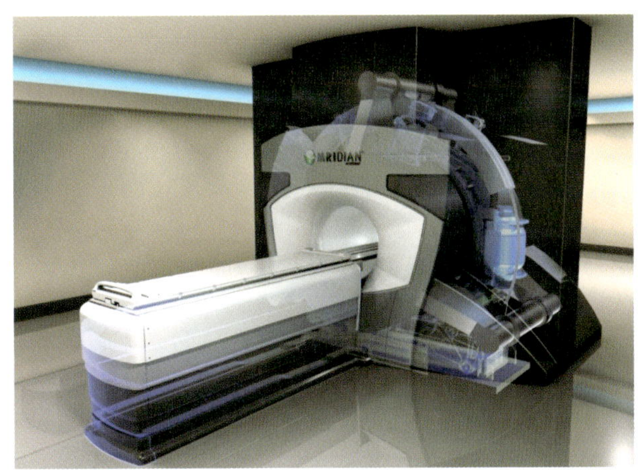

그림 9-85 **방사선 치료장비와 MRI가 통합된 MRIdian(ViewRay)**

5) 방사선치료기와 MRI 통합 시스템

방사선치료장비와 MRI 장비를 통합하여 신속하고 우수한 성능의 IGRT를 실현하는 시스템 MRIdian(ViewRay)이 개발되어 사용되고 있다.

MRIdian은 0.35테슬라 자기장과 각각 독립된 3개의 코발트-60 동위원소를 선원으로 사용하고 있으며 MLC도 사용한다. 코발트 선원의 사용에서 기술적으로 진보하여 선형가속기를 사용하는 시스템에서는 flattening filter free의 6MV 엑스선을 사용하며 자기장 차폐체와 RF 차폐체가 선형가속기와 MRI에 각각 설치되어 있다(그림 9-85).

10 방사선치료 네트워크 시스템

방사선치료를 시행하는 방사선종양학과와 병원의 전산화시스템은 유기적으로 연결되어 있다. 환자의 진료 및 치료정보의 저장 및 활용은 물론 병원의 행정업무와 연결하여 업무의 효율을 높이고자 하기 위함이다.

병원에서 사용하는 네트워크 시스템을 간단히 소개하고 방사선치료과정에서 사용하는 네트워크 시스템에 대하여 알아보도록 한다.

1) 병원 네트워크 시스템

(1) HIS (Hospital Information System)

병원정보시스템으로 병원의 업무와 환자의 진료 및 치료에 관련된 모든 정보를 전산네트워크를 이용하여 효율적으로 관리하려는 시스템이다.

(2) OCS (Order Communication System)

환자에 대한 행정을 수행하기 위하여 환자의 등록, 진료, 수납과 관련한 전산업무네트워크이다.

(3) EMR (Electronic Medical Record)

전자의무기록으로 병원에서 환자의 진료와 치료에 관련된 내용을 디지털화한 전산매체에 저장하는 형식으로서 기존에 사용하였던 종이형식의 문서도 전산매체로 저장하여 전산네트워크를 통해 기록을 작성하고 열람할 수 있다.

(4) PACS (Picture Archiving Communication System)

의료 화상저장관리시스템으로 의료진단 및 치료와 관련된 영상 DICOM 형식의 디지털 자료로 생성하여, 전산 네트워크로 저장 및 관리하는 시스템이다.

(5) ROIS (Radiation Oncology Information System)

방사선 치료를 시행하는 방사선종양학과의 통합 솔루션으로 병원 전체의 네트워크와는 별도로 방사선치료의 관리를 위한 병원 내의 네트워크 중 하나이다. 각 환자의 방사선치료에 대한 자세한 정보가 관리되며 방사선 치료 환자의 관리에도 사용된다. 치료 장비 또는 치료계획 시스템과 연동하여 사용하는 경우도 있다.

2) R&V시스템

방사선치료의 준비와 시행을 위하여 여러 단계의 과정을 거치게 되며, 이러한 과정에서 생성되고 저장되는 정보를 관리하는 R&V (Record and Verify)시스템이 있다.

(1) R&V시스템의 사용

전산시스템이 일반화되기 전에는 방사선치료과정에 대한 정보를 종이로 만들어진 차트와 문서에 기록하여 사용하였다. 일반적으로 사용하는 환자의 차트와는 별도로 방사선치료를 위한 차트가 만들어져 사용되고 있으며, 환자의 병력과 진단기록에 대한 상세한 내용들과 모의치료, 치료계획, 선량계산, 치료기록에 대한 모든 내용을 한 차트에 종이로 기록하였다.

이러한 과정에서 기록내용이 잘못 전달되거나 분실될 수 있는 위험이 있으며, 여러 곳에서 동시에 내용을 열람할 수 없으므로 신속하고 정확한 업무의 진행에 한계가 있었다. 특히 갠트리의 각도, 조사면의 크기 등 치료계획 및 MU 등과 같이 치료 장비에 입력되어야 하는 사항은 치료를 시행할 때 마다 차트를 보고 수동으로 입력하여 진행하는 번거로움이 컸다.

이러한 어려움을 개선하기 위하여 방사선치료에 사용하는 영상자료, 치료계획, 장비에 입력되어야하는 치료데이터 등이 디지털자료로 생성되어 전산네트워크를 통한 내용의 검증, 활용 및 기록을 시행하게 되었다. 이러한 전산 네트워크 시스템을 통하여 방사선치료내용을 기록하고 내용을 검증하는 시스템을 "Record and Verify system"이라고 하며 줄여서 R&V시스템이라고 한다.

(2) R&V시스템의 구성

R&V시스템의 종류에 따라 조금의 차이는 있으나, 일반적으로 다음과 같이 네트워크를 구성하고 있다. 서버(server)를 중심으로 모의치료시스템, 전산화치료계획시스템, 치료시스템(선형가속기 시스템 등)과 연결되어 데이터를 주고받으며, PACS 및 HIS와 연결되어 사용하는 경우도 있다. 이렇게 R&V시스템은 다른 시스템과 네트워크를 통하여 영상자료와 데이터를 쉽게 기록 및 전송할 수 있으며 자체적인 워크스테이션을 이용한 데이터관리를 통하여 치료의 진행상황에 대한 정보를 확인할 수 있다.

(3) R&V시스템의 역할 및 기능

R&V시스템의 종류에 따라 차이가 있으나 일반적으로 다음과 같은 기능을 가지고 있다.

① 환자의 기본적인 정보와 치료기록 관리

방사선치료를 받는 환자의 이름, 성별, 나이 등 일반적인 정보를 기록하여 해당 환자에게 방사선치료와 관련된 이벤트가 생성되면 함께 기록되어 관리할 수 있다. 또한 여러 차례 방사선치료를 받은 환자라면 자세한 기록이 모두 기록되어 확인이 가능하다.

② 선량처방계획과 치료계획 관리

방사선치료 환자에게 처방된 총선량과 치료기간을 입력 후 관리하며 치료횟수 또는 총선량이 미달되거나 초과되지 않도록 치료시스템에 정보를 제공한다.

모의치료장치나 전산화계획시스템에서 만들어진 치료계획을 전송받아 저장하며 치료장비의 기하학적 정보, 조사면크기, MLC의 모양, accessory의 사용여부 등의 정보를 포함하고 있다. 이러한 정보를 확인하고 기록 및 수정할 수 있으며, 치료실의 치료장치를 제어하는 컴퓨터로 전송하여 자동으로 치료장치를 셋 업 할 수 있게 해준다.

③ 치료시행결과 관리

매번 방사선치료를 시행한 결과를 기록하며 계획된 선량이 모두 조사되었는지의 여부와 장비의 작동 중 이상은 없었는지를 확인할 수 있다.

만일 3문조사로 치료가 계획된 환자를 치료할 때 장비의 고장 등으로 2문조사만 시행하고 끝냈다면 이 사실을 기록하고 다음 치료 시 치료담당자로 하여금 이를 인식하도록 메시지를 보이고 치료가 누락되지 않도록 치료장치 제어시스템에 영향을 미친다.

④ 치료과정에 생성된 영상을 관리

모의치료 영상, CT모의치료 영상, 전산화계획의 DRR영상, 치료실의 전자포털영상장치, OBI, CBCT영상을 모두 통합하여 관리할 수 있다.

치료실에서 IGRT를 시행할 때, 신속하게 기준영상과 비교하고 셋 업의 오차를 확인할 수 있으며 셋 업을 교정한 정보를 자동으로 기록하여 결과를 저장한다.

이처럼 R&V시스템은 치료과정에 일어난 자세한 정보를 저장하며 치료장치의 제어를 더 편리하고 정확하게 수행할 수 있도록 해줌으로써 사람의 실수로 인한 사고의 발생을 최소화하고 환자에게 계획된 치료가 정확히 시행할 수 있도록 관리해 주는 시스템이다.

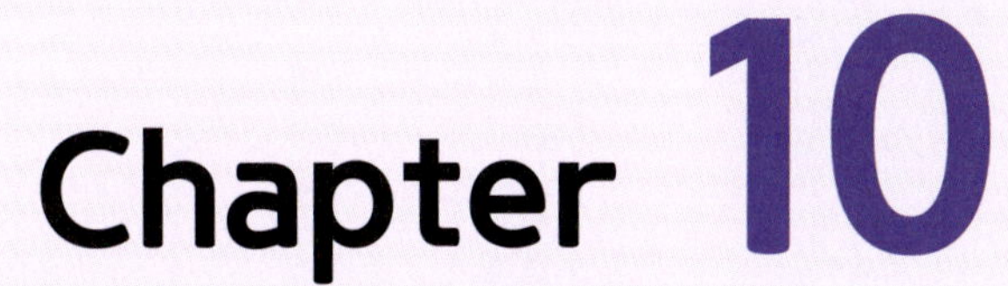

Chapter 10

방사선 종류에 따른 치료특징

CHAPTER 10
방사선 종류에 따른 치료특징

방사선치료에 쓰이는 방사선은 광자선(엑스선, 감마선), 전자선, 베타선, 중입자선 등으로 분류되며 방사선선원과 인체와의 위치관계에 따라서 외조사치료(external irradiation therapy), 강내 또는 조직내 조사치료(intracavity or interstitial irradiation therapy), 내용조사 치료(internal irradiation therapy)로 대별된다.

외조사치료는 선원과 인체와의 거리에 따라 근접조사(수 cm 이격), 원격조사(수십 cm ~ 100 cm 이격; ^{60}Co 원격치료는 80 cm, 선형가속기 치료는 100 cm)으로 분류한다.

1 고에너지 엑스선 치료

방사선치료에 사용되는 엑스선은 에너지에 따라서 한계선(grenz rays)이 10 ~ 50 kV, 연선(superficial X-ray)이 50 ~ 150 kV 정도인 저에너지 엑스선에 해당하며, 경선(orthovoltage X-ray)인 150 ~ 500 kV와 고에너지 엑스선에 해당하는 1,000 kV 이상(4, 6, 10, 15, 20 MV) 등으로 구분된다.

엑스선이 발견된 이래 방사선을 이용한 인체의 종양에 대한 방사선치료는 종양의 위치에 따라서 에너지를 선택하여 이용되어 왔으나 저에너지 엑스선은 표면선량이 크고 심부선량이 적어 심부 종양치료에 적당하지 않으며, 표재성 종양이라 하더라도 선량분포가 양호한 전자선이 사용되기 때문에 현재는 사용하지 않는다. 따라서 현재는 1 MV 이상의 에너지로 구분되는 고에너지 엑스선을 이용한 치료가 시행되며, 이에 관련된 기술들을 설명한다.

그림 10-1과 10-2는 광자선의 심부선량 백분율 및 분포도이다.

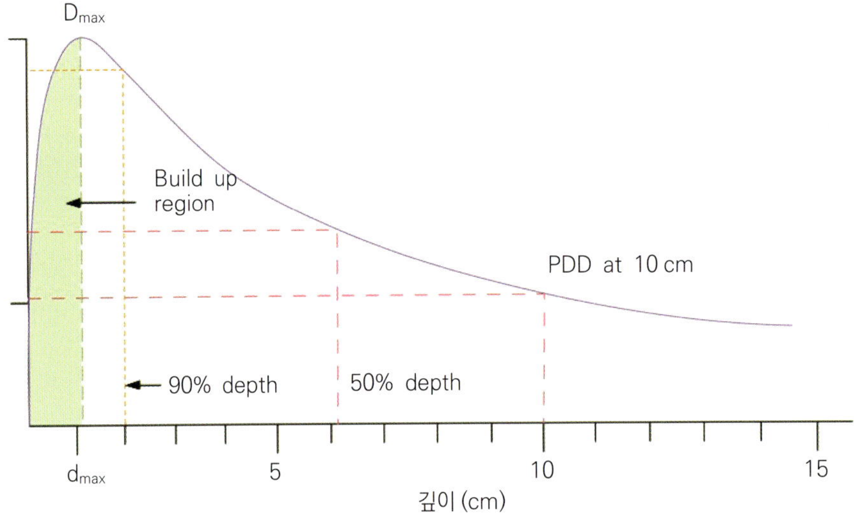

그림 10-1 광자선의 심부선량백분율 곡선

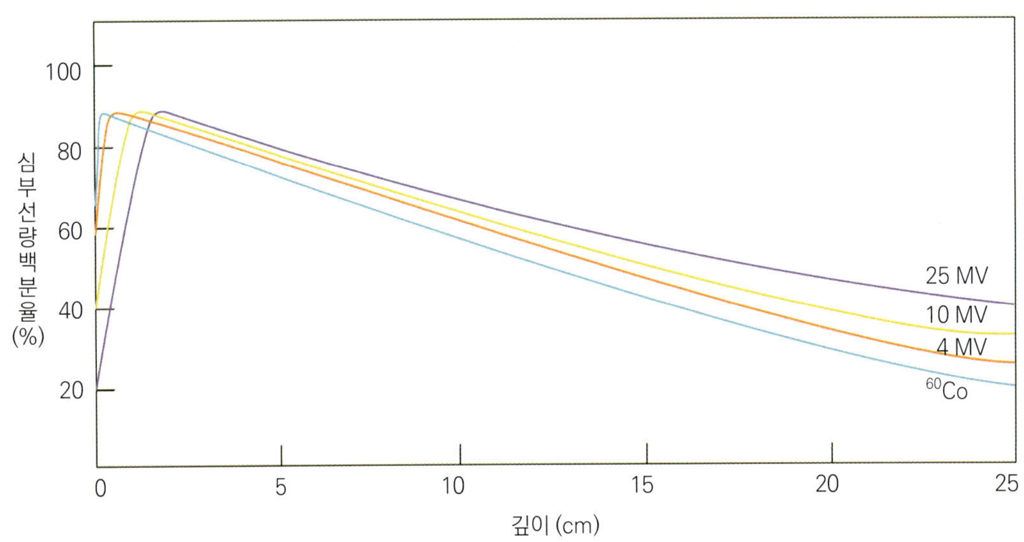

그림 10-2 광자선 선질에 따른 심부선량 분포도

■ 고에너지 엑스선의 장점

- ▹ 표면 선량이 적어 피부장해가 적다.
- ▹ 심부선량이 커서 심부선량 백분율(PDD)이 증가한다.
- ▹ 주로 전방산란을 하므로 측방산란이 적어지고 조사면 이외의 불필요한 조사는 적어진다. 회전조사의 경우, 중심으로의 선량 집중이 양호하고, 심부까지 쐐기필터의 효과가 그대로 유지된다.
- ▹ 조직과 연부 조직의 흡수차가 적어 뼈 장해가 적어지고, 따라서 뼈 뒷부분의 조직에서는 선량저하가 일어나지 않는다.
- ▹ 용적선량이 적어서 전신적 부작용이 가벼우며, 방사선 숙취현상이 적다.
- ▹ 반음영이 적어 조사면 주위의 선량저하도 적다.
- ▹ 표면선량이 적고 심부 도달력이 크므로 심재성 병소의 치료에 적합하다.

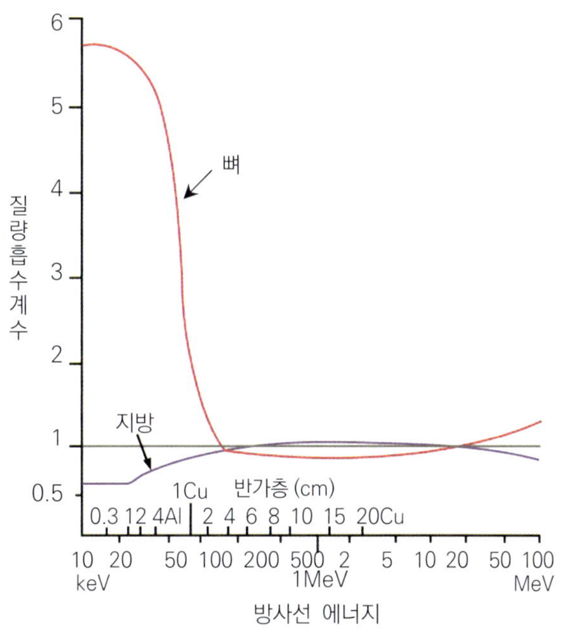

그림 10-3 광자선의 질량 흡수 계수의 비교

그림 10-3에서는 에너지가 낮은 영역에서는 물(연부조직)에 비해 뼈의 흡수가 현저히 큰 데 반해 1 MeV 부근에서는 물, 뼈, 지방 각 동일 질량당의 흡수차이가 없음을 알 수 있다. 에너지가 높아지면 다시 뼈의 흡수가 증가하는데 이것은 전자쌍생성이 원자번호가 큰 물질에서 일어나기 쉽기 때문이다.

고에너지 엑스선은 심부조직에 장해가 발생하므로 높은 정밀도의 방사선 조사가 요구되며 치료 시에는 출사구의 피부반응을 항상 관찰하여야 한다. 심부선량의 증가로 입사부보다는 출사구에 높은 선량분포로 인한 피부장해를 일으키게 된다.

200 kV 엑스선과 고에너지 엑스선을 비교하면 동일한 병소선량을 조사하는 데 필요한 용적선량은 고에너지 방사선 쪽이 현저하게 적어진다. 이 때문에 전신적인 부작용도 가벼우며 200 kV 정도의 엑스선에 의한 치료 시 문제가 되는 백혈구감소 등 골수장해, 구역질, 구토, 식욕부진 등의 숙취증상은 고에너지 엑스선 치료 시에는 현저하게 가볍거나 전혀 발현하지 않는 것이 보통이다. 이것은 특히 심재성 종양의 치료에 대량의 방사선을 조사하기 쉽다는 장점을 가지게 된다.

1) 피부선량 (skin dose)

고에너지 광자선을 이용한 암환자 치료 시 표면 또는 피부선량은 최대선량 지점보다는 항상 적다. 저에너지 광자선에서는 피부표면 가까이에서 최대의 이온발생이 일어나는 반면에, 고에너지 선속은 어느 깊이에서 최초 전자 빌드업이 일어나기 때문에 결과적으로 표면선량은 감소하고 빌드업 깊이에 최대선량이 흡수된다. 피부보호는 고에너지 광자선이 가지고 있는 가장 바람직한 특징 중의 하나이다. 그러나 피부 효과도 선속 내에 2차전자로 인한 초과 오염 시에는 감소하게 된다.

표 10-1 에너지에 따른 빌드업 선량 (10×10 cm^2)

Depth (mm)	^{60}Co SAD = 80 cm	4MV SAD = 80 cm	10MV SAD = 100 cm	25MV SAD = 100 cm
0	18.0	14.0	12.0	17.0
1	70.5	57.0	30.0	28.0
2	90.0	74.0	46.0	39.5
3	98.0	84.0	55.0	47.0
4	100.0	90.0	63.0	54.5
5	100.0	94.0	72.0	60.5
6	–	96.5	76.0	66.0
8	–	99.5	84.0	73.0
10	–	100.0	91.0	79.0
15	–	–	97.0	88.5
20	–	–	98.0	95.0
25	–	–	100.0	99.0
30	–	–	–	100.0

(1) 피부보호 효과(Skin sparing effect)

빌드업 영역에서의 선량분포는 여러 가지 인자, 즉 에너지, SSD, 조사면의 위치 관계에 따라 달라진다. 표 10-1은 에너지에 따른 빌드업 영역에서의 선량분포를 표시하고 있다. 엑스선의 에너지가 증가함에 따라 피부표면 뿐만 아니라 피하조직까지도 확실하게 피부보호 효과가 나타난다. 표면선량은 빌드업 볼루스를 사용하여 최대선량으로 만들 수 있으며 4 MV에서는 5~6 mm 볼루스를 쓰게 되면 표면에서 최대선량이 만들어지고, 90 ~ 95% 빌드업 선량을 만들기 위해서는 최대선량 깊이보다 얇은 두께의 볼루스를 사용하면 된다.

(2) 광자선 치료 시 전자선 오염

표면선량은 방사선조사시 물질의 후방산란에서 발생할 뿐만 아니라 입사선속에서 발생되는 전자오염으로 인해서 증가하게 된다. 모든 광자선을 이용한 방사선치료는 2차전자에 의해서 오염되는 것으로 잘 알려져 있으며 이러한 전자들은 공기, 콜리메이터 또 다른 산란 물질들이 광자와의 상호작용에 의한 발생이 되고 있다. 만약 차폐체를 지지하기 위한 음영반을 사용한다면 2차전자는 음영반과 공기 사이에서 광자의 상호작용에 의해 발생되기 때문에 음영반과 표면사이의 거리를 충분하게 이격시켜야 한다(15 cm 이상). 음영반의 두께는 입사되는 전자를 충분히 흡수시킬 수 있는 두께가 이용되고 있다.

(3) 빌드업 영역에서 선량 분포의 측정

빌드업 영역에는 선량이 깊이에 따라 급격히 변화하기 때문에 선량계의 크기는 가능한 작아야 한다. 외삽형전리함(extrapolation chamber)은 이런 경우 표면선량을 측정하기 위해 사용되며, fixed-separation plane-parallel 전리함들이 흔히 이용되기도 한다.

이러한 전리함들이 가파른 경사영역의 선량을 측정하기에는 적합하지만 일부 fixed-separation plane-parallel 전리함들을 사용 시 전리함의 벽 측면에서 발생된 전자산란 때문에 부정확한 결과가 나왔다는 보고도 있다. 이를 최소화하기 위해서는 분리가 아주 작은 플레이트를 이용하거나 전리함 설계 시 가이드링을 넓게 해야 한다. 더욱이 전리함은 빌드업 영역에서 양극효과가 나타날 수도 있으므로 이는 음극 및 양극에서 얻어진 평균값으로 이를 교정하여야 한다. 열형광 물질은 칩, 플라스틱에 입힌 결정, 분말층의 형태로 사용될 수 있으며 얇은 층(0.5 mm 이하)은 빌드업 영역의 선량분포 측정에 이용될 수 있다.

표면선량은 깊이 0에서 심부선량분포곡선의 외삽값이 포함될 수도 있으며 *in vivo* 표면선량 측정 시 표면에 직접 얇은 열형광 선량계를 위치하여 측정하기도 한다.

(4) 흡수체와 표면거리의 영향

선속 내에 포함되어 있는 전자선오염은 주로 콜리메이터에서의 2차전자방출에 기인되며 적게는 선원, 편평화여과기, 공기에서도 기인된다. 따라서 2차전자비정보다 두꺼운 흡수체를 쓰면 이런 2차전자는 전부 흡수할 수 있지만, 그렇게 되면 이 필터에 의해 새로운 2차전자가 발생할 수도 있기 때문에 필터와 피부간의 거리를 증가시켜서 공기 중에서 전자선속을 감소시켜야 한다. 음영반의 산란체와 피부사이의 거리는 15~20 cm 떨어져야 하며 이렇게 함으로써 피부선량을 최대선량의 50% 이하로 유지할 수 있게 된다.

그림 10-4는 루사이트 음영반을 빔 내의 팬텀표면에서 여러 거리로 변경하였을 때 빌드업 영역의 선량분포 영향을 나타낸 것인데 음영반과 피부간의 거리가 가까울수록 표면 선량이 증가하며 또 최대선량 지점이 표면으로 접근하고 있음을 보여준다. 이와 같은 원리를 "빔 spoiler 현상"이라고 한다.

(5) 조사면의 영향

피부선량은 조사면에 의존되며 조사면 크기가 증가함에 따라 콜리메이터나 공기로부터 2차전자방출이 증가하기 때문에 빌드업영역 선량도 증가한다. 그림 10-5는 ^{60}Co, 4 MV, 10 MV 엑스선에서 조사면에 따른 표면선량 관계를 나타낸 것으로 피부보호 효과는 조사면이 커지면 감소한다. Saylor와 Quillin 등은 ^{60}Co 감마선에 대한 조사면과 음영반-피부간 거리의 중요한 관계를 설명하였다. 따라서 큰 조사면에서 음영반-피부간 거리 15~20 cm를 사용할 때 피부보호 효과를 유지하기 위해서는 전자필터를 사용하여야 한다.

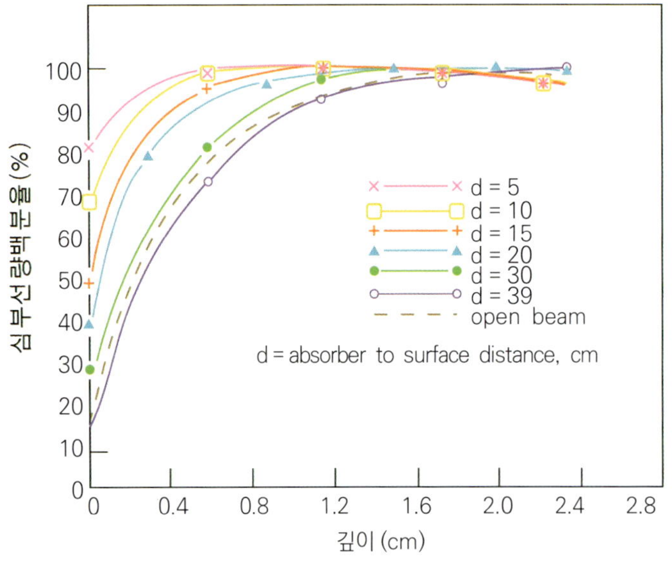

그림 10-4 루사이트 음영반과 피부 간의 거리에 따른 피부보호 효과(10 MV 엑스선)

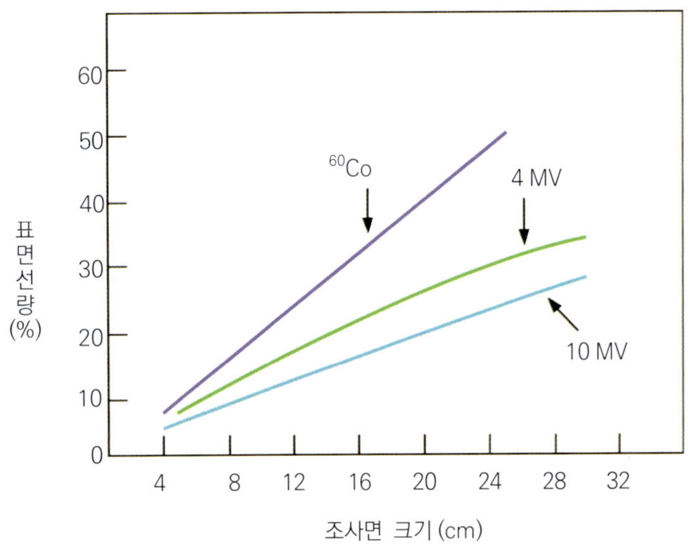

그림 10-5 광자선의 에너지와 조사면의 크기에 따른 표면선량율 (^{60}Co 80 cm, 4 MV 80 cm, 10 MV 100 cm)

(6) 전자필터

피부선량은 원자번호가 30~80이 되는 물질을 이용함으로써 감소시킬 수 있다. 이러한 흡수체가 전자필터로 알려져 왔으며 광자선 이용시 전방방향으로 발생하는 2차전자산란을 흡수하는 것으로 알려져 있다. 광자선으로 치료 시에는 전자필터를 사용하면 피부선량이 저하되어 피부보호 효과를 유지할 수 있게 된다.

즉 전자필터란 표면으로 향하는 2차전자를 흡수하는 흡수체를 의미한다. 원자번호가 증가함에 따라 표면선량이 감소하는 것은 흡수체 내에 전자가 차폐되기 때문이며, 산란전자가 모이게 된다. 원자번호가 더 커지면 표면선량이 다시 증가하는데 이는 콤프턴전자와 광전자에 의한 전자쌍이 생기기 때문이다. 표면선량은 원자번호가 Z=50인 주석(Sn)일 때 최소가 된다.

그림 10-6은 전자필터의 원자번호에 따른 표면선량을 감소시키는 효과를 보이고 있는데 더 많은 표면선량 감소를 위해서는 필터-피부 거리를 증가시켜야 한다.

그림 10-7은 오픈 빔 음영반과 [음영반+주석필터]에서 표면선량율을 나타내고 있다. 따라서 광자선을 이용한 치료 시 표면 선량의 감소를 위해서는 첫째, 원자번호 50인 주석을 사용하며, 둘째, 전자필터와 표면과의 거리를 증가시켜야 한다. 전자필터의 두께는 적어도 2차전자 최대비정과 같아야 한다. 이 두께는 ^{60}Co에서 0.5 g/cm^3 또는 0.9 mm 주석(ρ_{tin} = 5.75 g/cm^3)이 되고, 고에너지에서는 전자의 최대비정보다 얇은 두께를 실용적으로 사용한다.

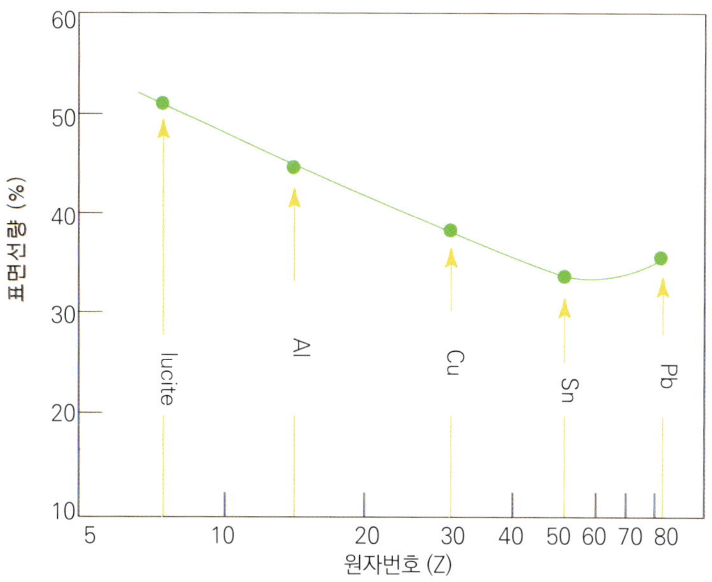

그림 10-6 전자필터의 원자번호에 따른 표면선량율의 변화

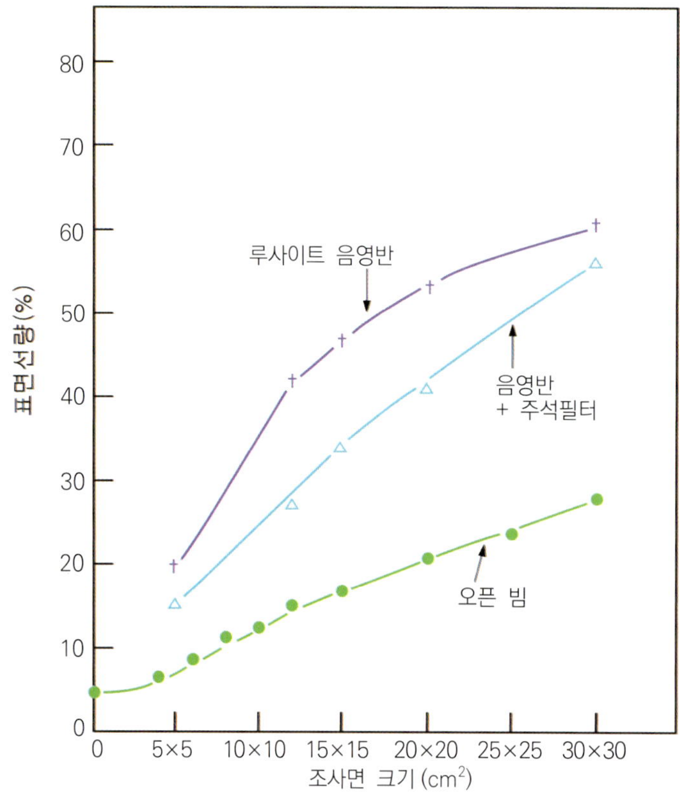

그림 10-7 조사면 크기에 따른 표면선량율의 변화

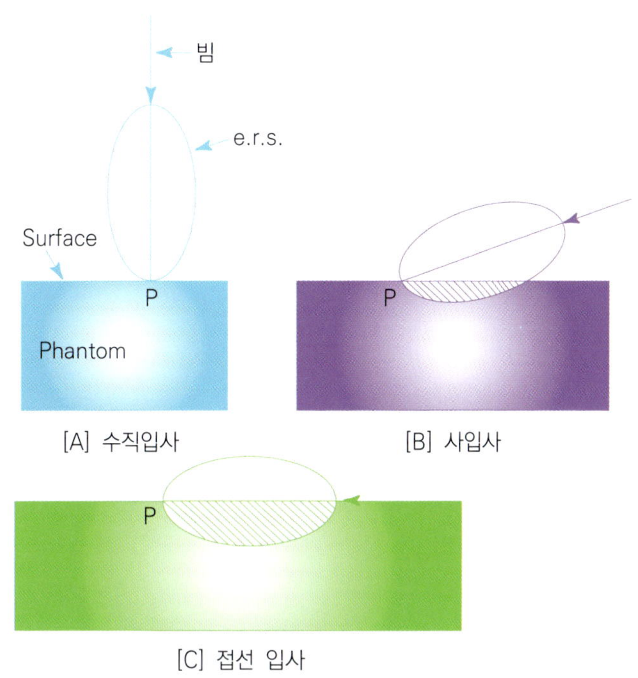

그림 10-8 빌드업 지점 (p)에서 표면 선량 결정의 ERS 개념

(7) 사입사시 피부보호 효과

그림 10-8은 광자선속의 입사각도가 증가함에 따라 피부선량이 증가하고 있음을 보여준다. 선속의 입사각이 피부표면에 대하여 비스듬해 질수록 피부선량이 증가하는 것이다.

그림 10-8처럼 표면에서 전자비정(electron range surface; ERS) 개념에 따라 입사각도가 증가하면 표면선량은 커지게 된다. ERS는 물질과 상호작용하고 있는 photon pencil 빔에 의해서 생기는 분포를 3차원으로 2차전자 비정을 표현한 것이다. ERS 내부에서 생긴 전자는 P 점에 도달할 것이고 선량에 기여하게 된다. 그러나 외측전자는 그들의 불합리한 비정 때문에 선량에 기여하지 못한다.

접선방향 조사빔에서 ERS의 절반이 팬텀 표면 밑에 있으므로 표면선량을 증가시키고 있다.

입사선량과 표면선량률과의 관계는 다음과 같다.

$$\text{피부선량백분율} = \frac{1}{2}(100\% + \text{입사선량}) \tag{10.1}$$

입사각에 따라 표면선량이 증가하고 최대 빌드업 깊이가 감소하는 것이다. 수직 입사시보다 비스듬한 각도에서 최대값이 빨리 도달되므로 최대선량 영역이 더 얇은 표면 영역에서 이루어진다. 따라서 피부장해는 증가하게 된다.

2) 인접 조사면의 분리 (separation of adjacent fields)

인접 조사면 치료는 Hodgkin's disease 조사면인 mantle's technique나 역 Y자 조사면 등의 큰 조사면인 외조사에서 보통 쓰이게 된다. Medulloblastoma 치료 시에 이용되는 머리 척추 조사면(craniospinal field)와 같은 수직인 경우도 이용된다. 또 다른 예는 두경부 종양 치료 시, 목의 측면 조사면 시, 앞 빗장뼈 조사면은 인접조사면이 된다. 각 상황에서 연결부위에 선량이 중복되거나 누락되면서 큰 오차가 발생할 가능성이 있다. 선량이 부족하면 종양의 재발위험이 크고 선량이 지나치면 심한 합병증이 올 수 있다. 따라서 조사면 접합영역에 균일한 선량이 조사되도록 하여야 하며 이를 위해서 몇 가지의 방법들을 소개한다(그림 10-9).

실제 임상에서는 종양이 접합 지점보다 표면에 위치하면 두 조사면은 일반적으로 접근시킨다. 어느 깊이에서 선속의 중복으로 인한 hot spot는 처치되어야 하지만 임상적으로 과선량의 범위, hot spot의 용적 등을 고려하여 허용된다. 그러나 척수와 같은 방사선 감수성이 큰 부위는 내용선량을 초과할 수가 없다. 가슴우리, 복부, 골반과 같은 심재성 종양의 치료에서는 조사면을 표면에서 분리할 수가 있다. 조사면 분리로 생길 수 있는 cold spot는 종양부위가 아닌 표재에 위치해야 한다.

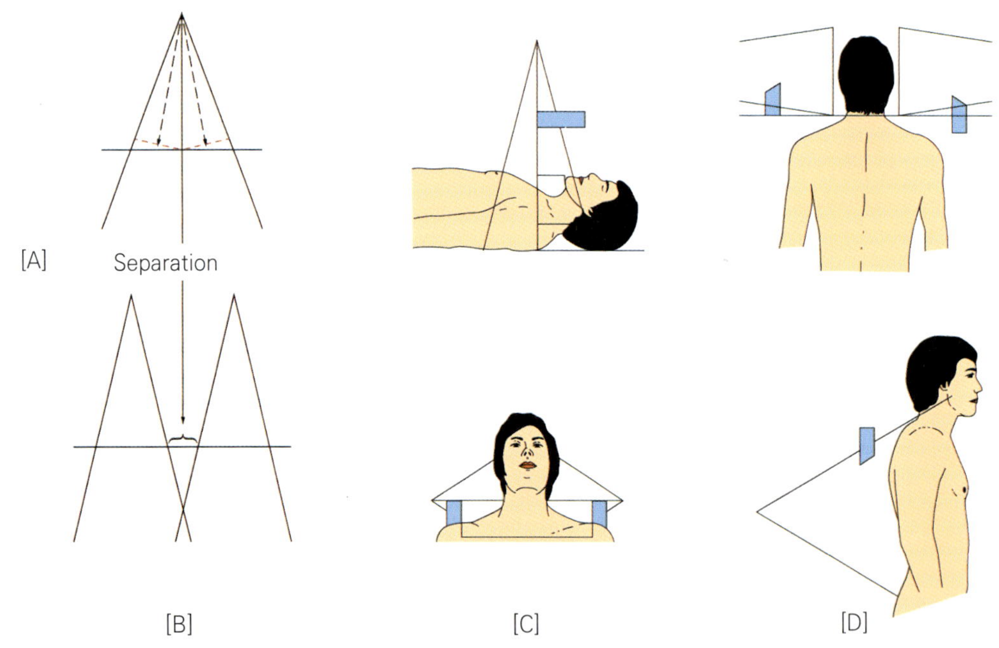

[A] : 일반적인 거리에서 두 조사면에 각도를 주어 기하학적 확산에 의해 선량의 중복을 피하는 방식
[B] : 원하는 깊이에서 선량의 균등성을 높이기 위하여 피부표면에서 분리시키는 조사면 방식
[C] : 분리 빔을 사용하는 방식으로 두경부 종양치료 시 중심 분리선에서 half beam block이나 빔 분리기를 사용해서 빔의 기하학적 확산을 제거
[D] : 반음영 발생을 이용하여 craniospinal 조사를 하는 방식으로 이들 납쐐기는 조사면 접합 시 만족스러운 선량 분포를 만들기 위해 고안된 차폐블럭이다.

그림 10-9 조사면 접합의 다양한 방법

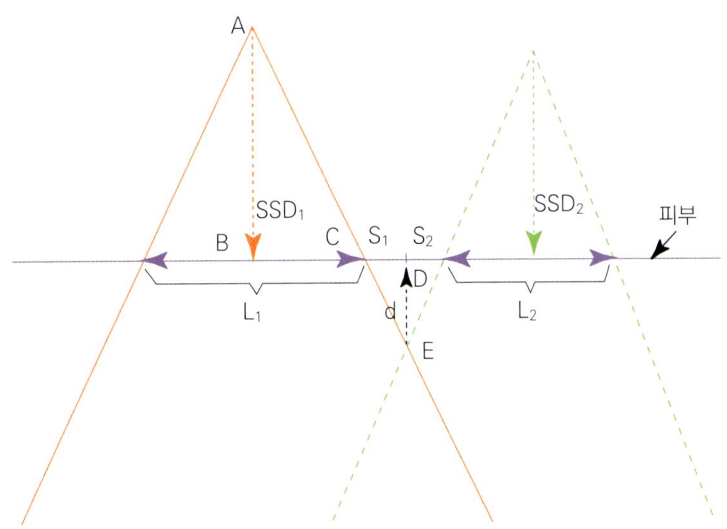

그림 10-10 인접된 두 조사면의 기하학적 모형도

(1) 조사면 분리방법

조사면 분리법은 기하학적으로 또는 측정학적으로 결정된다.

① 기하학적 이론

만약 조사면의 기하학적 경계부위의 선량이 50%라면 빔이 서로 만나는 접합지점의 선량은 100%까지 분포될 것이다. 만약 두 개의 조사면이 똑같은 한 면에서 입사되어 그림 10- 10과 같이 임의의 깊이에서 접합점이 만들어진다면 접합점 위의 선량은 낮게 되고 접합점 밑의 선량은 접합점 선량보다 높게 될 것이다.

그림 10-11처럼 두 개의 조사면이 한 면에서 입사하여 겹치고 이것에 대향 방향에서 또 두 개의 조사면이 평행으로 겹치면 조사면들은 중심선 깊이에서 접합이 만들어진다(예: mantle과 inverted Y fields). 이와 같은 배열에서 중심선에서는 거의 균일한 선량분포를 얻어 치료에 응용할 수 있지만 접합지점의 위와 아래에서는 cold spots이 생기게 된다. 그림 10-10에서는 기하학적으로 조사면 분리에 대한 계산 방법을 보여주고 있다. 즉 SSD_1과 SSD_2에서 조사면 길이를 L_1, L_2라 하고, 접합 지점의 깊이를 d일 때 삼각형 ABC는 CDE와 닮은 삼각형이므로 다음과 같다.

그림 10-11[A]에서는 조사면과 인접한 반대의 이웃 조사면 사이의 중첩이 없는 이상적인 기하학 분리를 보이고 있지만 그림 10-11[B]에서는 큰 조사면이 반대편의 작은 조사면 속으로 퍼지므로 세 조사면 중첩이 생기게 된다. 그 결과 총선량은 같은 깊이에서 중심축 선량을 초과하게 된다. 이렇게 되면 척수와 같은 방사선 감수성이 큰 부분에 세 조사면 중첩영역이 오게 되면 커다란 장해가 발생하게 된다.

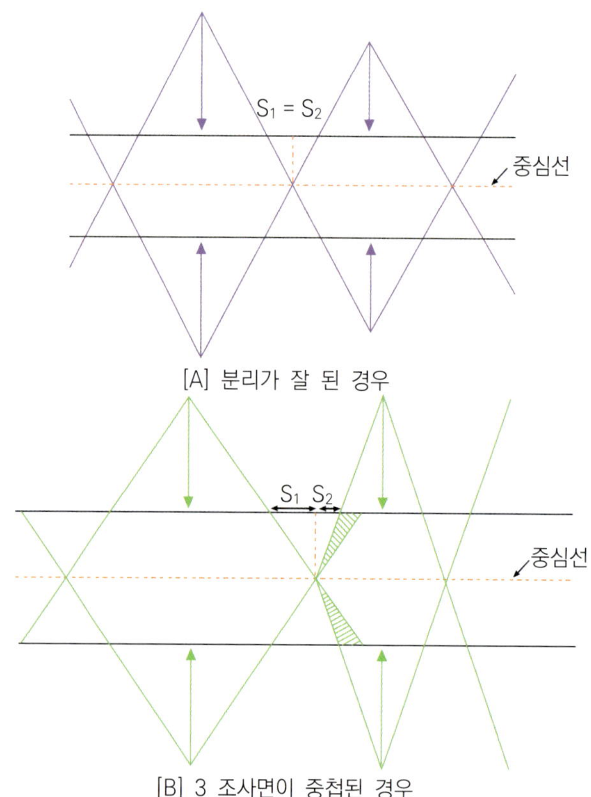

그림 10-11 인접한 대향 2문 조사의 분리

$$\frac{CD}{DE} = \frac{BC}{AB}$$ 또는

$$\frac{S_1}{d} = \frac{L_1}{2} \cdot \frac{1}{SSD_1} \tag{10.2}$$

$$S_1 = \frac{1}{2} \cdot L_1 \cdot \frac{d}{SSD_1} \tag{10.3}$$

$$S_2 = \frac{1}{2} \cdot L_2 \cdot \frac{d}{SSD_2} \tag{10.4}$$

표면에서의 총 분리 거리 S는

$$S = S_1 + S_2 = \frac{1}{2} \cdot L_1 \cdot \frac{d}{SSD_1} + \frac{1}{2} \cdot L_2 \cdot \frac{d}{SSD_2} \tag{10.5}$$

표면에서 일어나는 '세 조사면 중첩'의 최대 길이 ΔS는 그림에서 보듯이 (10.6)식과 같다.

$$\Delta S = S_1 - S_2 \tag{10.6}$$

ΔS를 0으로 하려면,

$$\frac{L_1}{L_2} = \frac{SSD_1}{SSD_2} \tag{10.7}$$

따라서 조사면 길이가 다르다면 SSD_2을 조절하여 세 조사면 중첩을 감소시킬 수가 있다. 기하학적으로 계산된 간격 (S_1+S_2)은 ΔS에 따라서 증가한다고 하면 중심선에서 cold spot이 커지므로 세 조사면 중첩은 감소하게 될 것이다 이들은 절충함으로써 척수처럼 특별한 영역에서 세 조사면 중첩을 감소시키기에 S_1+S_2 간격을 조절할 수가 있다. $\Delta S'$를 기하학적으로 계산하면:

$$\Delta S' = \Delta S \cdot \frac{d' - d}{d} \tag{10.8}$$

여기서 d'는 전면 표면으로부터 척수의 깊이이고, d는 중심선 깊이이다.

이렇게 기하학적 고려를 통하여 조사면 분리에 대한 유용성 평가가 제공되지만 여기에도 한계는 있다. 예를 들어 실제 선량분포는 선속의 확산이 순수한 기하학적에 기초에서 예견된 것보다 다르게 나타날 수도 있다. 환자자세, 선속의 일치성, 조사면 반음영, 방사선산란 등은 이러한 문제들을 일으키는 요인이다.

그림 10-12는 [예제 10-1]의 선량 분포도를 보여주고 있다. 실제로 이용되는 원칙은 종양은 적당한 선량분포가 이루어져야 하며 감수성이 큰 구조에서는 내용선량을 초과하는 선량분포는 곤란하다.

[예제 10-1] Mantle과 paraortic에서 대향조사로 치료받는 환자이며 조사면 길이는 30 cm과 15 cm일 때 중심선의 깊이 10 cm에서 교차하기 위한 표면의 분리거리 (a)와 표면에서부터 15 cm 깊이에서 있는 척수 위에 세 조사면의 중첩을 제거하기 위한 거리 (b)를 구하시오 (SSD = 100 cm).

[풀이 10-1] a. $S_1 = 1/2 \cdot L_1 \cdot d \ / \ SSD = 1/2 \times 30 \times 10 \ / \ 100 = 1.5$ cm
$S_2 = 1/2 \cdot L_2 \cdot d \ / \ SSD = 1/2 \times 15 \times 10 \ / \ 100 = 0.75$ cm
따라서 총 분리 거리는 1.5 + 0.75 = 2.3 cm이 된다.

b. $\triangle S = S_1 - S_2 = 1.5 - 0.75 = 0.75$ cm
척수에서 세 조사면 중첩부 길이 :
$\triangle S' = \triangle S \cdot d'-d \ / \ d = 0.75 \times 15-10 \ / \ 10 = 0.4$ cm
분리 되어야 할 거리 = $S_1 + S_2 + \triangle S' = 2.3 + 0.4 = 2.7$ cm이 된다.

② 측정학적 이론

조사면 분리는 신체윤곽도 위에 조사면의 적당한 조절에 의해서 결정할 수가 있으며 이것은 원하는 깊이에서 선량분포도가 균등해야 하고 hot spot과 cold spot이 받아들여지는 조건에서 가능하다. 이 과정의 정확도는 특히 반음영 부위에 등선량곡선의 정확도에 의존한다.

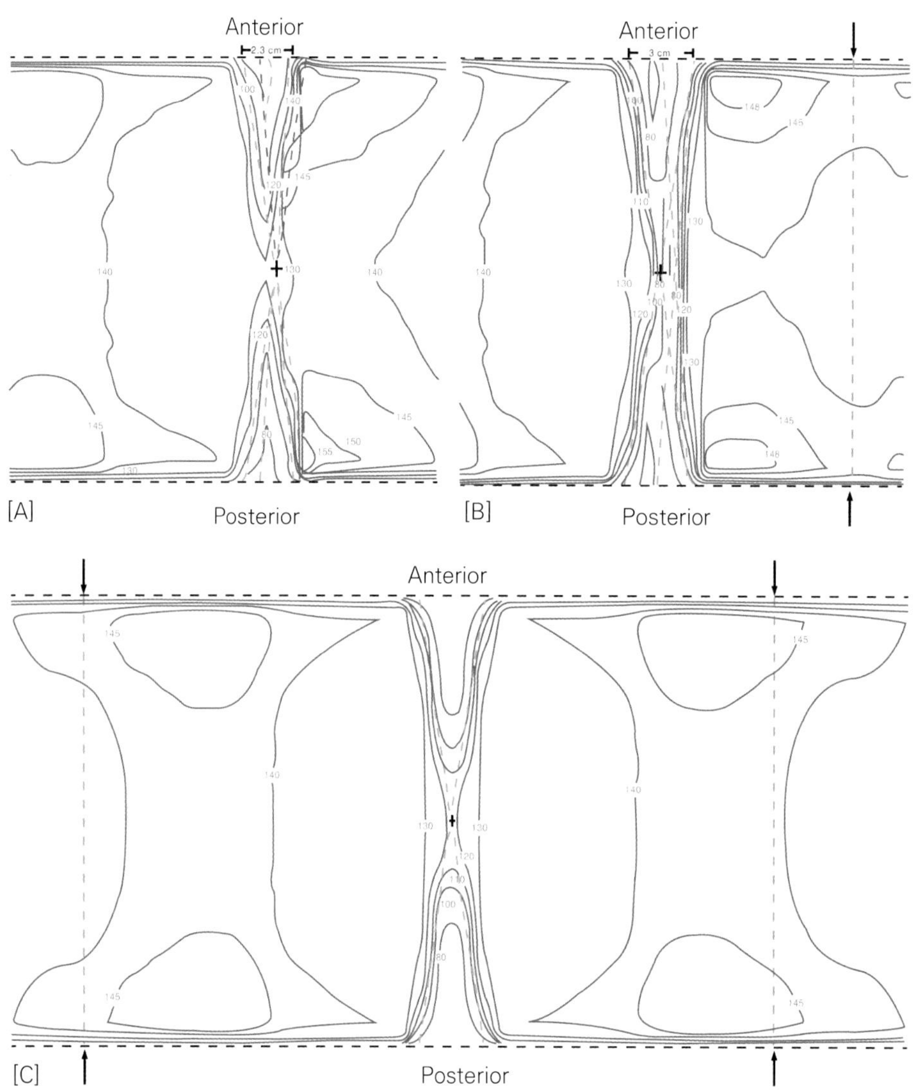

[A] 표면에서 조사면 분리 (d) = 2.3 cm
중심선에 중첩이 생긴 경우, 세 조사면 중첩이 생겨 hot spot이 보이고 있다.
[B] 표면에서 세 조사면 중첩을 감소하기 위해 조사면 분리를 3 cm로 증가시켰다. 따라서 접합 영역에서 선량은 현저하게 떨어진다. 이 과정에서 접합영역에 종양이 존재하지 않는다면 바로 적당한 조사면 분리 거리가 된다.
[C] 전면으로부터 15 cm 깊이에 있는 척수에서 세 조사면 중첩을 감소시키기 위해 간격을 2.7 cm로 조절함으로써 세 조사면 중첩을 충분히 감소시키고 있다.

그림 10-12 접합 대향조사의 선량분포도

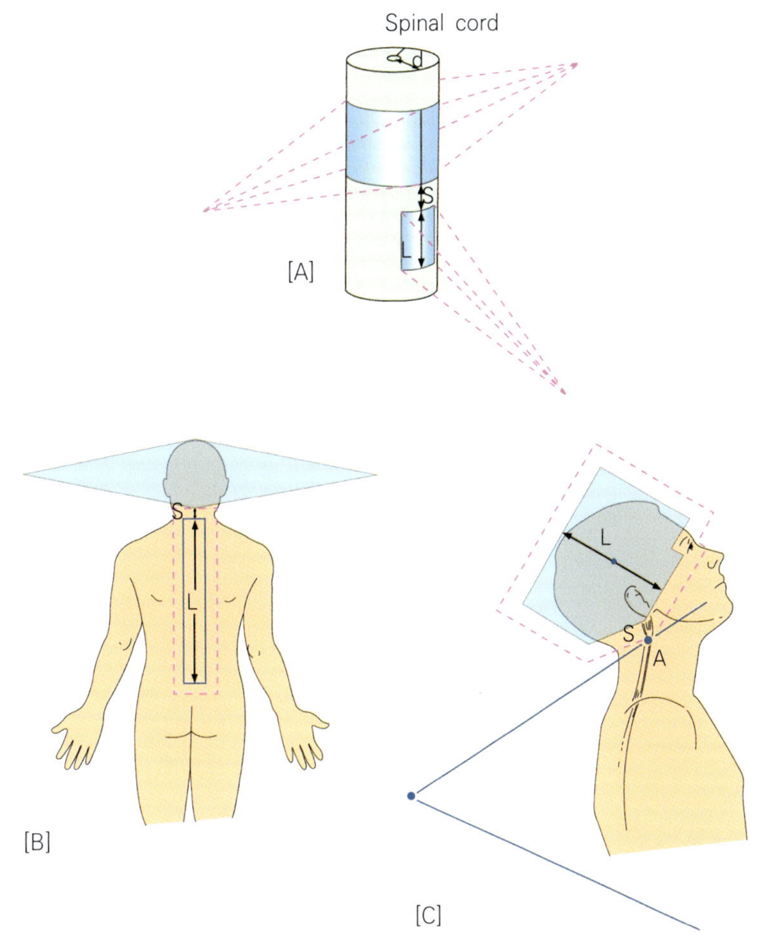

그림 10-13 중추신경계 암(CNS tumor)에 대한 직교 조사면 분리 방법

(2) 직교 조사면(orthogonal field) 접합

그림 10-13은 직교 조사면(orthogonal field)의 분리를 나타내고 있다. 직교 조사면은 인접 조사면의 중심축이 직각으로 이루어지는 형태이다. 직교 조사면은 medulloblastoma 치료에서 이용되는데 craniospinal 조사에서는 전뇌조사는 측면 대향 2문조사와 후면 척수조사와 함께 실시하게 된다. 또 다른 예로는 양측면 조사면으로 목을 치료하는 동안에 빗장뼈위영역 또는 직교인접 전면 조사면으로 치료하게 된다.

접합선은 조사면 중복을 피하기 위하여 치료 전에 필히 그려 확인하여야 한다. 만약 접합 영역에 척수가 존재하면 전면 혹은 측면으로 척수에 알맞은 차폐체를 추가할 수도 있으며, 차폐체 영역에는 당연히 종양이 없어야 한다.

대향조사를 실시하는 한 쌍의 조사면은 광조사면으로 확인되며 피부에 선속의 퍼짐이 나타나고 이를 조사면 경계선이 점으로 표시된다. 이 점으로부터 거리 S는 직교 조사면을 분리하기 위하여 계산하게 된다.

분리 거리 S :

$$S = \frac{1}{2} \cdot L \cdot \frac{d}{SSD} \tag{10.9}$$

여기서 d는 직교 조사면에서 연결이 허용되는 깊이이다.

(3) 조사면 접합에 대한 안내

① 조사면 접합부위는 종양이나 장기가 포함되지 않는 범위에서 가능한 멀리 선택되어야 한다.

② 종양이 접합부위의 표재에 존재한다면 그 조사면은 분리해서는 안 된다. 그 이유는 종양에 cold spot이 형성되어 종양재발의 위험이 있기 때문이다. 만약 피부표면에서 조사면이 접해지면 어느 깊이에서 중첩될 것이고 이 경우, 피하조직에 과도한 선량이 조사되지만 내용량(tolerance)을 초과하지 않는 범위에서 임상적으로 허용된다.
하지만 척수와 같은 위험장기는 내용선량을 초과해서는 안 된다. 어느 깊이에 존재해 있는 위험장기에 존재해 있는 표재성 종양의 경우는 빔 분리기나 기울어진 빔을 사용할 수 있다.

③ 심부종양에 대해서는 접합지점이 중심선에 위치하도록 피부표면에서 조사면을 분리시킨다. 이 때 접합영역 가까이에 주요 장기를 확인하여야 한다.

④ 제일 먼저 치료하는 조사면을 기초로 조사면 일치선을 각 치료영역별로 그려야 한다.

⑤ 조사면 접합은 시행하기 전에 실제적인 선량분포를 통해서 확인되어야만 한다. 광조사면에 의한 빔 정렬이나 반음영 영역에서 등선량곡선의 정확성은 사전에 필수적으로 확인하여야 할 요구사항이다.

⑥ 중추신경계암의 척수에 대하여 엎드린 상태에서 후면치료 시 체형이 큰 경우 조사면을 분리하는 경우가 있다(그림 10-14[A]). 그림 10-14[B]는 척수 조사면을 분리치료할 때 표면에서 적절한 거리를 유지하지 못해서 타깃에 cold spot이 발생한 경우이다.

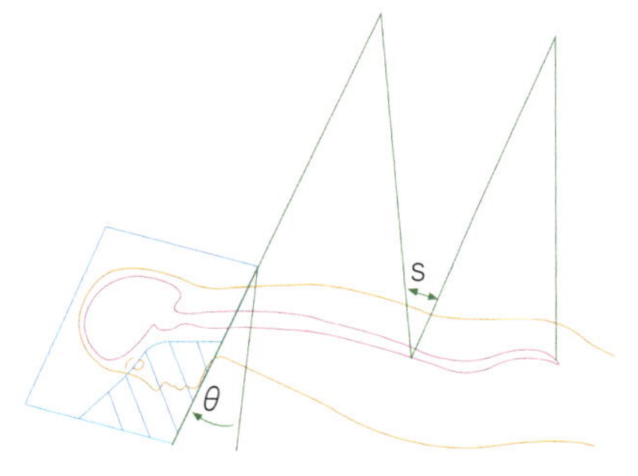

[A] 후면 조사면 분리

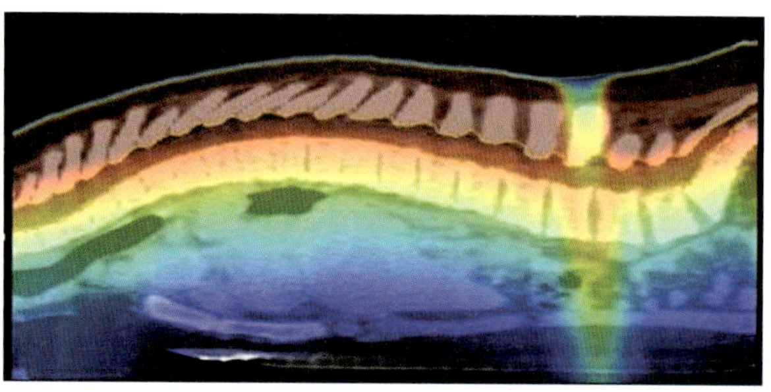
[B] 분리 간격이 부적절한 경우 선량분포

그림 10-14 중추신경계암 환자의 척수에 대한 후면 조사면 분리

2 Cobalt-60 원격 치료

감마선 원격치료는 고에너지 감마선을 방사하는 ^{60}Co 방사성동위원소를 사용한다. 감마선원은 역사적으로는 ^{226}Ra, ^{137}Cs 등이 쓰인 경우도 있었으나 현재는 쓰이지 않고 ^{60}Co도 거의 사용하지 않고 있다. 고에너지 감마선의 장점은 출력의 안정성이 높고 출력의 변동이 없어 타이머에 의한 조사가 가능하고 조사면 내의 선량분포가 균등하며 기계적으로는 방사선발생에 필요한 구성품이 불필요하므로 구조가 간단하다는 것이다.

단점으로는 사용하지 않을 때도 방사선이 누설되고 있으며 반감기 때문에 선원을 교환해야 하는 번거로움이 있으며 선원이 크기 때문에 반음영이 커서 조사면 경계가 흐려진다는 것이다. 따라서 조사면 경계부위에 불필요한 조사가 되며 선형가속기의 고에너지엑스선보다 에너지가 낮아 피부보호 효과가 적다. ^{60}Co은 반감기가 약 5.3년이므로 매월 약 1.1%씩 선량률이 감소한다.

콜리메이터와 피부표면과의 거리가 너무 가까우면 회전조사를 하는데 불편하게 되므로 보통 콜리메이터와 선원과의 거리는 대체로 선원과 피부표면과의 거리의 1/2 정도의 값으로 되어 있다. 따라서 반음영의 크기는 대체로 선원의 크기와 같은 정도이다.

선원의 크기가 직경 1~2 cm 정도이므로 반음영이 크고 조사면의 경계가 흐려지므로 콜리메이터나 차폐블럭을 사용하여 반음영을 제거하여야 한다. ^{60}Co 감마선은 반가층은 약 12 mmPb이므로 선량을 5% 이하로 줄이려면 차폐벽돌의 두께는 약 납 5 cm 이상이 필요하다.

3 전자선 치료

고에너지 전자선치료는 1950년대 초기부터 시작되었으며 1970년대에 들어 선형가속기로 광자선과 다양한 에너지의 전자선을 이용한 임상적 치료가 증가하였다. 전자선의 실제적 이용 에너지 범위는 6~20 MeV이며 주로 5 cm 깊이 이내의 표재성 종양치료에 이용되고 있다.

전자선은 종양을 지나면 선량이 급격하게 감소하기 때문에 종양조직 뒤에 위치한 정상조직을 보호할 수 있다. 전자선을 이용한 치료의 적응의 대상은 다음과 같다.

① 피부 및 입술 종양
② 유방암의 흉벽 조사면 치료
③ 임파절에 대한 추가 조사
④ 두경부 종양 치료 등

상기 부위들에도 표재용 치료용 엑스선, 근접조사, 광자선의 접선조사 등을 이용하여 치료할 수 있지만 전자선치료는 종양용적에 균등한 선량분포와 심부조직에 최소선량을 이루는 특징적인 장점이 있다.

1) 전자와 물질의 상호작용

전자들은 물질을 통해서 이동하며 전기적 상호작용으로 다양한 과정에 의해서 원자들과 반응한다. 이 과정들은 (1) 핵내 전자들의 비탄성충돌(전리와 여기) (2) 핵내의 비탄성충돌(bremsstrahlung) (3) 핵내 전자의 탄성충돌 (4) 핵내의 탄성충돌 등이 있다. 비탄성 충돌이란 운동에너지의 일부가 전리에 작용하면서 에너지를 잃거나 광자에너지와 여기에너지와 같은 에너지의 다른 형태로 변환되는 것을 의미한다.

물이나 조직 같은 저원자번호 물질에 있어서 전자들은 전리과정에서 주로 에너지를 잃게 되며 납과 같은 고원자번호 물질에서는 제동방사선의 발생이 더 중요한 현상으로 나타난다. 전자선은 물질을 통해서 이동하며 이때 전자의 에너지는 열로 변환되거나 원자에 의하여 포획되어질 때까지 계속해서 감소한다.

(1) 에너지 손실률

전자들은 물질 내에서 이동하면서 충돌 그리고 전리, 여기 과정을 거치면서 에너지를 잃게 되는데 그림 10-15에서 물과 납에 대한 에너지 손실효과를 보여주고 있다.

① 충돌손실 : 전리와 여기에 의한 손실

가. 에너지 손실에 대한 비율은 물질의 전자밀도에 의존한다.

나. 에너지 손실비율은 MeV/g-cm^2이며 이를 질량충돌저지능이라고 하며 고원자번호 물질보다 저원자번호 물질에서 더 크다.

다. 그림 10-15에서 보듯이 에너지손실률은 처음에는 감소하다가 에너지가 약 1 MeV 정도에서 전자에너지의 증가와 더불어 증가한다.

라. 물에서 1 MeV와 그 이상의 전자에너지의 에너지손실률은 2 MeV/cm 정도이다.

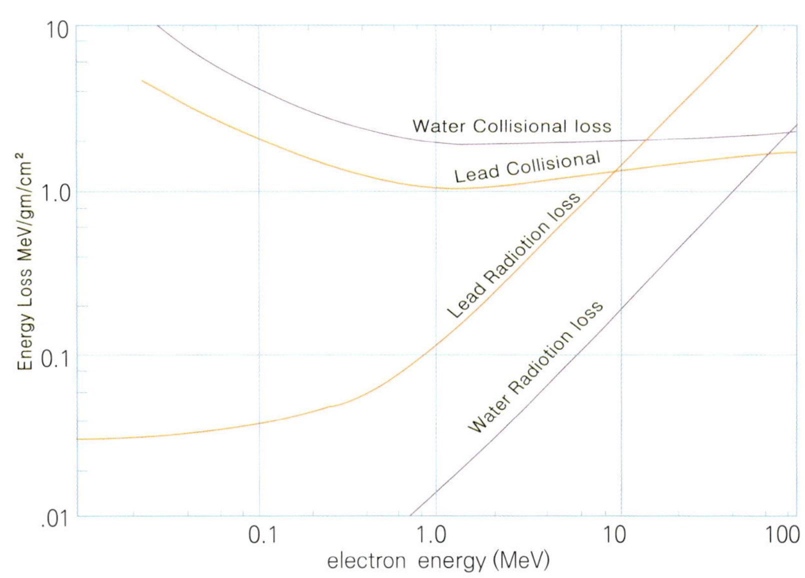

그림 10-15 물과 납에 대한 전자선의 에너지 손실율 비교

② 방사손실 : 제동복사선의 발생

에너지손실률, 즉 MeV/cm는 전자에너지와 원자번호의 제곱에 비례한다. 또한 충돌손실과 관계하고 있는 방사손실의 가능성은 전자운동에너지와 원자번호에 따라서 증가한다. 이는 엑스선발생이 고에너지 전자들과 고원자번호 흡수체에서 보다 효율적임을 의미한다.

③ 저지능

하전입자들의 물질에서의 총 질량저지능 $(S/\rho)_{tot}$은 ICRU에서 정의되었으며 이때 dE는 물질의 밀도 ρ, 하전입자의 이동길이 dl에서 총 에너지손실이다.

$$(S/\rho)_{tot} = (S/\rho)_{col} + (S/\rho)_{rad} \tag{10.10}$$

$(S/\rho)_{col}$과 $(S/\rho)_{rad}$는 충돌손실과 방사손실이다.

④ 흡수선량

흡수선량(단위질량당 흡수된 에너지)을 계산하기 위해서는 전자선속과 제한된 충돌저지능을 알아야 한다. 제한된 충돌저지능 : $(L/\rho)_{col}$은 하전입자들에 대한 물질에서 dE로 정의되며, dE는 하전입자들의 이동거리 dl에 대한 에너지 손실이다.

$$(L/\rho)_{col,\triangle} = (dE/\rho \cdot dl)_{col,\triangle} \tag{10.11}$$

만약에 φ_E가 다르게 분포된다면, $\varphi_E = d\varphi(E)\ /\ dE$, 이때 흡수선량 D는 다음과 같다.

$$D = \int_{\Delta}^{E_0} \varphi_E \cdot (L/\rho)_{col,\triangle} \cdot dE \tag{10.12}$$

(2) 전자산란 (electron scattering)

전자선이 물질을 통과하면서 입사전자와 물질 내의 핵 사이에 쿨롱의 힘과 상호작용에 기인하여 2차전자들이 발생한다. 그 결과 가속된 2차전자들이 원래의 입사 방향에서 산란되면서 공간에서 퍼지기 때문에 가우시안 분포형태가 된다.

산란은 원자번호의 제곱에 비례하고 운동에너지의 제곱에 반비례한다. 이러한 이유로 고 원자번호물질이 산란박막(scattering foil)으로 이용된다. 산란박막은 선형가속기에서 얻어진 에너지의 전자선을 밖으로 퍼지도록 하며, 이것은 전자선의 엑스선오염과 피부선량감소를 최소화하기 위해서 최대한 얇게 만들어 사용된다.

2) 에너지 측정

전자선속은 가속관의 출구에서는 거의 단일 에너지이지만 출구를 통과하면서 산란박막, 모니터 챔버, 공기, 그 외의 다른 물질을 통과하면서 팬텀 표면에서 전자선의 에너지는 스펙트럼을 갖는 선속이 된다. 그림 10-16은 팬텀 어느 깊이에서 전자선 에너지의 감소와 퍼짐을 보여주고 있다.

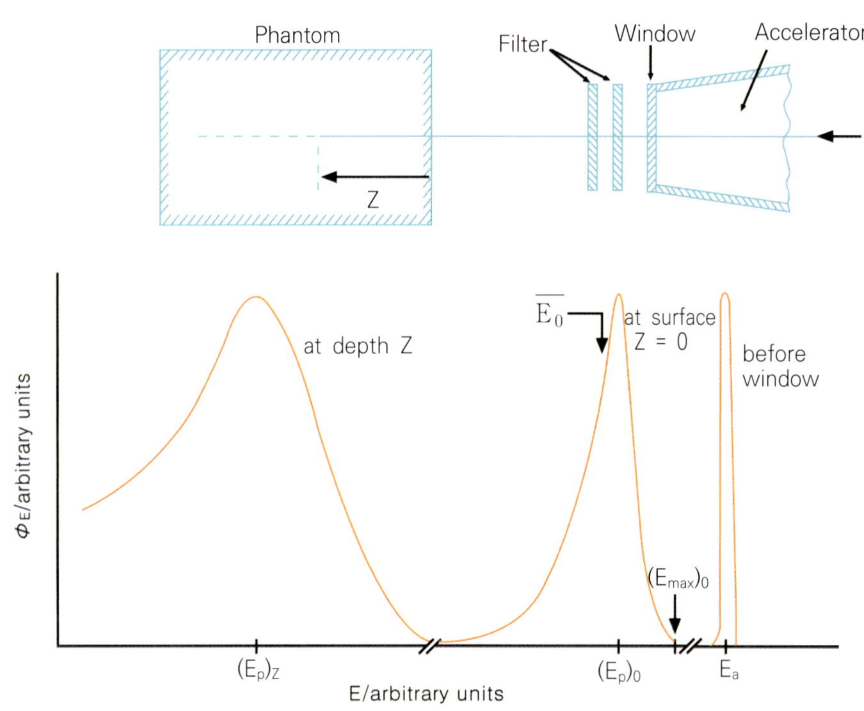

그림 10-16 위치에 따른 전자선속의 에너지분포

(1) 최빈에너지 (most probable energy)

최빈에너지 $(E_p)_0$는 팬텀표면에서 확인되며 다음 관계식을 이용하고 있다.

$$(E_p)_0 = C_1 + C_2R_p + C_3R_p^2 \quad (10.13)$$

여기서 R_p는 실제비정을 의미하며 물의 경우 C_1은 0.22 MeV, C_2는 1.98 MeV cm^{-1}, C_3는 0.0025 MeV cm^{-2} 이다. 전자선의 실제비정을 측정하려면 조사면을 10 MeV까지는 12 × 12 cm^2 보다 적어서는 안 되고 고에너지 경우, 20 × 20 cm^2 보다 적어서는 안 된다. 비정 측정 기로는 이온 챔버, 다이오드 또는 필름 등을 사용한다. 실제 비정인 R_p는 그림 10-17에서 보듯이 하강 직선부의 접선과 엑스선 오염범위를 연장한 선상에서 교차되는 지점을 의미한다.

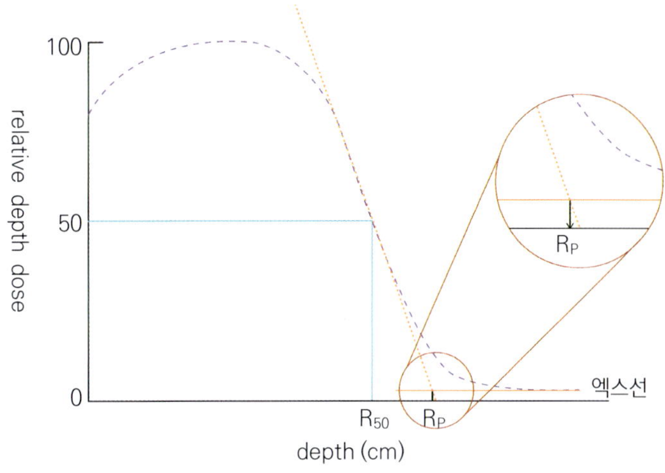

그림 10-17 전자선의 심부선량 곡선과 비정 (R_p와 R_{50})

(2) 평균에너지

전자선의 평균에너지 E_0는 팬텀 표면에서 최대선량의 50%가 되는 깊이 R_{50}과 관계가 되어 있으며 다음 식으로 표현된다.

$$E_0 = C_4 \cdot R_{50} \tag{10.14}$$

여기서 C_4는 2.33 MeV cm^{-1} (물)이다.

(3) 깊이에 따른 에너지

최빈에너지, 그리고 여기에 가까운 평균 에너지의 스펙트럼은 깊이에 따라서 직선적으로 감소한다. 이 관계식은 다음과 같다.

$$(E_p)_z = (E_p)_0\ (1\text{-}Z/R_p) \tag{10.15}$$

$E_z = E_0\,(1\text{-}Z/R_p)$로 표현된다.

3) 흡수선량 측정

흡수선량은 열량계를 사용하여 절대값을 측정할 수 있지만 실제로 임상에서는 사용하기 불편하여 쓰이지 않고 전리함이 일반적으로 사용된다. 필름, 열형광 선량계, 고체 다이오드들은 팬텀 내에서 한 지점과 다른 지점에 대한 선량의 비를 확인하는데 이용되지만 한 지점에 대한 절대적인 선량 측정에는 이용되지 않는다.

일반적으로 전리함은 고에너지 광자선 측정에 주로 이용하고 전자선 측정에는 잘 이용하지 않았으나, 최근 국제표준화기구들이 전자선 흡수선량 측정에도 사용을 권고하고 있다.

우선 출력을 교정하여야 하며 이때 출력이란 팬텀 내의 기준점에 대한 흡수선량을 말한다. 출력은 조사면의 크기에 따라 변하므로 치료 시 이용하는 전자선에 대해서 각각 출력 또는 조사면이 교정되어야 하며 교정시 출력 또는 조사면(보통 10 × 10 cm^2)를 표준화한 후 이를 기준으로 다른 경우의 출력을 측정하게 된다. 중심축 상에서 최대선량 지점을 표준화한 경우에 1 cGy/MU으로 교정되므로 다른 경우의 출력인자는 cGy/MU -d_{max}로 대표할 수 있다.

심부선량분포의 확인 또한 전리함, 다이오드, 필름 등을 이용한다. 그림 10-18은 에너지에 따른 전자선의 심부선량백분율을 전리함 또는 다이오드로 측정한 결과를 보여주고 있으며 그림 10-19는 전리함, 필름, $FeSO_4$ 선량계로 측정된 중심축상의 심부선량을 비교한 것이다.

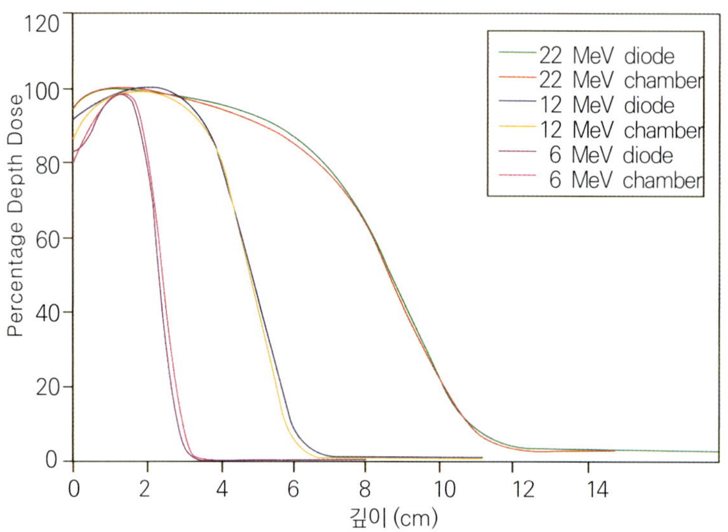

그림 10-18 전리함, 다이오드를 이용하여 측정된 심부선량곡선의 비교

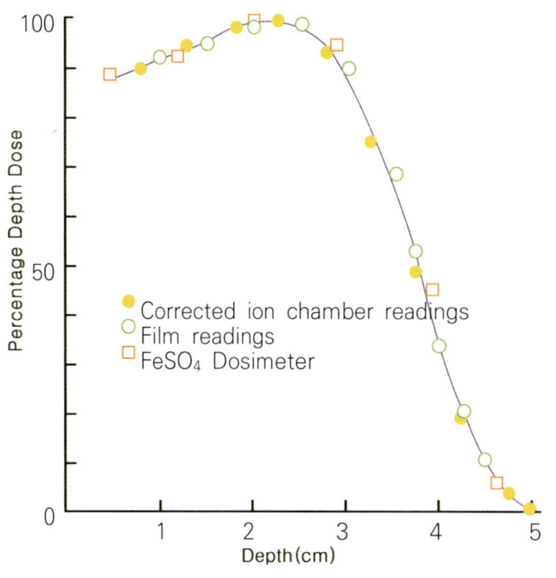

그림 10-19 전리함, 필름, $FeSO_4$를 이용한 심부선량 비교

[A] 필름 영상

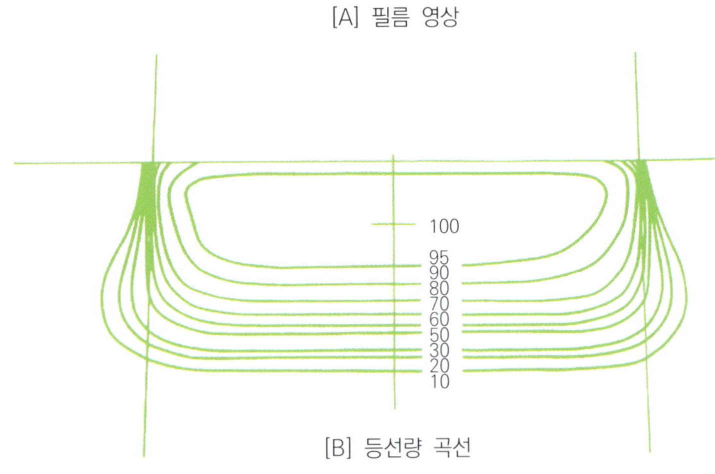

[B] 등선량 곡선

그림 10-20 필름을 이용한 전자선의 등선량 곡선

전자선의 선량측정에 이용되는 팬텀은 일반적으로 물이 이용되지만 경우에 따라서는 플라스틱 팬텀을 이용하기도 한다. 그림 10-20은 필름을 이용하여 획득한 전자선의 등선량 곡선을 보여준다.

4) 전자선속의 특징

(1) 중심축 상의 심부선량곡선

전자선 조사의 중요한 장점은 심부선량 곡선의 모양이고 6 ~ 15 MeV 범위의 에너지가 흔히 사용되고 있다. 전자선은 일정한 깊이를 통과한 후에는 선량이 급하게 감소하는 특징이 있으며 이것은 전자선의 중요한 장점이지만 에너지가 증가하면 효과가 감소한다. 고에너지 전자선은 물이나 연부조직에서 대략 2 MeV/cm 정도의 에너지를 잃는데, 최대비정보다 깊은 깊이의 선량인 심부선량 곡선의 꼬리 부위는 엑스선 오염량에 의한 것이다.

등선량분포곡선 80%는 에너지의 1/3, 90%는 에너지의 1/4 정도가 되므로 13 MeV의 전자선은 약 3 ~ 4 cm 깊이까지 유효하다. 즉 에너지를 3 또는 4로 나누면 전자선의 유효비정을 계산할 수가 있다. 연부조직 내 최대비정은 에너지를 MeV로 표현한 경우 이를 2로 나누면 최대비정 (cm)을 얻을 수 있다.

12 MeV/2 = 6 cm가 연부조직의 최대비정을 근사적으로 확인할 수가 있지만 최대비정 가까이의 깊이에서는 선량은 현저하게 적어지므로 치료에 적용할 수 없고 전자선의 치료 유효한 깊이 또는 치료비정은 대부분 90% 심부선량 백분율 깊이로 주어지고 있다. 이 깊이는 대략 MeV를 4로 나눈 값의 cm가 된다.

일반적으로 표적용적은 일반적으로 90% 등선량곡선 내에 있도록 하는데 가슴벽조사면 치료는 허파의 피폭선량을 줄이기 위해 80%를 표적용적으로 하기도 한다.

전자선은 선량분포의 특성상 표재성질환이나 수술 중 조사에 적용되고 있으며 피부 및 피하조직의 종양, 유방의 가슴벽조사, 두경부암, 림프절의 추가선량 등에 이용되고 있다.

(2) 등선량 곡선

전자선 중심축 상의 선량분포도, 평탄도, 조사면 경계의 만곡도 등 등선량 곡선의 모양은 전자산란 여부에 따라 다르게 된다.

등선량 곡선은 방사선 발생장치에 따라서 그 모양이 다르며 이는 치료장치의 콜리메이터 시스템이 다른 것이 가장 큰 이유이다. 여기서 콜리메이터 시스템이란 산란박막, 모니터링 챔버, 조사면과 조사통을 포함한다.

전자선속이 물질을 투과하면서 그 선속은 산란으로 인해서 표면 아래로 급하게 퍼지게 된다. 그러나 개개의 등선량 곡선은 등선량 범위, 에너지, 조사면, 콜리메이터에 영향을 받는다. 그림 10-21은 6 MeV 및 14 MeV의 2종류 전자선의 등선량곡선을 보여주고 있다.

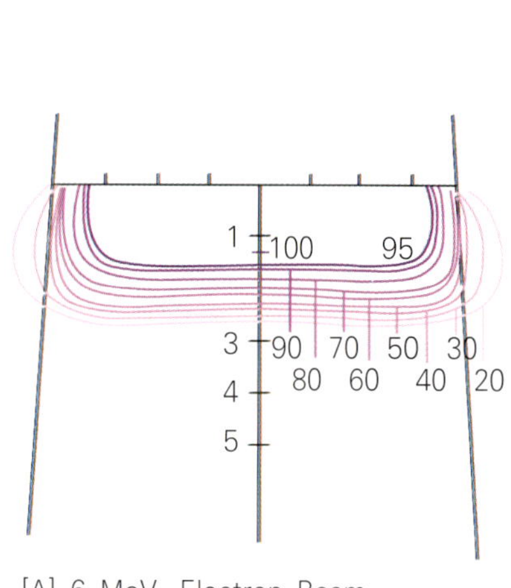

[A] 6 MeV. Electron Beam
8 cm Circle, ∡1, F5, 50 cm. TSD

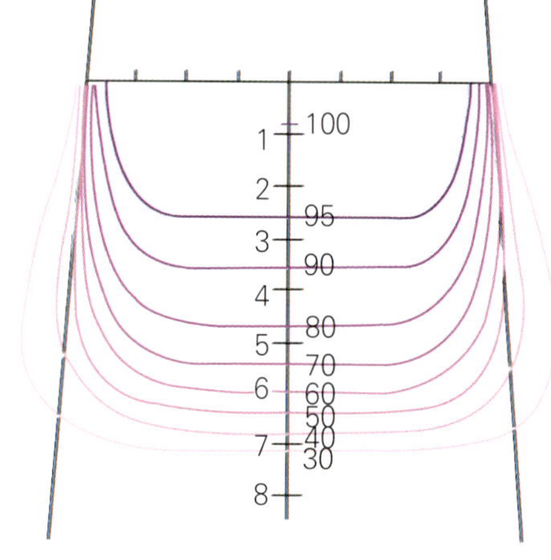

[B] 14 MeV. Electron Beam
8 cm Circle, ∡5, F7, 50 cm. TSD

그림 10-21 에너지가 다른 전자선의 등선량 곡선의 비교

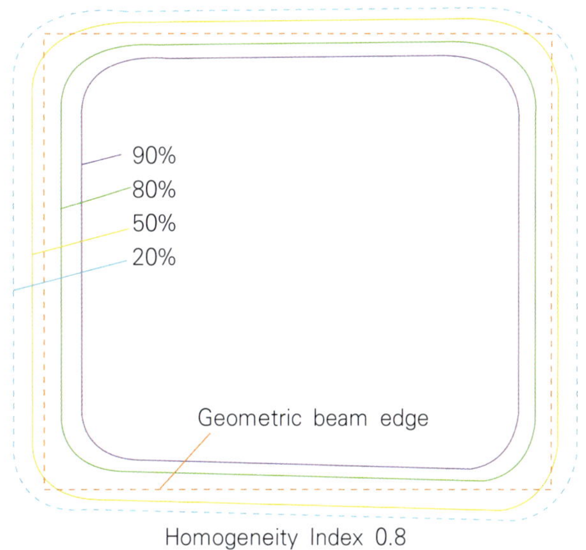

그림 10-22 중심축 상에 수직한 면의 등선량 곡선

(3) 조사면 평탄도 및 대칭도

전자선의 평탄도는 일정한 깊이에서 선속의 축과 수직면에서 측정하게 된다. 평탄도는 팬텀 표면에서 기하학적인 횡단면에 대한 중심축의 값이 90% 이상의 선량이 분포되는 영역의 비로서 기준면과 기준깊이로 정의된다. 평탄도 지표는 주어진 기준치를 초과해서는 안되며 추가된 기준면에서 어느 임의의 점에 대한 선량은 중심축에서 103%를 초과해서는 안 된다. 그림 10-22는 최대선량이 흡수된 깊이에서 수직 조사된 필름으로부터 얻어진 등선량 곡선이다.

그림 10-22에서 점선은 표면에서의 기하학적 경계선이고 평탄도의 지표는 0.8이다. 저에너지 전자선은 깊이에 따라서 평탄도가 변화하게 되며, 평탄도 지표는 치료깊이의 1/2의 값으로 정의된다. 이 깊이에서 90%와 50% 선량에서 영역의 비로서 정의되며 균등성지표가 0.7 또는 그 이상이 되면 조사면 100 cm^2 이상에서는 허용된다. 이 면에서 최고값이 103% 보다는 적어야 한다.

전자선의 평탄도는 중심축에서 95% 깊이의 수직한 기준면에서 정의하며 중심축 선량에 대한 상대선량의 변화는 ± 5% (최적 ± 3%)를 초과해서는 안 된다.

(4) 조사면 의존

출력과 중심축에서 심부선량 분포는 조사면의 크기에 의존한다. 조사면 크기에 따라서 선량이 증가하는 이유는 콜리메이터와 팬텀으로부터 산란이 증가되기 때문이다. 어떤 전자선 콜리메이터에서는 고정된 조사면을 열어놓고 치료 시 조사면은 여러 가지 조사통을 사용하므로 조사의 크기와 삽입여부에 따라 다르게 된다.

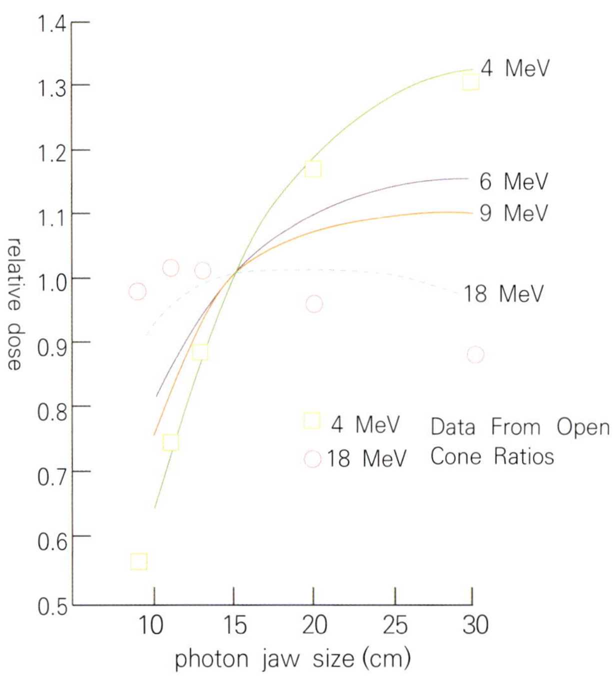

그림 10-23 전자선의 조사면 크기에 따른 최대선량 지점에서의 선량 비교

콜리메이터 산란의 변화를 최소화한 시스템은 조사면에 따라 출력의 변화가 적어지지만 저에너지 전자선에서 가장 영향이 크게 나타난다. 그림 10-23에서 전자선의 에너지에 따라 조사면 크기에 의한 영향을 보여주고 있는데 4 MeV 전자선의 선량율 변화가 가장 큰 것을 확인할 수 있다. 출력과 중심축 심부선량 곡선에서 조사면의 효과는 측정지점과 측면으로 산란된 전자들의 비정보다 더 짧은 조사면의 가장자리에서 중요하며 이 거리에서 심부선량 증가는 계속되지 않는다. 조사면이 작아지면 측면선량이 감소하면서 선량율은 급격하게 줄어든다. 팬텀에서 조사면에 대한 측정은 광자선 콜리메이터를 고정하고 측정하였으며, 조사면이 작은 경우에 선속의 분포가 넓은 것과 비교하면 심부선량은 물론 출력이 감소한다.

그림 10-24는 조사면에 따른 중심축 심부선량의 변화이다. 조사면이 커지면 심부선량률은 처음엔 증가하지만 측면산란평형에 도달할 때 어느 조사면 이상에서 일정하게 된다. 작은 조사면에서는 최대선량 깊이는 표면을 향하여 이동되므로 실제 임상에서는 작은 조사면의 심부선량 분포는 출력교정에 부가해서 측정되어야 한다.

(5) 엑스선의 오염

전자치료 시 발생하는 엑스선 오염은 심부선량곡선 꼬리부분에서 측정되고 꼬리부분의 직선부 선량값에 해당된다. 그림 10-17에서 최대 비정(R_p)이 조직 내에서의 실제적 전자선의 비정이고, 그 이후가 엑스선 오염에 의한 영향이다. 엑스선 오염은 콜리메이션 시스템(scattering foil, chambers, collimator jaws 등)과 전자의 작용(제동방사선)에 의한 것이다.

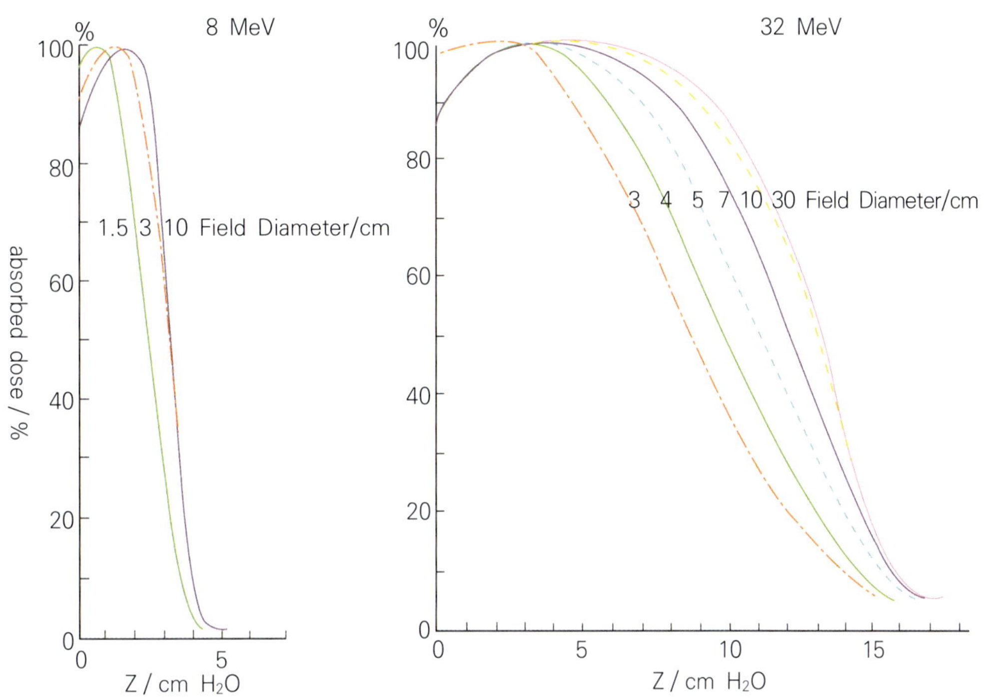

그림 10-24 전자선의 조사면 크기에 따른 심부선량 분포의 변화

표 10-2는 전자선의 에너지에 따라 오염된 엑스선량을 보여주고 있다. 의료용 가속기로부터 발생한 엑스선 오염선량은 콜리메이션 시스템에 크게 의존되고 표 10-2에서 보여준 값보다 일반적으로 더 크게 나타나며 산란박막을 사용하지 않는 경우 엑스선량은 감소한다. 현재 선형가속기의 전형적인 엑스선 오염선량은 에너지 6 ~ 12 MeV는 0.5 ~ 1%, 12 ~ 15 MeV는 1 ~ 2%, 15 ~ 20 MeV는 2 ~ 5% 정도이다.

표 10-2 전자선 에너지에 따른 엑스선 오염 선량 (물 팬텀에서)

Energy (MeV)	D_x (%)
5	0.1
10	0.5
15	0.9
20	1.4
30	2.8
40	4.2
50	6.0

일반적인 치료에서 엑스선 선량은 크게 고려할 만한 정도는 아니지만 비록 엑스선 오염선량이 적을지라도 mycosis fungoides의 치료와 같은 치료에 영향을 미친다.

(6) 치료 계획

대부분 전자선치료는 일문조사로 계획된다. 조직에 편평하고 균일한 차폐체에 대해서 선량분포는 특정한 등선량 차트를 이용함으로써 알 수가 있다. 하지만 피부표면은 대부분 편평하지 않으며 많은 경우에서 뼈, 허파, 공기주머니와 같은 불균질 조직으로 구성되어 있어서 선량분포가 매우 복잡하다.

① 에너지 선택과 조사면

전자선의 에너지는 일반적으로 표적용적의 깊이에 따라서 정해지고 종양선량은 적정량이 요구되며 선속의 경로에 존재하는 위험장기에 대해서는 임상적으로 수용할 수 있는 선량 이하이어야 한다. 대부분 종양용적 아래에 있는 결정적인 장기에 과선량의 위험이 없는 에너지가 선택되어지고 이때 종양용적 전체에 등선량 곡선 90% 정도가 분포되어야 한다. 그러나 유방치료 시 에너지는 가슴벽-허파 경계에 80%가 되는 심부선량이 되도록 선택하기도 한다.

유방치료 시 에너지를 낮게 해서 허파에는 선량분포가 없도록 하며 종양용적인 가슴벽조사는 주로 표재성으로 최저 80%가 되도록 한다. 즉 등선량 분포는 가슴벽에 충분한 조사가 이루어지도록 계획하며 심부선량 80% 이하는 선량이 특징적으로 급하게 감소한다.

전자선치료 시 조사면의 선택은 종양용적의 등선량 곡선을 기본으로 하여 제한적으로 선택한다. 유용한 치료용적은 조사면에 의존되지만 작은 조사면일 경우 유용한 조사면을 적용하기가 어렵기 때문에 일반적으로 표면에서 좀 더 큰 조사면을 적용한다.

② 조직 불균질

전자선의 선량분포는 뼈, 허파, 공기주머니 등의 불균질조직의 존재에 따라 심하게 변화한다. 그림 10-25는 전자선의 뼈와 공동에서의 선량분포를 보여주고 있으며 불균질 조직이 있는 경우 산란효과의 영향으로 선량측정이 어렵다.

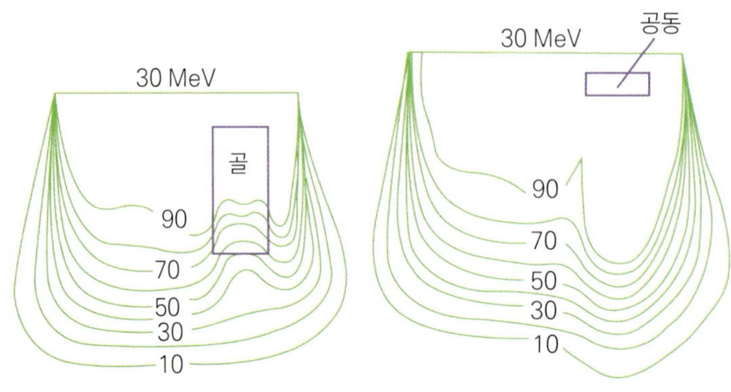

그림 10-25 전자선 선량분포에서 뼈와 공기낭의 영향

그러나 큰 불균질조직 아래의 선량분포는 CET (coefficient of equivalent thickness)를 사용해서 보정할 수 있다. 주어진 물질에 대한 CET는 물과 관계된 전자밀도에 의해서 근사값으로 주어진다.

단단한 뼈(턱뼈 등)의 전자밀도, 즉 CET는 1.65 g/cm^3, 무른 뼈(복장뼈 등)은 1.1 g/cm^{3}이고, 허파의 전자밀도는 CET에서 0.2와 0.25를 나타내고 있다. 불균질 조직에서의 유효깊이는 아래와 같이 개략적으로 구해질 수 있다.

$$d_{eff} = d - Z(1-CET) \quad (10.16)$$

③ 볼루스와 흡수체

볼루스는 아래 목적으로 전자선치료에 흔히 이용된다.

ⓐ 불규칙 표면을 평탄하게 한다.
ⓑ 조사면의 일부에 전자선 투과를 감소시킨다.
ⓒ 표면쪽으로 선량의 증가를 유도한다.

이상적인 볼루스의 재료는 저지능과 산란능이 조직등가인 물질이며 주어진 볼루스 물질은 물 팬텀에서의 심부선량분포와 비교하여 점검하여야 한다. 상업용으로 이용할 만한 많은 물질들은 파라핀, 폴리스티렌, 루사이트 등이 있다. 전자선용으로 이러한 물질들의 효과는 여러 문헌 등에서 논의되어 왔으나 그간의 경험으로 볼 때 superflab이 아주 탁월하였는데 이는 투명성, 유연성을 가지며 물과 등가물질이다.

폴리스티렌, 루사이트와 같은 저 원자번호 물질은 전자선 에너지를 감소시키는 감속기로 알려져 있다. 감속기는 볼루스 사용시 환자의 표면에 접촉시켜 놓는다. 흡수체와 표면사이에 거리가 커지면 조사면 밖에서의 전자산란이 발생하고 선량의 감소 결과를 가져온다. 이러한 이유로 유연한 볼루스를 표면에 위치하는 것이 바람직하다.

④ 피부보호 효과 유무

전자선은 고에너지 엑스선의 경우와 같이 피부 표면에서의 흡수선량이 현저하게 적어지는 현상은 일어나지 않는다. 전자선의 피부보호 효과는 있어도 아주 적거나 없다고 할 수 있으며, 조사선량에 해당하는 다양한 피부반응이 일어난다. 보통 60~70 Gy를 표면에 조사하면 중정도의 피부반응이 일어나고 홍반, 그리고 까지거나 짓무르는 미란 등이 일어난다. 단, 이 피부반응은 200 kV 엑스선 등에서 일어난 경우에 비해 회복이 빠른 느낌이 있다.

광자선과는 달리 피부선량백분율은 전자선의 에너지에 따라서 증가하는데, 4 MeV 이상에서는 80% 이상, 12 MeV 이상에서는 90% 이상의 표면선량이 된다. 이 효과는 전자선의 산란 특성으로 설명할 수 있는데 저에너지 전자선에서 큰 각도로 더 쉽게 산란하게 되므로 짧은 거리에서 빌드업된다(그림 10-26, 10-27). 따라서 표면선량과 최대선량의 비(D_s/D_m)는 고에너지 전자선보다 저에너지 전자선에서 적다.

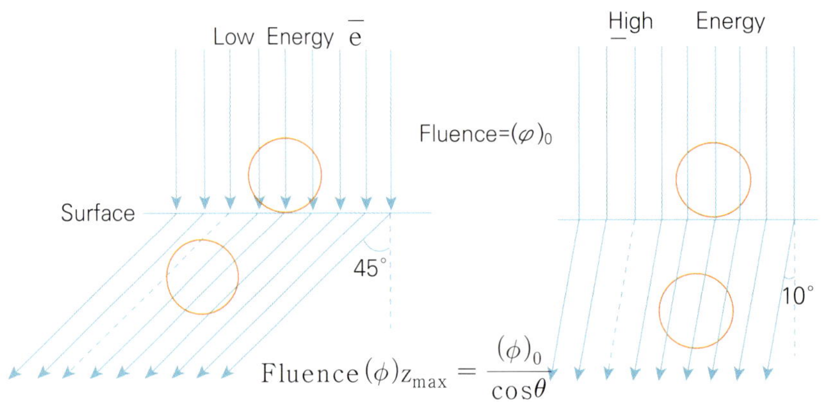

그림 10-26 전자선 에너지와 산란각의 변화

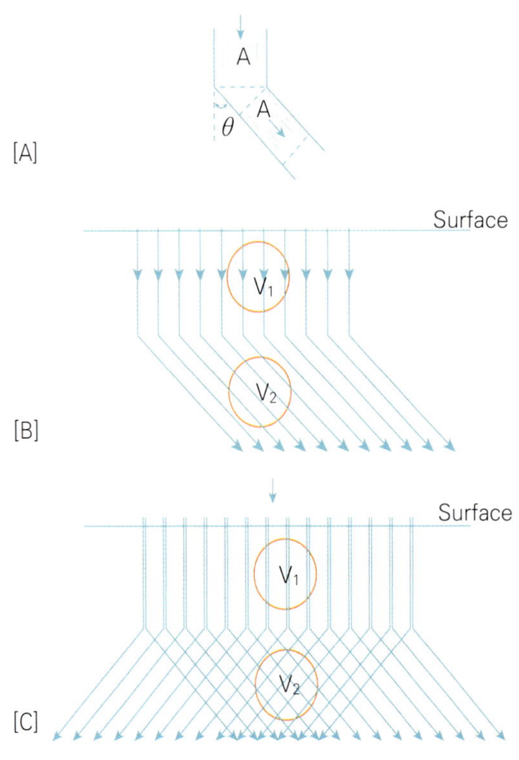

그림 10-27 산란각도에 의한 전자선속의 빌드업

(7) 조사면

전자선 치료는 경우에 따라서 다양한 모양의 조사면이 이용되고 있다. 치료 범위의 형태를 만들고 주위 정상조직 또는 요주의 장기를 보호하기 위해서 납 차페블럭을 이용한다. 차페체 사용시 피부 위에 직접 올려 놓기도 하고 타깃이 원형이나 사각형인 경우 치료용 조사통을 사용하기도 한다.

10 MeV 이하의 전자선에서 적당한 차폐두께(투과율 5% 이하)는 5 mm Pb보다 얇으며 (10 MeV 10 mm 이상) 이 납판은 환자의 표면에 직접 올려놓고 치료할 수가 있다. 더 높은 에너지의 전자선은 더 두꺼운 납을 사용하지만 너무 무거우면 치료용 조사통이나 조사면 조절기에 납 차폐체를 부착시킨다. 차폐체는 순수한 납 또는 저 용융점인 Lipowitz metal을 사용할 수 있다.

① 외부 차폐

피부표면 위에서 전자선 차폐하는 것을 외부차폐라 하며 일반적인 전자선치료에서는 외부차폐를 시행한다(그림 10-28). 그림 10-29는 납에 대한 투과율을 측정한 것이다.

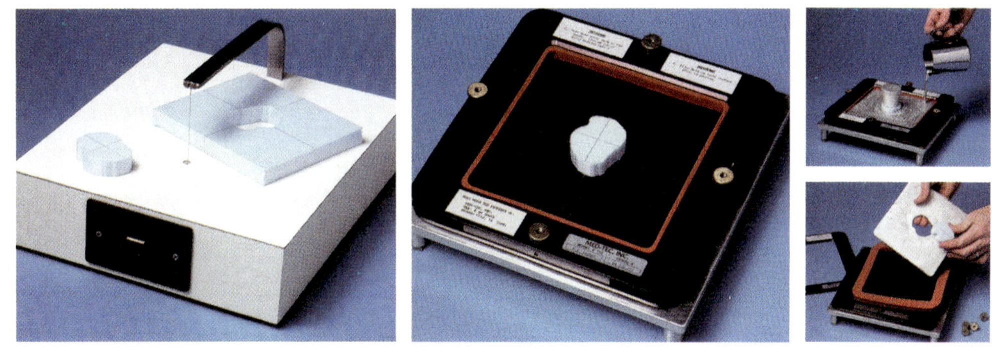

그림 10-28 전자선의 외부차폐체 제작과정

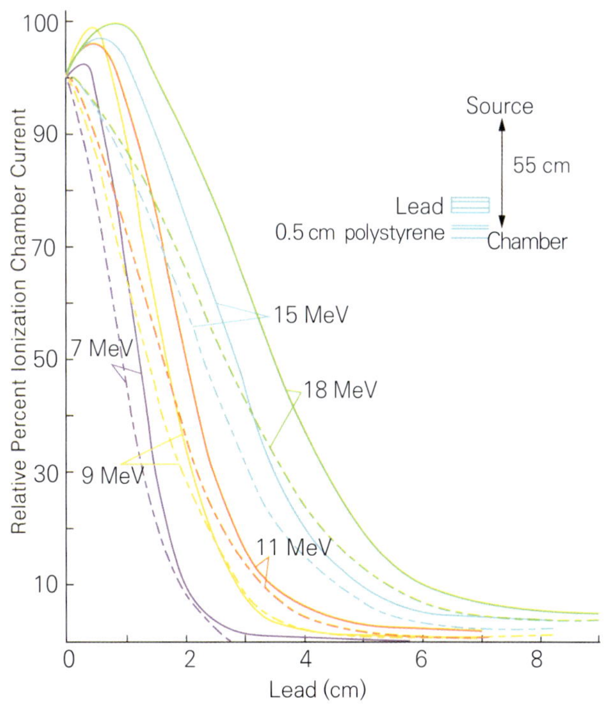

그림 10-29 전자선 에너지에 따른 납에 대한 투과율

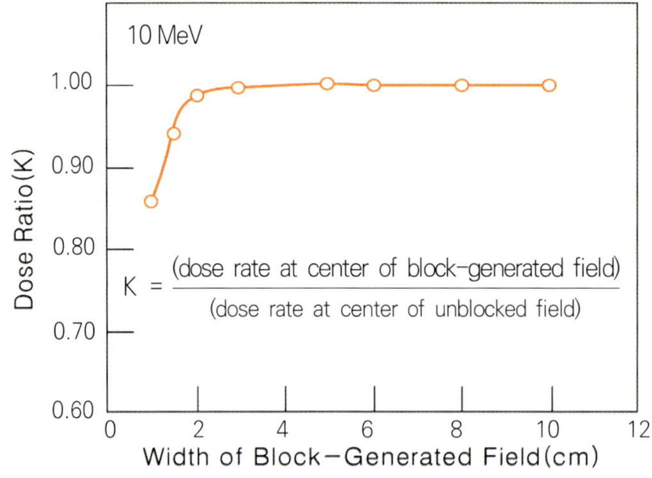

그림 10-30 차폐된 조사면 폭과 선량비 (K)

차폐체의 두께는 허용 투과율 5%를 기본으로 선택할 수 있다. 전자선 차폐에서 중요한 고려사항은 허용 값으로 선량을 감소시키기 위해서 특정한 두께를 만드는 것이다.

그림 10-30에서 보는 바와 같이 납의 경우 너무 얇으면 투과된 선량이 차폐체 바로 뒤 선량이 집중될 수도 있다. 차폐체 무게나 두께의 문제가 없다면 요구되는 최소한의 두께보다 더 두껍게 하여야 한다.

② 차폐 부위의 선량율 효과

전자선속의 차폐 부위에 따라 선량율과 선량 분포는 일반적으로 변화하며, 그 변화의 폭은 차폐범위, 납의 두께, 전자선 에너지 등에 의존한다.

그림 10-30은 차폐가 작은 조사면 일 때 최대선량지점에서의 출력비가 증가함을 보여주고 있으며 선량 감소는 측정 깊이에 의존한다. 따라서 조사면 형태는 심부선량 분포는 물론 출력인자에 영향을 주게 된다. 특별한 선량측정(출력선량 인자, 심부선량과 등선량분포)은 어떠한 불규칙적인 전자선 조사면도 모두 측정되어야 한다.

③ 내부 차폐

입술이나 구강점막, 눈꺼풀 등의 치료에서는 표적용적 밑의 정상조직을 보호하기 위해서 내부차폐가 유효하다(그림 10-31).

투과선량을 적정하게 감소시키기 위해 납차폐를 사용하는데 차폐 가까이 접해 있는 조직은 납으로부터 전자 후방산란 때문에 선량이 더 증가하게 된다. 조직-납 경계면에서의 후방산란선에 의한 선량 증가는 1~20 MeV 범위에서 30~70%가 되며, 조직-납 경계면에 입사하는 평균 에너지에 따라 선량은 증가한다. 단, 전자 후방산란은 흡수체의 원자번호에 따라 변화하는데, 그림 10-32에 이를 나타내고 있다.

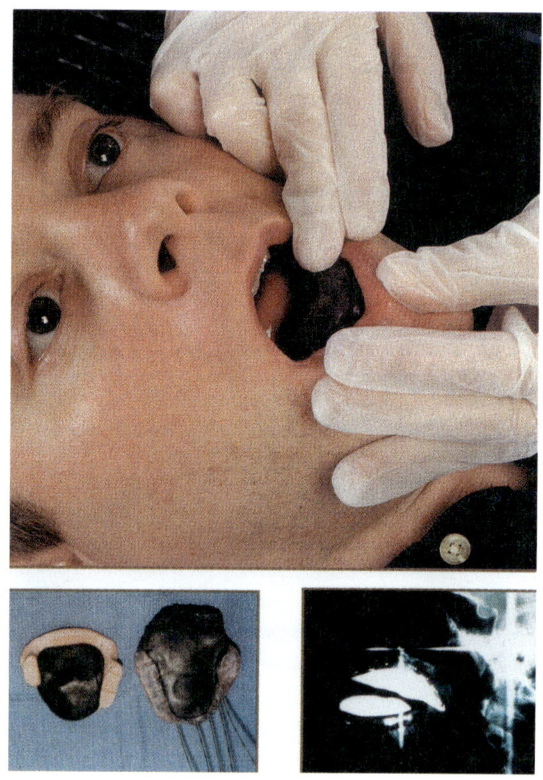

그림 10-31 전자선의 내부차폐

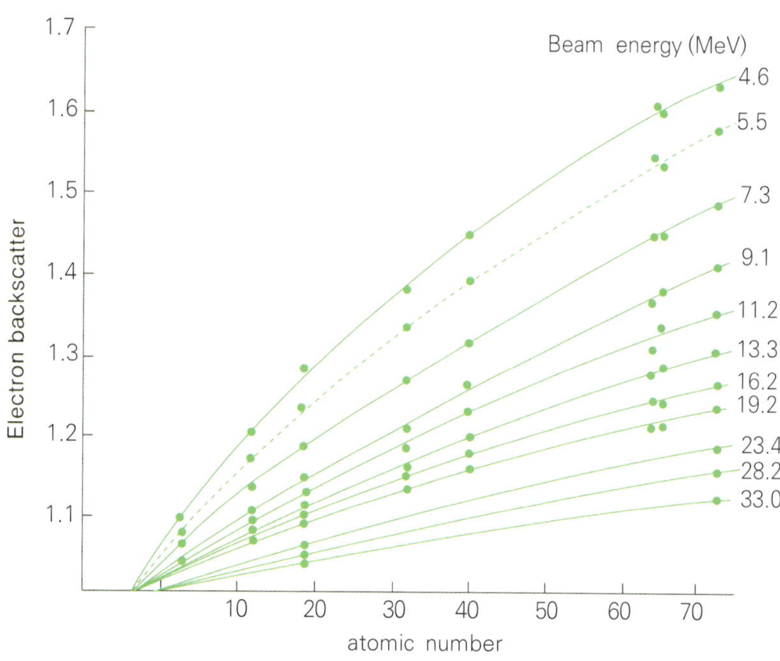

그림 10-32 흡수체의 원자번호와 에너지에 따른 후방산란의 비교

■ 전자선의 장단점

- ▷ 고 선량분포 영역이 급증한다.
- ▷ 일정 깊이에서 선량분포가 급격히 감소한다.
- ▷ 투과력이 한정되어 용적선량이 적다.
- ▷ 선속의 정형 및 방어가 용이하다.
- ▷ 조사통을 사용한 강내 조사 및 수술 중 조사가 가능하다.
- ▷ 피부 장해선량이 저에너지 엑스선보다 30~40% 더 높다.
- ▷ 조사 후 조직의 장해 회복이 저에너지 엑스선에 비해 양호하다.
- ▷ 전자선은 산란하기 때문에 하단부의 선량분포가 넓어진다.
- ▷ 조직의 조성에 따라 선량분포가 상당히 달라지고 보정이 어렵다.
- ▷ 엑스선과 같이 port film을 얻을 수 없기 때문에 치료부위가 확인되지 않고 치료 시 조사통을 어떻게 사용하느냐에 따라 선량분포가 달라진다.
- ▷ 치료상에 증거가 남지 않는다.
- ▷ 치료부위가 육안으로 보이는 부분에 한정된다.

4 입자 방사선 치료

입자 방사선치료는 이미 물리적인 연구 목적을 위해 만들어진 입자 가속장치를 이용하여 치료에 이용된 전형적인 예이다. 종양치료에 응용된 속중성자선은 Crocker Radiation Laboratory에서 사이클로트론을 치료에 사용하면서 시작되었으며 1970년대 초속중선자선 치료는 이러한 연구실을 갖춘 곳에서 시작되었다. 물리적으로 고에너지 하전입자를 발생시키기 위해서 싱크로트론이 개발되었으며 이러한 장비들은 오늘날 하전입자 치료 장치를 위한 기초를 제공하고 있다.

핵 탐침으로 구성된 매우 높은 에너지의 가속장치는 π^-중간자선을 발생시켰고, 1970년대에는 중간자선이 암치료에 적용되었다.

입자 방사선치료에 있어서 중요한 2가지 장점이 있다.

ⓐ 보다 높은 심부선량분포와 양성자나 또는 그보다 더 큰 질량의 하전입자들의 측면 선량이 우수하다는 점으로 입체 조형치료가 가능하게 되었으며 종양의 기하학적인 측면에서 3차원적 계획을 위한 CT와 MR를 입자선 치료에도 적용이 가능하게 하였다.

ⓑ 고LET의 방사선학적인 성질을 가지고 있다는 것이다.

후자는 실제로 임상에서 응용하는 계기가 되었으며 그 이유는 속중성자선의 심부선량과 선량분포의 성질이 고에너지 광자선과 비슷하기 때문이다.

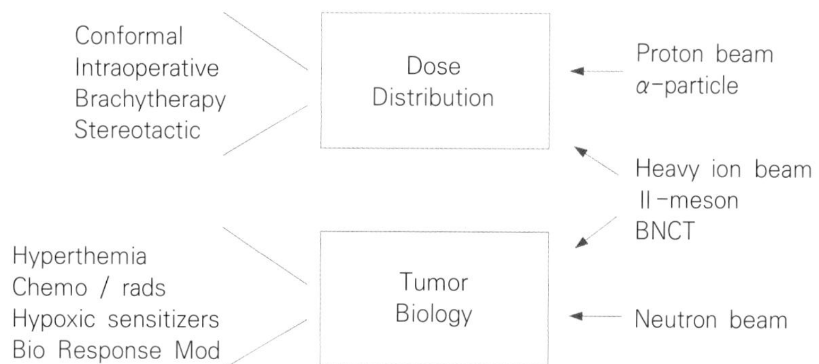

그림 10-33 입자방사선과 치료방법의 관계도

고LET 방사선은 종양치료에 있어 아래와 같은 장점이 있다.

ⓐ 세포치사의 유리기 형태인 간접적영향이 적기 때문에 저산소세포 치사에 우수하다.

ⓑ 고LET 방사선장해에 대한 회복능력이 적다.

ⓒ 세포분열주기에 의한 방사선 감수성의 변화가 적다.

ⓓ 고LET 방사선치료효과는 재분배 세포에는 의존하지 않는다.

그림 10-33은 입자방사선과 치료방법의 관계 그림이다.

하전입자에 대한 연구의 대부분 양성자 또는 알파입자로 수행되어 왔다. 이들은 실제로 고LET 입자가 아니고 고에너지 광자선, 전자선과 비슷한 생물학적 성질을 가지고 있지만 이러한 입자방사선들에 대한 연구에서 종양과 정상조직 간의 알맞은 방사선량을 조사하는 것은 매우 어려운 일이다.

Si, Ar 또는 Ne 핵들과 같은 중하전 입자들은 고LET 방사선의 생물학적 성질과 양성자선 또는 알파입자선들의 선량분포특징 등을 함께 가지므로 치료의 장점은 있으나 중하전입자 발생장치는 가격이 비싸고 구조가 복잡하므로 이들에 실제적인 이용과 연구는 제한되어 왔다.

고LET 방사선의 특징과 종류는 앞에서 소개되었으며 각종 방사선의 LET와 OER을 함께 정리하였다. 엑스선, 감마선, 전자선 등은 LET가 적어 저LET 방사선(10 keV/㎛ 이하)이라 부르고 임상적으로 생물학적 효과비는 거의 같다고 알려져 있다.

고LET 방사선은 입자선에 해당하고 여기에는

ⓐ 중성자선 : 속중성자선, 열중성자선

ⓑ 양성자선

ⓒ π-중간자선

ⓓ 중입자선 : 헬륨(^{4}He), 탄소(^{12}C), 네온(^{20}Ne), 실리콘(^{28}Si), 아르곤(^{40}Ar)

등이 있다.

1) 중성자선 치료

(1) 속중성자선 치료

중성자는 방사선치료에 이용되었던 "신종의(exotic)" 입자 중 첫 번째 종류였으며 저산소 종양 세포의 중성자선 치료에 대한 연구가 일차적으로 진행되었으며 이러한 종양들은 중성자선 치료가 양성자선 치료보다 뛰어난 장점이 있다고 보고되었다.

그림 10-34는 중성자선의 심부선량 백분율곡선이다. 미국국립암연구소(National Cancer Institute; NCI) 산하 방사선치료 암연구회(radiation therapy oncology group; RTOG)에 의해 종양이 있는 환자에 대하여 임상적인 실험이 다양하게 수행되었다. 연구결과 높은 병기의 신경교종이 있어서 속중성자 방사선치료는 양성자선 방사선치료법과 달리 양호한 치료능력이 있다는 것을 보여주었다.

그러나 속중성자에 대해서 정상조직의 치사율은 상당히 높다고 보고되었으며 다형성아종모세포종을 가진 환자들에 대한 생존율이 증가되지 않았고 적극적이지 않는 미분화성의 성상교세포종을 가진 환자들은 독성 때문에 일반적으로 치료 받은 환자들과 비교해서 오히려 생존율이 감소되었다.

초기 식도암, 이자암, 방광암과 자궁경부암을 위한 실험은 가능성이 낮아서 더 이상 연구가 수행되지 않았다. 임상적인 실험은 침샘종양, 적지 않은 폐세포암, 전립샘암, 그리고 두경부의 편평상피세포암에 대하여 계속되었다.

여기에 수술이 불가능하거나 침샘종양이 재발했을 경우가 포함되었으며 외과적인 적출술이 시도된 절제된 침샘종양은 전체적으로 긍정적인 결과를 얻었다. 그리고 부드러운 조직, 뼈, 연골의 수술 불가능한 육종(sarcoma)과 국소적으로 진행 중인 전립샘암도 포함된다.

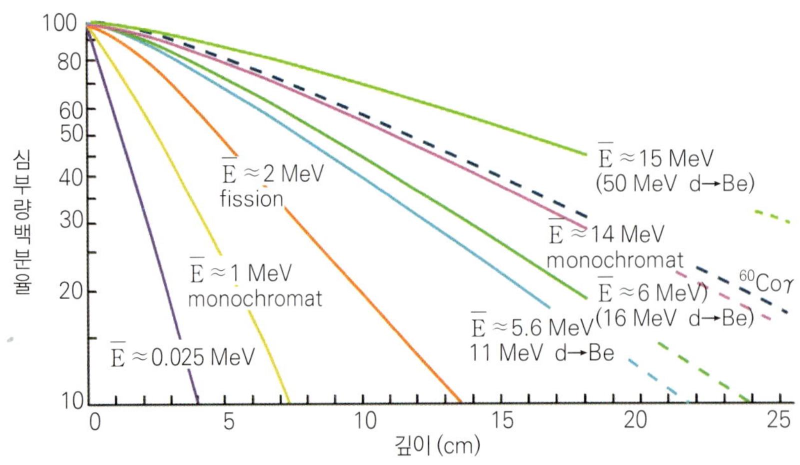

그림 10-34 중성자선의 심부선량 백분율

① 발생 장치

속중성자선 치료는 사이클로트론 가속기를 주로 사용하며, 이 장치는 주로 중양자 또는 양성자를 가속해서 두꺼운 베릴륨(Be) 타깃에 충돌시켜 중성자선을 발생시킨다. 중양자는 30 MeV 이상의 에너지로 가속하며 양성자는 50 MeV 이상으로 가속하여 이용하고 있다. 중양자를 가속입자로 사용하는 경우는 가속기가 대형화가 되므로 양성자를 가속하는 방식이 속중성자 치료용으로 흔히 이용된다.

한편 약 14 MeV의 중성자선 조사가 가능한 $d^+ \rightarrow T$ generator(중양자→삼중수소)는 선량률이 낮아서 고에너지인 중성자선의 장점을 활용하기가 어렵다.

② 선량분포와 생물학적 작용

속중성자는 조직의 수소원자와 탄성 충돌을 해서 에너지를 잃어버리고 조직 중에서는 엑스선처럼 지수함수적으로 감약한다.

- 속중성자선의 선량분포는 ^{60}Co 감마선과 비슷하다.
- 속중성자선의 차폐는 고에너지엑스선과는 차이가 있으며 선량분포도 많은 차이가 있다.
- 속중성자선의 방사선치료는 반도 양성자에 의한 고LET에 의존하고 있다.

속중성자선의 생물학적 작용은 LET에 따라 변하게 되므로 1차적으로 시설마다 속중성자선의 생물학적효과를 조사해서 치료선량을 결정하여야 한다. 속중성자선 조사에 의한 피부, 점막의 내용선량은 다음 식으로 표시되고 있다.

$$NSD\ (30\ MeV\ d \rightarrow Be) = TD \cdot N^{-0.11} \cdot T^{-0.24} \quad (10.17)$$

NSD : 명목표준선량

TD : 총선량

N : 분할횟수

T : 전치료기간(일)

속중성자선의 치료법으로는 단독치료법, 병용치료법, 속중성자선의 추가조사법 등으로 대별되며 병용치료는 일주일 동안 월, 금은 속중성자 조사를 화, 수, 목은 엑스선 조사를 실시하여 엑스선과 속중성자선의 특징을 함께 나타내도록 하는 방식이다.

한편, 속 중성자선의 추가조사는 엑스선 40 Gy 정도를 1차로 조사한 후 2차로 속중성자선을 표적용적에 집중조사하는 방법으로 이것도 속중성자선의 장점을 실제로 이용하는 방식이다.

③ 치료적응

- 발육속도가 늦은 방사선 감수성이 낮은 침샘암
- 방사선 저항성이 강한 뼈육종
- 두경부암(편평상피세포)
- 기타 : 비소세포 폐암, 연부조직 육종, 악성흑색종(glioblastoma multiforme), 전립샘암

2) 중성자포획 치료 (boron neutron capture therapy; BNCT)

(1) 중성자포획 치료법의 개념

1932년에 Chadwick이 중성자를 발견하고, 4년 후에 Locher가 중성자 포획 치료의 개념을 소개하였다.

① 열중성자 발생 및 치료

원자로에서 방출되는 열중성자를 이용하여 암을 치료하는 방법으로 암 조직에 붕소화합물을 모이게 한 후에 중성자를 조사하면 중성자는 붕소에 포획되어 생물학적효과가 큰 알파입자가 방출하게 된다.

$$^{10}_{5}\mathrm{B} + ^{1}_{0}\mathrm{n} \rightarrow (^{11}_{5}\mathrm{B})^{*} \rightarrow ^{7}_{3}\mathrm{Li} + ^{4}_{2}\mathrm{He} + 2.4\ \mathrm{MeV} \quad (10.18)$$

첫 번째, 종양추적화합물(tumor seeking compounds)과 결합된 붕소(^{10}B) 화합물을 주입한다. 이 붕소화합물을 정맥주사로 주입하면 뇌종양이 있는 부위에 집적하게 된다. 정상적인 뇌 조직은 BBB(Blood Brain Barrier)라 불리는 뇌-혈관 관문이 있어 뇌조직과 혈관 사이의 물질 이동을 통제한다. 그런데 뇌종양으로 인하여 BBB가 기능을 하지 못하는 경우, 혈관을 통해 주입된 붕소화합물이 뇌로 유입되어 뇌종양에 빠르게 집적되면서 그 농도가 빠르게 상승하는 반면, 정상적인 뇌 조직에는 서서히 집적되어 그 농도가 느리게 상승한다(그림 10-35).

두 번째, 낮은 에너지의 중성자선을 조사한다. 에너지가 낮은 열중성자선 또는 열외중성자선이 붕소화합물이 집적된 곳으로 조사되면 붕소에 의해 포획되어 ^{11}B를 생성하게 되고 다시 약 0.84 MeV의 반도된 리튬(^{7}Li) 이온과 약 1.47 MeV의 헬륨원자의 핵 즉, 알파입자를 방출하고, 약 0.48 MeV의 감마선도 방출하는 반응이 대부분을 차지한다. 이때 (n, α) 반응으로 방출된 알파입자는 비정이 12 μm 정도로 매우 짧아 세포의 직경과 비슷하며, 운동에너지가 낮고 LET가 높으므로, 종양세포에 큰 타격을 주면서 주변의 정상적인 세포에는 영향을 미치지 않는다.

② 치료 적용

가. 뇌종양 : 정상조직의 혈액뇌관문이 파괴되어 약제가 뇌종양에 들어가기 쉽게 된다. 미리 투여한 ^{10}B약제가 종양에 모인 시기를 맞춰 중성자를 조사하는 방법이 열중성자 포획요법이다.

나. 악성흑색종의 치료 : ^{10}B-P-boronophenylalain(^{10}B-BPA)을 악성흑색종 주위에 국소주사하고 중성자를 조사하는 치료를 1987년부터 시행하여 많은 증례에서 좋은 성적을 보인 보고가 있다. 중성자 포획용법은 암의 생화학에 중점이 있는 치료법으로 약제 개발과 원자로를 이용상의 기술적인 문제 해결도 필요하다.

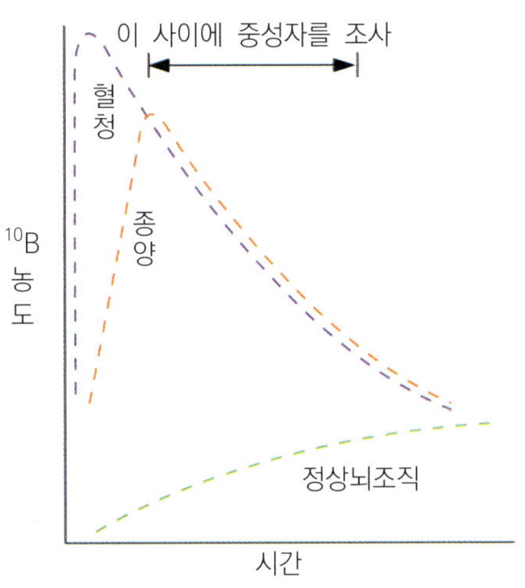

그림 10-35 뇌종양의 열중성자 치료시 ^{10}B 농도

(2) 중성자 포획 치료법에서 고려해야 할 사항

정상적인 조직에서의 중성자 포획 단면적(neutron capture cross section)은 ^{10}B보다 낮지만, 인체에 함유된 수소와 질소의 중성자포획단면적은 전체 흡수선량에 영향을 줄 수 있다. 수소는 (n, p) 반응을 일으키고 질소는 (n, γ) 반응을 일으켜 불필요한 피폭을 유발할 수 있기 때문이다. 이를 피하기 위해서 붕소를 고농도로 집적시켜야 하며, 따라서 붕소화합물을 고농도로 집적시킬 수 있는 약제의 개발이 필요하다.

(3) 중성자 포획 치료법의 특징

알파입자는 LET가 높고 생물학적 효과를 위한 산소효과가 필요하지 않다. 따라서 급속히 성장하여 산소의 공급이 적어 광자선이나 전자선에 저항성을 가진 종양의 치료에 적절한 방사선이다.

또한 알파입자와 리튬이온은 분열을 하지 않는 종양 세포도 분열을 하는 종양세포와 같이 파괴할 수 있는 생물학적 장점을 갖고 있다. 다른 형식의 방사선치료와 항암화학요법은 분열을 하는 세포에만 큰 효과를 볼 수 있기 때문이다.

하지만 중성자포획요법이 널리 시행하지 못하는 이유는 열중성자선을 사용하기 위해서는 중성자발생장치 및 원자로가 필요하기 때문이다. 너무 높은 에너지의 중성자선은 사용하기 적절하지 않으므로, 낮은 에너지의 중성자선을 발생시키는 장치를 갖추어야 하거나 치료에 사용할 수 있는 규모의 원자로를 갖추어야 하므로 많은 의료기관에서 시행하기에 제약이 따른다. 그림 10-36은 중성자포획치료장치의 예시이다.

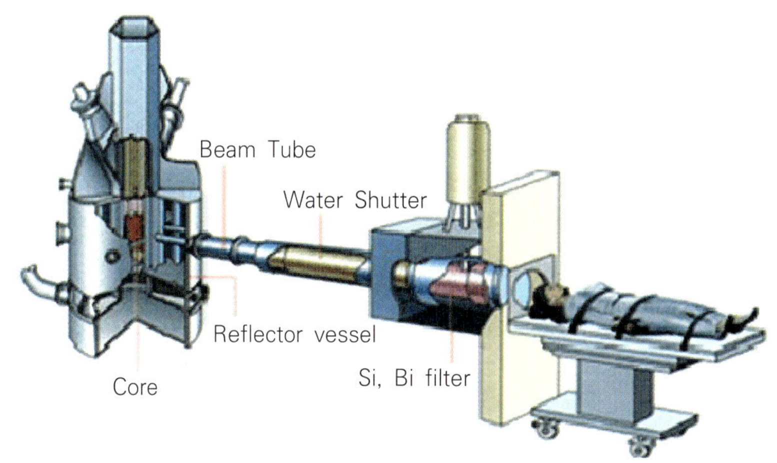

그림 10-36 중성자포획 치료장치

5 하전입자 방사선치료

중하전 입자는 조직을 통과하면서 그 비적의 끝에서 에너지를 대부분 잃게 되며, 이 결과로 소위 브래그 피크(그림 10-37) 현상이 나타난다. 이 피크의 위치는 에너지, 질량, 하전입자에 의존하고 최초의 선속에 흡수 필터를 놓음으로써 비정을 변조(rangemodulated) 할 수 있다. 표적 용적을 통한 Bragg peak의 3차원 스캐닝을 실행하는 것이 가능하지만 실제로는 "butterfly"나 "spinal ridge" 필터를 사용하여 심부선량 분포를 조절한다. 선속에서 입자의 질량이 양성자보다 크기 때문에 본질적으로 큰 각의 산란이 감소하여 측면 모서리부터 선량분포가 양호하다. 그림 10-38은 여러 종류의 하전입자 방사선의 심부선량백분율을 ^{60}Co 감마선과 비교할 것으로 Bragg Peak를 확인할 수 있다.

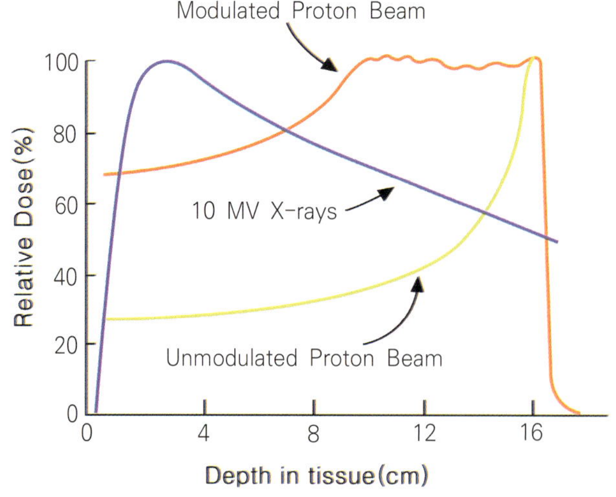

그림 10-37 광자선의 심부선량백분율과 양성자선의 Bragg peak 곡선

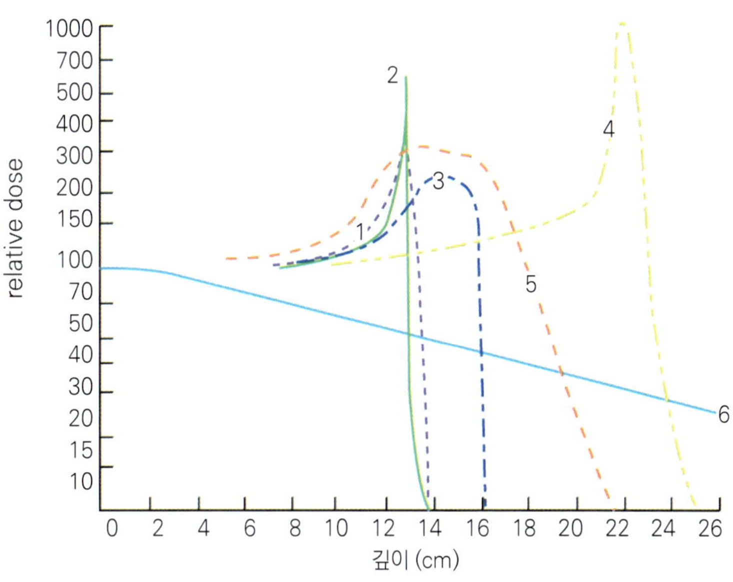

1 : 140 MeV 양성자선　　2 : 800 MeV 탄소이온입자선　　3 : 570 ~ 605 MeV α입자
4 : 84 MeV π^-중간자　　5 : 58 ~77 MeV π^-중간자　　6 : ^{60}Co 감마선

그림 10-38 각종 방사선의 심부선량 백분율

1) 양성자선과 알파입자 방사선치료

양성자선과 알파입자선의 생물학적효과비는 방사선의 고LET 특징을 가지는 1.1~1.2의 범위에 있고 현재에는 알파입자선을 사용한 치료 시설은 없지만 양성자선 치료 시설은 세계적으로 다수 운용되고 있으며, 현대 다수의 양성자선 발생시설이 건설되고 있다.

암의 치료에 양성자선을 최초로 이용한 시설은 Gustaf Werner Institute (Uppsala, 1956년)이며 일본은 1979년 최초로 70 MeV 양성자선을 이용하였고 1987년에는 수직 빔 시설이 완성되었으며 양성자선 에너지도 90 MeV가 이용되었다. 1993년에는 250 MeV의 수직 빔의 이용도 개시되었다.

(1) 가속기 및 치료

2020년 전 세계 89개의 시설에서 양성자선 치료가 행해지고 있고 41개 시설이 구축 중이다.

양성자의 비정 끝부분에서 LET는 그다지 높지 않고 Bragg peak는 넓게 확산된다. 따라서 양성자선의 생물학적 효과비는 1.0 전후의 값을 나타내고 있다. 즉, 양성자선은 고 LET방사선 특징이 아닌, 선량분포 특징으로써 치료에 이용되고 있다.

양성자선은 조직 중에서 좁은 Bragg peak를 만드는데 실제는 특수한 필터 (ridge filter)를 써서 피크 폭은 넓게 해서 치료를 하고 있다. 이것은 두께가 다른 날개형의 플라스틱판을 조합한 회전판을 통과시키도록 하는 것이다. 또 조직의 밀도차를 보정하는 볼루스도 사용한다.

(2) 선량분포

양성자선의 Bragg peak를 넓게 펼치고 생물학적효과비를 ^{60}Co과 대조해서 구하면 1.07이 된다. 양성자선의 비정 끝부분은 입자의 탄성충돌에 의해 고LET 성분 기여가 희박하다고 알려져 있는데 피크를 넓게 펼치는 단계에서 확산되기 때문에 양성자선의 생물학적 효과는 광자와 동등하게 보고 선량 분배를 정하고 있다. 지금까지의 임상시도에서 표적용적에는 엑스선, 감마선 치료보다도 10% 상회하는 선량 조사가 가능하다고 예측된다.

(3) 치료적응

양성자선 치료의 목표는 엑스선, 감마선의 적응이 되는 부위의 치료에 우수한 선량분포를 만들어 정상조직의 방사선 장해 정도와 빈도를 지금까지의 방사선치료보다도 경감시켜서 질 높은 치료를 수행하는 것이다. 머리뼈바닥이나 경수에 접해서 발생한 종양은 엑스선 치료는 곤란하지만 양성자선을 이용한 치료는 우수한 치료성적을 보이고 있다.

- 맥락막 악성흑생종
- 뇌하수체 기능 이상이 원인이 되어 나타나는 내분비계 질환치료나 뇌동정맥기형치료

2) 중이온 방사선치료

중입자선 치료 임상시도는 1975년 Lawrence Berkeley Laboratory(LBL)에서 시작되었으며 중이온들은 (1) 헬륨 ^{4}He (Z = 2) (2) 네온 ^{20}Ne (Z = 10) (3) 탄소 ^{12}C (Z=6) (4) 실리콘 ^{28}Si (Z = 14) (5) 아르곤 ^{40}Ar (Z = 18) 입자가 치료에 이용되었다. 중입자선을 이용한 방사선의 특징은 우수한 선량분포와 고LET, 생물학적효과비가 높고, 산소효과개선비가 낮은 우수한 생물효과 그리고 표적용적에 중입자선이 집중되고 있음을 확인할 수 있다.

(1) 가속기 및 치료

LBL에서 중입자선 치료는 선형가속기 Super-hilac에서 만들어진 중이온(8.5 MeV/n)을 싱크로트론(Bevalac)에서 가속시켜 고에너지 입자를 얻고 있다. 일본의 방사선의학총합연구소에서도 중입자선 암치료 장치인 싱크로트론이 가동되고 있다.

(2) 선량 분포

중입자선은 생체의 원자핵과 직접 작용해서 핵파괴(fragmentation)에 의해 치료효과가 나타난다. 그림 10-39는 중입자선의 수중선량 곡선을, 그림 10-40은 중간자선의 심부선량 곡선을 표시하고 있는데 핵파괴에 의해서 파괴된 가벼운 입자는 입사한 Ne 입자 비정을 초월하기 때문에 선량분포형이 피크를 지나 늘어지게 된다.

중입자선에서는 Bragg peak 이용과 고LET 방사선의 생물작용을 함께 기대할 수 있기 때문에 중입자선 종류마다 각각 그 특징을 이용해서 치료계획을 한다.

선량분포를 중시한 경우에는 Be과 탄소입자를 사용한다. 탄소입자의 측방산란은 양성자보다도 작다.

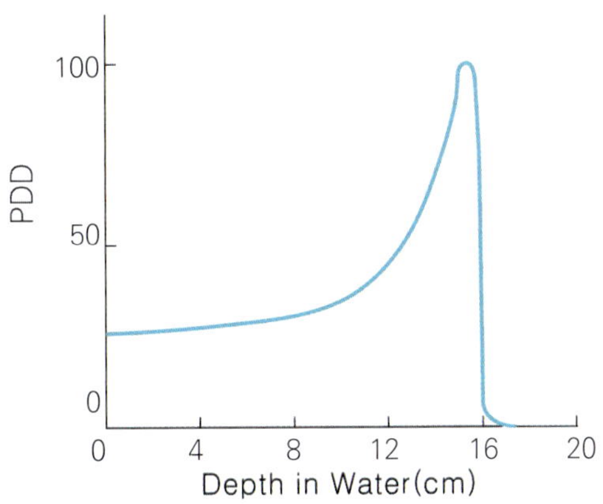

그림 10-39 중입자선의 수중에서 선량분포

중입자선이 생체에 조사되면 입사입자의 일부는 중성자가 한 개 적은 입자로 되어 방사성을 띠게 된다. 이 현상을 "autoactivation"이라 부른다. 그림 10-39에 나타낸 것처럼 산소입자(^{16}O)를 조사하면 ^{15}O가 되어 입사입자에 접해서 Bragg peak를 만든다. 이 ^{15}O 입자는 양전자를 방출해서 감쇠하는 단수명 동위원소이므로 소멸 감마선을 양전자 CT를 사용하여 화상처리하면 치료를 행하는 타깃 부위를 확인하는 것도 가능하다. 탄소, 네온, 실리콘 입자를 조사하면 ^{12}C, ^{19}Ne, ^{27}Si 입자가 각각 "autoactivation"현상에 의해서 만들어져 타깃의 치료 역할을 하게 된다.

(3) 치료 적응

헬륨 입자는 맥락막 악성흑색종 치료에 양성자선과 함께 우수한 치료효과를 나타내고 있다. 중입자선은 암병소에만 집중적으로 조사할 수 있는 이상적인 방사선의 측면에서 "targeting 요법"과 피부에 메스를 대지 않고 암조직을 없앤다는 면에서 "방사선 메스"라고도 일컬어지고 있다.

- 국한성 종양
- 중요 장기에 근접해서 발생한 종양
- 방사선 저항성 종양
- 용적선량이 경감된다는 것에 중점을 두어 악성종양 이외의 양성질환(뇌정맥 기형) 등

3) π- (pi-meson) 중간자 방사선치료

π-중간자를 pion이라고도 한다. 핵 사이에서 π-중간자의 교환은 핵결합 에너지를 제공하며 에너지가 높은 양성자선(600 MeV)이 타깃과 충돌할 때 치료에 충분한 양을 생산한다. π-중간자에는 중성의 π^0와 π^+와 π^-인 3가지 형태가 있는데 π^-는 속도가 느려지면서 고 LET 특징을 가진 중성자와 하전된 핵 부분을 생산하는 star 현상에서 explode를 일으키는 포획에

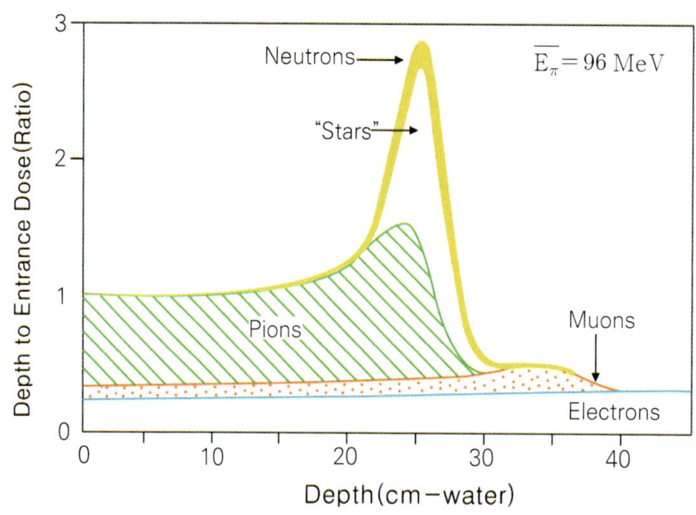

그림 10-40 중간자선의 심부선량 분포

의해 방사선치료가 이루어진다. 방사선치료에서 이 입자들의 사용은 1961년 Fowler과 Perkins에 의해 처음으로 제안되었다.

그림 10-40은 전형적인 π^-중간자선으로 심부선량에 대한 입사선량의 비율을 나타낸 것이다. 빔의 고 LET 부분은 "최고치 구역(peak region)"을 제한하고 또한 피크는 하전된 이온보다도 상당히 넓게 된다.

이 빔의 가장자리는 또한 다른 하전 입자들의 빔보다도 더 "흐려진다". π^-중간자를 이용한 임상적인 프로젝트는 환자 부족 때문에 1982년에 중단되기 전까지 230명의 환자를 1974년의 Los Alamus Pi Meson Facility(LAPMF)에서 치료하였다.

다른 π^-중간자 프로젝트는 Vancouver, British Columbia, TRIUMF, Villigen, Switzerland (SIN)에서 시작하였다. 이런 프로젝트는 대규모의 물리학 연구시설을 이용하였고 환자 치료의 가능한 시간도 제한되었다. π^-중간자 치료 시설의 비용과 장점이 충분히 증명되지 않아서 현재로는 π^-중간자 치료를 별로 시행하지 않는다.

(1) π^-중간자의 생물학적 효과

π^-중간자는 비정의 끝부분 조직의 산소, 탄소, 질소 및 기타 무거운 입자의 원자핵에 포획되고 π^-중간자를 포획한 원자핵이 붕괴할 때에 양성자, 알파입자, 중성자 등이 방출된다. 이러한 현상을 "nuclear star"라 하고, 이때 방출된 입자에 의해서 생물학적 효과가 나타나게 된다. 따라서 비정 끝부분에서 Bragg peak가 형성되어 좋은 선량분포가 이루어진다. 원자핵이 붕괴할 때에 방출되는 중성자·알파·양성자가 부여하는 에너지도 차이가 있고, π^-중간자를 제어해서 집중 조사하는 기술도 개발되고 있는데 그 선량분포는 엑스선의 원체조사와 유사하다.

그러나 π^-중간자 빔 내에는 이미 전자 및 마이크로 중간자가 혼재해 있기 때문에 선량분포는 양성자선처럼 가늘지는 않다. 또 피크에 있어서 선량의 50% 이상이 양성자선이 기여하고 있기 때문에 LET는 속중성자선과도 다르다. ^{60}Co 감마선을 대상으로 해서 얻어진 생물학적효과를 보면 π^-중간자선은 속중성자선보다도 낮다.

π^-중간자에 의한 치료는 생물효과보다도 선량분포 개선을 중시하는 치료이며 선량분포는 엑스선의 원체조사 분포와 별 차이가 없다. π^-중간자선을 조사한 때의 방사선 장해의 발생빈도는 엑스선 치료에 비해 개선되어있지 않고 있으며, π^-중간자의 내용선량은 급성반응을 기준으로 하면 4,500 cGy / 36 fraction / 7X로 보고되고 있다.

(2) 치료 적응

1986년 시점에서 π^-중간자선 치료는 아직 phaseⅡ 단계이고 π^-중간자선 치료성적의 평가에는 아직 시간이 더 필요하다.

- 두경부 및 전립샘암 : 표적용적을 축소할 수 있는 경우, 국소제어율 향상이 기대
- 뇌의 악성신경교종
- 별세포종

▪ **고LET 방사선의 장점**

- ▹ 산소효과, 즉 산소증감비(oxygen enhancement ratio; OER)가 낮다.
- ▹ 방사선 손상으로부터의 회복이 적다.
- ▹ 세포 분열주기(cell cycle) 의존성(age response, cell cycle dependency)이 적다.
- ▹ RBE가 크다(≫1).
- ▹ 공간적 선량분포가 양호하다(중성자 이외의 것은 Bragg peak의 선량분포로 정상조직에는 적게, 종양조직에는 많은 선량이 가해진다).

종양코드의 중앙에는 저산소영역이 있으며 저산소 상태에서 조사를 받은 세포는 산소가 충분히 존재할 때보다도 방사선 손상으로부터 회복하는 확률이 높기 때문에 방사선저항성이 있게 된다. 방사선장해 회복에 대해서는 방사선에 의한 치사적 장해를 받은 세포는 사멸하지만 치사장해로 도달하지 않은 준치사 장해를 받은 세포는 생존율 곡선의 소선량 부분인 어깨부위가 무산소 조사시에 크게 되는 이유는 장해로부터의 회복이 왕성하기 때문이다.

그림 10-41의 생존곡선에서 곡선의 어깨는 엑스선에 비해서 속중성자선이 작고 직선에 가깝다. 이는 엑스선보다 속중성자선을 조사받으면 방사선 손상에 대한 회복이 거의 없음을 보여주고 있다.

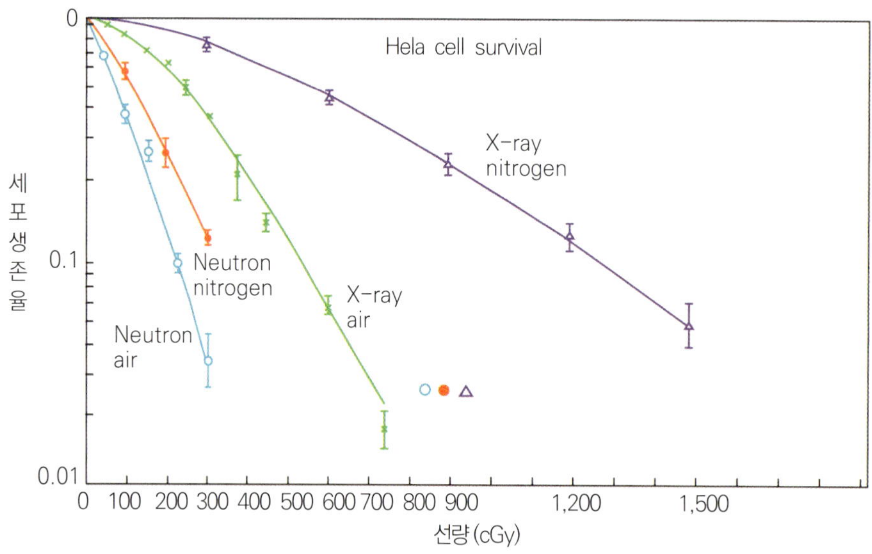

그림 10-41 Hela cell 세포의 속 중성자선 (14 MeV)과 엑스선의 OER 관계

악성흑색종은 방사선 저항성이 있는 전형적인 종양으로, 세포생존율 곡선의 어깨가 크다. 따라서 악성흑색종 처럼 방사선손상으로부터 심하게 회복을 보이는 암치료에는 속중성자선 처럼 고LET방사선에 의한 치료가 유리하다.

고LET 방사선은 신경조직보다 창자에 대한 작용이 강하며, 방사선에 빨리 반응이 오는 조직보다는 반응이 늦게 나타나는 조직에 강하게 나타난다.

폐조직은 만발성 조직의 하나로 속중성자선을 조사한 후에 손상회복이 낮다. 입자선 중에서 속중성자선, π^-중성자선, 중입자선은 고LET 방사선 작용을 기대할 수 있으며, 입자선 치료의 목표는 선량분포가 우수한 하전입자를 이용하는 것이다.

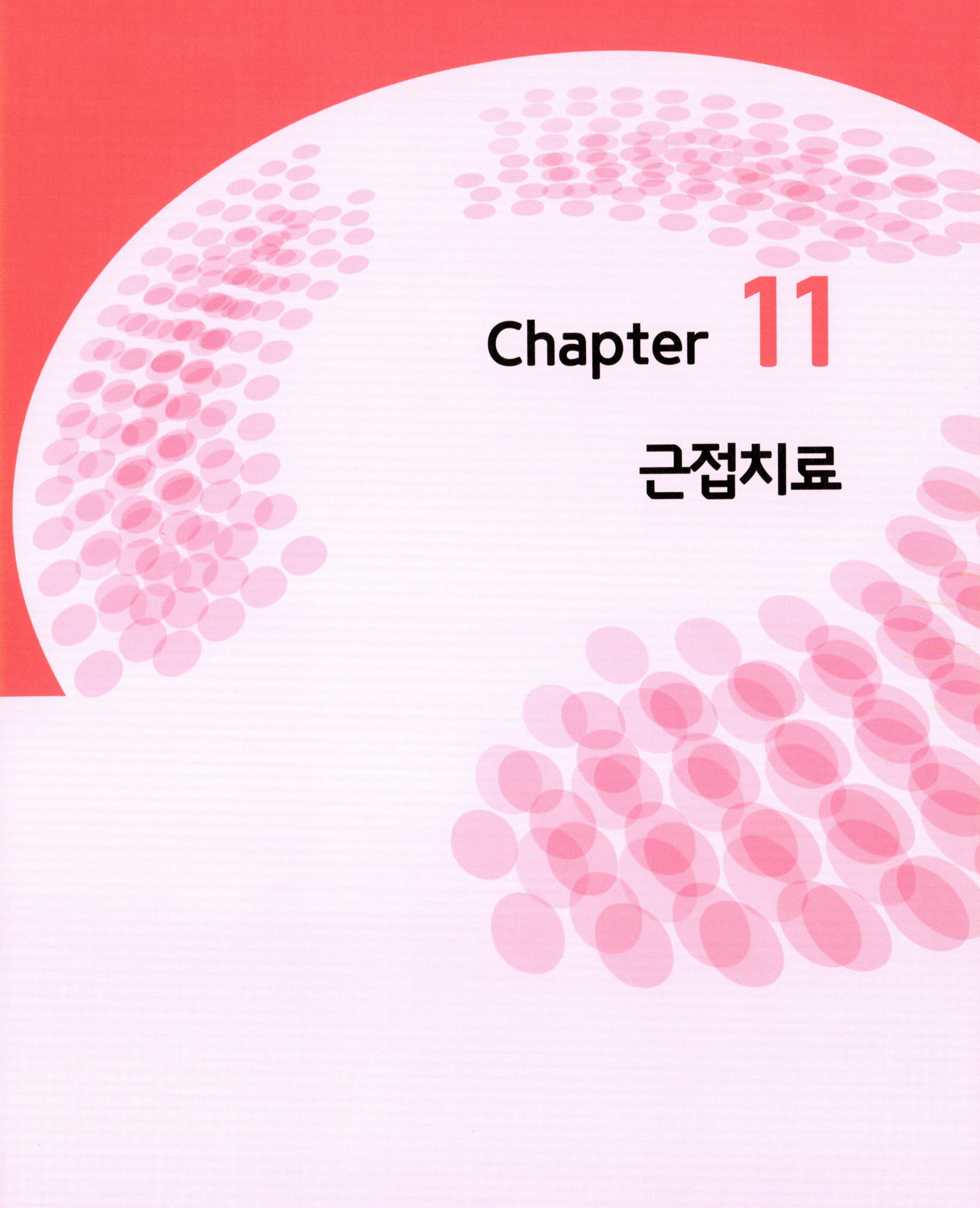

Chapter 11

근접치료

CHAPTER 11
근접치료

근접치료(brachytherapy)는 밀봉 방사성동위원소를 조직내, 강내, 관내 또는 피부표면에 직접 주입하여 종양을 치료하는 방법으로, 원격치료에 비하여 고선량의 방사선을 종양에 집중할 수 있는 반면 주위 정상조직에는 선량이 급격히 감소시킬 수 있는 장점이 있다. 하지만 방사성동위원소를 주입 및 치료하는 과정에서 출혈이나 여러 가지 고통이 발생하기도 하고, 치료 가능한 부위가 비교적 가까운 곳에 국한되는 단점이 있어 현재는 원격치료의 보조적인 역할을 주로 하고 있다. 과거 근접치료에서는 자연방사성동위원소인 라듐이나 라돈선원을 이용한 저선량률 치료가 시행되었지만 현재는 ^{137}Cs, ^{192}Ir, ^{198}Au 및 ^{60}Co 등과 같은 고선량률 인공방사성동위원소가 사용되고 있다.

인공방사성동위원소의 생산, 방사선작업 종사자의 개인피폭선량을 감소시키는 후장전(after loading)치료 장치 및 고선량률 방사성동위원소를 원격 조정하는 자동장치 등 새로운 기술적 발전으로 근접치료에 대한 관심이 증가하고 있다. 전자선이 조직내 치료를 대신하기도 하지만 근접치료는 단독 또는 원격조사와 병용치료로서 활용되는 중요한 치료방법이다.

1 근접치료용 밀봉소선원의 종류

라듐은 1898년 처음 발견된 이후, 근접치료에서 가장 흔하게 사용된 방사성동위원소이었다. 그러나 라듐은 인공방사성동위원소에 비하여 감마선 에너지, 선원의 유연성, 선원 크기, 반감기, 비방사능 등에서 여러 가지 단점이 있다. 표 11-1에서 근접치료에 흔히 사용되는 방사성동위원소의 물리적 성질을 정리하였다.

1) Radium-226

퀴리에 의해 발견된 ^{226}Ra 은 자연방사성동위원소로서 우라늄 계열의 여섯 번째 원소이다. 우라늄 계열은 ^{238}U 에서 붕괴를 시작해서 안정한 ^{206}Pb 로 붕괴되며, 라듐은 그 중에서 약 1,600년의 반감기를 가지며 알파붕괴를 하면서 라돈으로 붕괴된다.

라듐은 안정된 납으로 붕괴되어 가는 과정 중에 0.814 ~ 2.45 MeV 영역에 걸쳐 약 50종류의 감마선을 방출한다. 라듐의 알파붕괴로 생성된 라돈은 반감기가 3.8일이며 무거운 불활성 기체이기 때문에 주위 환경의 방사선오염을 방지하기 위하여 약 0.5 ~ 2.0 mm 두께의 백금용기에 밀봉하여 사용한다.

표 11-1 근접치료용 방사성핵종의 물리적 특성

Radioisotope	Half-Life	γ-ray Energy (MeV)	HVL (mmPb)	Exposure Rate Constant (Rcm^2/mCi-h)	Source Form
^{226}Ra	1600 years	0.047~2.45 (0.83 avg.)	8.0	8.25*†	tube, needle
^{222}Rn	3.82 days	0.047~2.45 (0.83 avg.)	8.0	10.15*	seed
^{60}Co	5.27 years	1.17, 1.33	11.0	13.07	tube, needle
^{137}Cs	30.0 years	0.662	5.5	3.26	tube, needle
^{192}Ir	74.2 days	0.136~1.06 (0.38 avg.)	2.5	2.38	wire, seed
^{198}Au	2.7 days	0.412	2.5	2.38	seed
^{125}I	59.4 days	0.028 avg.	0.025	1.46	seed
^{103}Pd	17.0 days	0.021 avg.	0.008	1.48	seed

* In equilibrium with daughter products.
†Filtered by 0.5 mm Pt.

0.5 mm 두께의 백금용기를 사용하였을 때 필터링된 라듐에서 방출하는 감마선의 평균 에너지는 0.83 MeV 이다. 백금 선원용기에 의해 라듐과 라듐의 딸핵에 의해 방출되는 알파입자들과 베타입자들은 대부분 흡수되므로 방사선치료에는 감마선만 사용된다. 라듐의 반감기는 딸핵의 반감기보다 훨씬 길기 때문에 밀봉된 용기에 넣었을 때 라듐은 약 한달 후 딸핵과 영속평형을 이룬다.

라듐선원들은 그림 11-1에서 보는 바와 같이 길이와 용량에 따라 바늘이나 튜브처럼 다양하게 제조되어 사용되며, 조직내 조사에 사용되는 선 방사능이 일정한 바늘, 한쪽 끝의 선 방사능이 더 높은 바늘(인디언 클럽)형, 양 끝의 선 방사능이 더 높은 바늘(아령형 바늘)의 세 가지 형태 라듐바늘과 튜브형태가 주로 사용되었다.

라듐 및 라돈을 이용한 근접치료는 1920 ~ 1950년에 많은 임상적 실험들을 통하여 대부분 기술이 개발되었다. 국제 방사선단위 측정위원회(ICRU)에서 결정한 0.5 mm 백금에 의해 필터링되는 라듐의 조사선량률정수는 8.25 Rcm^2/mg-h 이다.

그림 11-2은 라듐바늘 주위의 등선량 곡선의 예를 보여준다. 선원에 가까울수록 곡선들이 타원에 가깝게 나타나고 멀어질수록 등선량 곡선이 원에 가까워진다. 이는 거리가 멀어질수록 선원이 점 선원으로서 역할을 하기 때문이다. 등선량곡선 내의 선원 축 끝부분의 움푹한 부분은 백금필터 차폐효과 때문이다.

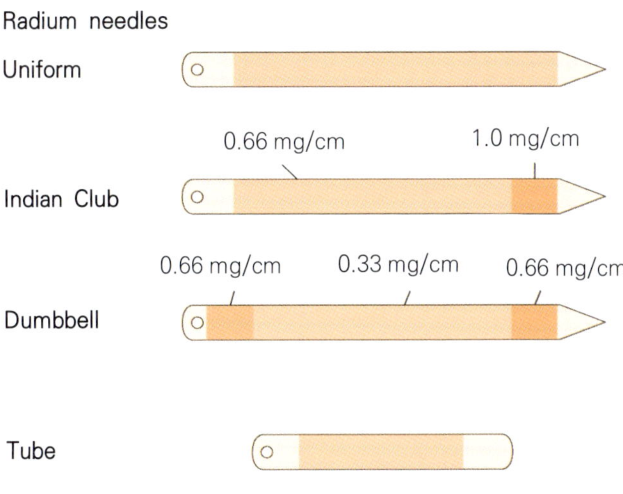

그림 11-1 근접치료용 라듐 선원의 형태

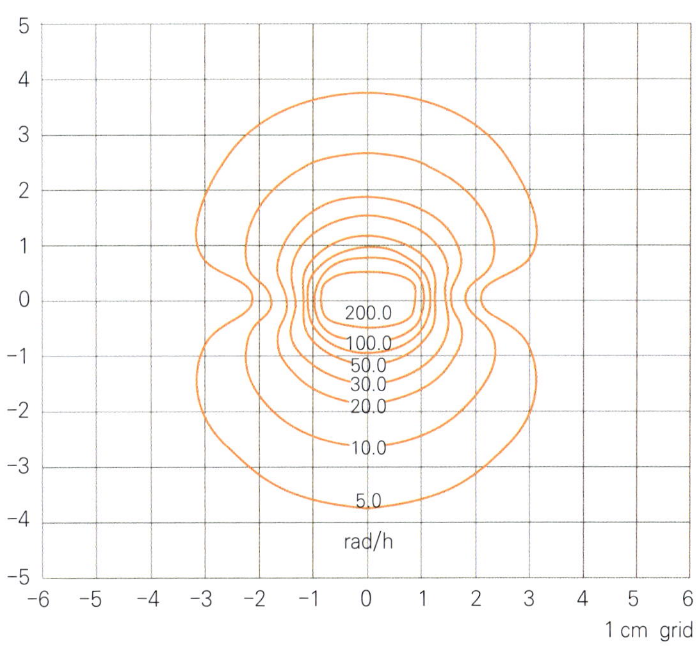

그림 11-2 라듐튜브선원 주위의 등선량곡선

2) Cesium-137

^{137}Cs 은 베타붕괴에 따른 662 keV의 감마선을 방출하는 인공 방사성동위원소로서 라듐을 대신하여 조직 내 근접치료와 강내 근접치료 모두에 사용된다. 라듐에 비해 세슘의 장점은 에너지가 낮아서 차폐가 더 쉬우며(표 11-1), 방사선오염의 위험이 적다는 것이다.

비록 라듐에 비하여 반감기가 짧기 때문에 치료시간이 방사능감쇠(년 2%)에 따라 조정되어야 하지만, 반감기가 약 30년으로 비교적 길기 때문에 선원 교체없이 다 년간 임상에 사용될 수 있다.

^{137}Cs은 662 keV 단일 에너지의 감마선을 방출한다. ^{137}Cs은 베타붕괴에 의해 ^{137}Ba으로 붕괴되지만, ^{137}Ba의 준안전 상태로부터 93.5%가 감마선을 방출한다. 함께 방출되는 베타입자들과 이에 기인하는 엑스선은 에너지가 낮기 때문에 스테인레스 용기에 의해 흡수되므로 임상적으로는 순수한 감마선원이다.

필터링되지 않은 ^{137}Cs의 조사선량률정수는 3.26 Rcm^2/mCi-h이다. 이것을 0.5 mm 백금에 의해 필터링된 라듐의 조사선량률정수와 비교하면 변환계수가 8.25/3.26 = 2.53 mCi of ^{137}Cs/mg of ^{226}Ra이다.

3) Cobalt-60

^{60}Co은 베타 붕괴에 따른 1.17, 1.33 MeV의 감마선을 방출하는 인공 방사성동위원소로서 근접치료에 사용되어 왔지만 지금은 사용량이 많이 감소하였다. ^{60}Co의 장점은 높은 비방사능인데, 이 때문에 작은 선원으로 가공되어 몇 가지 특별한 용도로 응용되었다. 그러나 ^{137}Cs에 비하여 에너지가 높고 가격이 비싸며, 반감기(5.27년)가 짧기 때문에 선원을 더 자주 교체하여야 하므로 이에 따른 선원의 교정과 폐기절차가 필요하다.

코발트 근접치료 선원들은 보통 튜브나 바늘형태로 가공되며, 라듐을 대신하여 강내 치료에 사용되었다. ^{60}Co의 조사선량률정수는 13.07 Rcm^2/mCi-h이며 라듐변환계수는 8.25/13.07 = 0.63 mCi of ^{60}Co/mg of ^{226}Ra이다.

4) Iridium-192

^{192}Ir은 베타붕괴와 전자포획에 의해 각각 ^{192}Pt 및 ^{192}Os로 붕괴하면서 평균에너지 380 keV의 감마선을 방출하는 인공 방사성동위원소로서 튜브 형태나 원하는 길이로 자를 수 있는 가늘고 유연한 와이어 형태로 가공되어 사용된다.

^{192}Ir의 감마선 에너지 스펙트럼은 상당히 복잡하지만, 에너지가 낮기 때문에 방사선 차폐가 용이하다(표 11-1). 이리듐은 반감기(73.8일)가 짧아서 선원을 자주 교체하여야 하지만 치료시간에 비해서 이리듐의 반감기가 충분히 길기 때문에 라듐이나 세슘처럼 일시삽입용 선원으로 사용가능하다.

^{192}Ir의 조사선량률정수는 4.69 Rcm^2/mCi-h이며, 라듐변환계수는 8.25/4.69 = 1.76 mCi of ^{192}Ir/mg of ^{226}Ra이다.

5) Gold-198

^{198}Au은 씨드 형태로 흔히 사용되는 인공 방사성동위원소로서 라돈 방사성동위원소처럼 영구자입형 선원으로 조직내 치료에 사용된다. ^{198}Au는 베타붕괴에 의해 ^{198}Hg로 붕괴하면서 412 keV의 단일 에너지감마선을 방출하며 반감기는 2.7일이다.

최대 에너지 960 keV의 베타선 역시 방출되지만 선원을 둘러싸는 0.1 mm 두께의 백금에 의해 흡수된다. 전형적인 치료용 금선원은 길이 2.5 mm, 외부 직경이 0.8 mm이다.

^{198}Au는 감마선의 에너지가 낮아 라돈에 비하여 방사선차폐가 용이하며, ^{125}I 선원이 사용되기 전까지는 라돈선원을 대체하여 사용되어왔다. ^{198}Au의 조사선량률정수는 2.38 Rcm^2/mCi-h이며, 라듐변환계수는 8.25/2.38 = 3.47 mCi of ^{198}Au/mg of ^{226}Ra이다.

6) Iodine-125

^{125}I는 방사선치료에서 영구자입형 치료에 사용된 인공 방사성동위원소이다. ^{222}Rn과 ^{198}Au에 비하여 ^{125}I 방사성 동위원소의 장점은 반감기(59.4일)가 길어 오래 보관할 수 있으며, 감마선의 에너지가 낮아 차폐가 용이하다는 것이다.

^{125}I는 전자 포획에 의해서만 여기 상태의 ^{125}Te로 붕괴되는데, 이는 자연발생적으로 35.5 keV의 감마선을 방출하며 바닥상태로 떨어진다. 또한 전자 포획과 내부변환 과정에 기인하여 에너지가 27 ~ 35 keV 범위인 특성 엑스선이 생성된다(그림 11-8). ^{125}I의 조사선량률정수는 1.464 Rcm^2/mCi-h이며, 라듐변환계수는 8.25/1.464 = 5.64 mCi of ^{125}I/mg of ^{226}Ra이다.

7) Palladium-103

^{103}Pd 방사성동위원소는 비교적 최근에 근접치료용 선원으로 활용되었으며, 임상적 특성과 응용방법은 ^{125}I와 비슷하지만 ^{103}Pd의 반감기가 17일로 더 짧기 때문에 영구자입형 치료에 있어서 생물학적으로 더 많은 장점이 있다.

^{103}Pd는 전자포획 과정을 통해 ^{103}Rh으로 붕괴하면서 20 ~ 23 keV(평균 에너지 20.9 keV) 범위의 특성 엑스선을 방출한다. ^{103}Pd의 조사선량률정수는 1.48 Rcm^2/mCi-h이며, 라듐변환계수는 8.25/1.48 = 5.57 mCi of ^{103}Pd/mg of ^{226}Ra이다.

2 라듐 임플란트 시스템

임플란트 시스템은 라듐을 이용한 근접치료에 사용하기 위해 제안된 시스템으로서 최적의 균일한 선량분포를 얻기 위해 방사선 선원의 유형과 배치를 결정하고, 방사선 조사된 용적 내에 적정량의 선량을 조사하는 것이다. 이를 위하여 여러 종류의 선량계획계산 시스템들이 고안되었으며 그 중에서 Paterson-Parker 시스템과 Quimby 시스템이 가장 폭넓게 사용되었다.

이 방법들은 수동으로 근접치료계획을 실시하기 위하여 선원분포의 넓은 범위에 대한 표와 정교한 규칙으로 구성되어 있다. 이 방법들은 근접조사에 컴퓨터를 일반적인 치료계획에 활용되기 이전까지 많이 사용되어 왔었으나, 이후 컴퓨터의 발전과 더불어 환자 개개에 맞는 선량분포를 직접 계산하는 방향으로 발전해 왔으나, 현재는 거의 사용되지 않고 있다.

1) Paterson-Parker 시스템

Paterson-Parker 혹은 Manchester 시스템은 10% 이내의 균등한 선량을 평면 혹은 용적에 전달하기 위해 개발되었다. 이 시스템은 균일한 선량 분포를 얻기 위하여 선원 분포 규칙을 결정하고, 선원의 투여량을 표로 제공한다.

피부에 위치한 종양의 경우 평면몰드를 이용한 근접치료를 하게 되는데, 이때 몰드표면과 평행하게 0.5 cm 깊이에서 균일한 선량분포를 얻어야 한다.

결정된 선량 Paterson-Parker 표로부터 측정된 최소선량보다 10% 더 많아야하며 최대선량은 기준선량에 비해 10% 이상 초과하지 않도록 한다. 일부 종양은 원통형, 구형 또는 입방체와 같은 3차원치료를 실시하기 위해 용적몰드법을 사용하기도 한다. 그림 11-3은 평면몰드의 예를 보여 주고 있으며 그림 11-4는 용적몰드의 예를 보여주고 있다.

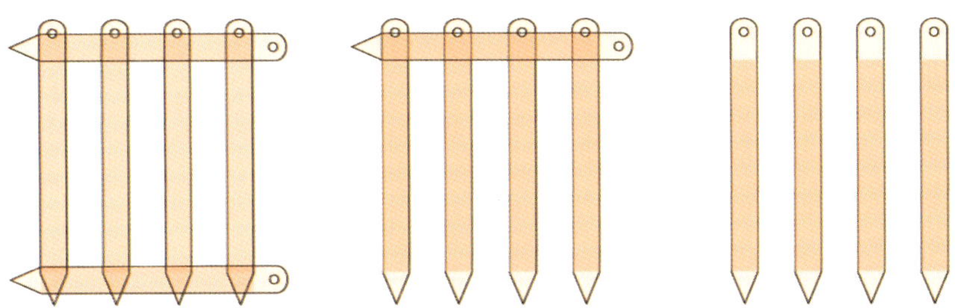

그림 11-3 **맨체스터법의 평면 몰드 예**

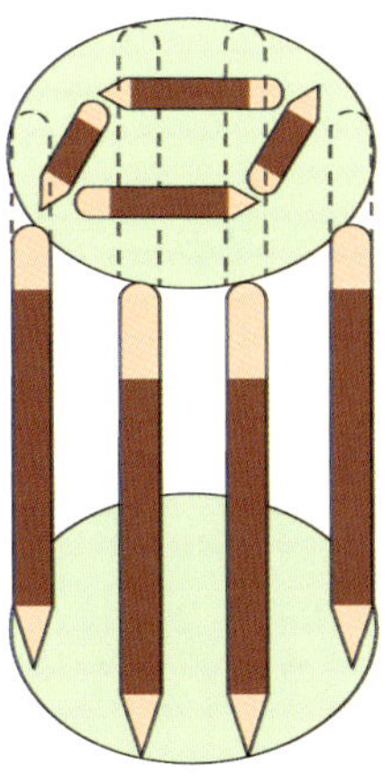

그림 11-4 **맨체스터법의 용적 몰드 예**

2) Quimby 시스템

조직내 치료 시 Quimby 시스템은 동일한 선 방사능을 가진 선원을 균일하게 배열함에 따라 결과적으로 중심 부근의 선량분포가 많은 불균일한 선량분포가 나타나는 특징이 있다. 평면 몰드의 경우, Quimby 시스템은 몰드 평면으로부터 3 cm 지점의 치료 평면의 중심에서 1,000 R을 조사하기 위해 필요한 mg-hr을 제시한다. 결정된 선량은 치료평면 내의 최대선량이다. 입체 몰드의 경우는 결정된 선량이 삽입된 용적 내에서 최소선량이 된다.

Manchester 표와 같이, Quimby 표는 널리 사용되는 라듐의 조사선량률정수인 8.25 R · cm^2/mg-h 대신에 8.4 R · cm^2/mg-h을 사용하였다. 또한 조사선량-흡수선량 변환계수, 경사진 필터링, 그리고 조직 내에서의 감쇠 등의 보정은 Paterson-Parker 표의 경우와 같이 적용된다.

3) Memorial 시스템

Laughlin 등이 1963년 메모리얼 시스템을 제안하였다. 이것은 Quimby 시스템을 확장한 것으로서 1 cm 간격으로 배열된 균일강도의 점 선원에 의해 둘러싸여진 균일한 선량분포를 가진다. 컴퓨터에 의해 형성된 선량분포를 기반으로 표가 구성되었으며 지정된 점, 예를 들어 평면몰드에 대해 선원평면으로부터 0.5 cm 평면의 최소 주변과 기준 최대선량점들에서 1,000 cGy를 전달할 mg-hr을 제시한다. 입체몰드에 대해서는 중심선 주변 선량뿐 만 아니라 이식된 용적 내의 유사한 데이터 점들이 선택된다. 이러한 표들은 적절한 조사선량률정수를 사용하였고 필터에 대하여 경사진 감쇠와 조직 내에서의 감쇠효과를 포함한다.

영구자입형에 치료에 대한 계산방법으로 차원평균법으로 알려진 또 하나의 치료방법이 Memorial 병원에서 사용되었다. 이 방법은 조직의 방사선에 대한 내성이 조직 내 삽입된 크기에 의존하고 용적이 적을수록 더 큰 선량에 주어진다는 이론에 기반을 두고 있다. 이 방법에 따르면 조직 내 치료에 필요한 총 방사능은 삽입물의 용적의 3차원평균에 직접적으로 비례한다.

4) Paris 시스템

Paris 시스템은 일차적으로 이리듐 와이어와 같이 긴 선 선원들의 일시적인 자입치료에 이용되며 더 길거나 더 넓은 치료용적에 대해서도 처방된다. 이때 선원들은 균일한 선 방사능을 가지며 평행선으로 이식된다.

Paris 시스템에서 선량의 결정은 "*reference isodose*"라는 등선량 표면에 기반을 두고 있다. 그러나 실제적으로 기준 등선량의 값은 선원들 간의 최소선량 평균으로 정의되는 "기준선량"의 85%에 고정된다. 수 mm 내의 삽입물로 둘러싸인 Paris 삽입물에 대한 기준 등선량은 대략 기준선량의 85%이다.

5) 컴퓨터 시스템

컴퓨터를 이용한 임플란트 시스템은 컴퓨터의 발전에 따라 급속히 발전해 왔으나 공식적인 명칭을 가지지 못하고 "컴퓨터 시스템"이라고 불렀다. 이식방법은 매우 간단하여 균일한 방사선 선원을 삽입하여 공간을 균일하게 메운 다음 전체를 덮어주는 방식이다. 균일방사선 선원 삽입으로 이식물이 주변부보다 선량이 증가하는데 이것은 Quimby와 Paris 시스템의 경우와 동일하다. 그러나 치료하고자 하는 부분은 주변부 보다 더 많은 방사선이 필요하지만 이러한 방사선량의 불균일성 때문에 별다른 문제가 발생하지는 않는다.

컴퓨터 시스템에서 표적용적은 종양을 충분히 포함하는 표적용적의 경계부에 선원이 이식하도록 충분한 여유를 두고 설계되고 방사선량은 타깃이나 등선량면에 의하여 결정된다.

3 컴퓨터를 이용한 방사선량 평가

과거의 방사선량 평가시스템은 개발된 여러 시스템들에 근거하여 규정된 선원배치 규칙에 따라 이상적으로 선원을 배치한다고 가정하고 선량을 계산하였다. 그러나 실제 시술에서는 이러한 이상적인 분포는 거의 있을 수 없어서 정확한 선량분포의 평가에 어려움이 있었다. 오늘날 컴퓨터의 사용으로 선원의 최종 분포뿐만 아니라 완전한 등선량 분포를 예측할 수 있게 되었다. 컴퓨터 시스템의 발전으로 인해 필요한 경우 삼차원 방사선분포를 기초로 하여 선원의 양을 계산할 수 있다.

근접치료 방사선분포의 컴퓨터계산은 삽입된 선원 각각에 대하여 개별적으로 특정 지점의 선량을 반복적으로 계산함으로써 구해지며 주어진 지점에서의 총 방사선량은 개개의 선원에 의한 방사선 분포를 모두 합하여 결정된다. 컴퓨터를 이용한 3차원 근접치료계획이 가능하게 됨에 따라 등선량곡선을 임의의 단면에서 생성할 수 있을 뿐만 아니라, 환자의 해부학적 구조와 비교하기 위하여 등선량곡선을 확대하거나 삽입된 선원의 방사선 영상과 겹쳐 볼 수 있게 되었다.

1) 방사선 선원의 위치결정

방사선선량 분포를 계산하기 위해서는 방사선원과 해부학적인 위치에 대한 각각의 공간적인 좌표가 필요하다. 삽입된 선원의 분포에 대한 3차원적 재구성은 보통 한 세트의 방사선 영상을 사용하여 얻을 수 있으며, 흔히 직교 이미지나 엑스선 선원의 정위이동법에 의해 구해지고 대부분 치료계획 프로그램에는 디지타이저를 사용하여 필름좌표를 결정할 수 있다.

(1) 직교 이미지법

직교 방사선영상은 이식된 선원의 중심부근을 지나는 전면과 측면방향에서 엑스선영상을 촬영하여 얻으며 일반적으로 isocenter에 대한 전후 필름과 측면 필름이 이러한 배열을 보여준다.

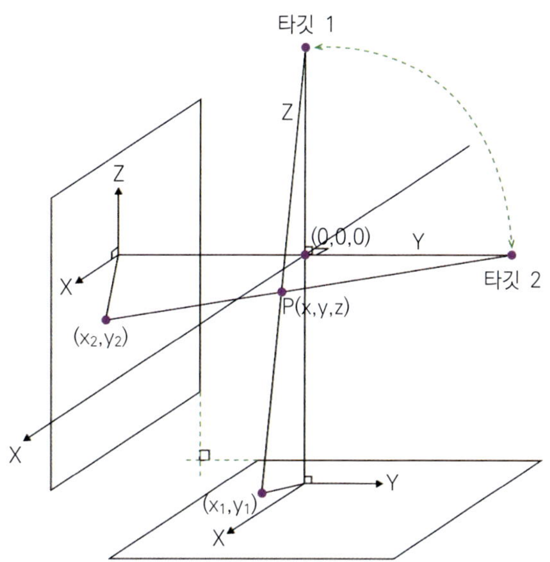

그림 11-5 직교 이미지법에 의한 선원의 위치결정

흔히 C-arm을 이용하여 직교 방사선영상을 촬영하는데 이때 확대율 보정이 반드시 필요하다. 이 직교 좌표 시스템은 관습적으로 환자의 오른쪽에서 왼쪽으로 이어지는 x-축과 아래에서 위로 이어지는 y-축, 그리고 뒤에서 앞으로 이어지는 z-축으로 이루어진다.

정면필름(A/P 필름)은 x-y 좌표에 투영된 선원영상의 확대된 모습을 나타내는 반면, 측면필름(lateral 필름)은 z-x 좌표에 확대된 투영영상을 나타낸다.

그림 11-5는 직교 이미지법으로 선원의 위치를 결정하는 방법이다. 1번 엑스선 선원에 의하여 x-y 평면상에 선원과 해부학적 장기의 위치가 확대되어 투영되며 확대율을 보정함으로써 (x, y) 좌표를 얻을 수 있다. 또한 2번 엑스선 선원에 의하여 z-x 평면상에 확대 투영된 영상으로부터 역시 확대율을 보정함으로써(x, z) 좌표를 구할 수 있다. 원래 이 좌표시스템은 두 필름 모두에서 동일하도록 지정된 한 지점(예, 선원의 끝 또는 탄템링)을 기준으로 선택한다. 이 기준은 두 필름 모두에서 x-좌표를 비교함으로써 동일하게 일치시킬 수 있다.

한 필름에서 가장 작은 x-좌표 값을 가진 한 선원의 끝이 다른 필름에서도 역시 가장 작은 x-좌표 값을 가진다. 이것은 x축이 두 필름 모두에서 공통적이기 때문이다. 기준이 동일화되고 각각의 선형 자료이미지의 시작점과 끝점은 디지털화 장치에 의해 추출되어 한 필름에서 다른 필름으로 각각의 끝점이 연속적으로 샘플링 된다.

또한 이 프로그램은 두 필름 모두에서 선원점의 x좌표(이전과 동일해야만 함)로 선원의 실제 물리적 길이와 계산된 물리적 길이를 비교함으로써 위치선정 오류를 찾아낼 수도 있다. 만약 (x_1, y_1, z_1)과 (x_2, y_2, z_2)가 선원의 두 끝점 좌표라면, 선원의 길이 L은 (11.1)식으로 주어진다.

$$L = \sqrt{(x_2 - x_1)^2 + (y_2 - y_1)^2 + (z_2 - z_1)^2} \tag{11.1}$$

(2) 정위이동법

정위이동법은 같은 방향에서 한 장의 엑스선 영상을 촬영하고, 환자나 엑스선 선원이 두 노출 사이에서 일정 거리만큼 이동한 후 또 한 장의 엑스선 영상을 촬영한다. 그림 11-6은 정위이동법에 대한 개략적인 설명을 보여준다. 엑스선 선원이 두 필름 사이에서 y축 방향으로 이동하기 때문에 두 필름 모두 정면촬영이고, 환자의 x-y축과 평행하다고 가정한다.

이렇게 얻어진 두 장의 확대된 투영 영상으로부터 기하학적 구조를 해석함으로써 선원이나 환자의 해부학적인 구조의 (x, y, z) 좌표를 구할 수 있다. 일단 관심 지점의 공간적 좌표가 구해지면 직교 이미지법과 동일하게 피타고라스 정리에 의하여 거리가 결정되며, 선량분포 역시 계산할 수 있게 된다.

정위이동법은 y-좌표의 작은 측정오차가 z-값에서 큰 오류로 발생하므로 직교 필름방식의 정확도가 일반적으로 정위이동법보다 더 높다. 반면에 정위이동법은 다량의 씨드 선원을 사용하거나 겹쳐져 있는 뼈로 감추어진 선원과 같이 직교필름에 의해 쉽게 판독할 수 없는 경우에 적합하다.

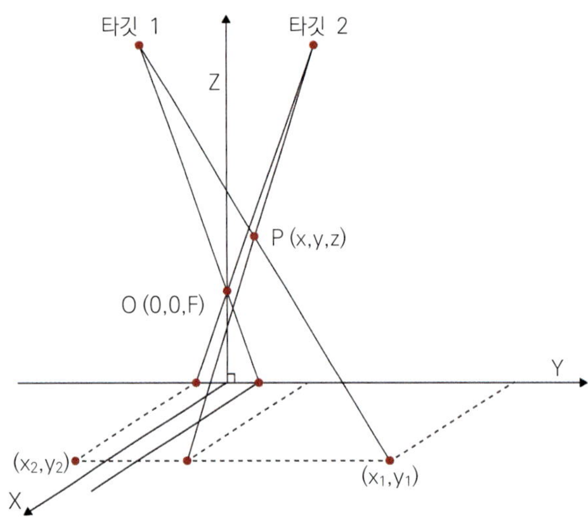

그림 11-6 정위이동법에 의한 선원의 위치결정

2) 방사선량 계산

예전의 방사선량 계산은 대부분 선형선원표, 축적인자 및 산란계수 등을 사용하여 계산하였으나, 최근 근접치료계획 프로그램들은 환자 개인을 위한 등선량 분포의 계산이 가능하게 되었다. 현재 대부분의 근접치료 선량계산은 치료-계획 소프트웨어로 실시한다. 이러한 프로그램 대부분은 Sievert 적분을 직접 사용하거나, 선원의 종류에 따라 미리 정해진 표를 사용하여 조직 감쇠보정을 한다. 라듐같이 반감기가 긴 종류의 방사성동위원소는 등선량 곡선에서 제시되는 조사선량률을 이용하여 치료시간을 계산하는 데 사용하는 반면, 이리듐과 같이 비교적 반감기가 짧은 동위원소의 일시 조직내 치료의 경우, 컴퓨터는 선원에 의한 치료시간을 결정하기 위하여 붕괴보정을 사용하여 축적된 방사선량을 계산한다. 즉 대략적인 선원의 삽입시간 동안 방사선 붕괴를 보정하여 선량을 계산한다. 치료시간은 감쇠보정없이 총선량이 방사선 선량률 D_0로부터 도출된다. 따라서 축적된 방사선량 D_c는 다음과 같다.

$$D_c = D_o \cdot T_{av}(1 - e^{-t/T_{av}}) \tag{11.2}$$

여기서 T_{av}는 방사선의 평균 수명이고, t는 치료시간이다.

^{125}I와 ^{198}Au과 같은 영구적인 자입치료를 위해, 축적된 방사선량은 다음과 같다.

$$D_c = D_o \cdot T_{av} = 1.44 \cdot D_o \cdot T_{1/2} \tag{11.3}$$

4 근접치료기술

근접치료 선원은 다음 네 가지 방법으로 적용될 수 있다. 외부 국소장치나 몰드, 조직내 치료, 관내 치료, 그리고 강내 치료이다. 표면 몰드는 귀나 입술과 같은 작은 부위의 표면 치료에 사용되며, 조직내 치료는 종양의 위치 선정이 잘 이루어져 있고, 분포 방법에 따라 직접적인 삽입이 가능할 때 적용될 수 있다. 관내 치료는 기관지, 식도 등 인체에서 비교적 좁은 관에 방사성동위원소를 삽입하는 방식이며 강내 치료는 방사선동위원소를 포함한 국소장치가 체강내에 삽입 될 수 있을 때 사용된다. 물론 종양의 크기와 형태에 따라 두 가지 이상의 치료기술을 적용하기도 하며 원격조사와 같이 적용되기도 한다.

1) 표면몰드 (Surface mould)

몰드는 피부를 치료하기 위해 사용되며 치료적용 대상의 표면에 선원들의 위치나 형태를 잡는데 사용된다. 선원 표면에서 피부 표면까지의 치료 거리는 보통 0.5 ~ 1.0 cm이다. 방사선 선량과 선원의 배치 규칙은 조직 내 선원과 동일하다. 전자선 치료가 증가함에 따라 현재 표면 몰드법은 거의 시술되지 않는다.

2) 조직내 치료 (Interstitial Radiotherapy; ISR)

조직내 치료에서 방사선선원은 바늘과 와이어, 혹은 시드의 형태로 제작되어 사용되는데 이를 조직에 직접적으로 삽입한다(그림 11-7). 조직내 삽입법은 일시적 삽입과 영구적 삽입 두 가지 형태가 있다. 일시적 삽입에서는 방사선원을 사용하여 목표방사선량을 투여한 후 선원을 제거하는(예를 들어, 방사선 바늘, 이리듐 와이어, 이리듐 시드) 반면, 영구적인 삽입에서는 조직내 삽입된 선원이 별다른 문제가 없는 한 조직 내 영구적으로 남게 된다(예를 들어, ^{198}Au과 ^{125}I 시드).

일반적으로 일시적 삽입이 영구적 삽입보다 더 좋은 선원 배치와 방사선량 계산을 할 수 있다. 그러나 영구 이식물은 단 한 번의 수술만 하면 되기 때문에 복부와 흉강 내 종양과 같은 특정 종양의 치료에 적합하며 주로 반감기가 짧은 핵종이 이용된다.

일시적 삽입은 후장전법(afterloading)의 도입과 더불어 큰 발전을 하게 되었는데, 선원이 미리 인체조직 내 설치된 튜브로 옮겨져서 이식되는 방법이다. 이 방법은 수술실과 엑스선 촬영실, 환자가 이동하는 과정 등에서 방사선피폭을 방어할 수 있는 장점이 있다. 모의선원(dummy source)이 선원의 배치와 방사선량측정에 사용되며(그림 11-8) 방사성동위원소는 환자가 병실로 돌아간 후에 체내에 삽입된다.

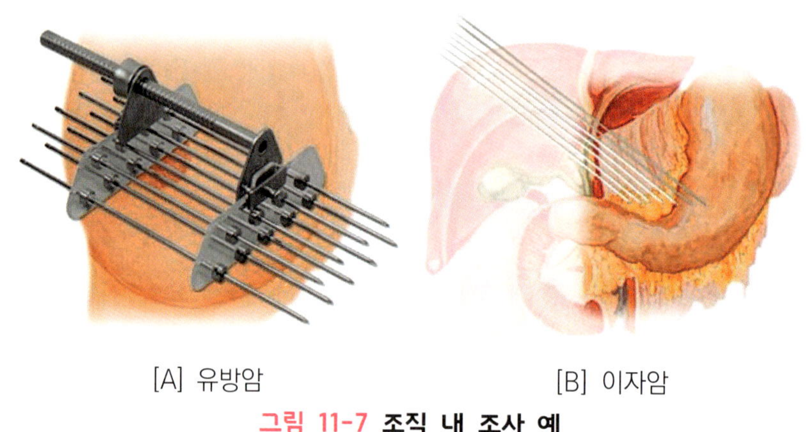

[A] 유방암 [B] 이자암

그림 11-7 조직 내 조사 예

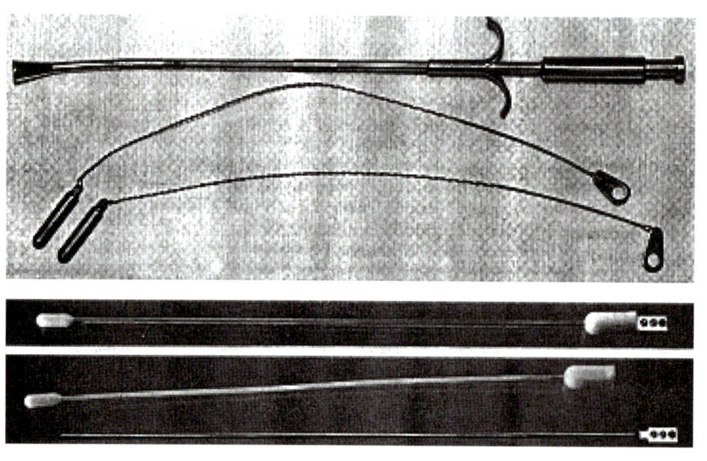

그림 11-8 모의선원(dummy source)

영구 삽입을 실시할 수 있는 가장 간단한 장치는 스테인레스스틸 바늘로 구성된 단일-시드 삽입기이다. 각각의 시드는 개별적으로 이 바늘 끝 부분에 장착되며 조직 내 삽입 후, 이 시드는 탐침을 사용하여 밖으로 빼내게 된다. 그러나 이러한 기술은 몸속 깊숙이 위치한 종양치료에는 부적합하며 많은 시드가 필요하다.

3) 관내치료 (Intraluminal Radiotherapy; ILR)

관내 치료는 기관지, 식도 등 인체에서 비교적 좁은 관에 방사성 동위원소를 삽입하는 방식이고, 여러 종류의 어플리캐이터들이 고안되어 사용되고 있다.

그림 11-9[A]는 기관지 폐암에 대한 관내조사를 설명하는 개념도이며, 그림 11-9[B]는 관내조사를 실시하기 위해 촬영한 시뮬레이션 사진이다.

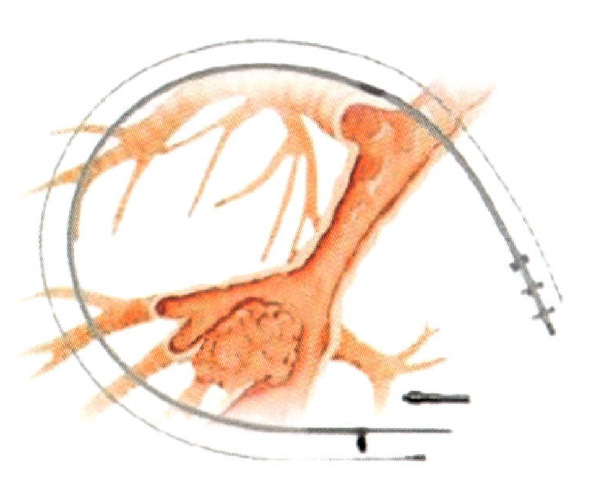

[A] 기관지 폐암의 관내조사

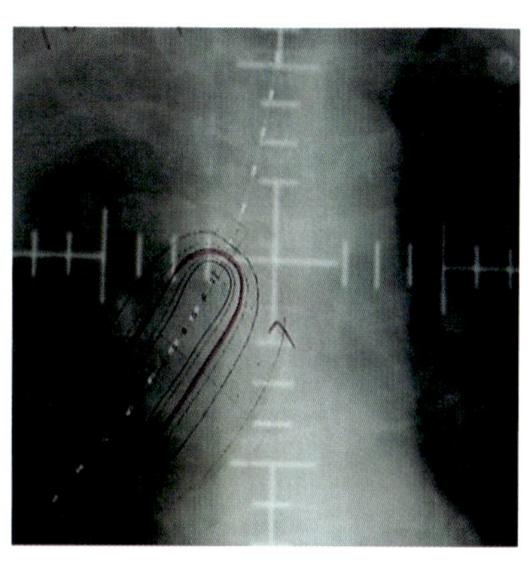

[B] 시뮬레이션 사진

그림 11-9 관내 조사의 예

4) 강내 치료 (Intracavitary Radiotherapy; ICR)

(1) 자궁경부암 및 질암

강내 치료는 대부분 자궁경부암과 자궁체부암 및 질암의 치료에 사용된다. 다양한 종류의 어플리캐이터들이 선원을 고정시키기 위해 고안되었다. 그림 11-10[A]에서 보는 바와 같이 자궁경부 어플리캐이터는 기본적으로 탄뎀(tandem)이라고 불리는 중앙 튜브와 오보이드(ovoid)라고 불리는 측면 튜브로 구성되며, 오보이드(ovoid)들은 스페이서에 의해 분리 및 고정된다. 또한 질암은 그림 11-10[B]에서 보는 바와 같이 탄뎀 어플리케에터와 vaginal 실린더가 사용되기도 한다.

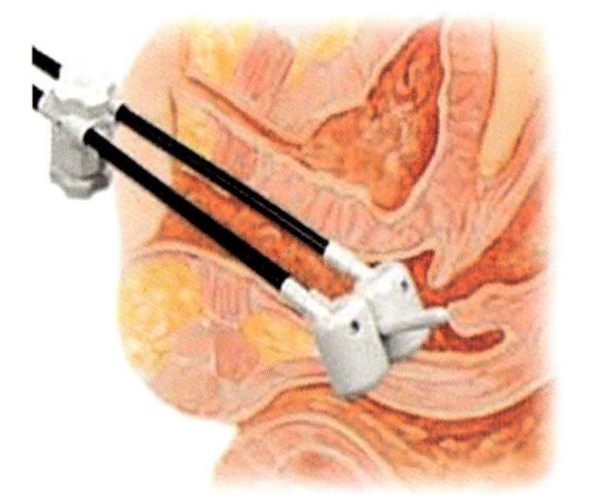

[A] 자궁경부암

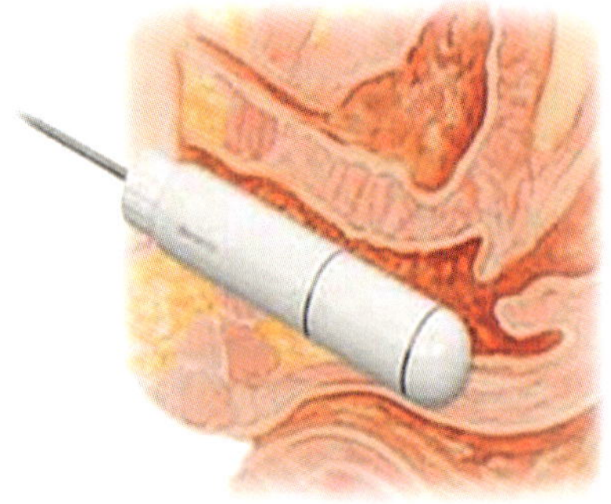

[B] 질암

그림 11-10 강내 조사의 예

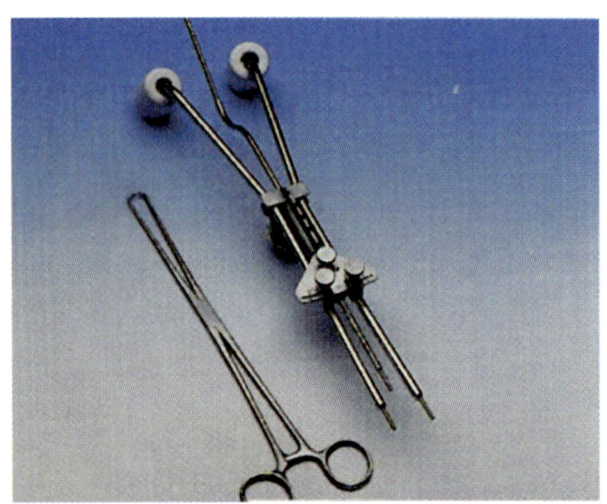

[A] Fletcher applicator

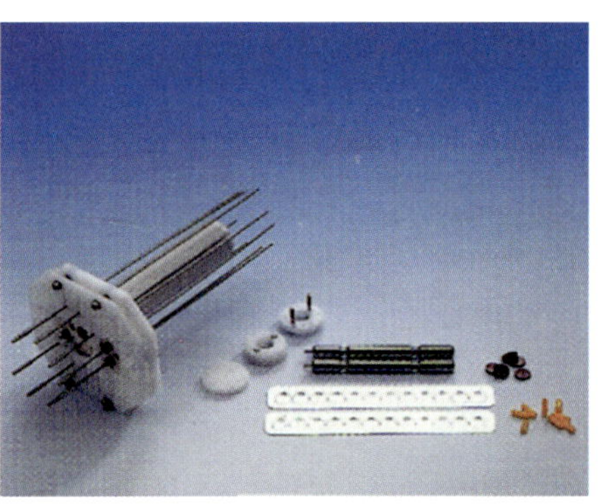

[B] Prostate implant template

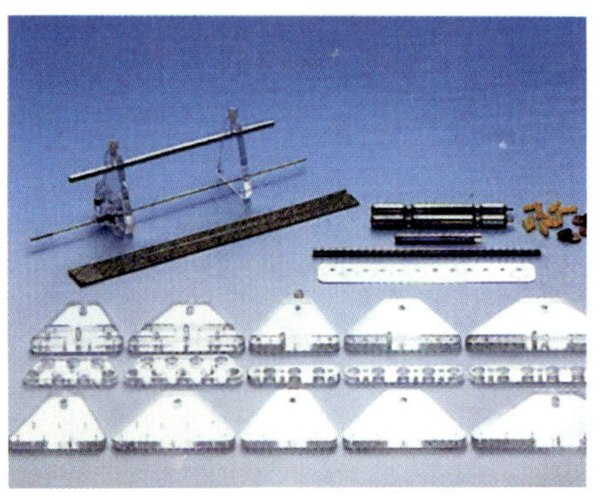

[C] Breast implant template

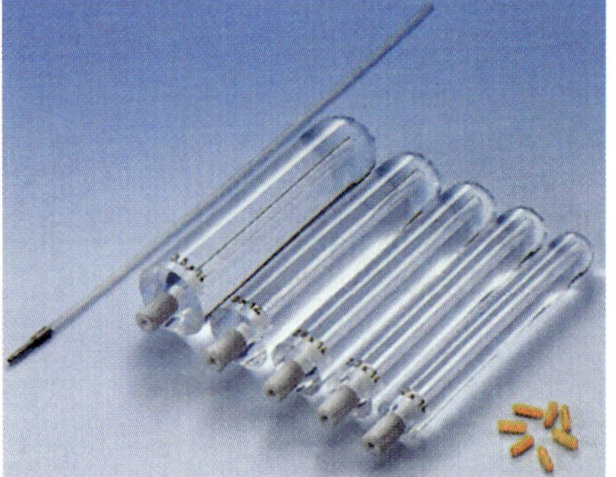

[D] Vaginal cylinder

그림 11-11 후장전법에 사용하는 어플리케이터

1908년 라듐을 자궁암 치료에 처음으로 적용하기 시작한 이래로 몇 가지 기술들이 발전되어 왔다. Paris 기술로부터 진보한 Manchester 시스템은 1~3개의 라듐 튜브를 고정시키기 위해 고무 자궁경부 탄뎀(tandem)과 고무 스페이서에 의해 분리된 고무 오보이드(ovoid)로 튜브형 라듐선원을 각각 고정시킨다.

Fletcher-Suit 어플리케이터는 (그림 11-11[A]) 선원의 후장전을 용이하게 하기 위해 탄뎀(tandem)과 오보이드 (ovoid)를 속이 텅 빈 스테인리스 스틸로 제작하고 핸들로 고정시킨다.

그림 11-11은 후장전법에 사용하는 각종 어플리케이터들이다.

(2) 자궁체부암

자궁체부암은 라듐이나 세슘 방사성동위원소를 사용하여 Heyman 캡슐로 치료할 수 있다. 이러한 캡슐들은 다양한 크기로 사용이 가능하며, 각각 5 ~ 10 mg-Ra_{eq}를 함유하고 있다. Heyman 법은 자궁 내부를 다양한 선원으로 채워 넣는 것으로서 mg-hr을 사용하여 자궁 내부의 표면에 투여되는 방사선량을 결정하는데, 투여 선량은 다양한 측정방법을 바탕으로 설정된다.

5) plesiotherapy

Sr-90의 베타선을 이용하여 체표면이나 작은 종양의 치료에 적합한 근접치료의 일종이다.

5 자궁경부암의 방사선량 평가

자궁경부암 치료를 위한 방사선량 평가에 대한 다양한 시스템을 고안되었으며, mg-hr방식, 맨체스터법, ICRU 시스템 등이 사용되어 왔다. 그 중에서 mg-hr 방식은 총 선원강도와 이식된 선원의 지속기간의 곱으로 정의되며, 라듐을 이용한 근접치료가 없어짐에 따라 사용하지 않는다.

1) 맨체스터 시스템

맨체스터 시스템은 세계에서 가장 광범위하게 사용되고 있는 시스템 중 하나이다. 맨체스터 시스템은 네 지점의 방사선량, 즉 A 포인트, B 포인트, 방광 포인트, 그리고 직장 포인트로 평가된다. 치료계획 평가는 다른 지점에서의 방사선량을 고려하여 결정할 때, A 포인트에서 계산된 방사선량율에 기초하여 평가한다.

근접치료에 컴퓨터를 활용할 수 있게 됨에 따라 대부분 맨체스터 시스템 사용자들은 네 지점의 방사선량을 구하는 것뿐만 아니라 전면과 시상면에서의 등선량분포도 평가하지만, A 포인트는 여전히 방사선량 처방 기준지점으로 사용된다. A 포인트는 원래 가쪽 질천장부 (vaginal fornix)에서 위쪽으로 2 cm, 그리고 자궁경부 (cervical canal)에서 바깥쪽으로 2 cm 지점을 의미하였다 (그림 11-12). 이후에 external cervical OS에서 위쪽으로 2 cm (혹은 탄뎀의 자궁경부 끝 부분), 그리고 자궁경부에서 바깥쪽으로 2 cm로 다시 정의되었다. 포인트 B는 5 cm로 지정하였다.

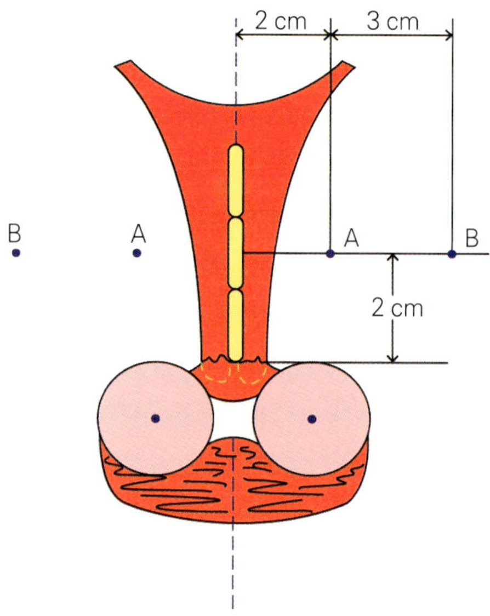

그림 11-12 **맨체스터법에서 A, B 포인트의 정의 (ICRU 38)**

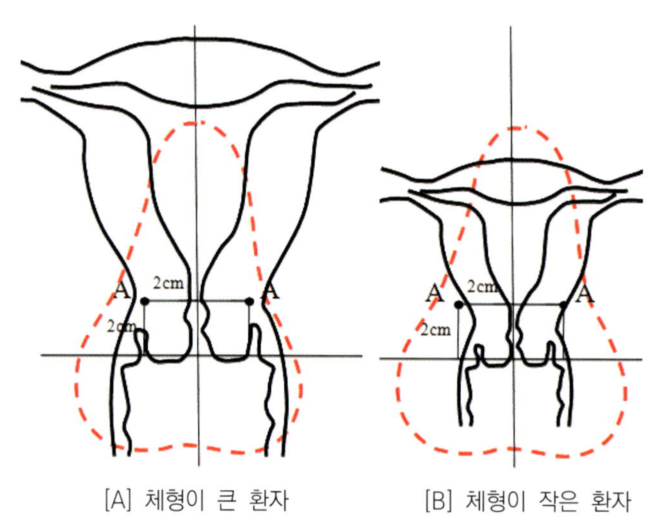

그림 11-13 **환자 체형에 따른 A 포인트 위치의 해부학적 변동**

이상적으로 A 포인트는 자궁혈관이 요관을 가로지르는 곳을 의미하며, 자궁경부암을 치료할 때 이 부분의 방사선내성이 방사선치료의 한계로 받아들여지고 있다. 그러나 A 포인트의 위치가 해부학적인 요소를 고려한 지점이 아니기 때문에 환자에 따라서 자궁의 크기가 차이 나는 경우에는 그림 11-13에서 보는 바와 같이 A 포인트가 자궁경부내부나 외부에 위치하게 될 수 있다. 뿐만 아니라 탄뎀 선원보다 오보이드 선원의 위치가 A 포인트와 가깝기 때문에 오보이드 선원의 위치에 따라 계산 결과의 차이가 많이 나타날 수 있는 문제점이 있다. 따라서 A 포인트에서의 방사선량

처방은 훨씬 큰 자궁경부암에는 불충분하게 조사하거나 혹은 그보다 작은 종양에는 지나치게 많은 양을 조사될 위험성을 항상 내포하고 있다.

그림 11-14는 근접치료 시뮬레이션을 시행하기 위해 사용하는 C-arm의 사진이다. C-arm을 이용하여 직교이미지법 또는 정위이동법으로 엑스선 영상을 촬영한다.

그림 11-15는 자궁경부암 환자에 대한 강내 조사의 시뮬레이션 영상이다. C-arm을 이용하여 촬영된 직교 이미지로 두 영상을 이용하여 확대율을 보정함으로써 탄뎀 및 어보이드 선원의 위치와 A, B 포인트 및 방광, 직장위치를 결정할 수 있다. 결정된 위치를 기본 정보로 선량분포를 계산하여 A 포인트에 처방선량을 조사할 수 있다.

자궁경부암의 강내 치료 시 방광과 직장의 방사선량은 주어진 어플리케이터 내의 선원배치에 의해 결정되며, 만약 측정이나 계산에 의해 방사선량이 너무 높게 측정되었다면 선원의 형태나 위치를 교체하여야 한다. Fletcher-suit 어플리케이터에서는 방광과 직장을 보호해 주기 위해 부분적으로 위와 아래쪽이 차폐되어 있지만 이런 차폐로 방광과 직장에 실제로 얼마나 선량이 차폐되었는지를 확인하는 것은 어려운 일이다. 강내전리함을 포함한 다양한 측정기들이 측정할 수 있지만 계산으로 결정하는 것이 더 정확할 수 있다. 방광과 직장의 위치선정은 조영제로 촬영한 방사선영상으로 결정할 수 있으며 방광과 직장에 투여되는 최대방사선량은 가능한 A 포인트 지점의 방사선량보다 적어야 한다.

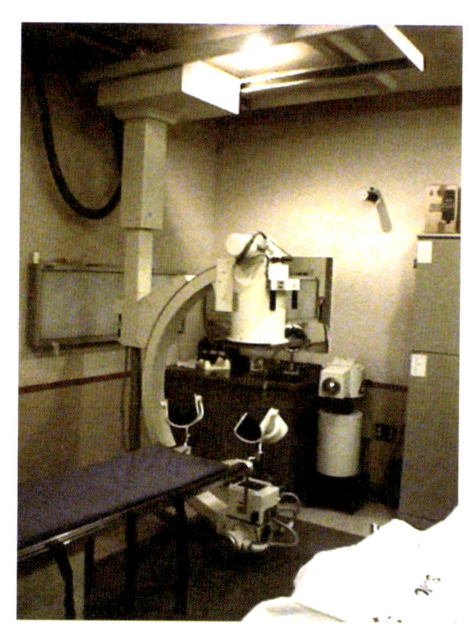

그림 11-14 근접치료 시뮬레이션용 C-arm

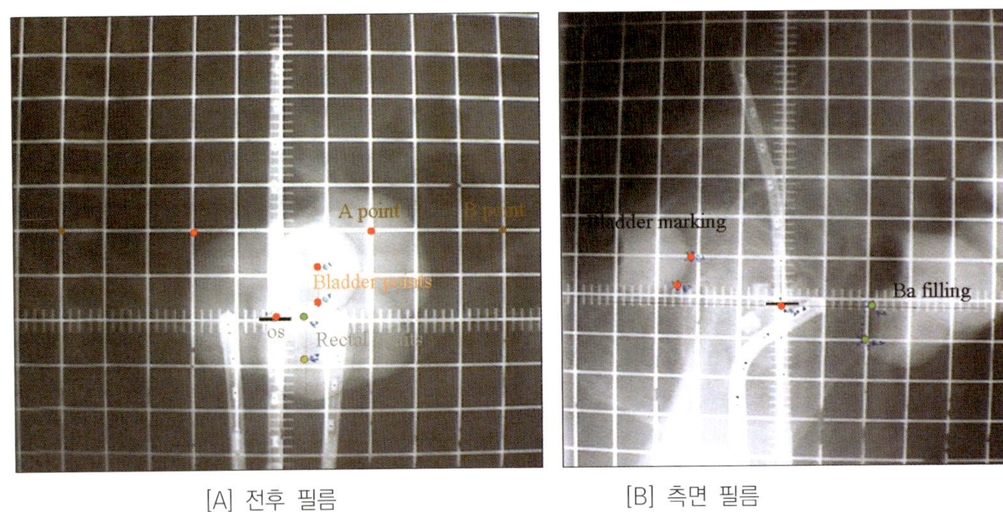

[A] 전후 필름 [B] 측면 필름

그림 11-15 **ICR 시뮬레이션 사진**

2) ICRU 시스템

ICRU 시스템은 특정지점의 방사선량 대신에 표적용적의 방사선량분포와 관련한 방사선량 결정시스템으로 방사선량은 표적용적을 둘러싸고 있는 등선량곡선의 값에 의해 결정된다. 그림 11-16은 강내 조사와 원격조사를 병행할 때 표적용적의 개념에 대하여 설명하고 있다. 강내 치료를 위해 표적용적은 자궁경부과 자궁체부를 포함한다. ICRU 시스템에서 다양한 치료기준은 다음과 같다.

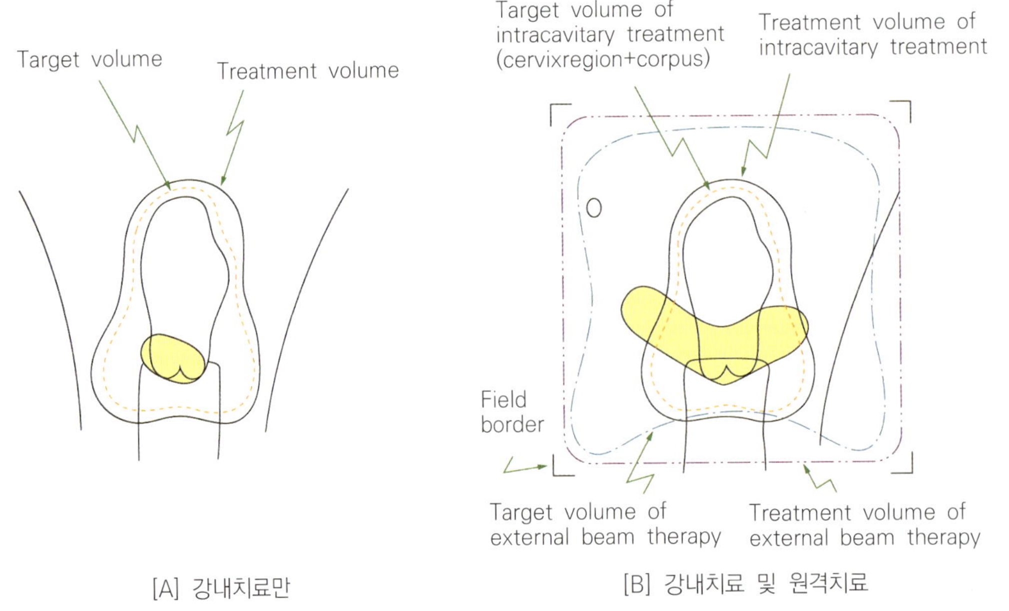

[A] 강내치료만 [B] 강내치료 및 원격치료

그림 11-16 **ICRU 시스템에서 원격조사 및 근접조사에 대한 표적용적 (ICRU 38)**

① 어플리케이터의 형태, 선원의 형태, 선원의 투여와 직교 방사선 영상에 대한 최소한의 정보를 포함하여야 한다.

② 총 기준공기커마는 선원의 투여 횟수나 투여된 선원의 지속시간, 삽입 선원의 지속기간의 총 기준공기커마 세기를 나타낸다. 이러한 방식은 선원을 공기커마 강도, 즉 $\mu Ci{\cdot}m^2h^{-1}$로 교정했다는 것만 제외하면 라듐의 mg-hr나 총 mg-Ra_{eq}-h와 유사하다.

③ 기준용적량은 표적용적을 둘러싸고 있는 등선량곡선의 양이다. Paris 실험을 기본으로 방사선량 값은 60 Gy에 맞춘다. 이 선량에는 원격조사에 의한 방사선량의 분포를 포함하며 강내 부분의 치료를 위한 기준 용적량은 명확하게 구별되어야 한다(그림 11-17).

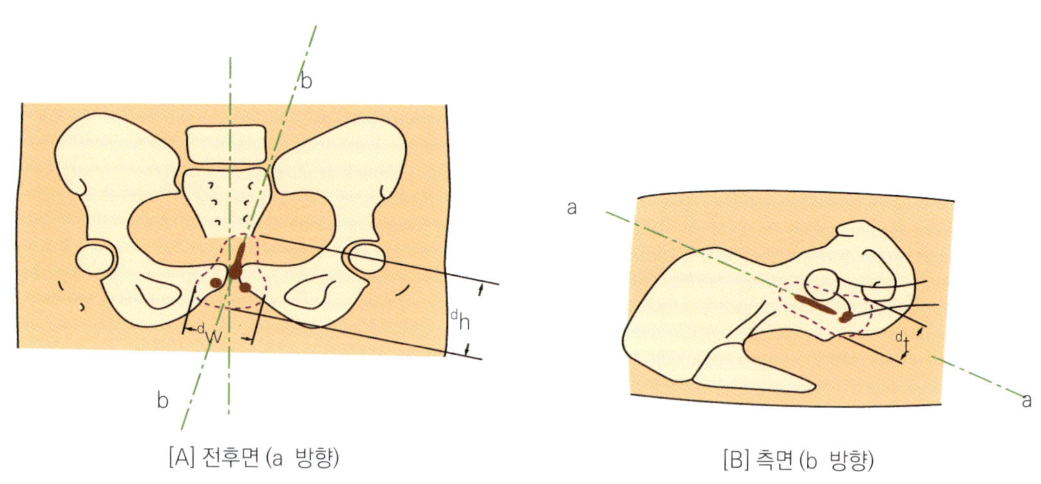

그림 11-17 ICRU 시스템에서 기준 등선량면의 정의 (ICRU 38)

(1) 기준점에서 흡수선량

① 방광 포인트

방광 포인트는 조영제로 채워진 풍선과 Foley 카테터를 이용하여 위치를 결정한다. 전면 방사선영상에서 방광 포인트는 풍선 한가운데로 정해지고, 측면 방사선영상에서는 풍선중심을 통과한 뒤 표면에서 풍선가운데를 정면으로 통과하는 전후선으로 정해진다(그림 11-18).

② 직장 포인트

직장 포인트는 전면 방사선영상에서 오보이드 선원 중간지점(혹은 선원의 자궁속 아래쪽 끝부분)으로 정해진다. 측면 방사선영상에서 직장 포인트는 오보이드 선원들의 중심으로 그려지는 선, 즉 질 후벽에서 5 mm 떨어진 곳에 위치한다.

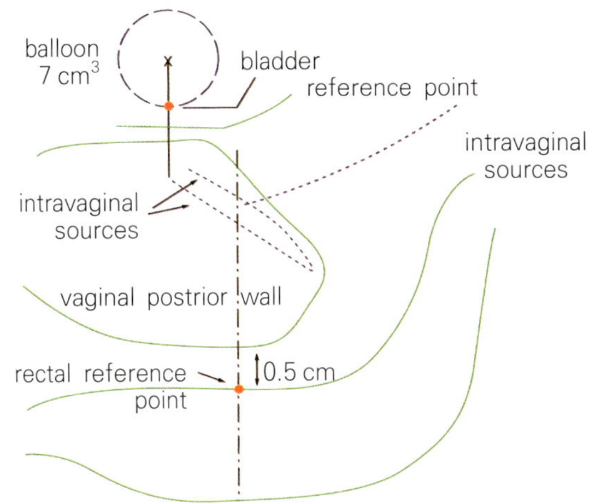

그림 11-18 **방광 및 직장점의 위치결정 (ICRU 38)**

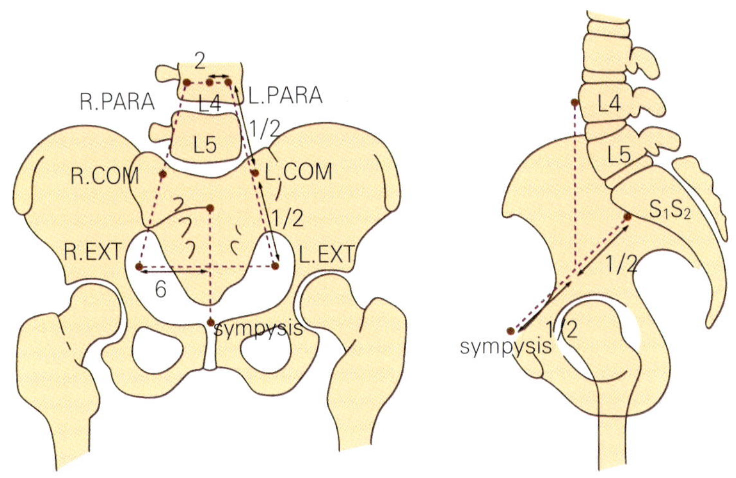

그림 11-19 **림프절의 기준점 결정 (ICRU 38)**

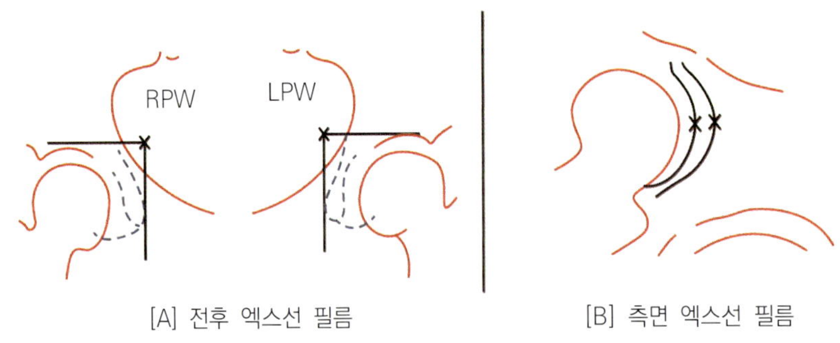

[A] 전후 엑스선 필름 [B] 측면 엑스선 필름

그림 11-20 **골반벽 포인트의 결정 (ICRU 38)**

③ Fletcher의 림프관 trapezoid

이 지점들은 그림 11-19에서 볼 수 있듯이, 대동맥 결절과 엉덩이뼈 결절에 일치하고 있다.

④ 골반 벽 포인트

정면 방사선 영상에서, 골반 벽 포인트는 관골구의 안쪽 면을 접하면서 관골구 윗면과 직각을 이루는 선과 수평 접면의 교차점에 위치하고 있다. 방사선 영상에서 이 지점들은 좌우 골반의 가장 높은 중간거리 지점과 같이 표시된다(그림 11-20).

⑤ 시간선량 패턴

원격조사법과 관련하여 선원의 지속기간과 순서가 기록되어야만 한다.

6 원격 후장전 근접치료장치(Remote afterloading system; RALS)

과거 근접치료에서는 방사선동위원소의 준비와 삽입하는 과정을 수동으로 하였기 때문에 비록 이러한 치료과정들이 아무리 적절하게 이루어지더라도, 시술자의 방사선피폭에 따른 피해를 피할 수 없었다. 그러나 현재 대부분 근접치료법은 선원용기를 환자의 주위에 두고 카데터가 적절한 자리에 위치했는지를 방사선영상으로 확인한 후 방사성동위원소를 넣는 원격후장전법을 사용하고 있다.

이러한 후장전법을 사용하기 때문에 직접적으로 방사선선원을 다룸으로써 발생할 수 있는 시술자피폭과 같은 위험을 제거할 수 있다. 뿐만 아니라 선원을 순식간에 이식하고 제거할 수 있어서 환자의 불필요한 방사선피폭도 줄일 수 있다.

원격 후장전 근접치료장치(remote afterloading system; RALS)는 저선량률(LDR)이나 고선량률(HDR) 및 강내 치료 또는 조직내 치료에도 사용이 가능하며, 저선량률 시스템에서와 동일한 형태의 어플리캐이터(예를 들어 Fletcher-suit) 및 방사선량률이 적용가능하다. 종사자를 차폐하기 위한 이동형 차폐를 제외하면 방사선차폐 방법도 동일하며, 치료선원은 환자가 진료가 필요할 때나 재장전을 위해 치료를 중지했을 때 언제든지 회수가 가능하다.

이에 비하여 고선량률 치료법은 코발트치료에서 필요한 수준의 안전 준수사항이 지켜지는 완벽히 차폐된 방에서 치료가 이루어진다. 벽은 방사선을 충분히 차폐할 수 있어야 하고, 치료실에는 방사성물질이 빠져나가지 못하게 하는 내부 잠금쇠가 있는 문이 있어야 한다. 문이 열리거나 비상버튼이 눌러질 경우, 설치된 방사능 모니터는 시각적, 청각적 비상경고를 울려야 하며, 환자는 원격 폐쇄회로 텔레비전 카메라와 상호 연락 장치로 관찰하게 되고, 응급절차는 통제실에 알려져야 한다. 실제로 고선량률 장치는 이미 가동되고 있는 코발트 혹은 가속기 치료실에 종종 장착되어 사용되기도 한다.

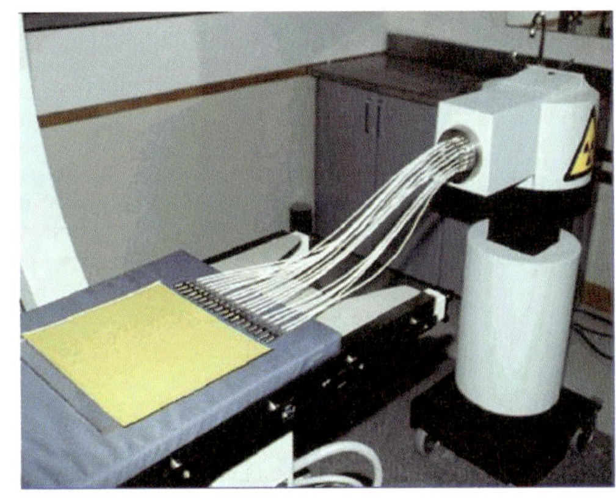

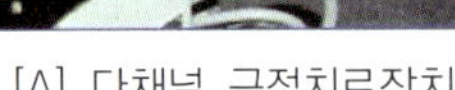

[A] 다채널 근접치료장치

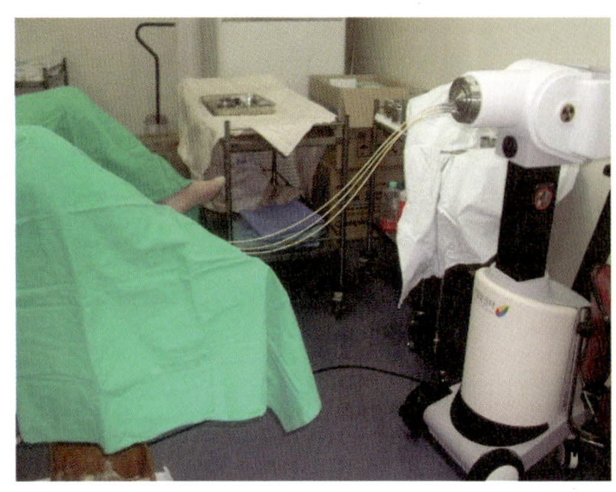

[B] 근접치료 장면

그림 11-21 RALS 시스템

예전에는 세슘이나 코발트 선원이 사용되기도 했지만, 현재는 일반적으로 ^{192}Ir이 원격후장전 치료에 가장 많이 사용되는 방사성동위원소이다. 이 선원들은 사용되지 않을 때는 안전한 보관 용기에 담겨 있으며, 선원의 수송과 안전 보관용기에서 환자 내부에 있는 국소장치로의 이동을 위해 몇 개의 채널들이 있다. 방사성선원의 이동에 가장 일반적인 방식은 선원이 결합된 금속 드라이브 케이블이다. 케이블은 모터에 의해 움직이며 마이크로프로세서에 의해 통제된다.

고선량률 원격후장전 선원은 단일한 고강도(예를 들어 10 Ci)의 이리듐에 의해 이루어지며, 이는 사용가능한 하나, 혹은 여러 개의 채널을 통해 유연한 케이블의 끝 부분이 접합되어 있다(그림 11-21[A]).

이 선원은 이식된 도관이나 어플리케이터의 어떤 지점에서 정확하게 위치가 결정된다(그림 11-21[B]). 선원의 지정 위치와 지정 시간을 프로그래밍 함으로써, 원하는 등선량 분포를 얻을 수 있다. 이러한 고 방사선량률 장치는 강내, 조직 내, 관내 치료에 사용될 수 있다.

그림 11-22는 후장전법에 의한 몇 가지 종양에 대한 관내 조사의 예이다. 현재, Curietron, micro-Selectron, Gamma Med, 그리고 Buchler unit 등 여러 종류의 상용 모델들이 있으며, 많은 시스템은 특화된 기능을 가지고 있다.

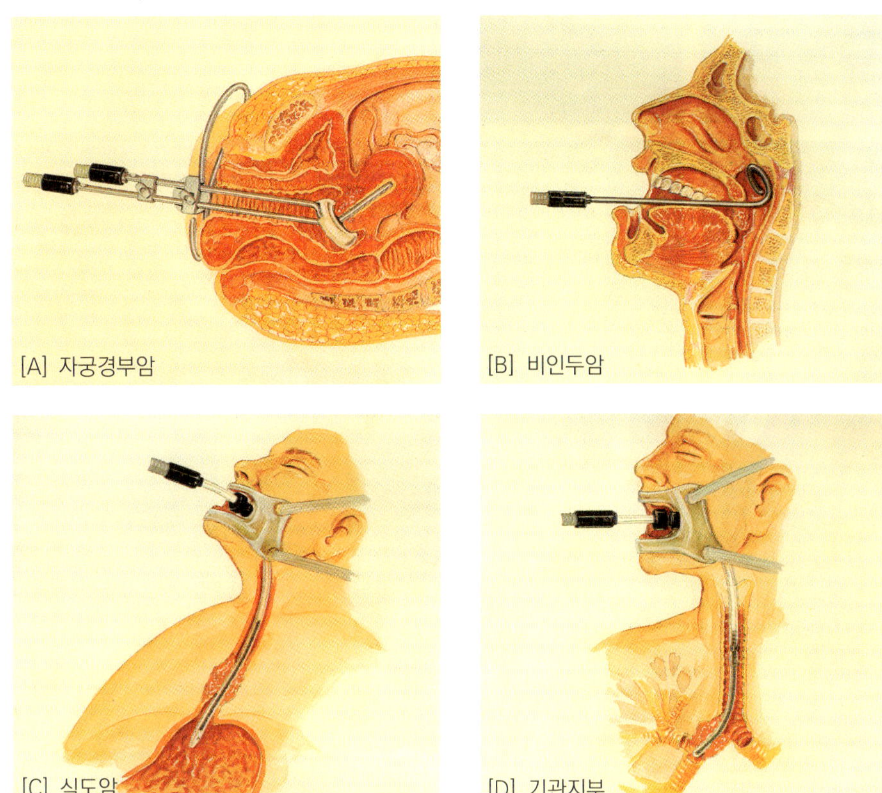

그림 11-22 **후장전법에 의한 근접치료**

1) 원격후장전법의 장점

① 원격후장전법의 주요 장점은 종사자의 방사선노출위험 제거에 있다.
② 잘 구성된 시스템은 수동 후장전법을 포함하여 방사선량 분포를 최적화할 수 있다.
③ 치료법 기술이 일관성 있고 재현이 가능하다.
④ 저선량률 원격후장전법에서 치료선원은 응급상황 뿐만 아니라 일반적인 상황에서의 더 나은 환자진료를 위해 차폐된 위치로 돌려놓을 수 있다.
⑤ 고선량률 원격후장전법은 다분할요법을 사용하여 외래환자를 치료할 수 있다.
⑥ 고선량률 원격후장전법은 많은 수의 환자를 치료하는데 적합하다.
⑦ 선원을 분실할 염려가 없다.

2) 원격후장전법의 단점

① 원격 후장전장치는 가격이 비싸다.
② 고선량률을 사용하는 경우에는 방사선차폐와 보조 영상촬영장치의 설치 등에 추가로 경비가 든다.

③ 저선량률에 비하여 임상적인 결과가 눈에 띄는 진보가 없다.
④ 원격 후장전장치는 구조가 복잡하고 잦은 선원교체로 인하여 치료 장치에 대한 품질관리가 필요하다.

3) 고선량률 어플리케이터

저선량 치료에 사용하는 근접치료용 어플리케이터들은 고선량률 치료에도 그대로 이용가능하다. 일반적으로 많이 사용하는 고선량률 어플리케이터들은 다음과 같다.

(1) Fletcher-suit

Fletcher-suit는 자궁체부암, 자궁경부암 및 골반벽 등에 발생한 악성종양 치료에 사용한다. 이 어플리케이터는 3개가 한 세트로 구성되는데, 곡률이 15, 30 및 45°인 탄뎀과 직장과 방광 선량을 줄이기 위하여 차폐된 한 쌍의 오보이드이다.

(2) Vaginal cylinder

Vaginal cylinder는 아크릴 재질의 원통형 실린더로 여러 종류의 직경들이 있으며, 중심에 스테인리스 탄뎀이 들어갈 수 있도록 구멍이 나 있다. 한 쌍의 카테터를 선원 전송관에 장착하고 모의선원 와이어로 탄뎀 길이를 맞춘다. 이 어플리케이터로 치료하기에 가장 적당한 종양은 질암이다.

(3) Rectal-applicator

Rectal-applicator는 아크릴 재질의 원통형 실린더로 여러 종류의 직경들이 있으며, 표재성 직장암에 사용된다. 정상조직을 보호하기 위하여 선택적으로 차폐를 할 수 있다.

(4) Intraluminal catheter

Intraluminal catheter는 기관지 폐암 등의 치료에 적합한 어플리케이터로 길이에 따라 여러 종류로 나눠지며 기관지 폐암 등에 유용하다.

(5) Nasopharyngeal applicatior

Nasopharyngeal applicatior는 비강에 있는 암을 치료하기에 적합하다. 그 밖에 관내조사에 필요한 카테터나 어플리케이터 등이 있다.

(6) Interstitial implants

Interstitial implants는 스테인리스 바늘이 조직내 치료에 사용된다. 바늘의 한쪽 끝은 막혀 있으며 내부에 고선량률 선원이 장전된다. 전립샘암, 유방암, 그 밖에 두경부 종양들에 유용한 치료법이다.

4) 방사선치료계획

(1) 시뮬레이션

치료계획 과정은 환자의 준비, 어플리캐이터, 카테터와 바늘의 위치결정 등을 결정한 후에 시작된다. 치료부위에 전문의가 부분마취 후 삽입장치를 설치한다. 예를 들면 촉진이나 시각적 검사에 의한 부인과 어플리캐이터, 초음파를 이용한 전립샘 템플렛 등이다.

환자는 isocenter를 중심으로 설치된 C-arm 시뮬레이터로 치료계획을 한다. 표지 와이어가 어플리캐이터에 삽입된 후 수직 방사선영상으로 어플리캐이터와 표지 와이어의 위치를 구한다. 이 방사선영상은 방사선사로 하여금 치료단계와 삽입위치를 계획할 수 있게 하며, 이 와이어가 제거되고 교정용 자를 삽입한다. 이 카테터의 길이는 측정 와이어의 끝을 읽음으로써 결정된다.

시뮬레이션 사진에는 환자의 이름, 날짜, 카테터 변화와 길이, 확대율 및 마킹 등을 주의 깊게 표시하며, 해부학적으로 관심 있는 영역의 선량은 이 방사선영상으로부터 구한다.

(2) 치료계획 검증

컴퓨터 치료계획의 검증은 고선량률 품질관리 프로그램의 필수적인 부분이다. 이 검증의 일부분은 카데터 길이, 이식 시간, 현재 선원의 강도 등 입력데이터의 정확성 검증이다. 또한 독립적인 확인점이 선량계산으로 수동 또는 다른 컴퓨터를 이용하여 검증한다. 지정된 지점의 선량의 정확성은 근접치료에서의 급격한 선량변화를 고려할 때 ±5% 이내이어야 한다.

고선량률 컴퓨터계산을 수동으로 확인할 수 있는 몇 가지 방법이 AAPM TG59에서 논의 되었다. 가장 간단한 방법은 거리 역자승 법칙으로만 구성된 방법이며, 지정된 지점이나 인접한 지점에서의 선량은 선원의 길이와 삽입 위치로부터 계산할 수 있다.

5) 임상적 응용

고선량률 치료는 원칙적으로 저선량률 치료가 가능한 모든 종양에 대해 적용이 가능하다. 고선량률 근접치료를 가장 흔히 사용하는 대상은 폐암환자의 기관지 내 암치료와 자궁내암의 수술 후 치료 및 전립샘암이다. 자궁암의 치료에서 고선량률의 사용은 종양의 치료나 생존율 관점에서 저선량률에 비하여 우수하지 않다. 그렇지만 고선량률은 이론적으로 표적용적과 방광, 직장 등에 저선량률에 비하여 우수한 선량분포를 얻을 수 있다.

그림 11-23은 자궁암을 고선량률로 치료를 하기 위해 촬영한 ICR 시뮬레이션 필름과 컴퓨터치료계획 결과이며, 그림 11-24는 ICR 강내조사에 대한 컴퓨터치료계획 결과를 3차원 영상으로 나타낸 것이다. 등선량곡선의 모양이 이식시간을 결정함으로써 최적화되어 있다.

그림 11-25는 초음파를 사용하여 전립샘암에 대한 고선량율 조직 내 근접조사를 보여준다.

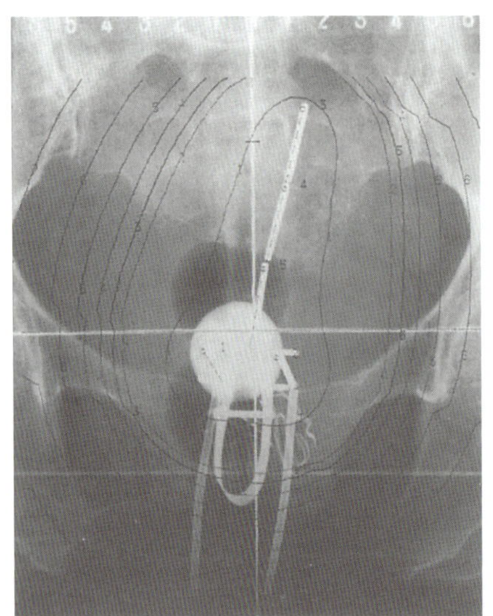

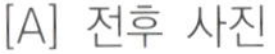

[A] 전후 사진

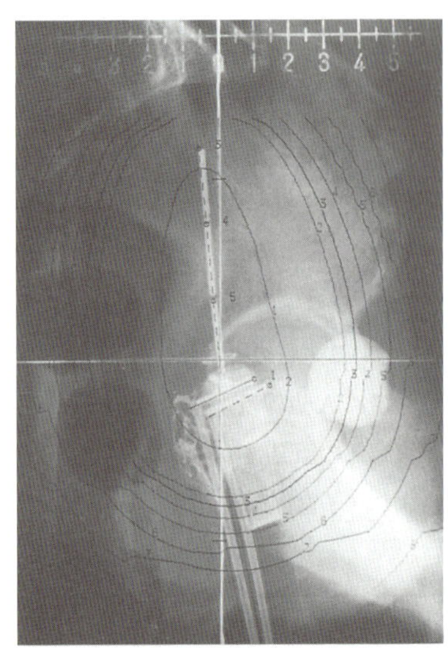

[B] 측면 사진

그림 11-23 강내 조사 시뮬레이션 사진과 선량분포도

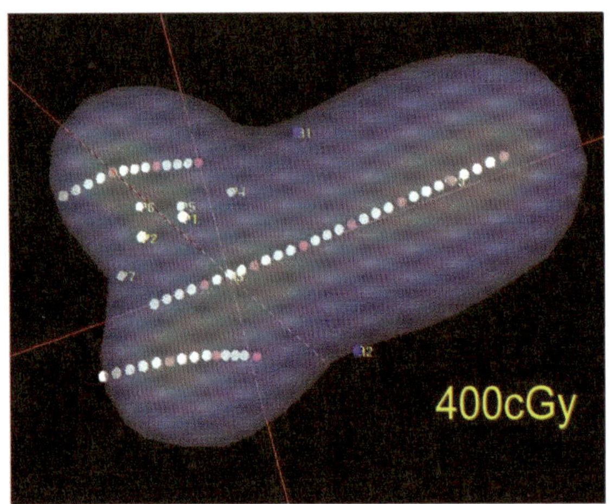

그림 11-24 ICR 강내 조사시 탄뎀과 오보이드에 의한 선량 분포도

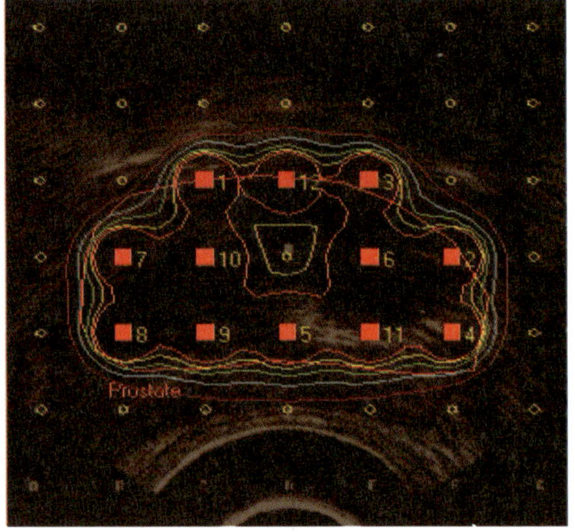

그림 11-25 전립선암 환자의 고선량률 자입 치료와 초음파영상

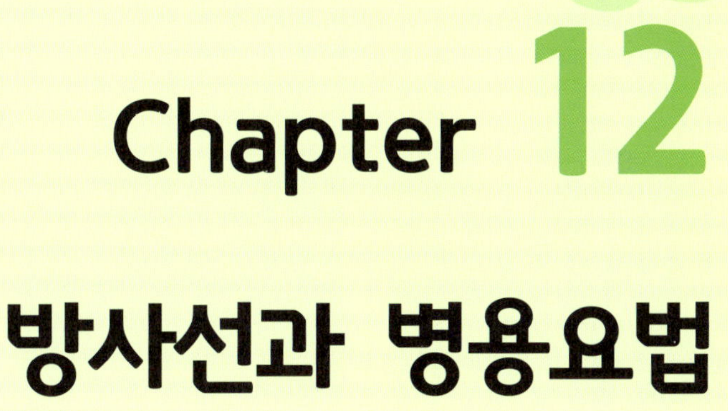

Chapter 12

방사선과 병용요법

CHAPTER 12
방사선과 병용요법

1 화학요법

21세기 암치료요법의 하나로 널리 사용되고 있는 방법이 방사선과 화학요법의 병용이다. 방사선치료와 화학요법을 병용하는 목적은 전이를 예방하기 위해서 국소부위는 방사선으로 치료하고, 조사면 외에 있는 잠복 전이에 대해서는 화학요법을 병용하기 위해서이다. 또한 방사선 선량을 감소시키기 위해 방사선감수성이 낮은 종양에 증감효과를 기대하기 위해서도 병용한다. 적응확대를 위한 방법으로 방사선만으로 제어되지 않는 진행되고 있는 암에 대해 치료성적을 향상시키기 위해 병용하며 치료효과비의 상승을 위해서 방사선치료 중 생체의 부작용 분산이나 면역능력을 높일 목적으로 병용한다.

국소치료에 있어서 방사선과 화학요법의 병용치료를 실행하면 방사선감수성을 증가시키는 증감작용(sensitization)을 얻을 수 있다. 증감작용은 하나하나가 독립적으로 작용하여, 전체적으로 효과가 커지는 상가작용(additivity)과 다른 작용 기전에 의한 동시효과로서 상가보다도 효과가 커지는 상승작용(potentiation)이 있다.

약제 투여에 따른 조사선량의 환산, 약제 투여시기, 투여 방법, 1회 투여량, 투여 간격 등을 고려해야 한다. 이상적인 수식물질의 작용은 정상조직에는 작용하지 않고 종양에만 방사선 효과를 높이는 것으로 즉, 종양은 보호하지 않고 정상조직만을 보호하는 것이다.

1) 방호제

방호제의 역할은 정상조직의 생체를 방어하고 중요조직의 산소농도를 감소시키며 정상적인 대사작용에 변화를 주기 위해 혈관을 축소시킨다. 진정한 방호제로는 S-H기(수산기) 화합물인 cysteine을 들 수 있다. SH 화합물은 전리밀도가 낮은 방사선인 감마선, 엑스선에는 유리한 방호제이지만 α입자처럼 전리밀도가 큰 방사선에는 방호효과가 나타나지 않는다. 방호물질로는 histamine, cyanides, P.A.P.P(para-amino prpiohenone), SH 화합물인 cyateine, cystsmin, glutathion, A.F.T.와 Amino 산인 serotonine, adrenalin, cyan화 및 아질산화합물, 기타 vit, E.F.D.T.A 등이 있다. 선량감소비(dose-reduction fator; DRF)는 방사선보호물질의 보호능력을 나타내는 것으로 다음과 같이 수식으로 정리할 수 있다.

$$DRF = D_p / D_c \qquad (12.1)$$

보호물질을 더했을 때의 동일효과를 일으키는데 필요한 선량: D_p
보호물질이 없을 때 효과 발생 선량: D_c

표 12-1 방사화학적 보호물질

구분	계열	물질명	유효대상
황화합물	cysteine	cysteine cysteamine AET	분자이상
	기타	Glutathione Dithiocarbamate Thiourea	
생리작용 물질	활성효소의 저해 물질	NacN NaN_2 Co	세포 또는 조직
	호르몬제	Estradiol benzoate Deoxycorticosterone acetate ACTH Thyroxine 등	세포의 개체
	중추신경 억제제 및 자극제	Reserpine chloropromazine Amphetamine serotonin	
대사물질		Ethanol pyruvic acid Fructose	분자 또는 세포 수준
기타		EDTA Propylene glycol	

(1) SH계 화합물

Cystein, cysteamine, cystamine, S, AET, MEG 등이 SH화합물의 대표적 물질이다. 이 SH계열에 속하는 화합물은 2개의 탄소원자를 가운데 두고 양쪽에 SH기와 NH_2기가 위치하는 화학구조를 이루고 있으며 DRF는 대략 1.4 ~ 2.0정도이다.

SH화합물의 기전은 아직까지 명확히 밝혀지지 않았지만 유리기(free radical)의 제거로 방사선조사에 의하여 생성되는 유리기를 무력화시키는 기전을 가지고 있다. SH화합물은 조직내 산소분압을 저하시키는 저산소상태를 유지한다. SH화합물은 SH기를 함유하는 단백질과 반응하여 S-S결합을 한다. SH화합물은 세포의 유사분열 및 DNA합성을 억제한다.

① cysteine

최대허용투여량은 1200 mg/kg이며 DRF는 1.7정도이다. 배안 근육주사보다 정맥주사가 더 효과적이며 구강투여는 효과가 없다. 급성장해와 수정체혼탁, 탈모와 같은 방사선장해에 효과가 있으며 만성장해도 효과적이다.

화학구조는 $\left[\begin{array}{l} SH\text{-}CH_2\text{-}CH\text{-}NH_2 \\ \qquad\qquad\quad | \\ \qquad\qquad COOH \end{array} \right]$ 이다.

② cysteamine

화학적으로 mercaptoethylamine (MEA)라 한다. Cysteine과 유사한 작용을 하나 DRF는 1.8정도로 효과면에서는 cysteine보다 약간 더 효과적이다. 150 mg/kg으로 투여량이 훨씬 적으며 DRF는 거의 같은 효과를 나타나고 체내에서 천천히 산화된다.

Cysteine에 비하여 약 5배의 분자활성을 가지며 cysteamine과 동등한 방어효과가 있다. 독성이 비교적 약하여 경구투여도 가능하나 생쥐에서의 경구투여는 비효과적이다.

③ cystamine

생체 내에서 cysteamine으로 환원된다. 수용성이며 배안 근육주사시 cysteamine과 동일효과가 있다. 구강투여시 cysteamine보다 효과적인 경우도 있다.

④ Aminoethylisothiourea (AET)

정맥주사로 AET의 DRF는 1.45 ~ 2.10범위이며 경구투여시는 1.20정도로 방어효과가 감소한다. 림프조직이나 골수장해에 대한 DRF는 2.0정도이다. 생쥐, 원숭이는 방어효과가 증명되었지만 개에서는 높은 독성 때문에 효과가 없는 것으로 나타났다.

일반적으로 cysteine에 비하여 효과가 높은 것으로 평가되고 있는데 안전성, 조직친화력, 낮은 해독률 등이 문제점으로 알려져 있다.

AET는 사람의 독성작용이 크기 때문에 10 ~ 20 mg/kg을 정맥 또는 경구투여 할 경우 메스꺼움과 구토 등의 부작용이 있으며 순환기계통의 장해도 관찰된다. AET는 동물에 있어서 방사선에 의해 유발되는 발암 및 수명단축 효과도 억제된다.

⑤ Mercaptoethylguanidine (MEG)

AET는 수용액 또는 조직 내에서 구안화 (guanyl) 과정을 통해서 MEG로 전환된다. MEG의 투여량은 275 mg/kg으로 DRF는 1.7정도이다. 이들 SH화합물에 속하는 물질은 엑스선이나 감마선 같은 저 LET에서는 보호제로서 작용하지만 알파선처럼 이온화를 많이 시키는 고LET방사선에서는 비효과적이다. 또한 중간성질을 가지고 있는 중성자에서는 엑스선의 절반정도의 DRF를 가진다.

(2) 약리활성물질

① 마취제 및 알코올류

마취제로 사용되는 대부분의 약품은 방사선 방어효과가 없다. 메틸알코올(10 ~ 20%, 6 ~ 7.5 mg/kg)을 사용할 때 엑스선에 대한 방어효과가 있는 것으로 알려져 있다. 이 같은 농도는 사람의 체중으로 환산할 때 25%의 알코올 농도로 인체의 치명적인 양이 되며 현저한 호흡감소로 산소량을 저하시키는 작용을 하여 방사선 방어에 중요한 기전이 된다.

② 에피네프린 및 노르에피네프린

에피네프린(5 mg/kg)은 방사선급성치사에 대한 방어효과가 약간 있으나 노르에피네프린은 비효과적이다. 노르에피네프린은 조직내 산소농도를 저하시키지 못하기 때문에 효과가 낮다. 즉, 이들 약리물질들은 같은 양(1.5 mg/kg) 투여할 때 혈압상승은 다 같이 나타나는데 에피네프린은 90%, 노르에피네프린은 40% 정도 산소분압을 감소시킨다. 결과적으로 에피네프린은 95% 생존율을 노르에피네프린은 5%의 생존율을 보이고 있다.

③ 진통제 및 진정제

모르핀(60 mg/kg)과 헤로인(60 mg/kg) 6.9 ~ 8.3 Gy를 생쥐에 방사선조사하면 $LD_{50(30)}$을 상승시키며, Sidium Salicylate(600 mg/kg)도 7 Gy 조사에서 방사선방어효과가 나타났다.

④ 콜린과 도파민

Acethycholine, metacholine 및 Carbaminoylcholine 등은 생쥐에서 방사선 보호작용이 있으나 Choline은 효과가 없는 것으로 알려져 있다. 생쥐의 100% 치사선량 7 Gy를 전신조사한 후 즉시 도파민(400 mg/kg)을 주사하면 80%가 생존하다. 그러나 지라를 적출한 생쥐는 방사선효과가 나타나지 않는다. 도파민의 DRF는 1.3정도이다.

⑤ 히스타민 및 세로토닌

히스타민(500 mg/kg)의 DRF는 CBA계 생쥐에서 1.5, C57B2계 생쥐에서는 1.10이다. 히스타민 처리 후 산소분압이 77 ~ 93% 감소하여 방사선 방어작용이 나타난다. 세로토닌(25 mg/kg 정맥주사, 95 mg/kg 복강주사)도 cysteine과 유사한 보호작용이 있음을 알 수 있다. 세로토닌(50 mg/kg)의 DRF는 1.84 정도지만 AET와 병용하여 투약할 경우 상승효과가 나타난다. 그러나 고LET방사선에서는 세로토닌 효과가 현저히 감소한다.

(3) 호르몬제

방사선장해와 호르몬제 투여효과에 대한 연구결과 남성보다 여성이 다소 방사선에 저항성이 있음을 알 수 있다. 암컷 생쥐의 방사선감수성은 테스토스테론 투여로 증가하나 estradiol 투여는 아무 영향이 없다. 부신호르몬 또는 갑상샘호르몬의 DRF는 1.1정도이다. 에스트로겐 및 Cholchicine 등은 방사선보호작용이 약간 있으나 백혈구감소증을 유발한다. 멜라닌세포 자극호르몬(1mg/kg)도 엑스선조사전 투여할 경우 약간의 방사선 보호작용이 있다.

2) 증감제

증감제란 방사선조사와 함께 투여했을 때 방사선효과를 높이는 능력을 가진 화합물로 그 역할은 종양을 축소시켜 저산소종양세포의 산소분포를 높게 하고 방사선분할조사 중에 죽은 세포의 제거율을 좋게 해서 종양축소를 빠르게 하는 것이다. 세포주기에서 방사선 저항성이 있는 DNA 합성(S)기의 세포에 독성을 나타내어 세포를 죽임으로써 증감효과를 나타내고 저산소 세포가 종양에만 있기 때문에 저산소세포 증감제를 사용함으로써 정상조직의 방사선 반응은 증감하지 않고 종양세포만 증감시키게 된다.

증감제는 크게 넓은 의미의 방사선 증감제와 좁은 의미의 방사선 증감제로 분류한다. 넓은 의미에서의 증감제는 방사선과 병용함으로써 상가적 혹은 상승적으로 작용해 방사선 단독조사보다는 큰 치사효과를 얻을 수 있는 약제를 말한다. 대표적인 증감제로는 actinomycin, bleomycin, 5-fluorouracil, puromycin 등이 있다. 좁은 의미의 방사선 증감제란 그 자체에는 암을 억제하는 작용이 없지만 병용에 의해서 세포차원에서의 방사선 장해회복을 저해하여 방사선 효과를 증감시키는 약제를 말한다. 대표적인 증감제는 BUDR, CUDE, IUDR, pyrimidine 등이 있다. 특히 BUDR은 핵산 합성기 세포의 DNA에 들어와 방사선에 의한 DNA 장해를 증감시키기 때문에 세포차원에는 2~3배의 증감효과가 있다.

정상조직 내에서는 저산소세포는 존재하지 않기 때문에 저산소세포의 방사선감수성을 특별히 높이는 것은 방사선치료 효과비 향상에 극히 유효하다. 대표적인 저산소세포 방사선증감제로는 metronidazole, misonidazole, nitronidazole 등이 있다. misonidazole은 metronidazole보다 1.8배의 증감효과가 있으며 nitronidazole은 온도에 민감한 반응을 보여 온열요법과 병용하면 증감효과가 크게 나타난다.

(1) 대표적인 증감제

Actinomycin D는 DNA의존성, RNA합성을 억제하는 물질로 엑스선과 병용해서 사용할 경우 세포치사효과를 현저히 증가시키며 방사선 장해에 대한 세포의 회복양상에도 영향을 미치는 물질로 알려져 있다. 이 밖에도 Bleomycin, Adriamycin 등은 방사선효과를 증가시키나 진정한 증강효과가 불명확하다. Puromycin은 포유동물 세포의 단백질 합성을 억제하는 항생제로 알려져 있지만 치사량에 가까운 농도를 1시간 정도 투여하면 엑스선의 생물학적 효과를 증가시킬 수 있다. Methotrexate는 thymidine합성에 필수적인 조효소의 생성을 억제하여 결과적으로 DNA합성을 저해한다. 5-Fluorouracil(5-FU)은 S기의 세포를 치사시키는 작용을 하여 화학요법에 많이 이용되고 있다.

(2) 할로겐화 피리미딘

할로겐화합물, Chlorodeoxyuridine(Cldu), 5-bromodeoxyuridine(5-BudR), 5-iodo-deodeoxyuridine(IudR) 들은 thymidine과 유사한 구조를 가지고 있으며 thymidine의 CH_3기와 치환할 수 있는 할로겐 원소를 가지고 있다. BudR과 IudR을 chinese hamster 세포에 투여했을 때 방사선 감수성이 증강효과를 보여주고 있다.

방사선요법에서 할로겐화 피리미딘의 효과적인 조건은 종양세포의 세포주기가 정상세포 주기보다 짧아야하며 증감제가 증식 중에 있는 모든 종양세포에 침투할 수 있는 적합한 투여 방법이여야 한다.

(3) 저산소세포에 대한 증감제

최근 방사선요법과 증감요법을 병용하는 치료연구가 활발하게 이루어지고 있기 때문에 방사선 증감제 중에서도 저산소세포 상태의 증감제가 더욱 효과적으로 작용하는 선택적 증감제가 필요하다. 대부분 암세포는 저산소상태에 있으며 따라서 저산소상태의 세포에서만 증강효과를 나타내는 방사선증감제는 정상세포에는 장해를 주지 않고 종양세포에서만 선택적 치사효과가 있기 때문이다. Metronidazole은 트리코모나스 치료제로 1973년 개발된 약품으로 방사선 증강효과가 있는 것으로 알려져 있으나 증강효과가 기대에 미치지 못하며 대량으로 사용할 때 증강효과를 나타낸다. Misonidazole은 저농도에서도 현저한 방사선 증강효과를 나타내며 특히 동물실험에서 종양치료에 극적인 효과를 나타내고 있다. 1회 조사에서는 효과가 크게 나타나지만 저선량 분할치료에서는 방사선과 병용요법에 적용하기는 어렵다는 결과이다. Nitronidazole은 모세혈관 깊숙이 침투가 가능하여 저산소세포까지 침투하며, 세포치사효과도 있으며 고온에서 치사효과가 크게 증가한다.

2 면역요법

암의 면역은 암세포를 항원으로 해서 그것에 대응하는 항체의 유도나 숙주의 면역응답, 즉 숙주의 암에 대한 면역학적 감시라고 할 수 있다. 면역감시기구에 의해 암세포가 배제되지 않는 이유로는 숙주의 면역부진, 암세포에 대한 항원성 저하, 종양면역에 대한 저항성, 인식능 저하, 면역계의 다각적 기능화 등을 들 수 있다. 숙주(암의 있는 생체)의 면역반응은 혈중항체가 주역인 체액성 면역과 세포가 주역으로 작용하는 세포성 면역으로 나뉜다. 암의 면역요법에는 암세포의 특이항원을 써서 숙주를 면역해서 암에 대해 특이적인 면역응답을 촉진하는 암특이적 면역과 숙주의 일반적인(비특이적) 면역응답을 높여, 그것에 의해서 숙주의 암에 대한 면역 응답을 촉진하는 비특이적 면역이 있다.

3 온열요법

고주파 온열암치료법(Hyperthermic Cancer Therapy)이 수술, 항암, 방사선, 면역치료 다음의 치료법으로 통합암치료를 추구하는 국내 암치료 주요 관심사로 떠오르는 가운데, 독일 Witten/Herdecke 대학교에서 최첨단 디지털기술로 개발된 제4세대 고주파온열암치료시스템이 암치료에 본격 활용되고 있다.

암세포는 42℃에서 자연사를 하지만 정상세포는 47℃에서 자연사를 하기 시작한다. 이는 암세포가 정상세포에 비해 pH가 낮기 때문에 열에 약하다는 것을 알 수 있다. 온열요법은 이 42℃~47℃의 온도차를 이용해서 암을 치료하는 방법이다.

암세포의 특징은 신진대사가 왕성하기 때문에 이런 암세포의 특성을 이용해서 항암치료를 한다. 암세포는 정상세포보다 세포분열이 많이 일어나는 차이점에 착안해서 항암주사약물이 세포분열이 빨리 일어나는 곳을 공격하는 것이다. 그러다보니 머리카락과 같이 세포분열이 빨리 일어나는 곳이 공격당해서 탈모가 일어나는 것이다.

암세포의 신진대사가 왕성한 특징은 꼭 세포분열에만 있는 것은 아니다. 신진대사가 왕성하다는 것은 에너지의 흡입과 분비물의 배출이 왕성하다는 뜻이 되기도 하다. 즉, 암세포는 정상세포보다 에너지의 흡입도 많이 하고 그로 인해 분비물도 많이 배출이 된다. 분비물이 많이 배출되다보니 암세포의 외막에 이온농도가 정상세포보다 높아지게 된다. 이런 이온농도의 차이점에 착안해서 고주파온열암치료를 하게 되는 것이다.

인체에 유용한 13.56 MHz의 고주파를 이용하여 비침습적인 에너지 제어방식으로 암조직에만 선택적으로 42℃에서 43℃까지의 고온의 열을 가하여 종양의 괴사(necrosis) 또는 자살사(apoptosis)를 유도하는 시스템으로, 암이 조직에 침윤되는 특성을 가진 만큼 암조직을 중심으로 한쪽 방향이 아닌 양쪽에서 능동적으로 고주파를 발사함으로써 보다 집중된 열효과를 기대할 수 있게 하였다. 기존에 아날로그방식의 장비에 비해 열이 방사되지 않고 암조직에 집중될 수 있도록 자동초점기능이 혁신적으로 개선되었으며, 인체의 특성 및 병변의 위치에 따라 필요한 에너지량이 다르기 때문에 효율적인 에너지제어를 위해 600 W의 고용량 파워를 장착하여 환자의 특성에 따라 에너지를 조정할 수 있도록 하였다,

최근 육종과 유방암을 포함한 여러 종양에서 항암제만 사용하는 것보다 고온온열치료를 함께 했을 때 효과가 더욱 좋았음이 보고되고 있다. 고온온열치료로 종양세포의 온도를 올리면 세포의 대사활동과 세포외부의 인접영역이 영향을 받는데 세포대사는 이로 인해 심각한 손상을 받고 종양세포는 스스로 죽게 된다. 또한 종양에 열을 가하면 종양세포의 성장이 억제되고 그 결과 종양이 줄어들거나 완전히 치유되기도 한다.

또한 조직을 가온하면 혈류량이 증가하여 산소공급이 증가하게 되는데 방사선치료는 종양 세포에 산소가 없을 때보다 산소가 있을 때 효과가 더 좋은데 산소가 있는 경우 방사선치료의 효과를 3배정도 증가시키게 된다. 이에 고온온열치료는 조직의 온도를 높여 혈류량을 증가시키고 저산소 상태의 종양에 산소를 공급하여 방사선치료효과를 높이는 작용을 하게 된다. 현재까지 고온온열치료가 가장 뛰어난 방사선민감제로 알려져 있으며 또 다른 중요한 영향은 방사선에 의한 손상된 DNA의 복구를 억제하는 것을 들 수 있다.

고주파온열암치료는 암세포가 라디오주파수인 13.56 MHz에 의해서 영향을 받고 정상세포는 100 MHz에 의해서 영향을 받는다는 원리를 이용한 것으로 암세포는 세포성질 상 열에 약하며 라디오 주파수에 의해 온도가 급격히 올라가게 되는 반면에 정상세포는 약간의 온도만 상승될 수 있습니다. 암세포에 100W 이상의 고에너지를 집중적으로 주입하면 암세포의 DNA를 파괴시킬 수 있다.

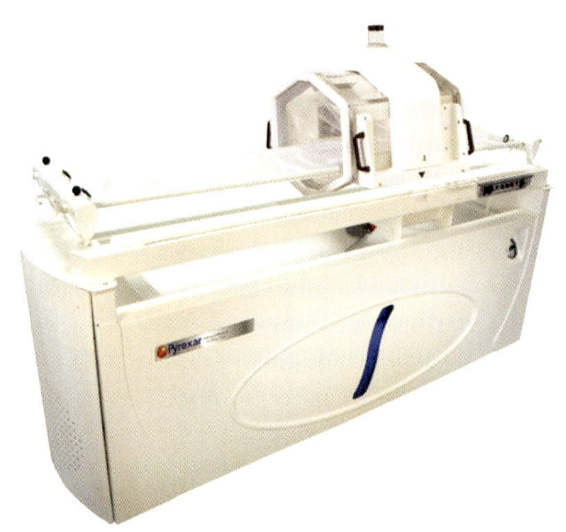

그림 12-1 고주파 온열치료장치

방사선치료와 항암치료의 효과를 상승시키는 장점이 있으며 고형암(뇌, 뼈)을 막론하고 치료대상이 된다는 것도 장점이다. 고주파온열치료는 면역을 상승시키는 효과가 있어 다른 면역치료와 항산화 치료를 돕고 있다. 부작용으로 비만환자의 경우 피하지방부위에 괴사가 발생할 수 있고 환자에 따라 투여에너지가 상승할수록 피부에 화상을 입을 가능성이 있다. 주의할 점으로는 인공심장박동기가 있는 환자는 반드시 주의하여야 한다.

1) 고주파 온열암치료의 특징

고주파온열치료는 부작용이 작아 환자가 비교적 힘들지 않고 온열요법 단독으로 치료해도 효과가 나타난다. 항암치료나 방사선치료와 병행할 수 있는 치료요법으로 병행하면 더욱 더좋은 효과를 가져 올 수 있다. 환자의 영양상태나 체력이 부족하고 백혈구 수치가 떨어져도 치료받을 수 있다. 암에 의한 통증을 개선시키는 효과가 있으므로 수술 전에 치료를 받아서 종양 사이즈가 줄어들어 수술이 쉬워지는 효과를 가져 올 수도 있다. 수술 후에 치료를 받아 주위 잔존세포의 완전박멸을 기대해 볼 수 있다.

2) 고주파 온열암치료의 효과

환자에 따라 매일치료나 주2회 치료가 가능할 수도 있으나 고주파 온열암치료의 특성상 가장 좋은 효과를 낼 수 있는 치료는 주3회 치료이다. 미슬토는 숙주나무에서 채취한 천연항암성분으로 의약품으로 인증을 받은 약품이다. 특별한 사유 때문에 더 이상 항암치료를 받지 못하는 환자는 미슬토를 병행하는 것도 좋다. 고농도 비타민C 요법은 암을 직접적으로 치료하는 의약품으로 인증을 받은 상태는 아니다. 그러나 황산화작용을 통해 암을 공격하는 원리는 많이 알려져 있으며 암환자의 신체기능을 높이는 데는 많은 기여를 하고 있다.

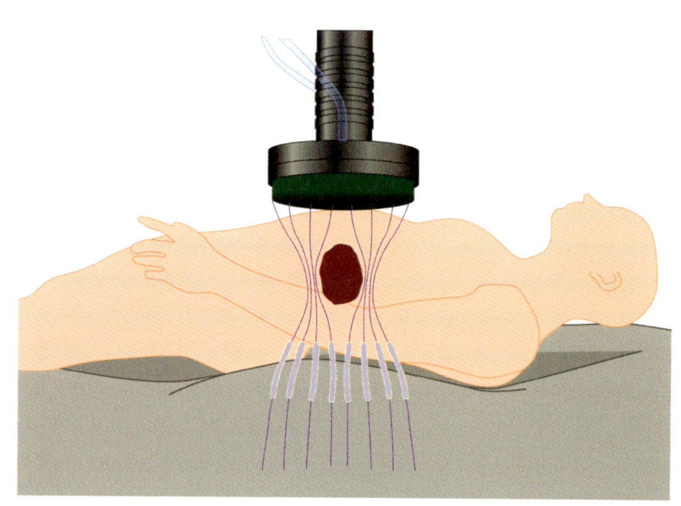

그림 12-2 **고주파 온열요법 치료**

3) 고주파 온열치료 방법

치료방법은 일주일에 2 ~ 3회, 회당 50 ~ 60분씩 치료하는데, 12회 시술하는 것이 한 사이클(cycle)이며 보통 3 사이클을 시술하는데, 총 치료횟수는 환자와 암의 상태에 따라 조절할 수 있다. 대장암, 유방암, 전립샘암, 폐암, 간암, 이자암, 난소암, 뼈암, 두경부암 등 혈액암을 제외한 거의 모든 고형암, 재발암이나 전이암 치료에 효과적인 것으로 알려져 있다.

4) 방사선과 온열요법 병용치료의 장점

① pH가 낮기 때문에 열에 대한 감수성이 높다.
② 열은 엑스선 효과가 가장 적은 DNA합성기 (S기) 세포에 대해 장해를 일으킨다.
③ 종양은 혈류가 저하해서 저산소세포가 많게 되고, 방사선에 대해 저감수성이 되어 온열에 의해 온도가 높아지게 된다.

4 유전자 요법

유전자 치료란 정상기능을 하는 유전자를 유전자결함이 있는 환자의 세포 안에 주입시켜 유전자결함을 교정하고 세포에 새로운 유전적 기능을 제공하여 질병을 치료하는 것을 말한다. 암의 발생과 전이는 변형된 비정상적인 유전자들에 기인하는 것으로 이해되면서 유전자 치료의 개념이 시작되어 현재는 암 치료의 새로운 희망으로서 활발히 연구되고 있다.

1) 싸이토카인 유전자를 이용한 면역유전자 치료

암세포는 면역반응을 억제하는 물질을 분비하여 숙주의 면역감시체계를 벗어나 T림프구와 같은 면역세포의 탐식기능을 피해 증식을 계속할 수 있게 된다. 면역유전자치료는 인터루킨-2 (IIL-2)와 같은 싸이토카인을 이용하여 T림프구의 기능을 활성화시켜 암세포가 면역감시 체계를 벗어나지 못하게 하여 암을 치료하고자 하는 방법이다.

이 방법은 전신면역반응을 유도할 수는 있지만 실제로는 면역반응이 미약하기 때문에 보조자극인자를 함께 이용하여 치료의 효과를 개선하고자 하는 연구들이 진행되고 있다.

2) 약제감수성 유전자를 이용한 유전자 치료

특정 유전자를 암세포에 주입하여 그 세포에 독성이 없는 전구약물(prodrug)을 세포독성을 가지는 약제로 전환시키는 방법으로 암세포를 선택적으로 파괴하는 전략이다. 즉 정상세포에는 해를 미치지 않고 유전자형질이 도입된 세포만 죽이는 것이다.

3) 약제내성 유전자를 이용한 유전자 치료

항암제 치료과정에서 골수억제가 주된 부작용으로서 암 치료의 주요 걸림돌이다. 이러한 문제점을 해결하기 위해 항암제에 대한 저항성을 갖게 하는 다약제내성(multidrug resistance) 유전자를 주입하여 골수를 보호하면서 암세포를 죽이는 전략이다.

4) 종양억제 유전자의 형질도입 및 암유전자의 비활성화를 이용한 유전자치료

암 발생에 관여하는 유전자는 암유전자와 종양억제유전자로 대별할 수 있다. 그러므로 비정상적으로 활성화된 암유전자를 억제하고 기능소실을 나타내는 종양억제유전자를 정상으로 환원시켜 암을 치료하고자 하는 전략이다.

현재까지 유전자치료에 의한 항암치료 효과는 아직 미약한 수준이지만 유전자전달체계 등의 기술적인 발전과 아울러 유전자치료의 효과를 극대화할 수 있는 다른 병행치료에 대한 연구가 성공적으로 이루어지면 21세기에는 유전자치료가 암 치료의 보편적 방법으로 이용될 것이다.

5 수술병용 방사선 치료

1) 수술 전 방사선치료

(1) 수술 전 방사선치료의 목적

절제 불가능한 암을 절제 가능한 암으로 만들어 3 ~ 6주 후면 수술이 가능하고 의인성전이(iatrogenic metastasis)를 방지하기 위해 수술 전 방사선치료를 시행한다.

(2) 수술 전 방사선치료의 원칙

① 수술이 가능한 암이라고 생각될 때 방사선치료를 한다.
② 절제 수술부위보다 넓은 부위를 조사해야 한다.
③ 가급적이면 치료선량을 조사해야 한다.
④ ^{60}Co나 그 이상의 에너지를 가진 고에너지 방사선으로 치료를 해야 피부를 보호할 수 있다.
⑤ 방사선치료 후 약 3 ~ 6주안에 수술하여야 수술경과가 좋다.

(3) 수술 전 방사선치료의 특징

수술 전 방사선치료선량에 따라 저선량(20 ~ 30 Gy)과 고선량(45 Gy 이상) 방사선치료가 있으며 저선량 수술 전 치료는 수술 후 추가적인 방사선치료를 하는 경우가 많다. 수술 전 방사선치료의 대상 종양은 직장암, 방광암, 식도암, 폐암, 후두암, 유방암 등에서 시행한다. 수술 전에는 종양이 더 산소화 되어 있어 방사선치료에 대한 감수성도 높을 뿐만 아니라 장유착이 적어 수술 전 방사선치료의 내장의 부작용도 상대적으로 적다.

2) 수술 후 방사선치료

수술 후 방사선치료의 목적은 수술 후 완전히 제거하지 못한 육안적 또는 현미경적 잔류 암세포가 있을 때나 수술 중 떨어진 암 세포가 있을 때 이를 파괴하기 위해 시행한다. 특히 림프절에 전이된 암은 수술로서 모두 제거하기 어려우므로 수술 후 방사선치료를 한다.

수술변연부 침습유무에 따라 다르지만 일반적으로 현미경적 잔류암인 경우 50 Gy 정도의 선량조사하고 육안적 잔류암이나 탈락한 암세포인 경우에는 근치적 선량을 조사한다. 수술 후 방사선치료의 가장 이상적인 시기는 수술 후 1 ~ 2주 후에 치료 효과가 높다.

3) 수술 중 방사선치료

수술 중 방사선치료는 인체 내부에 있는 치료부위 또는 종양을 외부로 노출시켜 직접 방사선을 조사하는 방법으로서 개창조사라고도 불린다.

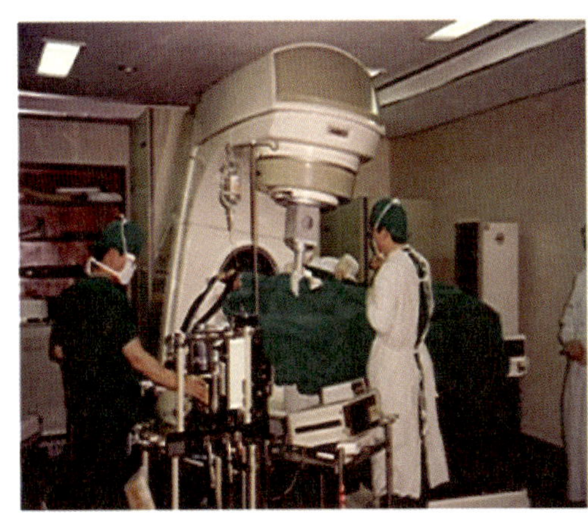
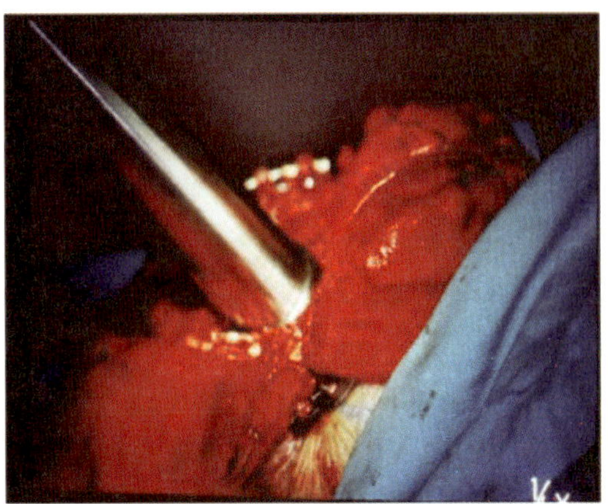

그림 12-3 수술 중 방사선치료(IORT)

(1) 수술 중 방사선치료의 임상적 조건

수술 중 방사선치료를 시행하기 위해서는 수술을 시행할 수 있는 수술실과 방사선을 조사할 수 있는 치료실이 필요하다. 이러한 두 형태의 방이 결합된 시설을 만드는 것은 여러 면에서 효율적이지 못하여 과거에는 방사선치료 장치가 설치된 치료실에 수술을 시행 할 수 있는 설비를 설치하여 수술 중 방사선치료를 시행하였다. 선형가속기 또는 마이크로트론이 설치되어 전자선을 사용할 수 있는 치료실에 수술용 무영등을 설치하고 무균상태를 유지하도록 하여 수술이 가능하도록 여러 설비를 갖춘 형식이었다.

그러나 근래에는 이동식 수술중 방사선치료(Intraoperative Radiation Therapy; IORT) 전용 장비가 개발되어 공간의 제약이 많이 줄어들었고 수술실 내부로의 장비의 접근이 용이해져 과거에 비하여 어렵지 않게 시행이 가능해졌다.

(2) 수술 중 방사선치료의 방법 및 임상 적용

IORT는 다음과 같은 몇 가지 장점을 갖고 있다.

- 치료할 부위를 직접 눈으로 확인하면서 치료하여 정확한 조사면 설정
- 주변의 정상조직을 방사선으로부터 보호가능
- 1회 고선량의 방사선으로 방사선에 저항성이 큰 종양의 치료 가능성 증가
- 외부 방사선치료(external radiotherapy)의 선량과 기간의 단축 가능
- 과거에 방사선치료를 시행했던 부위의 재치료 가능성 제공

IORT의 적응 대상은 수술로 접근이 용이한 부위로서 방광암, 소화기계의 위암, 이자암, 담도암, 대장 및 직장암, 식도암, 그리고 두경부암, 폐암, 중추신경계, 복막뒤(retroperitoneal), 팔다리 연부조직의 육종, 자궁경부암, 유방암 등이 있다.

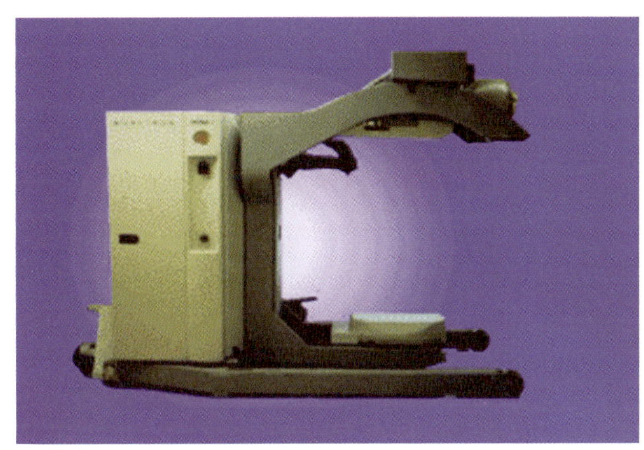

[A] Mobetron

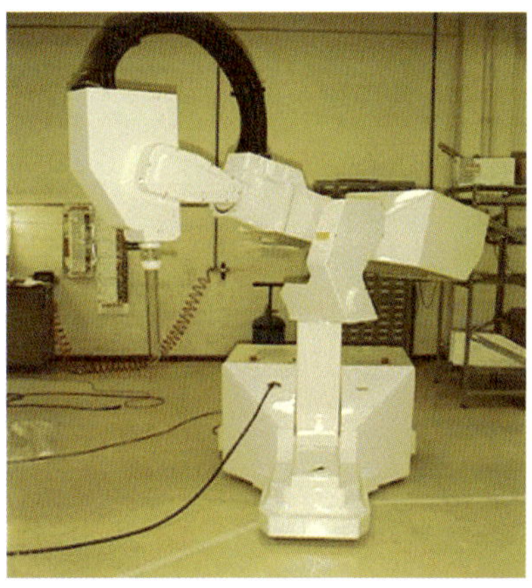

[B] Novac7

그림 12-4 고에너지 전자선을 이용한 수술 중 방사선치료 장비

① 고에너지 전자선을 이용한 수술 중 방사선치료

선형가속기 또는 마이크로트론을 이용하여 전자선을 발생시켜 적용한다. 근래에는 장소의 이동이 가능하게 만들어진 이동식 IORT전용 전자선발생장치를 많이 사용하며 4~12 MeV의 전자선을 조사할 수 있다.

병소의 깊이에 따라 에너지를 선택하여 사용함으로써 조사깊이를 조절할 수 있고 엑스선과는 달리 최대비정 이후에는 전자선이 전달되지 않으므로 심부에 위치한 장기에 대한 손상을 최소화할 수 있다.

전자선 cone을 이용하여 병소부위 표면에만 조사할 수 있고 병소부위에 인접한 정상조직은 수술의 특성상 치료부위로부터 위치를 이동시키거나 거리를 둘 수도 있어 방사선조사로부터 보호할 수 있다.

② 저에너지 엑스선을 이용한 수술 중 방사선치료

주로 과거에 사용한 방법으로 최대선량 지점이 피부표면인 낮은 에너지의 Orthovoltage 엑스선을 발생시키는 표재치료 장치를 사용하였다. 엑스선의 에너지가 400 kVp 미만에서는 최대선량지점이 피부표면이므로 수술 중 방사선치료에 적절하지만 엑스선의 특성상 심부의 장기에도 선량이 전달되므로 현재는 많이 사용하지 않고 있으나 일부 특정부위의 치료에서 저에너지 엑스선을 이용하여 치료에 적용하고 있다.

③ 저에너지 엑스선을 이용한 유방암의 수술 중 방사선치료

유방암 치료에서 유방 보존적 수술에서 병소부위를 절제한 후 절개부위를 봉합하기 전에 방사선치료 기구를 병소부위에 삽입하여 20 ~ 30분간 약 50 kV의 저에너지 엑스선을 조사한 후 수술을 완료한다.

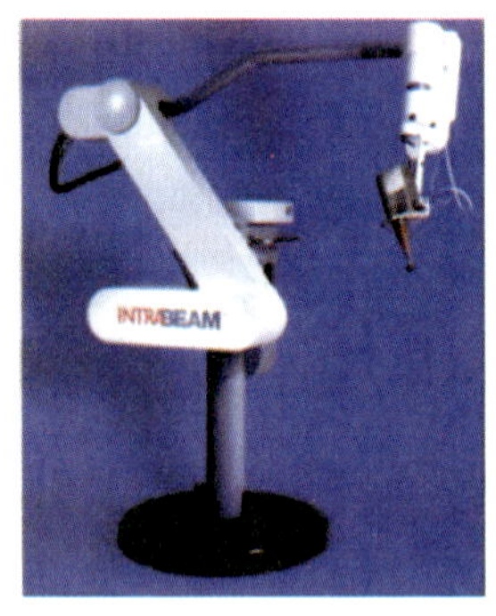

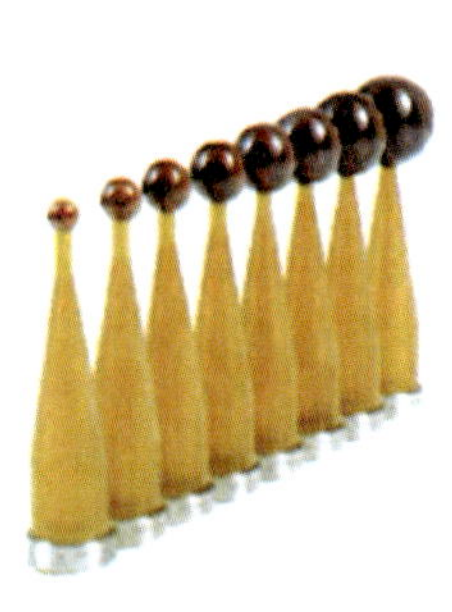

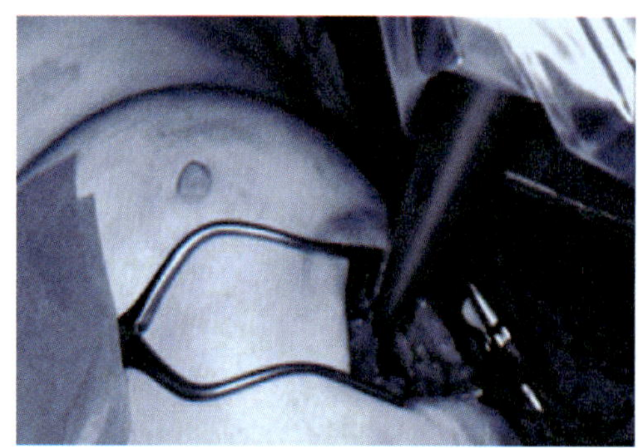

그림 12-5 저에너지 엑스선을 이용한 유방암의 수술 중 방사선치료 (IntraBeam System)

(3) 수술 중 방사선치료의 선량측정

IORT는 시행과 동시에 치료부에 조사되는 선량의 측정이 가능하다. 또 TLD를 사용하여 측정할 수 있으며 MOSFET 및 diode와 같이 작은 크기의 반도체측정기를 이용하여 실시간으로 측정할 수 있다.

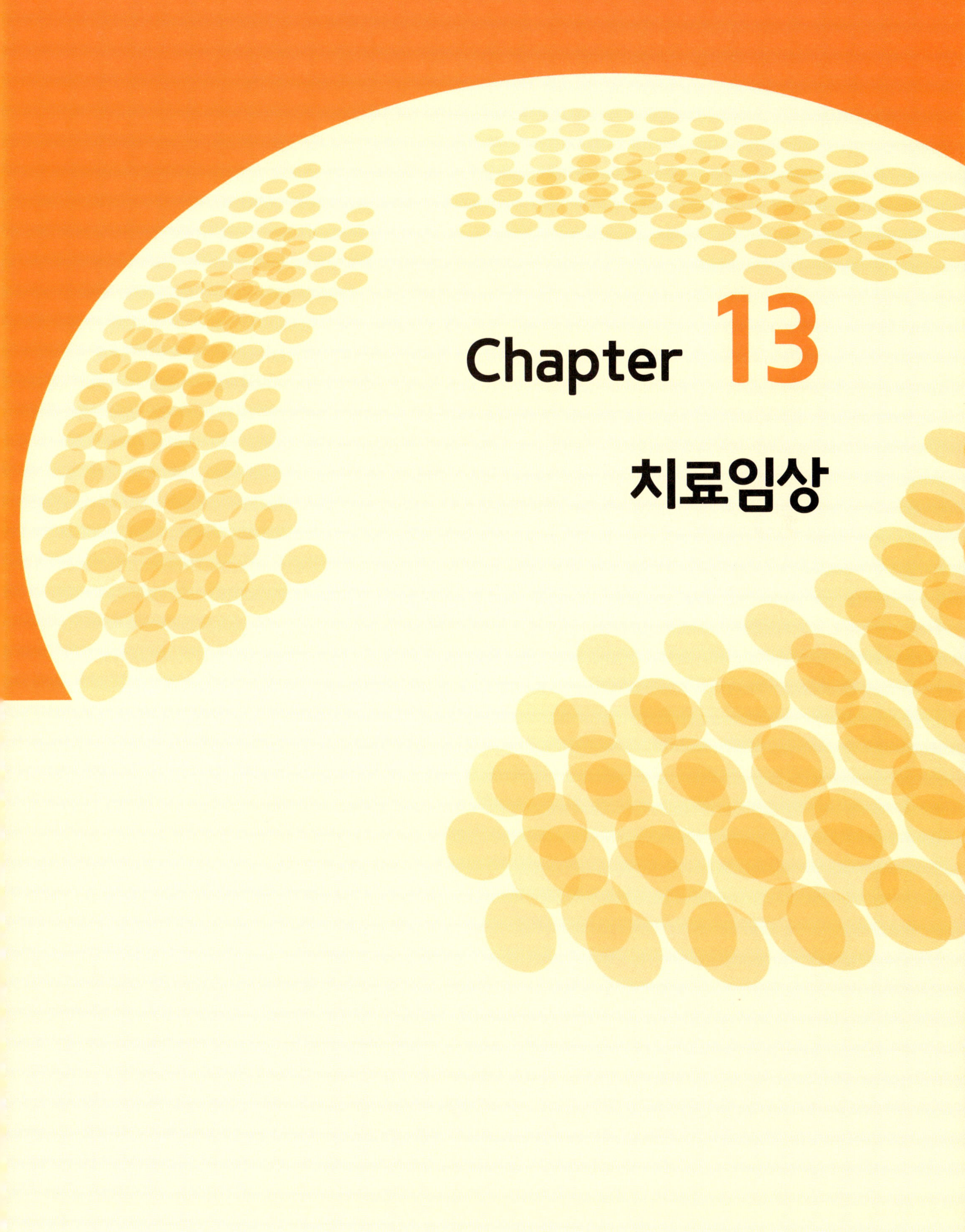

Chapter 13

치료임상

CHAPTER 13
치료임상

1 뇌종양

뇌종양은 발생하는 원발부위에 따라서 원발성과 전이성으로 구분하는데, 뇌조직이나 뇌막 등에서 발생하는 경우 원발성 뇌종양이라고 하며 신체의 다른 암으로부터 혈관을 통해 뇌로 전이된 경우를 전이성 혹은 이차성 뇌종양이라고 한다. 악성도에 따라서 구분하면 악성뇌종양(악성신경 또는 교종, 뇌전이암)과 양성뇌종양(뇌수막종, 청신경초종, 뇌하수체종양, 양성신경 또는 교종 등)으로 나눌 수 있다. 뇌종양을 구성하는 세포에 따라서 신경교종, 뇌수막종, 신경초종, 뇌하수체종양 등으로 구분하기도 한다. 그 중에서 흔한 원발성 뇌종양으로는 신경교종이 40% 정도로 가장 많고, 수막종이 20%, 뇌하수체선종이 15%, 신경초종이 15% 정도이다.

1) 뇌종양의 치료방법

뇌종양의 치료방법은 크게 수술, 방사선치료, 항암화학요법 등 세 가지를 들 수 있으며 그 밖에 유전자치료, 면역요법, 광역학치료법 등이 연구되고 있다.

뇌종양에 대한 수술은 종양을 최대한으로 제거하며, 정상 뇌의 손상을 최소화하여 뇌기능을 보존하는 것과 조직학적 진단, 뇌압의 감소 및 보조치료 효과의 증대에 있다.

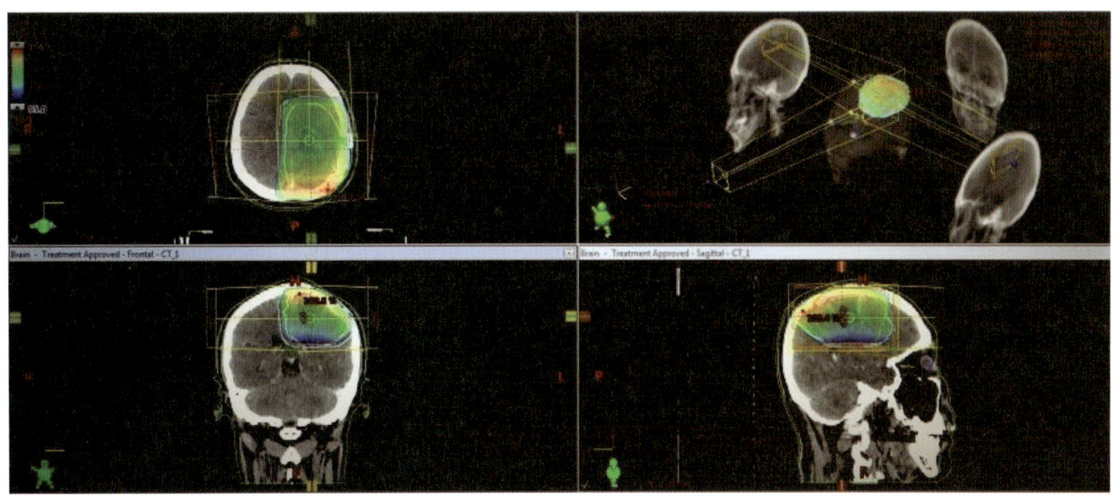

그림 13-1 **3D 뇌종양 치료계획**

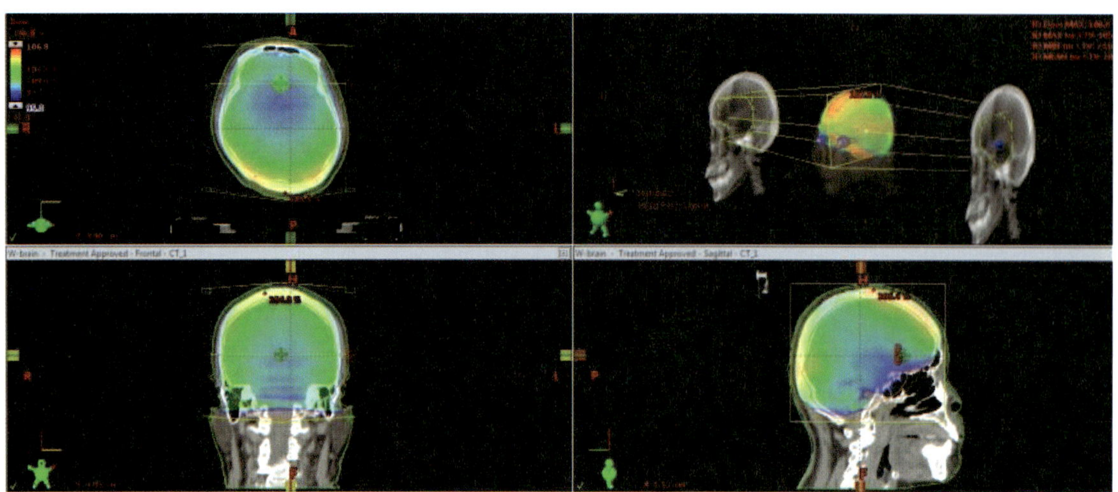

그림 13-2 **전 뇌 치료계획**

대표적인 수술법은 개두술을 하고 수술 현미경 등을 이용하는 미세수술법이다. 미세수술로 제거가 가능한 종양으로는 뇌수막종, 뇌하수체종양 등 양성 종양으로 수술로 완치가 가능하다.

전두엽이나 후두엽 등 장해가 없이 제거가 가능한 부위의 종양일 때는 뇌절제술을 실시한다. 방사선치료법으로 정위뇌수술(stereotactic neurosurgery)은 전산화단층촬영이나 뇌자기공명영상과 컴퓨터를 이용하여 종양의 정확한 3차원적 좌표를 계산하여 조직검사 또는 방사성의약품 등을 주입하는 방법이다. 정확한 종양계측으로 수술로 접근할 수 없는 깊은 곳의 뇌병변도 정밀진단 및 치료를 시행할 수 있다.

수술 다음으로 효과가 있는 방사선치료법은 최근 들어서 컴퓨터의 발달과 뇌영상진단술의 진보로 뇌종양에만 집중하여 정상 뇌에는 손상을 극소화하는 방사선치료법이 개발되고 있다. 그 대표적인 것들이 방사선수술법이다. 방사선수술법은 감마나이프법과 사이버나이프 및 선형가속기를 이용한 방법 등이 있으며, 특히 뇌전이암과 재발성 뇌암 및 청신경초종 등에 탁월한 효과가 있다. 그리고 보다 선진화된 방법으로는 강도변조방사선치료(IMRT)와 최근에 각광을 받고 있는 양성자치료 등을 들 수 있다.

항암화학요법은 악성 뇌종양이나 재발성 뇌암에서 실시하는 방법인데 부작용이 있으나 환자에 따라서는 항암화학요법만으로도 종양이 완전히 없어지는 경우도 드물게 있다. 따라서 항암화학요법을 환자에 따라 정확히 선택하면 큰 도움을 받을 수 있다.

항암화학요법은 크게 연속정맥 내 항암요법, 동맥 내 항암요법, 신보조 항암요법 등의 전신요법과 종양 내에 투여하는 국소요법으로 나눌 수 있으며 골수이식을 이용한 고용량 항암화학요법도 있다. 그 밖에 유전자치료법, 광역학치료법, 온열요법 등이 있다.

2 폐암

폐암은 암세포의 형태에 따라 비소세포폐암과 소세포폐암으로 구분된다.

- **비소세포폐암** : 폐암환자의 약 80~85%에서 발생하며, 다시 편평상피암, 선암, 대세포암으로 나누어진다. 편평상피암은 주로 폐 중심부에서 발견되며, 남자에서 흔하고, 흡연과 관련이 많다. 이와 달리 선암은 폐말초 부위에서 잘 발생하고, 여성이나 담배를 피우지 않는 사람에서도 발생하며, 크기가 작아도 전이가 되어 있는 경우가 많다. 대세포암은 폐암의 4~10%에서 발생하며, 빠르게 증식, 전이되는 경향이 있어 다른 비소세포암에 비하여 예후가 나쁜 편에 속한다.
- **소세포폐암** : 폐암환자의 약 15~25%에서 발생하며, 전반적으로 악성도가 강하여 림프절이나 혈액순환을 통하여 조기에 다른 장기로 전이되는 경향이 있다. 폐암도 다른 암과 마찬가지로 림프절이나 혈액순환을 통하여 전이되며 잘 전이되는 장기로는 뇌, 간, 전신뼈, 같은 쪽 폐, 또는 다른 쪽 폐, 부신, 콩팥 등의 순서이다.

1) 폐암의 치료방법

폐암은 병기에 따라 각각 치료방법이 다르며, 치료받는 환자의 정신상태와 개개인의 치료 선호도에 따라서도 달라진다. 폐암치료에는 수술, 항암화학요법, 방사선치료 등이 있다.

비소세포폐암은 비교적 서서히 진행하므로 조기발견 시 수술로 완치가 가능하다. 수술이 불가능한 환자에서 방사선치료 혹은 방사선항암 병용요법이 사용되어지고 있다.

소세포폐암은 진행이 빠르고 전신으로 퍼져 나가는 암으로 대개의 경우 수술이 불가능하며 항암화학요법 및 방사선치료에 반응이 매우 좋다.

항암화학요법 및 방사선치료로 폐암이 소실된 경우에 재발방지를 위해 예방적방사선치료를 시행하기도 한다. 수술은 암 조직이 있는 폐 부분 혹은 전체를 절제하고 인접한 전이 가능한 림프샘 조직들을 절제한다. 수술로 절제된 폐 조직은 다시 재생되지 않기 때문에 폐기능이 수술 전으로 회복되지는 않는다. 수술 회복기간은 짧게는 몇 주에서 길게는 몇 달 이상이 걸릴 수도 있는데 이는 환자의 나이, 건강상태, 그리고 다른 요인에 따라 다르다.

방사선 치료는 정상조직보다 암세포에 더 큰 장해를 주는 속성이 있으며 또한 여러 방향에서 암세포만 선량을 집중하므로 정상조직 손상을 최소화하면서 암세포만 효과적으로 사멸시키거나 또는 증식을 억제시킬 수 있다.

폐암치료에서 방사선치료는 수술이 적용되는 초기 비소세포폐암의 경우에는 수술 전후에 보조적인 요법으로 사용되고 있으며 수술이 불가능한 진행성 병기의 비소세포폐암 혹은 소세포폐암의 경우에 근치적 목적으로 항암요법과 함께 사용되고 있다.

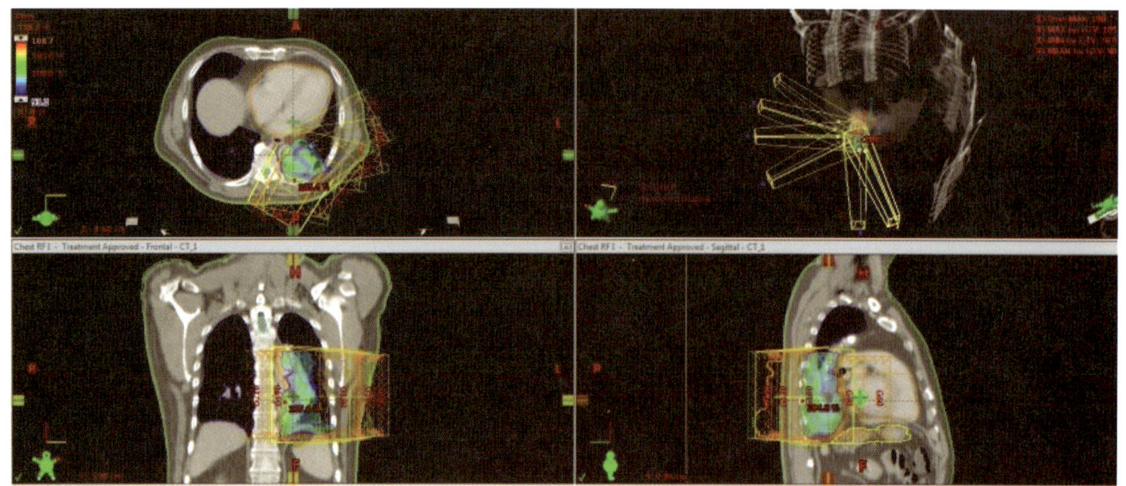

그림 13-3 폐암 강도변조 치료계획

최근에 수술이 불가능하지만 원격전이가 없는 폐암 환자의 경우 4차원 방사선치료와 항암화학요법의 동시치료를 통하여 좋은 치료성적이 보고되고 있다. 하지만 이 방법은 항암화학요법이나 방사선치료를 각각 사용하는 것보다 좀 더 심한 부작용이 생길 수 있다. 환자의 상태와 전이 여부 및 정도에 따라 방사선 종양학 전문의의 판단에 따라서 방사선량이나 치료횟수, 기간 등이 정해지며 일반적으로 약 5~7주 정도의 치료기간이 소요된다.

원격전이가 있는 경우에는 통증, 출혈 및 마비증상을 예방 및 치료하는데 방사선치료가 매우 효과적이며 많은 경우에서 약 2~3주의 치료만으로도 치료한 부위의 증상을 환자생존기간 동안 영구적으로 호전시킬 수 있다.

3 유방암

세계보건기구(WHO)의 분류에 따르면 상피내암의 종류로 관상피내암과 소엽내암이 있고 침윤성 젖샘관암, 속질암, 관상암종, 점액성암(콜로이드성암), 침윤성 소엽암, 파제트병(Paget's disease) 등이 있다.

1) 유방암의 치료방법

수술은 유방암환자의 가장 필수적인 치료법이다. 유방암환자의 수술방법 선택은 유방암의 조직학적인 측면, 위치, 범위, 그리고 환자의 정서적인 측면 등을 고려하여 이루어지게 된다. 수술의 성공요건은 암조직이 국소영역에 국한되어있을 때 제거하는 경우다. 암조직을 모두 제거하기 위하여 유방암 근처의 정상 유방조직도 같이 제거한다. 유방암 수술의 종류로는 종괴절제술, 부분절제술, 변형근치절제술, 유방절제술 후 재건술이 있다.

유방암의 항암치료는 유방암이 어떠한 병기에 발견되었는지에 따라 다르다. 조기에는 수술 후에 재발률이 낮지만, 병기가 진전되어 유방암의 크기가 크거나 겨드랑림프절에 전이가 많이 되어 있을수록 수술 후에 재발률이 높다. 재발은 수술을 받은 부위, 주위의 림프절, 유방 보존술 후에 남아있는 유방 및 반대편의 유방에서 발생하기도 하지만 폐, 가슴막, 뼈 등에 원격전이가 되기도 한다.

유방암으로 인한 사망은 대개 이들 원격전이에 의한다. 아주 조기의 유방암을 제외하고는 수술 후 항암호르몬요법이나 항암화학요법 혹은 두 가지를 모두 하는데, 그 선택은 환자의 연령, 폐경의 유무, 종양의 크기 및 겨드랑림프절로의 전이정도, 환자의 건강상태에 따라서 의사가 정한다.

과거에는 유방암의 병기에 상관없이 유방을 전부 절제하는 유방완전절제수술을 시행하는 것이 보편적이었으나 유방보존술이 점차로 보편화됨에 따라 수술 후 방사선치료의 역할도 점차 강화되고 있다. 유방보존술을 시행한 경우 모든 환자가 방사선치료의 적응증이 되는데, 전체 유방 및 겨드랑림프절을 포함하는 치료범위로 방사선치료가 행해진다.

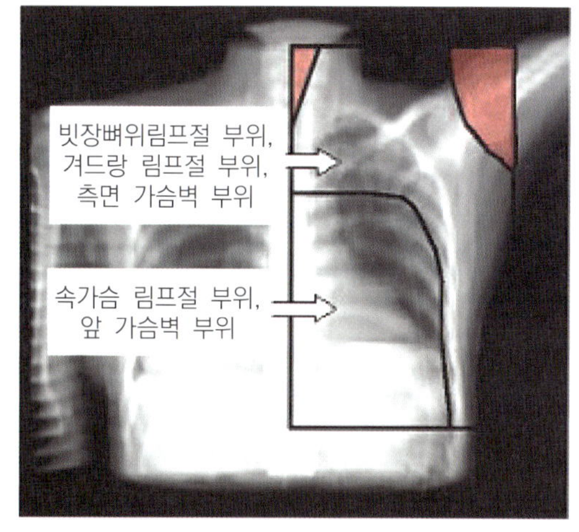

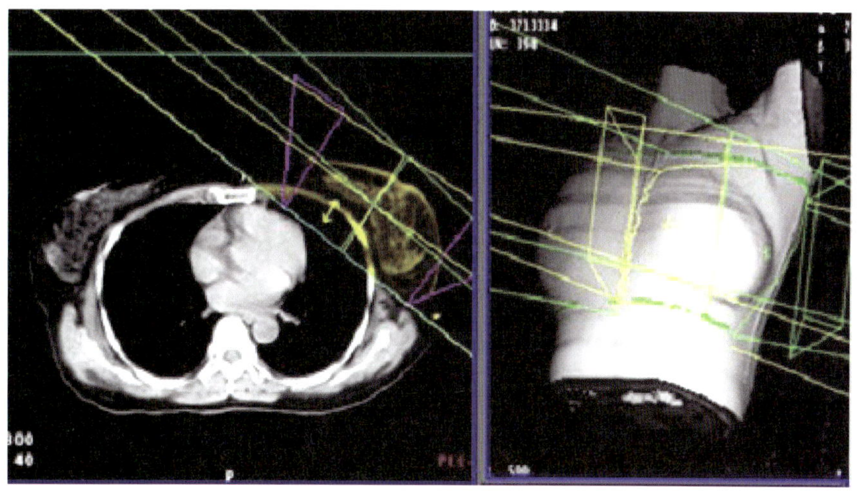

그림 13-4 **유방암 접면조사 치료계획**

(1) 유방부분절제술의 방사선치료

유방은 유선이 유두를 중심으로 15~20개가 방사상으로 나열되어 있으며, 각각의 유선은 소엽으로 나누는데 소엽은 유선관으로 연결된다. 유방암 환자 대부분이 유선관에서 발생한다. 유방암 환자의 경우 종양이 위치한 경우에 따라 외과적 수술 방식이 결정되는데 일반적으로 유방보존술(BCS:Breast Conservative Surgery)은 유방 절제 부위가 전체의 4분의 1을 넘지 않도록 수술을 진행하는 방식이며 유방보존술을 시행한 환자의 경우 방사선치료는 SAD법 접선조사 방식으로 조사범위는 폐와 심장을 보호하기 위해 Half Beam으로 조사면 크기를 제한하고 원발 부위에만 방사선을 조사한다. 매일 광자선을 이용하여 최소 16회~25회를 분할하여 방사선치료를 시행하고 수술한 원발 부위에 전자선을 이용하여 SSD법으로 3~5회 추가적인 방사선치료(Boost)를 진행한다(그림 13-5).

(2) 유방전절제술의 방사선치료

유두 밑에 종양이 크고 암이 기저막을 뚫거나 주변 조직(예 : 빗장위림프절)까지 침범하였을 때 유두와 피부를 포함해 유방조직 전부와 겨드랑이 림프절을 모두 절제하는 방식(MRM : Modified Radical Mastectomy)으로 수술이 시행된다. 외과적 수술방식에 따라 방사선치료계획도 달라지는데 유 유방전절제술 환자의 경우 빗장위림프절에 전이된 부위에 방사선치료는 SSD 또는 SAD법으로 광자선을 이용한 1문 조사 방식을 적용한다(그림 13-6).

그리고 유방암이 발생한 가슴에 SAD법 접면조사 방식으로 원발 부위에 방사선을 조사하며 매일 광자선을 분할하여 방사선치료를 시행하고 추가적인 방사선치료(Boost)는 진행하지 않는다.

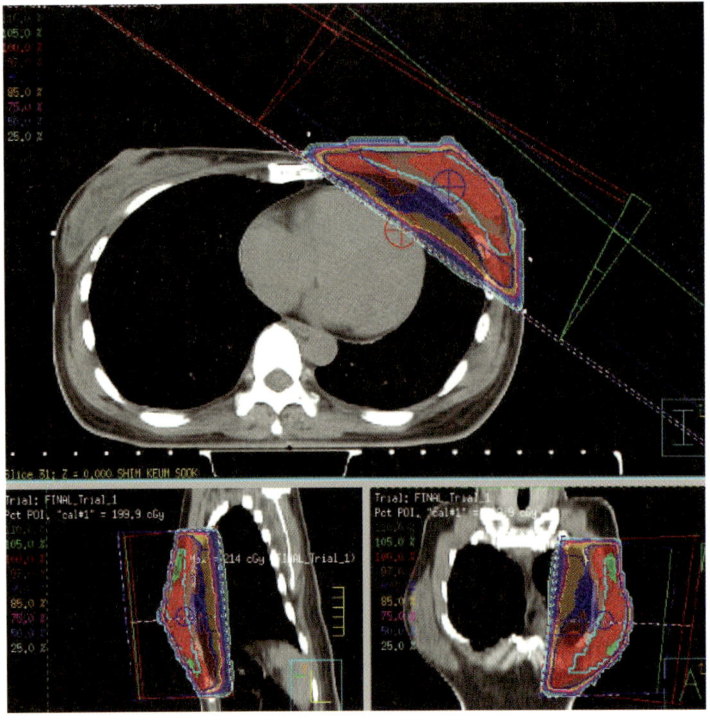

그림 13-5 유방암 부분절제 후 치료계획

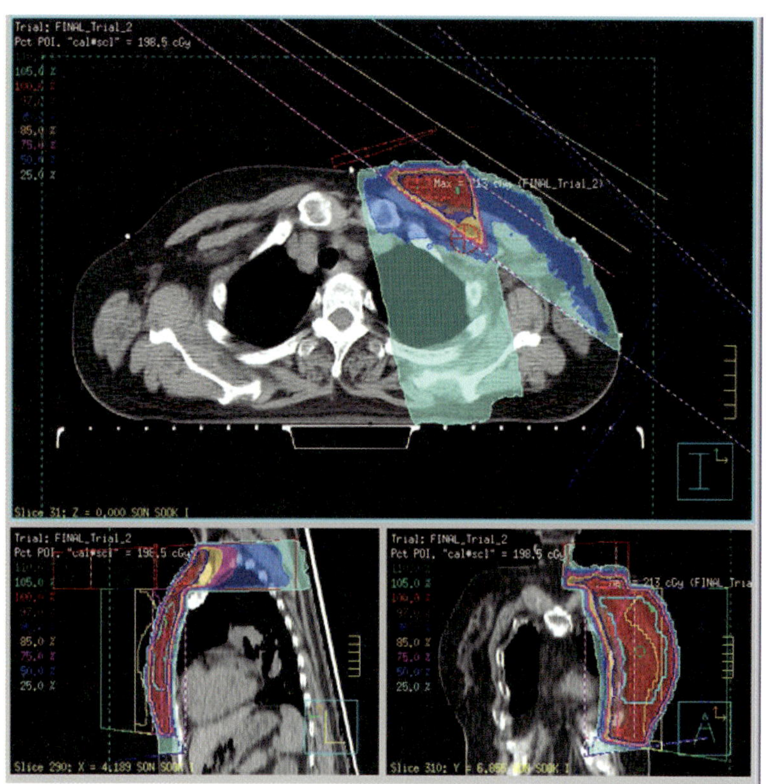

그림 13-6 유방암 SAD 접면 치료계획
유방암 빗장위림프절(SCL)과 흉벽(CW) 방사선 치료계획

4 방광암

방광암은 소변과 직접 접촉하는 이행상피세포에서 유래한 이행상피세포암이 90%로 대부분을 차지하고 그 외에도 편평상피세포암과 선암 및 육종 등이 있다. 방광암은 흔히 방광점막이나 점막하층에만 국한되어 있는 표재성 방광암과 방광암이 근육층을 침범한 침윤성 방광암 그리고 전이성 방광암으로 나눈다. 진행단계에 따른 표재성 방광암은 처음 진단 당시 전체 방광암 중 70%를 차지하며 양배추 혹은 말미잘 모양으로 방광 내로 튀어나와 있다. 표재성 방광암은 쉽게 전이하지는 않지만 수술 후 흔히 재발하고 침윤성 방광암으로 진행할 수도 있다.

1) 방광암의 치료방법

방광암의 치료방법 결정에는 병의 진행정도인 병기가 가장 중요하며 그 외 암세포의 분화도, 환자의 전신 건강상태 등에 따라서 가장 적절한 치료방법을 선택하게 된다. 방광은 점막, 점막하층, 근육층, 지방층의 4층으로 구성되어 있는데 방광암을 구분할 때 크게 점막에만 국한된 상피내암, 점막 또는 점막하층에 국한된 표재성 방광암, 그리고 근육층 이상을 침범하였으나 방광 밖으로는 퍼지지 않은 침윤성 방광암 및 림프절 또는 다른 장기로의 전이가 있는 전이성 방광암으로 구별하고 이들 구분에 따라 치료방법이 결정된다.

(1) 표재성 방광암의 치료

표재성 방광암은 일반적으로 마취 하에서 요도를 통해 방광경을 삽입하고 내시경으로 암을 보면서 전기나이프를 이용하여 절제하는 경요도적 방광종양절제술을 시행한다. 재발이나 진행의 위험이 있는 고위험군에 대해서는 부가적으로 방광 내의 약물주입법을 시행한다.

(2) 면역치료 (BCG 면역요법)

방광에 BCG균을 주입하는 BCG 면역요법이 대표적인 치료방법으로 주 1회씩 6주에 걸쳐 방광에 BCG균을 주입하며 추가적으로 유지요법을 사용하기도 한다. 일반적으로 치료효과는 BCG 면역요법이 항암제 주입요법보다 뛰어난 것으로 알려져 있으나 BCG패혈증과 같은 생명을 위협하는 합병증의 위험성이 있으므로 재발의 위험성이 높은 경우와 상피내암이나 분화도가 나쁜 이행세포암의 경우에 대해서만 BCG 면역요법을 시행한다.

(3) 침윤성 방광암의 치료

침윤성 방광암의 경우에는 암의 침윤도가 높고 경요도적 방광종양절제술로는 암을 완전히 절제하기 어렵기 때문에 근치적 방광적출술을 시행한다. 근치적 방광적출술은 방광과 함께 골반 내 림프절을 적출하고 남자의 경우 전립샘과 정낭을, 여자의 경우 자궁을 적출한다.

남성의 경우 수술 후 발기부전이 될 가능성이 높지만 병의 진행상태와 술식에 따라 이를 예방할 수 있는 방법도 있다.

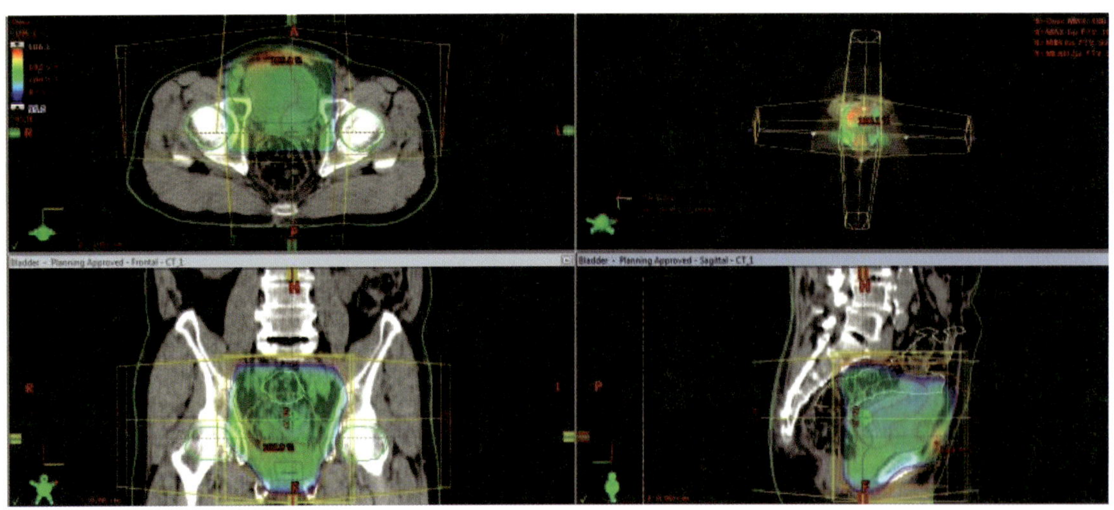

그림 13-7 **방광암 3D 치료계획**

(4) 침윤성 방광암에 대한 최근 치료

최근의 근치적 방광적출술의 발전방향은 2가지 방향으로 이루어지고 있다. 장을 이용하여 방광 모양으로 성형 후 후부요도와 연결하여 소변주머니의 부착없이 요도로 배뇨를 하게 하는 자연배뇨형 대용방광의 발전이 이루어짐에 따라 특히 남자들에서는 이미 많은 예들에서 시행되고 있으며 최근에는 요도가 짧은 여성 환자들에서도 시도되기 시작하였다. 이와 함께 남성 환자들에서 근치적 방광적출술 시 신경혈관다발을 보존하여 발기능력을 유지시키려는 방법이 시도되고 있다.

다른 한편으로는 침윤성 방광암 환자에서도 방광을 보존하면서 효과적으로 방광암을 치료하는 방법들이 개발되어 발전하고 있다. 즉 침윤성 방광암 환자들 중 일부 환자들을 대상으로 경요도적 방광종양절제술, 항암화학요법, 방사선치료를 병행 치료하여 방광을 보전함으로 환자의 삶의 질을 높일 수 있는 방광보존치료법을 시행한다.

5 콩팥암

조직학적으로 신세포암은 투명세포와 과립세포가 혼합된 상태로 이루어져 있는 경우가 흔하고 때로는 육종형세포가 동반된다. 투명세포는 콜레스테롤, 중성지방, 당원, 지질이 풍부한 세포질로 이루어진 둥글거나 다각형인 세포이며 과립세포의 세포질은 미토콘드리아와 세포질체를 많이 함유하고 있다. 또한 신세포암을 구성하는 세포의 종류 외에 이들 세포가 이루는 조직학적 양상에는 여러 형태가 있다.

1) 콩팥암의 치료방법

신세포암의 치료는 암의 진행정도(병기)와 환자의 연령, 전신건강상태, 동반된 다른 질환의 유무 등에 따라 결정하게 되는데 현재로는 수술로 암을 제거하는 것이 최선이며 다른 장기에 전이가 있는 경우는 면역요법이나 면역화학요법 등을 시행하게 된다.

신세포암은 일반적으로 방사선치료나 항암화학요법에 잘 반응하지 않으므로 철저한 수술적 치료가 완치를 위해 필수적다. 다른 장기로 전이가 없는 국한된 신세포암의 경우에는 근치적 신적출술이, 경우에 따라 부분 신절제술, 복강경하 근치적 신적출술 등이 시행되며, 다른 장기에 전이가 있거나 재발성 신세포암의 경우에는 전이병소절제술, 신적출술 등의 수술적 치료, 인터루킨-2나 인터페론을 이용한 면역요법, 항암화학요법과 면역요법을 병용한 면역화학요법 등이 사용된다. 각각의 치료는 병기와 환자의 상태, 병의 상태에 따라 최선의 방법을 선택하게 되며 암에 혈액을 공급하는 혈관을 차단하는 신동맥색전술, 전이 부위에 대한 방사선치료, 새로운 임상시험 등도 적용된다.

2) 다른 장기로의 전이가 없는 국한된 신세포암

(1) 수 술

근치적 신적출술이 시행되지만 경우에 따라서 콩팥의 일부분을 제거하는 신원보존수술이 시행된다. 근래에는 복강경하 근치적 신적출술, 복강경하 신적출술(HALS) 등이 선택적으로 시행된다.

국한적 신세포암의 치료의 원칙은 근치적 신적출술로서, 근치적 신적출술은 신주위근막(Gerota근막) 내의 장기인 콩팥, 신주위 지방, 부신, 상부 요관 및 신혈관 주위(신문부) 림프절 절제술을 시행하는 것으로 이때 신정맥이나 하대정맥 등에 정맥내 혈전이 있으면 같이 제거하게 된다.

(2) 신동맥색전술

주위 장기로의 침윤이 심해 종양절제가 불가능하거나, 동반된 다른 질환이나 고령 등의 이유로 수술의 대상이 되지 않거나, 또는 수술을 기피하는 환자에서 차선의 방법으로 선택할 수 있다. 신종양으로 인해 조절할 수 없는 통증이 있거나, 부종양증후군 등이 있을 때 시행하기도 하며 드물게 수술 전에 시행하기도 한다.

(3) 보조적 면역화학요법

수술 후 병리학적 병기가 높은 경우에 시도되고 있으나 그 효과에 대해서는 논란이 있다.

(4) 최소 침습치료

극히 제한적으로 수술이 어려운 경우에 냉동요법, 고주파치료 등의 최소 침습치료가 시행되는 경우도 있다.

3) 전이 (또는 재발) 신세포암

신적출술 후 1% 미만에서 전이병소가 자연 소실되었다는 보고도 있으나 이를 기대하기는 어려운 상황으로 일반적으로 다음과 같은 치료를 시행하며, 일부 환자에게는 전이가 있는 경우에도 신적출술 및 전이부절제술이 생존율 향상에 도움을 주므로 제한적으로 시행된다.

(1) 수 술

종양으로 인한 출혈, 통증, 부종양증후군증상이 심할 때, 면역요법시행 전 등의 경우에 일부 환자에서 신적출술을 제한적으로 시행하기도 하며, 특히 원격전이가 한 곳에만 있는 경우(특히 폐나 뼈의 단독전이)에는 전이병소의 수술적 제거가 생존율 향상에 도움을 준다.

(2) 신동맥색전술

출혈, 통증, 부종양증후군증상 등의 치료와 다른 치료의 보조적인 치료로 시행되기도 한다.

(3) 호르몬요법

에스트로겐이 신세포암의 원인이 된다는 가설에 근거하여 프로게스테론, 안드로겐, 항에스트로겐 제제 등을 사용하는 치료로 그 효과는 미미하고 일시적이다.

(4) 항암화학요법

빈블라스틴, 5-FU 등의 항암제가 시도되었으나 효과는 미미하다.

(5) 면역요법

인터페론-알파, 인터루킨-2, 종양침윤 림프세포 등 여러 면역억제제나 면역세포를 이용하는 방법으로 인터페론이나 인터루킨을 기본으로 한 면역치료가 현재까지는 전이 신세포암에 가장 효과적이라고 알려져 있다. 항암제와 같이 사용하는 면역화학요법(인터페론-알파 + 인터루킨-2+5-FU, 인터페론-알파+빈블라스틴 등)이 많이 사용되며, 그 치료효과는 일반적으로 10~30% 정도로 알려져 있다.

(6) 방사선치료

통증이 심한 뼈전이 부위나 수술적 처치가 어려운 뇌나 척추 등의 전이가 있을 때 시행한다.

6 전립샘암

정상적인 세포는 일정기간 생존하면서 기능을 하고 사멸하게 되는데 어떤 경우에는 세포가 사멸하지 않고 계속 증식하여 종괴를 형성하게 된다. 이러한 종괴를 종양이라 하는데 전립샘 종양에는 전립샘 비대증과 같은 양성 종양과 악성 종양인 전립샘암으로 나뉜다.

1) 전립샘암의 치료방법

전립샘암의 치료방법을 결정하기 위해서는 병기와 종양의 분화도 및 환자의 나이와 건강상태가 중요하다. 병기는 암이 얼마나 퍼져 있는지를 말하는 것이며 분화도는 암 조직이 정상 전립샘 조직과 얼마나 다르며 악성도가 어떤지를 나타내는 것이다.

전립샘암의 치료법으로는 대기관찰요법, 근치적 수술, 방사선치료, 호르몬요법 또는 항암화학요법 등이 있으며, 어떤 경우 한 가지 이상의 방법을 병행해서 치료하는 것이 도움이 될 수 있다. 또한 치료방법의 선택에 가장 중요한 것은 이러한 치료가 환자의 삶의 질에 어떠한 영향을 줄 것인가를 충분히 고려하여 결정해야 한다는 것이다.

(1) 근치적 수술

전체 전립샘과 정낭, 정관과 같은 주변 조직과 골반 림프절을 함께 제거하는 것을 근치적 전립샘 절제술이라고 한다. 이런 치료에는 전립샘에 국한된 전립샘암에 대한 대표적인 치료방법이 있으며, 장점으로 국소 전립샘암의 경우 전체 전립샘이 제거되어 완치를 기대할 수 있다. 단점은 합병증으로 요실금, 발기부전 그리고 요도협착 등이 올 수 있다.

(2) 방사선치료

방사선치료는 수술과 마찬가지로 전립샘과 그 주변에 있는 암세포를 공격하는 국소적인 치료법의 하나로 대부분이 고령인 전립샘암 환자에서 수술과 함께 많이 시행되고 있는 치료방법이다. 최근에는 방사선치료 기술의 발전으로 3차원 입체조형 방사선치료(3D CRT) 및 강도변조 방사선치료(IMRT), 토모치료, 양성자치료 등이 도입됨으로써 이전에 비하여 치료효과는 높아지고 부작용 발생확률은 획기적으로 줄일 수 있게 되었다.

수술 후에 암세포가 남아있는 것으로 판명된 경우에 추가적으로 방사선치료를 시행하기도 하며, 국소적으로 진행된 전립샘암의 경우에 흔히 시행되고, 뼈나 다른 장기로 원격전이가 발생한 경우에도 통증완화를 위해 시행할 수 있다.

방사선치료는 두 가지 방법이 있는데, 체외방사선치료는 체외에서 여러 방향으로 방사선을 조사하여 치료하는 방법으로 대부분의 환자가 치료를 잘 견딘다. 조직 내 방사선치료는 매우 작은 방사선 동위원소를 전립샘에 심는 방법으로 초기 전립샘암에 유용하다.

장점은 대개 입원이 필요 없고 마취 혹은 수술 관련 급성부작용을 걱정할 필요가 없으며, 초기 혹은 진행기, 원격전이 된 경우 등 적용범위가 매우 넓다. 단점으로 치료기간이 8~9주 이상으로 길어진다. 치료부작용으로 급성 방광염, 직장염(proctitis) 등이 생길 수 있으며 만성 부작용으로 요도협착, 발기부전이 올 수도 있다.

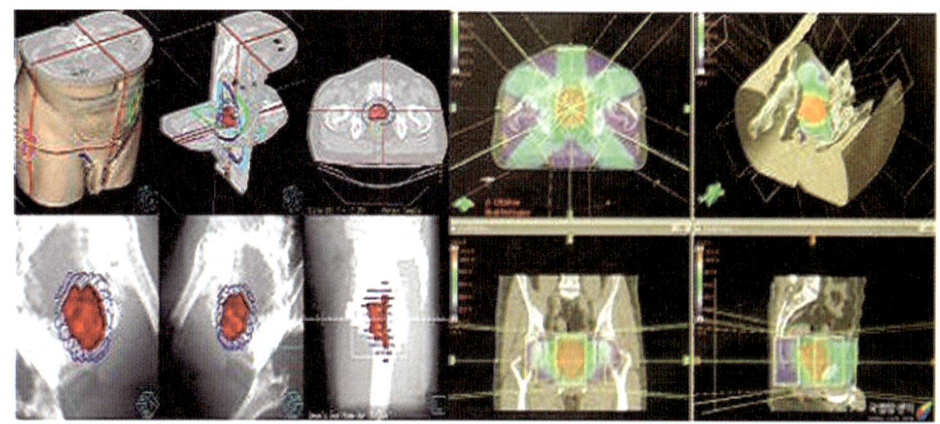

그림 13-8 3D 영상을 이용한 전립샘암의 치료계획

7 자궁경부암

자궁경부암은 대부분 편평상피세포암이며 각질화 대세포, 비각질화 대세포로 분류된다. 선암은 내자궁경 원추세포에서 기원하며 자궁경부암의 10%정도를 차지한다. 악성선암과 악성 편평상피세포암의 혼합체인 선편평상피세포암은 2~5%를 차지한다. 투명세포암, 유리세포암은 드물게 관찰되며 대개 미분화세포로 되어 있다.

1) 자궁경부암의 치료방법

자궁경부암의 치료법은 여러 가지가 있다. 전암성 병변인 경우에는 원추절제술만으로도 완치가 가능하여 치료 후 임신이 가능할 수도 있지만 침윤성 자궁경부암인 경우에는 대부분 광범위 자궁적출술이나 항암화학 방사선치료를 받게 되며, 경우에 따라서는 두 가지 이상의 치료법을 병행하기도 한다.

또한 비교적 초기의 침윤성 자궁경부암 환자에서 임신을 원할 경우에는 광범위 자궁경부 적출술과 복강경을 이용한 림프절절제술을 시행하여 출산이 가능하게 하기도 한다.

(1) 수 술

① 전암성 병변

냉동치료, 전기치료, 레이저치료와 같은 국소파괴요법과 원추형으로 병소를 도려내는 원추절제술 등이 있다.

② 침윤성 자궁경부암

침윤성 자궁경부암으로 진단되면 환자의 연령과 건강상태, 암의 파급정도, 동반된 합병증의 유무에 따라 수술 또는 항암화학 방사선 동시요법 등을 선택한다. 침윤성 자궁경부암의 1기와 2기초인 경우에는 광범위 자궁적출술을 시행하며, 초기 암인 경우는 거의 완치가 될 정도로 치료의 결과가 좋다. 자궁경부암 2기말부터는 항암화학요법과 방사선치료를 동시에 시행하는 항암화학-방사선치료를 시행한다.

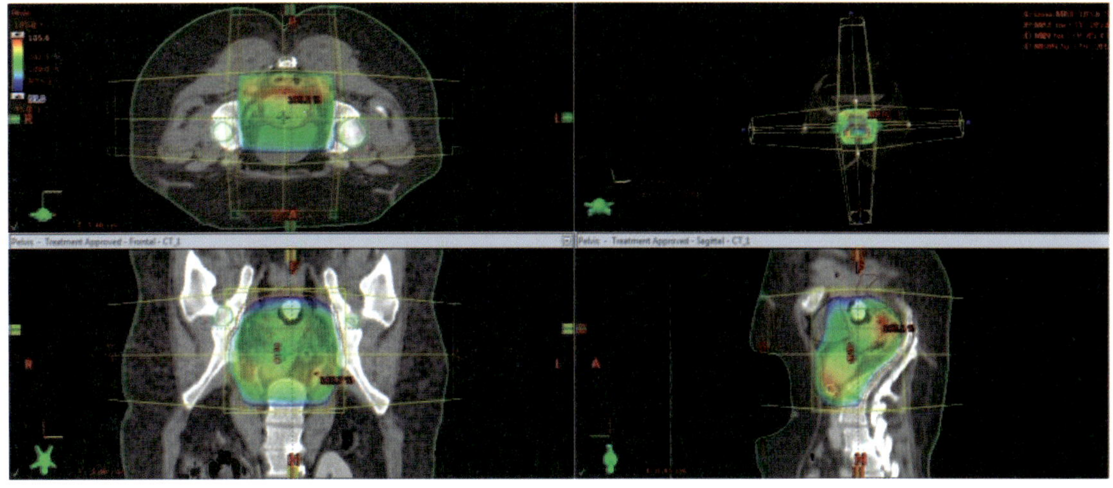

그림 13-9 자궁암 3D 치료계획

③ 재발성 자궁경부암

골반 내에 국소적으로 재발된 환자의 경우 골반내용물제거술(exenteration), 수술방사선 동시요법(CORT), 측확장내골반절제술(LEER) 등을 시행하여 완치나 생명연장을 위해 노력하고 있다. 또한 수술이 불가능한 환자에서는 강도변조방사선치료(IMRT) 등 최신기법을 이용한 치료를 시도할 수 있다.

(2) 방사선치료

방사선치료는 고에너지 전리방사선을 이용한 외부 방사선치료와 내부 방사선치료(강내 방사선치료)로 구성되어 있으며, 병의 진행상태에 따라 두 가지 방법을 적절히 조합하여 사용하게 된다. 이러한 일반적인 방법 이외에 필요한 경우에는 강도변조방사선치료(IMRT)나 양성자치료, 3차원 입체조형치료 등의 새로운 방사선치료방법을 이용한다.

8 난소상피세포암

난소상피세포암은 세포형태에 따라 장액성 난소암, 점액성 난소암, 자궁내막양 난소암 등으로 나누어지며, 그 외에 미분화세포암, 미분류 난소암도 포함된다. 이들 상피세포종양들은 다시 양성, 악성, 및 경계성으로 세분된다. 이들 중 경계성 암은 세포 및 조직 형태의 전부는 아니고 일부가 악성 양상을 보이고 있고 기저막 이하부의 침윤을 일으키지 않은 상태를 의미한다.

(1) 장액성 난소암

육안적으로 난소표면의 유두돌기 증식이 특징적으로 나타나며 급속한 증식으로 조직괴사와 출혈이 나타날 수 있다. 그리고 반대측 난소에도 전이가 되는 경우가 많아 대부분 난소 양측성으로 발생한다.

(2) 점액성 난소암

양성의 경우 육안적 소견으로 표면이 매끈하며 내부는 투명하고 끈끈한 점액성 물질로 차 있다. 전체 난소암의 25.3%를 차지하며 흔히 발생하는 난소암으로 보고되고 있다. 일반적으로 장액성 난소암보다 예후가 양호한 것으로 알려져 있으나 예후가 매우 불량한 형태의 점액성 난소암도 있다.

(3) 자궁내막양 난소암

조직학적으로 자궁내막과 유사하며 10~20%에서 자궁내막증이 관찰된다. 육안적 소견은 두꺼운 피막으로 둘러싸여 있으며 절단면에 연홍색 출혈이 관찰되기도 한다. 대부분이 악성이며 호발 연령은 40~50대이다.

(4) 투명세포암

매우 희귀한 종양으로 50~60대 환자가 대부분이다. 특징적으로 투명세포암은 자궁내막증 및 자궁내막암과 조직발생학적으로 유사하며 자궁내막증과 자궁내막암이 함께 관찰되기도 한다. 육안적 소견은 다양하며, 다른 난소 상피세포암과 구별이 힘든 경우가 많다.

대개 표면이 매끈한 피막으로 덮여 있고 견고하며, 세포질내에 투명한 물질이 차 있다.

(5) 브레너 종양 (Malignant brenner tumor)

브레너 종양은 거의 대부분이 양성 종양이며 악성 종양은 흔치 않다. 발생연령은 25 ~ 70세로 다양하나 대부분 50세 이상이다.

일반적으로 난소 한쪽에서 발생하며 난소 양측성으로 오는 경우는 10% 이하이다.

(6) 미분화세포암

상피세포가 분화능력보다 증식능력이 강할 때 발생하는 난소 상피세포암으로 분화가 덜 되어 있기 때문에 어떤 범주에도 속하지 않는 형태이다. 세포자체의 악성변화와 세포분열이 심하며 모든 난소상피세포암 중 예후가 가장 나쁜 것으로 알려져 있다.

(7) 미분류 난소암

두 가지 세포유형의 중간 상태로 특별히 분류할 수 없는 경우를 말한다.

1) 난소상피세포암의 치료방법

난소암의 치료방법에는 크게 수술, 항암화학요법, 방사선치료가 있으며 치료방법의 결정에 영향을 미치는 요인으로는 암세포의 유형, 암세포의 분화도, 암의 진행상태(병기), 환자의 연령, 환자의 전반적인 건강상태 등이 있다.

(1) 수 술

수술은 난소암의 일차적인 치료방법으로 종양을 제거하는 목적 이외에도 난소암을 확진하고 암의 진행상태를 알기 위해 반드시 시행해야 하는 치료이다.

난소암의 수술방법과 수술범위 및 수술가능성은 암의 진행상태(병기), 암세포의 유형, 암세포의 분화도, 주위 조직과의 유착 정도, 복수의 유무, 암의 한쪽 난소 국한 또는 양측 난소 침범 여부, 환자의 연령 등에 따라 달라진다.

① 난소 및 자궁의 절제

한쪽의 난소, 난관만을 절제하는 경우와 양쪽의 난소, 난관, 자궁을 다 같이 절제하는 경우가 있다. 난소암은 초기라고 할지라도 이미 반대측에 전이되는 경우가 많기 때문에 일단 난소암이 진단되면 초기일지라도 반대측 난소를 보전해야 할 특별한 사유가 없는 한 양측 난소절제술을 시행하는 것이 원칙이다.

또한 자궁장막과 난관도 호발전이 부위이므로 복식 전자궁절제술 및 양측 난소난관절제술을 동시에 시행한다. 환자가 차후 임신을 요망할 때는 예외적으로 병소가 한쪽 난소에 국한되고 피막이 파열되지 않고 주위조직에 유착되지 않은 경우에 한하여 한쪽 난소난관 절제술의 시행을 고려해 볼 수 있다.

② 골반강액 및 복강액내 세포검사

골반강과 복강내에 고여 있는 액체를 검사하여 암세포의 존재 유무를 확인한다.

③ 그물막(대망, gastrocolic omentum) 절제

그물막이란 위(stomach)에 매달려 있으면서 대장과 소장을 덮고 있는 커다란 그물과 같은 지방조직이다. 그물막은 난소암이 가장 잘 전이하는 조직인데, 절제한 그물막을 수술 후에 현미경으로 검사했을 때 전이가 발견되는 경우가 있다.

④ 후복막 림프절 곽청술(retroperitoneal lymph node dissection)

전이가 의심되는 림프절을 채취하여 검사한 후 전이가 확인되면 해당 림프절과 림프관을 절제하는 것을 림프절 곽청술이라고 한다. 복막뒤 림프절에는 골반림프절과 대동맥주변 림프절 등이 있으며 난소암이 잘 전이하는 부위 중 하나이다.

⑤ 전이부위 절제술

배안으로 전이된 경우가 많은 진행된 난소암의 경우, 일반적으로 수술이 매우 복잡해지며 수술의 범위가 커진다. 특히 수술 후 암 잔류병변의 여부와 그 크기는 난소암의 생존율에 영향을 주기 때문에 가능한 많은 암 조직을 수술로서 제거해야 난소암의 생존율을 향상시킬 수 있다. 따라서 양측 난소와 자궁, 배막뿐 아니라 전이된 부위에 따라 큰창자, 작은창자, 방광, 요관, 배안림프절, 지라, 가로막을 적출하여야 하는 경우도 있다.

(2) 항암화학요법

난소암은 항암화학요법에 비교적 잘 반응하는 암으로 수술과 더불어 중요한 난소암의 치료방법이다. 항암화학요법의 치료기간과 횟수는 암세포의 종류, 항암제의 종류, 치료에 대한 반응률, 부작용의 정도에 따라 다르다. 난소외부로 암세포의 확산이 의심되는 1기말 이상의 난소암의 경우에는 수술 후 대개 3~6차례의 항암화학요법을 실시하게 된다. 3기 및 4기의 난소암은 광범위하게 전이하기 때문에 수술 전 검사에서 개복을 하더라도 암의 완전절제가 어려울 것이라고 예상되는 경우에는 우선적으로 항암화학요법을 실시하여 암의 크기가 작아지게 한 이후에 수술을 하기도 한다.

(3) 방사선치료

방사선치료는 방사선을 조사하여 수술에서 제거하지 못한 암세포를 소멸시키는 것으로, 고에너지 엑스선을 체외로부터 조사하는 방법과 방사성 인(^{32}P) 용액을 배안으로 주입하여 내부로부터 배막의 표면을 조사하는 방법이 있다.

9 대장암

대장암의 대부분은 큰창자점막에서 발생하는 선암이다. 선암의 대부분은 선종이라는 양성 종양(폴립, 용종)이 진행되어 발생하며, 선암 이외에도 림프종, 육종, 편평상피암, 유암종 등이 발견된다.

1) 대장암의 치료방법

(1) 내시경적 절제술

점막에 국한된 조기 대장암의 경우에는 개복수술 할 필요 없이 내시경적 절제술만으로도 치료가 가능하다. 그러나 내시경적 절제술 후 조직을 면밀히 검토하였을 때 암의 침윤정도가 점막하부 이상으로 깊거나 분화도가 나쁜 경우, 또는 혈관이나 림프관을 침범한 소견이 보일 때는 이차적으로 개복수술이 필요한 경우가 있다.

(2) 수 술

대장암의 치료에 있어서 수술은 가장 근본이 되는 치료이다. 대장암수술에서는 큰창자의 절제가 필수적으로 동반되고 종양 덩어리는 종양의 양옆으로 몇 센티미터 정도 정상 큰창자와 함께 절제된다. 절제 부위는 병변의 위치에 따라 결정된다.

그리고 경우에 따라서 장의 절단면끼리 문합술 또는 결장조루술을 시행한다. 비교적 진행이 많이 되지 않은 대장암의 경우 개복하지 않으면서 복강경을 통하여 수술할 수도 있다.

(3) 항암화학요법

대장암에서 항암화학요법의 역할은 크게 두 가지로 나누어 볼 수 있다.

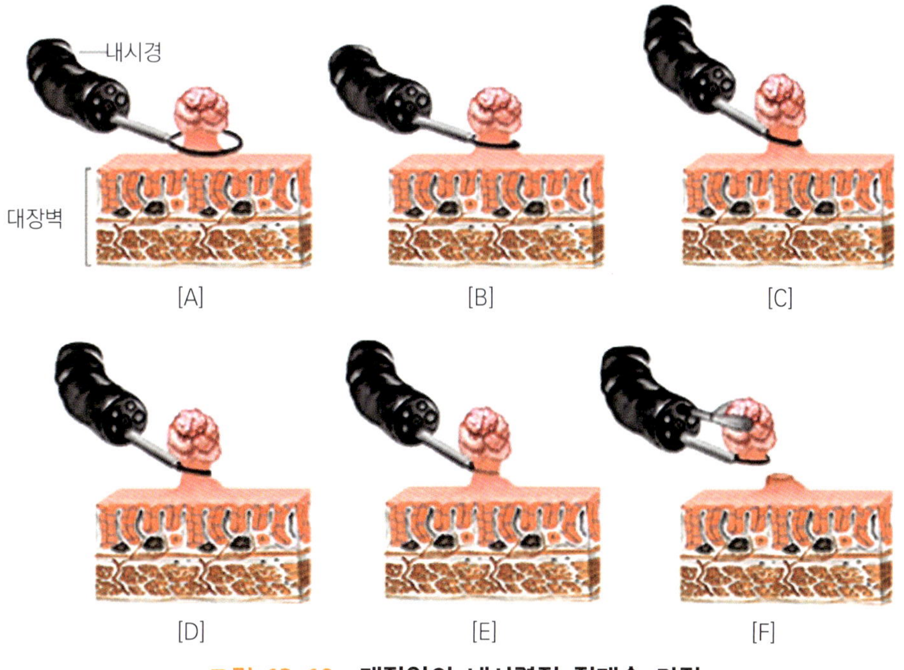

그림 13-10 대장암의 내시경적 절제술 과정

첫째 역할은 암을 완전히 절제한 후에 재발방지를 목적으로 시행하는 항암화학요법이다. 수술 후 병기가 3기 및 고위험 2기의 경우에 시행하는데 이들 병기에서는 완치목적의 수술을 시행한 경우라도 20~60%에서 재발이 발생하게 된다. 이러한 현상은 방사선학적으로 발견되지 않은 미세한 암세포들이 숨어 있다가 수술 후 성장하여 재발을 일으키는 것이다. 따라서 잔존 암세포군에 대한 치료를 시행하여 암세포를 제거하면 완치율은 더욱 향상될 수 있을 것이라는 이론적 배경 하에 수술 후 항암화학요법을 시행하게 되었다.

두 번째 역할은 수술을 시행할 수 없는 전이성 대장암의 치료에 적용되는 항암화학요법으로써 생존기간이 연장되며 생존기간 동안에도 항암화학요법을 받지 않는 경우보다 덜 고통스러운 기간을 보내게 된다.

(4) 방사선치료

대장암에 대한 항암 방사선치료는 크게 두 가지가 있다. 첫번째는 수술 전에 시행하는 선행 항암방사선 치료로서 종양의 크기를 줄여 항문 괄약근을 보존하거나, 대장의 절제 범위를 축소시킬 수 있다. 두번째로 수술적 완전 절제가 이루어진 후 상대적으로 재발 가능성이 높은 경우를 대상으로 생존기간의 연장과 증상완화를 위해 시행하는 보조 항암 방사선치료가 있다.

10 악성 흑색종

일반적으로 흑색종을 모양, 발생양상, 분포 등의 특성에 따라 다음의 4가지 형태로 분류하고 있다.

(1) 선단 흑자성 흑색종

사지 말단부위 뿐만 아니라 손바닥이나 발바닥에 생기며 특히 손발톱이 있는 손가락이나 발가락의 끝마디에 주로 생긴다. 미국에서는 흑색종의 약 5%를 차지하는데 대개 흑인에서 흔한 유형이며 동양에서는 흑색종 중에서 가장 흔한 유형으로 우리나라에서는 흑색종 전체의 약 60%, 일본은 45~50%, 중국에서는 75%를 차지한다. 임상적으로는 비교적 젊은 연령층에 발생하며 다른 유형의 흑색종과는 달리 발생 원인이 자외선 노출과는 별로 관련이 없다는 차이가 있다. 손바닥, 발바닥, 손가락 끝 혹은 손발톱이나 그 주위에 불규칙한 흑색의 반점이 퍼지고 있으면 반드시 흑색종을 의심하여 철저히 조사하여야 한다. 특히 엄지손가락과 엄지발가락에 가장 많이 발생한다.

(2) 결절성 흑색종

결절성 흑색종이란 처음부터 결절성 병변으로 발생하는 유형을 말한다. 임상적으로는 수개월 내에 비교적 빠르게 성장하는 흑청색 내지 흑갈색의 결절로 보인다. 평균 발생 연령은 50대이며 특별한 호발부위가 없이 신체의 어느 부위나 발생할 수 있다.

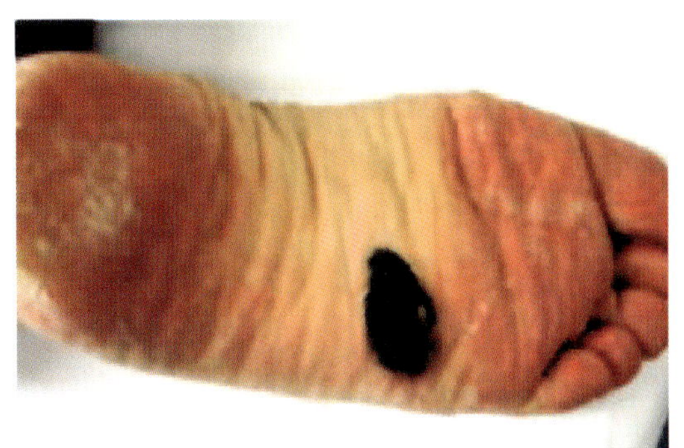
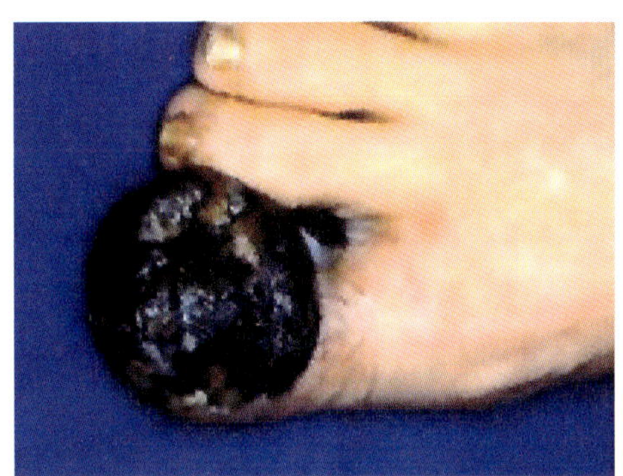

그림 13-11 선단 흑자성 흑색종과 혈액종양

(3) 표재 확장성 흑색종

서양에서는 가장 흔한 유형으로 흑색종의 70%를 차지하고 우리나라에서는 정확한 통계는 없으나 드물다고 알려져 있다. 평균 발생연령은 40대이며 남자에서는 등의 윗부분, 여자에서는 정강이가 호발부위이다. 색조는 황갈색, 흑색, 적색, 갈색, 청색, 백색 등 다양하며 비대칭적으로 병변이 커지거나 부분적 쇠퇴에 의해 경계가 불규칙하게 보인다. 오래된 병변은 표면이 거칠고 편평하지 않다.

(4) 악성 흑자 흑색종

악성 흑자 흑색종은 악성 흑자에서 발생한 흑색종을 말하며 백인에서는 흑색종의 10%, 일본에서는 2.5%를 차지하나 우리나라에서는 매우 드문 유형이다. 악성 흑자는 보통 60대, 70대 노인의 안면에 잘 발생하며 불규칙한 경계를 보이는 갈색 반점으로 시작하여 수 년에 걸쳐 서서히 주변으로 퍼져서 커다랗고 다양한 색조를 띤 색소반을 이룬다. 이 기간 중에 색소반 내에서 한 두 개의 결절이 생기면서 수직 방향으로 증식을 하여 진피 내에 침윤된 것을 악성 흑자에서 발생한 흑색종이라 하여 악성 흑자 흑색종이라고 한다.

1) 악성흑색종의 진단방법

색소성 병변의 직경이 1 cm 이상이며, 주위의 경계가 불규칙하고, 불규칙한 색소침착을 보이거나 궤양 또는 가피를 형성하거나 출혈을 보이는 경우 피부생검을 시행하는 것이 좋다.

그 외에 종양의 침윤깊이나 전이 등 병의 확산정도를 알아보기 위해서 가슴엑스선검사와 복부의 초음파검사를 비롯해, 방사성동위원소를 사용한 검사, CT 스캔이나 MRI 등의 정밀검사를 필요에 따라 실시한다. 검사를 통해 암이 어느 정도 진행되었는지를 확인하고 그에 맞추어 치료법을 선택한다.

2) 악성흑색종의 치료방법

발생초기부터 다른 장기로의 전이가 가능할 뿐만 아니라 조직 침범깊이가 예후와 밀접한 관련이 있는 악성도가 높은 종양이므로 조기진단과 완전절제가 치료의 근본이다. 다른 신체부위로 전이가 일어나지 않은 것이 확인되면 외과적으로 절제를 하게 된다. 만약 국소림프절까지 전이가 된 경우에도 일반적으로 외과적 절제를 하게 된다. 방사선치료나 항암화학요법은 다른 악성종양과 비교하여 효과가 크지 않으므로 외과적 수술이 가능한 범위까지 수술을 시행하는 것이 원칙이다. 진행된 암인 경우 전신항암화학요법, 방사선치료 및 면역치료 등을 시행할 수 있다.

(1) 외과적 수술치료

수술은 흑색종의 보편적인 치료 방법이다. 수술 시 병변뿐만 아니라 주위의 정상조직도 조금 떼어낼 수 있다. 조직을 얼마나 떼어낼지는 병변의 병기에 따라 결정된다. 보통 진단을 위한 생검 시에 수술요법을 병행해 병변을 완전히 제거하기도 한다. 수술에 의한 피부결손이 심한 경우에는 피부이식술을 비롯해 성형외과적인 방법으로 결손부위를 복원한다.

수술 시 종양의 주위에 있는 림프절을 제거하기도 하는데 암은 림프계를 따라 신체의 다른 부위로 전파되기 때문이다. 만일 림프절에서 종양세포가 나왔다면 이미 암세포가 몸의 다른 부위로 전이 되었을 가능성이 있다.

림프절 절제는 파수림프절(sentinel lymph node)만을 절제하는 경우와 흑색종 주위에 있는 림프절 전체를 절제하는 경우가 있다. 파수림프절 절제는 생검을 하고 더 넓은 부위를 절제하기 전에 시행하는데 이것은 방사성물질을 흑색종 주위에 주사하고 컴퓨터 화면을 통해 방사성물질이 이동해 처음 흡수되는 림프절을 찾은 다음에 그 부분을 절제하여 암세포가 있는지 검사하고 림프절 전체를 절제할지 여부를 결정한다.

(2) 항암화학요법

악성 흑색종에 효과가 있는 항암제는 다카르바진(DTIC), 카르무스틴(BCUN), 로무스틴(CCNU), 시스플라틴 등이 있는데, 이들을 단일요법으로 사용하기도 하며 이들을 복합사용하기도 한다. 그리고 흑색종에 효과가 있는 이들 약재와 항암효과가 미약한 다른 약재를 복합적으로 사용하기도 한다.

(3) 방사선치료

악성흑색종은 방사선치료에 잘 반응하지 않지만 뇌에 전이된 경우나 뼈에 전이되어 동통이 심한 경우에는 사용될 수 있다.

(4) 면역요법

면역체계가 흑색종의 발병기전에 관련이 있다는 사실이 알려져 있어 여러 종류의 생물학적 물질이 전이성 흑색종 치료에 시도되고 있다. 이 중 가장 많이 시도되고 있는 것은 인터페론-α

와 인터루킨-2 (IL-2)인데 재조합 인간 인터페론-α는 흑색종에 대한 항암효과가 있는 것으로 밝혀져 있다. 그 외 각종 단클론항체와 능동 면역요법 등이 연구 중에 있다.

11 갑상샘암 (Thyroid Cancer)

1) 갑상샘의 기능

갑상샘은 내분비 기관 중 하나로 목의 전면에 있으며 목 부위에 튀어나온 갑상샘연골 부분의 2~3 cm아래에 위치하고 길이는 4~5 cm, 넓이는 1~2 cm, 두께는 2~3 cm, 무게는 15~20 g이다. 2개의 엽과 엽을 연결하는 협부로 구성되어 있는 장기로 갑상샘 호르몬을 분비하는 곳이다.

갑상샘은 갑상샘호르몬을 생산, 저장해 두었다가 필요할 때마다 혈액으로 내보내는 일을 한다. 갑상샘호르몬은 사람에게 없어서는 안 되는 필수물질로, 인체의 대사과정을 촉진하여 모든 기관의 기능을 적절히 유지시키는 역할을 한다. 예를 들어 열을 발생시켜 체온을 일정하게 유지시키거나 태아와 신생아의 뇌와 뼈의 성장발달에 도움을 주는 중요한 역할 등을 한다.

갑상샘에 혹이 생긴 것을 갑상샘 결절이라 하는데 이는 양성과 악성으로 나눈다. 갑상샘암은 크게 여포세포 기원암과 비여포세포 기원의 암으로 나뉜다. 여포세포 기원암은 분화 갑상샘암, 저분화 갑상샘암, 역형성 암으로 분류되며, 비여포세포 기원암은 수질암, 림프종, 전이암 등이 있다.

가장 중요한 위험요인은 치료적 방사선노출과 환경재해로 인한 방사선노출이다. 노출된 방사선의 선량에 비례하며 특히 어린 나이일수록 발병위험도가 증가한다. 여러 가지 가족성증후군이 있는 경우에는 갑상샘암의 발생이 증가한다. 갑상샘암 예방을 위해서 어릴 때는 두경부가 방사선에 노출되지 않도록 하는 것이 좋고 피할 수 없는 경우에는 갑상샘종 발생이나 기타 증상 발생여부 등을 주의해서 봐야 한다. 갑상샘 수질암에 가족력이 있는 경우에는 가계 구성원 모두를 대상으로 반드시 RET 유전자 돌연변이 유무를 검사하여야 한다.

갑상샘암은 증상이 없는 경우가 대부분이며 흔한 증상은 자신이나 다른 사람에 의해 또는 신체검진에서 의사에 의해 우연히 발견되는 통증이 없는 목의 종괴이다.

갑상샘암의 진단방법으로는 신체검진, 갑상샘 기능검사, 갑상샘 초음파, 미세침 흡인세포검사, 갑상샘 스캔, 경부 전산화단층촬영, PET/CT 등이 있다. 미세침 흡인세포검사는 갑상샘암의 진단에 있어서 가장 중요한 검사로 갑상샘결절이 있는 환자에서 악성결절 (암)이 의심되는 경우 시행하게 된다.

2) 갑상샘암의 치료방법

갑상샘암 치료에 있어서 가장 중요한 방법은 수술이며, 수술 후에는 갑상샘 호르몬이 분비되지 않으므로 평생 갑상샘호르몬을 보충해야 한다. 이외에도 방사성요오드 치료, 외부방사선 조사가 있으며 항암제치료에는 잘 반응하지 않아서 널리 사용되지는 않는다.

수술로 인한 부작용으로는 수술부위 출혈, 성대신경 손상(목소리 변화), 부갑상샘기능저하증(저칼슘혈증), 갑상샘기능저하증, 수술 후의 상처가 있으며, 방사성요오드 치료로 인한 부작용으로는 치료준비를 위해 갑상샘호르몬을 4주간 복용하지 않으므로 갑상샘기능저하증이 생기게 되고 목의 부종, 미각의 변화, 침샘염, 침분비장해, 폐섬유화 등이 있다.

갑상샘암 환자는 대부분 오래 살기 때문에 재발이 많고 재발하는 경우 전이의 가능성이 높아지므로 초기치료 및 평생 추적관찰이 매우 중요하다.

(1) 수술적 치료

갑상샘암의 치료 방법 중에서 가장 중요한 방법은 수술이다. 갑상샘 암의 종류, 크기, 환자의 나이와 병기에 따라서 아주 초기인 경우와 특수 상황에서는 갑상샘의 일부만을, 그 외의 경우에는 거의 전부를 제거하게 된다. 수술 후에는 갑상샘호르몬이 분비되지 않으므로 평생 갑상샘호르몬을 보충해야 한다. 일부 작은 갑상샘암은 수술만으로 치료가 끝나지만 재발의 가능성이 높은 경우에는 추가로 방사성요오드 치료를 시행해야 한다.

(2) 암종별 수술

① 유두암

갑상샘의 한쪽 엽에서만 암이 발견되었더라도 일반적으로 갑상샘 전체를 절제하는 갑상샘전절제술을 시행하게 된다. 유두암은 림프절 전이가 비교적 흔하고 림프절 전이가 일어날 경우 대부분 중앙경부림프절을 1차적으로 침범하게 된다. 그런데 이 구역에서 재발되면 재수술이 까다롭기 때문에 갑상샘유두암 때문에 갑상샘전절제술을 시행하는 경우에는 일반적으로 갑상샘과 중앙경부림프절을 함께 제거하게 된다.

② 여포암

여포암은 미세침흡인세포검사나 조직검사만으로는 양성과 악성을 확실히 구별할 수 없는 경우가 많다. 여포암으로 진단된 환자에게 수술 후 병리조직검사를 시행하면 약 80%는 양성이고 5~20%정도만 악성으로 판정된다. 처음부터 갑상샘전절제술을 시행하면 암이 아닌 경우에는 상대적으로 합병증이 더 많이 생길 수 있고 수술 후에 평생 갑상선호르몬을 복용해야하므로 암의 여부가 확실치 않은 여포성 종양의 경우에는 일단 엽절제술만 한 후 병리조직검사를 통해 암으로 판정된 경우에만 2차로 갑상샘전절제술을 시행하게 된다.

③ 수질암

수질암은 다발성인 경우가 많고 림프절전이와 원격전이도 비교적 흔히 나타나며 수술 후에 방사성요오드 치료가 듣지 않기 때문에 1차 수술 시에 매우 적극적인 수술이 필요하다. RET

원종양 유전자의 돌연변이가 있는 환자의 경우 가족 구성원 모두를 대상으로 RET 원종양 유전자의 돌연변이 유무를 확인하는 검사를 해야 하며 돌연변이가 있는 경우 현재 암이 발견되지 않았어도 이후에 수질암이 발생하기 때문에 가능한 한 조기에 갑상샘전절제술을 받아야 한다.

④ 절제술

갑상샘전절제술, 아전절제술, 엽절제술로 크게 나눌 수 있다. 갑상샘전절제술은 갑상샘조직 전부를 제거하는 수술로 갑상샘암 수술방법 중 가장 많이 시행되고 있는 방법이다.

갑상샘아전절제술은 갑상샘 조직의 일부를 남기고 나머지를 모두 제거하는 수술방법이며, 갑상샘엽절제술은 암이 침범한 쪽의 엽을 절제하는 수술로 크기가 작은 초기 유두암이면서 환자의 나이가 젊은 경우에 예외적으로 시행되며 양성종양일 경우 흔히 시행되는 방법이다.

갑상샘암 수술로서 갑상샘의 조직을 제거하는 경우 암이 진행되어 목으로 전이되었거나 전이가 의심되는 경우, 또는 전이 예방 차원에서 주위에 있는 경부림프절을 같이 제거한다.

⑤ 내시경적 갑상샘절제술

내시경 수술을 통하여 목에는 상처를 내지 않고 외부에서 보이지 않는 부분(가슴이나 겨드랑이 등)을 통하여 수술하는 기법이 개발되어 미용적으로도 좋은 결과를 보여준다. 하지만 갑상샘암의 경우 내시경적 수술을 할 수 있는 환자군이 아직 제한되어 있으며 크기가 작고 주변 조직이나 림프절로의 전이가 없는 경우에만 시행할 수 있다.

⑥ 다빈치 로봇수술

최근 도입된 로봇을 이용한 수술방법으로 외부의 조종석에서 수술의사가 확대한 영상을 보면서 로봇팔을 조절해 수술을 한다. 수술부위를 확대하여 구조물들을 정확히 확인할 수 있으며, 사람의 손으로 직접 수술하는 것에 비해 수술의사의 손떨림도 보정되어 정교한 수술이 가능하다. 수술절개창도 작아 미용효과도 좋다.

⑦ 방사성요오드 치료

수술을 통해 눈에 보이는 갑상샘암을 다 절제하더라도 갑상샘 암세포들이 남아 있다가 천천히 자라서 재발할 수 있다. 따라서 이러한 재발의 가능성을 최소화하기 위해 방사성요오드 치료를 시행한다.

갑상샘절제술 후에는 재발의 가능성이 매우 낮은 초저위험군을 제외한 대부분의 경우에 방사성요오드 치료를 받는다. 그러나 방사성요오드 치료는 갑상샘 암세포가 요오드를 섭취하는 것을 이용하여 시행하는 치료이므로 수질암 및 역형성암에는 시행하지 않으며, 갑상샘분화암에서만 시행한다.

초저위험군은 ① 병소가 한 개이며 1 cm 이하이고 ② 주변조직 침범이 없고 ③ 림프절 전이가 없고 ④ 암을 완전히 절제한 경우 ⑤ 예후가 나쁘다고 알려진 조직형이 아닌 경우 ⑥ 다른 부위로 전이가 없는 경우 등 열거된 모든 조건을 만족하는 경우이다.

과거에는 위의 다른 조건은 다 맞지만 병소가 여러 개인 경우, 모든 병소가 1 cm 이하이고 주변 갑상샘조직 침범이 없는 경우에 방사성요오드 치료여부를 다른 상황에 따라 결정하도록 했었으나 최근에 발표된 미국갑상샘학회(American Thyroid Association; ATA)의 가이드라인에 따르면 이러한 환자도 초저위험군에 포함되어 방사성요오드 치료를 할 필요가 없게 되었다.

요오드는 갑상샘호르몬을 만들어내는데 꼭 필요한 물질로 일부 침샘, 눈물샘, 유방, 태반 등에서도 정상적으로 요오드를 섭취하는 경우가 있으나 대부분의 경우 체내에서는 갑상샘 세포에서만 섭취된다. 방사성요오드 치료는 방사능을 내는 동위원소를 붙인 요오드를 섭취했을 때, 방사성요오드가 우리 몸의 갑상샘세포에서만 섭취된다는 사실을 이용하는 치료법이다. 수술 후에 눈에 보이지 않게 남아 있는 갑상샘세포를 제거하여 암이 재발할 가능성을 줄이게 된다.

대개 액체나 캡슐에 든 방사성요오드를 경구로 투여하는데, 장에서 방사성요오드가 흡수되고 그것이 혈액으로 들어가서 목부위에 수술 후 남아있는 갑상샘 세포 및 갑상샘 이외의 부위에 퍼져 있는 갑상샘암 세포 안에 모이게 된다. 방사성요오드를 섭취한 세포들은 방사성요오드에서 나오는 방사능으로 인해 죽게 된다.

재발 위험도에 따라서 방사성요오드의 용량을 정하게 되며 방사성요오드의 용량에 따라서 30mCi 이상을 사용하는 경우 환자의 몸에서 나오는 방사능으로부터 다른 사람들을 보호하기 위하여 일정기간 격리입원이 필요하다.

갑상샘호르몬이 요오드 성분이기 때문에 갑상샘호르몬을 계속 복용하면 방사성요오드가 갑상샘세포에 잘 안 들어가므로 방사성요오드가 체내에 잘 섭취되도록 치료 전에는 갑상샘호르몬 복용을 중단해야 한다. 갑상샘호르몬제의 반감기가 길기 때문에 보통 방사성요오드 치료 4주 전부터 약을 중단하고 치료 2주 전부터는 저요오드 식이를 병행한다. 그러나 4주간 갑상샘호르몬제의 투여를 중지하게 되면 갑상샘기능저하증으로 몸이 힘들기 때문에 2주간은 반감기가 짧은 테트로닌(T3제제)을 복용하여 몸이 덜 힘들도록 한다.

갑상샘기능저하증으로 인한 암의 재발 및 성장 가능성이 높은 경우나 심장질환 등으로 갑상샘기능저하 상태를 유도하는 것이 안 좋은 경우, 갑상샘기능저하증으로 인한 증상들이 너무 심해서 견디지 못하는 경우 등에는 갑상샘호르몬제를 중단하지 않고 방사성요오드치료 이틀 전과 하루 전 날에 재조합 사람갑상샘자극호르몬(recombinant human TSH)을 근육주사한 후 치료를 하기도 한다.

그동안에는 방사성요오드가 진단목적으로만 권고되었으나, 이번에 발표된 미국갑상샘학회(American Thyroid Association; ATA) 가이드라인에서는 치료목적으로 사용하는 것도 가능하다고 내용이 변경되었다.

⑧ 갑상샘호르몬 복용

갑상샘호르몬의 복용에는 두 가지 목적이 있다. 첫째는 갑상샘절제술을 받고 나면 우리 몸에서 생리적으로 꼭 필요한 갑상샘호르몬이 생성되지 않으므로 평생 갑상샘호르몬을 복용함으로써 갑상샘 기능을 정상으로 유지하기 위함이다.

둘째는 수술 후 갑상샘호르몬 투여를 통해 갑상샘자극호르몬(TSH)농도가 짙어지지 않게 하면 갑상샘분화암(유두암 또는 여포암)의 성장이 억제되는 효과가 탁월하기 때문에 재발을 막기 위한 목적으로 투여하는 것이다. 후자의 경우를 갑상샘자극호르몬 억제요법이라고 부르기도 한다.

부족한 갑상샘호르몬의 보충 및 갑상샘암의 재발방지라는 두 가지 목적을 위하여 갑상샘호르몬 투여는 반드시 필요하지만 너무 많은 용량의 갑상샘호르몬을 복용하면 심장기능이 악화되거나 골다공증 등의 합병증이 유발될 우려가 있으므로, 각 환자의 병기를 고려하여 적절한 갑상샘호르몬제의 용량을 정하는 것이 매우 중요하다.

또한 최근 건강검진을 받는 사람들이 증가하였는데 외부 병원에서 건강검진을 받은 경우에 갑상샘기능항진이므로 약을 줄이라는 말을 듣고 임의로 약을 줄이고 오는 경우가 많다. 질병의 상태 및 재발위험도에 따라서 목표 TSH 농도가 다른데 TSH를 억제하는 치료 시 갑상샘호르몬은 상승할 수 있다. 따라서 이런 경우 임의로 약의 용량을 조절하지 말고 담당 의사와 상의 후 조절해야한다.

⑨ 외부 방사선조사

외부 방사선조사는 고에너지의 방사선을 기계를 이용하여 목이나 갑상샘암이 전이된 다른 부위에 조사하는 것이다. 이 치료는 방사선이 조사된 부위만 치료하는 국소적 치료법이다. 수술 시 육안으로 갑상샘 밖으로 병소가 진행된 것이 보여 미세병소가 남아 있을 가능성이 높은 환자나 추가적 수술 혹은 방사성요오드 치료에 반응하지 않는 육안으로 보이는 잔여 병소가 있는 환자가 고려대상이다. 암전이가 있는 환자의 경우 전이부위의 통증조절을 위하여 사용하기도 한다. 대개 일주일에 5일 병원을 방문하여 치료를 받는 과정을 3~6주 동안 실시하게 된다.

⑩ 항암제 치료

갑상샘암은 항암제치료에 잘 반응하지 않아서 널리 사용되지는 않다. 수술 및 방사성요오드 치료에 잘 반응하지 않는 경우 사용을 고려할 수 있다. 일부에서는 외부 방사선 조사와 병행하여 사용하기도 하지만 여러 가지 심각한 부작용 증상들이 증가할 수 있다. 흔한 부작용으로는 구역과 구토, 구강 내 궤양, 백혈구 감소증 및 탈모 등의 증상과 방사선조사 부위의 피부괴사 및 식도와 기관지의 염증 및 천공(perforation), 샛길(fistula) 형성 등이 있다.

최근 타깃치료가 발전하면서 갑상샘암 환자들에게도 여러 타깃치료가 시도되고 있다. 이들 약제 중 반데타닙은 갑상선수질암에 대해 부작용이 그리 크지 않으면서도 치료에 반응이 있는 것으로 보고되고 있다. 대부분의 항암제들은 경구 약제이며 갑상샘암의 여러 복합적인 발생 기전 중에서 특정 경로를 차단하는 식으로 암을 완전히 없애는 효과를 보이는 것은 없다. 더구나 갑상샘암 자체가 진행 속도가 느리기 때문에 효과 및 비용, 그리고 환자의 삶의 질을 감안하면 항암제의 사용이 큰 도움이 되는 경우는 그리 많지는 않는다.

하지만 자꾸 재발하거나 수술이 불가능하고 방사성요오드 치료에 반응하지 않으며 진행 속도가 빠른 경우는 증상이 있는 경우에는 항암제를 사용하여 종양 크기를 줄이거나 적어도 억제시킬 수만 있다면 이는 환자에게 도움이 된다고 볼 수 있으므로 이런 경우 사용을 고려해 보는 것이 좋겠다. 현재 우리나라에서 사용 가능한 약제로는 소라페닙(넥사바), 수니티닙(수텐트) 등이 있다.

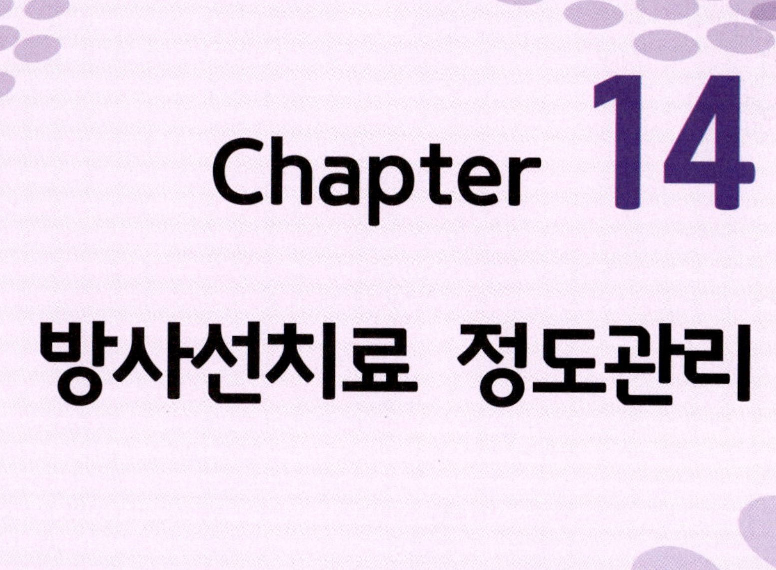

Chapter 14

방사선치료 정도관리

CHAPTER 14
방사선치료 정도관리

정도관리(Quality Assurance; Q.A)란 의료 서비스가 소비자의 요구를 만족시킬 수 있는 신뢰성을 제공하기 위해 체계적인 시스템을 통하여 실시되는 절차를 의미하며, 적절한 품질관리를 실시하기 위해서는 광범위한 절차와 관리 시스템 그리고 구성원들의 노력이 필요하다.

방사선치료에 있어 정도관리는 선량처방과 그 처방의 일관성 있는 수행 목표를 명확히 하고 표적용적에 선량을 정확하게 조사함으로써 시술자나 일반인에게는 방사선 피폭을 최소화할 수 있는 시스템이 될 수 있도록 한다. 또한 환자에 대한 적절한 모니터링 등을 통해서 최종적으로 최적의 치료 결과를 얻는데 목적이 있다. 따라서 방사선치료의 정도관리는 방사선치료 수행의 모든 부분과 연관되며, 모든 의료진의 팀워크가 상호 협력적으로 이루어지도록 강조되어야 한다.

정도관리에서 실질적으로 품질관리가 수행되기 위해서는 표준기준과 비교하여 최종적인 조치를 통해 적정 수행기준을 유지하거나 기준에 부합하도록 갱신하기 위한 기준과 절차가 필요하며, 품질관리기준(Quality Standards) 항목에 대한 허용된 표준 세부목록으로 평가된다.

방사선치료를 위해 품질관리기준으로 권고된 다양한 표준 협정들로는 WHO(1988), AAPM(1994), ESTRO(1995), COIN(1999) 등이 있으며, 방사선치료 과정과 절차에 관한 내용을 권고한 구체적인 수행 분야 참고 지침서들로는 Brahreetal(1988), IEC(1989), AAPM(1994), IPEM(1991) 등이 있다. 국내에서는 원자력안전위원회 고시 제2017-44 의료분야의 방사선안전관리에 관한 기술기준을 규정하였으며, 현재 고시 제2019-6호 기준에 따라 치료용 방사선발생장치의 정도관리를 수행하고 있다.

1) 방사선치료의 정도관리의 필요성

방사선치료의 목표를 달성하기 위해서는 정도관리기준 안에서 정상조직과 종양조직의 피폭 비율을 유지하는 것이 중요하며, 가능한 암 조직에 많은 선량이 집중되도록 고 난이도의 정확한 기술이 요구된다.

- 정도관리는 선량측정, 치료계획, 장비작동, 치료선량 조사 등의 불확실성과 오차를 줄임으로써 선량측정과 기하학적인 정확성, 선량 조사의 정확성 등을 증진시킨다.
- 정도관리는 사고나 오류의 발생 가능성을 줄이고, 이들이 발생하였을 때 환자 치료에 미치는 영향을 최소화하도록 빠르게 인지하고 수정되어질 수 있어야 한다. 이것은 대형사고 뿐만 아니라 발생 확률이 높은 사소한 사고에도 해당된다(ESTRO, 1998).
- 정도관리는 더 균일하고 정확한 선량측정과 종양에 충분한 선량을 줄 수 있게 하며, 다른 방사선치료센터들과 신뢰성 있는 비교를 가능케 한다.

• 현대 방사선치료에서 진보된 기술과 복잡한 치료방법들은 오직 고도의 정확성과 지속성이 성취되어져야만 충분히 치료목적을 달성할 수 있다.

환자에 대한 안전 목표는 계획된 표적용적으로 필요한 선량과 일치하면서 치료 중 정상조직의 노출이 가능한 낮게 유지하여 방사선치료의 품질을 높이는 데에 있다. 방사선치료의 품질평가는 본질적으로 환자의 안전을 위해 그리고 사고 발생을 피하기 위해 만들어진 것이므로 방사선치료의 정도관리에 환자의 안전은 자동적으로 연관 된다.

2) 방사선치료에서의 정확성 요구

ICRU(International Commission on Radiation Units and Measurements) 권고안에 따르면 방사선치료에 있어서 조사면 위치나 차폐 블럭 등 시스템 에러와 같은 기하학적 불확실성은 표적용적이나 장기들의 위험에 연관되고 종양에는 요구되는 선량보다 적은 선량(TCP ; tumor control probability 감소), 정상조직의 과도한 선량으로 문제를 야기한다. 이러한 효과들의 고려하여 5 mm와 10 mm 사이의 기하학적 불확실성에 대한 권고사항을 제공하고 있다.

5 mm의 수치는 일반적으로 전체적인 기계적 기기학적 장비관련 문제들에 적용되고 반면 더 큰 수치 8 ~ 10 mm는 환자와 임상적 셋업에 연관된 문제들에 관한 대표적인 사항들이다. 따라서 선량전달에서 일반적으로 권장되어지는 정확성은 5 ~ 7% 오차 범위이다. 이러한 허용치들은 권고안에 따라 다소 차이가 있다.

3) 방사선치료에서의 위험 요소

방사선기술을 이용한 질병의 치료는 환자에게 여러 가지 위험을 내포하고 있다. 특히 방사선치료가 어려운 악성종양일 경우 방사선치료의 가능성은 낮고, 치료선량은 더 많아서 치료가 용이한 악성 종양에 비하여 환자에게 훨씬 더 많은 위험 요소를 내포하고 있다.

방사선치료 시 사고가 발생하거나 관리가 부적절하게 시행되었다면 조사면 내의 정상조직에 대하여 방사선의 과다 노출 위험이 증가한다. 통상적으로는 방사선 방어에 과도선량을 주로 고려하지만, 사고나 부적절한 관리에 따른 선량 부족 또한 선량과다와 함께 중요한 위험 요인이다.

방사선치료 시 발생할 수 있는 특정 방사선 위험사고들의 분류기준은 다음과 같다.

• 과실 조작 등 직접적 원인들
• 기여 인자
• 과실조작 예방 가능성 요소
• 잠재적 위험의 분류

IAEA(International Atomic Energy Agency) 보고서에 분류되고 분석되어진 사고들로부터 외부선원 방사선치료에서의 과실 조작의 직접적인 원인의 몇 가지 예는 표 14-1과 같다.

표 14-1 외부 방사선치료에서의 과실조작의 원인과 위험률

원 인	위험률
조사선량이나 조사시간 계산 오류	15
불충분한 환자 차트 검토	9
치료 부위의 해부학적 영역 오류	8
환자 인식 오류	4
쐐기필터의 잘못 사용	4
^{60}Co 선원의 구경 측정 오류	3
지시선량의 전산 에러	3
원격치료선원의 폐쇄 에러	2
모의치료 중 시술자 실수	2
TPS의 작동 중 에러	2
MU나 치료시간을 시술자가 잘못 읽음	2
가속기 교정	1
치료 장비의 기계적 오작동	1
가속기 제어 소프트웨어 오류	1
인간 실수에 의한 잘못된 보수	1

1 정도관리프로그램의 관리

많은 기관과 문헌에서 방사선치료나 방사선치료물리학에서 품질관리프로그램의 구성과 관리에 관한 논문과 권고사항들을 제시해 왔다[WHO(1988), AAPM(1994), ESTRO(1995,1 998); IPEN(1999), VanDyk and Purdy(1999), McKenzie(2000)].

1) 방사선치료 각 전문 분야의 협력

방사선치료 기술은 많은 전문가들이 팀을 이루어 복잡한 계획을 세워 수행하는 작업이다. 치료수행에 따른 책임은 다른 전문 분야처럼 각자 맡은 부분에 대해서 명확히 구분되며, 작업 내용은 공유된다. 치료 각 분야의 소속된 그룹 중 출력에 관계된 업무를 관여하는 사람은 그 중요성을 인식하고 특별히 정도관리의 필요성을 팀원들에게 알리고 상호협력을 요구해야 한다. 방사선치료 종사자들은 각각 그들의 임무와 책임에 적절한 자격(교육, 훈련, 경력)을 반드시 갖추어야 하고, 지속적인 교육과 개발에 기회가 있을 때마다 적극적으로 참여해야 한다. 방사선치료 팀원들의 리스트는 WHO(1988), AAPM(1904), ESTRO(1995)에 기초를 두었고, 국가적 다양성을 반영한다.

- 방사선 종양학자(방사선치료사나 임상종양학자)는 보건복지부의 국가고시를 통하여 전문성이 증명된 사람으로서 다음과 같은 책임이 있다.
  - 환자상담
  - 선량지시
  - 치료 중 감독과 평가
  - 치료요약 보고
  - 팔로우 업(follow up) 모니터링과 치료 결과와 이환율 평가
- 방사선사(방사선치료사)는 보건복지부 면허시험을 통해 인증하며 다음과 같은 책임이 있다.
  - 방사선치료 장비의 명세, 합격판정, 설치, 눈금조절, 정도관리
  - 선속데이터 등 방사선 측정
  - 환자선량의 결정과 확인에 대한 계산 절차
  - 치료계획과 환자치료계획 등 물리적 콘텐츠
  - 치료 장비 유지 안전, 계측의 검토
  - 정도관리절차들의 확립과 검토
  - 방사선치료 부분에서 방사선 안전과 방사선 방어
  - 모의치료기, CT 스캐너, 치료장치, 기타 등 임상적 작동
  - 정확한 환자 셋업과 방사선종양학자에 의해 제시된 방사선치료의 계획된 내용 전달
  - 치료의 문서기록과 환자나 합병증 등 임상적 진행 관찰
  - 물리적 정도관리절차와 프로토콜에 따른 치료 장비의 주기별 정도관리 업무처리
  - 치료계획 수립
  - 고정 장치나 기타 장비의 제작 등

2) 포괄적 정도관리 시스템

정도관리시스템은 품질관리증진을 위한 집합적 구조, 책임, 절차, 수행 등 방사선치료에서의 품질관리체계 시스템으로서 아래와 같은 기능이 요구된다.

- 관리부에 의해 실무에 효과적으로 제공되어야 한다.
- 전체적인 품질 목표를 충족시키기 위해 요구되는 것만큼 포괄적이어야 한다.
- 충족되기 위한 모든 품질 기준과 범주가 명확히 정의되어야 한다.
- 프로그램의 다른 영역들에 대한 기준들이 일치해야 한다.
- 방사선치료 팀의 모든 구성원들 간의 협력이 필요하다.
- 국가적 입법, 신임 등의 모든 요구조건들을 준수하는 데 협력해야 한다.
- 세부적으로 정도관리 규정과 절차, 정도관리 테스트, 주기, 허용치, 조치 평가 등 요구되는 기록들과 인원 등의 형식으로 기술된 정도관리 프로그램의 개발을 요한다.
- 수행과 계측 향상에 필요한 규정이 재검토가 되어야 한다.

3) 장비에 대한 정도관리 프로그램

방사선치료에서 장비는 수 MV의 치료장치부터 장치 내부의 신호들을 모니터하기 위해 사용되는 전자테스트장비까지 모든 장치들을 말한다. 다양한 방사선 장비 아이템들에 대한 Q.A와 Q.C 요구사항들을 다루고 있는 많은 국제적 권고사항과 프로토콜이 있으며, 주로 IEC(1989), AAPM(1994), IPEM(1996, 1999) 등이 참고 되고 있다. 본 교재에서는 원자력안전위원회 고시 제2019-6 의료분야의 방사선안전관리에 관한 기술기준을 중심으로 정도관리에서 권고된 테스트, 테스트 주기, 허용범위 등을 제시한다.

2 장비 정도관리 프로그램의 구조

장비에 대한 일반적 정도관리 프로그램에는 최초 사양, 합격판정 시험, 임상사용을 위한 작동 매뉴얼 등이 포함된다. 정도관리 테스트는 치료장치들이 임상에 세팅되어 사용하기 전에 품질관리 시험들이 확립되어야 하고 장비의 충분한 임상수명을 다할 수 있도록 양식을 갖추어 정도관리 프로그램이 시작되어야 한다. 장비의 유지보수가 지속될 수 있는 정도관리 프로그램이 필요하며, 예방적인 차원에서 주기적인 테스트 프로그램도 포함되어야 한다

장비 품질관리 프로그램은 다음을 명시해야 한다.

- 시험되어야 할 인자들과 테스트 항목
- 테스트를 위해 사용되는 특수 장비
- 테스트의 기하학적 외형, 결합 구조
- 테스트 주기
- 실험을 시행하는 개인 또는 종사자 그룹 뿐 만 아니라 문제점들이 감지되었을 때 필요할지도 모르는 각 감독과 테스트의 기준과 행위에 대한 책임
- 기대되는 결과
- 허용수준과 조치수준
- 허용수준을 초과했을 때 요구되는 조치들

하지만, 모든 환경에 필연적으로 적합한 프로그램은 없으므로 특정 장비에 따라 상황에 맞게 부분적으로 변경하는 것도 필요하다.

우리나라에서는 원자력안전법 제55조 제1항 제1호 같은 법 제59조 제1항 제1호, 제2호, 방사선 안전관리 등의 기술기준에 관한 규칙 제50조부터 제54조까지의 규정에 따라 의료분야의 방사선안전관리에 필요한 사항을 원자력안전위원회고시(제2019-6호)로 규정하고 있다.

1) 불확실성, 허용수준 및 조치수준

허용수준 내에서 어떤 상황에 대한 정확성을 제시해 주어야 하며, 조치수준 밖에서 치료 행위는 용납되지 않고 이러한 상황이 발생하였을 때 반드시 이에 대한 조정이 요구된다. 또한 정도관리 테스트 시 적절한 측정장비를 사용하여야 하고, 모든 측정장비들 또한 적절한 유지를 위하여 정도관리 프로그램을 적용받아야 한다. 이러한 환경에서 측정된 정도관리 테스트는 최적의 결과로 나타날 것으로 기대된다. 하지만 측정기술과 별개로 연계된 불확실성이 존재하므로 각 정도관리 인자들에 대한 허용치에는 측정기술의 불확실성을 반드시 고려하여야 한다.

2) 선형가속기의 정도관리 프로그램

선형가속기는 입체조영치료, 세기변조방사선치료, 영상유도방사선치료, 정위적방사선수술 등 현대 방사선치료에서 주도적인 역할을 하고 있는 치료장치이다. 선형가속기에 대한 품질관리 프로그램으로 IEC 977(1989), IPEM 81(1999), AAPM TG 40 등 여러 프로토콜들이 제시되어 사용되고 있다. 표 14-2에 원자력안전위원회고시에 제시된 선형가속기의 품질관리 항목, 주기 및 관리오차 등을 표기하였으며, 어떠한 인자든지 측정된 값과 기댓값 사이의 차이가 제시된 관리오차를 벗어난다면 반드시 적절한 조치가 필요하다.

표 14-2 선형가속기의 품질관리 항목, 주기 및 관리오차 (원자력안전위원회고시 제2019-6호)

주기	항목	관리오차		
		Non-IMRT	IMRT	SRS/SBRT
일간	X-선 출력 일치도(모든 에너지) (전자선 출력일치도는 주간 항목으로 수행)	±3%	±3%	±3%
	레이저 정렬(십자선 기준)	±2 mm	±2 mm	±1 mm
	광거리 표시기(ODI)	±2 mm	±2 mm	±2 mm
	콜리메이터 크기 표시기	±2 mm	±2 mm	±1 mm
	출입문 연동장치	기능유지	기능유지	N/A
	정위방사선치료기구연동장치법	N/A	N/A	기능유지
	환자 감시 장치	기능유지	기능유지	N/A
	빔 사용 표시등	기능유지	기능유지	N/A
월간	X-선 출력 일치도	±2%	±2%	±2%
	전자선 출력 일치도	±2%	±2%	N/A
	광자선 프로파일 일치도	±2%	±2%	±2%
	전자선 프로파일 일치도	±2%	±2%	N/A
	광자선/전자선 에너지 일치도	±2%/2 mm	±2%/2 mm	N/A
	광/방사선 조사면 크기 일치도	±2 mm or 1% on a side	±2 mm or 1% on a side	±2 mm or 1% on a side
	광/방사선 조사면 크기 일치도(비대칭성)[(a)]	±1 mm or 1% on a side	±1 mm or 1% on a side	±1 mm or 1% on a side

	레이저 위치 정확도	±2 mm	±1 mm	±1 mm
	겐트리/콜리메이터 각도 중심축	±1.0°	±1.0°	±0.5°
	MLC 위치 정확성	-	±1 mm	-
	치료대 위치 표시기[b]	±2 mm/1°	±2 mm/1°	±1 mm/0.5°
	콜리메이터 회전에 따른 십자선 중심일치도	±1 mm	±1 mm	±1 mm
	게이트 연동장치	-	기능유지	-
	X-선 편평도 변화	±1%	±1%	±1%
	X-선 대칭도 변화	±1%	±1%	±1%
	전자선 편평도 변화	±1%	±1%	±1%
	전자선 대칭도 변화	±1%	±1%	±1%
	정위 방사선 수술 회전모드 (범위: 0.5-10 MU/deg)	N/A	N/A	모니터 유닛 : 1.0 MU 또는 2% 중 큰 값 Gantry: 1.0° 또는 2% 중 큰 값.
	X-선/전자선 출력 절대선량 교정	±1%	±1%	±1%
	X-선 빔 선질 일치도 (PDD_{10} or TMR_{10}^{20})	±1%	±1%	±1%
	빔 선질(R_{50})	±1 mm	±1 mm	±1 mm
	쐐기(Wedge) 투과인자 일치도	±2%	±2%	±2%
	X-선 MU 선형성 (출력 일치도)	±2% ≥5 MU	±5% (2-4 MU), (±2% ≥5 MU)	±5% (2-4 MU), (±2% ≥5 MU)
	전자 MU 선형성 (출력 일치도)	±2% ≥5 MU	±2% ≥5 MU	±2% ≥5 MU
	선량률에 따른 X-선 출력 일치도	±2%	±2%	±2%
연간	겐트리 각도에 따른 X-선 출력 일치도	±1%	±1%	±1%
	겐트리 각도에 따른 전자선 출력 일치도	±1%	±1%	±1%
	겐트리 각도에 따른 전자선과 X-선 축이탈 계수 일치도	±1%	±1%	±1%
	콜리메이터 회전 중심축	±1 mm	±1 mm	±1 mm
	겐트리 회전 중심축	±1 mm	±1 mm	±1 mm
	치료대 회전 중심축	±1 mm	±1 mm	±1 mm
	전자선 치료기 연동장치	기능유지	기능유지	기능유지
	방사선과 기계적인 중심축 일치도	±2 mm	±2 mm	±1 mm
	치료대 상단 기울기	±2 mm	±2 mm	±2 mm
	치료대 각도	±1°	±1°	±1°
	치료대 최대 이동 범위	±2 mm	±2 mm	±2 mm
	정위 방법의 부가장치, 잠금장치 등	-	-	기능유지
	위상과 폭의 순간 정확도	±100 ms	±100 ms	±100 ms
	호흡 동조	±100 ms	±100 ms	±100 ms
	연동장치 작동여부	기능유지	기능유지	기능유지
	MLC 투과도 변화	±0.5%	±0.5%	±0.5%

MLC 위치 재현성	±1.0 mm	±1.0 mm	±1.0 mm
X-선과 광조사면 일치도	±2.0 mm	±2.0 mm	±2.0 mm
IMRT 치료 MLC위치 최대오차	최대, 〈 0.35	최대, 〈 0.35	최대, 〈 0.35

(a) 광조사면이 임상 치료용으로 설정되었다면 광/방사선 조사면 크기 일치도는 월별로 점검 가능
(b) 치료대 위치 표시기는 가로, 세로, 회전기능을 모두 표시하는 것을 의미한다.

표 14-3은 영상유도방사선치료에 대한 AAPM에서 권고하고 있는 정도관리 프로그램이다. 영상유도방사선치료는 치료시 정확한 위치를 결정하기 위하여 각종 영상을 이용하기 때문에 선형가속기의 정도관리 항목을 모두 포함하고, 추가적으로 진단영상의 화질에 대한 정도관리가 포함되어 있으며, 어떠한 인자든지 측정된 값과 기댓값 사이의 차이가 제시된 관리오차를 벗어난다면 반드시 적절한 조치가 필요하다.

표 14-3 영상유도방사선치료기의 품질관리 항목, 주기 및 관리오차(AAPM TG-179, 2012)

검사주기	검사항목	관리오차
	안전점검	
	인터락 장치	기능 유지
	시청각 모니터	기능 유지
일별	경고등	기능 유지
	기계적 점검	
	레이저/영상/isocenter 일치성	±2 mm
	phantom localization	±2 mm
	기하학적 인자	
	기하학적 교정 맵	기준 충족
	kV/MV/레이저 배열	±1 mm
	치료 테이블 이동의 정확성	±1 mm
월별	영상화질	
	스케일, 길이, 방향의 정확성	기준 충족
	평탄도, 잡음	기준 충족
	고대조도 공간분해능	±2 mm
	저대조도 검출능	기준 충족
	영상화질	
	CT number의 정확성과 안정성	기준 충족
	선량점검	
	영상획득시 선량	기준 충족
년별	영상시스템 성능	
	kV 엑스선 발생장치의 성능	기준 충족
	관전압, 관전류, mAs, 선형성	기준 충족
	기하학적 인자	
	전후좌우, 두미축 방향의 유지	기준 충족

3) 사이버나이프의 정도관리 프로그램

로봇팔에 소형 선형가속기를 장착한 사이버나이프 장치는 방사선 수술을 위해 개발된 장치로 매우 작은 크기의 조사면에 대하여 대량의 방사선을 이용하며, 4~5개의 관절이 움직이면서 치료 방향을 결정하기 때문에 선형가속기에 비하여 더 높은 정밀도의 치료가 요구된다. 표 14-4에 원자력안전위원회고시에 제시된 사이버나이프의 품질관리 항목, 주기 및 관리오차 등을 제시하고 있으며, 어떠한 인자든지 측정된 값과 기댓값 사이의 차이가 제시된 관리오차를 벗어난다면 반드시 적절한 조치가 필요하다.

표 14-4 사이버나이프의 품질관리 항목, 주기 및 관리오차(원자력안전위원회고시 제2019-6호)

주기	항목	관리 오차
일간	가속장치 출력 안전성(공기 중 측정)	±5%
	안전연동 시스템	기능유지
	레이저 위치 일치도	±2 mm
월간	가속장치 출력 안전성	±3%
	레이저 시스템 정확도	±1 mm
	레이저 시스템과 조사면 일치도	±2 mm
	표적의 육안 확인	기능유지
	영상 화질	기능유지
	빔 에너지(PDD)	60 ±2%
	빔 선질	0.5~0.84
	최종 빔 조사 팬텀 테스트	±0.95 mm 단, 움직임 기록 시 ±1.5 mm
분기	빔 형태	±12%
	빔 대칭성	±2%
	비대칭성 환자의 빔 전달	±2%/2 mm (동시성일 때 ±3%/3 mm)
연간	중앙 픽셀 확인	±1 mm
	초기 측정 빔과의 일치도 확인	-
	빔 형태(collimator 40 mm)	±14%
	빔 대칭성(collimator 40 mm)	±2%

4) 토모테라피의 정도관리 프로그램

토모테라피는 CT와 같은 외형의 단층방사선치료장치로 binary MLC를 사용하고 있으며 나선형 강도변조방사선치료를 통하여 가장 넓은 조사면을 구현할 수 있다. 표 14-5에 원자력안전위원회고시에 제시된 토모테라피의 품질관리 항목, 주기 및 관리오차 등을 제시하고 있으며, 어떠한 인자든지 측정된 값과 기댓값 사이의 차이가 제시된 관리오차를 벗어난다면 반드시 적절한 조치가 필요하다.

표 14-5 토모테라피의 품질관리 항목, 주기 및 관리오차(원자력안전위원회고시 제2019-6호)

주기	항목	관리오차(±)
일간	출력 안정성 - 정지 또는 회전	±3%
	영상과 레이저 좌표 일치도	±1~2 mm
	영상등록과 정렬	±1 mm
	레이저 초기화	±1~1.5 mm
월간	출력 안정성 - 정지 또는 회전	±2%
	선량감시 전리함 안정성	±2%
	회전 출력 변화	±2%
	선질	±1% PDD_{10} 또는 TML_{20}^{10}
	횡단면 선량분포	±1%
	종단면 선량분포	±1% at FWHM
	중단 절차	±3%
	레이저 이동 정확성	±1 mm
	치료 테이블 이동 정확성	±1 mm
	치료 테이블 수평도	±0.5°
	치료 테이블 종횡 정렬	±1 mm
	치료 테이블 기울기	±5 mm
	기하학적 왜곡	±1~2 mm
	영상 잡음	표준값
	영상 균일성	표준값
	영상 공간 분해능	±1.6 mm
	영상 대조도	표준값
	영상 균일성(선량 계산 시)	±25 HU
	물의 CT number 정확도	표준값 ±30 HU
	허파와 뼈의 CT number 정확도	표준값 ±50 HU
분기별	겐트리 각도 정확성	±1°
	치료 테이블 속도 균일성	±2%
	겐트리 회전 당 치료 테이블 이동	±1 mm/5 cm
	메가볼트 CT선량(MVCT)	표준값
연간	y축과 턱 중심 정렬	±0.3 mm
	x축과 MLC 정렬	±0.34 mm
	y축과 턱 회전축 이탈	±0.5 mm
	y축과 턱 회전축 정렬	±0.5°
	치료 조사면 중심축	±0.5 mm
	MLC 측면 오프셋	±1.5 mm
	MLC 뒤틀림	±0.5°
	선질	±1% PDD_{10} 또는 TML_{20}^{10}
	횡단면 선량분포	±1%
	종단면 선량분포	±1% at FWHM
	X선 출력보정	±1%
	축상면 초록 레이저 거리	±1 mm/0.3°

	시상면과 관상면 초록 레이저 정렬	±1 mm
	영상, 치료, 레이저 좌표 일치도	±1~2 mm
	선량계산시스템의 개체 크기 일치도	±1 kVCT 복셀
	CT 복셀 크기 정확도	합격/불합격
	CT 방향 정확도	합격/불합격
	CT 회색도 정확도	합격/불합격
	통합 텍스트 정보 정확도	합격/불합격
	구조물 크기 일치도	±1 kVCT 복셀
	구조물 위치 일치도	합격/불합격
	구조물 방향 일치도	합격/불합격
	저 경사도 영역의 점선량 일치도	±3%
	고 경사도 영역의 점선량 일치도	±3%/3 mm
마그네트론 / 고체 변조기 (SSM : 부품교체)	출력 안정성 - 정지 또는 회전	±2%
	회전 출력 변화	±2%
	선질	±1% PDD_{10} 또는 TML_{20}^{10}
	횡단면 선량분포	±1%
	종단면 선량분포	반치전폭에서 ±1%
	계획과 선량 계산 시스템의 일치도	±3%
	영상 균일성(선량 계산 시)	±25 HU
	물의 CT number 정확도	기준치 대비 ±30 HU
선형가속기 /타겟 부품교체	y축과 턱 중심 정렬	±0.3 mm
	X축과 MLC 정렬	±0.34 mm
	y축과 턱 회전축 이탈	±0.5 mm
	출력 안정성 - 정지 또는 회전	±2%
	회전 출력 변화	±2%
	선질	±1% PDD_{10} 또는 TML_{20}^{10}
	횡단면 선량분포	±1%
	종단면 선량분포	반치전폭에서 ±1%
	계획과 선량 계산 시스템의 일치도	±3%
	영상 균일성(선량 계산 시)	±25 HU
	물의 CT number 정확도	기준치 대비 ±30 HU
유압계 부품교체	y축과 턱 중심 정렬	±0.3 mm
	y축과 턱 회전축 이탈	±0.5 mm
	y축과 턱 회전축 정렬	±0.5°
	치료 조사면 중심축	±0.5 mm
	종단면 선량분포	반치전폭에서 ±1%
	출력 안정성 - 정지 또는 회전	±2%
	회전 출력 변화	±2%
	선질	±1% PDD_{10} 또는 TML_{20}^{10}
MLC 부품교체	x축과 MLC 정렬	±0.34 mm
	MLC 측면 오프셋	±1.5 mm
	MLC 뒤틀림	±0.5°
	계획과 선량 계산 시스템의 일치도	±3%

5) 감마나이프의 정도관리 프로그램

감마나이프는 정위적 방사선수술을 위하여 개발된 치료장치로서 X선을 사용하는 사이버나이프나 X-knife에 비하여 ^{60}Co 방사성 동위원소를 사용하므로, 에너지와 출력의 안정성은 우수하다. 하지만 다수의 선원으로 대량의 방사선량을 치료에 사용하므로 정도관리의 필요성이 매우 높다. 표 14-6에 원자력안전위원회고시에 제시된 감마나이프의 품질관리 항목, 주기 및 관리오차 등을 제시하고 있으며 어떠한 인자든지 측정된 값과 기댓값 사이의 차이가 제시된 관리오차를 벗어난다면 반드시 적절한 조치가 필요하다.

표 14-6 감마나이프의 품질관리 항목, 주기 및 관리오차(원자력안전위원회고시 제2019-6호)

주기	항목	관리오차
일간	환자감시장치	기능유지
	출입문 연동장치	정지점의 ≤0.5 cm
월간	타이머 선형성	±1%
	전원 on/off 작동오차	0.01분
	컴퓨터 계산 출력과 측정출력의 차이	±3%
	트러니언 중심 일치도	±(0.2~0.5) mm
	헬멧 미세이동 시험	정지점 ±0.1 mm
	빔 정확도	±3 mm
	비상 정지버튼	기능유지
연간	누설시험	≤ 200 Bq
	방사선/기계적 중심축 일치도	±0.3 mm
	선량 분포	50% 선 ±1 mm

6) 모의치료장치의 정도관리 프로그램

모의치료장치는 코발트원격치료장치와 선형가속기의 동작을 재현한 것으로 빔과 거리표시 장치가 치료기와 동일하다. 따라서 코발트원격치료장치와 선형가속기의 특징을 고려한 모든 측정이 모의치료장치에 적용이 되어야 하며, 치료기와 동일한 방법으로 조절되어야만 한다. 만약 기계적/기하학적 인자들이 모의치료장치에서 허용 오차를 초과한다면 이것은 모든 환자의 치료에 위험을 가한다는 것을 명심하여야 한다.

뿐만 아니라 모의치료장치의 이미지 처리과정은 만족스러운 진료를 위한 필수요소로서 정도관리에서 이미지 처리시스템의 평가는 매우 중요하다. 이미지 처리시스템은 진단용 X선관, 수동과 자동으로 kV-mA 조절을 할 수 있는 영상증폭관 그리고 디지털로 이미지를 획득하는 영상획득부로 구성된다. 원자력안전위원회고시에서는 모의치료장치에 대한 정도관리가 제시되어 있지 않기 때문에 AAPM에서 제시한 모의치료장치의 정도관리 검사주기, 항목 및 관리오차를 표 14-7에 표기하였으며 어떠한 인자든지 측정된 값과 기댓값 사이의 차이가 제시된 관리오차를 벗어난다면 반드시 적절한 조치가 필요하다.

표 14-7 모의치료장치의 품질관리 항목, 주기 및 관리오차(AAPM TG-40 1994)

검사주기	검사항목	관리오차[(a)]
일간	안전 스위치	기능 유지
	문 시건장치	기능 유지
	레이저 빔	±2 mm
	거리 표시기	±2 mm
월간	조사면 크기 표시기	±2 mm
	겐트리/콜리메이터 각도 표시기	±1°
	cross-hair centering	직경 ±2 mm
	초점 중심축 표시기	baseline
	비상/붕괴 회피(avoidance)	기능 유지
	빔/방사선 조사면 일치도	±2 mm 또는 ±1%
	필름 처리 감도	baseline
연간	콜리메이터 회전 중심축	직경 ±2 mm
	겐트리 회전 중심축	직경 ±2 mm
	테이블 회전 중심축	직경 ±2 mm
	콜리메이터, 겐트리, 테이블의 중심축 일치도	직경 ±2 mm
	table top sag	±2 mm
	치료대의 수직 이동	±2 mm
	출력비	baseline
	투시에서 최고 노출	baseline
	kVp와 mAs 조정	baseline
	최고, 최저 대조도 분해능	baseline

(a) AAPM(1994)에서 허용오차로 나타나있지만 이것은 검사 항목 등이며, 만약 측정값과 예상값의 차이가 앞에 나타나 있는 표의 관리오차보다 크다면(예. Gantry 회전의 중심축이 직경 2 mm를 초과한 경우), 적절한 조치가 취해져야만 한다. IPEM(1994) 보고서는 대각선 검사와 단순 조사면 크기 그리고 빔의 정렬 검사 항목을 일별 검사로 포함하고 있으며, 더 많은 월별검사 항목을 포함하고 있다.

7) CT 스캐너와 CT 모의치료장치의 정도관리 프로그램

방사선 치료계획시 CT 데이터가 환자의 해부학적 구조물을 정확히 나타내어 주고, 선량 계산에 있어 중요한 조직 밀도 정보를 주기 때문에 기하학적 배열과 CT 밀도 데이터가 매우 중요하다. 특히 현재 주로 시행되고 있는 3차원 기반 방사선 치료에서 CT 모의치료장치가 주도적인 역할을 하므로 이에 대한 정도관리가 요구된다. 원자력안전위원회고시에서는 CT 모의치료장치에 대한 정도관리가 제시되어 있지 않기 때문에 IPEM에서 제시한 CT 모의치료장치의 정도관리 검사주기, 항목 및 관리오차를 표 14-8에 예시로 표기하였으며 어떠한 인자든지 측정된 값과 기댓값 사이의 차이가 제시된 관리오차를 벗어난다면 반드시 적절한 조치가 필요하다. 이 프로토콜은 CT 스캐너나 방사선치료계획시스템(TPS; treatment planning system)에 새로운 소프트웨어가 설치된 후에는 테스트가 반드시 실행되어야 한다.

표 14-8 CT 스캐너와 CT 모의치료장치의 품질관리 항목, 주기 및 관리오차(IPEM 1999)

검사주기	검사항목	관리오차
일별	안전 스위치	기능 유지
월별	alignment laser에 대한 스캔 면	±2 mm
	X축의 표시	±1°
	치료대 위치 조절	±1 mm
	이미지에서 각 지점 사이의 거리	±2 mm
	좌우 조절	올바른 조작
	물의 CT number	±1%
	허파와 뼈의 CT number	±2%
	재구성 slice 위치	±1 mm
년별	무게를 가한 상태에서 치료대 편향	±2 mm

8) 치료계획시스템의 정도관리 프로그램

치료계획시스템(treatment planning system; TPS)은 방사선치료 준비에 있어 중요한 과정으로 표적용적과 정상조직에서 선량분포를 제공한다. 이 정보는 환자들에게 최상의 치료를 하기위해 임상의들에게 제공되는 것이므로 정확하고 효율적으로 이루어져야만 한다. 정도관리를 통하여 치료계획시스템의 근본적인 수행을 확인하고, 선량 계산에 사용되는 알고리즘을 이해할 수 있다. 또한 치료계획시스템의 제한점을 확인하고, 정보가 다양하며 복잡한 경우에는 팬텀 실험을 통해 결과를 비교할 수 있다.

일반적인 허용오차는 선량곡선이 완만한 경사를 이룰 때, 등선량곡선의 2%와 선량곡선이 급경사를 이룰 때 2 mm로 인용되고 있다. 이는 한 개의 조사면과 한 개의 선원의 선량분포에 적용된 것이지만, 반드시 한 개의 상황에만 적용되는 것은 아니며, 동일한 2%의 허용오차가 MU 계산에 인용된다. 조사면이 한 개 이상으로 복잡한 경우에는 보다 더 신중한 접근이 필요하다.

정도관리 권고안으로 AAPM 보고서(TG-40, TG-43), IPEM 보고서 68(1996), 81(1999) 등이 있다. 정확한 요구사항들은 시스템과 임상에서 사용되는 치료계획 기술의 복잡한 정도에 의존하며, 시술 또는 치료계획시스템의 출력에 대한 불확실성은 적합한 팬텀을 사용하여 치료계획시스템의 작동을 비교하는 실험을 거쳐야 한다. 원자력안전위원회고시에서는 방사선치료계획시스템에 대한 정도관리가 제시되어 있지 않기 때문에 AAPM에서 제시한 정도관리 검사주기, 항목 및 관리오차를 표 14-9에 표기하였으며 어떠한 인자든지 측정된 값과 기댓값 사이의 차이가 제시된 관리오차를 벗어난다면 반드시 적절한 조치가 필요하다.

표 14-9 치료계획시스템의 품질관리 항목, 주기 및 관리오차(IPEM 1999, AAPM 1994)

검사주기	검사항목	관리오차[a]
일별	입력, 출력 장치	기능 유지
월별	checksum	변화 없음
	자료[b]의 참고 집합	±2%[c] 또는 ±2 mm[d]
	예상 집합 참고	±2% 또는 ±2 mm
	CT transfer	±1 mm
년별	MU(monitor unit)계산	±2%
	정도관리 test set 참고[e]	±2% 또는 ±2 mm

(a) 한 개의 상황일 때 관리오차이지만, 보다 복잡한 상황에서의 관리오차는 원본을 참고한다.
(b) 뒤에 나타난 동일한 제한을 참고한 선량계산을 비교하여 구하였다.
(c) TPS와 측정에 의한 계산의 차이
(d) 높은 선량곡선영역에서는 %차이보다 등선량 곡선들 사이의 거리가 적절하다. 근접치료계산에 사용되는 단일 선원의 경계선 끝(end point) 근처에는 정확한 계산이 이루어질 수 없다.
(e) 이 시험은 물 팬텀을 이용하여 계산한 것이다.

9) Ir-192 치료기의 정도관리 프로그램

근접치료는 과거 라듐(^{226}Ra)을 이용한 저선량율 치료에서 코발트(^{60}Co), 세슘(^{137}Cs)을 이용한 근접치료로 발전하였으며, 현재는 대부분 이리듐(^{192}Ir)를 이용한 후장전근접방사선치료(RALS; remote after loading system)를 수행하고 있다. 원격방사선치료에 비하여 정도관리 항목 수는 적지만, 근접치료시 인체 내에 직접 방사선 선원을 삽입하며, 이때 선원의 위치와 시간이 치료 성적에 직접적인 영향을 끼치므로 이에 대한 정도관리가 특히 중요하다. 표 14-10에 원자력안전위원회고시에 제시된 이리듐(^{192}Ir) 치료기의 품질관리 항목, 주기 및 관리오차 등을 나타내었으며 어떠한 인자든지 측정된 값과 기댓값 사이의 차이가 제시된 관리오차를 벗어난다면 반드시 적절한 조치가 필요하다.

표 14-10 Ir-192 치료기의 품질관리 항목, 주기 및 관리오차
(원자력안전위원회고시 제2019-6호)

주기	항목	관리오차
일간	선량의 정확성(선원 교정 날짜, 시간, 선원의 강도 확인)	±3%
	치료기 작동 표시등	기능 유지
	선원의 위치 정확성	±1 mm
	출입문 연동장치	기능유지
	CCTV장치	기능유지
	방사선 경고등 및 알람	기능유지
	비상 제어 장비의 비치 확인(여분의 건전지, 응급대책세트, 휴대용 GM 검출기)	기능유지
분기별 선원교체 후	전리함을 이용한 붕괴된 선원의 출력 측정	교정값과 ±3% 이내
	치료기기의 시간 정확성	60 sec
	치료기기의 위치 정확성	±1 mm
	선원교체를 위한 사용기간 확인	기능유지
	비상 제어 장비의 비치 확인(여분의 건전지, 응급대책세트, 휴대용 GM 검출기)	기능유지
	대기방사선 검출기 작동 확인	기능유지

10) 시험 장비에 대한 정도관리 프로그램

방사선치료에 사용되는 시험 장비는 선량측정에 사용되는 모든 추가적인 장비와 기계장비를 포함하며, 이를 이용한 기계적인 측정과 전자적인 신호측정에 관련 있다. 정도관리 프로그램에 대한 세부사항은 사용장비의 종류와 사용상 특징에 의존된다. 이에 대한 지침으로 AAPM(1994), IEPM(1999), Van Dyk(1999), Williams and Thwaites (2000)이 있으며, 장비의 측정과 시험에 사용되는 정도관리 프로그램의 권고사항은 아래와 같다.

표준전리함과 전위계는 국내의 규정에 따라 1년 주기로 교정이 필요하다. 만일 오차가 있을 때에는 재교정이 필요하다. 재결합과 스템 효과가 동시에 점검 되어야 하며, 비록 1년이 경과하지 않더라도 고장이나 수리 후에는 재교정을 시행하여야 한다. 인가된 전압과 누설전류는 사용할 때마다 점검되어야 한다.

온도계를 새로 교체할 때도 교정이 필요하며(0.5℃), 각 온도계를 정기적으로 비교하는 것은 온도계의 고장을 확인하는데 있어 도움이 된다. 기압계도 새로 교체할 때 조정이 필요하며(1 mmHg 또는 1 mbar), 정기적으로 독립적인 기압계와 비교하여야 한다. 직선자를 새로 교체할 때는 눈금을 점검해야 하고(0.3%), 팬텀을 새로 교체할 때에는 농도, 크기 등을 점검해야 하며 장기간 사용으로 인해 발생할 수 있는 손상을 정기적으로 점검해야 된다.

자동 빔 스캔 시스템을 새로 교체할 때에는 소프트웨어와 하드웨어의 정상 동작, 자료 분석의 정확성(1%), 출력정보(1 mm) 등을 시험하여야 한다. 새로 교체하거나 사용하기 전에 정기

적으로 전자적, 기계적인 안정성[장비와 검출기의 위치 정확성(1 mm), 재현성(1 mm), 장비간의 직교성(0.5°)]을 점검하고, plotting tank를 사용하는 이온전리함, 전위계, 또는 기타 선량측정 시스템과 유사한 방법으로 선량측정 시스템을 점검해야 한다.

기타 선량측정 시스템으로는 상대적인 선량측정기(TLD, 다이오드, 다이아몬드, 필름 등), in-vivo 선량측정기(TLD, 다이오드 등) 등이 있다. 방사선 측정시스템의 허용오차를 확인하고, 특정한 용도에 따라 점검이 되어야 한다. 이러한 모든 시스템은 적용 가능한 범위, 교정, 조정을 결정하기 위해 새로 교체가 될 때마다 신중한 평가가 필요하다.

11) 치료장치 유지 관리 정도관리 방법

(1) 기계적인 정확성검사

방사선치료장치의 정도관리는 치료기 종류와 프로토콜에 따라 항목과 관리오차의 차이가 있으며, 이 절에서는 non-IMRT 선형가속기를 중심으로 기계적인 정확성 검사를 위한 항목을 설명한다.

▹ 조사면 크기 표시기
▹ 겐트리 각도 표시기
▹ 콜리메이터 각도 표시기
▹ 치료테이블 지시기
▹ Cross hair line
▹ Isocenter 상 레이저 정렬
▹ 광학거리계(ODI)

- 겐트리 각도지시기(gantry angle indicator)는 겐트리를 수직으로 세운 후 0°, 90°, 180°, 270° 방향으로 돌리며 DCT (daily constancy tools)를 이용하여 지시기가 정확한 가를 측정하고 그 검사 결과 차이가 1° 이하일 때 사용에 적합한 것으로 판정한다.
- 콜리메이터 각도지시기(collimator angle indicator)는 겐트리를 수평위치(90° 또는 270°)에 위치시킨 후 90°에서 180° 또는 270°로 회전시키며 측정한다. 그 검사 결과 차이가 1° 미만일 때 적합한 것으로 판정한다.
- 광학거리계(ODI ; optical distance indicator)는 지시기를 켠 후 프론트 포인터를 맞춰 거리와 광거리 지시기가 가리키는 거리가 동일한지 확인한다. 측정방법으로는 먼저 프론트 포인터를 겐트리 헤드에 장착한 후 지시치를 100 cm에 셋팅한 후 치료대를 포인터의 끝에 닿을 때까지 올린다. 그 상태에서 포인터를 제거하고 ODI 램프를 켜서 SSD가 100 cm에 잘 맞는지를 평가한다. 두 지시기의 차이가 2 mm 미만일 때 적합한 것으로 판정한다(그림 14-1).
- 조사면 크기 지시기(field size indicator)는 허용오차가 경계면의 폭과 넓이 2 mm 미만일 때 적합한 것으로 판정한다(그림 14-2).

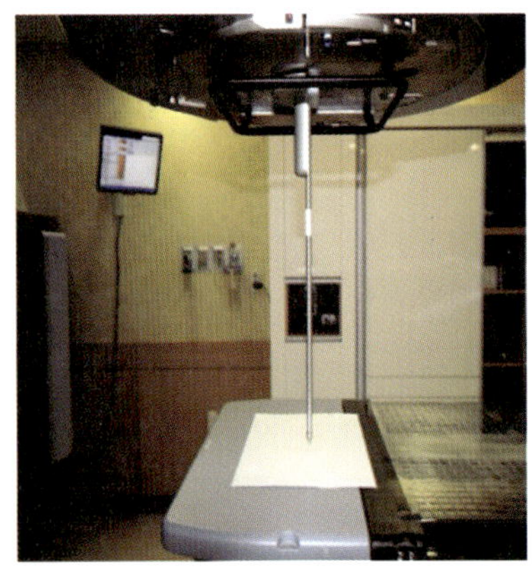

[A] Front pointer 를 이용한 SAD 확인

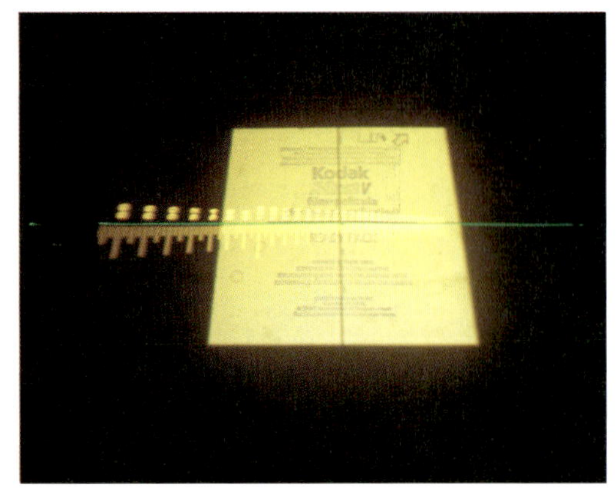

[B] ODI와 일치성 확인

그림 14-1 Isocenter와 광학거리계 정확도 평가

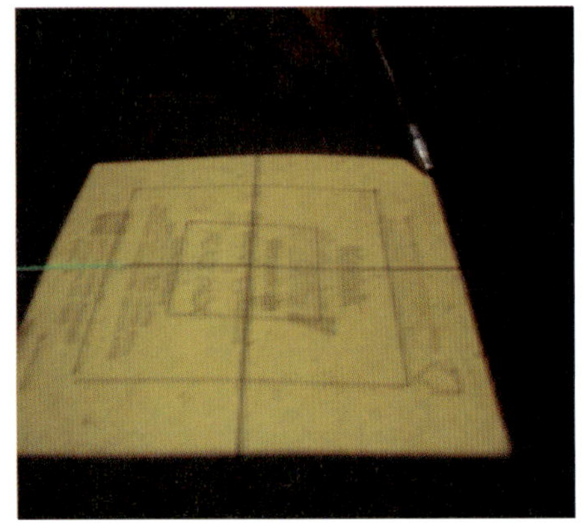

[A] 조사면 확인을 위한 광조사면 표시

[B] 조사면 확인 필름

그림 14-2 광조사면 검사

- 콜리메이터 회전에 따른 중심 십자선 위치의 안정성 검사는 허용오차 1 mm 미만일 경우 적합하다고 판정한다.
- 등중심축상 레이저의 정렬(Isocenter 상의 레이저 정렬)을 각 레이저 지시기의 2 mm 미만일 경우 적합하다고 판정한다.
- 치료용 테이블 위치지시기(table couch indicator)는 0°, 90°, 270°로 회전시켜 디지털 지시기와 기계적 지시기가 일치하는지를 검사하여 지시기 오차가 1° 이하일 경우 적한하다고 판정하다.
- 회전중심축 검사
  - 콜리메이터 회전검사는 겐트리를 수직으로 놓은 후 팬텀 내에 측정용 필름을 삽입해 조사선속 중심에 수평으로 놓는다. 콜리메이터는 Y축은 최소한으로 좁히고 X축은 적당히 넓힌 후 콜리메이터를 30° 또는 60° 간격으로 회전시키며 동일한 필름에 3~6회 방사선을 조사한다. 사진현상 결과를 콜리메이터가 한 점을 중심으로 회전할 경우 사진상에는

중심점을 기준으로 별 모양이 3 ~ 6개의 가는 선이 형성된다(그림 14-3). 이때 교차되는 가는 선의 교차점을 잇는 원의 직경이 2 mm 미만일 때 적합한 것으로 판단한다.

- 겐트리 회전검사는 겐트리를 수직으로 놓은 후 팬텀 내에 측정용 필름을 삽입해 동중심 축과 겐트리 회전 중심축에 수직으로 위치시킨다. 사진 상의 가는 선이 나타날 수 있도록 콜리메이터를 적당히 조절한 후 겐트리를 30° 또는 60° 씩 회전시키며 방사선을 3~6회 조사한다(그림 14-4). 콜리메이터나 치료테이블의 회전검사 시에는 필름을 테이블에 대하여 수평으로 배치한 후 방사선을 조사하므로 선원에서 필름 면까지의 거리가 동일하여 사진 상에 나타난 가는 선의 농도가 동일하지만, 겐트리 회전중심 검사에서는 필름을 테이블에 대하여 수직으로 세워서 방사선을 조사하므로 그림 14-4에서 보는 바와 같이 입사점의 농도가 진하고 출사점의 농도가 연하게 나타난다. 콜리메이터 회전중심 검사와 마찬가지로 교차되는 가는 선의 교차점을 잇는 원의 직경이 2 mm 미만일 때 적합한 것으로 판단한다.

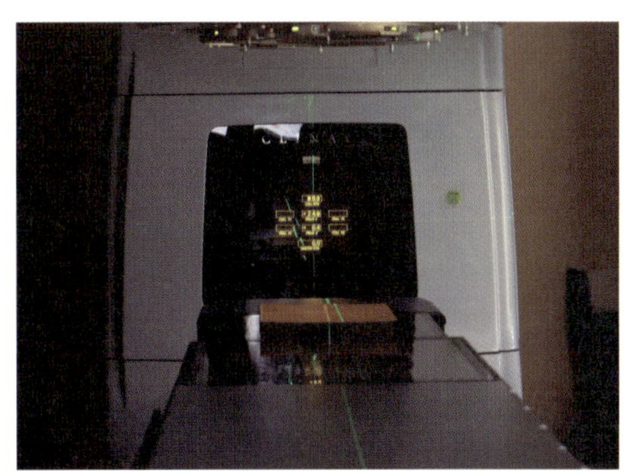

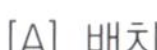

[A] 배치

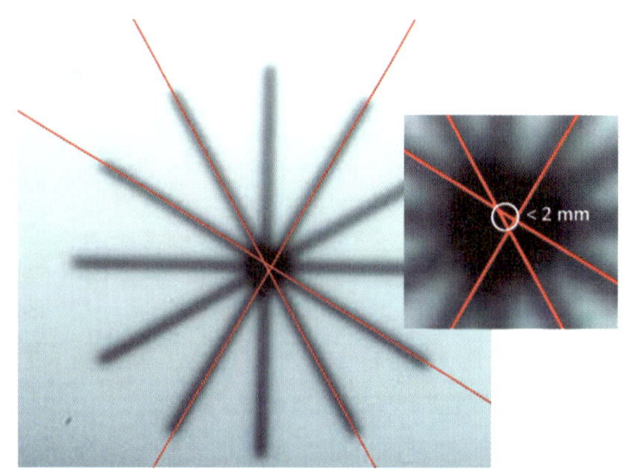

[B] 필름영상

그림 14-3 콜리메이터 회전검사

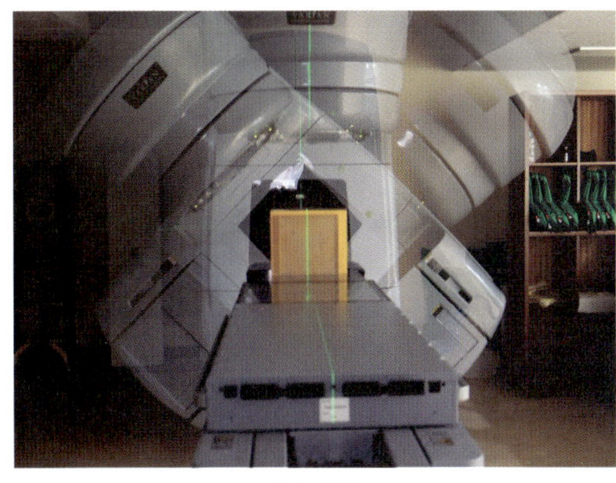

[A] 배치

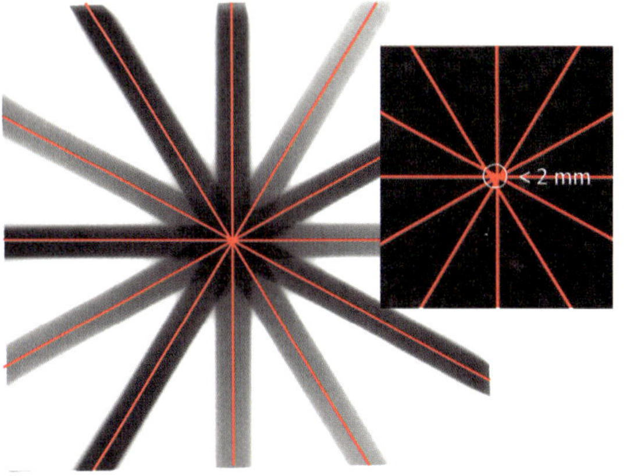

[B] 필름 영상

그림 14-4 갠트리 회전검사

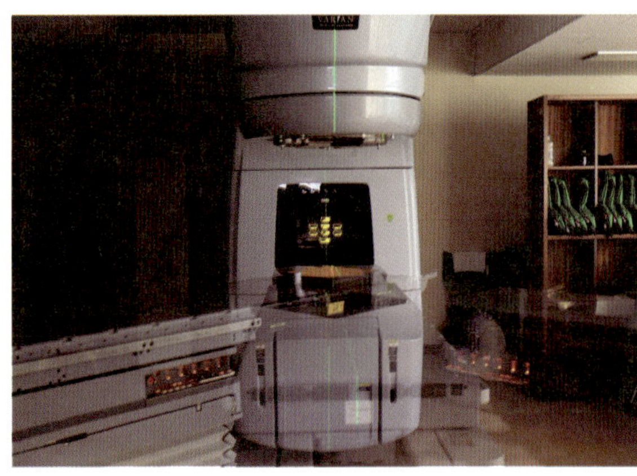

[A] 배치

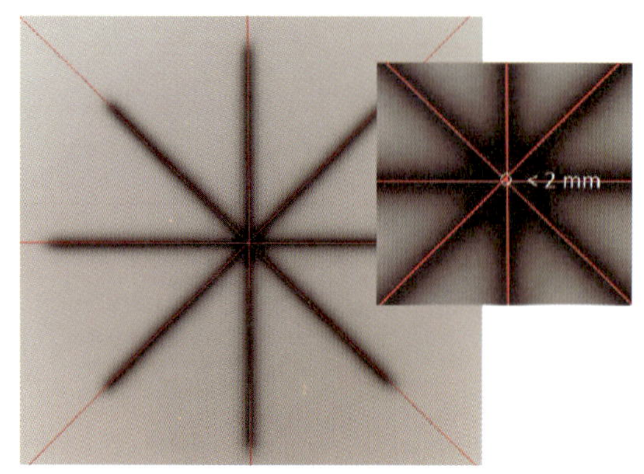

[B] 필름 영상

그림 14-5 **치료 테이블 회전검사**

- 치료테이블 회전검사는 겐트리를 수직으로 위치시킨 후 조사선속의 중심축에 수평으로 필름이 위치하도록 한다. 치료용 테이블을 0°, ±45°, ±90° 방향으로 이동시키며 방사선을 5회 조사한다(그림 14-5). 콜리메이터 및 겐트리 회전중심 검사와 마찬가지로 사진상에 교차되는 가는 선의 교차점을 잇는 원의 직경이 2 mm 미만일 때 적합한 것으로 판단한다.

• Jaw의 대칭검사는 대향2문 조사에 의한 검사 결과 차이가 2 mm 미만일 경우 적합으로 판정한다(그림 14-6).

그림 14-6 **Jaw 대칭검사**

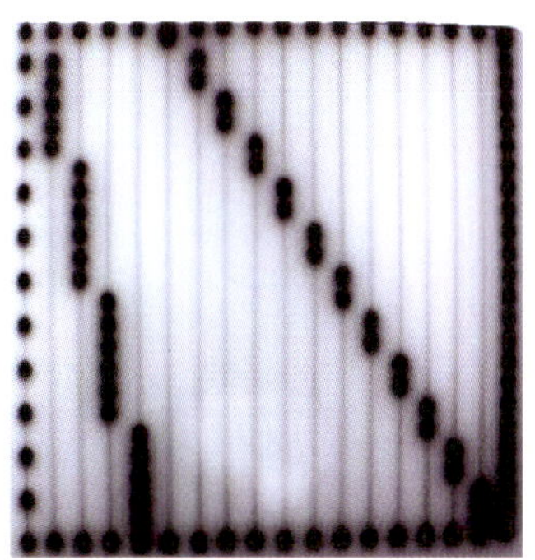

그림 14-7 근접치료선원 위치 검사

- 근접치료선원 위치 정확성 검사는 종양 내에 적절한 선량을 조사하기 위한 정확한 기하학적인 위치판단이 요구된다는 점에서 외부치료와 차이가 있다(그림 14-7).
- 치료가 진행되는 기간 동안 지속적인 진료의 질 향상이 중요하므로 모의치료기의 적정관리 또한 매우 중요하다. 외부치료기의 적정관리 허용치와 중요한 검사항목에 대한 검사주기 등이 항상 일치하도록 작성되어야 한다.

(2) 일간 혹은 주간점검에 사용되는 측정장치

일간점검이나 주관점검에 사용되는 측정장치로 이온전리함과 전위계, 이를 연결하는 케이블, 작은 물 팬텀 및 큰 물 팬텀이 있다(그림 14-8, 14-9, 14-10). 팬텀에 물을 채워 적당한 위치에 셋업한 후 선원에서 물 팬텀의 수면까지 거리 SSD를 맞춘다. 이온전리함의 중심을 cross hair에 맞추고 전리함의 높이는 물 표면에 맞춘다. 이 상태에서 각 에너지별 최대선량지점에 맞추게 전리함의 깊이를 조정한 후 방사선을 조사해서 선량을 측정한다.

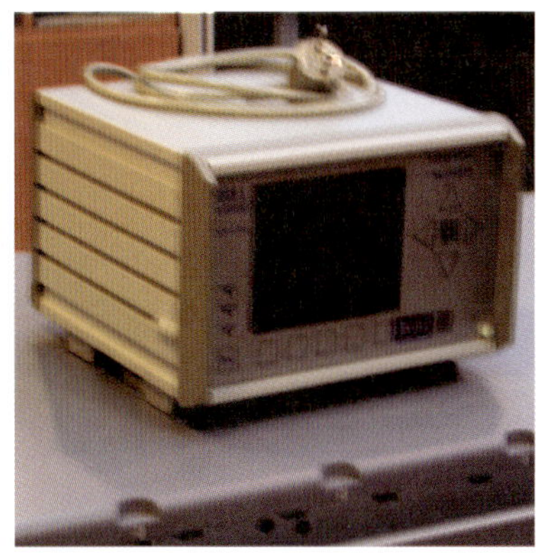

그림 14-8 전위계

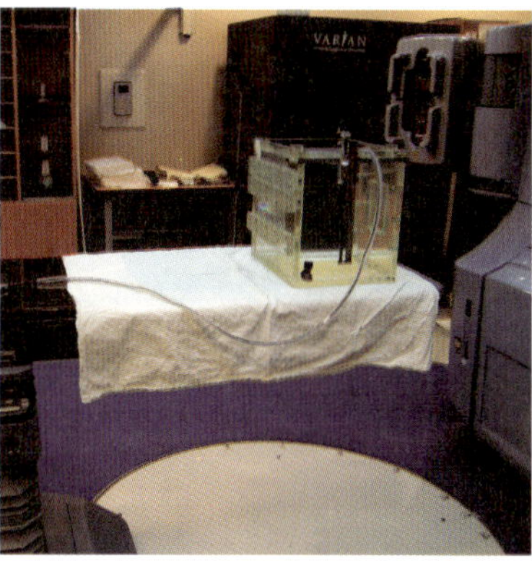

그림 14-9 작은 물 팬텀

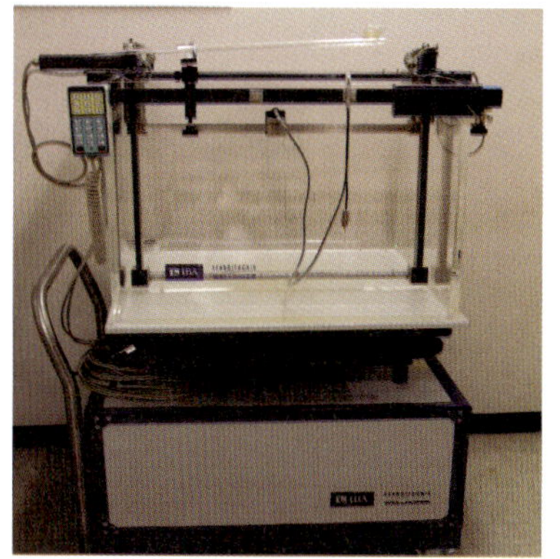

그림 14-10 큰 물 팬텀

이를 사용하여 엑스선의 에너지와 출력 일치도, 전자선의 에너지와 출력일치도, 엑스선의 평탄도/대칭도(그림 14-11), 전자선의 평탄도/대칭도, 엑스선과 전자선의 심부선량백분율(그림 14-12) 등을 확인할 수 있다. 그림 14-13은 ISO/Align을 이용하여 레이저, 광조사면 및 cross-hair 정렬을 확인하고 있는 그림이다.

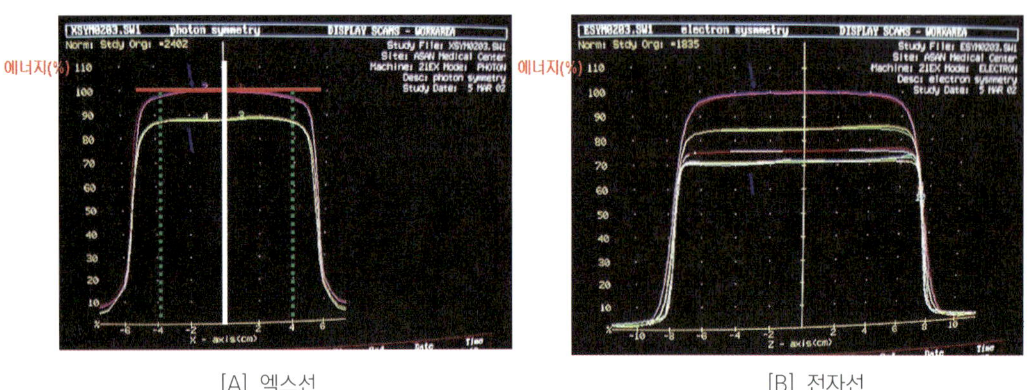

[A] 엑스선 [B] 전자선

그림 14-11 평탄도 및 대칭도 평가

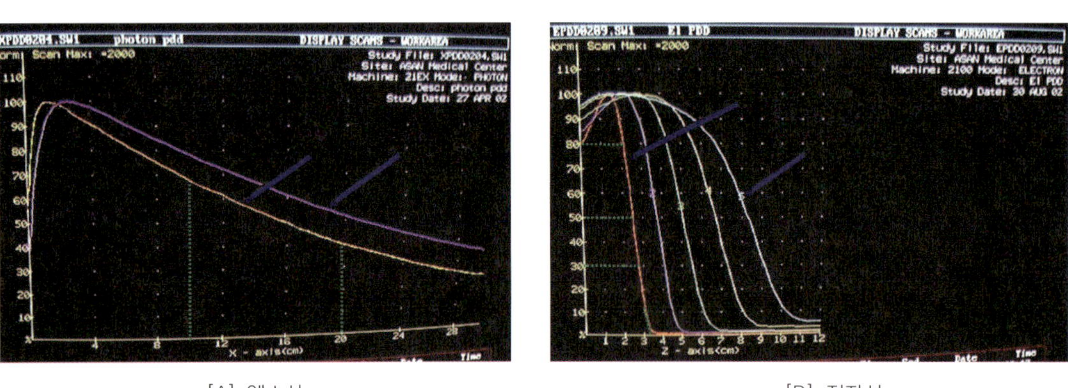

[A] 엑스선 [B] 전자선

그림 14-12 심부선량백분율 측정

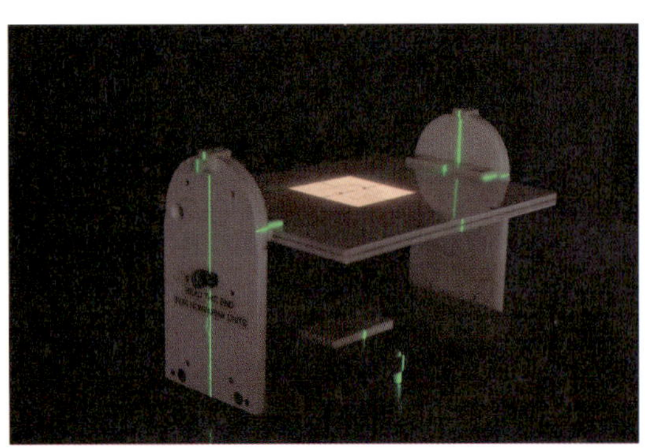

[A] 광조사면과 cross-hair 정렬 확인

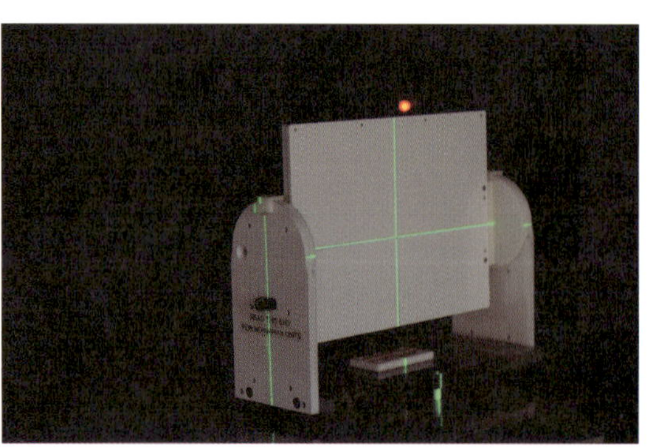

[B] 레이저 정렬 확인

그림 14-13 ISO-Align을 이용한 정렬 확인

3 방사선치료 실행

1) 환자 차트

환자 차트에는 연관된 질병을 기술하고 처방된 결과 그리고 실제 치료에 상응하는 모든 정보를 포함하고 있어야 한다. 환자 치료 차트의 기본 요소는 다음과 같다.

- 환자 성명과 ID
- 사진
- 환자의 초기 신체능력 평가
- 치료 계획 자료
- 치료 실행 자료
- 치료 중 임상 평가
- 치료 결과와 follow up
- 정도관리 점검표

환자 차트에 어떠한 실수가 있다는 것은 치료 전반에 걸쳐 문제가 있다는 것이므로 차트의 정도관리가 중요하다. 모든 계획 자료들은 독립적으로 점검이 되어야만 하며, 계획의 무결성, MU값 계산, 방사선 인자 등을 포함하여야 한다. 치료 절차와 치료 실행과정 간의 모든 자료들이 독립적으로 점검되어야만 하고 정기적인 차트 점검은 치료 전반에 걸쳐 수행이 되어야하며, 차트 점검 주기는 새로운 치료나 치료의 수정 후의 세 번째 분할 조사를 시작할 때, 적어도 주별로 점검이 되어야만 한다.

쐐기필터의 방향과 차폐 블록의 위치와 같은 구성요소가 모의치료장치에 정확하게 설정되어 있지 않을 때 특별한 관리를 해야만 한다. 차트를 점검하여 나타난 모든 오류는 정도관리 시스템 매니저가 속해있는 정도관리팀에 의해 조사가 이루어져야 한다. 이러한 오류들은 치료과정에 있어 다양한 절차들의 변화를 이끌 수 있기 때문에 근절되어야 한다. 최근 사용되는 전자치료 차트는 환자 차트를 대신하기 위해 대부분 기관에서 사용하고 있으며, 이 차트는 모의치료장치나 치료계획시스템으로부터 직접적으로 치료 자료를 입력할 수 있게 한다.

2) 포털 영상

선량측정의 오류 뿐만 아니라. 기하학적 오류는 방사선치료의 결과를 결정하는데 있어 매우 중요하다. 기하학적 정확성은 다음에 의해 제한된다.

- 특정 환자의 셋업의 불확실성
- 빔 셋업의 불확실성
- 치료 도중의 환자나 표적용적의 움직임

방사선의 위치에 따른 환자의 설정을 확실하게 하기 위해, 포털 영상이 첫 번째 분할 조사에 적용 된다. 포털 영상의 목적은 실제적인 치료가 이루어질 때, 환자의 해부학적 구조를 바탕으로 isocenter나 다른 포인터의 의한 조사면 설정을 확인하는 것으로 빔의 구경(block or MLC)이 적절하게 발생하며, 조절이 되는지 확인하기 위한 것이다. 1회 분할 조사 도중에 1회 이상의 점검이 필요한데, 예를 들어 환자 설정 중에 환자가 침을 삼키거나 숨을 쉴 때의 영향을 관찰하는 것이 필요하다는 것이다. 포털영상을 이와 비슷한 영상 즉 시뮬레이터에서 얻어지는 영상, 재구성된 방사선 사진 또는 치료 중에 얻어지는 포털 영상과 비교가 될 수 있다. 만약 조사면 영역에 환자의 해부학적 정보에 제약이 있다면 이중 조사 기술이 효과적이다. 하지만 불특정한 사방향이나 동일 평면상이 아닌 조사면이라면 영상을 이해하는데 있어 어려움이 있을 수 있다. 그렇기 때문에 참고 영상과 비교하기 위해 배열된 영상은 매일 환자 설정에 있어 변화유무를 확인시켜 주며, 치료 기간 중의 셋업 변화에 대한 정보를 제공하여 준다. 검사주기는 치료 위치, 고정 형태, 환자 상태, 재현성 정도, 그리고 다른 정도관리 시스템, 자료 그리고 포털 영상 시스템에 따라 차이가 있다.

포털 영상 기술은 과거 필름을 많이 사용하였지만, 고에너지 광자선에 의해 얻어지는 필름 영상의 품질은 기존 진단 엑스선 영상과 비교하여 화질이 많이 떨어진다. 포털 필름의 증감은 비디오카메라나 레이저 스캐너를 이용하여 디지털화 후에 이루어지기 때문에 상대적인 해부학적 지표의 가시성이 감소한다.

일부에서는 특수치료검증필름이 사용되고 있으며, 이는 영상을 구성하는데 필요한 선량을 줄이는데 사용이 되는 납이나 구리 증감지를 장착한 카세트를 사용한다. 기존 방사선 사진과 비교하여 향상된 품질의 포털 영상을 만들어 내는 광자극발광 기술을 사용하는 것이다. 방사선이 조사된 후에 형광판이 레이저 빔에 의해 스캔이 되며, 또 소광 선원으로 이미지를 지우면 형광판 재사용이 가능하다.

하지만 필름 기술은 임상적으로 결과를 얻어내는데 시간이 많이 걸리는 단점이 있다. 이러한 이유 때문에 전자포탈영상장치(EPID; electronic portal imaging devices)가 개발이 되었다. 전자포털영상장치의 원리와 임상적용은 AAPM Task Group 558 Report와 Munro(1999) and Mayless(2000)에 기록되어 있다.

임상적으로 넓게 적용이 되는 전자포털영상장치는 주로 두 가지 용도로 사용된다.

첫째, 금속판과 형광체 증감지의 결합으로 치료 엑스선의 강도를 광 이미지로 변환 시키는데 사용되는데 증감지는 사방향 거울을 사용하는 비디오카메라에 의해 가시화된다. 이 방법은 거울을 사용함에 따라 장치의 부피가 큰 단점이 있다. 둘째, 액체로 채워진 이온전리함의 메트릭스나 평판형 비정질 실리콘 반도체 검출기가 사용된다. 이러한 종류의 EPID는 기존 필름/카세트와 부피가 비슷하다. 필름과 전자포털영상장치를 사용하기 위해서는 특정 MU값이 필요하고, MU값은 빔 에너지, 환자의 두께, 조사면 크기 등에 따라 결정된다.

포털 필름의 후향적 분석 결과 조사면 설정에 상당한 오류가 있었으며, 이를 줄이기 위하여 포털 영상은 치료의 시작과 동시에 촬영이 이루어져야 한다. 전체적인 설정 오류, 차폐 블럭 위치 설정 오류는 포털 영상을 살펴봄으로써 그리고 참고 영상을 비교해 봄으로써 확인할 수 있다. 조사면 설정의 오류에 대한 수정은 신중하게 이루어져야 하며, 오로지 시스템적인 구성요소만 수정되어야 한다. 조사면 수정시 결정 규칙은 어떠한 변화 때문에 수정이 이루어지는지, 그리고 환자를 위해 어떻게 자주 측정이 되는지에 따라 공식화되어야 한다. 불규칙적이거나 체계적인 셋업 오류에 대한 다양한 요소는 포털 영상을 통해 발견될 수 있다.

전자포탈영상의 임상적용은 오프라인 및 온라인 분석으로 나눌 수 있다. 오프라인 분석은 환자에 대한 불규칙적이거나 규칙적인 불확실함을 구별하고 확인하는데 사용될 수 있다. 온라인 영상은 이론적으로 참고영상과 포털 영상을 비교하거나, 허용될 수 없는 불일치를 찾아봄으로써 치료의 진행에 대한 빠른 결정을 할 수 있게 한다.

비록 전자포털영상장치의 지속적인 발전과 판독을 위한 직원 훈련 등 임상에서 사용하기에 제한점이 있지만, 전자포털영상장치의 정기적인 사용이 빠르게 증가하고 있다. 포털 영상의 발전은 온라인 포털영상 영역을 중심으로 빠르게 발전하고 있다. 현재 사용 가능한 전자포털영상 시스템은 세기변조방사선치료(IMRT; intensity modulated radiation therapy)나 다른 유사한 방사선치료 기술의 사용 중에 환자의 위치잡이를 확인하는데 유용한 시스템이다.

포털 영상 기술의 단점은 저 대조도와 제한적인 공간분해능이었으나, 최근 진단용 센서로 사용되는 amorphous silicon(a-Si)을 이용한 전자포털영상장치용 plat-panel이 개발되어 필름 영상에 버금가는 대조도와 공간분해능 정보를 제공하고 있다.

3) *In-vivo* 선량측정

In-vivo 선량측정은 입사선량측정, 출사선량측정, 강내 선량측정 등이 있다. 입사선량측정은 환자 설정의 정확도 뿐 만 아니라, 치료장치의 작동과 출력을 점검하는데 사용이 된다. 출사선량측정은 선량 계산 알고리즘을 점검하고, 선량 계산 절차에 있어 환자의 몸에 대한 형태, 크기, 밀도 차이에 따른 영향을 결정하는 데 사용된다. 가끔 구강, 식도, 질, 방광, 그리고 직장과 같은 인체 강내 선량을 측정하기도 한다.

In-vivo 선량측정은 표적용적의 조사선량을 점검할 뿐만 아니라 각 장기(TBI 조사 중의 안구, 생식샘, 허파)에 조사된 선량의 위험도나 선량을 예상하기 힘든 상황(non-standard SSD나 보루스의 사용)에서도 평가도 가능하다. 입사선량으로부터 환자와 치료 셋업 정보를 사용하여 이에 상응하는 표적선량으로 변경할 수 있다. 만약 입사선량측정과 출사선량측정을 모두 이용할 수 있다면 보다 정확하게 표적선량을 결정할 수 있으며, 입사선량과 출사선량 값으로부터 중심축 선량을 결정하는 다양한 방법이 있다. 하지만 이러한 방법들은 균등한 상황에서 일반적으로 좋은 결과를 나타내지만, 불균등한 상황에서는 상당한 차이가 있을 수 있다.

(1) *In-vivo* 선량측정 기술

열형광선량계(TLD; thermoluminescence dosimter), 형광유리선량계(PLD; photoluminescence dosimetry)와 반도체 검출기(실리콘 다이오드)는 *in-vivo* 선량측정에 가장 일반적으로 사용되는 선량측정기이며, 필름, 젤 선량계, 이온전리함, 전자장치(MOSFET 등), 알라닌(alanine)과 같은 다른 측정기가 사용되기도 한다.

열형광선량계, 형광유리선량계는 크기가 작고 별도의 전선 연결 없이 선량을 측정할 수 있다는 장점을 가지고, 선량계 각각 개별적으로 선량측정이 가능하며, 일괄처리가 가능하다. 일련의 *in-vivo* 선량측정 과정 중에 열형광물질의 판독과 열처리과정이 동시에 시행하고, 조정하도록 권고하고 있다. 하지만 열형광물질은 저장된 신호가 시간에 따라 소멸되는 현상(fading)이 있으며, 환자에게 방사선이 조사되거나 조정 중에 이와 비슷한 소멸 과정에 의해 측정값의 손실이 발생할 수 있어서 이에 대한 보정이 필요하다. LiF 열형광선량계는 광자에 대한 에너지의존성이 낮아서 조사면 크기, 환자의 두께, 쐐기필터에 의한 빔 경화현상 등에 의한 영향이 매우 적기 때문에 입사방사선의 에너지에 대한 보정 인자는 무시할 수 있다.

다이오드는 방사선에 대한 감도가 높고, 실시간으로 판독이 가능하며 조작이 간단한 장점이 있지만, 인체조직등가물질이 아니기 때문에 측정된 결과를 물에 대한 흡수선량으로 변환하기 위해 교정인자를 적용하여야 한다. 빔의 입사지점과 출사지점에 각각 설치된 다이오드검출기에서 측정된 값은 입사선량 및 출사선량으로 보정된다. 또한 다이오드검출기를 사용하여 정확한 선량 결정하기 위해서는 조사면 크기, FSD (focus-skin distance), 쐐기필터 두께, 온도에 따른 다이오드의 변화를 보정할 수 있는 인자가 결정되어야 한다. 다이오드검출기는 감도의 에너지 의존성, 선량율 의존성, 온도 의존성이 존재한다. 온도의존성은 형태에 따라 다르지만 1℃당 0.3% 정도로 치료실의 온도 뿐 만 아니라 환자 피부에 부착된 다이오드의 온도에 대한 보정이 필요하다(피부온도가 30℃이면, 거의 3%의 보정인자가 필요하다). 다이오드는 검출기의 구조와 이를 에워싸는 캡 때문에 방향의존성이 있으며, 다이오드검출기의 구조와 디자인, 사용된 빔의 에너지에 의존하여 케이블 방향에서는 감도가 수직의 방향보다 일반적으로 낮게 나타낸다. 다이오드검출기의 측정값에 대하여 여러 가지 적절한 보정 후 오픈 빔에서의 입사선량과 출사선량 측정의 정확도는 대략 1~2%이다. 쐐기필터를 사용하는 경우 통과한 빔 때문에 다이오드의 위치잡이에 따른 불확실성이 야기될 수 있지만, 입사선량 및 출사선량은 일반적으로 표면 아래의 최고 선량 깊이로 정의된다. 한편 다이오드검출기는 총 방사선량(TID; total ionization dose effect)에 따라 반도체의 방사선 손상이 발생하여 검출기 감도가 줄어들 수 있기 때문에 측정 선량 부하에 따라 주기적으로 재조정이 필요하다.

In-vivo 선량계들은 광자선 에너지에 따른 보호 캡이 덮여있기 때문에 피부선량이 증가하며, 선량계에 의한 차폐효과로 피부선량이 5% 정도 감소한다. 따라서 안구, 피부 등에서의 특정 선량측정을 위해서는 완전한 빌드 업이 아닌 임상적인 상황에 알맞게 고안된 선량계가 필요하다. *In-vivo* 선량측정에서 발생된 오류들은 치료계획시스템의 선량 계산 부정확, 불안정한 가속기, 연속적인 치료 준비 단계에서 발생된 자료 전송에 대한 사람들의 실수, 환자의 셋업과 관련된다. 전신조사법(TBI; total body irradiation) 경우, 조사 중 *in-vivo* 선량측정은 인체 다양한 부위에서의 중심선 선량을 확실하게 해주고 허파와 콩팥과 같은 장기의 장해 위험도를 평가하는데 사용되며, 이때 작업량은 정확성, 점검 주기, 결과 분석 시간에 의해 결정된다. 전립샘 암을 치료받는 환자의 입체치료 중에 선량측정에 대한 정도관리 프로그램의 일환으로 정확한 *in-vivo* 선량측정이 보고된 예도 있다(Essers and Mijnheer, 1999).

환자 집단을 위해 매우 정확한 선량 조사가 이루어져야 하며, 치료 기간 중에 *in-vivo* 선량측정이 권고된다. 치료 과정에 있어 발생할 수 있는 모든 변화 후에 환자들에 대한 *in-vivo* 선량측정은 다시 시행되어야하고 만약 허용치보다 큰 오차가 발생하였다면 반드시 오류를 찾아내야 한다. 이때 의도된 선량과 실제 선량사이의 차이를 줄이기 위해서 오차들을 체계적으로 구별할 필요가 있고 이를 위해 여러 가지 측정법을 사용하기도 한다.

치료기와 시술자의 추가적인 부하 때문에 실제적으로는 *in-vivo* 선량측정이 제한적일 수 있으므로 *in-vivo* 선량측정의 목표가 정확히 정의하여야 한다. 치료 계획 계산 정도관리의 한 부분으로 독립적인 MU 선량 계산 프로그램이 일상적인 선량계산의 점검을 위해 사용되어야 한다. *In-vivo* 선량측정에서 나타난 몇 가지의 오류들은 독립적인 MU선량 계산에 의해 발견되므로 모든 환자들에 대한 MU 선량 계산의 점검보다는 대표 집단에 대하여 *in-vivo* 선량측정을 하는 정도관리의 효과적인 방법일 것이다.

In-vivo 선량측정을 하는 전자포털영상시스템의 사용에서 아주 재미있는 발전 중 하나는 *in-vivo* 선량측정에 'transit dosimetry 선량변화 측정'을 목적으로 포털 영상의 사용하는 것이다. 포털 영상은 출사선량 값에 상응하는 'dose image'로 전환될 수 있다. 많은 단체들이 *in-vivo* 선량측정에 필름 또는 전자포털영상의 유용성을 연구하고 있다. 포털 영상 검출기의 위치에서 출사선량과 투과선량 사이의 관계는 단순하지 않으며, 피부와 검출기 거리, 조사면 크기, 환자 두께, 광자선 에너지와 같은 여러 가지 인자에 의존한다. 1회의 분할 조사 치료 중에 상대적으로 많은 영상이 만들어지기 때문에, 전자포털영상은 1회의 분할 조사 중에 발생하는 선량 분배에 따른 장기, 환자의 움직임에 대한 영향을 측정하는데 사용될 수 있다. 포털 선량측정은 치료 중 실제적인 환자의 정보와 치료 계획 때의 환자 정보의 차이를 발견하는데 매우 효과적이므로 세기 변조 빔의 선량측정 정도관리에 매우 유용할 것이다.

4) 기록-확인 시스템 R&V

포털 영상과 *in-vivo* 선량측정 연구를 통해 치료 셋업에서 발생할 수 있는 오류들과 치료에 영향을 미치는 인자들을 치료 실시 이전에 찾아내서 확인하고 교정한다. 이러한 기록-확인 시스템은 오랜 기간 동안 연구되어 왔으며, 경험, 환자 정보 시스템 또는 방사선치료 정보 시스템에 준하여 매우 급속하게 임상에서 사용되고 있다.

기록-확인 시스템(R&V system)은 처방된 선량 값에 따른 셋업 인자들을 비교하는 것이 목적이다. 환자 ID 자료, 기계의 인자, 그리고 선량 처방 자료들은 미리 컴퓨터에 입력된다. 치료 도중에 이러한 인자들은 치료 장비에서 확인되며 차이가 없다면 치료가 시작된다. 만약 오차가 있다면, 오차가 표시되고 이와 관련된 인자들이 표출된다. 기계적인 인자들의 확인에 대한 허용오차는 제조업자에 의해 제공되며, 임상적인 허용오차 표가 환자/셋업 차이를 매일 확인하기 위해 각각의 기술을 사용하는 부서별로 정의되어야만 한다. 그러나 너무 많은 허용오차 표를 권고하는 것보다는 기록-확인 시스템의 유용성이 있어야 하므로 신중히 사용되어야 하고, 이유가 분명할 때, 적절하게 적용하여야 한다. 각 환자들의 정보를 포함하는 이 시스템들은 일단 환자가 치료대에 자리를 잡게 되면 컴퓨터가 기계적인 인자들을 설정하게 하면서 셋업을 돕는데 사용이 된다. 따라서 isocentric treatment 실행시 유용하며, 셋업 시간 최적화와 특히 복잡한 치료에 있어 매우 유용할 것이다. 컴퓨터는 사용된 실제적인 기계적 설정을 기록하며, 인쇄된 기록은 환자 기록 카드나 모든 치료에 있어 일일 기록표에 기록이 될 수 있다. 따라서 입력을 확인하고, 임상적인 사용을 허용하는 기록-확인 시스템에 대한 적절한 정도관리 프로그램이 요구된다.

4 품질심사

1) 정 의

품질심사는 품질관리 활동과 그 결과가 계획된 준비에 준하는지 아닌지 그리고 그 준비가 효과적으로 실행되는지를 결정하는 체계적이며 독립적인 검사이며, 규정된 목적을 달성하는 것에 적합하다. 품질심사의 여러 가지 형태의 구조와 수행의 토론이 ESTRO(1998), IPEM(1999), IAEA(1999)와 McKenzie(2000) 등에서 이루어진다.

품질심사는 그 심사가 이루어지는 영역에서 직접적인 책임을 지지 않으면서 독립적으로 이루어진다. 주로 대표자들에 의해 품질심사가 이루어지면 개선 사항이나 수정 활동의 필요성을 평가한다. 품질심사는 내적 또는 외적 목적으로 시행이 될 수 있으며, 어떠한 수준의 정도관리 프로그램에 적용할 수 있다.

품질심사는 정도관리 프로그램에서 달성하고자 했던 것과 관련이 있으며 이전에 결정하였던 표준에 맞서야한다. 만약 그러한 표준들이 기준에 맞지 않는다면, 적절한 조치가 행해져야 한다. 품질심사는 정기적으로 이루어져야하며, 품질을 향상시키기 위해 품질 피드백 루프의 일부분을 형성해야 한다. 품질심사는 실행, 작동, 품질 시스템 또는 정도관리 프로그램이 될 수 있으며, 주로 정도관리 절차, 프로토콜, 정도관리 프로그램, 정도관리 결과와 기록 등을 추구하는 절차이다. 품질심사는 정도관리 프로그램이나 정도관리 시스템의 효율성이나 그 수행능력을 확인할 수 있으며, 실용적이다. 품질심사는 자발적이고 협동적이며, 정기적으로 시행된다.

2) 실용적인 품질 심사 방법

우편으로 배달되는 선량계(주로 TLD)의 우편 심사로서 주로 SSDL이나 IAEA, 미국의 방사선물리학 센터(RPC; Radiological Physics Center), ESTRO (EQUAL), 협회, national quality network 등과 같은 기관에 의해 조직된 것이다. 이 기관들은 임상에서 사용하는 선량측정의 다양한 허용오차를 적용시키고, 설문 방법으로 절차적인 심사를 한다. 방문 품질심사는 시간에 제약받는 실용적인 면을 자세하게 심사할 수 있다. 위의 기관들은 직원들에게 질문을 통해, 절차와 기록들을 검사함으로 절차적인 면을 심사할 수 있다.

3) 방문 품질심사에서 고려되어야 할 사항

방문 품질심사의 항목은 미리 정해져야 하며, 방문의 목적에 합당하여야 하고, 국가적 또는 지역적 품질심사 네트워크에 준하는 정기적인 방문이어야 한다. 그리고 전문가들 간의 협동과 구제가 필요하며, 관리의 잘못이 있을 때에 방문을 해야 한다. 또한 그 기관에서 우편 심사에서 설명하지 못한 TLD 심사 프로그램에서 차이를 보다 면밀하게 점검하여야 한다.

방문 품질심사의 항목은 제반 시설 점검(예, 장비, 인력, 정책과 절차의 유무, 정도관리 프로그램, 품질 향상 프로그램, 방사선 보호 프로그램, 자료, 기록), 문서 점검(예, 정책과 절차의 항목, 정도관리 프로그램의 구조와 관리, 환자 선량측정 절차, 모의 치료 절차, 환자 위치잡이, 환자의 고정, 선량 조사 절차, 장비의 수리 및 위임 기록, 선량측정 시스템 기록, 장비와 치료 계획 자료, 정도관리 프로그램 항목, 허용오차와 주기, 결과와 조치에 대한 정도관리와 기록, 예방 관리 프로그램의 결과와 조치, 환자 자료 기록, follow-up과 결과 분석 등), 빔 조정, 조사면, 전자선 콘 인자, 선량 깊이, electron gap 수정, 쐐기 필터의 투과, 음영반 등과 기계의 특징, 환자의 선량측정, 선량측정장비 비교, 온도와 압력 측정 비교 등의 측정의 점검, 모의치료장치, CT 스캐너와 같은 다른 장비의 측정 점검, 치료 계획 자료와 절차의 평가, 계획된 선량 분포를 팬텀을 이용하여 측정한다.

방문 품질심사의 형태와 목적에 따라, 위의 사항들이 평가되며, 궁극적으로 단지 몇 가지 사항들만 적절할 지도 모른다. 추가적으로 측정자 접근에 대해서 유연해야 하며, 만약 초기 측정 결과로부터 필요성이 제기된다면 다른 심사도 준비해야 한다. 만약 추적조사가 필요하다고 판단되는 우선적인 부분이 있다면 이전 계획된 심사 업무는 수정되거나 제거될 필요가 있을 것이다.

부록 1 6 MV 엑스선의 심부선량 백분율 (Percent Depth Dose; PDD)

Depth (cm)	Field Size (A/P Ratio)														
	0	0.75	1	1.25	1.5	2	2.5	3	3.5	4	4.5	5	6.25	7.5	8.75
.0	51.5	53.6	54.2	55.0	55.5	56.7	58.1	59.7	60.7	62.2	63.1	64.3	66.6	70.3	71.5
.5	71.0	72.2	72.7	73.1	73.5	74.2	75.1	76.2	76.8	77.8	78.5	79.3	80.7	83.0	83.7
1.0	92.2	92.6	92.7	92.8	93.0	93.3	93.5	94.0	94.1	94.4	94.8	95.0	95.4	96.1	96.4
1.5	100.0	100.0	100.0	100.0	100.0	100.0	100.0	100.0	100.0	100.0	100.0	100.0	100.0	100.0	100.0
2.0	97.8	98.4	98.5	98.6	98.6	98.5	98.7	98.4	98.4	98.4	98.2	98.3	98.3	98.3	98.2
2.5	94.4	95.6	96.0	96.1	96.4	96.3	96.5	96.3	96.2	96.3	96.3	96.4	96.4	96.4	96.4
3.0	89.7	92.0	92.8	93.1	93.6	93.7	93.7	93.7	93.7	93.9	94.1	94.1	94.0	94.1	94.1
4.0	84.4	87.4	88.4	88.9	89.4	90.0	90.1	90.2	90.3	90.7	90.9	90.8	90.9	91.0	91.1
5.0	78.9	82.2	83.4	84.1	84.6	85.5	85.9	86.1	86.5	86.9	86.9	87.0	87.3	87.5	87.7
6.0	74.5	77.3	78.2	79.3	80.0	80.9	81.6	82.0	82.5	83.0	82.9	83.3	83.8	83.9	84.4
7.0	70.1	72.7	73.5	74.9	75.6	76.7	77.7	78.2	78.7	79.3	79.3	79.8	80.2	80.5	81.1
8.0	65.3	68.3	69.2	70.5	71.4	72.8	73.8	74.4	74.9	75.6	75.8	76.3	76.9	77.1	77.8
9.0	60.4	64.0	65.2	66.3	67.6	68.9	70.1	70.8	71.4	72.1	72.3	72.7	73.7	73.9	74.7
10.0	56.3	60.1	61.3	62.5	64.0	65.0	66.3	67.3	67.9	68.7	69.0	69.3	70.6	70.8	71.6
11.0	52.7	56.4	57.7	59.1	60.1	61.6	62.8	63.8	64.6	65.4	65.8	66.3	67.4	67.7	68.6
12.0	49.4	53.1	54.3	55.8	56.5	58.3	59.6	60.5	61.4	62.3	62.7	63.4	64.4	64.7	65.6
13.0	46.0	49.8	51.1	52.5	53.3	55.1	56.6	57.4	58.3	59.2	59.7	60.3	61.5	61.9	62.8
14.0	42.9	46.8	48.1	49.3	50.5	52.0	53.6	54.5	55.3	56.4	56.9	57.4	58.6	59.3	60.0
15.0	40.0	44.0	45.4	46.4	47.7	49.2	50.8	51.7	52.6	53.5	54.2	54.7	55.8	56.7	57.3
16.0	37.6	41.5	42.8	43.7	45.0	46.5	48.1	49.1	49.9	50.7	51.6	52.1	53.2	54.1	54.8
17.0	35.7	39.1	40.2	41.2	42.4	43.9	45.5	46.5	47.4	48.2	49.0	49.6	50.7	51.6	52.3
18.0	33.9	36.8	37.8	38.9	39.9	41.5	42.9	44.1	45.0	45.9	46.6	47.2	48.5	49.2	49.9
19.0	32.0	34.7	35.6	36.7	37.6	39.2	40.6	41.7	42.7	43.6	44.3	44.9	46.3	46.8	47.6
20.0	29.6	32.6	33.6	34.6	35.5	37.0	38.5	39.5	40.5	41.3	42.0	42.7	44.0	44.7	45.4
21.0	27.6	30.8	31.8	32.6	33.6	35.0	36.4	37.4	38.4	39.2	39.9	40.6	41.8	42.7	43.3
22.0	26.0	29.1	30.1	30.8	31.7	33.1	34.4	35.4	36.5	37.3	38.0	38.6	39.8	40.8	41.4
23.0	24.8	27.4	28.3	29.1	29.9	31.3	32.6	33.5	34.6	35.4	36.2	36.8	38.0	38.9	39.5
24.0	23.6	25.9	26.6	27.5	28.2	29.6	30.9	31.8	32.8	33.6	34.4	35.0	36.1	37.0	37.7
25.0	22.3	24.4	25.1	26.0	26.6	28.0	29.3	30.2	31.1	31.9	32.7	33.3	34.4	35.3	35.9
26.0	20.9	23.0	23.7	24.5	25.2	26.5	27.7	28.6	29.5	30.2	31.0	31.6	32.8	33.6	34.3
27.0	19.3	21.6	22.4	23.2	23.8	25.2	26.2	27.1	27.9	28.7	29.4	30.0	30.1	30.2	30.3
28.0	18.2	20.5	21.3	22.0	22.5	23.9	24.9	25.7	26.6	27.3	28.1	28.6	29.8	30.7	31.2
29.0	17.3	19.4	20.2	20.9	21.3	22.6	23.7	24.4	25.3	26.0	26.7	27.3	28.3	29.3	29.8
30.0	16.3	18.1	18.7	19.4	19.9	21.1	22.1	22.9	23.6	24.4	25.0	25.7	26.5	27.5	28.1
32.0	14.8	16.4	16.9	17.6	18.2	19.2	20.0	20.9	21.6	22.3	22.9	23.5	24.5	25.3	25.9
34.0	13.2	14.7	15.2	15.7	16.4	17.2	18.0	18.8	19.5	20.1	20.7	21.2	22.2	23.0	23.5
36.0	11.7	13.1	13.5	14.0	14.7	15.4	16.2	16.8	17.5	18.1	18.6	19.0	20.1	20.8	21.2
38.0	10.5	11.7	12.1	12.5	13.0	13.8	14.7	15.1	15.8	16.3	16.8	17.2	18.1	18.8	19.2
40.0	09.9	10.9	11.3	11.7	12.0	12.9	13.7	14.2	14.7	15.3	15.7	16.1	17.0	17.6	18.0

부록 2 6 MV 엑스선의 조직 최대 선량비 (Tissue Maximum Ratio; TMR)

Depth (cm)	Field Size (A/P Ratio)														
	0	0.75	1	1.25	1.5	2	2.5	3	3.5	4	4.5	5	6.25	7.5	8.75
0	0.623	0.675	0.714	0.737	0.767	0.770	0.779	0.794	0.804	0.827	0.814	0.802	0.791	0.781	0.771
0.5	0.734	0.774	0.804	0.818	0.837	0.843	0.850	0.862	0.870	0.886	0.878	0.871	0.865	0.860	0.855
0.8	0.876	0.898	0.916	0.920	0.927	0.934	0.937	0.945	0.950	0.955	0.954	0.953	0.952	0.952	0.952
1.0	0.962	0.972	0.979	0.980	0.981	0.985	0.986	0.989	0.991	0.991	0.992	0.992	0.993	0.994	0.995
1.5	1.000	1.000	1.000	1.000	1.000	1.000	1.000	1.000	1.000	1.000	1.000	1.000	1.000	1.000	1.000
1.7	1.009	1.006	1.003	1.003	1.005	1.003	1.002	1.001	1.001	1.002	1.001	1.000	1.000	0.999	0.998
2.0	1.004	1.000	0.998	0.999	1.002	1.000	0.999	1.000	1.000	1.000	1.000	1.000	0.999	0.998	0.997
2.5	0.990	0.989	0.987	0.989	0.993	0.991	0.990	0.993	0.994	0.994	0.995	0.996	0.995	0.995	0.993
3.0	0.969	0.970	0.972	0.973	0.977	0.976	0.975	0.978	0.981	0.979	0.984	0.986	0.986	0.986	0.985
4.0	0.931	0.940	0.948	0.948	0.956	0.955	0.955	0.955	0.960	0.958	0.963	0.965	0.964	0.963	0.961
5.0	0.886	0.902	0.915	0.919	0.931	0.931	0.932	0.933	0.933	0.935	0.939	0.939	0.937	0.934	0.932
6.0	0.844	0.864	0.881	0.890	0.902	0.905	0.908	0.910	0.906	0.912	0.913	0.911	0.907	0.904	0.901
7.0	0.808	0.831	0.849	0.861	0.871	0.879	0.882	0.886	0.885	0.891	0.891	0.888	0.884	0.880	0.877
8.0	0.773	0.798	0.819	0.832	0.843	0.853	0.856	0.861	0.866	0.869	0.869	0.866	0.862	0.858	0.855
9.0	0.737	0.765	0.787	0.803	0.814	0.825	0.829	0.837	0.844	0.845	0.847	0.843	0.839	0.835	0.832
10.0	0.703	0.732	0.754	0.773	0.783	0.796	0.801	0.811	0.819	0.820	0.824	0.820	0.816	0.813	0.810
11.0	0.672	0.701	0.724	0.745	0.754	0.768	0.773	0.785	0.795	0.796	0.802	0.799	0.798	0.796	0.794
12.0	0.641	0.673	0.696	0.719	0.728	0.741	0.750	0.759	0.771	0.773	0.779	0.780	0.782	0.782	0.782
13.0	0.614	0.647	0.670	0.695	0.703	0.713	0.728	0.735	0.747	0.751	0.755	0.760	0.762	0.763	0.763
14.0	0.592	0.623	0.645	0.665	0.676	0.687	0.703	0.712	0.723	0.728	0.732	0.738	0.740	0.741	0.740
15.0	0.568	0.597	0.618	0.635	0.648	0.662	0.676	0.690	0.699	0.704	0.708	0.716	0.718	0.718	0.716
16.0	0.542	0.570	0.590	0.605	0.620	0.636	0.650	0.664	0.674	0.681	0.682	0.693	0.696	0.696	0.694
17.0	0.516	0.544	0.563	0.580	0.593	0.610	0.628	0.638	0.648	0.658	0.657	0.669	0.672	0.671	0.668
18.0	0.497	0.523	0.537	0.560	0.570	0.587	0.608	0.615	0.624	0.637	0.634	0.646	0.648	0.646	0.644
19.0	0.480	0.504	0.514	0.540	0.550	0.565	0.587	0.595	0.602	0.616	0.613	0.625	0.626	0.625	0.624
20.0	0.462	0.485	0.493	0.516	0.527	0.544	0.564	0.574	0.582	0.594	0.592	0.606	0.606	0.605	0.605
21.0	0.444	0.466	0.471	0.491	0.504	0.524	0.541	0.554	0.563	0.572	0.573	0.586	0.584	0.583	0.583
22.0	0.425	0.446	0.450	0.470	0.483	0.504	0.520	0.534	0.543	0.553	0.556	0.565	0.565	0.565	0.564
23.0	0.406	0.428	0.432	0.453	0.465	0.485	0.501	0.515	0.523	0.535	0.540	0.545	0.548	0.550	0.551
24.0	0.388	0.410	0.415	0.436	0.447	0.465	0.482	0.496	0.504	0.518	0.522	0.527	0.533	0.536	0.537
25.0	0.371	0.393	0.397	0.425	0.434	0.445	0.463	0.477	0.486	0.498	0.506	0.511	0.514	0.516	0.516
26.0	0.358	0.378	0.383	0.401	0.410	0.429	0.445	0.459	0.469	0.478	0.489	0.495	0.496	0.496	0.495
27.0	0.347	0.365	0.372	0.370	0.380	0.414	0.428	0.444	0.452	0.460	0.472	0.478	0.481	0.481	0.480
28.0	0.338	0.352	0.357	0.343	0.356	0.401	0.413	0.429	0.437	0.446	0.454	0.460	0.469	0.471	0.470
29.0	0.324	0.339	0.331	0.343	0.354	0.384	0.397	0.414	0.420	0.432	0.438	0.442	0.455	0.457	0.456
30.0	0.308	0.323	0.303	0.338	0.349	0.364	0.379	0.395	0.401	0.412	0.419	0.423	0.434	0.435	0.435
32.0	0.287	0.302	0.286	0.320	0.328	0.339	0.355	0.369	0.376	0.386	0.394	0.397	0.409	0.410	0.411
34.0	0.261	0.277	0.275	0.293	0.300	0.314	0.328	0.340	0.351	0.359	0.365	0.370	0.381	0.385	0.387
36.0	0.236	0.253	0.258	0.273	0.279	0.289	0.302	0.312	0.327	0.334	0.337	0.343	0.353	0.357	0.359
38.0	0.218	0.233	0.236	0.253	0.259	0.267	0.280	0.289	0.302	0.311	0.313	0.320	0.326	0.330	0.332
40.0	0.209	0.223	0.223	0.239	0.245	0.253	0.267	0.275	0.286	0.297	0.299	0.306	0.310	0.315	0.316

부록 3 6 MV 엑스선의 최대산란율 (Scatter Maximum Ratio; SMR)

Depth (cm)	Radius (cm)												
	2.0	4.0	6.0	8.0	10.0	12.0	14.0	16.0	18.0	20.0	22.0	24.0	26.0
1.0	0.000	0.000	0.000	0.000	0.000	0.000	0.000	0.000	0.000	0.000	0.000	0.000	0.000
2.0	0.035	0.039	0.042	0.042	0.041	0.043	0.052	0.049	0.045	0.040	0.036	0.032	0.027
3.0	0.039	0.059	0.062	0.068	0.071	0.074	0.079	0.077	0.076	0.074	0.073	0.071	0.069
4.0	0.045	0.070	0.080	0.086	0.092	0.098	0.100	0.099	0.097	0.095	0.093	0.092	0.090
5.0	0.048	0.093	0.099	0.102	0.109	0.117	0.124	0.122	0.120	0.118	0.116	0.114	0.112
6.0	0.048	0.095	0.108	0.118	0.126	0.133	0.135	0.136	0.137	0.138	0.139	0.140	0.141
7.0	0.049	0.098	0.111	0.125	0.137	0.147	0.154	0.155	0.156	0.157	0.159	0.160	0.161
8.0	0.046	0.101	0.126	0.139	0.148	0.156	0.161	0.166	0.170	0.174	0.179	0.183	0.187
9.0	0.042	0.098	0.131	0.145	0.154	0.163	0.171	0.175	0.178	0.182	0.186	0.190	0.193
10.0	0.048	0.096	0.131	0.148	0.160	0.171	0.179	0.185	0.192	0.198	0.204	0.210	0.216
11.0	0.048	0.097	0.131	0.150	0.163	0.175	0.185	0.191	0.198	0.204	0.210	0.217	0.223
12.0	0.041	0.092	0.127	0.150	0.163	0.176	0.188	0.195	0.202	0.209	0.215	0.222	0.229
13.0	0.043	0.093	0.129	0.153	0.167	0.179	0.191	0.200	0.209	0.218	0.227	0.236	0.244
14.0	0.043	0.091	0.131	0.152	0.165	0.178	0.191	0.201	0.211	0.221	0.231	0.241	0.251
15.0	0.036	0.084	0.122	0.147	0.165	0.180	0.193	0.200	0.206	0.212	0.218	0.224	0.230
16.0	0.031	0.080	0.119	0.145	0.164	0.180	0.195	0.203	0.211	0.220	0.228	0.236	0.244
17.0	0.036	0.080	0.119	0.143	0.160	0.178	0.196	0.208	0.219	0.229	0.240	0.251	0.262
18.0	0.033	0.075	0.112	0.140	0.159	0.177	0.193	0.203	0.213	0.222	0.232	0.241	0.250
19.0	0.033	0.074	0.113	0.140	0.158	0.175	0.193	0.202	0.211	0.220	0.229	0.238	0.247
20.0	0.029	0.072	0.109	0.138	0.156	0.175	0.193	0.203	0.213	0.222	0.232	0.242	0.251
21.0	0.030	0.068	0.104	0.131	0.151	0.171	0.189	0.203	0.216	0.229	0.242	0.255	0.268
22.0	0.025	0.063	0.098	0.126	0.145	0.164	0.184	0.198	0.212	0.226	0.241	0.255	0.269
23.0	0.031	0.061	0.093	0.123	0.142	0.159	0.178	0.191	0.202	0.214	0.226	0.237	0.249
24.0	0.029	0.061	0.092	0.122	0.138	0.153	0.172	0.187	0.202	0.216	0.230	0.245	0.259
25.0	0.026	0.055	0.086	0.115	0.135	0.152	0.169	0.182	0.195	0.207	0.220	0.233	0.246
26.0	0.028	0.057	0.085	0.108	0.126	0.145	0.167	0.178	0.190	0.201	0.212	0.223	0.234
27.0	0.026	0.051	0.080	0.108	0.128	0.146	0.162	0.174	0.185	0.196	0.208	0.219	0.231
28.0	0.025	0.052	0.079	0.104	0.120	0.137	0.159	0.171	0.183	0.194	0.205	0.216	0.228
29.0	0.021	0.049	0.075	0.098	0.115	0.133	0.152	0.165	0.177	0.189	0.201	0.214	0.226
30.0	0.023	0.048	0.072	0.096	0.111	0.126	0.145	0.160	0.174	0.189	0.204	0.219	0.234

Calculated from Table A.10.1, using Equation 10.6.

부록 4 6 MV 엑스선의 산란인자 (S_c, S_p, S_{cp}, BSF)

Field Size (A/P Ratio)	S_C	S_P	S_{CP}	BSF
0	0.663	0.966	0.641	0.996
0.75	0.861	0.981	0.845	1.011
1	0.926	0.984	0.912	1.015
1.25	0.948	0.989	0.938	1.02
1.5	0.959	0.992	0.953	1.023
2	0.984	0.994	0.978	1.025
2.5	1	1	1	1.031
3	1.008	1.003	1.013	1.035
3.5	1.014	1.01	1.026	1.042
4	1.019	1.015	1.034	1.047
4.5	1.023	1.02	1.044	1.052
5	1.026	1.023	1.049	1.055
6.25	1.031	1.03	1.062	1.061
7.5	1.034	1.035	1.072	1.067
8.75	1.036	1.039	1.077	1.071

부록 5 6 MV 엑스선의 쐐기인자

Wedge Angle	6−MV x−ray
0	1
15	0.681
30	0.517
45	0.313
60	0.336

부록 6 10 MV 엑스선의 심부선량 백분율 (Percent Depth Dose; PDD, SSD = 100 cm)

Depth (cm)	Field Size (A/P Ratio)														
	0	0.75	1	1.25	1.5	2	2.5	3	3.5	4	4.5	5	6.25	7.5	8.75
0	37.1	38.2	38.6	39.2	39.7	42.0	43.6	45.3	47.8	49.0	50.7	52.6	56.8	60.3	64.3
0.5	57.3	58.0	58.2	58.4	58.7	60.5	62.0	63.3	65.2	66.2	67.4	69.2	72.3	75.2	78.1
1.0	82.3	82.2	82.1	82.1	82.3	83.3	84.5	85.1	86.1	87.2	87.6	88.8	90.3	92.3	93.6
1.5	96.7	95.5	95.2	95.3	95.6	95.7	96.7	96.6	97.0	98.0	98.1	98.4	99.0	99.9	00.2
2.0	99.3	99.4	99.1	99.2	99.5	99.1	99.8	99.6	99.7	00.3	00.2	00.1	00.4	00.6	00.6
2.5	100.0	100.0	100.0	100.0	100.0	100.0	100.0	100.0	100.0	100.0	100.0	100.0	100.0	100.0	100.0
3.0	97.8	98.4	98.6	98.6	98.7	98.9	98.6	98.4	98.4	98.7	98.4	98.6	98.2	98.6	98.6
4.0	95.0	95.1	95.1	95.5	95.7	95.9	95.8	95.3	95.5	96.3	95.7	96.0	95.3	95.9	96.0
5.0	90.0	90.7	90.9	91.4	91.8	91.9	92.1	91.9	92.1	93.0	92.2	92.7	91.9	92.8	92.7
6.0	83.5	85.8	86.6	87.1	87.4	87.9	88.2	88.4	88.5	89.2	88.7	89.0	88.4	89.3	89.2
7.0	77.9	81.3	82.4	82.9	83.3	84.1	84.5	84.9	84.9	85.6	85.5	85.4	85.1	85.9	86.0
8.0	74.0	77.2	78.3	79.0	79.5	80.3	80.9	81.3	81.4	82.0	82.3	81.9	82.0	82.5	82.8
9.0	71.3	73.6	74.4	75.3	75.9	76.7	77.2	77.9	78.1	78.7	78.9	78.7	79.1	79.6	79.9
10.0	67.8	70.0	70.7	71.9	72.5	73.3	73.6	74.5	74.9	75.6	75.5	75.8	76.2	76.9	77.0
11.0	64.2	66.5	67.3	68.4	69.1	70.0	70.4	71.1	71.9	72.6	72.4	72.9	73.3	74.0	74.2
12.0	60.5	63.1	64.0	65.0	65.7	66.8	67.4	68.0	69.0	69.6	69.4	70.1	70.4	70.9	71.3
13.0	57.8	60.1	60.8	61.8	62.4	63.8	64.6	65.3	66.2	66.9	66.6	67.2	67.7	68.1	68.7
14.0	55.0	57.2	57.9	58.9	59.5	61.0	61.8	62.6	63.4	64.2	63.8	64.5	64.9	65.5	66.1
15.0	51.8	54.4	55.2	56.1	56.8	58.2	58.9	59.8	60.6	61.5	61.3	61.8	62.2	63.1	63.8
16.0	48.4	51.5	52.5	53.4	54.2	55.5	56.2	57.1	57.9	58.7	58.9	59.4	59.7	60.6	61.4
17.0	46.0	48.9	49.9	50.9	51.7	53.0	53.8	54.7	55.4	56.0	56.4	57.1	57.4	58.3	59.0
18.0	44.2	46.7	47.5	48.4	49.3	50.6	51.6	52.3	53.0	53.7	54.1	54.7	55.2	56.0	56.7
19.0	42.1	44.6	45.4	46.2	46.9	48.3	49.2	49.9	50.7	51.6	51.8	52.5	53.1	53.9	54.5
20.0	39.9	42.4	43.3	44.0	44.7	46.0	46.9	47.7	48.6	49.4	49.7	50.2	51.0	51.7	52.4
21.0	38.0	40.3	41.1	42.0	42.7	43.9	44.7	45.6	46.5	47.3	47.7	48.1	48.9	49.7	50.3
22.0	36.8	38.5	39.1	40.1	40.8	41.9	42.8	43.7	44.5	45.3	45.7	46.1	46.8	47.7	48.2
23.0	35.1	36.7	37.2	38.3	39.0	40.0	41.0	41.8	42.6	43.4	43.9	44.3	45.0	45.9	46.3
24.0	33.0	34.9	35.6	36.5	37.1	38.2	39.2	40.0	40.8	41.5	42.0	42.5	43.1	44.2	44.4
25.0	30.9	33.2	34.0	34.7	35.2	36.3	37.5	38.2	39.1	39.8	40.2	40.7	41.3	42.4	42.7
26.0	29.6	31.6	32.3	33.1	33.6	34.6	35.8	36.5	37.3	38.1	38.4	39.0	39.7	40.5	41.1
27.0	29.0	30.3	30.7	31.6	32.1	33.1	34.2	34.8	35.7	36.5	36.9	37.4	38.2	38.8	39.6
28.0	28.0	29.0	29.4	30.2	30.8	31.7	32.7	33.4	34.3	35.0	35.4	36.0	36.8	37.3	38.1
29.0	26.3	27.7	28.1	28.8	29.4	30.4	31.2	32.1	32.8	33.6	33.9	34.5	35.2	36.0	36.5
30.0	24.3	25.9	26.5	27.2	27.8	28.8	29.6	30.5	31.1	31.9	32.1	32.7	33.4	34.2	34.6
32.0	22.2	23.9	24.4	25.2	25.6	26.6	27.5	28.3	28.9	29.6	29.9	30.4	31.1	32.0	32.2
34.0	20.5	21.8	22.3	23.0	23.4	24.3	25.2	25.8	26.5	27.1	27.5	28.0	28.7	29.5	29.8
36.0	18.7	19.9	20.3	20.8	21.2	22.1	23.0	23.4	24.2	24.7	25.2	25.5	26.3	26.9	27.4
38.0	17.1	18.1	18.5	18.9	19.3	20.2	21.0	21.5	22.2	22.7	23.1	22.9	24.1	24.7	25.1
40.0	15.9	17.1	17.4	17.8	18.2	19.1	19.8	20.4	21.1	21.5	21.7	21.1	22.8	23.5	23.7

부록 7 10 MV 엑스선의 조직 최대 선량비 (Tissue Maximum Ratio; TMR)

Depth (cm)	Field Size (A/P Ratio)														
	0	0.75	1	1.25	1.5	2	2.5	3	3.5	4	4.5	5	6.25	7.5	8.75
0	0.355	0.365	0.369	0.376	0.378	0.401	0.416	0.433	0.456	0.469	0.484	0.502	0.464	0.510	0.538
0.5	0.552	0.558	0.561	0.563	0.564	0.583	0.597	0.610	0.627	0.639	0.648	0.665	0.638	0.668	0.698
1.0	0.800	0.799	0.798	0.798	0.799	0.809	0.821	0.827	0.834	0.849	0.851	0.862	0.848	0.859	0.886
1.5	0.949	0.938	0.933	0.934	0.938	0.937	0.949	0.948	0.949	0.963	0.963	0.964	0.960	0.963	0.978
2.0	0.993	0.985	0.981	0.981	0.987	0.979	0.989	0.987	0.986	0.994	0.993	0.990	0.989	0.994	0.996
2.5	1.000	1.000	1.000	1.000	1.000	1.000	1.000	1.000	1.000	1.000	1.000	1.000	1.000	1.000	1.000
3.0	0.991	0.996	0.997	0.998	0.999	1.001	0.999	0.995	0.994	1.001	0.994	1.002	1.002	0.991	0.997
4.0	0.978	0.980	0.977	0.982	0.987	0.986	0.99	0.980	0.977	0.997	0.980	0.994	0.994	0.976	0.987
5.0	0.945	0.952	0.951	0.956	0.967	0.962	0.97	0.963	0.958	0.985	0.960	0.980	0.978	0.959	0.973
6.0	0.893	0.916	0.924	0.930	0.937	0.938	0.945	0.946	0.939	0.961	0.944	0.958	0.956	0.939	0.956
7.0	0.850	0.882	0.896	0.900	0.909	0.912	0.923	0.926	0.919	0.932	0.931	0.933	0.932	0.923	0.935
8.0	0.823	0.854	0.865	0.873	0.883	0.888	0.897	0.904	0.899	0.905	0.915	0.908	0.908	0.908	0.914
9.0	0.807	0.831	0.834	0.846	0.859	0.865	0.869	0.881	0.878	0.887	0.893	0.887	0.887	0.893	0.898
10.0	0.781	0.806	0.803	0.823	0.834	0.843	0.843	0.856	0.854	0.871	0.867	0.867	0.870	0.874	0.884
11.0	0.754	0.779	0.779	0.794	0.808	0.819	0.823	0.827	0.832	0.853	0.845	0.846	0.853	0.856	0.866
12.0	0.723	0.751	0.754	0.768	0.780	0.794	0.804	0.801	0.814	0.832	0.827	0.823	0.835	0.839	0.844
13.0	0.703	0.728	0.730	0.743	0.752	0.769	0.785	0.783	0.793	0.810	0.812	0.800	0.814	0.821	0.825
14.0	0.681	0.706	0.707	0.721	0.728	0.746	0.762	0.765	0.771	0.788	0.795	0.780	0.794	0.802	0.809
15.0	0.652	0.680	0.687	0.696	0.706	0.726	0.735	0.745	0.748	0.765	0.774	0.763	0.775	0.781	0.793
16.0	0.621	0.654	0.663	0.672	0.685	0.705	0.712	0.723	0.728	0.744	0.748	0.744	0.758	0.762	0.775
17.0	0.599	0.632	0.639	0.649	0.662	0.682	0.693	0.704	0.709	0.723	0.726	0.723	0.741	0.746	0.758
18.0	0.586	0.615	0.619	0.628	0.640	0.658	0.675	0.686	0.689	0.702	0.708	0.703	0.723	0.731	0.742
19.0	0.567	0.595	0.603	0.610	0.618	0.639	0.655	0.666	0.667	0.683	0.692	0.686	0.704	0.715	0.726
20.0	0.547	0.575	0.584	0.591	0.598	0.620	0.633	0.645	0.646	0.664	0.672	0.670	0.685	0.699	0.710
21.0	0.53	0.557	0.562	0.571	0.578	0.602	0.612	0.625	0.629	0.645	0.652	0.653	0.667	0.682	0.694
22.0	0.521	0.545	0.541	0.551	0.561	0.581	0.593	0.609	0.611	0.626	0.634	0.636	0.650	0.664	0.677
23.0	0.506	0.530	0.523	0.534	0.544	0.563	0.576	0.593	0.593	0.610	0.616	0.619	0.635	0.649	0.661
24.0	0.484	0.508	0.508	0.518	0.527	0.543	0.557	0.577	0.574	0.594	0.598	0.603	0.620	0.634	0.646
25.0	0.459	0.486	0.492	0.502	0.510	0.524	0.538	0.560	0.557	0.575	0.582	0.587	0.604	0.618	0.631
26.0	0.448	0.474	0.476	0.484	0.493	0.507	0.520	0.544	0.539	0.557	0.567	0.571	0.589	0.603	0.615
27.0	0.445	0.466	0.461	0.467	0.477	0.492	0.503	0.528	0.521	0.540	0.550	0.554	0.574	0.589	0.600
28.0	0.437	0.454	0.449	0.453	0.460	0.481	0.489	0.510	0.508	0.526	0.534	0.539	0.562	0.576	0.586
29.0	0.416	0.436	0.435	0.440	0.445	0.469	0.477	0.492	0.497	0.511	0.518	0.526	0.548	0.562	0.573
30.0	0.392	0.415	0.417	0.421	0.429	0.451	0.461	0.472	0.483	0.492	0.499	0.510	0.529	0.544	0.554
32.0	0.368	0.392	0.394	0.397	0.410	0.427	0.434	0.450	0.460	0.468	0.474	0.485	0.504	0.521	0.531
34.0	0.350	0.371	0.371	0.372	0.385	0.401	0.405	0.428	0.430	0.439	0.447	0.454	0.473	0.496	0.506
36.0	0.330	0.348	0.349	0.349	0.357	0.375	0.378	0.405	0.401	0.409	0.422	0.422	0.443	0.470	0.479
38.0	0.310	0.325	0.327	0.329	0.333	0.350	0.357	0.380	0.378	0.385	0.400	0.397	0.418	0.445	0.454
40.0	0.295	0.309	0.314	0.317	0.320	0.336	0.346	0.362	0.364	0.372	0.385	0.384	0.403	0.430	0.437

부록 8 10 MV 엑스선의 최대산란율 (Scatter Maximum Ratio; SMR)

Depth	Field Radius (cm) at Depth *d*												
d (cm)	2	4	6	8	10	12	14	16	18	20	22	24	26
2.5	0	0	0	0	0	0	0	0	0	0	0	0	0
3.0	0.017	0.017	0.017	0.017	0.017	0.017	0.017	0.017	0.017	0.017	0.017	0.017	0.017
4.0	0.042	0.042	0.043	0.043	0.043	0.043	0.043	0.043	0.044	0.044	0.044	0.044	0.044
6.0	0.043	0.048	0.053	0.056	0.058	0.060	0.062	0.063	0.065	0.066	0.067	0.068	0.069
8.0	0.041	0.052	0.060	0.066	0.070	0.074	0.077	0.080	0.082	0.084	0.086	0.088	0.090
10.0	0.039	0.055	0.066	0.074	0.080	0.085	0.089	0.093	0.097	0.100	0.102	0.105	0.107
12.0	0.037	0.056	0.070	0.080	0.087	0.094	0.099	0.104	0.109	0.112	0.116	0.119	0.122
14.0	0.033	0.056	0.072	0.084	0.093	0.101	0.107	0.113	0.118	0.123	0.127	0.130	0.134
16.0	0.030	0.055	0.073	0.086	0.097	0.106	0.113	0.119	0.125	0.130	0.135	0.140	0.144
18.0	0.026	0.053	0.073	0.088	0.099	0.109	0.117	0.124	0.131	0.137	0.142	0.147	0.151
20.0	0.021	0.051	0.072	0.088	0.101	0.111	0.120	0.128	0.135	0.141	0.147	0.152	0.157
22.0	0.018	0.048	0.071	0.087	0.101	0.112	0.121	0.129	0.137	0.144	0.150	0.155	0.161
24.0	0.014	0.045	0.069	0.086	0.100	0.112	0.121	0.130	0.138	0.145	0.152	0.158	0.163
26.0	0.009	0.042	0.066	0.084	0.098	0.110	0.121	0.130	0.138	0.145	0.152	0.158	0.164
28.0	0.006	0.039	0.063	0.082	0.096	0.109	0.119	0.129	0.137	0.145	0.152	0.158	0.164
30.0	0.002	0.035	0.060	0.079	0.094	0.106	0.117	0.127	0.136	0.143	0.151	0.157	0.163

Data calculated from Table A.11.1 and are from Khan FM. Depth dose and scatter analysis of 10 MV x-rays [Letter to the Editor]. *Radiology* 1973;106:662, with permission.

부록 9 10 MV 엑스선의 산란인자 (S_c, S_p, S_{cp}, BSF)

Field Size (A/P Ratio)	S_C	S_P	S_{CP}	BSF
0	0.553	0.949	0.526	0.996
0.75	0.829	0.977	0.81	1.025
1	0.921	0.982	0.906	1.031
1.25	0.944	0.99	0.935	1.039
1.5	0.957	0.994	0.952	1.044
2	0.981	0.997	0.98	1.047
2.5	1	1	1	1.049
3	1.014	1.001	1.016	1.052
3.5	1.023	1.004	1.027	1.055
4	1.029	1.008	1.037	1.059
4.5	1.034	1.009	1.044	1.06
5	1.039	1.01	1.05	1.061
6.25	1.049	1.011	1.062	1.062
7.5	1.057	1.011	1.07	1.061
8.75	1.059	1.011	1.07	1.061

부록 10 10 MV 엑스선의 쐐기인자

Wedge Angle	6−MV x−ray
0	1
15	0.726
30	0.574
45	0.371
60	0.392

부록 11 외조사의 TDF (Time, Dose Fractionation)

(a) 주 1회 조사(χ =5.72일)

선량 (d Cy)	조사횟수(n회)																					
	4	5	6	7	8	9	10	12	14	16	18	20	22	24	25	26	28	30	31	32	34	35	36	40
0.5	1.2	1.5	1.8	2.1	2.4	2.7	3.0	3.6	4.2	4.8	5.4	.0	6.6	7.2	7.5	7.8	8.4	9.0	9.3	9.6	10.1	10.4	10.7	11.9
0.6	1.6	2.0	2.4	2.8	3.2	3.6	4.0	4.7	5.5	6.3	7.1	7.9	8.7	9.5	9.9	10.3	11.1	11.9	12.2	12.6	13.4	13.8	14.2	15.8
0.7	2.0	2.5	3.0	3.5	4.0	4.5	5.0	6.0	7.0	8.0	9.0	10.0	11.0	12.0	12.5	13.0	14.0	15.0	15.5	16.0	17.0	17.5	18.0	20.0
0.8	2.5	3.1	3.7	4.3	4.9	5.5	6.2	7.4	8.6	9.8	11.1	12.3	13.5	14.8	15.4	16.0	17.2	18.5	19.1	19.7	20.9	21.5	22.1	24.6
0.9	2.9	3.7	4.4	5.2	5.9	6.6	7.4	8.8	10.3	11.8	13.3	14.7	16.2	17.7	18.4	19.2	20.6	22.1	22.9	23.6	25.1	25.8	26.5	29.5
1.0	3.5	4.3	5.2	6.1	6.9	7.8	8.7	10.4	12.1	13.9	15.6	17.3	19.1	20.8	21.7	22.5	24.3	26.0	26.9	27.7	29.5	30.3	31.2	34.7
1.1	4.0	5.0	6.0	7.0	8.0	9.0	10.0	12.0	14.1	16.1	18.1	20.1	22.1	24.1	25.1	26.1	28.1	30.1	31.1	32.1	34.1	35.1	36.1	40.2
1.2	4.6	5.7	6.9	8.0	9.2	10.3	11.5	13.8	16.1	18.4	20.7	23.0	25.3	27.5	28.7	29.8	32.1	34.4	35.6	36.7	39.0	40.2	41.3	45.9
1.3	5.2	6.5	7.8	9.1	10.4	11.7	13.0	15.6	18.2	20.8	23.4	26.0	28.6	31.2	32.5	33.8	36.4	38.9	40.2	41.5	44.1	45.4	46.7	51.9
1.4	5.8	7.3	8.7	10.2	11.6	13.1	14.6	17.5	20.4	23.3	26.2	29.1	32.0	34.9	36.4	37.8	40.7	43.7	45.1	46.6	49.5	50.9	52.4	58.2
1.5	6.5	8.1	9.7	11.3	12.9	14.6	16.2	19.4	22.7	25.9	29.1	32.4	35.6	38.8	40.4	42.1	45.3	48.5	50.2	51.8	55.0	56.6	58.2	64.7
1.6	7.1	8.9	10.7	12.5	14.3	16.1	17.9	21.4	25.0	28.6	32.2	35.7	39.3	42.9	44.7	46.5	50.0	53.6	55.4	58.2	60.8	62.5	64.3	71.5
1.7	7.8	9.8	11.8	13.7	15.7	17.7	19.6	23.5	27.5	31.4	35.3	39.2	43.2	47.1	79.0	51.0	54.9	58.8	60.8	62.8	66.7	68.7	70.6	78.5
1.8	8.6	10.7	12.9	15.0	17.1	19.3	21.4	25.7	30.0	34.3	38.6	42.8	47.1	51.4	53.5	55.7	60.0	64.3	66.4	68.5	72.8	75.0	77.1	85.7
1.9	9.3	11.6	14.0	16.3	18.6	20.9	23.3	27.9	32.6	37.2	41.9	46.6	51.2	55.9	58.2	60.5	65.2	69.8	72.2	74.5	29.1	81.5	83.8	93.1
2.0	10.1	12.6	15.1	17.6	20.1	22.7	25.2	30.2	35.3	40.3	45.3	50.4	55.4	60.4	63.0	65.5	70.5	75.6	78.1	80.6	85.6	88.2	90.7	100.7
2.1	10.9	13.6	16.3	19.0	21.7	24.4	27.2	32.6	38.0	43.4	48.9	54.3	59.7	65.2	67.9	70.6	76.0	81.5	84.2	86.9	92.3	95.0	97.7	108.6
2.2	11.7	14.6	17.5	20.4	23.3	26.2	29.2	35.0	40.8	46.7	52.5	58.3	64.2	70.0	72.9	75.8	81.7	87.5	90.4	93.3	99.2	102.1	105.0	116.7
2.3	12.5	15.6	18.7	21.9	25.0	28.1	31.2	37.5	43.7	50.0	56.2	62.5	68.7	75.0	78.1	81.2	87.4	93.7	96.8	99.9	106.2	109.3	112.4	124.9
2.4	13.3	16.7	20.0	23.3	26.7	30.0	33.3	40.0	46.7	53.3	60.0	66.7	73.4	80.0	83.4	86.7	93.4	100.0	103.4	106.7	113.4	116.7	120.0	133.4
2.5	14.2	17.8	21.3	24.9	28.4	32.0	35.5	42.6	49.7	56.8	63.9	71.0	78.1	85.2	88.8	92.3	99.4	106.5	110.1	113.6	120.7	124.3	127.8	142.0
2.6	15.5	18.9	22.6	26.4	30.2	33.9	37.7	45.3	52.8	6.03	67.9	75.4	83.0	90.5	94.3	98.1	105.6	113.1	116.9	120.7	128.2	132.0	135.8	150.9
2.7	16.0	20.0	24.0	28.0	32.0	36.0	40.0	48.0	56.0	63.9	71.9	79.9	87.9	95.9	99.9	103.9	111.9	119.9	123.9	127.9	135.9	139.9	143.9	159.9
2.8	16.9	21.1	25.4	29.6	33.8	38.0	42.3	50.7	59.2	67.6	76.180	84.5	93.0	101.4	105.7	109.9	118.3	126.8	131.0	135.3	143.7	147.9	152.2	169.1
2.9	17.8	22.3	26.8	31.2	35.7	40.2	44.6	53.5	62.5	71.4	.3	89.2	98.0	107.1	111.5	116.0	124.9	133.8	138.3	142.8	151.7	156.1	160.6	
3.0	18.8	23.5	28.2	32.9	37.6	42.3	47.0	56.4	65.8	75.2	84.6	94.0	103.4	112.8	117.5	122.2	131.6	141.0	145.7	150.4	159.8	164.5	169.2	
3.2	20.8	26.0	31.1	36.3	41.5	46.7	51.9	62.3	72.7	83.1	93.4	103.8	114.2	124.6	129.8	135.0	145.3	155.7	160.9	166.1				
3.4	22.8	28.5	34.2	39.9	45.6	51.3	57.0	68.4	79.8	91.2	102.6	114.0	125.4	136.81	142.5	148.2	159.5							
3.6	24.9	31.1	37.3	43.6	49.8	56.0	62.2	74.7	87.1	99.5	112.7	124.4	136.9	49.3	155.5	161.8								
3.8	27.0	33.8	40.6	47.3	54.1	60.9	67.6	81.1	94.7	108.2	121.7	135.2	148.8	162.3	169.0									
4.0	29.3	36.6	43.9	51.2	58.5	65.9	73.2	87.8	102.4	117.1	131.7	146.3	161.0											
4.2	31.5	39.4	47.3	55.2	63.1	71.0	78.9	94.6	110.4	126.2	142.0	157.71												
4.4	33.9	42.4	50.8	59.3	67.8	76.3	84.7	101.7	118.6	135.61	152.0	69.4												
4.6	36.3	45.4	54.4	63.5	72.6	81.6	90.7	108.9	127.0	45.2	163.3													
4.8	38.7	48.4	58.1	67.8	77.5	87.2	96.9	116.2	135.6	155.0														
5.0	41.3	21.6	61.9	72.2	82.5	92.8	103.1	123.8	144.4	165.0														
5.2	43.8	54.8	65.7	76.7	87.6	98.6	109.6	131.5	153.4															
5.4	46.4	58.1	69.7	81.3	92.9	104.5	116.1	139.31	162.5															
5.6	49.1	61.4	73.7	85.9	98.2	110.5	122.8	47.3																
5.8	51.8	64.8	77.8	90.7	103.7	116.6	129.6	155.5																
6.0	54.6	68.3	81.9	95.6	109.2	122.9	136.5	163.8																
7.0	69.2	86.5	103.8	121.2	138.5	155.8																		
8.0	85.0	106.3	127.5	148.8																				
9.0	101.9	127.4	152.9																					
10.0	119.8	149.8																						

(b) 주 2회 조사(χ=3.11일)

선량 (d Cy)	조사횟수(n회)																							
	4	5	6	7	8	9	10	12	14	16	18	20	22	24	25	26	28	30	31	32	34	35	36	40
0.5	1.3	1.7	2.0	2.3	2.6	3.0	3.3	4.0	4.6	5.3	6.0	6.6	7.3	7.9	8.3	8.6	9.3	9.9	10.3	10.6	11.3	11.6	11.9	13.2
0.6	1.8	2.2	2.6	3.1	3.5	3.9	4.4	5.3	6.1	7.0	7.9	8.8	9.6	10.5	11.0	11.4	12.3	13.1	13.6	14.0	14.9	15.3	15.8	17.5
0.7	2.2	2.8	3.3	3.9	4.4	5.0	5.6	6.7	7.8	8.9	10.0	11.1	12.2	13.3	13.9	14.4	15.5	16.7	18.2	17.8	18.9	19.4	20.0	22.2
0.8	2.7	3.4	4.1	4.8	5.5	6.1	6.8	8.2	9.5	10.9	12.3	13.4	15.0	16.4	17.0	17.7	19.1	20.5	21.1	21.8	23.2	23.9	24.6	27.3
0.9	3.3	4.1	4.9	5.7	6.5	7.4	8.2	9.8	11.4	13.1	14.7	16.3	18.0	19.6	20.4	21.3	22.9	24.5	25.3	26.2	27.8	28.6	29.4	32.7
1.0	3.8	4.8	5.8	6.7	7.7	8.7	9.6	11.5	13.5	15.4	17.3	19.2	21.1	23.1	24.0	25.0	26.9	28.8	29.8	30.8	32.7	33.6	34.6	38.5
1.1	4.5	5.6	6.7	7.8	8.9	10.0	11.1	13.4	15.6	17.8	20.0	22.3	24.5	26.7	28.7	28.9	31.2	33.4	34.5	35.6	37.8	39.0	40.1	44.5
1.2	5.1	6.4	7.6	8.9	10.2	11.5	12.7	15.3	17.8	20.4	22.9	25.5	28.0	30.5	31.8	33.1	35.6	38.2	39.4	40.7	43.3	44.5	45.8	50.9
1.3	5.8	7.2	8.6	10.1	11.5	13.0	14.4	17.3	20.2	23.0	25.9	28.8	31.7	34.5	36.0	37.4	40.3	43.2	44.6	46.1	48.9	50.4	51.8	57.6
1.4	6.5	8.1	9.7	11.3	12.9	14.5	16.1	19.4	22.6	25.8	29.0	32.3	35.5	38.7	40.3	41.9	45.2	48.4	50.0	51.6	54.8	56.5	58.1	64.5
1.5	7.2	9.0	10.8	12.6	14.4	16.1	17.9	21.5	25.1	28.7	32.3	35.9	39.5	43.1	44.8	46.6	50.2	53.8	55.6	57.4	61.0	62.8	64.6	71.8
1.6	7.9	9.9	11.9	13.9	15.8	17.8	19.8	23.8	27.7	31.7	35.7	39.6	43.6	47.5	49.5	51.5	55.560	59.4	61.4	63.4	67.4	69.3	71.3	79.2
1.7	8.7	10.9	13.0	15.2	17.4	19.6	21.7	26.7	30.4	34.8	39.1	43.5	47.8	52.2	54.4	56.5	.9	65.2	67.4	69.6	73.9	76.1	78.3	87.0
1.8	9.5	11.9	14.2	16.6	19.0	21.4	23.7	28.5	33.2	38.0	42.7	47.5	52.2	57.0	59.4	61.7	66.5	71.2	73.6	76.0	80.7	83.1	85.5	95.0
1.9	10.3	12.9	15.5	18.1	20.6	23.2	25.8	31.0	36.1	41.3	46.5	51.6	56.8	61.9	64.5	72.6	72.3	77.4	80.0	82.6	87.7	90.3	92.9	103.2
2.0	11.2	14.0	16.8	19.5	22.3	25.1	27.9	33.5	39.1	44.7	50.3	55.8	61.4	67.0	69.8	78.3	78.2	83.8	86.6	89.4	94.9	97.7	100.5	111.4
2.1	12.0	15.1	18.1	21.1	24.1	27.1	30.1	36.1	42.1	48.2	54.2	60.2	66.2	72.2	75.3	84.1	84.3	90.3	93.3	96.3	102.3	105.4	108.4	120.4
2.2	12.9	16.2	19.4	22.6	25.9	29.1	32.3	38.8	45.3	51.7	58.2	64.7	71.7	77.6	80.8	90.0	90.5	97.0	100.2	103.5	109.9	113.2	116.4	129.3
2.3	13.8	17.3	20.8	24.2	27.7	31.2	34.6	41.5	48.5	55.4	62.3	69.2	76.2	83.1	86.6	96.1	96.9	103.9	107.3	110.8	117.7	121.2	124.6	138.5
2.4	14.8	18.5	22.2	25.9	29.6	33.3	37.0	44.4	51.8	59.1	66.5	73.9	81.3	88.7	92.4	102.3	103.5	110.9	114.6	118.3	125.7	129.4	133.1	147.9
2.5	15.7	19.7	23.6	27.6	31.5	35.4	39.4	47.2	55.1	63.0	70.9	78.7	86.6	94.5	98.4	108.7	110.2	118.0	122.0	126.0	133.8	137.8	141.7	157.4
2.6	16.7	20.9	25.1	29.3	33.4	37.6	41.8	50.2	58.5	66.9	75.3	83.6	92.0	100.3	104.5	115.2	117.1	125.4	129.6	133.8	142.2	146.3	150.5	167.2
2.7	17.7	22.2	26.6	31.0	35.4	39.9	44.3	53.2	62.0	70.9	79.8	88.6	97.5	106.3	110.8	121.8	124.1	132.9	137.4	141.8	150.7	155.1	159.5	
2.8	18.7	23.4	28.1	32.8	37.5	42.2	46.9	56.2	65.6	75.0	84.3	93.7	103.1	112.5	117.2	128.6	131.2	140.6	145.3	150.0	159.3	164.0	168.7	
2.9	19.8	24.7	29.7	34.6	39.6	44.5	49.5	59.4	69.2	79.1	89.0	98.9	108.8	118.7	123.6	135.5	138.5	148.4	153.3	158.3	168.2			
3.0	20.8	26.1	31.3	36.5	41.7	46.9	52.1	62.5	73.0	83.4	93.8	104.2	114.6	125.1	130.3	149.6	145.9	156.3	161.5	166.7				
3.2	23.0	28.8	34.5	40.3	46.0	51.8	57.5	69.1	80.6	92.1	103.6	115.1	126.6	138.1	143.9	164.3	161.1							
3.4	25.3	31.6	37.9	44.2	50.5	56.9	63.2	75.8	88.4	101.1	113.7	126.3	139.0	151.6	157.9									
3.6	27.6	34.5	41.4	48.3	55.2	62.1	69.0	82.8	96.6	110.4	124.2	138.0	151.8	165.6										
3.8	30.0	37.5	45.0	52.5	60.0	67.5	75.0	90.0	104.9	119.9	134.9	149.9	164.9											
4.0	32.4	40.6	48.7	56.8	64.9	73.0	81.1	97.3	113.6	129.8	146.0	162.2												
4.2	35.0	43.7	52.5	61.2	70.0	78.7	87.4	104.9	122.4	139.9	157.4													
4.4	37.6	47.0	56.4	65.8	75.0	84.5	93.9	112.7	131.5	150.3	169.1													
4.6	40.2	50.3	60.3	70.4	80.5	90.5	100.6	120.7	140.8	160.9														
4.8	43.0	53.7	64.4	75.2	85.9	96.6	107.4	128.9	150.3															
5.0	45.7	57.2	68.6	80.0	91.5	102.9	114.3	137.2	160.1															
5.2	48.6	60.7	72.9	85.0	97.2	109.3	121.5	145.7																
5.4	51.5	64.4	77.2	90.1	103.0	115.8	128.7	154.5																
5.6	54.5	68.1	81.7	95.3	108.9	122.5	136.1	163.4																
5.8	57.5	71.8	86.2	100.6	114.9	129.3	143.7																	
6.0	60.5	75.7	90.8	106.0	121.1	136.2	151.4																	
7.0	76.8	95.9	115.1	134.3	153.5																			
8.0	94.3	117.8	141.4	165.0																				
9.0	113.0	141.2	169.5																					
10.0	132.9	166.1																						

(c) 주 3회 조사(χ=2.15일)

선량 (d Cy)	조사횟수(n회)																							
	4	5	6	7	8	9	10	12	14	16	18	20	22	24	25	26	28	30	31	32	34	35	36	40
0.5	1.4	1.8	2.1	2.5	2.8	3.2	3.5	4.2	4.9	5.6	6.3	7.0	7.7	8.5	8.8	9.2	9.9	10.6	10.9	11.3	12.0	12.3	12.7	14.1
0.6	1.9	2.3	2.8	3.3	3.7	4.2	4.7	5.6	6.5	7.5	8.4	9.3	10.3	11.2	11.7	12.1	13.1	14.0	14.5	14.9	15.9	16.3	16.8	18.7
0.7	2.4	3.0	3.5	4.1	4.7	5.3	5.9	7.1	8.3	9.5	10.6	11.8	13.0	14.2	14.8	15.4	16.6	17.7	18.3	18.9	20.1	20.7	21.3	23.6
0.8	2.9	3.6	4.4	5.1	5.8	6.5	7.3	8.7	10.2	11.6	13.1	14.5	16.0	17.4	18.1	18.9	20.3	21.8	22.5	23.2	24.7	25.4	26.1	29.0
0.9	3.5	4.4	5.2	6.1	7.0	7.8	8.7	10.4	12.2	13.9	15.7	17.4	19.1	20.9	21.8	22.6	24.4	26.1	27.0	27.8	29.6	30.5	31.3	34.8
1.0	4.1	5.1	6.1	7.2	8.2	9.2	10.2	12.3	14.3	16.4	18.4	20.5	22.5	24.6	25.6	26.6	28.7	30.7	31.7	32.7	34.8	35.8	36.8	40.9
1.1	4.7	5.9	7.1	8.3	9.5	10.7	11.8	14.5	16.6	19.0	21.3	23.7	26.1	28.4	29.6	30.8	33.5	35.5	36.7	37.9	40.3	41.5	42.7	47.4
1.2	5.4	6.8	8.1	9.5	10.8	12.2	13.5	16.3	19.0	21.7	24.4	27.1	29.8	32.5	33.9	35.2	37.9	40.6	42.0	43.3	46.1	47.4	48.8	54.2
1.3	6.1	7.7	9.2	10.7	12.3	13.8	15.3	18.4	21.4	24.5	27.6	30.6	33.8	36.8	38.3	39.8	42.9	46.0	47.5	49.0	52.1	53.6	55.2	61.3
1.4	6.9	8.6	10.3	13.0	13.7	15.5	17.2	20.6	24.0	27.5	30.9	34.3	37.8	41.2	42.9	44.6	48.1	51.5	53.2	54.9	58.4	60.1	61.8	68.7
1.5	7.6	9.5	11.5	13.4	15.3	17.2	19.1	22.9	26.7	30.6	34.4	38.2	42.0	45.8	47.7	49.6	53.5	57.3	59.2	61.1	64.9	66.8	68.7	76.4
1.6	8.4	10.5	12.7	14.8	16.9	19.0	21.1	25.3	29.5	33.7	38.0	42.2	46.4	50.6	52.7	54.8	59.0	63.3	65.4	67.5	71.7	73.8	75.9	84.4
1.7	9.3	11.6	13.9	16.2	18.5	20.8	23.1	27.8	32.4	37.7	41.7	46.3	50.9	55.6	57.9	60.2	64.8	69.4	71.8	74.1	78.7	81.0	83.3	92.6
1.8	10.1	12.6	15.2	17.7	20.2	22.7	25.3	30.3	35.4	40.4	45.5	50.6	55.6	60.7	63.2	65.7	70.8	75.8	78.4	80.9	85.9	88.5	91.0	101.1
1.9	11.0	13.7	16.5	19.2	22.0	24.7	27.5	33.0	38.5	44.0	49.4	54.9	60.4	65.9	68.7	71.4	76.9	82.4	85.2	87.9	93.4	96.1	98.9	109.9
2.0	11.9	14.9	17.8	20.8	23.8	26.8	29.7	35.7	41.6	47.6	53.5	59.5	65.4	71.3	74.3	77.3	83.2	89.2	92.1	95.1	101.1	104.0	107.0	118.9
2.1	12.8	16.0	19.2	22.4	25.6	28.8	32.0	38.5	44.9	51.3	57.7	64.1	70.5	76.9	80.1	83.3	89.7	96.1	99.3	102.5	108.9	112.1	115.4	128.2
2.2	13.8	17.2	20.7	24.1	27.5	31.0	34.4	41.3	48.2	55.1	62.0	68.8	75.7	82.6	86.1	89.5	96.4	103.3	106.7	110.1	117.0	120.5	123.9	137.7
2.3	14.7	18.4	22.1	25.8	29.5	33.2	36.9	44.2	51.6	59.0	66.3	73.7	81.1	88.5	92.1	95.8	103.2	110.6	114.3	117.9	125.3	129.0	132.7	147.4
2.4	15.7	19.7	23.6	27.5	31.5	35.4	39.4	47.2	55.1	63.0	70.8	78.7	86.6	94.4	98.4	102.3	110.2	118.1	122.0	125.9	133.8	137.7	141.7	157.4
2.5	16.8	21.0	25.1	29.3	33.5	37.7	41.9	50.3	58.7	67.0	75.4	83.8	92.2	100.6	104.8	108.9	117.3	125.7	129.9	134.1	142.5	146.7	150.8	167.4
2.6	17.8	22.3	26.7	31.2	35.6	40.1	44.5	53.4	62.3	71.2	80.1	89.0	94.9	106.8	111.3	115.7	24.6	133.5	138.0	142.4	151.3	155.8	160.2	
2.7	18.9	23.6	28.3	33.0	37.7	42.5	47.2	56.6	66.0	75.5	84.9	94.3	103.8	113.2	117.9	122.6	132.1	141.5	146.21	150.9	160.4	165.1	169.8	
2.8	20.0	24.9	29.9	34.9	39.9	44.9	49.9	59.9	69.8	79.8	89.8	99.8	109.7	119.7	124.7	129.7	139.7	149.6	54.6	159.6	169.6			
2.9	21.1	26.3	31.6	36.9	42.1	47.4	52.6	63.2	73.7	84.2	94.8	105.3	115.8	126.4	131.6	136.9	147.4	157.9	163.2	168.5				
3.0	22.2	27.7	33.3	38.8	44.4	49.6	55.5	66.6	77.7	88.7	99.8	110.9	122.0	133.1	138.7	144.2	155.3	166.4						
3.2	24.5	30.6	36.8	42.9	49.0	55.1	61.3	73.5	85.8	98.0	110.3	122.5	134.8	147.0	153.1	159.3								
3.4	26.9	33.6	40.3	47.1	53.8	60.5	67.2	80.7	94.1	107.6	121.0	134.5	147.9	161.4	168.1									
3.6	29.4	36.7	44.1	51.4	58.7	66.1	73.4	88.1	102.8	117.5	132.2	146.9	161.5											
3.8	31.9	39.9	47.9	55.9	63.8	71.8	79.8	95.8	111.7	127.7	143.6	159.6												
4.0	34.5	43.2	51.8	60.4	69.1	77.7	86.4	103.6	120.9	138.2	155.4													
4.2	37.5	46.5	55.8	65.2	74.5	83.8	93.1	111.7	130.3	148.9	167.5													
4.4	40.0	50.0	60.0	70.0	80.0	90.0	100.0	120.0	140.0	160.0														
4.6	42.8	53.5	64.2	74.9	85.7	96.4	107.1	128.5	149.9															
4.8	45.7	57.2	68.6	80.0	91.4	102.9	114.3	137.2	160.0															
5.0	48.7	60.9	73.0	85.2	97.4	109.5	121.3	146.1																
5.2	51.7	64.6	77.6	90.5	103.4	116.4	129.3	155.1																
5.4	54.8	68.5	82.2	95.6	109.6	123.3	137.0	164.4																
5.6	58.0	72.5	86.9	101.4	115.9	130.4	144.9																	
5.8	61.2	76.5	91.8	107.1	122.4	137.6	152.9																	
6.0	64.5	80.6	96.7	112.8	128.9	145.0	161.1																	
7.0	81.7	102.1	122.6	143.0	163.4																			
8.0	100.3	125.4	150.5																					
9.0	120.3	150.3																						
10.0	141.4																							

(d) 주 4회 조사(χ=1.59일)

선량 (d Cy)	조사횟수(n회)																						
	4	5	6	7	8	9	10	12	14	16	18	20	22	24	25	26	28	30	31	32	34	35	36	40
0.5	1.5	1.9	2.2	2.6	3.0	3.3	3.7	4.4	5.2	5.9	6.7	7.4	8.2	8.9	9.3	9.6	10.4	11.1	11.5	11.9	12.6	13.0	13.3	14.8
0.6	2.0	2.5	2.9	3.4	3.9	4.4	4.9	5.9	6.9	4.9	8.8	9.8	10.8	11.8	12.3	12.8	13.7	14.7	15.2	15.7	16.7	18.2	17.7	19.6
0.7	2.5	3.1	3.7	4.4	5.0	5.6	6.2	7.5	8.7	10.0	11.2	12.4	13.7	14.9	15.6	16.2	17.4	18.7	19.3	19.9	21.2	21.8	22.4	24.9
0.8	3.1	3.8	4.6	5.3	6.1	6.9	7.6	9.2	10.7	12.2	13.8	15.3	16.8	18.3	19.1	19.9	21.4	22.9	23.7	24.4	26.0	26.7	27.5	30.6
0.9	3.7	4.6	5.5	6.4	7.3	8.2	9.2	11.0	12.8	14.7	16.5	18.3	20.1	22.0	22.9	23.8	25.6	27.5	28.4	29.3	31.1	32.1	33.0	36.6
1.0	4.3	5.4	6.5	7.5	8.6	9.7	10.8	12.9	15.1	17.2	19.4	21.5	23.7	25.8	26.9	28.0	30.2	32.3	33.4	34.5	36.6	37.7	38.8	43.1
1.1	5.0	5.2	7.5	8.7	10.0	11.2	12.5	15.0	17.5	20.0	22.4	24.9	27.4	29.9	31.2	32.4	34.9	37.4	38.7	39.9	42.4	43.6	44.9	49.9
1.2	5.7	7.1	8.6	10.0	11.4	12.8	14.3	17.1	20.0	22.8	25.7	28.5	31.4	34.2	35.6	37.1	39.9	42.8	44.2	45.6	48.5	49.9	51.3	57.0
1.3	6.4	8.1	9.7	11.3	12.9	14.5	16.1	19.3	22.6	25.8	29.0	32.2	35.5	38.7	40.3	41.9	45.1	48.4	50.0	54.6	54.8	56.4	59.0	64.5
1.4	7.2	9.0	10.5	12.7	14.5	16.3	18.1	21.7	25.3	28.9	32.5	36.4	39.8	43.4	45.2	47.0	50.6	54.2	56.0	57.8	61.4	63.3	65.1	72.3
1.5	8.0	10.0	12.1	14.1	16.1	18.1	20.1	24.1	28.1	32.2	36.2	40.2	44.2	48.2	50.2	52.2	56.3	60.3	62.3	64.3	68.3	70.3	72.3	80.4
1.6	8.9	11.1	13.3	15.5	17.8	20.0	22.2	26.6	31.1	35.5	39.9	44.4	48.8	53.3	55.5	57.7	62.1	66.6	68.8	71.0	75.5	77.7	79.9	88.8
1.7	9.7	12.2	14.6	17.1	19.5	21.9	24.4	29.2	34.1	39.0	43.9	48.7	53.6	58.5	60.9	63.3	68.2	73.1	75.5	78.0	82.8	85.3	87.7	97.5
1.8	10.6	13.3	16.0	18.6	21.3	23.9	26.6	31.9	37.2	42.6	47.9	53.2	58.5	63.8	66.5	36.2	74.5	79.8	82.5	85.1	90.4	93.1	95.8	106.4
1.9	11.6	14.5	17.0	20.2	23.1	26.0	28.9	34.7	40.5	46.3	52.0	57.8	63.6	69.4	72.3	75.2	80.9	86.7	89.6	92.5	98.3	101.2	104.1	115.6
2.0	12.5	15.6	18.8	21.9	25.0	28.2	31.3	37.5	43.8	50.1	26.3	62.6	68.8	75.1	78.2	81.3	87.6	93.9	97.0	100.1	106.4	109.5	112.6	125.1
2.1	13.5	16.9	20.0	23.6	27.0	30.3	33.7	40.5	47.2	54.0	60.7	67.4	74.2	80.9	84.3	87.7	94.4	101.2	104.5	107.9	114.7	118.0	121.4	134.9
2.2	14.5	18.1	21.7	25.4	29.0	32.6	36.2	43.5	50.7	58.0	65.2	72.4	79.7	86.9	90.6	94.2	101.4	108.7	112.3	115.9	123.2	126.8	130.4	144.9
2.3	15.5	19.4	23.3	27.2	31.0	34.9	38.8	46.5	54.3	62.1	69.8	77.6	85.3	93.1	97.0	100.8	108.6	116.4	120.2	124.1	131.9	135.8	139.6	155.2
2.4	16.6	20.7	24.8	29.0	33.1	37.3	41.4	49.7	58.0	66.3	74.5	82.8	91.1	99.4	103.5	107.7	116.0	124.2	128.4	132.5	140.8	144.9	149.1	165.7
2.5	17.6	22.0	26.5	30.9	35.3	39.7	44.1	52.9	61.7	70.6	79.4	88.2	97.0	105.8	110.2	114.4	123.5	132.3	136.7	141.1	149.9	154.3	158.7	
2.6	18.7	23.4	28.1	32.8	37.5	42.2	46.8	56.2	65.6	74.9	84.3	93.7	103.0	112.4	117.1	121.8	131.2	140.51	145.2	149.9	159.3	163.9	168.6	
2.7	19.9	24.8	29.8	34.7	39.7	44.7	49.6	59.6	69.5	79.4	89.4	99.3	109.2	119.1	124.1	129.1	139.0	48.9	153.9	158.8	168.8			
2.8	21.0	26.2	31.5	36.7	42.0	47.2	52.5	63.0	73.5	84.0	94.5	105.0	115.5	126.0	131.2	136.5	147.0	157.5	162.7	168.0				
2.9	22.2	27.7	33.2	38.8	44.3	49.9	55.4	66.5	77.6	88.7	99.7	110.8	121.9	133.0	138.5	144.1	155.1	166.2						
3.0	23.4	29.2	35.0	40.9	46.7	52.5	58.4	70.1	81.7	93.4	105.1	116.8	128.4	140.1	145.9	151.8	163.5							
3.2	25.8	32.2	38.7	45.1	51.6	58.0	64.5	77.4	90.3	103.2	116.0	128.9	141.8	154.7	161.2	167.6								
3.4	28.3	35.4	42.5	49.5	56.6	63.7	70.8	84.9	99.1	113.2	127.4	141.5	155.7	169.9										
3.6	30.9	38.6	46.4	54.1	61.8	69.5	77.3	92.7	108.2	123.6	139.1	154.6												
3.8	33.6	42.0	50.4	58.8	67.2	75.6	84.0	100.8	117.6	134.4	151.2	168.0												
4.0	36.4	45.4	54.5	63.6	72.7	81.8	90.9	109.1	127.2	145.4	163.6													
4.2	39.2	49.0	58.8	68.6	78.4	88.2	98.0	117.6	137.1	156.7														
4.4	42.1	52.6	63.1	73.7	84.2	94.7	105.2	126.3	147.3	168.4														
4.6	45.1	56.3	67.6	78.9	90.1	101.4	112.7	135.2	157.7															
4.8	48.1	60.2	72.2	84.2	96.2	108.3	120.3	144.4	168.4															
5.0	51.2	64.0	76.9	89.7	102.5	115.3	128.1	153.7																
5.2	54.4	68.0	81.6	95.2	108.9	122.5	136.1	163.3																
5.4	57.7	72.1	86.5	100.9	115.4	129.8	144.2																	
5.6	61.0	76.2	91.5	106.7	122.0	137.2	152.5																	
5.8	64.4	80.5	96.6	112.7	128.8	144.9	161.0																	
6.0	67.8	84.8	101.7	118.7	135.7	152.6	169.4																	
7.0	86.0	107.5	129.0	150.5																				
8.0	105.6	132.0	158.4																					
9.0	126.6	158.2																						
10.0	148.8																							

e. 주 5회 조사(χ =1.33일)

선량 (d Cy)	조사횟수(n회)																							
	4	5	6	7	8	9	10	12	14	16	18	20	22	24	25	26	28	30	31	32	34	35	36	40
0.5	1.5	1.9	2.3	2.7	3.1	3.4	3.8	4.6	5.3	6.1	6.9	7.6	8.4	9.2	9.6	9.9	10.7	11.5	11.8	12.2	13.0	13.4	13.8	15.3
0.6	2.0	2.5	3.0	3.5	4.0	4.6	5.1	6.1	7.1	8.1	9.1	10.1	11.1	12.1	12.6	13.2	14.2	15.2	15.7	16.2	17.2	17.7	18.2	20.2
0.7	2.6	3.2	3.8	4.5	5.1	5.8	6.4	7.7	9.0	10.3	11.5	12.8	14.1	15.4	16.0	16.7	18.0	19.2	19.9	20.5	21.8	22.4	23.1	25.6
0.8	3.1	3.9	4.7	5.5	6.3	7.1	7.9	9.4	1.0	12.6	14.2	15.7	17.3	18.9	19.7	20.5	22.0	23.6	24.4	25.2	26.8	27.6	28.3	31.5
0.9	3.8	4.7	5.7	6.6	7.6	8..5	9.4	11.3	13.2	15.1	17.0	18.9	20.8	22.7	23.6	24.5	26.4	28.3	29.3	30.2	32.1	33.0	34.0	37.8
1.0	4.4	5.5	6.7	7.8	8.9	10.0	11.1	13.3	15.5	17.8	20.0	22.2	24.4	26.6	27.7	28.9	31.1	33.3	34.4	25.5	37.7	38.8	40.0	44.4
1.1	5.1	6.4	7.7	9.0	10.3	11.6	12.9	15.4	18.0	20.6	23.1	25.7	28.3	30.8	32.1	33.4	36.0	38.6	39.8	41.1	43.7	45.0	46.6	51.4
1.2	5.9	7.3	8.8	10.3	11.8	13.2	14.9	17.6	20.6	23.5	26.4	29.4	32.3	35.3	36.7	38.2	41.1	44.1	45.6	47.0	50.0	51.4	52.9	58.8
1.3	6.6	8.3	10.0	11.6	13.3	15.0	16.6	19.9	23.3	26.6	29.9	33.2	36.6	39.9	41.5	43.2	46.5	49.9	51.5	53.2	56.5	58.2	59.8	66.5
1.4	4.5	9.3	11.2	13.0	14.9	16.8	18.6	22.4	26.1	29.8	33.5	37.3	41.0	44.7	46.6	48.4	52.2	55.9	57.7	59.6	63.6	65.2	67.1	74.5
1.5	8.3	10.4	12.4	14.5	16.6	18.6	20.7	24.9	29.0	33.1	37.3	41.4	45.6	49.7	51.8	53.9	58.0	62.1	64.2	66.3	70.4	72.5	74.6	82.8
1.6	9.1	11.4	13.7	16.0	18.3	20.6	22.9	27.4	32.0	36.6	41.2	45.7	50.3	54.9	57.2	59.5	64.0	68.6	70.9	73.2	77.8	80.1	82.3	91.5
1.7	10.0	12.6	15.1	17.6	20.1	22.6	25.1	30.1	35.2	40.2	45.2	50.2	55.2	60.3	62.8	65.3	70.3	75.3	77.8	80.4	85.4	87.9	90.4	100.4
1.8	11.0	13.7	16.5	19.2	21.9	24.7	27.4	32.9	38.4	43.9	49.4	54.8	60.3	65.8	68.5	71.3	76.8	82.3	85.0	87.7	93.2	96.0	98.7	109.7
1.9	11.9	14.9	17.9	20.9	23.8	26.8	29.8	35.8	41.7	47.7	53.6	59.6	65.6	71.5	74.5	77.5	93.4	89.4	92.4	95.3	101.3	104.3	107.3	119.2
2.0	12.9	16.1	19.3	22.6	25.8	29.0	32.2	38.7	45.1	51.6	58.0	64.5	70.9	77.4	80.6	83.8	90.3	96.7	100.0	103.2	109.6	112.9	116.1	129.0
2.1	13.9	17.4	20.9	24.3	27.8	31.3	34.8	41.7	48.7	55.6	62.6	69.5	76.5	83.4	86.9	90.4	97.3	104.3	107.7	111.2	118.2	121.6	125.1	139.0
2.2	14.9	18.7	22.4	26.1	29.9	33.6	37.3	44.8	52.3	59.7	67.2	74.7	82.1	89.6	93.3	97.1	104.5	112.0	115.7	119.5	126.9	130.7	134.4	149.3
2.3	16.0	20.0	21.0	28.0	32.0	36.0	40.0	48.0	56.0	64.0	72.0	80.0	88.0	95.9	99.9	103.9	111.9	119.9	123.9	127.9	135.9	139.9	143.9	159.9
2.4	17.1	21.3	25.6	29.9	34.1	38.4	42.7	51.2	59.8	68.3	76.8	85.4	93.9	102.4	106.7	111.0	119.5	128.1	132.3	136.6	145.1	149.4	153.7	
2.5	18.2	22.7	27.3	31.8	36.4	40.9	45.5	54.5	63.6	72.7	81.8	90.9	100.0	109.1	113.6	118.2	127.3	136.4	140.9	145.4	154.5	159.1	163.6	
2.6	19.3	24.1	29.0	33.8	38.6	43.4	48.3	57.9	67.6	77.2	86.9	96.6	106.2	115.9	120.7	125.5	135.2	144.8	149.7	154.5	164.1	169.0		
2.7	20.5	25.6	30.7	35.8	40.9	46.0	51.2	61.4	71.3	81.9	92.1	102.3	112.6	122.8	127.9	133.0	143.3	153.5	158.6	163.7				
2.8	21.6	27.1	32.5	37.9	43.3	48.7	54.1	64.9	75.8	86.6	97.4	108.2	119.0	129.9	135.3	140.7	151.5	162.3	167.7					
2.9	22.8	27.6	34.3	40.0	45.7	51.4	57.1	68.5	80.0	91.4	102.8	114.2	125.6	137.1	142.8	148.5	159.9							
3.0	24.1	30.1	36.1	42.1	48.1	54.2	60.2	72.2	84.2	96.3	108.3	120.3	132.4	144.4	150.4	156.4	168.5							
3.2	26.6	33.2	39.9	46.5	53.2	59.8	66.4	79.7	93.0	106.3	119.6	132.9	146.2	159.5	166.1									
3.4	29.2	36.5	43.8	51.1	58.4	65.6	72.9	87.5	102.1	116.7	131.3	145.9	160.5											
3.6	31.6	3938	47.8	55.8	63.7	71.7	79.6	95.6	111.5	127.4	143.4	145.9												
3.8	34.6	43.3	51.9	60.6	69.2	77.9	86.6	103.9	121.2	138.5	155.8	159.3												
4.0	37.5	46.8	56.2	65.6	74.9	84.3	93.7	112.4	131.1	149.91	168.6													
4.2	40.4	50.5	60.6	70.7	80.8	90.9	101.0	121.2	141.4	61.5														
4.4	43.4	54.2	65.1	75.9	86.8	97.6	108.5	130.1	151.8															
4.6	46.5	58.1	69.7	81.3	92.9	104.5	116.1	139.4	162.6															
4.8	49.6	62.0	74.4	86.8	99.2	111.6	124.0	148.8																
5.0	52.8	66.0	79.2	92.4	105.6	118.8	132.0	158.4																
5.2	56.1	70.1	84.1	98.2	112.2	126.2	140.2	168.3																
5.4	59.5	74.3	89.2	104.0	118.9	133.8	148.6																	
5.6	62.9	78.6	94.3	110.0	125.7	141.5	157.2																	
5.8	66.4	82.9	99.5	116.1	132.7	149.3	165.9																	
6.0	69.9	87.4	104.9	122.3	139.8	157.3																		
7.0	88.6	110.8	132.9	155.1																				
8.0	108.8	136.0	163.3																					
9.0	130.5	163.1																						
10.0	153.4																							

부록 12 질량 흡수 계수

Air, Dry			Water			Lead		
Energy (MeV)	μ/ρ (cm^2/g)	μ_{en}/ρ (cm^2/g)	Energy (MeV)	μ/ρ (cm^2/g)	μ_{en}/ρ (cm^2/g)	Energy (MeV)	μ/ρ (cm^2/g)	μ_{en}/ρ (cm^2/g)
1.00000E−03	3.606E+03	3.599E+03	1.00000E−03	4.078E+03	4.065E+03	1.35860E−03	2.567E+03	2.556E+03
1.50000E−03	1.191E+03	1.188E+03	1.50000E−03	1.376E+03	1.372E+03	1.52650E−03	2.012E+03	2.002E+03
2.00000E−03	5.279E+02	5.262E+02	2.00000E−03	6.173E+02	6.152E+02	1.83890E−03	1.339E+03	1.330E+03
3.00000E−03	1.625E+02	1.614E+02	3.00000E−03	1.929E+02	1.917E+02	2.48400E−03	8.026E+02	7.897E+02
3.20290E−03	1.340E+02	1.330E+02	4.00000E−03	8.278E+01	8.191E+01	2.58560E−03	1.641E+03	1.600E+03
3.20290E−03	1.485E+02	1.460E+02	5.00000E−03	4.258E+01	4.188E+01	3.06640E−03	1.508E+03	1.469E+03
4.00000E−03	7.788E+01	7.636E+01	6.00000E−03	2.464E+01	2.405E+01	3.55420E−03	1.199E+03	1.170E+03
5.00000E−03	4.027E+01	3.931E+01	8.00000E−03	1.037E+01	9.915E+00	3.85070E−03	1.045E+03	1.020E+03
6.00000E−03	2.341E+01	2.270E+01	1.00000E−02	5.329E+00	4.944E+00	4.96640E−03	5.875E+02	5.733E+02
8.00000E−03	9.921E+00	9.446E+00	1.50000E−02	1.673E+00	1.374E+00	6.00000E−03	3.715E+02	3.612E+02
1.00000E−02	5.120E+00	4.742E+00	2.00000E−02	8.096E−01	5.503E−01	8.00000E−03	1.808E+02	1.744E+02
1.50000E−02	1.614E+00	1.334E+00	3.00000E−02	3.756E−01	1.557E−01	1.00000E−02	1.029E+02	9.821E+01
2.00000E−02	7.779E−01	5.389E−01	4.00000E−02	2.683E−01	6.947E−02	1.18667E−02	6.666E+01	6.288E+01
3.00000E−02	3.538E−01	1.537E−01	5.00000E−02	2.269E−01	4.223E−02	1.30352E−02	5.288E+01	4.937E+01
4.00000E−02	2.485E−01	6.833E−02	6.00000E−02	2.059E−01	3.190E−02	1.52000E−02	8.266E+01	6.766E+01
5.00000E−02	2.080E−01	4.098E−02	8.00000E−02	1.837E−01	2.597E−02	1.58608E−02	1.025E+02	7.888E+01
6.00000E−02	1.875E−01	3.041E−02	1.00000E−01	1.707E−01	2.546E−02	3.00000E−02	2.305E+01	1.927E+01
8.00000E−02	1.662E−01	2.407E−02	1.50000E−01	1.505E−01	2.764E−02	4.00000E−02	1.093E+01	9.198E+00
1.00000E−01	1.541E−01	2.325E−02	2.00000E−01	1.370E−01	2.967E−02	5.00000E−02	6.134E+00	5.118E+00
1.50000E−01	1.356E−01	2.496E−02	3.00000E−01	1.186E−01	3.192E−02	6.00000E−02	3.843E+00	3.152E+00
2.00000E−01	1.233E−01	2.672E−02	4.00000E−01	1.061E−01	3.279E−02	8.00000E−02	1.869E+00	1.458E+00
3.00000E−01	1.067E−01	2.872E−02	5.00000E−01	9.687E−02	3.299E−02	8.80045E−02	1.483E+00	1.129E+00
4.00000E−01	9.549E−02	2.949E−02	6.00000E−01	8.956E−02	3.284E−02	1.50000E−01	1.550E+00	8.042E−01
5.00000E−01	8.712E−02	2.966E−02	8.00000E−01	7.865E−02	3.206E−02	2.00000E−01	7.820E−01	4.508E−01
6.00000E−01	8.055E−02	2.953E−02	1.00000E+00	7.072E−02	3.103E−02	3.00000E−01	3.297E−01	1.934E−01
8.00000E−01	7.074E−02	2.882E−02	1.25000E+00	6.323E−02	2.965E−02	4.00000E−01	1.984E−01	1.114E−01
1.00000E+00	6.358E−02	2.789E−02	1.50000E+00	5.754E−02	2.833E−02	5.00000E−01	1.429E−01	7.676E−02
1.25000E+00	5.687E−02	2.666E−02	2.00000E+00	4.942E−02	2.608E−02	6.00000E−01	1.138E−01	5.918E−02
1.50000E+00	5.175E−02	2.547E−02	3.00000E+00	3.969E−02	2.281E−02	8.00000E−01	8.421E−02	4.246E−02
2.00000E+00	4.447E−02	2.345E−02	4.00000E+00	3.403E−02	2.066E−02	1.00000E+00	6.914E−02	3.468E−02
3.00000E+00	3.581E−02	2.057E−02	5.00000E+00	3.031E−02	1.915E−02	1.25000E+00	5.826E−02	2.931E−02
4.00000E+00	3.079E−02	1.870E−02	6.00000E+00	2.770E−02	1.806E−02	1.50000E+00	5.208E−02	2.636E−02
5.00000E+00	2.751E−02	1.740E−02	8.00000E+00	2.429E−02	1.658E−02	2.00000E+00	4.568E−02	2.373E−02
6.00000E+00	2.522E−02	1.647E−02	1.00000E+01	2.219E−02	1.566E−02	3.00000E+00	4.082E−02	2.281E−02
8.00000E+00	2.225E−02	1.525E−02	1.50000E+01	1.941E−02	1.441E−02	4.00000E+00	3.938E−02	2.343E−02
1.00000E+01	2.045E−02	1.450E−02	2.00000E+01	1.813E−02	1.382E−02	5.00000E+00	3.919E−02	2.439E−02
1.50000E+01	1.810E−02	1.353E−02				6.00000E+00	3.958E−02	2.540E−02
2.00000E+01	1.705E−02	1.311E−02				8.00000E+00	4.108E−02	2.724E−02
						1.00000E+01	4.295E−02	2.878E−02
						1.50000E+01	4.768E−02	3.137E−02
						2.00000E+01	5.165E−02	3.257E−02

Soft Tissue			Lung			Bone		
Energy (MeV)	μ/ρ (cm^2/g)	μ_{en}/ρ (cm^2/g)	Energy (MeV)	μ/ρ (cm^2/g)	μ_{en}/ρ (cm^2/g)	Energy (MeV)	μ/ρ (cm^2/g)	μ_{en}/ρ (cm^2/g)
2.14550E−03	4.650E+02	4.629E+02	2.14550E−03	4.752E+02	4.732E+02	1.50000E−03	1.295E+03	1.291E+03
2.30297E−03	3.800E+02	3.782E+02	2.30297E−03	3.883E+02	3.865E+02	2.00000E−03	5.869E+02	5.846E+02
2.47200E−03	3.102E+02	3.086E+02	2.47200E−03	3.170E+02	3.154E+02	2.14550E−03	4.824E+02	4.803E+02
2.47200E−03	3.158E+02	3.137E+02	2.47200E−03	3.226E+02	3.206E+02	2.14550E−03	7.114E+02	6.961E+02
2.64140E−03	2.612E+02	2.594E+02	2.64140E−03	2.668E+02	2.650E+02	2.30297E−03	5.916E+02	5.789E+02
2.82240E−03	2.158E+02	2.142E+02	2.82240E−03	2.204E+02	2.189E+02	2.47200E−03	4.907E+02	4.805E+02
2.82240E−03	2.188E+02	2.169E+02	2.82240E−03	2.248E+02	2.229E+02	2.47200E−03	4.962E+02	4.857E+02
3.00000E−03	1.836E+02	1.819E+02	3.00000E−03	1.888E+02	1.870E+02	3.00000E−03	2.958E+02	2.897E+02
3.60740E−03	1.073E+02	1.061E+02	3.60740E−03	1.103E+02	1.091E+02	4.00000E−03	1.331E+02	1.303E+02
3.60740E−03	1.105E+02	1.089E+02	3.60740E−03	1.125E+02	1.110E+02	4.03810E−03	1.296E+02	1.269E+02
4.00000E−03	8.161E+01	8.030E+01	4.00000E−03	8.306E+01	8.181E+01	4.03810E−03	3.332E+02	3.006E+02
5.00000E−03	4.224E+01	4.135E+01	5.00000E−03	4.296E+01	4.210E+01	5.00000E−03	1.917E+02	1.757E+02
6.00000E−03	2.456E+01	2.389E+01	6.00000E−03	2.497E+01	2.431E+01	6.00000E−03	1.171E+02	1.085E+02
8.00000E−03	1.042E+01	9.935E+00	8.00000E−03	1.058E+01	1.010E+01	8.00000E−03	5.323E+01	4.987E+01
1.00000E−02	5.379E+00	4.987E+00	1.00000E−02	5.459E+00	5.067E+00	1.00000E−02	2.851E+01	2.680E+01
1.50000E−02	1.699E+00	1.402E+00	1.50000E−02	1.721E+00	1.423E+00	1.50000E−02	9.032E+00	8.388E+00
2.00000E−02	8.230E−01	5.663E−01	2.00000E−02	8.316E−01	5.740E−01	2.00000E−02	4.001E+00	3.601E+00
3.00000E−02	3.790E−01	1.616E−01	3.00000E−02	3.815E−01	1.635E−01	3.00000E−02	1.331E+00	1.070E+00
4.00000E−02	2.688E−01	7.216E−02	4.00000E−02	2.699E−01	7.286E−02	4.00000E−02	6.655E−01	4.507E−01
5.00000E−02	2.264E−01	4.360E−02	5.00000E−02	2.270E−01	4.393E−02	5.00000E−02	4.242E−01	2.336E−01
6.00000E−02	2.048E−01	3.264E−02	6.00000E−02	2.053E−01	3.282E−02	6.00000E−02	3.148E−01	1.400E−01
8.00000E−02	1.823E−01	2.617E−02	8.00000E−02	1.826E−01	2.625E−02	8.00000E−02	2.229E−01	6.896E−02
1.00000E−01	1.693E−01	2.545E−02	1.00000E−01	1.695E−01	2.550E−02	1.00000E−01	1.855E−01	4.585E−02
1.50000E−01	1.492E−01	2.745E−02	1.50000E−01	1.493E−01	2.748E−02	1.50000E−01	1.480E−01	3.183E−02
2.00000E−01	1.358E−01	2.942E−02	2.00000E−01	1.359E−01	2.945E−02	2.00000E−01	1.309E−01	3.003E−02
3.00000E−01	1.175E−01	3.164E−02	3.00000E−01	1.177E−01	3.167E−02	3.00000E−01	1.113E−01	3.032E−02
4.00000E−01	1.052E−01	3.249E−02	4.00000E−01	1.053E−01	3.252E−02	4.00000E−01	9.908E−02	3.069E−02
5.00000E−01	9.598E−02	3.269E−02	5.00000E−01	9.607E−02	3.272E−02	5.00000E−01	9.022E−02	3.073E−02
6.00000E−01	8.873E−02	3.254E−02	6.00000E−01	8.882E−02	3.257E−02	6.00000E−01	8.332E−02	3.052E−02
8.00000E−01	7.793E−02	3.176E−02	8.00000E−01	7.800E−02	3.179E−02	8.00000E−01	7.308E−02	2.973E−02
1.00000E+00	7.006E−02	3.074E−02	1.00000E+00	7.013E−02	3.077E−02	1.00000E+00	6.566E−02	2.875E−02
1.25000E+00	6.265E−02	2.938E−02	1.25000E+00	6.271E−02	2.940E−02	1.25000E+00	5.871E−02	2.745E−02
1.50000E+00	5.701E−02	2.807E−02	1.50000E+00	5.706E−02	2.810E−02	1.50000E+00	5.346E−02	2.623E−02
2.00000E+00	4.895E−02	2.583E−02	2.00000E+00	4.900E−02	2.586E−02	2.00000E+00	4.607E−02	2.421E−02
3.00000E+00	3.931E−02	2.259E−02	3.00000E+00	3.935E−02	2.262E−02	3.00000E+00	3.745E−02	2.145E−02
4.00000E+00	3.369E−02	2.045E−02	4.00000E+00	3.374E−02	2.048E−02	4.00000E+00	3.257E−02	1.975E−02
5.00000E+00	3.000E−02	1.895E−02	5.00000E+00	3.005E−02	1.898E−02	5.00000E+00	2.946E−02	1.864E−02
6.00000E+00	2.741E−02	1.786E−02	6.00000E+00	2.746E−02	1.789E−02	6.00000E+00	2.734E−02	1.788E−02
8.00000E+00	2.401E−02	1.639E−02	8.00000E+00	2.407E−02	1.643E−02	8.00000E+00	2.467E−02	1.695E−02
1.00000E+01	2.193E−02	1.547E−02	1.00000E+01	2.198E−02	1.551E−02	1.00000E+01	2.314E−02	1.644E−02
1.50000E+01	1.915E−02	1.422E−02	1.50000E+01	1.922E−02	1.427E−02	1.50000E+01	2.132E−02	1.587E−02
2.00000E+01	1.787E−02	1.362E−02	2.00000E+01	1.794E−02	1.367E−02	2.00000E+01	2.068E−02	1.568E−02

Polystyrene			Polyethylene Terephthalate			Lithium Fluride		
Energy (MeV)	μ/ρ (cm^2/g)	μ_{en}/ρ (cm^2/g)	Energy (MeV)	μ/ρ (cm^2/g)	μ_{en}/ρ (cm^2/g)	Energy (MeV)	μ/ρ (cm^2/g)	μ_{en}/ρ (cm^2/g)
1.00000E−03	2.040E+03	2.038E+03	1.00000E−03	2.911E+03	2.905E+03	1.00000E−03	4.200E+03	4.175E+03
1.50000E−03	6.462E+02	6.450E+02	1.50000E−03	9.536E+02	9.513E+02	1.50000E−03	1.467E+03	1.460E+03
2.00000E−03	2.792E+02	2.783E+02	2.00000E−03	4.206E+02	4.192E+02	2.00000E−03	6.698E+02	6.667E+02
3.00000E−03	8.338E+01	8.271E+01	3.00000E−03	1.288E+02	1.279E+02	3.00000E−03	2.135E+02	2.121E+02
4.00000E−03	3.489E+01	3.435E+01	4.00000E−03	5.466E+01	5.398E+01	4.00000E−03	9.282E+01	9.188E+01
5.00000E−03	1.767E+01	1.721E+01	5.00000E−03	2.792E+01	2.737E+01	5.00000E−03	4.815E+01	4.742E+01
6.00000E−03	1.013E+01	9.730E+00	6.00000E−03	1.608E+01	1.561E+01	6.00000E−03	2.802E+01	2.742E+01
8.00000E−03	4.252E+00	3.915E+00	8.00000E−03	6.750E+00	6.370E+00	8.00000E−03	1.187E+01	1.142E+01
1.00000E−02	2.219E+00	1.918E+00	1.00000E−02	3.481E+00	3.153E+00	1.00000E−02	6.101E+00	5.733E+00
1.50000E−02	7.738E−01	5.200E−01	1.50000E−02	1.132E+00	8.668E−01	1.50000E−02	1.884E+00	1.612E+00
2.00000E−02	4.363E−01	2.075E−01	2.00000E−02	5.798E−01	3.462E−01	2.00000E−02	8.792E−01	6.494E−01
3.00000E−02	2.640E−01	6.246E−02	3.00000E−02	3.009E−01	9.972E−02	3.00000E−02	3.727E−01	1.826E−01
4.00000E−02	2.183E−01	3.264E−02	4.00000E−02	2.304E−01	4.695E−02	4.00000E−02	2.486E−01	7.890E−02
5.00000E−02	1.986E−01	2.421E−02	5.00000E−02	2.020E−01	3.082E−02	5.00000E−02	2.020E−01	4.541E−02
6.00000E−02	1.870E−01	2.172E−02	6.00000E−02	1.868E−01	2.508E−02	6.00000E−02	1.791E−01	3.223E−02
8.00000E−02	1.725E−01	2.160E−02	8.00000E−02	1.695E−01	2.247E−02	8.00000E−02	1.563E−01	2.385E−02
1.00000E−01	1.624E−01	2.296E−02	1.00000E−01	1.586E−01	2.297E−02	1.00000E−01	1.441E−01	2.229E−02
1.50000E−01	1.448E−01	2.632E−02	1.50000E−01	1.406E−01	2.567E−02	1.50000E−01	1.260E−01	2.332E−02
2.00000E−01	1.322E−01	2.857E−02	2.00000E−01	1.282E−01	2.772E−02	2.00000E−01	1.145E−01	2.484E−02
3.00000E−01	1.147E−01	3.088E−02	3.00000E−01	1.111E−01	2.990E−02	3.00000E−01	9.899E−02	2.663E−02
4.00000E−01	1.027E−01	3.175E−02	4.00000E−01	9.947E−02	3.073E−02	4.00000E−01	8.853E−02	2.734E−02
5.00000E−01	9.379E−02	3.196E−02	5.00000E−01	9.079E−02	3.093E−02	5.00000E−01	8.076E−02	2.749E−02
6.00000E−01	8.672E−02	3.182E−02	6.00000E−01	8.395E−02	3.079E−02	6.00000E−01	7.467E−02	2.736E−02
8.00000E−01	7.615E−02	3.106E−02	8.00000E−01	7.372E−02	3.005E−02	8.00000E−01	6.557E−02	2.671E−02
1.00000E+00	6.847E−02	3.006E−02	1.00000E+00	6.628E−02	2.909E−02	1.00000E+00	5.894E−02	2.585E−02
1.25000E+00	6.123E−02	2.874E−02	1.25000E+00	5.927E−02	2.780E−02	1.25000E+00	5.271E−02	2.470E−02
1.50000E+00	5.573E−02	2.747E−02	1.50000E+00	5.395E−02	2.657E−02	1.50000E+00	4.798E−02	2.361E−02
2.00000E+00	4.777E−02	2.524E−02	2.00000E+00	4.630E−02	2.444E−02	2.00000E+00	4.122E−02	2.173E−02
3.00000E+00	3.822E−02	2.199E−02	3.00000E+00	3.715E−02	2.135E−02	3.00000E+00	3.321E−02	1.907E−02
4.00000E+00	3.261E−02	1.979E−02	4.00000E+00	3.181E−02	1.931E−02	4.00000E+00	2.857E−02	1.733E−02
5.00000E+00	2.889E−02	1.824E−02	5.00000E+00	2.829E−02	1.787E−02	5.00000E+00	2.554E−02	1.614E−02
6.00000E+00	2.626E−02	1.708E−02	6.00000E+00	2.582E−02	1.682E−02	6.00000E+00	2.343E−02	1.528E−02
8.00000E+00	2.278E−02	1.550E−02	8.00000E+00	2.257E−02	1.540E−02	8.00000E+00	2.069E−02	1.414E−02
1.00000E+01	2.060E−02	1.448E−02	1.00000E+01	2.057E−02	1.450E−02	1.00000E+01	1.903E−02	1.345E−02
1.50000E+01	1.763E−02	1.305E−02	1.50000E+01	1.789E−02	1.327E−02	1.50000E+01	1.687E−02	1.253E−02
2.00000E+01	1.620E−02	1.232E−02	2.00000E+01	1.664E−02	1.267E−02	2.00000E+01	1.592E−02	1.211E−02

C-552 Air-equivalent Plastic			A-150 Tissue-Equivalent Plastic			B-100 Bone-Equivalent Plastic		
Energy (MeV)	μ/ρ (cm^2/g)	μ_{en}/ρ (cm^2/g)	Energy (MeV)	μ/ρ (cm^2/g)	μ_{en}/ρ (cm^2/g)	Energy (MeV)	μ/ρ (cm^2/g)	μ_{en}/ρ (cm^2/g)
1.00000E-03	3.764E+03	3.747E+03	1.50000E-03	7.282E+02	7.267E+02	1.00000E-03	3.211E+03	3.203E+03
1.50000E-03	1.281E+03	1.276E+03	2.00000E-03	3.183E+02	3.172E+02	1.50000E-03	1.083E+03	1.080E+03
1.83890E-03	7.300E+02	7.271E+02	3.00000E-03	9.652E+01	9.576E+01	2.00000E-03	4.878E+02	4.859E+02
1.83890E-03	7.415E+02	7.380E+02	4.00000E-03	4.081E+01	4.021E+01	3.00000E-03	1.542E+02	1.530E+02
2.00000E-03	5.868E+02	5.840E+02	4.03810E-03	3.966E+01	3.907E+01	4.00000E-03	6.717E+01	6.623E+01
3.00000E-03	1.845E+02	1.832E+02	4.03810E-03	5.629E+01	5.326E+01	4.03810E-03	6.535E+01	6.442E+01
4.00000E-03	7.961E+01	7.873E+01	5.00000E-03	3.069E+01	2.901E+01	4.03810E-03	2.251E+02	2.008E+02
5.00000E-03	4.110E+01	4.041E+01	6.00000E-03	1.813E+01	1.708E+01	5.00000E-03	1.298E+02	1.178E+02
6.00000E-03	2.384E+01	2.327E+01	8.00000E-03	7.914E+00	7.337E+00	6.00000E-03	7.942E+01	7.294E+01
8.00000E-03	1.007E+01	9.632E+00	1.00000E-02	4.186E+00	3.771E+00	8.00000E-03	3.619E+01	3.363E+01
1.00000E-02	5.179E+00	4.817E+00	1.50000E-02	1.394E+00	1.106E+00	1.00000E-02	1.944E+01	1.812E+01
1.50000E-02	1.623E+00	1.346E+00	2.00000E-02	7.068E-01	4.605E-01	1.50000E-02	6.222E+00	5.694E+00
2.00000E-02	7.794E-01	5.409E-01	3.00000E-02	3.481E-01	1.378E-01	2.00000E-02	2.798E+00	2.452E+00
3.00000E-02	3.535E-01	1.531E-01	4.00000E-02	2.562E-01	6.411E-02	3.00000E-02	9.752E-01	7.337E-01
4.00000E-02	2.482E-01	6.778E-02	5.00000E-02	2.198E-01	4.018E-02	4.00000E-02	5.179E-01	3.124E-01
5.00000E-02	2.078E-01	4.060E-02	6.00000E-02	2.008E-01	3.095E-02	5.00000E-02	3.506E-01	1.648E-01
6.00000E-02	1.874E-01	3.015E-02	8.00000E-02	1.803E-01	2.561E-02	6.00000E-02	2.738E-01	1.014E-01
8.00000E-02	1.663E-01	2.395E-02	1.00000E-01	1.680E-01	2.520E-02	8.00000E-02	2.076E-01	5.372E-02
1.00000E-01	1.542E-01	2.320E-02	1.50000E-01	1.485E-01	2.736E-02	1.00000E-01	1.793E-01	3.864E-02
1.50000E-01	1.357E-01	2.495E-02	2.00000E-01	1.353E-01	2.937E-02	1.50000E-01	1.482E-01	3.031E-02
2.00000E-01	1.234E-01	2.674E-02	3.00000E-01	1.173E-01	3.159E-02	2.00000E-01	1.325E-01	2.984E-02
3.00000E-01	1.068E-01	2.874E-02	4.00000E-01	1.049E-01	3.245E-02	3.00000E-01	1.135E-01	3.081E-02
4.00000E-01	9.558E-02	2.952E-02	5.00000E-01	9.579E-02	3.265E-02	4.00000E-01	1.012E-01	3.135E-02
5.00000E-01	8.722E-02	2.970E-02	6.00000E-01	8.857E-02	3.249E-02	5.00000E-01	9.227E-02	3.145E-02
6.00000E-01	8.064E-02	2.956E-02	8.00000E-01	7.777E-02	3.172E-02	6.00000E-01	8.525E-02	3.126E-02
8.00000E-01	7.081E-02	2.885E-02	1.00000E+00	6.992E-02	3.070E-02	8.00000E-01	7.481E-02	3.047E-02
1.00000E+00	6.365E-02	2.792E-02	1.25000E+00	6.253E-02	2.934E-02	1.00000E+00	6.723E-02	2.947E-02
1.25000E+00	5.693E-02	2.668E-02	1.50000E+00	5.691E-02	2.805E-02	1.25000E+00	6.012E-02	2.815E-02
1.50000E+00	5.182E-02	2.551E-02	2.00000E+00	4.880E-02	2.578E-02	1.50000E+00	5.473E-02	2.691E-02
2.00000E+00	4.450E-02	2.347E-02	3.00000E+00	3.907E-02	2.247E-02	2.00000E+00	4.705E-02	2.478E-02
3.00000E+00	3.581E-02	2.057E-02	4.00000E+00	3.335E-02	2.025E-02	3.00000E+00	3.799E-02	2.180E-02
4.00000E+00	3.076E-02	1.867E-02	5.00000E+00	2.958E-02	1.867E-02	4.00000E+00	3.277E-02	1.989E-02
5.00000E+00	2.746E-02	1.735E-02	6.00000E+00	2.690E-02	1.751E-02	5.00000E+00	2.938E-02	1.858E-02
6.00000E+00	2.515E-02	1.640E-02	8.00000E+00	2.338E-02	1.592E-02	6.00000E+00	2.703E-02	1.765E-02
8.00000E+00	2.215E-02	1.513E-02	1.00000E+01	2.117E-02	1.489E-02	8.00000E+00	2.400E-02	1.644E-02
1.00000E+01	2.031E-02	1.435E-02	1.50000E+01	1.819E-02	1.346E-02	1.00000E+01	2.218E-02	1.571E-02
1.50000E+01	1.791E-02	1.330E-02	2.00000E+01	1.675E-02	1.275E-02	1.50000E+01	1.987E-02	1.478E-02
2.00000E+01	1.683E-02	1.281E-02				2.00000E+01	1.888E-02	1.438E-02

찾아보기(Index)

【ㅇ】

【ㅈ】

【ㅊ】

【ㅋ】

【ㅌ】

【ㅍ】

【ㅎ】

【A】

【B】

【C】

【D】

【E】

【F】

【G】

【H】

【I】

【J】

【K】

【L】

【M】

【N】

【O】

【P】

【Q】

【R】

【S】

【T】

【V】

【W】

【기타】

집필진(가나다 순)

강세식(前부산가톨릭대학교)
김가중(극동대학교)
김성환(청주대학교)
민철희(연세대학교)
손종기(동서대학교)
양오남(목포과학대학교)
이송재(전주비전대학교)
이행기(수성대학교)
지연상(광주보건대학교)
고인호(제주한라대학교)
김갑중(송호대학교)
김정호(대전보건대학교)
박철수(한림성심대학교)
송종남(동신대학교)
여진동(신경주대학교)
이승완(건양대학교)
이호범(원광보건대학교)
한상현(대원대학교)
고재성(광양보건대학교)
김기복(한서대학교)
김종언(가야대학교)
박철우(동의과학대학교)
신정섭(선린대학교)
은성종(동강대학교)
이원정(대전보건대학교)
장서구(백석문화대학교)
홍철표(대구가톨릭대학교)
곽병준(호산대학교)
김대홍(을지대학교)
나수경(前김천대학교)
서정민(부산가톨릭대학교)
심재구(대구보건대학교)
이동연(동의대학교)
이준행(남부대학교)
조정근(전주대학교)
황철환(마산대학교)

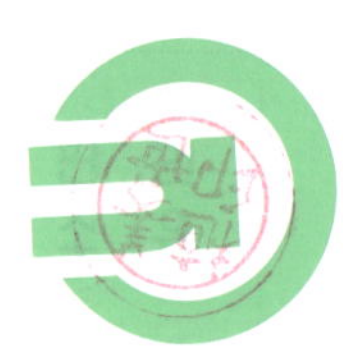

방사선치료학 7th edition

2007년 3월 20일 초 판 발행
2009년 3월 10일 제2판 발행
2014년 3월 10일 제3판 발행
2016년 3월 20일 제4판 발행
2019년 3월 30일 제5판 발행
2022년 3월 20일 제6판 발행
2024년 8월 20일 제7판 발행

지은이 / 방사선치료기술연구회
펴낸이 / 이상태
펴낸곳 / 청구문화사
주　소 / (03706) 서울특별시 서대문구 성산로11길 15
전　화 / 02) 332-0541(代) **팩　스** / 02) 337-9577
등　록 / 1990년 11월 2일 제9-247호

정가 60,000원

ISBN 978-89-5616-935-4 93510